普通高等教育"十一五"国家级规划教材

全国高等医药院校药学类专业第五轮规划教材

药 理 学

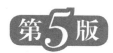
第5版

（供药学类专业使用）

主　编　刘晓东
副主编　季　晖　邹莉波　何　玲　彭　军
编　者　（以姓氏笔画为序）
　　　　王　彦（海军军医大学药学系）
　　　　向　明（华中科技大学同济医学院）
　　　　刘晓东（中国药科大学药学院）
　　　　张　政（中南大学湘雅药学院）
　　　　何　玲（中国药科大学药学院）
　　　　邹莉波（沈阳药科大学生命科学与生物制药学院）
　　　　季　晖（中国药科大学药学院）
　　　　胡庆华（中国药科大学药学院）
　　　　龚晓健（中国药科大学药学院）
　　　　黄丽萍（江西中医药大学药学院）
　　　　曹永孝（西安交通大学药学院）
　　　　彭　军（中南大学湘雅药学院）
　　　　鲁　茜（徐州医科大学药学院）

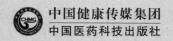
中国健康传媒集团
中国医药科技出版社

内容提要

本教材为"全国高等医药院校药学类专业第五轮规划教材"之一，根据高等院校药学专业人才培养目标和《药理学课程标准》编写而成。全书共42章，包括绪论和各系统药物，主要介绍药理学的基础理论和基本知识，包括药物体内过程、药理作用、临床应用、不良反应和注意事项等内容。本教材为书网融合教材，即纸质教材有机融合电子教材、教学PPT课件、题库系统、数字化教学服务（在线教学、在线作业、在线考试），使教学资源更加多样化、立体化。

本教材主要供全国高等医药院校药学类及相关专业教学使用，也可供从事相关工作的人员在岗培训、自学考试参考复习使用。

图书在版编目（CIP）数据

药理学/刘晓东主编. — 5版. —北京：中国医药科技出版社，2019.12（2024.11 重印）.

全国高等医药院校药学类专业第五轮规划教材

ISBN 978–7–5214–1475–2

Ⅰ.①药⋯　Ⅱ.①刘⋯　Ⅲ.①药理学–医学院校–教材　Ⅳ.①R96

中国版本图书馆 CIP 数据核字（2020）第 000845 号

美术编辑　陈君杞
版式设计　友全图文

出版　中国健康传媒集团｜中国医药科技出版社
地址　北京市海淀区文慧园北路甲 22 号
邮编　100082
电话　发行：010–62227427　邮购：010–62236938
网址　www.cmstp.com
规格　889×1194 mm $^1/_{16}$
印张　$32^1/_2$
字数　719 千字
初版　2000 年 10 月第 1 版
版次　2019 年 12 月第 5 版
印次　2024 年 11 月第 5 次印刷
印刷　大厂回族自治县彩虹印刷有限公司
经销　全国各地新华书店
书号　ISBN 978–7–5214–1475–2
定价　89.00 元
版权所有　盗版必究
举报电话：010–62228771
本社图书如存在印装质量问题请与本社联系调换

获取新书信息、投稿、为图书纠错，请扫码联系我们。

数字化教材编委会

主　编　刘晓东
副主编　季　晖　邹莉波　何　玲　彭　军
编　者　（以姓氏笔画为序）
　　　　王　彦（海军军医大学药学系）
　　　　向　明（华中科技大学同济医学院）
　　　　刘晓东（中国药科大学药学院）
　　　　张　政（中南大学湘雅药学院）
　　　　何　玲（中国药科大学药学院）
　　　　邹莉波（沈阳药科大学生命科学与生物制药学院）
　　　　季　晖（中国药科大学药学院）
　　　　胡庆华（中国药科大学药学院）
　　　　龚晓健（中国药科大学药学院）
　　　　黄丽萍（江西中医药大学药学院）
　　　　曹永孝（西安交通大学药学院）
　　　　彭　军（中南大学湘雅药学院）
　　　　鲁　茜（徐州医科大学药学院）

全国高等医药院校药学类专业第五轮规划教材

常务编委会

名誉主任委员　邵明立　林蕙青
主 任 委 员　吴晓明（中国药科大学）
副主任委员　（以姓氏笔画为序）
　　　　　　叶　敏（北京大学药学院）
　　　　　　匡海学（黑龙江中医药大学）
　　　　　　朱依谆（复旦大学药学院）
　　　　　　吴春福（沈阳药科大学）
　　　　　　宋少江（沈阳药科大学）
　　　　　　张志荣（四川大学华西药学院）
　　　　　　姚文兵（中国药科大学）
　　　　　　宫　平（沈阳药科大学）
　　　　　　郭　姣（广东药科大学）
　　　　　　彭　成（成都中医药大学）
委　　　员　（以姓氏笔画为序）
　　　　　　田景振（山东中医药大学）
　　　　　　朱卫丰（江西中医药大学）
　　　　　　李　高（华中科技大学同济医学院药学院）
　　　　　　李元建（中南大学药学院）
　　　　　　李青山（山西医科大学药学院）
　　　　　　杨　波（浙江大学药学院）
　　　　　　杨世民（西安交通大学药学院）
　　　　　　陈燕忠（广东药科大学）
　　　　　　侯爱君（复旦大学药学院）
　　　　　　祝晨蔯（广州中医药大学）
　　　　　　夏焕章（沈阳药科大学）
　　　　　　柴逸峰（第二军医大学药学院）
　　　　　　黄　园（四川大学华西药学院）
秘　　　书　夏焕章（沈阳药科大学）
　　　　　　唐伟方（中国药科大学）
　　　　　　李晓菁（广东药科大学）

出版说明

"全国高等医药院校药学类规划教材",于20世纪90年代启动建设,是在教育部、国家药品监督管理局的领导和指导下,由中国医药科技出版社组织中国药科大学、沈阳药科大学、北京大学药学院、复旦大学药学院、四川大学华西药学院、广东药科大学等20余所院校和医疗单位的领导和权威专家成立教材常务委员会共同规划而成。

本套教材坚持"紧密结合药学类专业培养目标以及行业对人才的需求,借鉴国内外药学教育、教学的经验和成果"的编写思路,近30年来历经四轮编写修订,逐渐完善,形成了一套行业特色鲜明、课程门类齐全、学科系统优化、内容衔接合理的高质量精品教材,深受广大师生的欢迎,其中多数教材入选普通高等教育"十一五""十二五"国家级规划教材,为药学本科教育和药学人才培养做出了积极贡献。

为进一步提升教材质量,紧跟学科发展,建设符合教育部相关教学标准和要求,以及可更好地服务于院校教学的教材,我们在广泛调研和充分论证的基础上,于2019年5月对第三轮和第四轮规划教材的品种进行整合修订,启动"全国高等医药院校药学类专业第五轮规划教材"的编写工作,本套教材共56门,主要供全国高等院校药学类、中药学类专业教学使用。

全国高等医药院校药学类专业第五轮规划教材,是在深入贯彻落实教育部高等教育教学改革精神,依据高等药学教育培养目标及满足新时期医药行业高素质技术型、复合型、创新型人才需求,紧密结合《中国药典》《药品生产质量管理规范》(GMP)、《药品经营质量管理规范》(GSP)等新版国家药品标准、法律法规和《国家执业药师资格考试大纲》进行编写,体现医药行业最新要求,更好地服务于各院校药学教学与人才培养的需要。

本套教材定位清晰、特色鲜明,主要体现在以下方面。

1. 契合人才需求,体现行业要求　契合新时期药学人才需求的变化,以培养创新型、应用型人才并重为目标,适应医药行业要求,及时体现新版《中国药典》及新版GMP、新版GSP等国家标准、法规和规范以及新版《国家执业药师资格考试大纲》等行业最新要求。

2. 充实完善内容,打造教材精品　专家们在上一轮教材基础上进一步优化、精炼和充实内容,坚持"三基、五性、三特定",注重整套教材的系统科学性、学科的衔接性,精炼教材内容,突出重点,强调理论与实际需求相结合,进一步提升教材质量。

3. 创新编写形式,便于学生学习　本轮教材设有"学习目标""知识拓展""重点小结""复习题"等模块,以增强教材的可读性及学生学习的主动性,提升学习效率。

4. 配套增值服务,丰富教学资源　本套教材为书网融合教材,即纸质教材有机融合数字教材,配套教学资源、题库系统、数字化教学服务，使教学资源更加多样化、立体化，满足信息化教学的需求。通过"一书一码"的强关联，为读者提供免费增值服务。按教材封底的提示激活教材后，读者可通过PC、手机阅读电子教材和配套课程资源（PPT、微课、视频、图片等），并可在线进行同步练习，实时反馈答案和解析。同时，读者也可以直接扫描书中二维码，阅读与教材内容关联的课程资源（"扫码学一学"，轻松学习PPT课件；"扫码看一看"，即可浏览微课、视频等教学资源；"扫码练一练"，随时做题检测学习效果），从而丰富学习体验，使学习更便捷。

编写出版本套高质量的全国本科药学类专业规划教材，得到了药学专家的精心指导，以及全国各有关院校领导和编者的大力支持，在此一并表示衷心感谢。希望本套教材的出版，能受到广大师生的欢迎，为促进我国药学类专业教育教学改革和人才培养做出积极贡献。希望广大师生在教学中积极使用本套教材，并提出宝贵意见，以便修订完善，共同打造精品教材。

中国医药科技出版社

2019年9月

前 言

全国高等医药院校药学类规划教材《药理学》2000年2月第1版，2006年4月第2版及2009年8月第3版，2015年10月第4版。第4版教材一直为药学类各院校各专业选用，受到了欢迎和好评。第4版出版已经有5年，随着医药卫生专业的发展，又恰逢《中国药典》2020年版出版，为了及时反映药理学的最新研究成果，充实和丰富药理学的教学内容，在全国高等医药院校药学类规划教材常务编委会的指导下，全体编写人员共同努力编撰了《药理学（第5版）》。

药理学是研究药物与机体（包括病原体）相互作用及其作用规律的一门学科，是药学与临床医学的桥梁。药理学的主要任务是阐明药物作用、作用机制以及药物在体吸收、分布、代谢和排泄等体内过程，为临床合理用药提供理论依据。药理学的研究及其理论贯穿于药物研发及其药物临床使用全过程。任何一个候选药物或新化学实体只有在充分评价其药理学作用、不良反应以及体内过程后，才能用于临床。药物作用机制和靶点研究也为寻找和发现安全有效的新化学实体提供有益的线索。此外，药理学的研究成果也为临床医学、生理学、生物化学和病理生理学等其他生命学科发展提供了重要的信息资料。

与第4版相比，第5版有以下特点：①保持原有篇、章、节的编排格式，确保整体的概念；②删繁就简，力求篇幅适中；③对原有的药物和内容进行适当调整，以反映当今的新观点、新理论和上市的新药。同时编写了配套数字化教材包括知识要求，题库和相应的PPT，供大家自学和课后复习。这些配套教材共同构成了药理学的完整教学体系，使学生具有合理的知识结构、能力结构，从而为满足社会对高素质的复合型药学人才要求，将起到积极的作用。

参加编写的均是在药理学教学和科研的一线教授或副教授。宋珏、吕雄文和李俊承担第十五章、第四十章和第四十一章编写；王彦承担第三十二章、第三十三章和第三十五章编写；向明承担第二十五章和第二十六章编写；黄丽萍承担第九章和第三十九章编写；邹莉波承担第十二章、第十三章和第十四章编写；曹永孝承担第五章、第六章和第七章编写；鲁茜承担第八章和第三十四章编写；陈真承担第二十八章编写；龚晓健承担第四章、第二十二章和第二十四章编写；何玲承担第二十九章、第三十章和第三十一章编写；胡庆华承担第二十七章、第三十六章和第三十七章编写；季晖承担第十章、第十一章、第二十三章、第三十八章和第四十二章编写；刘晓东承担第一章、第二章和第三章的编写；彭军承担第十八章、第十九章和第二十章的编写；张政和江俊麟承担第十六章和第十七章编写；张政承担第二十一章编写。本教材编写得到所有编者及其所在单位的大力支持，在此一并表示感谢。

本教材参照了四年制药学及相关专业培养目标、药学本科专业认证标准和执业药师考试大纲要求，同时兼顾蒸蒸日上创新药物研究需要。因此，本书可以作为四年制药学专业及其相关的专业的药理学通用教材，也可作为执业药师考试参考书籍以及从事新药研发人员、临床药师和临床医生的参考用书。

限于我们的水平和能力，本教材中难免还存在疏漏与不足，恳请使用本教材的师生批评指正，欢迎读者不吝赐教，以便修订完善。

编　者
2019年秋

目 录

第一章　绪论 ·· 1
　一、药理学的性质和任务 ··· 1
　二、药理学的发展 ·· 1
　三、药理学在新药发现和新药研制中的地位 ·· 3
　四、如何学习药理学 ·· 5

第二章　药代动力学 ·· 6
　第一节　药物体内过程 ··· 6
　　一、药物跨膜转运及其影响因素 ·· 6
　　二、药物吸收 ··· 8
　　三、药物分布 ··· 13
　　四、药物代谢 ··· 15
　　五、药物排泄及临床意义 ·· 18
　第二节　房室模型 ·· 21
　　一、血药浓度－时间曲线 ·· 21
　　二、房室模型 ··· 21
　第三节　药物消除动力学类型 ·· 23
　　一、一级动力学过程与零级动力学过程 ·· 23
　　二、线性消除动力学 ··· 24
　　三、非线性消除动力学 ··· 24
　第四节　重要药代动力学参数 ·· 25
　　一、消除半衰期 ··· 25
　　二、清除率 ··· 26
　　三、表观分布容积 ··· 26
　　四、峰时间和峰浓度 ··· 26
　　五、生物利用度 ··· 26
　　六、稳态血药浓度 ··· 27
　　七、临床剂量设计与负荷剂量 ··· 28

第三章　药物效应动力学 ·· 29
　第一节　药物的基本作用 ·· 29
　　一、药物作用性质和方式 ·· 29
　　二、药物的治疗作用 ··· 29

三、药物不良反应 ··· 30
　第二节　药物剂量与效应关系 ··· 31
　　一、药物反应类型 ··· 31
　　二、量效关系 ··· 31
　第三节　药物作用的靶点 ··· 33
　第四节　药物受体 ·· 34
　　一、受体的概念和特性 ··· 34
　　二、受体学说 ··· 34
　　三、受体类型 ··· 35
　　四、第二信使 ··· 39
　　五、受体动力学以及药物分类 ·· 41
　　六、受体的调节 ·· 44

第四章　影响药物作用的因素 ·· 46
　第一节　药物方面的因素 ··· 46
　　一、药物剂型、剂量和给药途径 ··· 46
　　二、药物相互作用 ··· 47
　第二节　机体方面的因素 ··· 49
　　一、年龄 ··· 49
　　二、性别 ··· 50
　　三、遗传和病理状态 ·· 50
　　四、心理因素 ··· 51
　　五、时辰因素 ··· 52
　　六、机体对药物反应的变化 ··· 52

第五章　外周神经药理学概述 ·· 54
　第一节　外周神经系统的分类 ··· 54
　　一、解剖学分类 ·· 54
　　二、药理学分类 ·· 55
　第二节　传出神经系统的递质 ··· 56
　　一、突触的结构 ·· 56
　　二、神经冲动的化学传递 ·· 57
　　三、递质的合成、贮存、释放和失活 ··· 57
　第三节　传出神经系统的受体及药物作用方式 ······························· 58
　　一、受体的分类 ·· 58
　　二、受体的效应 ·· 59
　　三、传出神经系统药物作用方式和分类 ······································ 60

第六章　作用于胆碱受体的药物 ··· 62
　第一节　胆碱受体激动药 ··· 62
　　一、M 胆碱受体激动药 ··· 62

二、N 胆碱受体激动药 ······ 64
三、全胆碱受体激动药 ······ 64
第二节 胆碱受体阻断药 ······ 65
一、M 胆碱受体阻断药 ······ 65
二、N 胆碱受体阻断药 ······ 68
第三节 抗胆碱酯酶药及胆碱酯酶复活剂 ······ 69
一、胆碱酯酶 ······ 69
二、易逆性抗胆碱酯酶药 ······ 71
三、难逆性抗胆碱酯酶药 ······ 72
四、胆碱酯酶复活药 ······ 72
五、有机磷酸酯类中毒解毒药物的应用原则 ······ 74

第七章 作用于肾上腺素受体的药物 ······ 75
第一节 肾上腺素受体激动药 ······ 75
一、α 受体激动药 ······ 75
二、β 受体激动药 ······ 77
三、α、β 受体激动药 ······ 79
第二节 肾上腺素受体阻断药 ······ 81
一、α 受体阻断药 ······ 81
二、β 受体阻断药 ······ 83

第八章 全身麻醉药 ······ 88
第一节 吸入麻醉药 ······ 88
一、作用机制 ······ 88
二、体内过程 ······ 88
三、常用药物 ······ 89
第二节 静脉麻醉药 ······ 90
一、巴比妥类静脉麻醉药 ······ 90
二、非巴比妥类静脉麻醉药 ······ 91
第三节 复合麻醉 ······ 92
第四节 局部麻醉药 ······ 93
一、作用机制 ······ 93
二、局麻药的应用方法 ······ 94
三、常用药物 ······ 94

第九章 镇静催眠药 ······ 96
第一节 苯二氮䓬类 ······ 96
一、苯二氮䓬类药物的共性 ······ 97
二、常用的苯二氮䓬类药物 ······ 99
第二节 巴比妥类 ······ 101
第三节 其他镇静催眠药 ······ 102

第十章　中枢兴奋药 ... 105
第一节　主要兴奋大脑皮层的药物 ... 105
第二节　主要兴奋呼吸中枢的药物 ... 107
第三节　改善脑代谢药物 ... 108

第十一章　抗癫痫药和抗惊厥药 ... 111
第一节　抗癫痫药 ... 111
一、癫痫的定义及分类 ... 111
二、抗癫痫药的作用方式及作用机制 ... 112
三、常用药物 ... 112
第二节　抗惊厥药 ... 119

第十二章　治疗中枢神经系统退行性疾病的药物 ... 120
第一节　抗帕金森病药 ... 120
一、拟多巴胺类药 ... 121
二、中枢抗胆碱药 ... 127
第二节　治疗阿尔茨海默病药 ... 128
一、胆碱酯酶抑制药 ... 129
二、NMDA 受体非竞争性拮抗剂 ... 130

第十三章　抗精神病药 ... 132
第一节　抗精神分裂症药 ... 132
一、常用经典抗精神分裂症药物 ... 133
二、常用非典型抗精神分裂症药物 ... 137
第二节　抗躁狂症药 ... 140
第三节　抗抑郁障碍药 ... 141
一、抑郁障碍的发病机制 ... 141
二、抗抑郁障碍药发展史简介 ... 141
三、抗抑郁障碍药的分类 ... 142
四、常用抗抑郁障碍药 ... 143

第十四章　镇痛药 ... 150
第一节　阿片受体激动药 ... 150
第二节　阿片受体部分激动药和激动-拮抗药 ... 158
第三节　其他镇痛药 ... 159
第四节　阿片受体拮抗药 ... 161
第五节　阿片类药物滥用及其治疗 ... 162
一、阿片类药物的依赖性特征 ... 162
二、阿片类药物依赖性发生的机制 ... 163
三、阿片类药物依赖性的治疗 ... 163

第十五章　解热镇痛抗炎药 　165

第一节　概述 　165
一、磷脂代谢及非甾体抗炎药的药理作用 　165
二、药物不良反应 　167

第二节　非选择性环氧化酶抑制药 　168
一、水杨酸类 　169
二、苯胺类 　171
三、吲哚类 　172
四、芳基乙酸类 　172
五、芳基丙酸类 　173
六、烯醇酸类 　173
七、吡唑酮类 　174
八、烷酮类 　174

第三节　选择性环氧化酶-2抑制药 　174

第四节　抗痛风药 　176

第十六章　抗心律失常药 　178

第一节　心律失常电生理学基础 　178
一、正常心脏电生理特性 　178
二、心律失常发生的电生理学机制 　179

第二节　抗心律失常药的基本作用机制和药物分类 　180
一、抗心律失常药的基本作用机制 　180
二、抗心律失常药物的分类 　181

第三节　常用抗心律失常药 　181
一、钠通道阻滞药 　181
二、β受体阻断药 　186
三、延长动作电位时程药 　187
四、钙通道阻滞药 　188
五、其他类抗心律失常药 　189

第四节　抗心律失常药的合理应用 　189

第十七章　利尿药及泌尿系统疾病用药 　191

第一节　利尿药 　191
一、利尿药作用的生理学基础 　191
二、利尿药的分类 　194
三、常用利尿药 　194

第二节　脱水药 　200

第三节　前列腺增生抑制药 　201

第十八章　抗心肌缺血药 　202

第一节　硝酸酯类 　203

第二节　β受体阻断药 ··· 206
第三节　钙通道阻滞药 ··· 207
第四节　抗血小板和抗血栓形成药 ··· 208
第五节　其他抗心肌缺血药 ·· 210

第十九章　抗高血压药 ·· 212
第一节　抗高血压药物的分类 ·· 213
第二节　常用抗高血压药 ··· 213
　　一、钙通道阻滞药 ··· 213
　　二、肾素－血管紧张素系统抑制药 ·· 215
　　三、利尿降压药 ·· 221
　　四、肾上腺素受体阻断药 ·· 222
　　五、其他抗高血压药 ·· 225
第三节　高血压病的合理用药 ·· 228
　　一、根据高血压程度选用药物或联合用药 ···································· 228
　　二、根据病情特点选用药物 ··· 229
　　三、抗高血压药物的联合应用 ·· 229
　　四、平稳降压 ··· 229
　　五、个体化治疗 ·· 229

第二十章　治疗心力衰竭的药物 ·· 230
第一节　心力衰竭的病理生理学及治疗药物分类 ···································· 230
　　一、心力衰竭的病理生理学 ··· 230
　　二、心衰治疗药物的演变与分类 ··· 231
第二节　肾素－血管紧张素－醛固酮系统抑制药 ···································· 232
　　一、血管紧张素转化酶抑制药 ·· 233
　　二、血管紧张素Ⅱ受体阻断药 ·· 233
　　三、血管紧张素受体脑啡肽酶抑制剂 ··· 234
　　四、抗醛固酮药 ·· 234
第三节　利尿药 ··· 234
第四节　β受体阻断药 ··· 234
第五节　强心苷类 ·· 235
第六节　扩血管药 ·· 241
　　一、主要舒张静脉的血管扩张药 ··· 241
　　二、舒张动脉和静脉的血管扩张药 ·· 241
　　三、主要舒张小动脉的血管扩张药 ·· 242
　　四、其他扩血管药 ··· 242
第七节　非苷类正性肌力药 ·· 242
　　一、β受体激动药 ·· 243
　　二、多巴胺类药 ·· 243

三、磷酸二酯酶抑制药 ... 243
四、钙增敏药 ... 244

第二十一章　调血脂药与抗动脉粥样硬化药 ... 245

第一节　调血脂药 ... 245
一、血脂与血脂异常 ... 245
二、调血脂药的分类 ... 246
三、常用药物 ... 246
四、调血脂药的合理应用 ... 254

第二节　抗氧化药 ... 255
第三节　多不饱和脂肪酸 ... 256
第四节　动脉内皮保护药 ... 256

第二十二章　作用于血液及造血器官的药物 ... 257

第一节　促凝血药 ... 257
一、促凝血因子合成药 ... 257
二、促凝血因子活性药 ... 258
三、抗纤维蛋白溶解药 ... 258
四、影响血管通透性药 ... 258
五、凝血因子制剂 ... 258

第二节　抗凝血药 ... 259
一、维生素 K 拮抗剂 ... 259
二、肝素与低分子肝素 ... 261
三、直接凝血酶抑制剂 ... 263
四、凝血因子 X_a 抑制剂 ... 263

第三节　纤维蛋白溶解药 ... 263

第四节　抗血小板药 ... 265
一、环氧酶抑制剂 ... 265
二、二磷酸腺苷 P2Y12 受体阻断剂 ... 266
三、血小板膜糖蛋白 II_b/III_a 受体阻断剂（整合素受体阻断剂） ... 267
四、磷酸二酯酶抑制剂 ... 267
五、血小板腺苷环化酶活化剂 ... 268
六、TXA_2 合酶抑制药和 TXA_2 受体阻断药 ... 268

第五节　抗贫血药 ... 268
第六节　血容量扩充药 ... 271

第二十三章　作用于呼吸系统的药物 ... 273

第一节　平喘药 ... 273
一、支气管扩张药 ... 273
二、抗炎平喘药 ... 277
三、抗过敏平喘药 ... 279

第二节　镇咳药 ··· 280
　　一、中枢性镇咳药 ·· 280
　　二、外周性镇咳药 ·· 281
第三节　祛痰药 ··· 282

第二十四章　作用于消化系统的药物　285

第一节　治疗消化性溃疡药 ··· 285
　　一、抗酸药 ··· 285
　　二、抑制胃酸分泌药 ·· 286
　　三、胃黏膜保护药 ·· 289
　　四、抗幽门螺杆菌药 ·· 290
第二节　消化功能调节药 ··· 290
　　一、助消化药 ··· 290
　　二、止吐药及胃肠动力药 ·· 291
　　三、泻药 ·· 293
　　四、止泻药 ··· 294
　　五、利胆药 ··· 295

第二十五章　肾上腺皮质激素类药物　296

第一节　概述 ··· 296
第二节　糖皮质激素 ·· 298
第三节　盐皮质激素 ·· 307
第四节　促皮质素及皮质激素抑制药 ·· 307
　　一、促皮质素 ··· 307
　　二、皮质激素抑制药 ·· 307

第二十六章　胰岛素及口服降糖药　309

第一节　胰岛素及胰岛素类似物 ··· 309
　　一、胰岛素 ··· 309
　　二、胰淀粉样多肽类似物——普兰林肽 ·································· 312
第二节　口服降血糖药 ··· 313
　　一、胰岛素促泌剂 ·· 313
　　二、胰岛素增敏剂 ·· 317
　　三、α-葡萄糖苷酶抑制剂 ··· 318
第三节　其他新型降血糖药 ··· 319
　　一、依克那肽 ··· 319
　　二、DPP Ⅳ抑制剂 ··· 320
　　三、钠-葡萄糖协同转运蛋白-2抑制剂 ····································· 320
第四节　糖尿病的合理用药 ··· 321

第二十七章　甲状腺激素及抗甲状腺药　322

第一节　甲状腺激素 ·· 322

第二节　抗甲状腺药 ········· 326
一、硫脲类 ········· 326
二、碘和碘化物 ········· 328
三、放射性碘 ········· 329
四、β受体阻断药 ········· 329

第二十八章　作用于生殖系统的药物 ········· 331
第一节　子宫平滑肌兴奋药和抑制药 ········· 331
一、子宫平滑肌兴奋药 ········· 331
二、子宫平滑肌抑制药 ········· 333
第二节　雌激素类药及其拮抗药 ········· 334
一、雌激素类药 ········· 334
二、抗雌激素类药 ········· 336
第三节　孕激素类药 ········· 337
第四节　雄激素类药和抗雄激素类药 ········· 338
一、雄激素类药 ········· 338
二、抗雄激素类药 ········· 339
第五节　避孕药 ········· 339
一、主要抑制排卵的避孕药 ········· 339
二、其他避孕药 ········· 340
第六节　治疗阴茎勃起功能障碍药 ········· 341

第二十九章　抗微生物药物概论 ········· 342
第一节　常用术语及抗生素的分类 ········· 342
一、常用术语 ········· 342
二、抗生素的分类 ········· 343
第二节　抗微生物药物的主要作用机制 ········· 343
一、抑制细菌细胞壁的合成 ········· 343
二、抑制蛋白质的合成 ········· 344
三、干扰核酸的合成与代谢 ········· 344
四、影响细胞膜的功能 ········· 344
第三节　细菌的耐药性 ········· 345
一、细菌耐药性产生机制 ········· 345
二、控制细菌耐药性的措施 ········· 346
第四节　抗微生物药物的合理应用原则 ········· 346
一、明确病因，针对性用药 ········· 346
二、确定合理的给药剂量和用法 ········· 347
三、根据患者的生理病理情况用药 ········· 347
四、严格控制抗菌药物的预防用药 ········· 347
五、规范和掌握抗菌药联合应用的指征 ········· 348

六、防止和杜绝抗菌药物的滥用 ··· 348

第三十章　β-内酰胺类抗生素 ··· 349

第一节　青霉素类 ··· 350
　　一、天然青霉素 ··· 350
　　二、人工半合成青霉素 ·· 352

第二节　头孢菌素类 ·· 354
　　一、第一代头孢菌素 ·· 355
　　二、第二代头孢菌素 ·· 356
　　三、第三代头孢菌素 ·· 357
　　四、第四代头孢菌素 ·· 358
　　五、第五代头孢菌素 ·· 359

第三节　其他β-内酰胺类 ·· 359
　　一、碳青霉烯类 ··· 360
　　二、头孢霉素类 ··· 360
　　三、氧头孢烯类 ··· 361
　　四、单环类 ·· 361
　　五、β-内酰胺酶抑制剂 ·· 362

第三十一章　大环内酯类、林可霉素类及多肽类抗生素 ············ 363

第一节　大环内酯类抗生素 ·· 363
　　一、大环内酯类抗生素的共性 ··· 363
　　二、常用的大环内酯类抗生素 ··· 364

第二节　林可霉素类抗生素 ·· 366

第三节　多肽类抗生素 ·· 367
　　一、万古霉素类 ··· 367
　　二、多黏菌素类 ··· 368
　　三、杆菌肽类 ··· 369

第三十二章　氨基糖苷类抗生素 ··· 370

第一节　氨基糖苷类抗生素的共性 ······································· 370
第二节　常用的氨基糖苷类抗生素 ······································· 373

第三十三章　四环素类及氯霉素 ··· 377

第一节　四环素类抗生素 ··· 377
　　一、四环素类抗生素的共性 ·· 377
　　二、常用四环素类抗生素 ··· 379

第二节　氯霉素 ·· 380

第三十四章　人工合成抗菌药物 ··· 383

第一节　喹诺酮类药物 ·· 383
　　一、喹诺酮类药物的共性 ··· 383

二、常用喹诺酮类药物 ... 387
第二节 其他合成抗菌药物 ... 390
一、磺胺类抗菌药 ... 390
二、硝基呋喃类药物 ... 392
三、硝基咪唑类药物 ... 392

第三十五章 抗真菌药物 ... 394
一、抗生素类抗真菌药 ... 394
二、唑类抗真菌药 ... 395
三、丙烯胺类抗真菌药 ... 398
四、嘧啶类抗真菌药 ... 398
五、棘白菌素类抗真菌药 ... 399

第三十六章 抗病毒药 ... 401
第一节 抗人类免疫缺陷病毒药 ... 401
一、核苷反转录酶抑制剂 ... 402
二、非核苷反转录酶抑制剂 ... 403
三、蛋白酶抑制剂 ... 404
第二节 抗流感病毒药 ... 404
第三节 抗疱疹病毒药 ... 406
第四节 抗肝炎病毒药 ... 408
一、核苷类似药 ... 408
二、生物制剂 ... 410

第三十七章 抗结核病药和抗麻风病药 ... 411
第一节 抗结核病药 ... 411
一、一线抗结核病药 ... 411
二、二线抗结核病药 ... 415
三、抗结核病药的应用原则 ... 416
第二节 抗麻风病药 ... 416

第三十八章 抗寄生虫药 ... 419
第一节 抗疟药 ... 419
一、疟原虫的生活史和药物作用环节 ... 419
二、主要用于控制症状的药物 ... 420
三、主要用于控制复发和传播的药物 ... 423
四、主要用于病因性预防的药物 ... 424
第二节 抗阿米巴病药与抗滴虫病药 ... 425
一、抗阿米巴病药 ... 425
二、抗滴虫病药 ... 428
第三节 抗血吸虫病药与抗丝虫病药 ... 428

一、抗血吸虫病药 ··· 428
　　二、抗丝虫病药 ··· 430
第四节　抗肠蠕虫病药 ··· 430
　　一、广谱驱肠虫药 ··· 430
　　二、其他抗肠虫药 ··· 432
　　三、驱肠蠕虫药的合理使用 ·· 433

第三十九章　抗恶性肿瘤药 ··· 434
第一节　抗恶性肿瘤药的作用机制与分类 ······································ 434
　　一、抗恶性肿瘤药的作用机制 ··· 434
　　二、抗恶性肿瘤药的分类 ··· 436
　　三、抗恶性肿瘤药的耐药机制 ··· 438
　　四、抗恶性肿瘤药物的不良反应 ·· 438
第二节　细胞毒类抗恶性肿瘤药 ·· 439
　　一、影响核苷酸生物合成的药物 ·· 439
　　二、直接影响DNA结构与功能的药物 ······································ 442
　　三、干扰转录过程和阻止RNA合成的药物 ······························· 447
　　四、抑制蛋白质合成与功能的药物 ··· 449
第三节　调节体内激素平衡的药物 ··· 451
　　一、糖皮质激素类 ··· 451
　　二、雌激素类药及雌激素受体拮抗剂 ······································· 451
　　三、雄激素类药及雄激素受体拮抗剂 ······································· 452
　　四、孕激素类药物 ··· 452
　　五、促性腺激素释放激素类 ·· 452
　　六、芳香化酶抑制剂 ··· 453
第四节　分子靶向治疗药物 ··· 453
　　一、干扰细胞信号转导药物 ·· 453
　　二、泛素化－蛋白酶体抑制剂 ··· 455
　　三、表观遗传修饰抑制剂 ··· 456
　　四、单克隆抗体 ··· 456
　　五、其他药物 ··· 458
第五节　抗肿瘤药物的应用原则 ·· 459

第四十章　影响免疫功能的药物 ··· 461
第一节　免疫应答和免疫病理反应 ··· 461
　　一、免疫应答 ··· 461
　　二、免疫病理反应 ··· 461
第二节　免疫抑制剂 ··· 462
　　一、钙调神经磷酸酶抑制剂 ·· 462
　　二、抗细胞增殖类药物 ·· 463

三、哺乳动物雷帕霉素靶蛋白抑制剂 ······ 465
四、肾上腺糖皮质激素类 ······ 466
五、抗体类 ······ 466
第三节 免疫增强剂 ······ 467

第四十一章 影响自体活性物质的药物 ······ 471

第一节 膜磷脂代谢产物类药物及拮抗药 ······ 471
一、花生四烯酸的代谢和生物转化 ······ 471
二、前列腺素和血栓素 ······ 471
三、白三烯及其拮抗药 ······ 473
四、血小板活化因子及其拮抗药 ······ 474

第二节 5-羟色胺类药物及拮抗药 ······ 475
一、5-HT受体激动药 ······ 475
二、5-HT受体阻断药 ······ 475

第三节 组胺和抗组胺药 ······ 476
一、组胺及组胺受体激动药 ······ 476
二、组胺受体阻断药 ······ 477

第四节 多肽类 ······ 479
一、激肽类 ······ 479
二、内皮素 ······ 480
三、利尿钠肽 ······ 480
四、P物质 ······ 480

第五节 一氧化氮及其供体与抑制剂 ······ 480
一、一氧化氮的合成与生物学效应 ······ 480
二、一氧化氮供体 ······ 481
三、一氧化氮抑制剂 ······ 481

第六节 腺苷类 ······ 481

第四十二章 治疗骨质疏松症药 ······ 483

第一节 骨吸收抑制剂 ······ 483
一、雌激素及其类似物 ······ 483
二、双膦酸盐类 ······ 485
三、降钙素 ······ 488
四、钙剂和维生素D ······ 489

第二节 骨形成促进剂 ······ 490
一、氟化物 ······ 490
二、甲状旁腺激素多肽片段 ······ 490
三、锶盐 ······ 491

参考文献 ······ 493

第一章 绪 论

扫码"学一学"

一、药理学的性质和任务

药物（drug）是指能影响和调节机体生理、生化和病理过程，用以预防、诊断和治疗疾病的物质。药理学（pharmacology）是研究药物与机体（包括病原体）相互作用及其作用规律的一门学科。其英文名 pharmacology 是 pharmakon 和 lo – gia 两字合并而成，前者之意义是指药物或毒物，而后者之意是研究。药理学一方面研究药物对机体的作用，即在药物引起机体生理功能及细胞代谢活动变化规律及其机制，称之为药物效应动力学（pharmacodynamics），简称为药效动力学或药效学；另一方面研究机体对药物的作用，即药物的吸收、分布、代谢和排泄等体内过程及其动态变化规律，称之为药物代谢动力学（pharmacokinetics），又称药代动力学或药动学。药理学的主要任务是阐明药物作用、作用机制以及药物在体吸收（absorption）、分布（distribution）、代谢（metabolism）和排泄（excretion）规律，为临床合理用药提供理论依据。任何一个候选药物或新化学实体（new chemical entity）只有在充分评价其药理学作用、不良反应以及体内过程后，才能用于临床。药物作用机制和靶点研究，也为寻找和发现安全有效的新化学实体提供有益的线索。同时药理学的研究成果也为其他学科如生理学、生物化学和病理生理学等生命学科发展提供了重要的资料，推动这些生命科学的发展。

药理学发展迅猛，已经形成了许多分支学科。根据药理学研究阶段不同将药理学分为临床前药理学（preclinical pharmacology）和临床药理学（clinical pharmacology）。前者研究对象主要是动物，在整体、器官、组织、细胞和分子水平上，研究药物的作用和作用机制，评价药效学（有效性）和安全性；后者主要以临床患者为研究对象，研究药物对人体药效学（有效性）、药代动力学及其不良反应（安全性）。根据临床应用分护理药理学、眼科药理学、儿童药理学、老年药理学和围生期药理学等。根据机体系统分神经精神药理学、心血管药理学、抗炎免疫药理学、化疗药理学、生殖药理学、内分泌药理学和肿瘤药理学等；从研究水平分经典药理学、生化药理学、细胞药理学和分子药理学等。随后又有时辰药理学、行为药理学、遗传药理学和量子药理学等分支学科出现。毒理学（toxicology）亦属于药理学的范畴。

二、药理学的发展

药理学是在药物学的基础上发展起来的，其发展大致可分为古代采用天然动植物及矿物等为药物的古代本草学或药物学和现代建立在化学、生理学及其他自然科学基础上的现代药理学两个阶段。

（一）中国本草著作与贡献

远古时代人们为了生存从生活经验中得知某些天然物质可以治疗疾病与伤痛，并逐渐积累经验，这就是药物的源始。如饮酒止痛、大黄导泻、楝实祛虫和柳皮退热等。这些民间医药实践经验的累积和流传集成本草。汉代《神农本草经》是我国第一本本草学专著，系统地总结了我国古代劳动人民所积累的药物知识。该书收载药物365种。659年的《新修本草》是第一部由我国颁发政府药典，也是世界上最早的药典，比欧洲《佛罗伦萨药典》和《纽约堡药典》分别早839年和883年。明代李时珍通过长期从事医药实践，编著了《本草纲目》巨著。该书分52卷，收载药物1892种。系统介绍了行医、采药、考证、调查和用药经验等，他提出了科学的药物分类法，叙述药物的生态、形态、性味和功能，在药物发展史上有着重要地位，对我国的药物研究做出了巨大贡献，至今仍为研究中医中药执业人员的必读书籍。

(二) 近代药理学发展

药理学诞生与科学技术的发展密切相关。英国解剖学家W. Harvey发现了血液循环，开创了实验药理学。意大利生理学家F. Fontana通过动物实验对千余种药物进行了毒性测试，得出结论认为：天然药物都有其活性成分，并且选择性作用于机体某个部位而引起典型反应。18世纪后期，有机化学的发展为药理学研究提供了物质基础，又从植物药中源源不断获得纯度高的天然植物化学成分，从而相继发现了依米丁、奎宁、士的宁、可卡因、阿托品和毛果芸香碱等。德国科学家R. Buchheim在德国建立了第一个药理实验室，写出了第一本药理教科书，标志着药理学作为独立学科诞生。随后其学生O. Schmiedeberg用动物实验方法，研究药物对机体的作用，分析药物的作用部位，发展了实验药理学，被称为器官药理学。

1878年英国学者J. N. Langley在阿托品与毛果芸香碱对猫唾液分泌的拮抗作用时，认为在神经末梢或腺体细胞中存在着一种物质，这种物质既可以和阿托品结合，又能与毛果芸香碱结合。随后，又在研究烟碱与箭毒对肌肉作用时，发现烟碱对肌肉有兴奋作用，而箭毒则阻断这种兴奋作用，由此提出"接受物质"（receptive substance）概念，初步形成了受体概念的雏形。1908年德国科学家P. Ehrlich正式提出受体（receptor）概念。1926年，英国生理学家A. J. Clark基于乙酰胆碱降低蛙心心率实验，提出了受体占领学说。为了更好地解释受体激动剂、部分受体激动药和受体拮抗剂的作用，1954年，E. J. Ariens修正了Clark的占领学说。随后，1956年R. P. Stephenson进一步完善修正受体占领学说，认为药物与受体结合不仅需要"亲和力"，更需要"内在活性"，才能激动受体而产生效应。

1909年P. Ehrlich从大量有机砷化合物中筛选出治疗梅毒和锥虫病的新砷凡拉明，开创了化学治疗的新时代。1928年，英国的细菌学家A. Fleming在研究葡萄球菌时发现，青霉能够产生一种杀死或抑制葡萄球菌生长的物质，他把这种化学物质叫作青霉素。1940年英国的H. W. Florey在弗莱明的研究基础上，从青霉菌培养液中分离出青霉素，并将该抗生素应用于临床。1935德国科学家G. J. P. Domagk发现百浪多息（一种磺胺类药物）可治疗细菌感染。这些研究开辟了抗寄生虫病和细菌感染的药物治疗，促进了化学治疗学（chemotherapy）的发展。

1953年J. D. Watson和F. H. C. Crick发现了DNA双螺旋的结构，开启了分子生物学时代。随后DNA重组技术和基因敲除技术的发展，促使生物和医学领域发生了根本性的变革。系列受体分子、离子通道和靶酶被成功克隆以及结构特性研究成果，极大地促进了药物分子与生物大分子相互作用及其规律的研究。药物作用机制的研究已由宏观到微观，由组织器官水平深入细胞水平和分子水平。

(三) 我国药理学发展与贡献

我国现代药理学研究始于20世纪20年代。陈克恢教授开创性进行麻黄和数十味中药的研究,并首次用动物实验阐明了麻黄碱的药理作用特性,奠定将麻黄碱用于支气管哮喘和过敏性疾病的治疗基础。他的研究思路,即提取化学成分,通过筛选研究确定其药效和有效成分,与当今植物药的研究模式极为相似。二十世纪 50 年代至今,开展了中药对呼吸、心血管、中枢、抗感染和抗肿瘤的研究。其中张亭栋等尝试将砒霜用于治疗癌症,随后临床实验证实其成分三氧化二砷可以作为治疗急性早幼粒细胞白血病的特效药。1985 年王振义教授首次成功地应用全反式维 A 酸治疗急性早幼粒细胞白血病患儿,随后的临床研究证实急性早幼粒细胞白血病治愈率高达 90%。另一个杰出人物是屠呦呦教授,她成功地从植物黄花蒿茎叶提取到了一种小分子化合物,命名为青蒿素,并发现可以用于治疗疟疾,挽救了全球特别是发展中国家的数百万人的生命,为此获得 2015 年诺贝尔生理学或医学奖,成为首获科学类诺贝尔奖的中国人。此外,我国在 1979 年成立了中国药理学会,1980年创办《中国药理学报》,此后相继出版了各种药理学杂志、通报等,1985 年中国药理学会成为一级学会。

三、药理学在新药发现和新药研制中的地位

药理学是连接医学与药学、医学基础与临床、生命科学与化学及材料科学等多学科的一门桥梁。在整个新药研发过程中,药理学发挥主导作用,从药物靶点和作用机制研究到药物发现、药理作用到有效性认识、药物体内过程评价到安全性评价及临床研究到指导临床应用,都是药理学研究的内容,是确保新药安全和有效的关键环节。

在我国《化学药品注册分类及申报资料要求》中规定,新药注册需要提供药学研究资料,非临床研究资料和临床试验资料。而药理学研究涵盖了所有非临床研究和临床研究过程。

(一)非临床研究

非临床研究包括药效学研究,安全性研究(包括安全药理学研究和毒理学研究)和非临床药代动力学研究。

1. **药效学研究** 药效学研究是评价一个受试物是否有效,可以用于临床的首要标准。通常采用体内和体外两种方法。在体试验是必须的方法,常在正常或病理模型动物进行;拟采用推荐临床应用的给药途径和频次。给药剂量为高、中、低三个剂量组,应有一定量效关系,尽量求出半数效量(median effective dose,ED_{50})或有效剂量范围;同时设立阳性对照和阴性对照。药效学研究资料必须真实地、科学地反映受试药的药理作用和特点。

2. **安全药理学研究** 安全药理学研究(safety pharmacology studies)属于一般药理学研究范畴,主要研究受试药主要药效作用(治疗作用)以外的药理作用,其目的是探讨在治疗或治疗剂量以上范围时,潜在的不期望出现的对生理机能的不良作用。一般主要观察对中枢神经、心血管和呼吸等系统的影响。安全药理学试验应设计 3 个剂量,产生不良反应的剂量应与动物产生主要药效学的剂量或人拟用的有效剂量进行比较。有时,需要进行追加安全药理学研究(follow-up safety pharmacology studies)和(或)补充安全药理学研究(supplemental safety pharmacology studies)。追加安全药理学研究主要是根据药物的药理作用和化学结构特性,预期可能出现的不良反应。如果对已有的动物和/或临床试验结果产生怀疑,预期会影响人的安全性时,需要深入研究药物对中枢神经系统、心血管系统和呼吸系统的影响。补充安全药理学研究主要评价药物对中枢神经系统、心血管系统和呼吸系统以外器官功能的影响,如对泌尿系统、自主神经系统、胃肠道系统和其他器官组织的影响。

3. 毒理学研究 毒理学主要研究药物毒性反应。包括：①药物毒性反应及性质；②主要毒性靶器官；③剂量-毒性关系（毒性的剂量范围）。其研究结果为临床研究提供参考资料，确保临床研究用药安全。毒理学研究内容包括单次给药毒性（急性毒性）试验、重复给药毒性（长期毒性）试验、遗传毒性试验、生殖毒性试验（包括一般生殖毒性试验、致畸试验和围生期毒性试验）、致癌试验、致突变试验、药物依赖性试验、过敏性试验、溶血性试验和局部刺激性试验以及其他特殊试验。

重复给药毒性试验通常采用两种实验动物，一种为啮齿类，另一种为非啮齿类。啮齿类动物首选大鼠，非啮齿类动物首选 Beagle 犬，特殊情况下可选用其他种属或品系动物进行重复给药毒性试验，必要时选用疾病模型动物进行试验。至少设高、中、低三个剂量，同时设立溶媒或辅料对照组，必要时设立空白对照组和/或阳性对照组。高剂量应使动物出现毒性反应或病理改变，甚至部分动物死亡。低剂量应相当于人的有效剂量，应不产生毒性反应。中剂量应是高剂量的适当分数和低剂量的适当倍数。给药途径应与临床拟用途径一致。给药频率通常每天给药。试验期限往往根据拟定的临床疗程、适应证和用药人群等进行设计，可以考虑分阶段进行重复给药毒性试验以支持不同期限的临床试验。在进行重复给药毒性试验时往往伴随毒代动力学（toxicokinetics）研究。重复给药毒性试验结果，可以：①预测受试物可能引起的临床不良反应，包括不良反应的性质、程度、量效和时效关系以及可逆性等，确认该药物是否可以进行人体试验及其风险；②判断受试物重复给药的毒性靶器官或靶组织；③可能观察到临床不良反应的剂量水平（no observed adverse effect level）；④推测第一次临床试验（first in human）的起始剂量，为后续临床试验提供安全剂量范围；⑤为临床不良反应监测及防治提供参考。

4. 非临床药代动力学研究 非临床药代动力学研究主要在离体和在体动物水平上研究药物吸收、分布、代谢和排泄的过程及其规律，并提供血药浓度-时间曲线及其药代动力学参数、药物分布特性，药物血浆蛋白结合率，药物代谢及代谢产物，药物排泄，介导药物代谢的代谢酶，介导药物转运的转运体和是否存在相互作用等资料，为临床研究设计方案，提供参考。

（二）临床药理研究

临床试验应遵守有关法规和指南，如药品管理法、药品注册管理办法、新药审批办法、药品临床试验管理办法，同时所有以人为对象的研究必须符合《赫尔辛基宣言》和国际医学科学组织委员会颁布的《人体生物医学研究国际道德指南》的道德原则，即公正、尊重人格、力求使受试者最大程度受益和尽可能避免伤害。

新药临床研究通常分为4期，即Ⅰ、Ⅱ、Ⅲ和Ⅳ期。每一期要求和目的不同，需要的病例数也不尽相同。受试药的临床评价是新药研究重要步骤，决定受试药能否批准、能否上市的命运。

1. Ⅰ期临床试验 Ⅰ期临床试验是第一次在人体中进行受试药的临床研究。受试对象一般为健康志愿者，在特殊情况下也选择病人作为受试对象。其目的是研究受试药的耐受性和药代动力学，为制定给药方案提供依据。研究方法可采用开放、基线对照、随机或盲法。一般受试例数为20~30例。

2. Ⅱ期临床试验 Ⅱ期临床试验目的是对新药的有效性、安全性进行初步评价，推荐临床给药剂量。受试对象符合适应证的病人，完成例数200~300例。一般采用严格的随机双盲对照试验，以平行对照为主。通常应该与标准疗法进行比较，也可以使用安慰剂。利用Ⅱ期临床试验资料对受试药的安全性、有效性和使用剂量等进行初步评价，并得出结论。

3. Ⅲ期临床试验 Ⅲ期临床试验为扩大的多中心随机对照临床试验，一般为具有足够样本量的随机化盲法对照试验，旨在进一步验证和评价受试药有效性、安全性、利益与风险。Ⅲ期临床试验是药物治疗作用的确证阶段，也是为药品注册申请获得批准提供依据的关键阶段。临床试验将对受试药和安慰剂或已上市药品的有关参数进行比较。试验组例数一般不低于300例，对照组与治疗组的比例不低于1∶3，具体例数应符合统计学要求。可根据本期试验的目的调整选择受试者的标准，适当扩大特殊受试人群，进一步考察不同对象所需剂量及其依从性。

4. Ⅳ期临床试验 Ⅳ期临床试验为批准新药上市后的临床监测，在更广泛、更长期的实际应用中继续考察疗效及不良反应。可采用多形式的临床应用和研究。Ⅳ期临床试验一般可不设对照组，但应在多家医院进行，观察例数通常不少于2000例。本期试验应注意考察不良反应、禁忌证、长期疗效和使用时的注意事项，以便及时发现可能有的远期副作用，并评估远期疗效。此外，还应进一步考察对患者的经济与生活质量的影响。

四、如何学习药理学

药理学是药学及相关专业学生专业知识的重要组成部分。要求通过系统地学习，掌握药理学的基本概念、基本理论和基本内容；掌握药物的分类和各类代表药的药理作用、作用机制、临床应用、主要不良反应及其防治；熟悉各类常用药物的药理作用特点、主要临床应用；了解各类相关药物的作用特点和各类药物的主要进展。

药理学是一门综合性的学科，药理学的基本理论与药物学、生理学、微生物学、生物化学和病理学等医学基础学科和生命科学密切联系。因此，要学好药理学，必须有扎实的药物学、生理学、微生物学、生物化学和病理性等相关学科的基础理论知识；药理学内容丰富，药物品种多，同一类药物往往有多个品种，有时多达数十种。因此，首先应掌握代表性药物，熟悉同类药物或相关药物的特点，分析与代表性药主要异同点；此外，新理论和新技术涌现，推动疾病谱和发病机制研究，对机体（包括病原体）与药物之间相互作用规律认识以及一些药理学基本理论和观点也随之改变。因此，要注意知识更新，不断吸取新进展、新概念，研制出选择性高、疗效好，副作用少的药物，更好地为防病治病服务。

（刘晓东）

第二章 药代动力学

药物与机体间相互作用表现两种形式：一种为药物对机体产生的生物效应，包括对机体产生的治疗作用和不良反应，即药理学（pharmacology）与毒理学（toxicology）。另一种为机体对药物的作用，包括药物的吸收（absorption）、分布（distribution）、代谢（metabolism）和排泄（excretion）等过程，又称药物体内过程，简称 ADME。任何一种药物要产生药效或毒性，必须先从给药部位吸收进入血液，随血流分布到靶器官（组织）中。除分布到组织器官外，还发生生物转化，称之为代谢。药物及其代谢物经胆汁、肾脏等途径排泄出体外。药代动力学（pharmacokinetics），又称药物代谢动力学或药动学，是定量研究药物（包括外来化学物质）在生物体内吸收、分布、排泄和代谢等体内过程规律的一门学科。通过在实验的基础上，建立数学模型，求算相应的药代动力学参数后，可以对药物体内过程进行预测。药物的治疗作用和毒性往往与血浆中或靶组织中浓度密切相关，临床医生和药师可以利用相应药物的药代动力学参数，制订合理的给药方案，获得期望的药物浓度，以达到安全、有效目的。因此，任何一个新药或新制剂在进行临床研究和上市前均需要进行药代动力学试验，以获得药代动力学资料和信息。

药物体内过程可用图 2-1 形式描述，药物在体内自始至终都处于动态变化之中，药物体内命运是这些过程的综合结果。

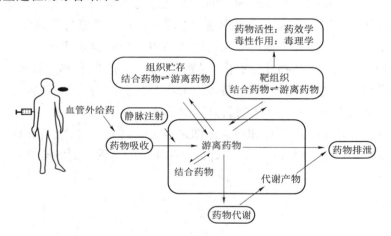

图 2-1 药物体内过程

第一节 药物体内过程

一、药物跨膜转运及其影响因素

药物的吸收、分布、代谢和排泄均涉及跨膜转运问题。

（一）生物膜

生物膜主要由脂质、蛋白和寡糖组成。该脂膜呈液态骨架，脂质形成一列双分子层

扫码"学一学"

（图 2-2），蛋白质镶嵌在其中，蛋白质多为物质转运的载体（通道）、受体或酶，担负着物质转运或信息传递工作。此外，在膜中还存在一些孔道，允许一些小分子化合物如水、尿素等通过。生物膜的脂质特性，有助于脂溶性药物溶于脂膜中，借助于浓度差，从膜的一侧向膜的另一侧转运。不同种属动物，甚至同一动物不同组织的生物膜组成往往是不同的，这可能是构成组织具有各自转运特性的物质基础。

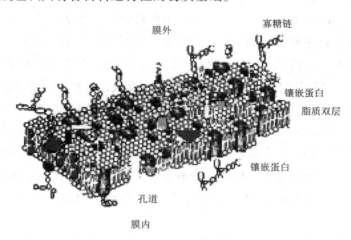

图 2-2 生物膜的双层结构

（二）常见药物的跨膜转运方式

常见药物跨膜转运有以下几种类型。

1. 被动转运（passive processes，passive diffusion） 大多数药物的转运是通过这种方式转运的，即药物是借助于在生物膜中的脂溶性（lipid solubility），而进行顺浓度差的跨膜转运，这种转运速率与药物的浓度差、油水分配系数（oil/water partition coefficient）成正比。这种转运方式有以下特点。

（1）顺浓度梯度转运 即药物从膜高浓度一侧向低一侧转运，其转运速度与浓度差（Δc）成正比，无需能量。当两侧浓度相等时，达到动态平衡。可以 Fick 定律描述药物的转运速率（dQ/dt）。

$$dQ/dt = -PA\Delta c/\Delta X \tag{2-1}$$

式中，A 为扩散膜的面积，ΔX 为膜厚度，P（permeability）为通透性系数。可见药物透过膜的扩散速率（dQ/dt）与膜两侧的药物浓度差成正比。

（2）无选择性 膜对通过的药物无选择性，只与其脂溶性大小及通透性系数（P）有关。

（3）无饱和现象 膜对通过的药物量无饱和现象。

（4）无竞争性抑制作用 药物的脂溶大小往往取决于离子化程度（ionization）。大多数药物为有机酸或有机碱，一般认为只有非离子型的药物才能跨膜转运，浓度差也仅指非离子型而言。膜两侧 pH 值和药物的 pK_a 决定药物的离子化程度，也决定药物的转运方向。可用 Henderson-Hasseslbalch 方程计算其非离子型和离子型药物分数。

$$\text{酸性药物}: AH = A^- + H^+ \quad \log(c_m/c_i) = pK_a - pH$$
$$\text{碱性药物}: B + H^+ = BH^+ \quad \log(c_i/c_m) = pK_a - pH \tag{2-2}$$

式中，c_i 和 c_m 分别为离子型和非离子型药物浓度。

一些酸性很弱的药物如苯妥因及巴比妥类药物的 pK_a 大于 7.5，在 pH 1~8 范围内，主要呈非离子型，这类药物的吸收不受 pH 的影响。对于 pK_a 在 2.5～7.5 之间的药物，它的解离受到 pH 影响较大。肠道 pH 值（6.0～7.4）的改变直接影响药物的吸收速度。当药物的 pK_a 小于 2.5 时，在肠道中主要以解离形式存在，吗啡等碱性药物以非解离形式存。

因膜两侧的 pH 值不同往往会改变药物的转运方向。如某弱酸性药物的 $pK_a = 4.4$，利用 Henderson – Hasselbalch 方程算得在血浆（pH 7.4）侧游离与离子化形式的比为 1：1000，而在胃液（pH 1.4）侧则为 1000：1，达平衡时膜两侧总的药物浓度比为 1000：1，这种类型药物在胃中是主要从胃侧向血浆侧转运，是可以吸收的。而对于弱碱性药物，若 $pK_a = 4.4$，则出现相反的结果，即在血浆（pH 7.4）侧游离与离子化形式的比为 1000：1，而在胃液（pH 1.4）侧则为 1：1000，药物不但不易吸收，而且有可能由血浆侧转向胃。例如在巴比妥类药物中毒时，通过服用 $NaHCO_3$ 碱化血液，促使药物由脑侧向血液侧转运。

2. 孔道转运（filtration through pores）　生物膜上有水通道或蛋白质分子孔道。在毛细血管壁上存在细胞间隙构成的孔道。某些物质包括水和一些电解质等通过这些孔道进行转运。这种转运通常与药物的分子结构和大小有关，主要取决于相应组织的血流速率以及生物膜的性质，而与脂溶性和 pH 的梯度关系不大。但脑等特殊组织，毛细管内皮细胞紧密连接，缺乏孔道。

3. 特殊转运过程（specialized transport process）　葡萄糖、氨基酸、嘧啶碱、嘌呤碱等物质，既非脂溶性，也非小分子，但仍能透过生物膜，并且在转运过程中往往逆浓度差，即从浓度低的侧向高一侧转运。通常是借助主动转运（active transport）、载体转运（carrier transport）、受体介导的转运（receptor – modulated transport）等特殊转运过程转运的。特殊转运过程主要包括载体及酶两种机制。与简单扩散相比，具有以下特征：能从低浓度侧向高浓度侧转运；常需要能量；转运速率有饱和性（transport maximum）；对物质转运存在化学和立体选择性；同类物质往往能竞争同一载体，产生相互拮抗作用。在肠、肾小管、脉络丛和胆管等上皮细胞和脑血管内皮细胞中均存在 P – 糖蛋白（P – glycoprotein，P – GP）、乳腺癌耐药蛋白（breast cancer resistance protein，BCRP）和多药耐药相关蛋白（multidrug resistance – associated proteins，MRPs）等外排转运体，介导药物主动外排。

易化扩散（facilitate diffusion）也属于特殊转运过程，需要载体，存在饱和性以类似物间的竞争性，但不需要能量。在肝、肠和肾等组织中存在诸如有机阴离子转运多肽（organic anion transporting polypeptide，OATPs）、有机阴离子转运体（organic anion transporters，OATs）、有机阳离子转运体（organic cation transporters，OCTs）和肽类转运体（peptide transporters，PEPTs）等药物摄取转运体以及多药毒物外排蛋白（multidrug and toxin extrusions，MATEs）等外排转运体。与主动转运比较，易化扩散，除不需要能量外，也具有转运的饱和性，对物质转运存在化学和立体选择性和竞争拮抗性。胞饮（pinocytosis）也属于特殊转运，它是机体转运大分子化合物如多肽和蛋白质转运方式之一。

二、药物吸收

药物的吸收指从给药部位进入血液循环的过程，除了血管内给药物外，其他给药途径（称之为血管外途径）都存在吸收过程。药物由给药部位进入血液循环通常用两个指标描述，即吸收速度和程度。吸收程度通常用生物利用度（bioavailability）表示，即药物由给药部位到达血液循环的相对量。对于口服给药，因药物在到达血液循环之前，经过肠道、肠壁和肝脏中代谢分解，导致进入循环的药量降低，称之为首过效应或首过代谢（first – pass effect)。影响药物吸收的因素有药物制剂因素和生理病理因素。药物制剂因素主要包括药物理化性质（如粒径大小、溶解度、溶解速度和药物的晶型等）、处方中赋型剂的性质与种类、制备工艺和药物的剂型等。生理病理因素主要包括病人的生理特点如胃肠 pH、胃肠活动性、肝功能及肝/肠血流灌注情况、胃肠结构和肠道菌群状况、年龄、性别、遗传因素及病人的饮食特点和空腹程度等。

（一）药物在胃肠道中吸收

口服给药是常用的给药方式，也是最安全、经济的方式。因消化道各部位组织结构以及相应的 pH 值不同，对药物的吸收能力与吸收速度也是不同的。药物吸收主要与药物吸收表面积、肠道血流速率、药物与吸收表面接触时间长短以及药物浓度有关。在胃肠中，多数药物是以被动转运形式吸收的，因此脂溶性的非离子化药物容易吸收。

1. 在胃中吸收　胃是消化道中最膨大的部分，成人胃容量一般约为 1～2L，因而具有暂时贮存在食物功能。胃表面覆盖着一层黏膜组织，胃液 pH 值约为 0.9～1.5。由于胃液呈强酸性，对于多数酸性药物而言，主要呈非离子型，是可以吸收的，但由于胃被一层厚厚的、高电阻、又有黏膜层覆盖，吸收表面积又小，仅 1m^2。相对于肠，胃的血流速率小，只有 150ml/min，停留时间较短，因此，胃不是药物主要吸收部位。需要注意的是由于胃液呈强酸性，某些酸不稳定的药物可能因分解而失活。在这种情况下，应考虑将药物制成肠溶片，以避免胃酸对药物分解作用。

2. 在肠中吸收　小肠是营养成分和药物的主要吸收部位。人小肠长度约 4m，黏膜具有环形皱褶，并有大量的绒毛。绒毛是小肠黏膜的微小突出构造，其长度约 0.5～1.5mm。每一绒毛外面是一层柱状上皮细胞，其顶端有明显的纵纹，即微绒毛。每一柱状上皮细胞顶端约有 1700 条微绒毛。由于环形皱褶、绒毛和微绒毛的存在，最终使小肠的吸收面积比同样长的简单圆筒面积增加约 600 倍，达 200m^2 左右。小肠除了具有较大的吸收面积外，药物在小肠内停留时间较长、血流速率较快（1000ml/min）也是小肠吸收的主要有利条件。

小肠绒毛内有毛细血管、毛细淋巴管、平滑肌纤维和神经纤维网等结构。空腹时，绒毛不活动，进食则可引起绒毛产生节律性伸缩和摆动，这些运动可加速绒毛内血流和淋巴的流动，有助于物质的吸收。

通常糖、氨基酸、脂肪和大部分药物主要在十二指肠和空肠吸收。对于这些物质而言，当它们到达回肠时，基本上已吸收完毕。回肠有其独特的机能，即主动吸收胆盐和维生素 B_{12}。大肠主要吸收水和盐类。一般认为结肠可吸收进入体内的 80% 水和 90% 的 Na^+ 和 Cl^-。多数药物在肠道中存在最佳吸收部位，即吸收窗（absorption window）。

物质在小肠内的转递时间约 3～4 小时，在大肠中转递时间约 10～12 小时，通常药物在大肠不被吸收，因此，当药物在胃肠中的释放时间大于 4 小时或更长，肯定有一部分药物在大肠中释放。

一般认为弱酸性药物在胃中易吸收，而弱碱性药物在小肠中吸收。由于小肠有很大的吸收表面积，因此，药物的吸收以小肠为主。多数药物主要以简单扩散方式吸收，其吸收程度取决于药物的分子量大小、离子化程度以及脂溶性。但一些与营养成分相似的药物如氨基酸衍生物、糖衍生物、嘧啶碱衍生物、嘌呤碱衍生物等则通过相对应的载体主动转运吸收。多肽类药物如 β-内酰胺类抗生素主要通过肠上皮上的 PEPT1 而吸收，左旋多巴是通过氨基酸载体转运吸收。此外，肠 OATPs 等药物摄取转运体也介导某些药物的肠吸收。

3. 影响药物吸收的因素　除了药物本身因素外，凡是影响胃肠功能的因素均会影响药物的吸收。

(1) 药物通过不流动的水层（unstirred water layer, UWL） 在与小肠上皮细胞交界处有一个不流动的水层，其厚度大约 400 nm，它成为药物吸收的一个重要的屏障。药物透过此层的流动速率（flux rate, J），服从 Fick 定律，即 J 与肠腔内溶质浓度 c_1 与刷毛缘膜的水-脂质界面的药物浓度 c_2 差值及扩散系数 R 成正比，而与 UWL 的厚度 d 成反比。

$$J = \frac{(c_1 - c_2)R}{d} \qquad (2-3)$$

若药物通过刷毛缘膜的速度很快，则通过 UWL 的扩散成为药物吸收的主要限制因素。因此，UWL 限制了某些脂溶性药物如长链脂肪酸和胆固醇类药物的吸收。增加肠蠕动，特别是绒毛膜的收缩，可以降低 UWL 的厚度，从而加速药物透过 UWL。

(2) 胃肠排空作用 延缓胃排空时间，有利于一些碱性药物在胃中溶解时间，会促进其进入肠道吸收；对于某些酸性药物则相反，如溴丙胺太林延缓胃排空，使对乙酰氨基酚吸收减慢。食物对不同药物在胃肠道中吸收影响不一。食物可延缓利福平、异烟肼、左旋多巴等药物的吸收。食物纤维会与地高辛等药物结合，使其吸收减缓。沙星类药物能与一些多价金属离子如 Ca^{++}，Mg^{++} 和 Al^{+++} 等络合，若食物中含有上述离子，则会延缓药物的吸收。另一方面食物则促进硝基呋喃妥因的吸收。脂肪因抑制胃排空，因而增加灰黄霉素在胃中溶解时间，促进吸收。适当的肠蠕动可促进固体药物制剂的崩解和溶解，尤其是微绒毛的蠕动可使 UWL 厚度减少，有利于药物的吸收，但另一方面，蠕动加快又使一些溶解度小的药物或有特殊转运的药物，因在肠内停留时间缩短，反而使其吸收不完全。

(3) 药物和剂型 口服药物制剂，药物经过释放、溶解和跨膜转运等过程。药物制剂的释放速率和在胃肠中的溶解速率影响药物的吸收速率和程度。不同的制剂和药物释放速率因在胃肠中的溶解速率不同，吸收速率也不相。如果药物的释放速率和溶解速率大于跨膜转运速率时，药物的跨膜转运速率是吸收快慢的限速因素，如新霉素在胃肠道中溶解快，但该药难以透过胃肠壁，吸收差。虽然各种新霉素制剂的释放溶解速度不同，但药物吸收过程没有多大变化。另一种情况是药物的释放溶解速率慢，释放溶解速率是药物吸收的限制因素。这种情况，有的是药物本身性决定的。如灰黄霉素在胃肠道溶液中很难溶解，延长胃肠排空的时间，可增加该类药的吸收。另一方面，改变药物剂型，延缓药物的释放，以达到缓释目的。

(4) 首过效应 口服给药必须经胃肠道（壁）和肝脏后才进入体循环，对于首过效应大的药物，口服给药往往生物利用度很低，或个体差异大，难以获得满意的疗效。对于这种剂型的药物最好采取其他给药途径，避免首过效应。如硝酸甘油、利多卡因等药物由于有强大的首过效应，口服无效。

(5) 肠黏膜上皮中外排机制 在肠黏膜细胞上表达有 P-GP、BCRP 和 MRPs 等外排转运体，使得通过其他转运途径进入上皮细胞中的药物外排到肠腔，这也可能是多种药物生物利用度低的原因之一。

(6) 疾病 有胃肠疾病的人对药物吸收变异较大，这种变异与病变的部位及严重程度有关。

(7) 药物相互作用 当两个或以上的药物合用时，往往通过以下途径影响药物的吸收：①改变肠腔 pH，使药物的解离度发生改变；②改变药物的溶解度；③影响胃肠蠕动或胃排空；④形成复合物；⑤吸附剂作用；⑥抑制前药活化；⑦竞争同一转运体。

4. 生物药剂分类系统　口服给药是最常用的给药方式。口服制剂给药后在胃肠道存在药物溶出、药物溶解和跨膜吸收三个环节。药物溶出（dissolution）过程与药物制剂性质有关，而药物跨膜吸收速度与程度取决药物的溶解性（solubility）和肠道渗透性（intestinal permeability）。药物肠道渗透性与药物－肠黏膜相互作用性质有关。依据药物的溶解度和药物肠道渗透性两个特征，可以将药物分成四大类，这就是生物药剂分类系统（biopharmaceutical classification system，BCS）（图2－3），即：第一类（BCS Ⅰ）：高溶解性、高渗透性（high solubility－high permeability）；第二类（BCS Ⅱ）：低溶解性、高渗透性（low solubility－high permeability）；第三类（BCS Ⅲ）：高溶解性、低渗透性（high solubility－low permeability）；和第四类（BCS Ⅳ）：低溶解性、低渗透性（low solubility－low permeability）。

	高溶解性	低溶解性
高渗透性	BCS Ⅰ	BCS Ⅱ
低渗透性	BCS Ⅲ	BCS Ⅳ

图2－3　生物药剂分类系统

（1）溶解性　药物溶解性的高低，是一个相对于其给药剂量的相对概念。如果药物的临床最高给药剂量在pH 1.0～6.8范围内的250mL（或更少）水溶性介质中均能完全溶解，则可认为该药物为高溶解性。

（2）肠道渗透性　肠道渗透性与药物在人体内的吸收程度间接相关（即吸收剂量的分数，但不是系统生物利用度），反映口服药物经肠壁膜吸收的相对量。通常，准确获得人体肠吸收量是困难的，可选用人结肠癌上皮细胞Caco－2等体外评价系统测定药物经肠上皮黏膜的渗透性，或用质量平衡（mass balance）法测定口服给药和静脉注射给药的质量平衡的结果，估算药物的肠道渗透性。如有证据证明药物在胃肠道是稳定的，用质量平衡法测定口服药物质量平衡结果，相对于静脉注射的参照剂量而言，其吸收程度在85%以上，则认为该药物具有高渗透性。

生物药剂分类系统一方面可以评价药物在肠道吸收情况，另一方面也是在仿制药（generic drug）质量和疗效一致性评价中口服固体常释制剂是否可以申请生物等效性（bioequivalence）豁免条件。

（二）药物在其他部位吸收

1. 药物在口腔黏膜中吸收与特点　口腔黏膜仅有上皮和固有层。硬腭部为角化的复层扁平上皮，其余部分均为未角化的复层扁平上皮。固有层结缔组织向上皮形成乳头，其中有丰富的毛细血管。口腔黏膜薄面积大，较皮肤更易为药物通透，黏膜下有大量毛细血管汇总至颈内静脉，不经过肝脏而直接进入心脏，避免了肝脏的首过代谢。如硝酸甘油采用这种途径给药，可以避免肝的首过效应。口腔黏膜层扁平上皮是药物吸收的主要屏障，不同部位的角化度不同，一般认为药物的通透性，舌下＞颊＞硬腭。黏膜细胞间有一些间隙，一些药物可以通过。药物在口腔黏膜可以看成是简单扩散。

2. 药物在直肠黏膜中吸收与特点　直肠的吸收面积不大，但血流丰富，药物容易吸收。直肠给药主要通过痔上、痔中和痔下静脉进入血液循环，由于痔上静脉经肝脏后进入血液循环，因此，直肠给药仍然存在首过效应的可能性。此外，直肠给药吸收不规则，剂量难以控制。对于一些不能口服给药的病人如癌症病人或儿童，可采用直肠给药。

3. 药物透皮吸收及特点　皮肤作为人体的最外层组织，具有保护机体免受外界环境中各种有害因素侵入的屏障作用，也可阻止机体内体液和生理必需成分的损失，同时又具有汗腺和皮脂的排泄功能。皮肤可以简单地分为四个层次：角质层、生长皮层、真皮层和皮下脂肪组织。在真皮层存在丰富的毛细血管丛、汗腺、皮脂腺和毛囊等。经皮吸收的主要屏障是角质层，药物在角质层中扩散有两种途径：①通过细胞间隙扩散；②通过细胞膜的扩散。一般认为，脂溶性强的药物，由于可以与角质层中脂质相溶，角质层屏障作用小，而分子量大、极性或水溶性的化合物难以通过。但当有使皮肤角质层受损而削弱其屏障功能的任何因素存在时，药物的渗透性显著增加，如在湿疹、溃疡或烧伤等创面上，药物的渗透可增加数倍至数十倍。不同部位的角质层厚度不同，足底和手掌＞腹部＞前臂＞背部＞前额＞耳后和阴囊。

对于一些局部外用药物可以考虑皮肤吸收，有时利用药物皮肤吸收特点，制成透皮吸收制剂，以达到缓释和控释目的。皮肤有较大的表面积，皮肤吸收往往也是毒物如农药吸收造成中毒的重要途径之一。

4. 药物在肺部中吸收与特点　气体或挥发性药物可以通过肺上皮细胞或气管黏膜吸收。通常肺吸收速度很快，因吸收面积大，某些吸入性麻醉剂或治疗性药物采用这种方式。有些药物可通过雾化而吸收。这种方式的优点是药物吸收快，可避免肝肠分解，若用于肺部治疗，则可得到局部用药的目的。如某些治疗哮喘的药物采用这种方式给药。这种方式的缺点是药物的剂量难以控制，药物会对肺上皮产生刺激。肺吸收也往往是毒品和环境污染毒物重要的吸收途径。

5. 药物在眼部吸收与特点　许多药物是可以通过眼而吸收的。眼结膜囊内局部用药是常见的用药方式。药物在眼部吸收具有以下特点。①简单、经济，许多药物通过眼部吸收与注射同样有效。②可以避免肝首过效应；③对免疫反应不敏感。适合于蛋白多肽类药物。但眼部给药存在以下缺陷。①眼部刺激性：眼睛感觉敏感，如药物有刺激性，不仅会损伤眼组织，而且会引起眼泪，使药物稀释。②剂量损失：眼部用药的流失量大，容量小，一般眼部仅有 7 μl 容量。③药物在眼部的停留时间问题：一般制剂在眼部的停留时间短。停留长的制剂如眼药膏，又对视线有障碍；④一般病人难以接受眼部给药。

6. 药物在鼻腔黏膜中吸收与特点　鼻腔给药对于许多分子量小于 1000 的药物吸收迅速有效，对于一些大分子药物，在吸收促进剂的作用下达到有效的生物利用度。鼻腔给药有以下特点。①鼻腔黏膜有众多的细微绒毛，可大大地增加药物吸收的有效表面积，鼻上皮细胞下有大量的毛细血管，能使药物快速通过血管壁进入血液循环。②药物直接进入血液循环，避免肝、胃肠的代谢，对于在胃、肠和肝分解代谢药物尤为适用。③鼻腔中黏液纤毛将药物从鼻甲部向鼻咽部清除，这样大大缩短了药物与吸收表面积的接触时间，影响药物的吸收和生物利用度。

7. 药物在肌肉中吸收与特点　肌内注射给药也是常用的给药途径之一，水溶性药物注入肌肉后，迅速吸收，吸收速率取决于注射部位的血流速率。例如在大腿肌肉中注射胰岛素降血糖的作用强于在臂部或臀部肌肉，因前者运动时使肌肉的血流速率显著增加，从而加速药物的吸收。一般来说，水溶性成分股外肌比臀大肌吸收快。注射在臀大肌女性的吸收比男性慢，主要由于皮下脂肪的差异所致，脂肪组织的血流贫乏。如注射剂为油剂或混悬液，则会使吸收减慢。有些药物因溶解度低，在注射部位形成沉淀，再次溶解的成为限制因素，造成难以吸收或吸收缓慢，如氯氮卓的肌肉注射吸收很慢，甚至无效。

8. 药物在皮下部位吸收与特点　一般来说，皮下注射给药吸收缓慢，可以维持稳定的效应。例如，胰岛素混悬剂的吸收速率比水溶性制剂慢。血管收缩剂的使用可延缓药物的吸收。因此皮下植入给药往往可维持数周或数月的疗效。

三、药物分布

(一) 药物分布及其影响因素

无论哪种给药途径,药物进入血液后,再随血液运送到机体各组织中,称之为药物分布(distribution)。药物首先分布于血流速率快的组织,然后分布到肌肉、皮肤或脂肪等血流速率慢的组织。药物分布类型取决于生理因素和药物的理化性质。组织血流速率、生理性屏障、药物与组织的亲和力、药物的脂溶性、药物与血浆蛋白结合情况等均影响药物分布。

1. 组织血流速率 组织血流速率又称灌注速率(perfusion rate)。药物从血液向组织分布的速率受到血流灌注速率和药物经膜扩散两个因素的影响。若药物是脂溶性小分子,则药物很容易通过组织细胞膜而扩散,或通过结构疏松的毛细管壁,此时扩散因素在药物分布中不是限制因素,而组织血流灌注速率则是药物分布的限制因素。相应的组织称之为血流灌注限制模型(limited perfusion rate model)。组织血流速率通常用单位容积组织的每分钟血流量表示,定义达到分布平衡时间 T 为:

$$T = \frac{K_p}{(Q/V_T)} \qquad (2-4)$$

式中 K_p 为平衡时组织/血液药物浓度比值,Q 和 V_T 分别为组织血流速率和相对应的组织大小。由(2-4)式中可见,分布平衡时间 T 与 K_p 组织/血液药物浓度比值呈正比,与组织血流速率呈反比。

2. 膜扩散速率 许多药物进入血流后,快速分布到各组织,但往往难以进入到脑等具有生理性屏障组织。药物进入这些组织必须通过相应的屏障。机体内主要的生理性屏障有血-脑屏障(blood-brain barrier, BBB)、胎盘屏障(placental barrier)、血-睾屏障(blood-testis barrier)和血-视网膜屏障(blood-retinal barrier)等。药物透过这些屏障多以被动转运为主,往往取决于药物的脂溶性和解离度,膜扩散速率是主要限速因素。如水杨酸和戊巴比妥的油/水分配系数相近,但后者为弱酸,在血浆中大部分呈非离子型,进入脑脊达分布平衡时间仅4分钟,而水杨酸大部分以离子形式存在,入脑脊达分布平衡时间达115分钟。在这些生理屏障上高度表达 P-GP 和 BCRP 等药物外排转运体,也是药物难以进入这些组织原因之一。

3. 药物与血浆蛋白、红细胞及组织成分结合作用 药物进入血液后,通常与血浆中蛋白质结合,只有游离的药物才能透过生物膜进入到相应的组织或靶器官,产生效应或进行代谢与排泄,因此结合型药物起着类似药库作用。药物进入到相应组织后也往往与组织中蛋白发生结合,也起到药库作用。这种库对于药物作用和维持时间长短有十分重要的意义。

血浆蛋白是体内药物有效转运载体,许多难溶于水的药物,与血浆蛋白结合后,在血液中被转运,结合型与游离型药物快速达到动态平衡,游离药物不断透过生物膜。酸性药物通常与白蛋白(albumen)结合,而碱性药物与 α_1-糖蛋白(α_1-glycoprotein)结合。这种结合大多是可逆的,只有极少数是共价结合,如抗肿瘤药物烷化剂。通常用血浆中结合药物与总药物浓度比值表示血浆蛋白结合力大小,一般在0与1之间,比值大于0.9时,表示高度血浆蛋白结合,小于0.2表示与血浆蛋白结合率很低。在一定的范围内,血浆中药物的蛋白结合率是常数(即线性结合),但当达到一定浓度以上时,则出现非线性结合,血药浓度的增加,游离药物浓度剧增。

药物与血浆蛋白结合的选择性差，几种理化性质相近的药物间可产生相互作用。例如磺胺等有机阴离子药物可置换胆红素，往往会增加其进入脑内，增加毒性。非甾体抗炎药物与香豆素类抗凝血药物或磺酰脲类降血糖药物合用，因增加后者的游离浓度，导致药物效应或毒性增加。实际上药物间的血浆蛋白结合相互作用而增加毒性的作用往往过分夸大，因为血浆蛋白结合率的改变往往伴随药物的分布改变，结合血浆药物游离分数并不显著变化。但是对于治疗窗窄的药物如香豆素类抗凝血药物，应考虑药物相互作用造成的短暂浓度变化的作用。

有些药物可与红细胞结合，如水杨酸、苯巴比妥、苯妥因、奎尼丁等，不过达到平衡时间很慢。有些药物可能与细胞磷脂结合，另一些药物可能与细胞内的血红蛋白结合。

药物与组织中的特异蛋白结合也可以影响药物的分布。如肝细胞、肾小管细胞和小肠黏膜细胞存在与阴离子结合的蛋白，称为Y蛋白（ligandin）。磺溴酞钠和其他有机阴离子与Y蛋白可逆结合。在肝脏中Z蛋白也与某些药物如前列腺素E1有高度的亲和力。氯丙嗪等可与眼或皮肤的色素颗粒结合。药物与组织的亲和力大小可用组织与血浆中药物浓度比表示。

4. 再分布（redistribution） 一般来说，药物的消除取决于代谢与排泄，硫喷妥等药物因高度的脂溶性，药物快速进入脂肪组织，导致血药浓度与效应部位浓度快速降低。

（二）药物在特殊屏障中通透性

1. 药物在血-脑屏障中转运 血-脑屏障（BBB）指血-脑（blood-to-brain）及血-脑脊液（blood-to-cerebrospinal fluid）构成的屏障。主要的屏障是脑毛细血管内皮细胞构成的屏障。与其他组织不同的是脑毛细血管内皮细胞紧密连接，缺乏孔道和胞饮转运，此外在内皮细胞周围存在大量的胶质细胞，构成了脑微血管。具有如下特性：①低药物的扩散通透性（low permeability）；②低导水率（low hydraulic conductivity）；③高电阻性（high electrical resistance）；④高反射系数（high reflection coefficient，σ）。反射系数σ为表征药物膜渗漏性的参数，σ=0，表示药物膜完全渗漏，而σ=1则表示药物膜完全不渗漏。由于这些特性存在，限制一些极性大、电荷性高和大分子化合物通过BBB进入脑内。脂溶性药物大多通过被动转运进入脑内，其难易程度往往取决于脂溶性大小和分子大小。一些营养物质如糖、氨基酸、单羧脂肪酸、胆碱和核苷酸等通过载体转运系统，而一些活性肽则通过不同转运类型进行转运，如被动扩散、受体介导转运系统、载体介导的转运系统、入胞-出胞（endocytosis-exocytosis）转运系统、液相入胞（fluid-phase endocytosis）和吸附入胞（adsorptive endocytosis）等转运系统。在脑毛细管内皮细胞上还存在药物外排转运体如P-GP、MRPs和BCRP等，其功能是将脑内一些药物外排到血液，以保持脑内环境的稳定性。此外，在BBB上还存在多种药物代谢酶（如单胺氧化酶、儿茶酚胺-O-甲基转移酶、酚磺酸基转移酶等），进一步对药物起着分解代谢作用。可见BBB不仅是一个简单的机械屏障，而且还是一个主动屏障。

有许多因素可以影响药物透过BBB。

（1）**药物因素** 药物的脂溶性是影响药物在BBB上转运的主要因素。通常脂溶性大药物容易透过BBB。药物在BBB上转运常用药物脑摄取指数（brain uptake index, BUI）表示。通常药物的BUI与正丁醇/水分配系数间呈Sigma型关系曲线，即药物通过BBB上转运与脂溶性存在一阈值。在一定的范围，随脂溶性增加，药物通透性线性增加，最后通透性达极值，即不再随脂溶性增加而增加。除了脂溶性外，分子量大小也是影响药物通过BBB

的主要因素。

（2）生理因素、病理因素　许多生理和病理因素均会影响药物的通透性。①甘露醇、阿拉伯糖、尿素和蔗糖等高渗透性溶液可显著开放 BBB，促进药物进入脑内。高渗透性溶液通过使血管内皮皱缩破坏紧密联结，而开放 BBB，这种作用是短暂的。某些疾病如中风、惊厥、脑水肿等也会引起 BBB 渗透性开放。②各种作用于中枢神经系统的药物或毒物通过各方式影响 BBB 的功能。如慢性安非他明中毒可引起 BBB 开放，促进多种物质进入脑内。化学致惊剂可引起不可逆的 BBB 开放。金属离子铝和铅等也可引起 BBB 的通透性增加。③鱼精蛋白等带正电荷的物质，通过中和 BBB 上的电荷，也可促进血浆蛋白等大分子物质进入脑内。④各种原因引起的脑损伤如脑缺血、缺氧，脑外伤等均可不同程度地影响 BBB 的通透性。

（3）药物相互作用　某些药物可能通过作用于同一载体，而影响药物的转运。如 P-GP 抑制剂环孢素 A 通过抑制 BBB 上 P-GP 功能，促进多种药物或毒物如柔红霉素、罗丹明-123、尼莫地平等进入脑内。

2. 药物在胎盘屏障转运　胎盘（placenta）是将母体与胎儿血液循环隔开的一种膜性结构。人类胎盘属于绒毛膜受血型的，胎儿血与母体血之间仅有三层膜：合胞体滋养层、结缔组织和胎儿血管内皮组织。物质透过胎盘程度与胎盘膜的厚度呈反比。人类的胎儿成长分两个主要的阶级：早期 2 个月的胚胎期和以后 7 个月的胎儿期。在妊娠头 3 个月，胎盘还没有完全形成，故无屏障可言。因此，在头 3 个月药物是非常容易进入胎儿的。在胎儿期，胎盘在胎儿的营养供应和维持妊娠分泌功能调节方面起着十分重要的作用。胎盘中存在药物氧化、还原、水解和结合的代谢酶，可参与药物的代谢。某些药物可以通过胎盘进入胎儿，影响胎儿的发育。也有一些药物在胎盘中代谢成毒性物质。因此，胎盘也是药物或毒性作用的靶器官。非极性的药物容易透过胎盘进入胎儿，而极性药物则较难。此外，母体侧的合胞体滋养层膜上表达有 P-GP 和 BCRP 等药物外排转运体，促使进入胎盘的药物外排至母体。因此，胎盘也可认为是一个屏障，它的功能是使胎儿尽可能少地接触母体的药物或毒物。

四、药物代谢

（一）药物代谢过程

药物进入机体后有两种方式从体内消除。一种是以原形药物从尿、粪等途径排出体外；另一种方式是在酶的作用下代谢，形成代谢产物，最终以代谢产物形式从尿、粪中排出体外。代谢是药物从体内消除的主要方式之一，药物在体内代谢又称之为生物转化（biotransformation）。

药物在体内的代谢分为两个时相，即Ⅰ相代谢（phase Ⅰ）和Ⅱ相代谢（phase Ⅱ）。Ⅰ相代谢包括氧化、还原或水解，属于暴露基团（如羟基、氨基等）反应。催化Ⅰ相代谢的酶主要是细胞色素 CYP450 酶系（cytochrome P450s，简称 CYP450s），该酶系主要存在于微粒体（microsomes）中。由于该酶系的还原型与 CO 结合在 450 nm 处存在最大吸收峰，故又称之为细胞色素 P450。其他一些非 CYP450 酶如醇脱氢酶（alcohol dehydrogenase）、醛脱氢酶（aldehyde dehydrogenase），黄素单加氧酶（flavin-containing monooxygenase），单胺氧化酶（monoamine oxidase，MAO），环氧化物水合酶（epoxide hydrolase）和水解酶（hydrolases）等也介导某些药物Ⅰ相代谢。Ⅱ相反应为结合反应，如与葡萄糖醛酸、硫酸、甘氨酸等结合或经甲基化、乙酰化反应等。催化Ⅱ相反应的代谢酶有多种，包括微粒体酶和胞浆酶。主要的酶有UDP-葡萄糖醛酸转移酶（UDP-glucuronosyltransferases，UGTs）、谷胱苷肽-S-转移酶（glutathione S-transferase，GST）、磺酰基转移酶（sulfotransferases）、乙酰转移酶（acetyltransferases，GATs）和甲基转移酶（methyltransferases）等。肝脏是主要的药物代谢器官，但肠黏膜上皮、肾和肺等组织也参与药物代谢（称之为肝外代谢）。肠黏膜上皮细胞中药物代谢也是造成首过效应的主要原因之一。肠道菌群对于某些药物代谢方面也起着十分重要的作用。

一般来说，药物经代谢后，代谢产物极性增加，活性降低。但也有一些药物代谢后，其代谢产物的活性比较复杂，概括起来可分为以下几种类型。

（1）代谢产物活性降低　多数药物属于这种情况。

（2）形成活性代谢产物　一些药物在体内代谢，代谢产物仍然有活性。与母药比较，可以分为下列几种情况：①代谢产物的活性小于母药，如维拉帕米的代谢产物去甲基维拉帕米的活性小于维拉帕米；②代谢产物活性与母药相当，如普鲁卡因胺的代谢产物乙酰卡尼活性与普鲁卡因胺相当；③代谢产物的活性强于母药，如吗啡-6-葡萄糖醛酸苷的活性强于吗啡，地氯雷他定的活性强于母药氯雷他定。

（3）形成毒性产物　有一些药物在体内代谢形成毒性代谢产物或在代谢过程中形成活性中间产物。如磺胺噻唑的乙酰化产物的溶解度降低，导致在肾小管中析出结晶，引起肾损害。一些药物在代谢过程中，形成高度化学活性的中间产物，中间产物具有高度亲电子特性，与生物体内大分子物质结合，造成一系列的化学损伤（chemical lesion）。如对乙酰氨基酚在体内可以形成活性中间代谢物与肝细胞中相关成分进行共价结合，导致肝损伤。而一些多芳烃类化合物的代谢活性中间产物与DNA结合，出现致突变、致癌和致畸等毒性。

（4）前药　一些药物本身没有活性，只有在体内代谢后，才显示活性。如环磷酰胺氧化成具有抗肿瘤活性的4-羟基环磷酰胺，左旋多巴在脑内代谢成多巴胺发挥抗帕金森病作用。抗血小板聚集药氯吡格雷也为前药，在体内代谢形成活性代谢物，而发挥抗血小板聚集作用。

（二）药物代谢酶

肝脏是药物的主要代谢器官，富含催化药物代谢酶系表2-1列举肝脏中几种主要的参与药物代谢的Ⅰ相和Ⅱ相代谢酶。

在肝脏中参与药物代谢的Ⅰ相以CYP450酶最为重要，它是一种以铁卟啉为辅基的蛋白质，具有以下几方面的生物学特性：

1. CYP450酶是一个多功能的酶系，可以催化60种以上的代谢反应，它可催化氧化、还原、水解等反应，因此，CYP450酶可以催化一种底物同时产生几种不同的代谢物。催化氧化反应属于单加氧酶活性，即从辅酶Ⅱ（NADPH）及细胞色素b5中获取两个电子，另外接受一个氧分子，其中一个氧原子使药物羟化，另一个氧原子与两个H^+形成水（$RH + NADPH + O_2 + H^+ \longrightarrow ROH + NADP^+ + H_2O$）（图2-4）。

表2-1　肝脏中参与药物代谢的主要的Ⅰ相和Ⅱ相代谢酶

Ⅰ相代谢酶	Ⅱ相代谢酶
细胞色素P450酶	葡萄糖醛酸转移酶
环氧化物水合酶	谷胱甘肽转移酶

续表

Ⅰ相代谢酶	Ⅱ相代谢酶
水解酶	硫酸转移酶
黄素单加氧酶	乙酰转移酶
醇脱氢酶	甲基转移酶
醛脱氢酶	

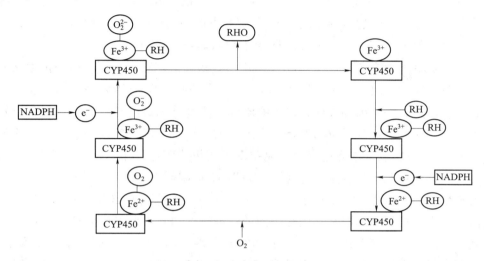

图 2-4　细胞色素 CYP450 酶介导的药物氧化代谢过程

2. CYP450 酶对底物的结构特异性不强，可代谢各种类型化学结构的底物，每一种 CYP450 酶都有广泛的底物。

3. CYP450 酶存在有明显的种属、性别和年龄的差异。其中以种属差异表现最为明显，不同种属的 CYP450 同工酶的组成不同，因此药物在不同种属的动物和人体内的代谢途径和代谢产物可能是不同的。

4. CYP450 酶具有多型性，它是一个超级大家族，每种哺乳动物至少有 30 种以上的 CYP450 酶，由此可见 CYP450 酶系是由多种 CYP450 亚型所组成的一个庞大家族。在人肝微粒体中参与药物代谢的主要 CYP450 亚型包括 CYP1A1，CYP1A2，CYP2A6，CYP2B6，CYP2C8，CYP2C9，CYP2C19，CYP2D6，CYP2E1，CYP3A4，CYP3A5 和 CYP3A7 等。

5. CYP450 酶具有多态性（polymorphisms），即同一种属的不同个体间某一 CYP450 酶的活性存在较大的差异，可将个体按代谢速度的快慢分为快代谢型（rapid metabolizers，RMs）或强代谢型（extensive metabolizers，EMs）及慢代谢型（slow metabolizer，SMs）或弱代谢型 PMs（poor metabolizers，PMs）。已经证实具有临床意义的代谢多态性酶包括 CYP2B6，CYP2C8，CYP2C9、CYP2C19 和 CYP2D6 等，其中以 CYP2D6，CYP2B6 和 CYP2C19 的多态性最为典型，如 CYP2C19 介导的 S-美芬妥因的羟化代谢就表现出典型的多态性，即不同个体对 S-美芬妥因的羟化代谢速度存在非常显著的差异。慢代谢者的血药浓度明显高于快代谢者。CYP450 酶的多态性主要是由于其基因缺陷所致，这种基因缺陷可能是由于遗传变异所造成的。CYP450 酶的多态性不仅表现在同一种属的不同个体间，同时不同种族间的代谢缺陷发生率也存在显著的差异。如 CYP2D6 在亚洲人对异喹胍的代谢缺陷发生率为 1% 左右，非洲人为 0～2%，而高加索人高达 5%～10%。此外在高加索人和阿拉伯人中存在 CYP2D6 的双基因或多基因人群，表现超快代谢作用。

6. CYP450 酶具有可诱导和可抑制性。

(1) 药酶诱导与诱导剂　一些化学异物（其中包括药物）可对 CYP450 酶产生诱导作用，使某些 CYP450 酶的量和活性明显增加，称之为药酶诱导剂。如利福平因药物代谢酶的诱导作用，加速诸如咪达唑仑、非洛地平和维拉帕米等 CYP3A4 底物药物代谢，使口服这些药物后，血药浓度-时间曲线下面积（area under the curve，AUC）降低到对照的 10% 以下，导致治疗失败。其他的一些药物如苯巴比妥、卡马西平、地塞米松、异烟肼、一些溶媒（如乙醇和丙酮）、一些植物药（如 St John's wort，植物黄酮）以及多环芳香烃类等均对一些药物代谢酶存在一定的诱导作用。不同诱导剂对不同酶的诱导作用是不同的，且这种诱导是可以恢复的，停药一段时间后，药酶活性可以恢复到正常水平。

(2) 药酶抑制与抑制剂　一些药物包括化学异物如氯霉素、大环内酯类抗生素、康唑类抗真菌药物、HIV 蛋白酶抑制剂和钙拮抗剂等可以抑制某些 CYP450 酶，使其他药物的代谢减慢，作用增加，甚至出现毒性，这类物质称之药酶抑制剂。如他汀类药物有很好的耐受性，但其横纹肌溶解不良反应仍然是一个严重的问题。当洛伐他汀和辛伐他汀等他汀类药物与一些 CYP3A 抑制剂如环孢素 A，克拉霉素或伊曲康唑合用后，由于代谢抑制作用，使得他汀药物的横纹肌溶解风险显著增加。CYP1A2 抑制剂氟伏沙明与替扎尼定合用使口服氟伏沙明血浆中氟伏沙明暴露显著增加，其 AUC 和峰浓度分别增加 33 倍和 12 倍，伴随血压显著降低。有些抑制剂的抑制作用是可逆的，抑制作用与抑制剂的浓度成正相关，停药后，抑制作用消失。但有些抑制剂可以使药酶永久性失活，需要新酶产生才能恢复活性，表现在血浆中抑制剂消失后一段时间内仍然表现对药酶抑制作用。如大环内酯类抗生素、维拉帕米、环丙沙星、伊诺沙星等药物属于这种类型抑制剂，这种抑制作用称之为机制性抑制（mechanism-based inhibition）或时间依赖性抑制（time-dependent inhibition）。这种类型抑制可以解释尽管在体外肝微粒体中红霉素属于中等程度的抑制剂，其 K_1 值为 16~194 μmol/L，高于血浆中红霉素的峰浓度（5~6 μmol/L），但在体多剂量给药后，则能显著抑制他克莫司和环孢素 A 等代谢。也可以解释为何米贝拉地尔尽管体内浓度已经消失，但仍药物代谢酶仍然被抑制的事实。同样也可以解释在体外肝微粒体中依诺沙星是弱的 CYP1A2 抑制剂，其 K_1 约 300 μmol/L，高于口服 400mg 依诺沙星后，血浆中依诺沙星的峰浓度（6~9μmol/L），但与茶碱和咖啡因合用则使茶碱和咖啡的 AUC 增加至单用的 2.7 倍和 5.7 倍。一些果汁如葡萄柚汁长期饮用也会因抑制代谢酶的活性，导致 CYP3A4 底物药物浓度增加和毒性增加。

五、药物排泄及临床意义

药物或其代谢物可以通过排泄从体内消除，主要排泄途径为肾排泄和胆汁排泄，其他组织器官如肺，肠，皮肤也参与某些物质的排泄。

(一) 肾排泄

肾脏是药物及其代谢物的主要器官，肾脏排泄（renal excretion）药物及其代谢物涉及三个过程，即：肾小球的滤过（glomerular filtration）、肾小管主动分泌（active secretion）和肾小管重吸收（reabsorption）。

1. 肾小球滤过　多数药物以膜孔扩散的方式经肾小球滤过。只有游离药物才能滤过，滤液中药物浓度与血浆中游离药物浓度相等。通常肾小球滤过率（glomerular filtration rate，GFR）为 125ml/min，若药物仅从肾小球滤过，既无重吸收，又无肾小管的分泌，则其游离药物肾清除率等于GFR，当游离药物肾清除率大于GFR提示存在肾小管的主动分泌。

2. 肾小管的主动分泌　在肾小管上皮细胞的基底侧面膜上的OAT3、OCT2以及腔侧面膜上的P-GP、BCRP和MATE1/2-K等药物转运体，介导丙磺舒，β-内酰胺类药物，一些核苷类抗病毒药物（如西多福韦，阿德福韦，替诺福韦和阿昔洛韦），尿酸，西咪替丁，二甲双胍，氨甲蝶呤等药物的肾小管主动分泌过程。因此，这些药物的肾清除率往往大于肾小球滤过率。肾小管主动分泌过程往往因药物竞争同一载体而发生相互作用，影响药物的疗效和毒性。如丙磺舒阻断分泌青霉素，从而延长其疗效。此外，丙磺舒与核苷类抗病毒药物合用，降低肾小管药物摄取，从而减轻这类药物的肾毒性。

3. 肾小管重吸收　有些药物到达肾小管后，被肾小管重吸收。肾小管重吸收有主动过程和被动过程两种类型。

（1）主动重吸收　主要发生在近曲小管，主要为营养成分如糖、氨基酸、维生素和电解质。

（2）被动重吸收　大多为外源性物质，这种重吸收主要是被动扩散，其吸收程度取决于药物的脂溶性和解离度。碱化尿液和酸化尿液均会影响药物的重吸收。如人口服对甲基苯丙胺，正常情况下，16小时有16%的药物从尿中排出，若加服碳酸氢钠碱化尿液，则仅有1%~2%药物排泄，若加服用氯化铵，则排出量达70%~80%。

（二）胆汁排泄

1. 胆汁药物排泄　胆汁排泄（biliary excretion）是药物另一个重要的排泄系统。在肝细胞间隙贯穿许多毛细胆管，最后汇集成胆总管入胆囊。由于胆汁分泌是连续的，胆囊实际上是胆汁的贮存库。多数动物有胆囊，但大鼠则无胆囊，肝脏中分泌的胆汁直接进入十二指肠。胆汁排泄是原型药物的次要排泄途径，但多数药物的代谢产物，尤其是水溶性代谢产物的主要排泄途径。药物及其代谢物经胆汁排泄往往是主动过程，在肝腔胆管侧面膜上存在P-GP、MRP2和BCRP等外排转运体，介导药物的胆汁排泄。

高胆汁清除的药物往往具有以下特点：①该胆汁排泄是主动分泌的；②药物有较大的极性；③较大的分子量；④药物在胆汁的排泄存在种属差异。一般来说，药物在小鼠、大鼠、犬中排泄能力强，而在兔、豚鼠、猴和人中排泄能力弱。

2. 肝肠循环　某些药物，尤其是胆汁排泄分数高的药物，经胆汁排泄至十二指肠后，被重吸收，称之为肝肠循环（enterohepatic cycle）。也有一些结合型代谢物经胆汁排泄肠道后，在肠道酶的作用下，水解释放出原型药物，再次吸收形成肝肠循环。由于胆囊排空是间断的（大鼠除外），药物再次吸收，导致血药浓度双峰或多峰现象。肝肠循环的存在，导致一些药物的体内停留时间延长。如导眠能在正常大鼠的半衰期为24小时，而胆瘘大鼠的半衰期仅为6.5小时。某些重金属元素也可能存在肝肠循环。

（三）粪排泄

对于口服药物而言，粪便中药物主要来源于未吸收部分、胆汁排入肠以及药物自肠排泄（intestinal excretion）。对于其他途径给药则主要来自后两部分。肠道也是许多药物及其代谢产物的主要排泄途径之一。如给大鼠静脉注射甲氟喹后，粪便中排泄量达77%。胆瘘后，粪便仍有药物排出，说明肠道排泄是该药的主要排泄途径。其他如地高辛、红霉素、奎宁、苯妥因、多西他赛和紫杉醇等药物均有肠道排泄。在肠黏膜上皮中表达的P-GP、BCRP和MRP2等药物外排转运体，参与这些药物肠道排泄。

药物自肠道排泄,在解毒方面起着十分重要的作用。应用不被吸收或消化的物质,在肠道中吸附药物,加速药物排出体外。如胆瘘大鼠非肠道给地高辛后,肠道排出13%,口服活性炭后,可增加到33.4%。

(四) 其他途径

药物也可进入汗液,唾液,泪液中,这些途径排泄的量往往是有限的。药物的这种转运往往是被动扩散,为pH依赖性的。药物进入唾液,某些药物在唾液中的浓度与血浆中药物浓度相当,在这种情况下,可利用唾液药物浓度进行药物浓度检测。药物也可进入乳液中,因乳液的pH偏酸性,碱性药物易进入乳中。某些非电解质化合物如乙醇,尿素可快速进入乳中,乳中浓度可与血浆中药物浓度相当。

皮肤和毛发中药物排泄量微量,但对于某些有毒物质如有毒金属的检测是有意义的。如微量的汞和砷在毛发中是可以检测。

(五) 药物排泄的临床意义

药物排泄速度的快慢可直接影响药物的作用强度和持续时间。根据药物的排泄特点,可以指导临床用药,如链霉素在尿中浓度是血浆中的25~100倍,可以用于尿路感染,同时提示该药存在肾毒性。红霉素在胆汁中浓度高,可以用于胆管系统感染。一些药物如吗啡、丙硫氧嘧啶等可以经过乳汁排泄,乳汁中浓度高,说明可以直接影响乳婴。此外一些药物可以改变排泄物的颜色,如利福平使尿液变红,应特别提醒病人,以免造成恐慌。

表2-2列举了一些能够改变尿液颜色的药物。

表2-2 可能引起尿液颜色改变的药物

药物	尿液颜色特征
苯妥英钠	粉红、红色、红棕色
氨苯蝶啶	淡蓝色荧光
阿米替林	蓝绿色
吲哚美辛	绿色(肝损伤引起的胆绿血症)
酚酞	红色
酚磺酞	红色
华法林	橙色
维生素 B_2	深黄色
维生素 B_{12}	黄色
呋喃妥因	锈黄色或棕色
呋喃唑酮	棕色或橙棕色
利福平	橙红色(砖红色)
氯喹	锈黄色
伯氨喹	暗红色、褐色(急性溶血或高铁血红蛋白血症)
亚甲蓝	蓝绿色、绿色
酚噻嗪类	粉红、红色、红棕色

第二节 房室模型

一、血药浓度-时间曲线

药物在体内的药量是随时间变化的,通常用血浆药物浓度来综合反映药物在体内的量变化。在给药后,不同时间采集血样,分离血浆,用适当的方法测定血浆中药物浓度,以时间为横坐标,血浆中药物浓度为纵坐标,得到反映血浆药物浓度动态变化的曲线,称之为血药浓度-时间曲线(drug concentration-time curve)。血管外途径给药的血药浓度时间曲线,根据其血药浓度与药效变化,一般可分为潜伏期(latent period)、持续期(persistent period)和残留期(residual time)。潜伏期指给药开始至出现疗效的时间,主要反映药物的吸收与分布,与药物的消除也存在一定关系。持续期指维持在有效浓度以上的持续时间,长短取决于药物的吸收与消除速度。在此期间,血药浓度有一峰值,称之为峰浓度(maximum concentration, c_{max}),达到峰值所需要的时间,称之为峰时间(time to reach c_{max}, t_{max})。峰时间长短与药物的吸收和消除速度有关。对于一定的制剂,峰浓度与给药剂量呈正比。残留期是指血药浓度低于有效浓度至药物从体内完全消除的时间。残留期长短与药物的消除速度有关。此期药物浓度虽然不高,但储存的药量不一定少,多次用药可以导致蓄积中毒(cumulative intoxication)。血管外给药途径的血药浓度-时间曲线如图2-4所示。

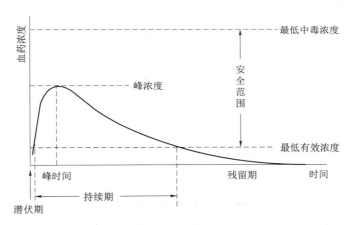

图2-4 血管外给药途径的血药浓度-时间曲线

二、房室模型

在药代动力学研究中,常用房室模型(compartmental model)来描述药物在体内变化规律。房室模型是将机体看作一个系统,系统内部按照动力学特点分成若干个房室。房室是一个抽象的概念,并不代表某个具体的解剖上的组织器官。它将药物转运速率相近的组织器官归纳为一个房室。常见的房室模型有一房室模型和二房室模型。

1. 一房室模型 一房室模型,又称单室模型(one compartmental model),为最简单的药代动力学模型。就静脉注射给药而言,假定药物快速分布到全身的体液与组织中,血浆中药物浓度与组织中药物浓度快速达到动态平衡,并按一级动力学过程从体内消除。血浆中药物浓度的变化能够反映组织中的药物浓度变化,但组织中药物浓度并不等于血浆药物浓度。图2-5给出口服给药的单室模型示意图。

静脉给药，不存在吸收过程。静脉给 D 剂量的药物后，血浆中药物浓度-时间曲线为单指数函数，即：

$$c = \frac{D}{V_d}e^{-kt} = c_0 e^{-kt} \qquad (2-5)$$

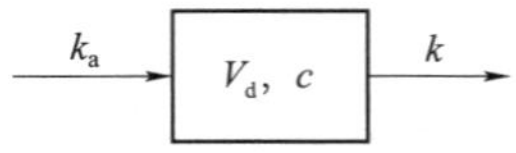

式中 c_0，V_d 和 k 分别为初始血药浓度，表观分容积 (apparent volume of distribution) 和消除速率常数 (constant of elimination rate)。将 $\ln c$ 对时间作图得直线，斜率为 k。图 2-6 为静脉给药单室模型。

图 2-5 口服给药单室模型
k_a 和 k 分别为吸收和消除速率常数，V_d 和 c 分别为表观分布容积和血浆药物浓度

定义血药浓度下降一半所需要时间为半衰期 (half life, $t_{1/2}$)，即：

$$c = 0.5 c_0 = c_0 e^{-kt_{1/2}}$$

$$t_{1/2} = -\ln 0.5/k = 0.693/k \qquad (2-6)$$

血药浓度-时间曲线下面积 (area under the curve, AUC)，即：

$$AUC = \int_0^\infty c\, dt = \frac{D}{kV_d} \qquad (2-7)$$

血管外途径给药，存在吸收过程。给 D 剂量药物后的血药浓度-时间曲线方程为

$$c = \frac{FD}{V_d(k-k_a)}(e^{-kt} - e^{-k_a t}) \qquad (2-8)$$

式中 F 和 k_a 分别为生物利用度 (bioavailability) 和药物吸收速率常数 (constant of absorption rate)。

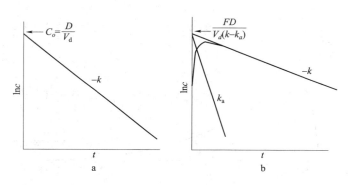

图 2-6 单室模型特征药物静脉给药
a. 血管外途径给药；b. 血浆药物浓度时间曲线

2. 二房室模型 实际上药物在所有组织中浓度快速达到动态平衡是困难的，药物在不同组织中的分布速率存在差异。一些血流丰富的组织如肝、肾等药物的分布快，能够快速与血液动态平衡，而另一些血流贫乏的组织如脂肪、皮肤和静止状态下肌肉等药物分布慢，与血液达到平衡的速度慢。这样根据药物在组织中的转运速度不同，分为中央室和外周室（图 2-7）。

静脉给 D 剂量的药物后，血浆中药物浓度-时间曲线为二项数函数，即：

$$c = Ae^{-\alpha t} + Be^{-\beta t} \qquad (2-9)$$

式中，A 和 B 为指数项系数，α 和 β 分别为分布速率常数和消除速率常数，其中央室的表观分布容积 V_c。其中

$$V_c = \frac{D}{A+B} \qquad (2-10)$$

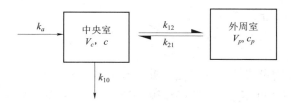

图 2-7 口服给药的二房室模型

k_{12} 和 k_{21} 分别为药物由中央室向外周室和由外周室向中央室的转运速率常数，

k_{10} 自中央室消除速率常数，k_a 吸收速率常数。

$$\alpha + \beta = k_{10} + k_{21} + k_{12}$$
$$\alpha\beta = k_{10}k_{21} \quad (2-11)$$

式中，k_{12} 和 k_{21} 分别为药物由中央室向外周室和由外周室向中央室的转运速率常数，k_{10} 自中央室消除速率常数。

图 2-8 给出了按二房室处置药物，静脉注射给药后的血药浓度-时间曲线。可见静脉给药后血药浓度首先快速下降，称之为药物分布相，在此相，药物以分布为主，其分布半衰期 $t_{1/2\alpha} = 0.693/\alpha$。然后血药浓度变化缓慢，主要反映药物的消除，称之为消除相，其消除半衰期 $t_{1/2\beta} = 0.693/\beta$。

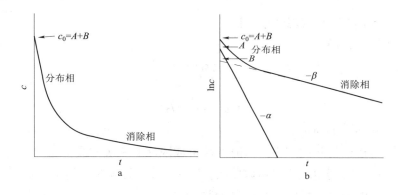

图 2-8 二房室模型药物静脉给药后血药浓度-时间曲线。

a. 常量坐标；b. 半对数坐标

第三节 药物消除动力学类型

进入体内药物通过代谢和排泄两种方式消除。根据药物的消除速度与药量（浓度）关系，药物的消除动力学存在两种类型。

一、一级动力学过程与零级动力学过程

在介绍药物的消除动力学类型之前，先简单地回顾一下物质反应动力学过程。在物质反应动力学过程中，物质的反应速度与反应物的量（浓度）间关系可用数学模型表示，即：

$$\frac{dx}{dt} = -kx^n \quad (2-12)$$

式中，x 为反应物的量，dx/dt 为反应速度，k 为速度常数，负号表示反应朝着反应物减少的方向进行，n 表示反应级数。

扫码"学一学"

如 $n=1$，(2-12) 式改写为：

$$\frac{dx}{dt} = -kx \quad (2-13)$$

即反应速度与反应物量或浓度成正比，此类反应成为一级反应。

如果 $n=0$，则反应速度不受反应物量影响而恒定，称之为零级反应，其数学式为：

$$\frac{dx}{dt} = -k \quad (2-14)$$

二、线性消除动力学

线性消除动力学，线性消除是药物的主要消除类型，其消除速度与药量或浓度成正比，即药物按恒定比例消除。其药量或浓度与时间关系曲线为单指数函数。对于单室处置的药物而言，静脉给剂量为 D_0 的药物，经时间 t 后在体内的药量为 D，按一级消除，体内药量变化率（单位时间内消除的药物）与当时体内的药量成正比，比例常数为 k。

$$\frac{dD}{dt} = -kD \quad (2-15)$$

换算成浓度（$c = D/V_d$）

$$\frac{dV_d c}{dt} = -kV_d c \quad (2-16)$$

式中，c 和 V_d 分别为浓度和表观分布容积。

对 2-16 式积分，得

$$c = c_0 e^{-kt}$$

或

$$\ln c = \ln c_0 - kt \quad (2-17)$$

一级速率过程存在下列特点。

(1) 药物的转运或消除的速率与当时的药量或浓度的一次方成正比。

(2) 血药浓度-时间曲线为单指数曲线，$\ln c - t$ 关系为直线，斜率为 k。

(3) 特定药物的半衰期恒定，与剂量无关。

(4) 血药浓度-时间曲线下面积（AUC）与给药剂量成正比。

(5) 药物在体内的消除分数取决于半衰期，经过 3.32 个 $t_{1/2}$ 约有 90% 药物从体内消除，5 个 $t_{1/2}$ 约有 97% 药物从体内消除，药物基本消除完全。

(6) 多剂量给药，约经 5 个 $t_{1/2}$，血药浓度达稳态。

三、非线性消除动力学

由于药物在体内代谢是酶介导的，排泄和转运往往有载体参与，因此药物的消除符合米-曼（Michaelis-Menten）方程特征，即：

$$\frac{dc}{dt} = -\frac{V_{max} c}{K_m + c} \quad (2-18)$$

式中 V_{max} 和 K_m 分别为最大消除速度和米氏常数。

通常对于多数药物而言，$c \ll K_m$，式改写为：

$$\frac{dc}{dt} = -\frac{V_{max} c}{K_m} \quad (2-19)$$

表现为线性消除特征。

相反，如果 $c \gg K_m$，(2-18) 式可改写为：

$$\frac{dc}{dt} = -V_{max} \quad (2-20)$$

即药物的消除速度为恒定值，与药物浓度无关，表现为零级消除特征。

将（2-20）式积分得到：

$$C = C_0 - V_{max}t \quad (2-21)$$

（2-21）式表明 c 对 t 作图为直线，随时间推移，药物浓度按等差变化。在零级消除过程中，$t_{1/2}$ 与当时体内药物或浓度有关，并与之成正比（$t_{1/2} = \frac{c_0}{2V_{max}}$）关系，开始血药浓度高，半衰期长，随后血药浓度下降，半衰期随之缩短。故零级速率过程的半衰期为剂量依赖性。按米－曼氏消除药物通常具有以下特征。

（1）高浓度时为零级过程；低浓度时为近似的一级过程。
（2）药物半衰期不再是常数，而剂量依赖性。
（3）血药浓度时间曲线不是指数曲线。
（4）AUC 与剂量不成比例。
（5）往往这类药物的个体差异大，且容易发生药物相互作用。

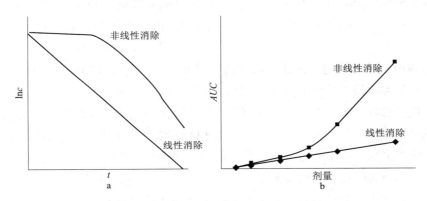

图 2-9　线性消除与非线性消除动力学特征比较
a. 血药浓度－时间曲线；b. AUC 与剂量关系

典型非线性消除的药物如乙醇，当血浆中乙醇浓度高于 0.05mg/ml 时，按零级消除，血药浓度－时间曲线为直线。当浓度低于 0.05mg/ml 时，则转为一级消除。其他如苯妥英钠、保泰松、茶碱和水杨酸等也表现非线性消除特征。除了代谢出现非线性特征外，药物的吸收和血浆蛋白结合也会存在非线性特征（图 2-9）。

第四节　重要药代动力学参数

一、消除半衰期

药物的生物半衰期指药物效应下降一半时所需要的时间。在药代动力学研究中，常用的半衰期为药物消除半衰期，即血药浓度下降一半所需要的时间，反映药物在体内的代谢快慢。对于线性动力学而言，半衰期与药物的消除速率常数成反比，而与药物的剂量和浓度无关，即：

扫码"学一学"

$$t_{1/2} = 0.693/k$$

和

$$t_{1/2}\beta = 0.693/\beta \tag{2-22}$$

单次给药后，经过 3.32 个半衰期，约有 90% 药物从体内消除，6.64 个半衰期，有 99% 的药物从体内消除。因此半衰期是临床上确定给药间隔长短的重要参数。

二、清除率

清除率（clearance，Cl）定义为单位时间内多少体积血浆中药物从体内被清除。清除率分器官清除率（Cl_i）和总清除率（Cl）。总清除率为各器官清除率之和。一般情况下，器官清除率主要指肝清除率（Cl_L）和肾清除率（Cl_R），即：$Cl = Cl_L + Cl_R$。对于静脉给药而言，总清除率可通过给药剂量与 AUC 的比值求得，即：

$$Cl = D/AUC \tag{2-23}$$

三、表观分布容积

药物进入机体后，尽管在不同组织中药物浓度不同，但组织中药物浓度与血浆中药物浓度处于动态平衡状态。定义体内药量与血浆中药物浓度的比值为药物的表观分布容积（apparent volume of distribution，V_d）。V_d 并不代表真正的生理体积，但可以反映药物在体内分布情况。

V_d 大小能够反映药物的分布或与组织结合程度。一些药物如磺胺、磺酰脲类口服降血糖药物、青霉素类或脂溶性小或与血浆蛋白结合率高，不容易进入组织中，主要分布在血浆中，其表观分布容积小，约 0.15～0.30L/kg。而另一些药物如苯丙胺类容易被组织摄取，血浆中药物浓度低，表观分布容积大，超过体液总量（0.6L/kg）。地高辛的 V_d 高达 10L/kg，氯喹的 V_d 大于 100L/kg，说明这类药物在体内存在特异性分布。测定标记物的 V_d，可以估算机体体液的体积。如偶氮蓝主要分布于血浆，因此利用静脉给药后估算的 V_d 反映血浆体积，而安替比林全身分布，其 V_d 可以反映机体的全部体积。

V_d 也是确定临床给药剂量的重要参数。V_d、$t_{1/2}$ 和 Cl 间存在下列关系：

$$Cl = V_d \times 0.693/t_{1/2} \tag{2-24}$$

四、峰时间和峰浓度

药物经血管外给药吸收后出现的血药浓度最大值称为峰浓度（c_{max}），达到药峰浓度所需的时间称为药峰时间（t_{max}）。c_{max} 和 t_{max} 的大小与药物吸收速率和药物制剂性质有关，常被用于制剂吸收速率的质量评价。c_{max} 往往与药物的毒性密切相关。在实际工作中，药物的 c_{max} 和 t_{max} 通常从实验数据直接读取。

五、生物利用度

生物利用度是指药物经任何途径给药后，药物被吸收进入血液循环的速度和程度的一种量度，是评价药物制剂优劣的重要参数。在进行药物生物利用度研究时，通常用 AUC 反映药物的吸收程度、分布、消除与代谢情况。对于同一受试者而言，相同的药物不同的制剂，AUC 大表示该药物制剂的吸收程度大。生物利用度研究就是在同一受试者中比较两药物制剂的 AUC 大小。

生物利用度分为绝对生物利用度（absolute bioavailability）和相对生物利用度（relative bioavailability）。绝对生物利用度是指药物进入体循环的药量占给药剂量的分数。其测定方法是在同一受试者中不同时期静脉给药和血管外途径给药后的血药浓度－时间数据，估算 AUC。假定两种途径给药药物的消除和分布性质不变，以静脉给药为100%，比较两种给药途径的 AUC 即得绝对生物利用度 F。

$$F = \frac{AUC_{exe} D_{iv}}{AUC_{iv} D_{exe}} \times 100\% \qquad (2-25)$$

式中 D 为剂量，iv 和 exe 分别代表静脉给药和血管外途径给药。

相对生物利用度是指一种受试制剂与已知的参比制剂的吸收程度的比较。其测定方法和原理是在同一受试者中不同时分别给受试制剂和参比制剂，获得血药浓度－时间数据，估算 AUC。受试制剂与参比制剂的 AUC 比值即为相对生物利用度。

$$F = \frac{AUC_T}{AUC_R} \times 100\% \qquad (2-26)$$

式中 T 和 R 分别表示受试制剂和参比制剂。

六、稳态血药浓度

临床上有些药物如镇痛药物、催眠药等一次给药即可达到临床目的，这类药物通常采用单剂量给药。但在临床实践中，多数疾病的治疗必须经过重复多次给药才能达到预期的临床效果。这类药物需要按照一定的剂量 X_0 和一定的给药间隔 τ，经多次重复给药后，才能使血药浓度保持在一定的浓度范围内，从而达到预期的临床疗效。临床上为了达到预期疗效，通常采用多剂量给药以维持有效血药浓度。按一级过程处置的药物经多次给药后，血药浓度出现有规律的波动（图2-10a）。随着给药次数增加，血药浓度不断递增，但递增速率逐渐减慢，直至达到稳态水平（steady state），即血药浓度不再随给药次数增加而增加，而是在稳态水平上下波动（图2-10a），达到稳态所需要的时间与给药频率无关，仅取决于药物的半衰期。给药频率增加，仅能降低血药浓度的波动。定义为坪浓度（plateau concentration，$\bar{c}_{ss}$）

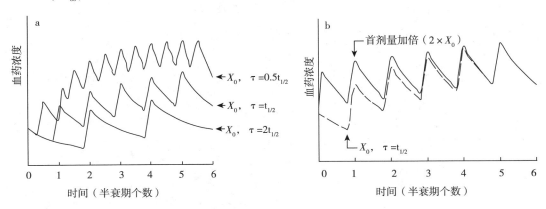

图2-10 多剂量给药－过程中血药浓度变化

a. 等时间间隔（τ）多剂量给药时血药浓度变化；b. 按半衰期时间间隔首剂量加倍给药血药浓度时间变化

$$\bar{c}_{ss} = \frac{AUC_{ss}^{0-\tau}}{\tau} = \frac{FX_0}{kV_d\tau} \qquad (2-27)$$

式中 $AUC_{ss}^{0-\tau}$ 和 τ 分别为稳态血药浓度曲线下面积和给药间隔，X_0 为维持剂量（maintenance dose)。

已知药物的有效血药浓度 $\bar{c}_{ss}$、患者的 V_d 和 k，在给定了给药间隔后，可以估算患者的维持剂量。

$$X_0 = \bar{c}_{ss} V_d \tau k / F \tag{2-28}$$

七、临床剂量设计与负荷剂量

对于一些半衰期长的药物，要快速达到稳态浓度需要较长的时间，而临床上一些急重病人必须及时治疗，为了迅速达到稳态浓度，常采用负荷剂量（loading dose）法，即首先给予负荷剂量，然后给予维持剂量，这样既能保证血药浓度即刻达到稳态水平，又能使血药浓度维持在稳态水平。首次剂量即可使血药浓度达到稳态水平，这种剂量称之为负荷剂量。可由（2-29）式估算。

$$X_0^* = X_0 / (1 - e^{-k\tau}) \tag{2-29}$$

式中 X_0^* 和 X_0 分别为负荷剂量和维持剂量。

如果按照给药间隔等于药物半衰期，即 $\tau = t_{1/2}$，由得到 $X_0^* = 2X_0$，即按半衰期给药，首剂量加倍，一次给药就可以达到稳态血药浓度（图2-10b）。

（刘晓东）

扫码"练一练"

第三章 药物效应动力学

药物效应动力学（Pharmacodynamics，PD），简称药效学，是研究药物对机体的作用和作用机制，以及药物剂量（浓度）与药物效应之间关系的一门学科。主要是研究药物引起机体的生理、生化和病理性改变以及药物与其靶点结合，由此引起相应生理效应的改变规律和机制。药效学既是临床药物治疗的依据，也是药学的理论基础。

第一节 药物的基本作用

扫码"学一学"

一、药物作用性质和方式

药物作用（drug action）是药物与机体生物大分子间相互作用所引起的初始作用，是动因。药理效应（pharmacological effect）是药物引起机体生理和生化功能的继发性改变，是机体反应的具体表现，是药物作用的结果。前者是其药物作用，后者为药理效应。由于二者含义相近，药物作用与效应通常是通用的，仅体现先后顺序。

药理效应是引起机体器官原有功能的改变。如原有功能增强称之为兴奋（excitation），反之，原有的功能降低称之为抑制（inhibition）。在分析药理效应时，既要考虑药物对靶器官或靶部位的直接作用，也要考虑因机体整体效应而产生的反射性调节作用。如去甲肾上腺素的直接作用是收缩血管，引起血压升高，但却反射性地引起心率减慢。

药物作用的选择性（selectivity）是指机体各组织器官对药物的敏感性不同。多数药物吸收入血之后，仅仅对某一器官或组织发生明显的作用，而对另一些器官或组织作用不明显或不表现作用。如地高辛对心脏有高度选择性，而对其他组织的作用弱。引起药物作用的选择性的原因可能是：①药物在体内的分布不均；②组织器官的结构不同和靶点的分布性质不同；③组织生理生化功能差异等。特异性强和选择性高的药物临床应用针对性强，而作用广泛和特异性差的药物往往副作用较多。需要注意的是药物作用选择性是相对的，往往与剂量有关。如阿司匹林，小剂量具有抗血小板聚集作用，而高剂量则有解热镇痛作用。药物作用的选择性是药物分类依据，也是临床选用药的理论基础。

根据药物作用部位分为局部作用和全身作用。局部作用指在用药部位发挥作用，如局部麻醉药物，通过作用于给药部位的神经末梢，阻断神经冲动传导，产生局麻作用。全身作用又称吸收作用，即药物吸收入血，随血液分布到靶器官后再发挥作用，多数药物属于这种类型。

二、药物的治疗作用

药物治疗作用（therapeutic effect）是指病人用药后引起符合用药目的的作用，有利于改善病人的生理、生化功能或病理过程，使病人的机体恢复正常。根据药物的治疗效果，分为对因治疗（etiological treatment）和对症治疗（symptomatic treatment）。

1. **对因治疗** 指用药后，消除原发致病因子，彻底治愈疾病的治疗。如抗生素通常杀灭病原微生物，用于治疗一些感染性疾病。

2. 对症治疗 指用于改善临床症状的治疗。对症治疗，虽然不能消除病因，但可以改善病人生理生化功能，防止病情恶化。目前临床上的药物多数属于对症治疗。如抗高血压药物尽管不能根治，可以使病人的过高血压降低到正常水平，防止病情恶化和并发症发生。

三、药物不良反应

药物的治疗作用与不良反应是药物本身固有的两重性所决定，在临床上应根据治疗目的，权衡利弊，合理选择药物。

凡是与药物治疗目的无关的，且给病人带来不适或痛苦的反应统称为不良反应（adverse effect）。多数药物的不良反应是药物固有作用的延伸。在一般情况下，药物的不良反应是可以预见的，但往往是不可避免的，有的药物不良反应是严重的和难以恢复的。如对乙酰氨基酚引起的肝损伤，庆大霉素引起的听神经的损伤等。根据药物不良反应的性质和程度，将不良反应分为

1. 副作用（side effect） 指在治疗剂量下，出现与治疗目的无关的不适的反应。如阿托品用于解除病人胃肠痉挛时，可以引起口干和心悸等副作用。副作用的特点是在治疗剂量下产生，是可以预知的，且在一定条件下副作用与治疗作用可以互相转化。如在麻醉过程中利用阿托品抑制腺体分泌特性，防止分泌物阻塞呼吸道及其吸入性肺炎的发生，成为治疗作用，而抑制胃肠蠕动则成为副作用。药物的副作用往往是由药物作用选择性低和作用广泛引起的。

2. 毒性反应（toxic effect） 指在药物剂量过大或用药时间过长引起的危害性反应，多数是严重的。毒性反应一般是可知的，应尽量避免。毒性反应可以是剂量过大引起的，往往即刻发生，称之为急性毒性（acute toxicity），多数是损害血液循环、呼吸和神经系统等。也可因用药时间过长，药物体内蓄积而逐渐产生的反应，称为慢性毒性（chronic toxicity），伴随肝、肾、骨髓和内分泌系统等功能损害。药物引起的损伤有时是不可逆的，常伴随一些临床症状和体征，称之为药源性疾病（drug induced disease）如药源性肝损伤（drug-induced hepatic injury）。一些药物也可能会有致癌（carcinogenesis）、致畸（murageniesis）和致突变（teratogenesis）等反应，称为药物的三致作用，这种毒性反应属于特殊毒性反应范畴。因此，在临床用药时应合理使用药物剂量和疗程，最大限度地降低药物的毒性反应。

3. 变态反应（allergic effect） 指机体受到药物刺激所产生的异常免疫反应，引起机体生理功能障碍或损伤，又称过敏反应（hypersensitive effect）。如过敏性休克、药物性皮炎等，这类反应属于免疫反应范畴，常见于过敏性体质病人，这种反应往往与药物剂量无关。可能是药物或代谢物本身属于半抗原。尽管不可预见，但一些药物可能通过过敏性试验，来预防该类反应的发生。

4. 后遗效应（residual effect） 指血药浓度降至有效浓度以下时残存的效应。例如苯巴比妥催眠次晨头晕、困倦。长期使用糖皮质激素后，引起肾上腺皮质萎缩，一旦停药，出现肾上腺皮质功能低下。

5. 继发效应（secondary effect） 指使用某种药物的不良后果。如长期使用广谱抗生素后，一些敏感菌被抑制，由于菌群间的相互抑制被削弱，导致一些不敏感菌的大量繁殖，出现继发感染。

6. 停药反应（withdrawal effect） 指长期使用某种药物后，突然停药引起原有的症状加重，又称反跳反应（rebound effect）。如长期服用可乐定停药次日血压即急剧升高。类似地长

期使用普萘洛尔后，如突然停药，则会出现血压急剧升高或心绞痛发作，甚至危及生命。

7. 特异质反应 某些药物可以是特定人群出现特异性不良反应。主要是由于先天遗传异常所致的对某些药物高敏性。如葡萄糖-6-磷酸脱氢酶缺乏患者，服用磺胺等具有氧化作用的药物时，往往出现溶血反应。

第二节 药物剂量与效应关系

扫码"学一学"

一、药物反应类型

根据药物反应性质，可将药物反应类型分为量反应（graded response）、时反应（time response）和质反应（quantal response）。

1. 量反应 指药物的作用强弱可以用具体数值表示，如血压的高低、心率的快慢，血糖变化等。

2. 时反应 指药物反应强弱可以用时间表示，如凝血时间，病人的生存时间等。时反应属于特殊量反应。

3. 质反应 指药物反应的发生用"是"与"否"，或"有"与"无"，或"阴"与"阳"表示。如在进行药物的急性毒性实验时，动物的"生"与"死"。在进行抗惊厥实验时，动物出现惊厥与不出现惊厥等。

二、量效关系

药物的剂量与效应关系（dose-effect relationship），又称量效关系。即在一定剂量范围内，药物效应随剂量或浓度改变而随之改变，即两者间存在关联性。可以用量效曲线（dose-effect curve）或浓度效应曲线（concentration-effect curve）来表征这种关系。

如果以药物效应强弱为纵坐标，以药物剂量或浓度为横坐标，通常得到倒"乙"形曲线，如以浓度或剂量的对数为横坐标，该曲线转化成S形曲线（图3-1）。对于质反应而言，以药物剂量对数对质反应发生率作图，也得到S形曲线。从图3-1可见在最大效应的20%至80%区域内，药物的效应（E）与剂量（D）的对数近似呈直线关系，即 $E = a + b \times \log D$。在此范围内，药物效应随剂量变化而灵敏地改变，其变化程度取决于斜率 b。

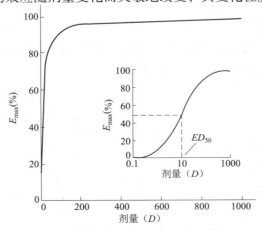

图3-1 药物作用的量效关系曲线

E_{max} 为最大效应，D 为剂量

基本术语

1. **最小有效剂量**（minimal effective dose） 指引起药物效应的最小剂量，又称阈剂量（threshold dose）。同样，最小有效浓度（minimal effective concentration）指引起药物效应的最小浓度，又称阈浓度（threshold concentration）。如药物的效应特指药物毒性，则称为最小中毒剂量或浓度（minimal toxic dose or concentration）。

2. **最大效应**（maximal effect，E_{max}） 随着药物剂量的增加，药物效应增强，当效应增加到一定程度后，若继续增加剂量而效应不再增强，这一药理效应的极限称为最大效应，又称效能（efficacy），效能反映药物的内在活性。

3. **效价强度**（potency） 能引起等效反应的相对浓度或剂量。通常用产生效应50%的剂量表示。效价大小一般反映药物与受体的亲和力大小，比值小，效价强。

效价与效能强度反映药物不同的性质，二者具有不同的临床意义，常用于评价同类药物的不同品种的作用特点。图3-2比较了几种利尿药的效价与效能的关系。如氢氯噻嗪和环戊噻嗪尽管两者的效能相同，但氢氯噻嗪最小有效剂量为25mg，而环戊噻嗪仅为0.25mg，两者相差100倍。因此在临床上用药时应区分效价与效能。

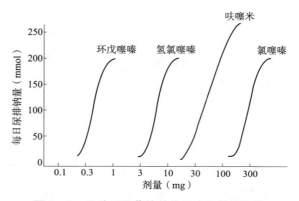

图3-2 几种利尿药的效价强度和效能比较

4. **半数有效量**（median effect dose，ED_{50}） 指引起50%的实验动物出现阳性反应或药物效应达到最大50%时的药物剂量。如阳性反应为死亡，则称为半数致死量（median lethal dose，LD_{50}）。如阳性指标为毒性，则为半数毒性剂量（median toxic dose，TD_{50}）。LD_{50}是评价药物安全性的一个重要指标。常用LD_{50}/ED_{50}比表示药物治疗指数（therapeutic index）；用LD_5/ED_{95}表示药物的安全指数（safety index）；用TD_5与ED_{95}距离表示药物安全范围（margin of safety），距离越大越安全。在实际工作中TD_5往往用未观察到临床不良反应的剂量（no observed adverse effect level，NOAEL）表示。

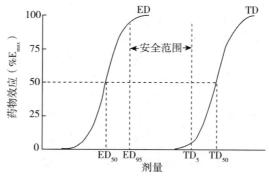

图3-3 药物的治疗指数与安全范围

第三节 药物作用的靶点

药物作用是药物分子与机体大分子间相互作用,引起机体的生理生化功能的改变。药物与机体结合的部位定义为药物的作用靶点。药物的靶点涉及受体、酶、离子通道、转运体和基因等。

1. **作用受体** 大多数药物是通过作用受体发挥药理作用的。如胰岛素是通过激活胰岛素受体调节血糖水平的。

2. **影响酶活性** 酶也是药物的主要靶点。一些药物通过影响酶的活性与表达,发挥相应的药理作用。多数是酶的抑制剂。如非甾体抗炎药物通过抑制环氧化酶活性,进而抑制前列腺素合成,而发挥抗炎镇痛作用。有些药物本身就是酶,如溶栓药尿激酶等。

3. **影响离子通道活性** 生物膜包括细胞膜上存在多种离子通道介导相应离子如Na^+、K^+、Cl^-和Ca^{2+}等跨膜转运。维持这些离子通道的活性是维持生命活动所必需的。一些药物通过影响这些离子通道活性,而发挥相应的药理作用。如维拉帕米等钙通道阻断剂通过抑制细胞膜上的钙通道活性,降低细胞内Ca^{2+}浓度,降低血管平滑肌张力,导致血压下降。抗心律失常药物也是通过影响心肌细胞膜上Na^+,K^+,或和Ca^{2+}通道活性,改善心肌电活动。

4. **影响核酸代谢** 核酸(DNA和RNA)是控制蛋白质合成及细胞分裂的生命物质。一些药物,尤其是抗肿瘤药物多数是通过影响DNA或RNA的代谢过程而发挥作用的。如5-氟尿嘧啶的结构与尿嘧啶相似,可以掺入到细胞的DNA或RNA中,从而干扰相应蛋白合成。

5. **参与或干扰细胞代谢** 有些药物本身就是内源性物质或生命必需的成分,用于治疗相应成分缺乏引起的疾病。如胰岛素用于治疗糖尿病,铁剂用于治疗缺铁性贫血等。有些药物的结构与内源性物质相似,服用后,干扰细胞代谢,从而影响细胞活性。如5-氟尿嘧啶等抗肿瘤药物属于这种类型,又称为抗代谢药物。

6. **影响细胞周围环境的理化性质** 一些药物通过简单的化学反应或物质作用而产生药理作用。如口服氢氧化铝,直接中和胃酸,用于治疗胃溃疡。静脉注射甘露醇,利用其高渗压作用而利尿的。利用药物的自身的酸碱性,如碳酸氢钠,氯化铵等调节血液的酸碱平衡。

7. **影响生理活性物质的代谢和转运** 一些药物通过影响生理活性物质的代谢和转运发挥其药理作用。如利血平通过影响单胺递质的代谢发挥降血压作用。帕罗西汀等抗抑郁药物通过抑制5-羟色胺等摄取发挥抗抑郁作用。噻嗪类利尿药物通过抑制肾小管上皮细胞Na^+-Cl^-转运体的功能发挥强大的利尿作用。

8. **影响免疫功能** 一些疾病往往伴随免疫功能低下或亢进。一些药物通过影响免疫功能发挥治疗作用。如环孢素A通过抑制免疫功能,防止器官移植排斥反应。甲氨蝶呤利用其免疫抑制作用,用于治疗与免疫功能亢进相关的疾病。

9. **其他** 有些药物的作用属于非特异性的,多数与药物理化性质有关。如前述氢氧化铝,碳酸氢钠,氯化铵属于这种类型。

扫码"学一学"

第四节 药物受体

多数药物的作用是通过受体发挥作用的。一些药物的受体被克隆,高选择性和特异性的受体激动剂和拮抗剂成功用于临床。理论上受体学说可以从分子水平上阐明生理过程和病理过程,解释药物的作用及其可能的机制,被认为是药效学的基本理论。

一、受体的概念和特性

受体(receptor)一词首先是由 Langley 提出的,随后经 Ehrlich 和 Clark 等系列学者修正和完善形成现在的受体学说。受体本身是一类介导细胞信号转导的功能蛋白质,能与特异性配体结合,并通过系列的信号放大系统,产生药理效应或生理反应。受体具有两个基本特点:一是特异性识别药物或配体并与之结合的能力;二是药物或配体先与受体结合,所形成的药物 – 受体复合物可以产生相应的生物效应。

能与受体特异性结合的物质称之为配体(ligands)。生物体内存在一些能够与受体结合,并产生相应效应的内源性物质,称之为内源性配体(endogenous ligands),如神经递质、激素和细胞因子等均属于相应受体的内源性配体,而药物则属于外源性配体(exogenous ligands)。

配体充当第一信使角色,多数配体不能进入细胞,与胞膜上特异性受体结合后,激活细胞内的信号转导过程发挥其生物活性;但也有一些配体可以进入细胞,与胞浆或核内受体结合,发挥信号转导。

在受体分子中存在特异性区域,能够准确识别,并与配体或与其匹配的化合物结合。这种受体与配体结合的部位称之为受点。受体往往是由多个亚基组成的。有些亚基单位上存在配体的特异性结合位点,专司与配体结合,有些亚单位则与酶或离子通道偶联;有些亚基单位为调节亚单位。

目前已经鉴定和分离出数百种受体,一个真正的受体具有以下特征:

(1)饱和性 由于受体数量有限,因此能结合的配体量也是有限的,表现其饱和特性,在药物的作用上呈现最大效应。即当药物浓度达到一定浓度后,其效应不会随浓度增加而继续增加。

(2)特异性 受体对其配体有高度识别能力,对配体的化物结构与立体结构具有很高的专一性。一种受体只能与其特定的配体结合,产生特定的生理效应。有时即使是同一化学结构的光学异构体,其与受体的亲和力也是相差很大。

(3)可逆性 多数配体与受体的结合是非共价的,而是利用分子间作用力如范德华键、离子键、氢键等发生结合,因此这种结合往往是可逆的。但也有少数配体与受体结合是共价键结合,因此是不可逆的。

(4)高灵敏性 受体能够识别其周围环境中极微量配体。多数配体在 1pmol/L~1nmol/L 的浓度时即可引起细胞的药理效应。

(5)多样性 同一受体可以广泛分布于不同组织中,表现不同的生物效应,甚至同一组织的不同区域受体分布密度也是不同的。受体多样性是受体亚型分类的基础。

二、受体学说

受体理论是药效学的基本理论之一。自 Langley 提出"受体"概念以来,有多种理论阐述药物与受体间的相互作用，经不断完善和补充，形成了现今普遍接受的受体占领学说（occupation theory），也是受体动力学的理论基础。

1926年Clark提出药物与受体间存在亲和力（affinity），1937年Gaddum提出受体占领学说，该学说认为药物必须占领受体才能发挥作用，药物的作用与占领受体数目成正比，受体全部被占领，产生最大效应。鉴于这种理论不能解释同一类药物产生的最大效应不同的事实，1954年Ariens提出"内在活性"（intrinsic activity）的概念。现今受体占领学说基本理论是：药物必须占领受体才能发挥作用，其效应强弱取决于药物与受体的亲和力和药物的内在活性。根据药物与受体结合能力及其受体-药物复合物的内在活性强弱，将药物分成完全受体激动剂（full agonist）、受体拮抗剂（antagonist）和部分受体激动剂（partial agonist）。

1956年Stephenson根据活性不同的同类药物产生同等强度效应时，占领受体的数目不同的现实又提出了药物效能（efficacy）的概念，即药物只要占领少量受体即可产生最大效应，而未结合的受体为储备受体（spare receptor），也就是说药物产生最大效应不需要占领所有受体。

三、受体类型

当药物或配体与受体结合，经一系列复杂的信号转导过程，引起细胞内效应器活性变化，调节细胞相应的活性。根据受体的蛋白结构、信号转导过程、转导通路、受体蛋白定位以及效应器的性质等，将受体分为几大类。

1. G蛋白偶联受体 G蛋白偶联受体（G protein-coupled receptors，GPCRs）为鸟苷酸结合调节蛋白相偶联受体，特点是配体与受体结合后，经过G蛋白的转导，将信号传递至效应器。G蛋白是细胞外受体和细胞内效应分子的偶联体。G蛋白通过和细胞内其他成分相互作用引起第二信使水平的变化或离子通道的激活等反应。GPCRs是体内最大的蛋白质超家族，目前已经发现2000多种不同的GPCRs。这类受体结构很相似，都是一条多肽链，并且有7个跨膜段，它们都有一个大小变化很大的细胞外N末端和一个胞质内C末端（图3-4）。G蛋白是由α、β和γ亚基蛋白和GDP（guanosine diphosphate）构成复合物。配体与受体结合时，α亚单位由结合GDP改为结合GTP（guanosine triphosphate），随后G蛋白复合物分解为α-GTP和βγ亚单位，不再和受体结合。α亚单位和其效应器相互作用，效应器常为膜结合酶，如腺苷酸环化酶（adenylyl cyclase，AC），效应器的激活促使第二信使如环磷腺苷（cyclic adenosine monophosphate，cAMP）水平升高或降低。α亚单位内在的GTP酶活性将GTP水解为GDP，效应器的激活作用结束。α亚单位自效应器释放，与βγ亚单位重新结合，G蛋白复合物回到失活状态（图3-5）。

根据其功能，G蛋白主要分为两类，其一类为兴奋性G-蛋白（Gs），霍乱弧菌毒素能使之活化，激活AC；另一类为抑制性G-蛋白（Gi），抑制AC，百日咳杆菌素抑制其活化。G-蛋白还介导心钠素及NO对鸟苷酸环化酶（guanylyl cyclases，GC）的激活作用。此外G-蛋白对磷脂酶C、磷脂酶A_2、Ca^{2+}、K^+离子通道等有调节作用。一个受体可激活多个G-蛋白，一个G-蛋白可以转导多个信号，调节许多细胞功能。

2. 配体门控离子通道受体 配体门控离子通道受体（ligand-gated ion channel）存在于快速反应细胞的胞膜上，由单一肽链4个跨膜域为1个亚单位，并由4~5个亚单位组成离子通道。受体激动时离子通道开放，使细胞膜去极化或超极化，引起兴奋或抑制效应。最早发现的是N型乙酰胆碱受体，它是由5个亚基（2个α亚基、1个β亚基、1个γ亚基和1个δ亚基）组成的钠离子通道（图3-6）。在α亚单位上各有一个乙酰胆碱结合点，与乙酰胆碱结合后，钠离子通道开放、胞外钠离子内流、细胞膜去极化、肌肉收缩。这一过程在若干毫秒内完成。脑中γ氨基丁酸（GABA）受体情况类似，其他如甘氨酸、谷氨酸、天门冬氨酸受体都属于这一类型。

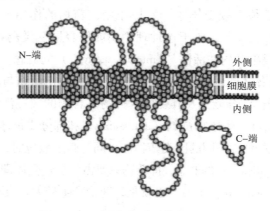

图3-4　G蛋白偶联受体结构示意图

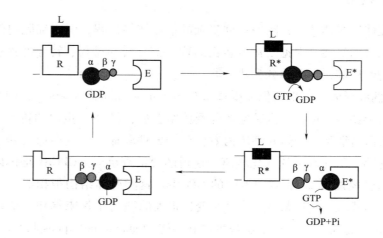

图3-5　GPCRs活化的二态模式图

L为配体；E*和E分别为酶活性和非活性态；R*和R分别为受体的活性构象与非活性构象；α、β和γ为相应的蛋白亚基

3. 酶偶联受体 酶偶联受体（enzyme linked receptor），又称酶活性受体，既是受体又是酶。酶活性受体由胞外域、单跨膜域和胞内激酶（或酶）域三部分组成。胞外域与配体结合，引起胞内域激酶（或酶）活性变化，产生信号级联反应，因此，酶活性受体具备信号放大的功能。已发现四类酶联受体，即：受体酪氨酸激酶（receptor tyrosine kinases, RTKs），受体丝氨酸/苏氨酸激酶（receptor serine/threonine kinases, RSTKs），鸟苷酸环化酶-钠尿激素肽受体（guanylyl cyclase - linked natriuretic peptide receptors, GC - NPRs）和受体样蛋白酪氨酸磷酸酶（receptor - like protein tyrosine phosphatases, RPTPs）。

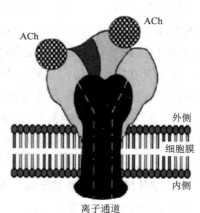

图3-6　N-型乙酰胆碱受体示意图

（1）RTKs　RTKs，最大的一类酶活性受体，是一些细胞因子、生长因子、激素和其他信号分子受体的跨膜蛋白受体（图3-7）。发现50多种不同的RTKs，主要包括表皮生长因

子受体（epithelial growth factor receptors，EGFRs）、血小板衍生生长因子受体（platelet-derived growth factor receptors，PDGFRs）、巨噬细胞集落刺激因子受体（macrophage colony-stimulating factor receptors，MCSFRs）、胰岛素样生长因子-1受体（insulin-like growth factor 1 receptors，IGF1Rs）、胰岛素受体（insulin receptors，INSRs）、神经生长因子受体（nerve growth factor receptors，NGFRs）、成纤维细胞生长因子受体（fibroblast growth factor receptors，FGFRs）、血管内皮生长因子受体（vascular endothelial growth factor receptors，VEGFRs）和肝细胞生长因子受体（hepatocyte growth factor receptors，HGFRs）等。酪氨酸蛋白激酶位于细胞内侧，在没有与配体结合时是以无活性的单体形式存在；一旦配体与受体的细胞外结构域结合，两个单体受体分子在膜上形成二聚体，激活它们的蛋白激酶的功能，导致靶蛋白的酪氨酸残基磷酸化，激活细胞内一系列的生化反应。

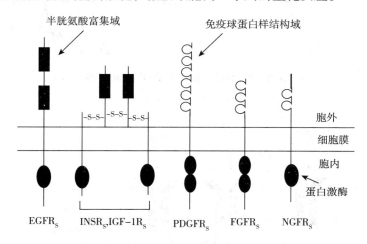

图3-7 几种酪氨酸激酶受体及其特征

PDGFRs：血小板生长因子受体；EGF：上皮生长因子；NGFRs：神经细胞生长因子受体；FGFRs：成纤维细胞生长因子受体，IGF-1Rs 胰岛素样生长因子-1受体；INSRs：胰岛素受体

（2）RSTKs　RSTKs，属于转化生长因子-β受体（transforming growth factor-β receptors，TGF-βRs），分为两类，即：TGF-βRⅠ和TGF-βRⅡ，配体主要是TGF-β。在人体中，已鉴定12个TGF-βRs，均能转导TGF-β信号，其中5个属于TGF-βRⅠ，7个属于TGF-βRⅡ。在TGF-βRⅠ和TGF-βRⅡ的C-端均存在胞内丝氨酸/苏氨酸激酶。在无配体存在下，TGF-βRI和TGF-βRII以单聚体，同源二聚体或异源二聚体形式存在。与配体结合后促使2个TGF-βRⅠ和2个TGF-βRⅡ形成四聚体复合物，激活TGF-βRⅡ，促使TGF-βRⅠ上蛋白丝氨酸/苏氨酸残基磷酸化。激活的TGF-βRⅠ磷酸化效应子（effector）上的丝氨酸/苏氨酸残基，激活下游信号通路（图3-8）。

（3）GC-NPRs　GC-NPRs是心钠肽（atrial natriuretic peptides，ANPs）、脑钠肽（brain natriuretic peptides，BNPs）和C型钠尿肽（C-type natriuretic peptide，CNP）受体。已鉴定出三类不同的GC-NPRs，即受体GC-NPRA，GC-NPRB和GC-NPRC。在GC-NPRA和GC-NPRB的胞内域均具有GC的催化活性，而GC-NPRC则不具有GC酶活性（图3-9）。心钠肽和脑钠肽活性通过结合GC-NPRA，而C型钠尿肽活性通过GC-NPRB而完成。心钠肽、脑钠肽和C型钠尿肽均可以与GC-NPRC结合，但GC-NPRC的功能尚不清楚，可能与调节血液循环中钠尿肽代谢清除有关。GC-NPRA和GC-NPRB的特点是受体本身就是 GC，其细胞外有与配体结合的位点，细胞内有一个 GC 的催化结构域，催化 GTP 生成环磷鸟苷（cyclic guanosine monophosphate，cGMP）。

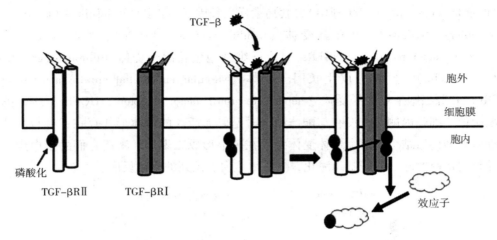

图 3-8　TGF-β 激活 TGF-βR 过程

TGF-βR，TGF-β 受体

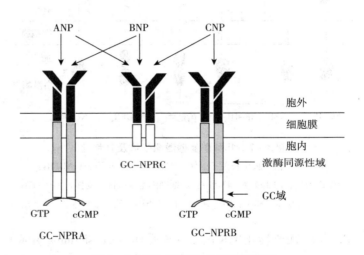

图 3-9　GC-NPRs 分类及其特征

ANP：心钠肽；BNP：脑钠肽；CNP：C 型钠尿肽

（4）RPTPs　RPTPs 在胞内含一个或两个高度保守的酪氨酸磷酸酶结构域，而胞外区结构域多变。在人体中鉴定出 21 个 RPTRs，根据胞外结构域特点可将 RPTP 分为 8 个亚家族（图 3-10）。RPTP 作用是使磷酸化的酪氨酸残基去磷酸化，与蛋白酪氨酸激酶共同实现蛋白的磷酸化及去磷酸化修饰，维持蛋白活性平衡。

4. 细胞内受体　细胞内受体（intracellular receptor）指位于细胞质或细胞核中的受体。细胞内受体属于反式作用因子，具有锌指结构作为其 DNA 结合域，为 400~1000 个氨基酸残基组成单链蛋白，包括高度可变域（转录激活域）、DNA 结合域、配体结合域和铰链域等区域。胞内受体又可分为核内受体和胞质受体，如雄激素、雌激素、孕激素及甲状腺素受体位于核内，而糖皮质激素受体位于胞质中。在无配体存在时，受体以抑制蛋白-受体复合物形式存在，当配体与受体结合时，受体构象发生变化，暴露出受体核内转移部位和 DNA 结合部位，配体-受体复合物向核内转移，并与 DNA 上相应的激素响应元件（hormone response element）结合，激活相应靶基因转录（图 3-11）。这类受体触发的细胞效应很慢，往往需若干小时。其他如维生素 D 受体和视黄酸受体等也属于细胞内受体。

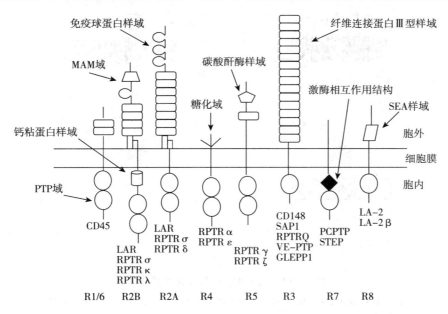

图 3-10 RPTPs 分类及其特征

R2B 和 R2A 在外膜被蛋白水解酶切两个亚基，两亚基间非共价结合

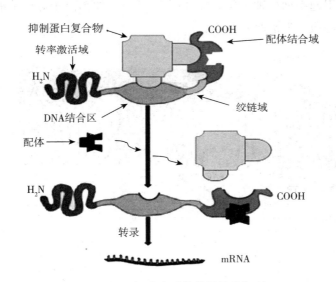

图 3-11 细胞内受体信号转导机制

四、第二信使

受体在识别相应配体并与之结合后通过细胞内第二信使（second messenger）发挥其特定的生理功能或药理效应。最早发现的第二信使是 cAMP，随后陆续发现包括 cGMP、Ca^{2+} 等其他第二信使。这是一个非常复杂的系统，很多问题尚有待进一步阐明。

1. cAMP　cAMP 是 ATP 经 AC 作用的产物。β 受体、D1 受体和 H_2 受体等激动药与受体结合形成复合体，然后激活细胞膜上的 Gs 蛋白，被激活的 Gs 蛋白再激活细胞膜上的 AC，催化 ATP 生成 cAMP。α 受体、D2 受体、M-乙酰胆碱受体和阿片受体等激动药与受体结合后，通过 Gi 作用抑制 AC，细胞内 cAMP 减少。cAMP 被磷酸二酯酶（phosphodiester-

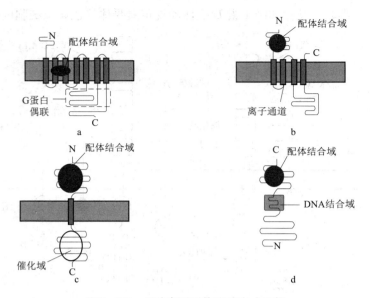

图 3-12　几种类型受体作用方式比较
a：G 蛋白偶联受体；b：配体门控离子通道受体；c：酶联受体；d：胞内受体

ase，PDE）水解为 5'-AMP 后灭活。cAMP 能激活蛋白激酶 A（PKA）而使胞内多种蛋白酶磷酸化而活化，引起系列生理生化效应（图 3-13）。如钙离子通道磷酸化后激活，钙离子内流而使神经、心肌、平滑肌兴奋等。

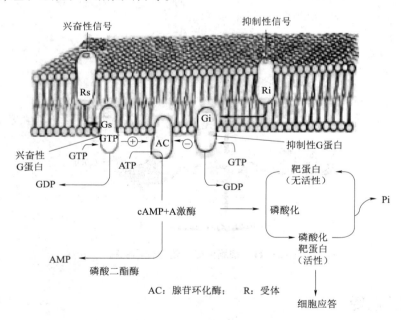

图 3-13　基于第二信使 cAMP 介导的细胞应答反应

2. **cGMP**　cGMP 是 GTP 经 GC 作用的产物，也受 PDE 灭活。cGMP 作用与 cAMP 相反，使心脏抑制、血管舒张、肠腺分泌等。cGMP 可激活蛋白酶 G（protein kinase G，PKG）而引起各种效应。

3. **肌醇磷脂**　细胞膜肌醇磷脂（phosphatidylinositol）的水解产生二酰基甘油（diacylglycerol，DAG）和三磷酸肌醇（inositol triphosphate，IP3）是另一类重要的受体信息传导系统。α-受体、H_1 受体、5-HT_2 受体、M_1 受体、M_3 受体等受体激动药与其受体结合后，通过 G - 蛋白介导激活磷脂酶 C，使 4，5 - 二磷酸肌醇磷脂（diphosphoinositide，PIP2）水解为 DAG 及 IP3。DAG 在细胞膜上激活蛋白激酶 C（protein kinase C，PKC），使许多靶蛋白磷酸化而产生效应。如腺体分泌、血小板聚集、中性粒细胞活化及细胞生长、代谢、分化等效应。IP3 能促进细胞内钙池释放 Ca^{2+}，也有重要的生理意义。

4. **钙离子** 细胞内 Ca^{2+} 浓度在 $1\mu mol/L$ 以下，不到血浆 Ca^{2+} 的 0.1%，对细胞功能有着重要的调节作用，如肌肉收缩、腺体分泌、白细胞及血小板活化等。细胞内 Ca^{2+} 可从细胞外经细胞膜上的钙离子通道流入，也可从细胞内肌浆网等钙池释放，两种途径互相促进。前者受膜电位、受体、G - 蛋白，蛋白激酶 A（protein kinase A，PKA）等调控，后者受 IP3 作用而释放。细胞内 Ca^{2+} 激活 PKC，与 DAG 有协同作用，共同促进其他信息传递蛋白及效应蛋白活化。很多药物通过对细胞内 Ca^{2+} 影响而发挥其药理效应，故对细胞内 Ca^{2+} 调控及其作用机制近年来受到极大的重视。

5. **其他** 花生四烯酸类 花生四烯酸为前列腺素的前体。G 蛋白直接通过磷脂酶 A2 作用产生花生四烯酸，后者通过环氧化酶将其转变为各种前列腺素或在脂氧化酶作用下产生白三烯，发挥作用。

NO 可以激活 GC，升高细胞内 cGMP。NO 分子量小，脂溶性高，容易快速通过细胞膜扩散，对邻近细胞发挥作用，起着细胞或突触信号传递作用。因此，NO 既是一种第一信使，也是第二信使。

五、受体动力学以及药物分类

1. **受体动力学** 根据受体占领学说，药物与受体结合产生生理效应必备的两个条件：①药物与受体的亲和力；②内在活性（intrinsic activity，α）。

药物与受体的相互作用符合质量作用定律，即：

$$D + R \underset{k_2}{\overset{k_1}{\rightleftharpoons}} DR \xrightarrow{\alpha} E \tag{3-1}$$

式中，D 为药物；R 为受体；DR 为药物 - 受体复合物；E 为效应；k_1 和 k_2 分别为药物与受体结合和药物 - 受体复合物解离速率常数。α 为内在活性。

当结合达动态平衡时，即：

$$K_D = \frac{k_2}{k_1} = \frac{[D][R]}{[DR]} \tag{3-2}$$

式中，K_D 为药物 - 受体复合物解离常数，[D]、[R] 和 [DR] 分别为受体周围游离药物浓度、受体浓度和受体 - 药物复合物浓度。假定受体总量为 $[R_T]$，即 $[R_T] = [R] + [DR]$，代入（3-2）式，经改写得到：

$$\frac{[DR]}{[R_T]} = \frac{[D]}{K_D + [D]} \tag{3-3}$$

按占领学说理论，药物只有与受体结合才能产生效应 E，且药物效应与受体占领数目成正比。当全部占领产生最大效应 E_{max}，即：

$$\frac{E}{E_{max}} = \frac{[D]}{K_D + [D]} \tag{3-4}$$

当 50% 受体与药物结合时，$K_D = [D]$，即为 50% 被占领时药物浓度，单位为 mol/L。常用 K_D 的负对数作为评判药物与受体的亲和力指数（pD_2），pD_2 大，表示药物与受体的亲和力大。

前述药物与受体结合产生效应，不仅要有亲和力，还必须有内在活性α，0≤α≤1。这样（3-4）式改写为：

$$\frac{E}{E_{max}} = \alpha \times \frac{[DR]}{[R_T]} = \frac{\alpha \times [D]}{K_D + [D]} \qquad (3-5)$$

即药物与受体结合产生活性不但取决于药物与受体的亲和力，也取决于药物的内在活性。可见完全激动剂、拮抗剂和部分激动剂的α分别为1，0和小于1。

图3-14给出了药物与受体亲和力以及内在活性关系。亲和力相同，效应取决于内在活性，而内在活性相同，则与亲和力有关。

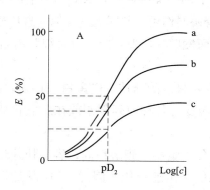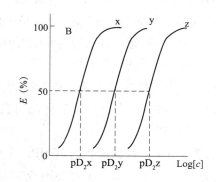

图3-14 药物与受体亲和力及内在活性与药物浓度关系
A：三药的亲和力相同（pD_2），内在活性不同（E_{max}）；
B：药物亲和力（pD_2）不同，但内在活性相同（E_{max}）

2. 作用于受体药物的分类

（1）激动剂　药物既能与受体结合，又有内在活性，称为激动剂（agonist）。他们与受体结合，并产生效应。根据内在活性大小，激动剂又进一步分为完全激动剂（full agonist）和部分激动剂（partial agonist）。前者与受体有高的亲和力，其内在活性等于1，后者与受体有高的亲和力，但内在活性小于1，即使最高剂量，也不能产生完全激动剂的最大效应。对于部分激动剂在无完全激动剂存在下，表现激动受体作用，但在有完全激动剂存在下，高剂量的部分激动剂由于占领受体反而表现拮抗作用。

（2）拮抗剂　虽然与受体有很高的亲和力，但无内在活性，故不能产生效应。由于占领受体，反而拮抗完全激动剂作用。拮抗剂可分为竞争性拮抗剂（competitive antagonist）和非竞争性拮抗剂（noncompetitive antagonist）。

①竞争性拮抗剂　拮抗剂与受体结合是可逆的，拮抗剂与激动剂竞争结合受体，产生竞争性抑制作用，这种作用与抑制剂和激动剂浓度有关。增加激动剂浓度，可以使其效应恢复到单用激动剂时的原有水平，导致量效关系曲线右移，但最大效应不变，这是竞争性拮抗剂的特征（图3-15A）。竞争性拮抗剂的拮抗强度用拮抗参数pA_2表示。定义pA_2为在拮抗剂存在下，若激动剂浓度增加2倍所产生效应与无拮抗剂存在时的效应，此时拮抗剂浓度的负对数。pA_2大，则拮抗作用强。

②非竞争性拮抗剂　药物与受体结合比较牢，受体-药物复合物解离慢，或与受体发生不可逆性结合，引起受体构型改变，阻止激动剂与其结合。增加激动剂浓度，也不能使效应恢复到原有水平，即最大效应E_{max}降低（图3-15B）。

（3）反向激动剂（inverse agonist）　一些受体，尤其是G蛋白偶联受体，还存在另一种类型的配体，这类配体与受体结合后可引起受体的构型向非激活状态方向转变，引起与

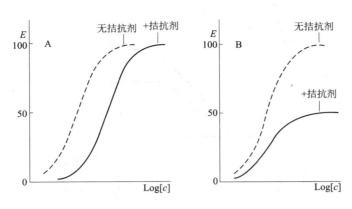

图 3-15 激动剂的效应（E）-浓度（c）关系
A：竞争性拮抗剂存在；B：非竞争性拮抗剂存在

原来激动剂相反的生理效应，这类配体称作反向激动剂。反向激动剂的概念是 1983 年由 Braestru 等首次提出的，他们发现苯二氮䓬类受体配基与受体结合可能产生三种效应：激动剂可减少焦虑（抑制），拮抗剂不产生生物学效应，反向激动剂则诱发惊厥（或兴奋）。在其他类型受体也发现相应的反向激动剂。H_2 受体拮抗剂西咪替丁也是典型的反向激动剂，可以显著降低基础 cAMP 水平和降低基础胃酸分泌。肾上腺素受体 α_2、β_2 和血管紧张素 II 受体等 G 蛋白偶联受体均可出现相似机制。用二态模型可以部分解释激动剂、拮抗剂和反向激动剂的作用，即 G 蛋白偶联受体存在非活性态的受体（R）和活性状态的受体（R*）两种状态。激动剂促使平衡趋向 R* 态，而反向激动剂促使平衡趋于 R 态，拮抗剂抑制激动剂作用，而不影响平衡态（图 3-16）。

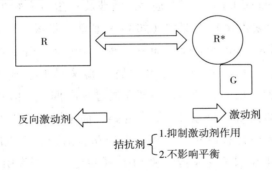

图 3-16 GPCR 激活的二态模型
R*：GPCR 活性态；R：GPCR 非活性态；G：G 蛋白

依据对 R* 和 R 结合的选择性不同，可将配体分为激动剂、部分激动剂、拮抗剂、部分反向激动剂和反向激动剂，其浓度-效应关系见图 3-17。

① 激动剂 激动剂对 R* 比对 R 具有更高的亲和力，即选择性与 R* 结合，使平衡转向受体的激活状态以产生效应。

② 拮抗剂 拮抗剂对活性受体 R* 和非活性受体 R 具有相同的亲和力，并与 R* 和 R 的结合保持动态平衡。拮抗剂可将信号减至基础水平，但不能使信号降低至基础水平以下。拮抗剂自身的净效应是零。

③ 反向激动剂 反向激动剂选择性与非活性受体 R 结合，产生与内源性激动剂相反的效应。与拮抗剂不同，反向激动剂可降低信号至基础水平以下。

④ 部分激动剂 部分激动剂比激动剂对 R* 的亲和力低，但对 R 亲和力较激动剂的高。

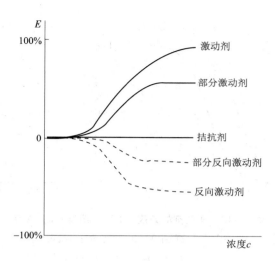

图 3-17　激动剂、部分激动剂、拮抗剂、部分
反向激动剂和反向激动剂的浓度-效应关系

⑤部分反向激动剂（partial inverse agonist）　部分反向激动剂比反向激动剂对 R 亲和力低，但对 R^* 亲和力高于反向激动剂。

(4) 倾向性激动剂（biased agonist）　某些 GPCR 受体的配体，可以选择性地激活某个或几个相应受体的下游信号通路，这种作用称之为倾向性激动（biased agonism），其配体称为倾向性激动剂。这种作用可能与 G 蛋白质偶联、β 阻抑素（arrestin）-信号通路、蛋白内化和脱敏作用等机制有关。典型例子是血管紧张素 II 受体。一般认为 GPCR 引起 ERK1/2 (extracellular signal-regulated kinase 1/2) 通路激活涉及 G 蛋白依赖性性信号通路，或 β-阻抑素 2-信号通路。血管紧张素 II 类似物（如 Ile-血管紧张素 II）属于倾向性 β 阻抑素配体，可激活 ERK 和 MAPK (mitogen-activated protein kinase) 信号通路，但不影响 DAG 活性或磷酸肌醇的转换率。另一个例子是 β-肾上腺素受体。$β_2$ 肾上腺素受体拮抗剂 ICI118551 和普萘洛尔为 Gs 反向激动剂，但却能通过 β 阻抑素-信号通路激活 ERK1/2。类似地，卡维地洛选择性激活 β 阻抑素 2-信号通路，而不影响 G 蛋白信号通路。在某些情况下，这种阻抑素倾向效应是有益的，而 G 蛋白通路激活则会产生副作用。如卡维地洛通过阻抑素通路促进表皮生长因子受体转录和 ERK 磷酸化，这种作用似乎与心脏保护作用有关，而 β-受体偶联 Gs 作用则对心脏有害。

六、受体的调节

受体虽是遗传获得的固有蛋白，但并非固定不变，而经常处于代谢转换的动态平衡状态，其数量、亲和力及效应经常受到各种生理及药理因素的影响。连续用药后药效递减是常见的现象，一般称为耐受性（tolerance）、不应性（refractoriness）、快速耐受性（tachyphylaxis）等。由于受体原因而产生的耐受性称为受体脱敏（receptor desensitization）。N_2-ACh 受体在受激动药连续作用后若干秒内发生脱敏现象，这是由于受体蛋白构象改变，钠离子通道不再开放所致。β-肾上腺素受体脱敏时不能激活 AC 是因为受体与 G-蛋白亲和力降低，或由于 cAMP 上升后引起 PDE 负反馈增加所致。具有酪氨酸激酶活性的受体可被细胞内吞（endocytosis）而数目减少，这一现象称为受体数目的向下调节（down-regulation）。受体与不可逆拮抗药结合后其后果等于失去一部分受体，如银环蛇咬伤中毒时，

N_2-ACh受体对激动药脱敏。与此相反，在连续应用拮抗药后受体会向上调节（up-regulation），反应敏化。例如长期应用普萘洛尔等β-肾上腺素受体拮抗药后，由于受体向上调节，突然停药时会出现反跳反应。

（刘晓东）

扫码"练一练"

扫码"学一学"

第四章 影响药物作用的因素

药物产生的效应常常存在明显的差异,即相同剂量药物在不同个体产生的效应不同,有些病人可能出现明显的疗效,而另一些病人则可能无效或出现明显的不良反应,这种因人而异的药物反应称为个体差异(interindividual variation),这是由于药物在体内的作用受药物和机体的多种因素影响。药物方面的因素主要有药物剂型、剂量、给药途径以及药物相互作用。机体方面的因素主要有年龄、性别、种族、遗传和病理状态、心理和时辰等因素。

第一节 药物方面的因素

一、药物剂型、剂量和给药途径

药物可制成多种剂型并采用不同的途径给药。口服制剂有胶囊剂、片剂、溶液剂等,注射剂有水剂、乳剂和油剂等。一般而言,注射剂比口服制剂的起效快,疗效更为显著,但口服制剂安全、方便、经济,临床应优先选择。溶液剂比片剂和胶囊容易吸收。控释制剂是一种可以控制药物缓慢释放的制剂,其作用更为温和、持久。

剂量不同,机体对药物的反应程度不同,在一定范围内,随着给药剂量的增加,药物作用逐渐增强。如果剂量继续增加,则可产生毒性反应。

同一药物在不同剂量时,药理作用可不同,临床用途也可能不同。例如阿司匹林(aspirin)在小剂量(75~100mg/天)作为抗血小板药物,用于防治血栓形成,中剂量(0.9~1.8g/天)用于解热镇痛,大剂量(3~5g/天)则用于抗风湿。镇静催眠药苯巴比妥(phenobarbital)小剂量服用时可产生镇静作用,增加剂量则产生睡眠作用,较大剂量还会产生抗惊厥、抗癫痫和麻醉作用,过量的苯巴比妥会导致呼吸抑制,造成死亡。

药物可有不同剂型,适用于不同给药途径。不同给药途径药物的起效快慢不同,一般规律是静脉注射>吸入>肌内注射>皮下注射>口服>贴皮。不同厂家生产同一种剂型药物所含的药量相等,称药剂等效性(pharmaceutical equivalance),但药量相同,药效强度也不尽相等。因此需要用生物等效性(bioequivalency)衡量。生物等效性是指在同样试验条件下两种药物在吸收程度和速度无统计学差异。生物等效性检验在新药临床研究中占有极其重要的地位。药物的制备工艺可显著影响药物的吸收和生物利用度,如不同药厂生产的相同剂量的地高辛(digoxin)片,口服后的血浆药物浓度可相差7倍。

给药途径不同,药物的作用和用途可不同。如硫酸镁(magnesium sulfate)注射有镇静、止痉和降压作用,口服则可以导泻和利胆;利多卡因(lidocaine)静脉给药可以治疗心律失常,而皮下或黏膜涂抹可以进行局部麻醉。

给药途径不同,药物的安全性也不同。与口服给药或皮下、肌内注射相比,静脉给药具有见效快、疗效好的优势,但静脉给药,直接入血,是最不安全的一种给药方式。此外静脉输液往往达不到"零微粒"的标准,输液中的较大微粒可造成血管栓塞,导致循环障碍。人们应遵循"可以口服不注射,可以注射不输液"的给药原则。

二、药物相互作用

临床上联合应用两种或两种以上药物的目的在于取得较大的疗效,减少单味药物的用量,减少不良反应。不恰当的联合用药往往由于药物相互作用(drug interaction)而使预期的疗效降低或出现意外的毒性反应。药物相互作用包括药代动力学相互作用和药效学相互作用

1. 药代动力学的相互作用

(1)影响药物吸收 空腹服药吸收较快,食物会影响药物吸收。促进胃排空的药物如西沙比利能增加胃肠蠕动,促使药物迅速进入肠道,加速药物在小肠内吸收;而抗胆碱药抑制胃肠蠕动,同时服用的其他药物滞留在胃内,延缓药物的吸收。

改变胃肠道 pH 值可影响弱酸性或弱碱性药物的解离度,如服用碳酸氢钠可减少弱酸性药物苯巴比妥和阿司匹林等药物吸收。

药物在吸收过程中,有些可发生吸附或络合作用,如地高辛与考来烯胺同时服用,地高辛部分可被考来烯胺络合,而妨碍地高辛的吸收;钙、镁等金属离子能与四环素或者氟喹诺酮类药物形成络合物,影响药物吸收。

(2)影响药物分布和转运 那些与血浆蛋白结合率高、分布容积小、安全范围窄及消除半衰期较长的药物,易受其他药物置换,游离型药物浓度增高而致药物作用加强。如香豆素类抗凝药华法林及口服降血糖药,易受阿司匹林等解热镇痛药置换而分别产生严重出血及低血糖反应。给早产儿或新生儿服用水杨酸或磺胺类药物,由于药物与血浆蛋白结合,可将胆红素从血浆蛋白中置换出来,引起致死性核黄疸症(nuclear jaundice)。

(3)影响药物生物转化 肝药酶诱导药如苯巴比妥、利福平、苯妥英钠等能增加在肝转化药物的消除而使药效减弱。肝药酶抑制药如红霉素等大环内酯类抗生素、异烟肼、氯霉素、西咪替丁、奥美拉唑和酮康唑等唑类抗真菌药物能减慢在肝转化药物的消除而使药效加强。如苯巴比妥与口服抗凝药合用,使抗凝药的代谢加快而失效;利福平与口服避孕药合用,使避孕药的代谢加速而导致意外怀孕;调血脂药物洛伐他汀和阿托伐他汀等主要经肝药酶代谢,它们若与肝药酶抑制剂红霉素等大环内酯类抗生素合用,由于红霉素等药物抑制他汀类药物的代谢,导致他汀类药物的血药浓度升高和横纹肌溶解的风险显著增加。

(4)影响药物肾排泄 肾脏是药物排泄的重要器官,药物由肾小球滤过或肾小管分泌排泄而进入肾小管,进入肾小管部分药物可在肾小管被重吸收。肾小管分泌药物是一主动转运过程,需有载体参加,但它们的转运能力有限,故若两个分泌机理相同的药物合并应用时,可发生竞争性抑制作用。例如,丙磺舒可抑制青霉素的肾小管分泌,提高其血药浓度,延长并增强其药效。

进入肾小管部分药物可在肾小管被重吸收,这是被动转运过程,主要取决于药物在尿中解离度。碱化尿液可加速弱酸性药物肾排泄,而减慢弱碱性药物肾排泄。例如碱化血液可使弱酸性药物苯巴比妥重吸收减少,排泄增加,用于其中毒解救。

2. 药效学相互作用 药效学相互作用是指联合用药后,发生药物效应变化。有两种情况,一是联合用药后出现药效增强,或毒副作用减轻,这是联合用药的目的;二是联合用药后出现药效减弱或毒副作用增强,对治疗不利,应该尽量避免。

(1)协同作用(synergism) 两药同时或先后使用,可使原有的药效增强,称为协同作用。

①增强作用（potentiation） 若两药合用的效应大于单个效应的代数和，称之为增强作用。例如硫酸阿托品与胆碱酯酶复活剂（解磷定或氯磷定）联用，产生互补作用，可减少阿托品用量和不良反应，提高治疗有机磷中毒的疗效。磺胺甲噁唑与甲氧苄啶合用，有协同抑菌和杀菌作用，前者抑制二氢叶酸合成酶，后者抑制二氢叶酸还原酶，使细菌的叶酸代谢受到双重阻断

② 相加作用（addition） 若两药合用的效应是两药分别作用的代数和，称其为相加作用。在高血压的治疗中，常采用两种作用机制不同的药物合用，可使降压作用相加，而各药剂量减少，不良反应降低，如β受体阻断药阿替洛尔与利尿药氢氯噻嗪合用后，降压作用相加；将阿片类镇痛药与解热镇痛药配伍制成复方制剂，如阿司匹林可待因片，发挥了中枢和外周双重镇痛作用，提高了药效。

③ 增敏作用（sensitization） 指某药可使组织或受体对另一药的敏感性增强。例如钙增敏药如左西孟旦，是新一代用于心衰药物，能增加肌钙蛋白C（troponin C，TnC）对Ca^{2+}敏感性，可在不增加细胞内Ca^{2+}浓度的情况下，增强心肌收缩力，避免内钙过高造成的损伤。又如排钾利尿剂可使血浆钾离子浓度降低，使心脏对强心苷类药敏感化，容易产生心脏毒性，发生严重心律失常。

协同作用也可能导致毒副作用增加。如庆大霉素等氨基糖苷类药物与肌松药合用时，则加强和延长肌松药的肌松作用，甚至引起呼吸麻痹，这是由于链霉素具有阻断神经肌肉接头作用。故在合用药物时，应注意防止不良反应，因为若使用不当，也可导致毒副作用协同。

（2）减少药品不良反应 阿托品与吗啡合用，可减轻后者所引起的平滑肌痉挛而加强镇痛作用。普萘洛尔与硝酸酯类产生抗心绞痛的协同作用，并抵消或减少各自的不良反应；普萘洛尔与硝苯地平普通片合用，增强抗稳定型和不稳定型心绞痛作用，减少硝苯地平所造成的心悸、心慌等不良反应。

（3）拮抗作用（antagonism） 联合用药后使原有的效应减弱，小于他们分别作用的总和，称为拮抗作用。拮抗作用常见于受体的拮抗药与激动药之间的相互作用，可用于药物中毒的解救，如阿片受体激动药吗啡中毒时，可用阿片受体拮抗药纳洛酮拮抗其呼吸抑制及其他中枢抑制症状。

①药理性拮抗（pharmacological antagonism） 指当一药物与特异性受体结合后，阻止激动药与其结合，如β受体拮抗药普萘洛尔可拮抗异丙肾上腺素的β受体激动作用，上述两药合用时的作用完全消失又称抵消作用；而两药合用时其作用小于单用时的作用则称为相减作用，如克林霉素与红霉素联用，两药均与细菌核糖体50S亚基结合发挥抗菌作用，红霉素阻碍克林霉素与细菌核糖体50S亚基结合，造成疗效降低，产生拮抗作用。

②生理性拮抗（physiological antagonism） 指两个激动药分别作用于生理作用相反的两个特异性受体。如组胺可作用于H_1组胺受体，收缩支气管平滑肌，扩张血管，增加毛细血管通透性，引起血压剧烈下降，甚至发生休克。肾上腺素作用于β肾上腺素受体，松弛支气管平滑肌；作用于α肾上腺素受体，收缩血管，升高血压，可迅速缓解休克症状，用于抢救过敏性休克。

③化学性拮抗（chemical antagonism） 如肝素过量可引起出血，用静注鱼精蛋白注射液解救，因后者带有大量正电荷的蛋白，能与带有大量负电荷的肝素形成稳定的复合物，使肝素的抗凝血作用迅速消失，这种类型拮抗称为化学性拮抗。

④生化性拮抗（biochemical antagonism） 如苯巴比妥诱导肝微粒体酶，使苯妥英钠代谢加速，药效降低，这种类型拮抗称为生化性拮抗。

第二节 机体方面的因素

一、年龄

1. 儿童 儿童生长发育期，组织器官尚未发育成熟，代谢功能尚未完善。因此，若药物使用不当，易发生不良反应，甚至引发药源性疾病。

小儿体液的比例与成人不同，水盐转换率也较成人快，对那些影响代谢的药物特别敏感。婴幼儿体液占体重比例较大，对影响水盐代谢和酸碱平衡的药物敏感性要高于成人。例如解热药使用不当会导致出汗过多，造成脱水虚脱。小儿处于生长发育时期，还应该特别强调长期应用激素药物对体质的影响和中枢抑制性药物对智力的影响。

新生儿特别是早产儿，肝功能尚未发育完善，对那些在肝脏生物转化的药物也特别敏感。例如新生儿肝脏缺乏葡萄糖醛酸转移酶，对氯霉素生物转化缓慢，服用氯霉素可致灰婴综合征。

婴儿血-脑屏障发育未尽完善，新生儿至两岁的儿童对吗啡特别敏感，易致呼吸中枢抑制的原因即在此；而对尼可刹米、氨茶碱易引起中枢兴奋而致惊厥。

新生儿肾功能发育不完善，对某些药物排泄缓慢，血浆 $t_{1/2}$ 较成人为长。如氨基糖苷类抗生素，经肾排泄，儿童排泄速率减慢，而致血药浓度过高，产生耳毒性，造成听觉损害，引起药源性耳聋。

儿童骨骼、牙齿等正处于生长发育期，一些药物可使儿童生长出现异常和障碍。四环素可与钙离子结合，沉积于骨骼和牙齿，抑制骨骼发育，并可导致牙釉质发育不全并出现黄色沉积，临床称为"四环素牙"，因此妊娠、哺乳期妇女及8岁以下儿童禁用四环素类药物。氟喹诺酮类药物可造成软骨发育障碍，引起幼龄动物关节损伤，故禁用于妊娠、哺乳期妇女以及18岁以下小儿及青少年。

2岁以下婴幼儿，服用感冒药、咳嗽类非处方药物，包括减鼻充血剂、祛痰剂、抗组胺药及止咳药，可能发生少见、致命性的毒副作用，如痉挛、心率加快、意识障碍，甚至死亡。美国FDA禁止2岁以下婴幼儿服用感冒药，另外，美国FDA建议6~11岁的儿童不宜服用成人感冒药。

在儿童感染病毒性疾病如流感、水痘、麻疹、流行性腮腺炎等使用阿司匹林退热时，偶可引起急性肝脂肪变性-脑病综合征（瑞夷综合征），病毒感染患儿禁止使用阿司匹林，可用对乙酰氨基酚代替。另外儿童发热须慎用尼美舒利，尼美舒利可造成重症肝损害和中枢神经损伤，禁止尼美舒利口服制剂用于12岁以下儿童。

2. 老年人 老年人因生理功能衰退，对药物的代谢和排泄功能减弱，大部分药物会产生更强、更持久的作用；机体组成发生变化，如老年人脂肪所占比例增大，药物分布容积发生相应的改变。因此，老年人的用药量一般应考虑酌减，用药量一般应低于成年人。

老年人神经系统功能减退、脑细胞数量、脑血流量和脑代谢均降低，对中枢神经系统药敏感性增加，服用镇静催眠药次日，出现思维迟缓、运动障碍、步履蹒跚、肌无力等"宿醉现象"后遗效应明显。老年人的药物作用靶点敏感性发生变化，作用于中枢神经系统的药物如三环类抗抑郁药物易导致精神错乱。

老年人心血管系统发生改变,如心肌收缩减弱、心脏充盈受限、心脏收缩期延长、心脏耗氧和能量需要增加,对应激适应性降低,应用钙拮抗药或 β 受体阻断剂可加重充血性心力衰竭;老年人血压调节功能变差,应用血管扩张剂、α 受体阻断剂后容易导致体位性低血压;利尿药是治疗老年患者水肿和慢性心功能不全的主要药物,但由于老年人自稳机制差,应调整剂量,防止血容量减少和电解质紊乱;地高辛能改善伴有房颤的老年心衰患者症状,但因老年人肾功能减退,应减少维持剂量。

老年人胃肠道平滑肌张力下降,消化功能减弱,长期服用非甾体抗炎药易诱发或加剧胃溃疡甚至造成出血或穿孔;阿托品等抗胆碱药易致尿潴留、便秘及青光眼等。

二、性别

女性的体重一般轻于男性、脂肪占体重的比率高于男性,而体液总量的比率则低于男性,这些因素都会影响到药物的体内分布情况。此外,女性还有月经、妊娠、分娩及哺乳等特殊的生理时期,对药物的使用都会造成较大的影响。用药应予注意,例如月经期应避免使用泻药或抗凝药物,以免月经增多,出血不止。哺乳期也要警惕药物随乳汁分泌对婴儿的影响。女性病人应用雄激素或同化激素较易发生第二性征改变。

孕期要注意避免使用药物,特别是易致畸胎及流产的药物。尤其受孕后 3~8 周,禁止使用抗病毒药物利巴韦林、四环素类药物、抗代谢药物、烷化剂、氨基糖苷类抗生素、抗凝药物华法林、他汀类降脂药物、抗甲状腺药物和一些激素(米非司酮、炔诺酮、缩宫素等)。即使一些毒副作用较小的药物,也应在医师指导下用药。

三、遗传和病理状态

1. 遗传因素 遗传是药物代谢和效应的决定因素。在影响个体差异诸因素中,遗传因素是起决定性作用的,例如双香豆素 $t_{1/2}$ 的个体差异可达 10 倍之多,但在同卵孪生子之间,不存在显著个体差异。

不同种族在遗传背景(基因型)、文化风俗、食物来源和习惯等方面的长久差异,造成药物代谢酶的活性、药物作用靶点的敏感性等方面都有显著的差别。例如:在服用普萘洛尔后,中国人在血压、心率等指标方面的变化要比白种人更敏感,而白种人则又比黑种人的更敏感些。

基因是决定药物代谢酶、药物转运蛋白、受体活性和功能表达的结构基础,基因的突变可引起所编码的药物代谢酶、转运蛋白和受体蛋白氨基酸序列及功能异常,是产生药物效应个体差异和种族差异的主要原因。随着遗传药理学的快速发展,将越来越多的了解遗传因素对药物在个体的药代动力学和药效学差异的影响。在此基础上,通过遗传检测可以对患者实施个性化治疗(individualized therapy),也即精准医学(precision medicine)。

遗传因素引起的异常如下。

(1) 种族差异 许多药物经肝乙酰化而灭活,但肝使药物乙酰化的速度在人群中有明显差异,一般分为快乙酰化(快速失活)和慢乙酰化(缓慢失活)两型。不同种族间差异很大,中国人和日本人多为快乙酰化型,白种人多为慢乙酰化型。

快乙酰化者口服一次剂量的异烟肼后,血浆药物浓度仅 1 μg/ml,血浆 $t_{1/2}$ 为 45~100 分钟;而慢乙酰化者血药浓度高达 4~5 μg/ml,$t_{1/2}$ 可达 2~4.5 小时,所以慢乙酰化型者长期服用异烟肼约有23%患多发性外周神经炎,而快乙酰化者则发生率较低,但易致肝损害。

（2）特异质反应　葡萄糖-6-磷酸脱氢酶（G-6-PD）缺陷是人类常见的遗传缺陷。不同地区发生率也不同,我国长江以北各省较少见,长江流域约3.3%,广东约8.6%（尤其多见于梅县地区客家人）,美国黑人和菲律宾人则高达13%。G-6-PD缺乏患者进食蚕豆或服用治疗量的伯氨喹、奎宁、对乙酰氨基酚、磺胺药、维生素K等易致溶血性特异质反应。G-6-PD可维持红细胞内谷胱甘肽（GSH）的含量,而GSH是防止溶血所必需的。

骨骼肌松弛药琥珀胆碱在血液中迅速被假性胆碱酯酶灭活,作用短暂（仅2~3分钟）,遗传性假性胆碱酯酶缺陷患者酶活性很低,琥珀胆碱作用可长达数小时,甚至可引起部分或完全呼吸暂停。

（3）种属差异　不同种属动物之间（包括人类）对同一药物的作用和药代动力学有很大差异,称之为种属差异。例如对人、犬、鼠给予吗啡,表现为抑制作用；相反,对猫、虎、马应用吗啡后则表现为兴奋作用。人和动物之间存在各种生理、代谢等方面的差别,例如,沙利度胺（thalidomide）致畸悲剧发生后,人们才发现,反应停在大鼠和人体代谢存在根本差异。大鼠体内缺少一种把反应停代谢成有害异构体的酶,因此,大鼠不会引起畸胎,反之,人体存在这种酶,容易发生致畸性。

新药研究趋向于采用所谓"专家式"的动物,如过敏反应实验动物选用豚鼠；高血压实验动物常用大鼠、兔；呕吐实验动物选用狗、猫和鸽；解热和热源检查用家兔；动脉粥样硬化实验动物选用兔和猪。因此,临床前药效学研究既要考虑种属问题,也要考虑到种属间的剂量换算问题,严禁将动物剂量直接用到人。

2. 病人本身的病理状态　疾病本身能导致药代动力学和药效动力学的改变。肝功能、肾功能损伤会容易引起药物在体内蓄积,产生过强或过久的效应,甚至发生毒性反应。

严重肝功能不全者由于肝脏的生物转化速率减慢,经肝代谢药物的作用将被加强并延长,而在肝活化的药物的作用则被减弱,如可的松、泼尼松等需在肝脏经生物转化起效的药物作用减弱。肾功能不全时药物排泄减慢,主要经肾脏排泄消除的氨基糖苷类药物、多数头孢菌素类药物,$t_{1/2}$延长,此时必须延长给药间隔,否则易致蓄积中毒。他汀类药物需在肝脏生物转化、肾脏排泄,当患者肝、肾功能障碍时,使他汀类药物转化、排泄减慢,血药浓度升高,发生横纹肌溶解的危险显著增加。

此外还应注意病人有无潜在性疾病,否则用药后可能诱发。例如糖皮质激素和氟喹诺酮类抗菌药,提高中枢神经系统兴奋性,可诱发癫痫或精神失常,有此两类病史者禁用；同时,这两类药物也会诱发新生糖尿病或加重糖尿病,潜在糖尿病人,慎用这些药物。

四、心理因素

患者的精神状态与药物疗效关系密切,安慰剂（placebo）是不具药理活性的剂型（如含乳糖或淀粉的片剂或含盐水的注射剂）,但从广义上讲,安慰剂还包括那些本身没有特殊作用的医疗措施如假手术等。安慰剂产生的效应称为安慰剂效应（placebo effect）。安慰剂对于头痛、心绞痛、手术后痛、感冒咳嗽、神经官能症等能获得一定的疗效,是通过心理因素取得的。安慰剂对心理因素控制的自主神经系统功能影响较大,如血压、心率、内分泌、性功能等。

安慰剂效应主要由患者的心理因素引起,主要是因为患者对药物和医师的信赖。患者在给药后,会发生一系列精神和生理上的变化,当医师对疾病的解释及预后的推测给患者带来乐观消息时,患者的紧张情绪可大大缓解,安慰剂效应会比较明显。由于安慰剂效应的广泛存在,在评价药物的临床疗效时,应充分考虑对药效评价的影响。因此在新药临床研究中,须设立安慰剂组,作为实验的空白对照,排除新药可能引发的安慰剂效应,消除主观因素对药效评价的影响。

临床用药时,应鼓励患者以积极乐观的态度,正确对待疾病、积极治疗,不仅能减轻疾病痛苦的主观感受,还能提高机体对疾病的抵御能力,有利于疾病的治疗,对于情绪不佳、精神状态不佳的病人尤应多加注意,氯丙嗪、利血平、肾上腺皮质激素及一些中枢抑制性药物在抑郁病人可能引发悲观厌世倾向,用药时应慎重。

五、时辰因素

机体内的许多生理活动会按时间顺序呈现出有规律的周期性变化,这种规律性的变化叫作生物节律,亦称生物钟。这种节律性对药物效应会产生重要的影响,由此还产生了药理学的重要分支——专门研究药物效应及体内过程与机体生物节律相互关系的时辰药理学(chronopharmacology),以及药物制剂的新类别——定时释药系统。

为了获得最佳的药物效果,药物的给药时间、方式都应尽力与人体生理节律同步化。例如:肾上腺皮质分泌氢化可的松具有昼夜节律性,分泌高峰在上午8时左右,中午开始下降,午夜(0时)前后为低谷。如果把糖皮质激素给药时间安排在清晨7~8时,与人体的生理节律同步化,可使外源性糖皮质激素类药物与内源性糖皮质激素对下丘脑-垂体-肾上腺轴负反馈抑制作用时间一致,减弱药物对促肾上腺皮质激素(ACTH)分泌的抑制以及对肾上腺皮质功能的抑制;人的血压在一日内发生波动,一般在上午6:00~10:00、下午4:00~8:00较高,午夜最低,呈"两高一低"的现象,如果抗高血压药物一天给药一次,服药时间宜选择清晨7时左右,如一日两次,宜在清晨7时和下午4时;人体内胆固醇的合成有昼夜节律性,在午夜至清晨之间合成最旺盛,故洛伐他汀、普伐他汀等他汀类药物,采用每日睡前顿服,代替每日三次服药,效果更佳;与正常人相比,哮喘病人呼吸道阻力增加,通气功能下降,呈现昼夜节律性变化,夜间或清晨,易诱发哮喘。其治疗药物也有昼夜节律的差异,一日一次的抗哮喘药多在睡前半小时服用为宜。

六、机体对药物反应的变化

在连续用药一段时间后机体对药物的反应可能发生改变:

1. **快速耐受性(tachyphylaxis)** 药物在短时内反复应用数次后药效递减直至消失。例如麻黄碱在静脉注射3~4次后升压反应逐渐消失,临床用药2~3天后对支气管哮喘就不再有效。这是由于其作用机制主要在于促进神经末梢释放儿茶酚胺,当释放耗竭时即不再有作用。

2. **耐受性(tolerance)** 机体连续多次用药后,其反应性逐渐降低,需要加大药物剂量才能维持原有疗效,这种现象称为耐受性。如中枢神经系统抑制药巴比妥类和抗心绞痛药物硝酸酯类等。耐受性在停药后可消失,再次连续用药又可发生。机体形成耐受性的机制有多种:药物诱导肝药酶,加速了自身代谢;连续用药使受体向下调节,对药物的反应性降低;机体调节机制产生适应性变化等。多数药物的耐受性是逐渐产生的,但也有少数药物很快产生耐受,造成快速耐受性。

3. 依赖性（drug dependence） 依赖性指长期应用某种药物后，机体对这种药物产生生理性或精神性的依赖和需求。依据药物使人体产生的依赖性和危害人体健康的程度、通常分为躯体依赖性和精神依赖性。

（1）躯体依赖性（physical dependence） 也称生理依赖性（physiological dependence）。躯体依赖性是指反复用药后，机体调整内稳态而产生的适应（耐受）状态，中断用药后可产生一种强烈的躯体方面的损害即为戒断综合征（abstinence syndrome），表现为流涕、流泪、哈欠、腹痛、腹泻和周身疼痛等。

（2）精神依赖性（psychological dependence） 也称心理依赖性，是指用药后产生愉快满足的感觉，使用药者在精神上渴望周期性或连续用药，以达到舒适感。

4. 成瘾性 药物长期使用使人产生一种要周期性连续性地用药欲望，产生强迫性用药行为，以满足或避免不适感，称成瘾（addiction），用药目的是追求精神效应，追求欣快感（euphoria），有强烈的渴求感，出现觅药行为。

成瘾是药物滥用（drug abuse）的重要原因，药物滥用是指无病情根据的大量长期的自我用药，必须控制和慎用可产生依赖性的药物，但对于慢性疼痛或癌症患者而言，采用阿片类控释制剂、缓释制剂或透皮给药，可避免出现峰浓度，避免或减少了成瘾、滥用的危险。大量事实证明，对慢性疼痛和癌症患者，合理而正确使用镇痛药，出现心理渴求、觅药行为者少，不易成瘾。

为防止药物滥用，必须控制和慎用麻醉药品和成瘾性精神药物。麻醉和精神药品的滥用对用药者和社会危害巨大。吗啡、可卡因、印度大麻及其同类药都属于麻醉药品。苯丙胺类、巴比妥类、苯二氮䓬类等亦被列入国际管制的成瘾性精神药物。

5. 耐药性 病原体及肿瘤细胞等对化学治疗药物敏感性降低称为耐药性（drug resistance），也称抗药性。在抗癌化学治疗中也有类似抗生素的抗药性问题。

（龚晓健）

扫码"练一练"

扫码"学一学"

第五章 外周神经药理学概述

外周神经系统分为传入神经系统和传出神经系统。作用于传出神经系统的药物主要通过影响传出神经的递质及其受体而产生作用,作用于传入神经的局部麻醉药通过可逆性地阻断感觉神经冲动的发生与传导而产生作用。

第一节 外周神经系统的分类

一、解剖学分类

外周神经系统由中枢外的神经和神经节组成,从功能上分为传入和传出神经系统。

1. 传入神经系统(afferent nervous system) 躯体和内脏的感觉神经纤维将体内外的各种刺激转变为神经信号向中枢传递,感觉神经纤维构成传入神经和传入神经系统。

2. 传出神经系统(efferent nervous system) 中枢神经系统将需要执行的信息经传出神经下达指令到各效应器,调节器官活动,使其适应内外环境的变化。传出神经系统由自主神经系统(autonomic nervous system)和运动神经系统(motor nervous system)组成(图5-1)。

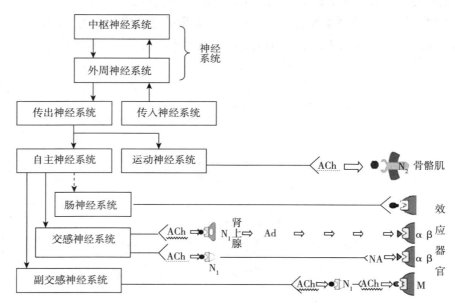

图5-1 神经系统的分类和构成
ACh:乙酰胆碱;NA:去甲肾上腺素;N:N受体;α:α受体;β:β受体

(1)自主神经系统 自主神经从中枢发出,经神经节交换神经元后到达效应器。自主神经主要支配平滑肌、心肌、腺体的活动和能量代谢,这些功能不受意识控制,而是在神经系统本身自动调节下进行。自主神经又分为交感神经(sympathetic nerve)和副交感神经(parasympathetic nerve)。

①交感神经 其节前纤维从脊髓胸腰段灰质侧角发出，末梢在交感神经链的神经节与节细胞交接，次级神经元的节后纤维传出至效应器。交感神经链位于脊椎旁，交感神经节多数离效应器官较远，因而节前纤维短，节后纤维长。

②副交感神经 起源于脑干内第Ⅲ、Ⅶ、Ⅸ、Ⅹ对脑神经的神经核以及脊髓骶段。其神经节分散在效应器官附近和效应器官内。节前纤维在远离中枢而靠近效应器的神经节交换神经元。节前纤维长，节后纤维短。

此外，由肠道、胰腺和膀胱的大量神经元细胞及神经胶质细胞组成的肠神经系统（enteric nervous system）。其功能独立于中枢神经系统，接受肠感觉神经传入，受自主神经调制。通过调节平滑肌舒缩和腺体分泌，调控肠道的分泌、吸收及蠕动。

（2）运动神经系统 运动神经自中枢发出后，直接到达支配的骨骼肌。一个运动神经的轴突可有100多个分支，每个分支连接一个肌纤维，组成一个运动单元。

二、药理学分类

神经元之间的信息传递依靠突触末梢释放的递质（neurotransmitter）完成。传出神经的递质主要有乙酰胆碱（acetylcholine，ACh）和去甲肾上腺素（noradrenalin，NA）。传出神经根据末梢释放的递质分为胆碱能神经和去甲肾上腺素能神经。

1. 胆碱能神经 胆碱能神经兴奋时，其末梢主要释放ACh。它包括：①副交感神经的节前和节后纤维；②交感神经的节前纤维和极少数交感神经的节后纤维如支配汗腺分泌和骨骼肌血管舒张的交感神经节后纤维；③运动神经；④支配肾上腺髓质的交感神经。

2. 去甲肾上腺素能神经 去甲肾上腺素能神经兴奋时，其末梢主要释放NA。绝大多数交感神经节后纤维属此类神经。

此外，某些交感纤维如支配肾血管的交感神经节后纤维还存在多巴胺能神经，兴奋时释放多巴胺（dopamine）。在肠神经系统，还有非肾上腺素能非胆碱能神经，其末梢释放肽类、嘌呤类递质。

另外，神经兴奋时释放的物质很少是单一递质，常同时释放多种物质。一个神经元内存在两种以上递质的现象称为递质共存。这种与主要递质共存的递质称为共递质。目前在外周交感神经发现的共递质有：5-羟色胺、组胺、ACh、生长抑素、神经肽Y、脑啡肽、降钙素基因相关肽等。递质共存扩大了神经调节的范围，使神经调节更加多样化，更趋完善和精确，以适应复杂调节的不同需要。尽管神经递质的种类很多，但一个神经元不同末梢释放的递质是相同的。

3. 神经的分布和效应

（1）运动神经支配骨骼肌的精确随意运动。

（2）自主神经系统如图5-2所示，自主神经系统支配内脏、血管及腺体。如平滑肌舒缩、心脏收缩、激素分泌和代谢等。当去甲肾上腺素能神经兴奋时，兴奋心脏、收缩皮肤黏膜和内脏血管、升高血压、松弛支气管和胃肠道等平滑肌、扩大瞳孔等，有利于机体适应环境的急剧变化。胆碱能神经兴奋时，表现为心脏抑制、血管扩张、血压下降、平滑肌收缩、瞳孔缩小等，有利于休整和积蓄能量。自主神经系统支配效应器有以下特点。

①双重支配 大多数器官如心脏、内脏平滑肌、眼睛、腺体等同时接受去甲肾上腺素能神经和胆碱能神经的双重支配，共同调节内脏器官活动。

②优势支配 交感神经在全身的分布比副交感神经广泛，例如皮肤和肌肉的血管、汗

腺、竖毛肌及肾上腺髓质只有交感神经支配。同时接受交感神经和副交感神经支配的器官，其中以一个神经支配占优势。例如交感神经对心肌的兴奋作用强于副交感神经的抑制作用，副交感神经对胃肠道平滑肌的兴奋作用强于交感神经的抑制作用。即交感神经对心肌的支配占优势，副交感神经对胃肠道平滑肌的支配占优势。

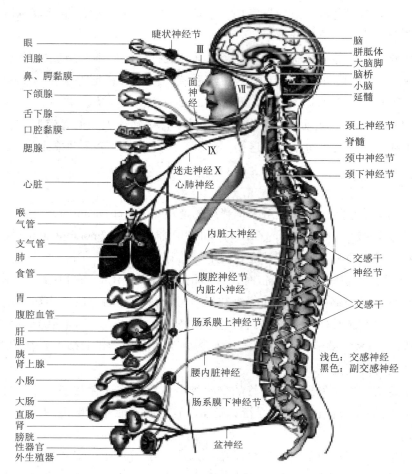

图 5-2　自主神经系统分布示意图

③对立统一　交感神经和副交感神经兴奋时产生的效应往往相互拮抗，但在中枢神经系统的调节下，它们的整体效应是协调统一。即从兴奋和抑制两个不同的方面共同调节而表现为整体上的协调一致。如运动时，交感神经兴奋，使心脏活动增强；而副交感神经抑制，使其对心脏的抑制作用减弱。其共同的调节作用是心输出量明显增加，以满足活动的需要。

第二节　传出神经系统的递质

神经通过递质完成信息在神经元与神经元或效应器之间的传递，传出神经药物主要通过影响递质的合成、贮存、释放、失活及与受体的结合等环节产生效应。

一、突触的结构

神经元的轴突末梢与次一级神经元的胞体或突起衔接的部位称为突触（synapse）。运动神经末梢与骨骼肌的接头部位称为神经肌肉接头，即运动终板。神经末梢与次级神经元或效应器细胞间的间隙，称为突触间隙（synaptic cleft）。构成间隙的神经末梢的细胞膜称为突触前膜，与其相对的次级神经元或效应器的细胞膜称为突触后膜。突触由突触前膜、突触间隙和突触后膜组成。传出神经末梢分成许多细微的神经纤维，其中有串珠状的膨胀部分称为膨体（varicosity），内含囊泡（vesicle）。囊泡中含有高浓度的神经递质。

二、神经冲动的化学传递

冲动在突触的传递通过神经递质介导，当神经冲动到达神经末梢时，膜去极化，使突触前膜的 Ca^{2+} 通道开放，Ca^{2+} 内流，囊泡膜与突触前膜的负电位降低，囊泡前移，囊泡膜蛋白与突触前膜蛋白相互作用，使膜融合，形成裂孔，排出囊泡中的递质。递质作用于突触后膜的受体，产生效应，实现神经冲动的化学传递。

三、递质的合成、贮存、释放和失活

（一）乙酰胆碱

ACh 主要在胆碱能神经末梢细胞质内合成。胆碱和乙酰辅酶 A（acetyl coenzyme A）是合成 ACh 的主要原料，胆碱经膜转运体从细胞外主动转运至胞内，此过程是合成 ACh 的限速因素。胆碱乙酰化酶（choline acetylase）催化胆碱和乙酰辅酶 A 合成 ACh。合成的 ACh 贮存于囊泡中（图 5-3）。ACh 以胞裂外排方式释放到突触间隙。囊泡为神经末梢释放 ACh 的单元，每个囊泡内的 ACh 释放量即为一个量子。在静息状态下，少量的 ACh 缓慢释放，在突触后膜产生小终板电位，维持效应器的生理反应性。当神经冲动到达神经末梢时，可有 100~300 个囊泡同时释放 ACh。

释放后的 ACh，穿过突触间隙，与突触后膜上的受体结合，产生效应，完成信息在突触间的传递。突触间隙有胆碱酯酶（acetylcholinesterase，AChE），可在数毫秒内将突触间隙的 ACh 水解成胆碱和乙酸，以保证冲动传递的即时性。水解生成的胆碱可被神经末梢再摄取，以合成新的 ACh。

（二）去甲肾上腺素

NA 主要在神经末梢的膨体合成，酪氨酸是合成的基本原料。酪氨酸由载体转运进入神经元后，在酪氨酸羟化酶（tyrosine hydroxylase）的催化下生成多巴，再经多巴脱羧酶（dopa decarboxylase）作用脱去羧基生成多巴胺（dopamine）。多巴胺经囊泡膜上的单胺转运蛋白主动转运进入囊泡，经囊泡中多巴胺 β-羟化酶（dopamine β-hydroxylase）催化，生成 NA。肾上腺髓质囊泡中的苯乙醇胺-N-甲基转移酶，可催化 NA 转化成肾上腺素。酪氨酸羟化酶是 NA 合成的限速酶。NA 合成后贮存于囊泡，当神经冲动到达末梢时，以胞裂外排的方式释放至突触间隙（图 5-3）。

释放到突触间隙的 NA，与突触后膜的受体结合，激动受体产生效应；与突触前膜受体结合调节递质释放。突触间隙的 NA 通过两种方式消失。①突触前膜的单胺转运蛋白以主动转运方式摄取 NA，这种摄取称为摄取 1（uptake 1），摄取释放量的 75%~95%，是终止 NA 作用的主要方式。摄取进入神经末梢的 NA 大部分经囊泡膜上的单胺转运蛋白转运进入囊泡。未进入囊泡的 NA 可被胞质液中线粒体膜上的单胺氧化酶（monoamineoxidase，MAO）破坏。②被非神经组织如心肌、血管、肠道平滑肌及神经胶质细胞等摄取，该摄取称为摄取 2（uptake 2）。摄取后的 NA 被细胞内的儿茶酚氧位甲基转移酶（catechol - O - methyltransferease，COMT）和 MAO 破坏。与摄取 1 相比，摄取 2 的生理学意义较小。

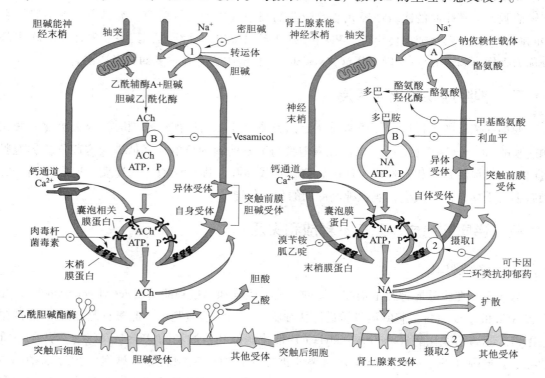

图 5-3　胆碱能神经和肾上腺素能神经末梢递质的生物过程示意图

第三节　传出神经系统的受体及药物作用方式

一、受体的分类

传出神经的受体位于突触后膜、突触前膜和效应器细胞膜，是递质传递信息、产生效应的物质基础。受体根据与之结合的递质或激动剂而命名和分类。

（一）胆碱受体

能与 ACh 结合的受体称为胆碱受体（cholinoceptor）。副交感神经节后纤维和极少数交感神经节后纤维支配的效应器上的胆碱受体对毒蕈碱（muscarine）敏感，这些胆碱受体称为毒蕈碱型胆碱受体，简称 M 胆碱受体或 M 受体。神经节及骨骼肌细胞上的胆碱受体对烟碱（nicotine）敏感，故称为烟碱型受体，简称 N 胆碱受体或 N 受体。

依据阻断剂对受体的特异性和受体分子的克隆将受体进一步分类。发现 M 受体有多种亚型，其中 M_1 受体主要存在于神经节 - 胃壁细胞和中枢神经系统；M_2 受体主要分布在心肌、外周神经元以及平滑肌；M_3 受体分布于平滑肌和外分泌腺、血管内皮；M_4 受体主要分布于眼。不同组织可有几种 M 受体亚型同时存在。N 受体根据其分布部位的不同，将分布在神经节的 N 受体称为 N_1 受体或 N_N 受体；将分布在骨骼肌细胞上的 N 受体称为 N_2 受体或 N_M 受体。

(二) 肾上腺素受体

能与 NA 或肾上腺素结合的受体称为肾上腺素受体（adrenoceptor）。再根据其对激动剂和拮抗剂亲和力的不同，分为 α 肾上腺素受体（简称 α 受体）和 β 肾上腺素受体（简称 β 受体）。

1. α 肾上腺素受体 α 受体可被 NA 激动，被酚妥拉明阻断。α 受体进一步分为 α_1 和 α_2 两种亚型。α_1 受体可被去氧肾上腺素激动，被哌唑嗪阻断。α_2 受体可被可乐定激动，被育亨宾阻断。α_1 受体和 α_2 受体各克隆出 3 种亚型。

α_1 受体主要分布于血管、虹膜辐射肌、胃肠和膀胱括约肌、子宫、竖毛肌和腺体等；α_{1A} 受体绝大部分分布在脑、心脏、血管、肝、输精管、肾上腺，小部分分布在肾脏、前列腺；相对于其他组织，α_{1B} 受体在脑、心脏分布较高，α_{1D} 受体在脑分布较高。而 α_2 受体分布在肝细胞、血小板、血管平滑肌和突触前膜。

2. β 肾上腺素受体 β 受体可被异丙肾上腺素激动，被普萘洛尔阻断。β 受体有 3 种亚型。在心脏上的 β 受体主要是 β_1 受体，占心脏 β 受体总数的 80%，而支气管和血管平滑肌的 β 受体则主要是 β_2 受体。β_3 受体主要分布于脂肪细胞。

(三) 多巴胺受体

多巴胺受体（dopamine receptor）是能与多巴胺结合的受体，简称 D 受体，至少有 5 种亚型。根据药理作用和结构特征，将其分为 D_1 受体家族（D_1、D_5 受体）和 D_2 受体家族（D_2、D_3、D_4 受体）。D_1 受体家族分布于外周效应器，主要在肾血管平滑肌；D_2 受体家族分布于突触前膜和平滑肌。

二、受体的效应

1. 胆碱受体 M 受体激动的主要效应为心率减慢、内脏（支气管、胃肠道、子宫、膀胱等）平滑肌收缩、腺体分泌、瞳孔缩小、心肌收缩力减弱、血管扩张等。N_N 受体激动的效应是神经节兴奋。N_M 受体激动的主要效应是骨骼肌收缩（表 5-1）。

2. 肾上腺素受体 α_1 受体激动的主要效应是血管（皮肤黏膜、肾、脑、肝、肠等内脏）收缩、瞳孔扩大等。β_1 受体激动的主要效应是心率加快、心脏收缩加强、肾素分泌、脂肪分解等。β_2 受体激动时引起支气管平滑肌松弛、骨骼肌血管和冠状动脉扩张、糖原分解等。

表 5-1 传出神经系统受体效应

效应器		去甲肾上腺素能神经		胆碱能神经	
		受体	效应	受体	效应
心脏	窦房结	β_1 β_2	心率加快#	M_2	心率减慢=
	传导	β_1 β_2	传导加快*	M_2	传导减慢=
	收缩性	β_1 β_2	收缩增强*	M_2	收缩减弱-
血管平滑肌	皮肤，黏膜	α	收缩#	M	舒张-
	内脏	α	收缩#		
		β_2	舒张-		
	骨骼肌	β_2	舒张=	M（交感）	舒张-
		α	收缩+		
	冠脉	β_2	舒张=	M	舒张-
	内皮			M_3	释放 NO

续表

效应器			去甲肾上腺素能神经		胆碱能神经	
			受体	效应	受体	效应
内脏平滑肌		支气管	β_2	舒张 -	M_3	收缩 *
	胃肠道	胃肠壁	$\beta_2\ \alpha_2$	舒张 -	M_3	收缩 #
		括约肌	α_1	收缩 +	M_3	舒张 -
		肠神经丛			M_1	兴奋
	胆囊胆道		β_2	舒张 -	M	收缩 +
	泌尿道	膀胱逼尿肌	β_2	舒张 -	M_3	收缩 #
		括约肌	α_1	收缩 *	M_3	舒张 ≡
眼睛		瞳孔开大肌	α	收缩 +（散瞳）		
		瞳孔括约肌			M_3	收缩 #（缩瞳）
		睫状肌	β_2	舒张 -	M_3	收缩 #
腺体		汗腺（交感神经）	α_1	手、脚心分泌 +	M	全身分泌 #
		唾液腺			M	分泌 +
		呼吸道、胃肠道			M	分泌 *
代谢		肝脏糖代谢	$\beta_2\ \alpha$	糖原分解、异生 #		
		骨骼肌糖代谢	β	肝糖原分解 =		
		脂肪代谢	β_3	脂肪分解 #		
		肾素	β_1	分泌 *		
自主神经节					N_N	兴奋
肾上腺髓质（交感节前神经）					N_N	分泌
骨骼肌（运动神经）			β_2	收缩	N_M	收缩

注：兴奋（收缩）从强到弱：# > * > +；抑制（舒张）从强到弱：≡ > = > -。

3. 多巴胺受体 D_1 受体激动的效应主要是舒张肾动脉、肠系膜血管、冠状动脉和其他血管床。

4. 突触前膜受体 突触前膜受体通过反馈机制调节突触前末梢递质的释放。突触前膜的 α_2 受体、M_1 受体、M_2 受体、N_1 受体激动后负反馈地减少突触前膜递质的释放，突触前膜的 β_2 受体激动后正反馈地增加突触前膜递质的释放。

5. 共存受体 在很多情况下，单一神经末梢会存在多个受体，这种受体称为共存受体。如胃肠道平滑肌、血管和肝细胞等组织有 α 和 β 受体共存，许多组织也有胆碱受体与肾上腺素受体共存，几种肾上腺素受体亚型在许多器官共存。共存受体的数量和效应有主次分别，如心脏 β_1 受体占 80%，β_2 受体占 20%；支气管平滑肌 β_2 受体占 85.3%，β_1 受体占 14.7%。突触前膜的共存受体使递质释放的调节更加精细，突触后膜的共存受体使神经的调节更加复杂和完善。

三、传出神经系统药物作用方式和分类

传出神经系统的药物主要通过受体或影响递质的作用而产生效应。

1. 直接与受体结合 药物与受体结合，激动受体产生与递质相似的作用，称为拟似药或激动药，如异丙肾上腺素是 β 受体激动药。药物与受体结合后不激动受体，反而阻断递质或拟似药与受体结合，拮抗其作用，称为拮抗药或阻断药，如阿托品是 M 受体阻断药。

2. 影响递质合成 有些药物可抑制递质合成，如抑制ACh合成的密胆碱，抑制NA生物合成的α-甲基酪氨酸，抑制多巴胺及NA合成的卡比多巴。影响这一环节的药物目前尚无临床价值，仅作为研究工具药使用。

3. 影响递质贮存 有些药物如利血平抑制合成的多巴胺和NA进入囊泡，而被MAO破坏，导致囊泡中的递质耗竭，起到抗肾上腺素能神经的作用。

4. 影响递质释放 麻黄碱可促进去甲肾上腺素能神经末梢释放NA，间接起拟肾上腺素能神经的作用。胍乙啶能抑制去甲肾上腺素能神经末梢释放递质，为抗肾上腺素能神经药。肉毒杆菌毒素能激动突触前膜受体，阻止胆碱能神经囊泡释放ACh，起抗胆碱能神经的作用，临床用于斜视、眼睑痉挛、面部痉挛、口腔颌面及颈部肌张力障碍等的治疗。此外能减少汗腺分泌，抑制"狐臭"。

5. 影响递质失活 胆碱酯酶抑制药如新斯的明可抑制胆碱酯酶活性，妨碍ACh水解，增加突触间隙的ACh浓度，间接产生拟胆碱作用。地昔帕明、丙米嗪和可卡因能抑制突触前膜的单胺转运蛋白，抑制NA和5-HT的再摄取，提高其在突触间隙的浓度，增强其作用。

6. 药物分类 传出神经系统药物主要根据其结合的受体类型、药物的内在活性及影响信息传递过程的环节进行分类（表5-2）。

表5-2 传出神经系统药物分类

拟似药	拮抗药
1. 胆碱受体激动药	1. 胆碱受体阻断药
（1）M受体激动药（毛果芸香碱）	（1）M受体阻断药
（2）N受体激动药（烟碱）	非选择性M受体阻断药（阿托品）
（3）M、N受体激动药（卡巴胆碱）	M_1受体阻断药（哌仑西平）
	（2）N受体阻断药
	N_N受体阻断药（六甲双铵）
	N_M受体阻断药（筒箭毒碱）
2. 抗胆碱酯酶药（新斯的明）	2. 胆碱酯酶复活药（氯解磷定）
3. 肾上腺素受体激动药	3. 肾上腺素受体阻断药
（1）α受体激动药	（1）α受体阻断药
α受体激动药（去甲肾上腺素）	$α_1$、$α_2$受体阻断药（酚妥拉明）
$α_1$受体激动药（去氧肾上腺素）	$α_1$受体阻断药（哌唑嗪）
$α_2$受体激动药（羟甲唑啉）	$α_2$受体阻断药（育亨宾）
（2）β受体激动药	（2）β受体阻断药
β受体激动药（异丙肾上腺素）	无内在活性的β受体阻断剂（普萘洛尔）
$β_1$受体激动药（多巴酚丁胺）	有内在活性β受体阻断剂（吲哚洛尔）
$β_2$受体激动药（沙丁胺醇）	无内在活性$β_1$受体阻断剂（阿替洛尔）
（3）α、β受体激动药（肾上腺素）	有内在活性$β_1$受体阻断剂（醋丁洛尔）
	兼有α阻断作用的β阻断剂（拉贝洛尔）

（曹永孝）

扫码"练一练"

第六章　作用于胆碱受体的药物

作用于胆碱受体的药物包括直接作用和间接作用于胆碱受体的药物。直接作用于胆碱受体的药物根据内在活性的不同分为胆碱受体激动药和胆碱受体阻断药，间接作用于胆碱受体的药物主要是抗胆碱酯酶药。

第一节　胆碱受体激动药

胆碱受体激动药（cholinoceptor agonists）能与胆碱受体结合，激动胆碱受体，产生与递质 ACh 相似的作用。根据药物结合受体的特异性，胆碱受体激动药又分为 M 胆碱受体激动药、N 胆碱受体激动药和全胆碱受体激动药。

一、M 胆碱受体激动药

M 胆碱受体激动药选择性地与节后胆碱能神经支配效应器的 M 胆碱受体结合，激动受体，产生与节后胆碱能神经兴奋相似的作用。

毛果芸香碱

毛果芸香碱（pilocarpine，匹罗卡品）是从美洲毛果芸香属植物叶子中提取的生物碱。为叔胺类化合物，在水溶液中稳定。

【药理作用】直接激动 M 受体，对眼和腺体的作用显著。滴眼后易透过角膜，药后 0.5 小时达高峰，维持 4~8 小时。

1. 眼　滴眼后产生缩瞳、降低眼内压和调节痉挛作用。

（1）缩瞳　虹膜内有两种平滑肌，一种是环形的瞳孔括约肌，受胆碱能神经支配，神经兴奋时释放的递质激动环形括约肌的 M 受体，环形肌向中心方向收缩，瞳孔变小（图 6-1）。另一种是辐射肌，又称瞳孔开大肌，受去甲肾上腺素能神经支配，神经兴奋时，辐射肌的 α 受体兴奋，辐射肌向虹膜根部（外缘）收缩，瞳孔散大。毛果芸香碱能兴奋瞳孔括约肌的 M 受体，使括约肌收缩，瞳孔缩小。

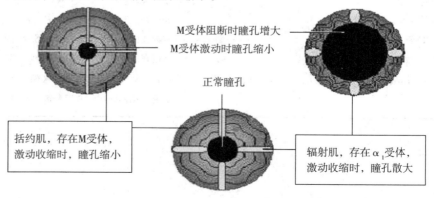

图 6-1　药物对瞳孔的作用

(2) 降低眼内压　眼内压是房水对眼产生的压力,眼内压的高低与房水的多少成正比。房水由睫状体上皮细胞分泌及血管渗出产生,越过瞳孔到达前房,再经前房角的小梁网滤过进入巩膜静脉窦,通过集液管汇入巩膜表面的睫状前静脉,进入血循环(图6-2)。前房角是房水排出的主要通道,小梁网附近的巩膜静脉窦是房水回流的主要阻力部位。毛果芸香碱激动虹膜瞳孔括约肌的M受体,使虹膜向中心方向收缩,虹膜根部变薄,前房角间隙扩大,房水易于通过小梁网进入循环,房水回流通畅,眼内压降低。

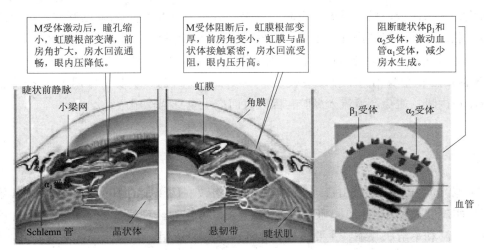

图6-2　药物对房水循环的影响

房水由睫状体上皮细胞分泌及血管渗出产生,前房角是房水排出的主要通道,
近Schlemn管组织是房水回流的主要阻力部位。箭头代表房水回流方向

(3) 调节痉挛　眼通过调节晶状体凸度以适应视物远近的需要。晶状体富有弹性,具有自行呈球形的趋势;而悬韧带向外牵拉晶状体,使其维持扁平状态。悬韧带的紧张度受睫状肌控制;睫状肌是环形平滑肌,存在M胆碱受体,受胆碱能神经支配(图6-3)。毛果芸香碱激动睫状肌的M受体,环形的睫状肌向瞳孔中心方向收缩,使悬韧带放松,晶状体因弹性而变凸,屈光度增加,使眼调节于近视,即视近物清晰,视远物不清。这种引起睫状肌痉挛的作用称为调节痉挛。

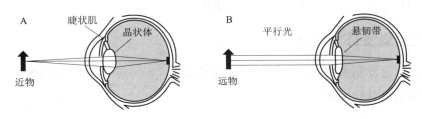

图6-3　药物对眼调节作用的影响

A:毛果芸香碱激动睫状肌M受体,晶状体变凸,屈光度增加,调节于近视,看近物清晰;
B:阿托品阻断M受体,晶状体变扁平,屈光度降低,使眼调节于远视,看远物清楚

2. 腺体　毛果芸香碱兴奋腺体的M受体,增加腺体分泌,其中汗腺和唾液腺分泌增加最显著。

3. 平滑肌　激动M受体,增加消化道平滑肌的张力和收缩力,大剂量可致痉挛;收缩支气管平滑肌,可诱发哮喘;也可增加子宫、膀胱、胆囊和胆道平滑肌的兴奋性。

【临床应用】　主要用于眼科。

（1）青光眼是以眼内压升高为特征的眼病。持续高眼压可压迫眼球各组织，引起头痛、视力减退，甚至失明。闭角型青光眼眼内压升高的主要原因是眼球局部的解剖结构变异，眼轴较短，前房浅、房角狭窄，晶状体相对靠前。由于虹膜与晶状体表面接触紧，房水通过瞳孔时阻力增加，导致后房水回流障碍。开角型青光眼前房角开放，其眼内压升高可能与小梁网-巩膜静脉窦变性、增厚、网眼变窄或闭塞，导致房水循环障碍有关。毛果芸香碱是治疗闭角型青光眼的一线药，通过收缩虹膜括约肌使前房角间隙扩大，虹膜与晶状体接触疏松，房水回流通畅，眼内压下降。毛果芸香碱对开角型青光眼也有效，可能是通过收缩睫状肌，使小梁网结构发生改变，减少流出阻力，有利于房水循环而使眼压下降。

（2）虹膜炎时，毛果芸香碱与扩瞳药交替应用，可防止虹膜与晶状体粘连。

【不良反应】全身用药不良反应较多，一般不全身给药。主要副作用为 M 样症状。滴眼时应压迫内眦，避免药液流入鼻腔，因吸收而产生全身副作用。

毒 蕈 碱

毒蕈碱（muscarine）是由毒蝇蕈中提取的生物碱，是经典的 M 受体激动剂，其效应与兴奋节后胆碱能神经作用相似，但临床价值不大，可作为药理研究的工具药。误食毒蕈可增加腺体分泌和平滑肌收缩，主要表现为多汗、流涎、流泪、鼻溢、肺部啰音、呼吸困难、恶心呕吐、腹痛腹泻、尿频尿急、大小便失禁、瞳孔缩小、视力模糊和血压下降等。

二、N 胆碱受体激动药

N 受体有 N_N 和 N_M 受体。N_N 受体分布于神经节和肾上腺髓质，N_M 受体分布于神经肌肉接头。N 受体激动药有烟碱（nicotine）、洛贝林（lobelin）、四甲铵等。烟碱是烟叶中提取的生物碱，对神经节的 N_N 受体和神经肌肉接头的 N_M 受体均有激动作用，但大剂量则阻断 N 受体。烟碱能通过血-脑屏障，在中枢神经系统内产生激动作用。因此，烟碱的作用广泛而复杂，无临床应用价值。

洛贝林激动 N_N 受体，但作用弱于烟碱。临床主要用作呼吸兴奋药，能作用于主动脉体和颈动脉窦的化学感受器，兴奋呼吸中枢和迷走中枢。

三、全胆碱受体激动药

全胆碱受体激动药能兴奋所有胆碱能神经受体，包括神经节 N_N、骨骼肌 N_M 受体以及 M 受体。乙酰胆碱是其代表药。

乙 酰 胆 碱

乙酰胆碱（acetylcholine，ACh）是胆碱能神经的递质，化学结构属胆碱酯类的季铵化合物，极性大，在水溶液中不稳定，在体内可迅速被 AChE 破坏而失活，不易通过生物膜和血-脑屏障，中枢作用弱，口服无效。因其作用广泛、副作用多、作用时间短，无临床实用价值。但 ACh 是科学研究的工具药。

ACh 可激动 M 受体和 N 受体，兼有 M 样和 N 样作用。

1. M 样作用 小剂量 ACh 激动 M 受体，产生与兴奋胆碱能神经节后纤维相似的作用。

主要表现为：①腺体分泌增加。②瞳孔缩小，调节痉挛。③内脏平滑肌收缩，括约肌松弛。④心脏抑制、血管舒张、血压下降。其血管舒张作用与血管内皮细胞 M 受体激动后释放一氧化氮有关。

2. N 样作用

（1）神经节　剂量稍大激动神经节 N_N 受体，兴奋自主神经系统。产生优势支配神经的作用。在以副交感神经支配占优势的胃肠道、膀胱平滑肌和腺体，表现为平滑肌收缩和腺体分泌。在以交感神经支配占优势的心血管，表现为心脏收缩增强，血管收缩，血压升高。

（2）肾上腺髓质　大剂量兴奋肾上腺髓质的 N_N 受体，使嗜铬细胞释放肾上腺素，使心脏收缩增强，血管收缩，血压升高。

（3）骨骼肌　激动运动终板 N_m 受体，使骨骼肌收缩、肌肉痉挛。

第二节　胆碱受体阻断药

胆碱受体阻断药（cholinoceptor antagonists）能与胆碱受体结合，但不激动受体，却能妨碍胆碱受体激动药与胆碱受体结合，拮抗胆碱受体激动药的作用。根据其结合受体的特异性分为 M 胆碱受体阻断药和 N 胆碱受体阻断药。

一、M 胆碱受体阻断药

M 胆碱受体阻断药根据其结合的 M 受体亚型，分为非特异性的 M 受体阻断药和特异性的 M_1 受体阻断药。临床常用的非特异性的 M 受体阻断药有阿托品类生物碱及人工合成解痉药，M_1 受体阻断药有哌仑西平等。

（一）阿托品类生物碱

阿托品类生物碱主要包括阿托品、东莨菪碱、山莨菪碱等，多是从茄科植物中提取。天然生物碱为不稳定的左旋莨菪碱，阿托品是处理后的消旋莨菪碱（dl – hyoscyamine）。通常左旋体的 M 受体阻断作用较右旋体作用强。氧桥可产生较强的中枢镇静作用，而托品环上的羟基又可减弱镇静作用。东莨菪碱有氧桥，中枢镇静作用较强。阿托品和山莨菪碱无氧桥，镇静作用弱，山莨菪碱的托品环上多一羟基，几乎无镇静作用。

阿　托　品

【体内过程】阿托品（atropine）口服迅速吸收，1 小时后血药浓度达高峰，作用持续 3～4 小时，$t_{1/2}$ 约 4 小时。生物利用度约 80%。吸收后迅速分布全身，可通过胎盘进入胎儿血液循环。也可从其他部位的黏膜吸收。肌内注射后，在 24 小时内有 85%～88% 经尿排出，其中原型物约占 13%～15%。阿托品通过房水循环排出慢，滴眼后作用可持续数天。

【药理作用】阿托品能与 M 受体结合，竞争性地阻断 M 受体，对 M_1、M_2 和 M_3 各种亚型都有阻断作用。大剂量可兴奋中枢。

1. 腺体　阿托品抑制唾液腺、汗腺及支气管等腺体的分泌。不同腺体的抑制作用强度不同。对唾液腺和汗腺的作用最强，治疗量（0.3～0.6mg）引起口干和皮肤干燥，较大剂量或者环境温度较高时，可引起体温升高。阿托品明显抑制泪腺和呼吸道腺体分泌。较大剂量可减少胃液分泌，但对胃酸浓度影响较小，因为阿托品不能阻断胃泌素和非胆碱能神经递质对胃酸的分泌作用。

2. 眼　阿托品阻断瞳孔括约肌和睫状肌的 M 受体，松弛瞳孔括约肌和睫状肌，引起瞳孔散大、眼内压升高和调节麻痹。

（1）瞳孔散大　阿托品松弛瞳孔括约肌，使去甲肾上腺素能神经支配的瞳孔开大肌功能占优势，使其向外缘收缩，引起瞳孔散大。

（2）升高眼内压　由于虹膜退向四周外缘，虹膜根部变厚，使前房角间隙变窄，虹膜与晶状体表面接触紧，房水通过瞳孔时阻力增加，房水回流受阻，引起眼内压升高。

（3）调节麻痹　阿托品阻断 M 受体，使睫状肌松弛而退向外缘，导致悬韧带拉紧，晶状体变扁平，屈光度变小，近距离的物体将成像于视网膜后，视近物模糊，而视远物清楚，固定于远视，即调节麻痹。

3. 内脏平滑肌　阿托品松弛多种内脏平滑肌，尤其对活动过度或痉挛状态的平滑肌作用显著，而对正常活动的平滑肌影响较小。对不同器官的平滑肌作用有差别，对胃肠道平滑肌的作用最明显，能降低肠蠕动的幅度和频率，迅速解除胃肠平滑肌痉挛；也降低膀胱逼尿肌的张力和收缩幅度；对胆管、输尿管和支气管的解痉作用较弱；对子宫平滑肌影响小。对胃肠道括约肌的作用取决于括约肌的功能状态，如幽门括约肌痉挛时，阿托品有松弛作用。

4. 心血管系统　剂量不同对心血管系统的影响也不同。

（1）心脏　治疗量（0.3~0.6mg）阿托品可使部分患者心率轻度短暂减慢，可能是由于阿托品阻断突触前膜 M_1 受体，减弱了 ACh 抑制递质释放的作用，使突触前膜释放 ACh 增加。较大剂量（1~2mg）阿托品阻断窦房结 M_2 受体，解除迷走神经对心脏的抑制，引起心率加快。加快的程度取决于迷走神经张力，在迷走神经张力高的青壮年，加快作用明显，对幼儿及老年人心率的影响则较小。

（2）血管和血压　多数血管缺乏胆碱能神经支配，因而治疗量阿托品对血管和血压无明显影响。大剂量阿托品能解除小血管痉挛，对皮肤血管的扩张较显著，表现皮肤潮红。这种作用不能用阻断 M 受体解释，可能与其抑制细胞内钙释放和抑制细胞外钙内流，以及促进血管内皮释放内皮依赖性的超极化因子有关。

5. 中枢神经系统　治疗量的阿托品对中枢神经系统的作用不明显，较大剂量可兴奋延髓呼吸中枢。更大剂量（2~5mg）则能兴奋大脑，引起烦躁不安、谵妄等反应；中毒剂量（10mg 以上）能引起幻觉、定向障碍、运动亢进、甚至惊厥；严重中毒时兴奋转入抑制，出现昏迷及呼吸麻痹。

【临床应用】

1. 缓解平滑肌痉挛　适用于各种内脏绞痛。能迅速缓解胃肠绞痛；能松弛膀胱逼尿肌，对膀胱刺激症状如尿频尿急疗效好；也用于遗尿症，减少小便次数；对幽门梗阻、胆绞痛及肾绞痛疗效差，常需合用镇痛药。

2. 抑制腺体分泌　常用于全身麻醉前给药，皮下注射阿托品，减少呼吸道腺体分泌，以防止呼吸道阻塞及吸入性肺炎的发生；用于治疗严重盗汗和流涎症。

3. 眼科

（1）虹膜睫状体炎　阿托品可松弛虹膜括约肌及睫状体，使之休息，利于炎症消退。其散瞳作用，使虹膜退向边缘，与缩瞳药交替使用，防止虹膜与晶状体粘连。

（2）验光查眼底　阿托品的调节麻痹作用使晶状体固定，能准确测定晶状体的屈光度，有利于验光。阿托品滴眼，使瞳孔散大，有利于检查眼底。由于其调节麻痹时间长（2~3天），成人已少用。但儿童的睫状肌调节能力强，只有阿托品才能使其充分麻痹，故只用于儿童验光。

4. 抗休克 大剂量阿托品能解除小血管痉挛，改善微循环，有助于休克好转。主要用于暴发性流行性脑脊髓膜炎、中毒性菌痢、中毒性肺炎等感染性休克。

5. 抗缓慢型心律失常 阿托品可用于治疗迷走神经过度兴奋引起的窦房阻滞、房室阻滞等缓慢型心律失常，使心率加快。也可用于治疗窦房结功能低下而出现的室性异位节律。在急性心肌梗死的早期，常伴有窦性或房室结性心动过缓，严重时房室传导阻滞，阿托品可恢复心率。

6. 解救有机磷酸酯类中毒 主要对抗有机磷酸酯类中毒时的M样症状。

【**不良反应**】M受体分布广泛，因而阿托品的选择性差，副作用多。常见口干、便秘、视力模糊、心悸、皮肤潮红等。剂量超过5mg，出现语言不清、烦躁、皮肤干燥、排尿困难、肠蠕动减弱。10mg以上时，脉搏快弱，呼吸深快，中枢兴奋，可有谵妄、幻觉、惊厥等。严重中毒时，由兴奋转入抑制，产生昏迷和呼吸麻痹等。在炎热天气，由于抑制汗腺分泌而使体温上升，容易中暑。

青光眼及前列腺肥大者禁用。

东莨菪碱

东莨菪碱（scopolamine）主要是从洋金花和莨菪等植物中提取的生物碱。其阻断M受体的作用与阿托品相似，抑制腺体分泌作用较阿托品强；瞳孔散大、调节麻痹作用较阿托品弱，但起效迅速，消失快；对平滑肌的作用较阿托品弱。东莨菪碱能通过血-脑屏障，作用于中枢M受体产生较强的中枢抑制作用。小剂量镇静，大剂量催眠，较大剂量可使意识消失，进入浅麻醉状态。而东莨菪碱对呼吸中枢具有兴奋作用。东莨菪碱也有抗晕动病和抗帕金森病的作用，其防晕止吐作用可能与其抑制前庭神经内耳功能或大脑皮质以及胃肠道蠕动有关；缓解帕金森病的流涎、震颤和肌肉强直与阻断中枢M受体有关。东莨菪碱主要用于：①麻醉前给药，优于阿托品，因其具有镇静催眠等中枢抑制作用外，还能兴奋呼吸中枢、抑制腺体分泌；②晕动病、妊娠呕吐、放射病呕吐，与苯海拉明合用可增强效果。预防性用药效果较好；③治疗帕金森病；④减轻吗啡类依赖的戒断症状。东莨菪碱的副作用与阿托品相似。青光眼患者忌用。

山莨菪碱

山莨菪碱（anisodamine）是从唐古特莨菪中分离的左旋体生物碱，代号654，天然品为654-1，人工合成的消旋体称654-2。药理作用与阿托品类似。平滑肌解痉作用和心血管抑制作用与阿托品相似而稍弱，也能解除小血管痉挛而改善微循环。其抑制唾液分泌和扩瞳作用仅为阿托品的1/20~1/10。因不能透过血-脑屏障，极少引起中枢兴奋。与阿托品相比，平滑肌解痉作用强。主要用于感染性休克、内脏平滑肌痉挛及微循环障碍性疾病等。副作用与阿托品相似，青光眼患者忌用。

（二）阿托品的合成代用品

阿托品选择性低，副作用多，眼科治疗视力恢复慢。为了克服缺点，通过结构改造，合成了一系列阿托品代用品，主要有散瞳药、解痉药和 M_1 受体阻断药。

1. 散瞳药 后马托品（homatropine）是短效 M 受体阻断药，其散瞳和调节麻痹作用较阿托品迅速而短暂，对儿童尤为明显，但作用不如阿托品完全，适用于眼底检查。

托吡卡胺（tropicamide）散瞳作用起效快，作用时间短。常用于眼底检查和诊断时的散瞳。环喷托酯和尤卡托品亦为短效 M 受体阻断药。

2. 解痉药 合成解痉药有季铵类及叔胺类。季铵类口服吸收差，不易通过血-脑屏障，无中枢作用。给药后对胃肠道平滑肌解痉作用较强，神经节阻断作用也较明显，中毒量可导致神经肌肉传递阻滞，引起呼吸麻痹。常用的有丙胺太林（propantheline）、曲美布汀（trimebutine）和甲溴阿托品（atropine methbromide）。叔胺类的解痉作用较明显，对氯化钡性痉挛特别有效，也能抑制胃液分泌，且有中枢安定作用。常用的有贝那替秦（benactyzine）和双环维林（dicyclomine）。合成解痉药主要用于缓解内脏平滑肌痉挛，辅助治疗消化性溃疡。

3. M_1 胆碱受体阻断药 哌仑西平（pirenzepine）能选择性地阻断胃壁 M_1 胆碱受体，抑制胃酸分泌，对 M_2、M_3 受体作用弱，替仑西平（telenzepine）为哌仑西平同类物，对 M_1 受体的选择性作用更强。二药均可抑制胃酸及胃蛋白酶的分泌，主要用于治疗消化性溃疡。副作用少，治疗剂量时较少出现口干和视力模糊等反应。

二、N 胆碱受体阻断药

N 胆碱受体阻断药能与 N 受体结合，拮抗 ACh 激动 N 受体的作用。根据阻断受体的亚型，又分为 N_N 胆碱受体阻断药和 N_M 胆碱受体阻断药。

（一）N_N 胆碱受体阻断药

N_N 胆碱受体阻断药能特异性地与 N_N 受体结合，阻断神经冲动在神经节的传递，也称神经节阻断药。其对交感神经节和副交感神经节均有阻断作用，作用广泛而复杂。其综合效应主要依两类神经对器官支配的优势而定。如交感神经对血管支配占优势，故对血管主要表现为扩张作用，使血压下降。在平滑肌和腺体以副交感神经占优势，用药后常出现便秘、扩瞳、口干、尿潴留及胃肠道分泌减少等。

神经节阻断药可用于麻醉时控制血压，也用于主动脉瘤手术，因为其不仅降压，而且能防止因手术剥离而撕拉组织造成的交感神经反射，不致血压明显升高。代表性的神经节阻断药有六甲双铵（hexamethonium）、美卡拉明（mecamylamine）和咪噻吩（trimethaphan）等。由于不良反应多，现已较少使用。

（二）N_M 胆碱受体阻断药

N_M 胆碱受体阻断药能选择性地与骨骼肌运动终板膜的 N_M 受体结合，阻断神经肌肉接头的信息传递，导致肌肉松弛，因此，又称骨骼肌松弛药，简称肌松药。根据作用特点，又分为非去极化型肌松药和去极化型肌松药。

1. 非去极化型肌松药 非去极化型肌松药能竞争性地与 N_M 受体结合，拮抗神经递质 ACh 对终板膜的去极化，引起骨骼肌松弛，故又称为竞争性肌松药。其特点是：①阻断 N_M 受体，肌松前无肌颤现象；②抗胆碱酯酶药如新斯的明可拮抗其作用；③氨基糖苷类抗生素等肌松药可加强其作用；④有神经节阻断作用。

本类药物主要有筒箭毒碱（tubocurarine）、戈拉碘铵和泮库溴铵类。其中筒箭毒碱为经典药物，但作用时间长，副作用多，临床已少用。泮库溴铵类是新的安全的非去极化型肌松药。常用量时无神经节阻断作用。泮库溴铵（pancuronium bromide）肌松作用强度是筒箭毒碱的 5 倍，而维持时间相近，常用量无组胺释放作用。主要不良反应为腺体分泌增加。阿曲库铵（atracurium）为中时效肌松药，效能约为筒箭毒碱的 1/2，静脉注射后 1~2 分钟显效，3~5 分钟达高峰，维持 20~35 分钟，其组胺释放作用弱。维库溴铵（vecuronium bromide）肌松效能是筒箭毒碱的 3 倍，静脉注射维持时间约 20~35 分钟。米库氯铵（mivacurium chloride）为短效神经肌肉阻断药，可作为全麻辅助药，便于气管插管。1~2 分钟起效，维持 14 分钟，无蓄积作用。

2. 去极化型肌松药 去极化型肌松药又称非竞争型肌松药，能与运动终板 N_M 受体结合，激动受体，使终板产生与 ACh 相似而持久的去极化，导致终板对 ACh 反应降低，引起骨骼肌松弛。琥珀胆碱（suxamethonium）是常用的去极化型肌松药。其肌松作用有两个时相：去极化和脱敏。

去极化去极化型肌松药与 N_M 受体结合后，激动受体，产生终板电位，使终板膜去极化，出现短暂肌肉收缩。由于兴奋的终板膜持续去极化，失去了兴奋性，对再次冲动不产生反应，而导致肌肉松弛。作用可被胆碱酯酶抑制剂加强。

脱敏终板膜初期的去极化逐渐转变为复极化，但终板膜的兴奋性仍很低，对 ACh 不产生去极化反应。

去极化型肌松药的特点：①由于肌纤维去极化时间的差异，药后常先出现短时肌束颤动；②连续用药可产生快速耐受性；③抗胆碱酯酶药不能拮抗其肌松作用；④无神经节阻断作用。

第三节　抗胆碱酯酶药及胆碱酯酶复活剂

抗胆碱酯酶药（anticholinesterase agents）是一类抑制胆碱酯酶活性，增加突触间隙 ACh 浓度（图 6-4），间接作用于胆碱受体的全胆碱受体激动药，亦称胆碱酯酶抑制药。抗胆碱酯酶药根据其与胆碱酯酶结合的复合物的水解难易程度分为易逆性和难逆性抗胆碱酯酶药两类。前者主要用于胆碱能神经功能低下的疾病，后者主要用作杀虫，也可使人中毒；胆碱酯酶复活剂用于中毒的解救。

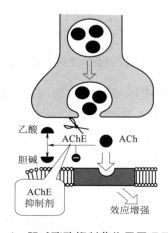

图 6-4　胆碱酯酶抑制药作用原理示意图

一、胆碱酯酶

胆碱酯酶是水解 ACh 的酶，分为两种：①乙酰胆碱酯酶（acetylcholinesterase，AChE），主要存在于胆碱能神经末梢突触后膜（运动终板）的皱褶中，能特异性地水解 ACh，又称真性胆碱酯酶，②丁酰胆碱酯酶，主要存在于神经胶质细胞、血浆、肝和肾，对 ACh 的特异性低，又叫非特异性或假性胆碱酯酶，其对终止 ACh 的作用并不重要，因而常说的胆碱酯酶即指 AChE。

AChE 是糖蛋白，酶的活性中心有两个能与 ACh 相结合的部位，即带负电荷的阴离子部位和酯解部位。阴离子部位由二羟基氨基酸构成，酯解部位含有一个由丝氨酸羟基构成的酸性作用点和一个组氨酸咪唑环构成的碱性作用点。ACh 为季铵化合物，由季铵基团、烃基和羰基组成。AChE 水解 ACh 的过程可分为 3 步：①AChE 的阴离子部位以静电引力与 ACh 分子中带正电荷的季铵阳离子结合，酯解部位的丝氨酸羟基与 ACh 分子中羰基碳以共价键结合，形成 ACh - AChE 复合物；②ACh 酯键裂开，生成乙酰化胆碱酯酶，释放出胆碱。③乙酰化 AChE 迅速水解，分解出乙酸，使 AChE 游离，恢复活性（图 6 - 5）。ACh 活性极高，整个水解过程仅需 150ms，使神经兴奋时末梢释放的 ACh 能即时奏效，并即时终止，以保证信息传递的即时性。抗胆碱酯酶药根据化学结构分为非共价结合抑制药、氨甲酰类抑制药和有机磷酸酯类 3 类，其与胆碱酯酶结合的复合物水解的难易程度有明显差异。

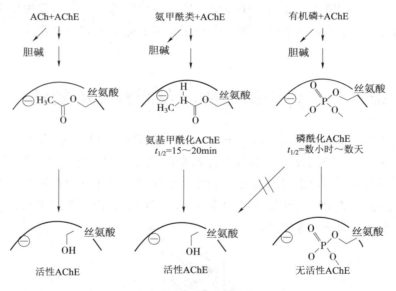

图 6 - 5　胆碱酯酶复合物的水解过程示意图

1. 非共价结合抑制药　这类药物如依酚氯铵（edrophonium chloride）、他克林（tacrine）和多奈哌齐（donepezil）含有季铵醇，能以静电、氢键的非共价形式与 AChE 的活性部位可逆结合，生成 AChE - 抑制剂复合物，水解的速度比乙酰化 AChE 慢。由于其阻止了 ACh 与 AChE 结合，使 ACh 的浓度增加。

2. 氨甲酰类抑制药　这类药如新斯的明（neostigmine）、毒扁豆碱（physostigmine）、吡斯的明（pyridostigmine）等含氨甲酰酯，有季铵阳离子结构，具有更高的稳定性。其以季铵阳离子与 AChE 的阴离子部位结合，同时其分子中的羰基碳与 AChE 酯解部位形成共价键，生成氨甲酰类与 AChE 的复合物；然后生成氨甲酰化 AChE，最后水解形成复活的 AChE（图 17 - 5）。由于氨甲酰化 AChE 水解速度较 AChE - 非共价结合抑制药慢，半衰期

15~20分钟，酶的活性暂时消失。

3. 有机磷酸酯类 常用的甲拌磷（thimet，3911）、对硫磷（tarathion，E605）、内吸磷（systox，E1059）、乐果（rogor）、敌敌畏（DDVP）、马拉硫磷（malathion）为杀虫剂。有些用作战争毒气如沙林（sarin）、梭曼（soman）和塔崩（tabun）；少数用作缩瞳药治疗青光眼如乙硫磷（echothiophate iodide）和异氟磷（isoflurophate）。有机磷酸酯类的磷原子有亲电子性，与AChE酯解部位丝氨酸羟基上具有亲核性的氧原子以共价键结合，形成磷酰化AChE。磷酰化酶不能自行水解，使AChE丧失活性（图6-5），造成ACh大量积聚，引起中毒。时间稍久，磷酸化AChE的磷酰化基团上的烷基或烷氧基断裂，生成更稳定的磷酰化ChE，难以活性恢复，称为酶"老化"。必须等待新生的AChE出现，才能水解ACh。此过程尚需数周。

二、易逆性抗胆碱酯酶药

非共价结合抑制药和氨甲酰类抑制药与AChE结合后，均能可逆性地抑制AChE，产生间接拟胆碱的作用。主要用于重症肌无力、腹胀、尿潴留、青光眼、神经肌肉阻滞剂过量的解毒和阿尔茨海默病。

新斯的明

新斯的明（neostigmine）为人工合的季铵类化合物。

【体内过程】 口服吸收少且不规则，服用量较大。口服后0.5小时生效，维持2~3小时；注射给药5~15分钟生效，维持0.5~1小时。进入体内的新斯的明可部分被血中的胆碱酯酶水解失活。不易通过血-脑屏障，故无中枢作用。

【药理作用】 新斯的明抑制AChE活性，减少ACh的灭活而表现M、N样作用；还能直接兴奋N_M胆碱受体，促进运动神经末梢释放ACh。对骨骼肌作用最强，对胃肠道和膀胱平滑肌作用较强，对心血管有抑制作用，对腺体、眼的作用弱。

【临床应用】

（1）重症肌无力 是一种自身免疫性的神经肌肉传递功能障碍性疾病，机体产生N_M受体抗体，损害运动终板的N_M受体，减少受体数目，降低骨骼肌的兴奋性。主要症状为骨骼肌进行性收缩无力，眼睑下垂，肢体无力，咀嚼和吞咽困难，休息后可以恢复。新斯的明兴奋骨骼肌的作用强，能明显改善重症肌无力的症状。多采用口服给药，紧急情况时，可皮下或肌内注射。

（2）腹部胀气和尿潴留 因麻醉的影响，手术后胃肠和膀胱平滑肌张力降低，产生腹部胀气和尿潴留。新斯的明抑制胆碱酯酶，对胃肠道和膀胱平滑肌具有较强的选择性，明显增强肠蠕动和膀胱逼尿肌张力，促使排气和排尿，疗效显著。

（3）阵发性室上性心动过速 新斯的明通过增加ACh浓度，增强其对心脏的M样作用，减慢传导，抑制阵发性室上性心动过速。

（4）肌松药过量中毒的解救 新斯的明兴奋骨骼肌的作用可对抗非去极化型骨骼肌松弛药如筒箭毒碱的过量中毒。

【不良反应】 治疗量不良反应较轻。过量可产生恶心、呕吐、腹痛、震颤、心动过缓等M样症状，也可产生肌肉震颤或肌无力。禁用于机械性肠梗阻，尿路梗阻和支气管哮喘患者。

毒扁豆碱

毒扁豆碱（physostigmine）是从毒扁豆（*phsostigma venensum* Balf）种子中提出的生物碱。其水溶液不稳定，遇光易氧化。属叔胺类化合物，脂溶性高，易通过生物膜，口服和注射均易吸收。能通过血-脑屏障，故对中枢也有较强作用。毒扁豆碱能的作用与新斯的明相似而较强，能可逆性抑制 AChE，间接产生 M、N 样作用，但不直接兴奋受体。小剂量兴奋中枢，大剂量则抑制，中毒量引起呼吸麻痹，甚至死亡。毒扁豆碱的选择性低，副作用多，主要局部应用治疗青光眼。其作用较毛果芸香碱强而持久，刺激性也较毛果芸香碱强。滴眼后约5分钟瞳孔变小，眼压降低，维持 1～2d。调节痉挛作用短暂，强烈的睫状肌收缩可引起头痛。滴眼时，应注意压迫内眦，避免药液经鼻腔吸收而引起毒性反应。

三、难逆性抗胆碱酯酶药

有机磷酸酯类是难逆性抗胆碱酯酶药，与 AChE 结合后产生的磷酰化胆碱酯酶复合物难以水解，造成 ACh 持久积聚，产生强烈毒性。主要用作杀虫剂，也有少数如异氟磷和乙硫磷局部给药治疗青光眼。

【体内过程】有机磷酸酯类脂溶性高，可经胃肠道、呼吸道和皮肤吸收。吸收后分布全身，以肝中含量最高。在体内氧化后的产物毒性增强，如对硫磷在肝内可氧化成毒性更强的对氧磷；水解可使毒性降低，最后主要由肾排出体外。

【中毒表现】慢性中毒多数发生于长期接触农药的人员，血中 AChE 活性持续明显下降，临床表现为头痛、头晕、失眠、腹胀、多汗、肌束颤动及瞳孔缩小。大量吸收有机磷酸酯类，使 AChE 失去活性，突触间隙 ACh 积聚引起急性中毒。急性中毒表现为 M 样症状、N 样症状及中枢症状。各症状的出现与中毒的程度有关。轻度中毒时，AChE 活力 70%～50%，以 M 样症状为主；中度中毒时，AChE 活力 50%～30%，M 样症状加重，出现 N 样症状；严重中毒时，AChE 活力低于 30%，除 M、N 样症状外，合并出现中枢神经系统症状。严重者可因循环衰竭和呼吸中枢麻痹而死亡。

（1）M 样症状 过量 ACh 兴奋 M 受体，使腺体分泌增加，表现为流涎、出汗、重者大汗淋漓、口吐白沫。胃肠道平滑肌兴奋，引起恶心、呕吐、腹痛和腹泻；支气管平滑肌收缩和腺体分泌，引起呼吸困难，严重时肺水肿；重者因膀胱逼尿肌收缩引起尿失禁；中毒严重者瞳孔明显缩小，并出现视力模糊和眼部疼痛。可引起心率减慢和血压下降。

（2）N 样症状 兴奋交感神经节和副交感神经节的 N_N 受体，表现复杂。通常在消化系统、呼吸系统和泌尿系统表现为 M 受体兴奋的症状，在心血管则表现为去甲肾上腺素能神经兴奋的症状。兴奋骨骼肌 N_M 受体引起肌肉颤动、抽搐，甚至呼吸肌麻痹。

（3）中枢神经系统 抑制脑内 AChE，使脑内 ACh 含量升高。首先出现兴奋、不安、谵妄、失眠。过度兴奋转为抑制而引起昏迷。严重时抑制血管运动中枢和呼吸中枢，引起血压下降，呼吸抑制，最后死于呼吸麻痹。

四、胆碱酯酶复活药

胆碱酯酶复活药属于肟类化合物，含有肟基和季铵基两个功能基团。其带正电荷的季铵阳离子能与磷酰化 ACh 的阴离子部位以静电引力结合，肟基部位与磷酰化 AChE 的磷酰基团的磷原子以共价键结合，形成肟类-磷酰化 AChE 复合物。磷原子从磷酰化 AChE 转移至肟基，生成磷酰化肟类复合物，使 AChE 游离而恢复其水解 ACh 的活性（图 6-6）。但对已经"老化"的酶效果差，因此应在磷酰化 AChE "老化"前使用。胆碱酯酶复活剂也能直接与体内游离的有机磷酸酯类结合，形成无毒的磷酰化肟，由尿排出，阻止有机磷酸酯类继续与 AChE 结合。目前临床常用的胆碱酯酶复活药有氯解磷定和碘解磷定等。

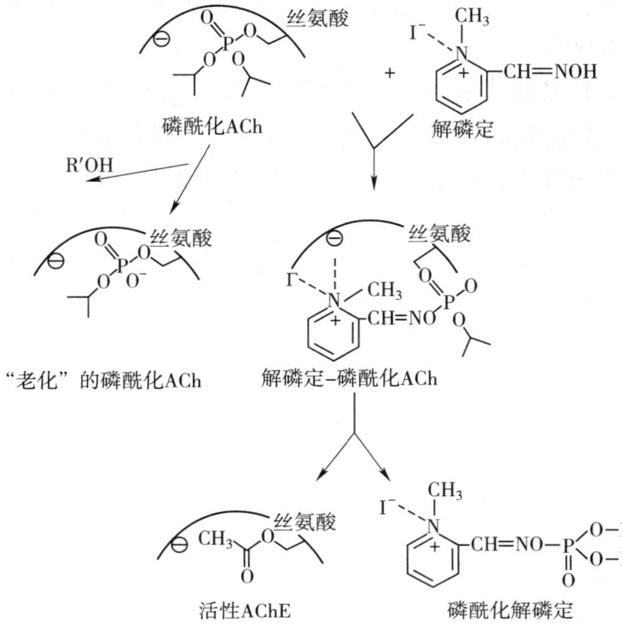

图 6-6　胆碱酯酶复活示意图

解 磷 定

【体内过程】 碘解磷定（pralidoxime iodide，PAM-I）是最早应用的 AChE 复活药，在水溶液中不稳定，在碱性液中易破坏。因含碘刺激性大，须静脉注射给药。不易通过血-脑屏障，$t_{1/2}$ 小于 1 小时。氯解磷定（pyraloxime chloride，PAM-Cl）在水溶液中稳定，无刺激性，可肌内注射和静脉注射。$t_{1/2}$ 为 1.5 小时。

【临床应用】 解磷定能恢复有机磷酸酯类抑制的 AChE 活性，主要用于中重度有机磷酸酯类中毒的解毒，对内吸磷、对硫磷、甲胺磷、甲拌磷、马拉硫磷等中毒疗效好，用药后明显改善骨骼肌的兴奋症状。静脉注射后能在几分钟内消除肌束颤动，对昏迷有一定改善作用，但对其他中枢症状不明显。由于解磷定对 M 样症状无直接对抗作用，因此，必须合用阿托品。对美曲膦酯、敌敌畏中毒疗效差，对乐果中毒无效。

【不良反应】 静脉注射过快可出现头痛、眩晕、乏力、视力模糊、恶心及心动过速。剂量过大时其本身也可以抑制 AChE，使神经肌肉传导阻断，加重中毒反应。碘解磷定还可引起咽痛、腮腺肿大及碘过敏反应，已较少使用。

双 复 磷

双复磷（obidoxime chloride）有两个肟基，作用较氯、碘解磷定强而持久，并具有阿托品样作用。其脂溶性高，易通过血-脑屏障，对中枢神经系统症状改善较明显。但双复磷不良反应较多，常见的有口周和四肢麻木、恶心、发热等。

五、有机磷酸酯类中毒解毒药物的应用原则

（1）尽早用药　磷酰化胆碱酯酶易"老化"，给药越早，疗效越好。

（2）联合用药　阿托品缓解 M 样症状；AChE 复活药能恢复 AChE 活性，也能改善中枢中毒症状，两药合用疗效好。

（3）足量用药　阿托品的用量必须达到"阿托品化"，即能拮抗 ACh 积聚引起的 M 样症状。AChE 复活药足量的指标是：N 样中毒症状消失，AChE 活性恢复。

（4）重复用药　中重度中毒应重复给药，以巩固疗效。

（曹永孝）

扫码"练一练"

第七章 作用于肾上腺素受体的药物

扫码"学一学"

作用于肾上腺素受体的药物能与肾上腺素受体结合而产生作用,根据药物内在活性的不同分为肾上腺素受体激动药和肾上腺素受体阻断药。

第一节 肾上腺素受体激动药

肾上腺素受体激动药(adrenoceptor agonists)能与肾上腺素受体结合,激动受体,产生与肾上腺素相似的作用,故也称拟肾上腺素药(adrenomimetics)。由于这类药都是胺类,具有β-苯乙胺的基本结构,产生的作用又与交感神经兴奋的效应相似,故又称为拟交感胺类药(sympathomimetic amines)。肾上腺素、去甲肾上腺素、异丙肾上腺素和多巴胺在苯环的3、4位碳上有羟基,形成儿茶酚,故称儿茶酚胺类(catecholamines)。按药物结合受体的特异性,将肾上腺素受体激动药分为α受体激动药、β受体激动药和α、β受体激动药。

一、α受体激动药

α受体激动药主要激动α受体,根据其激动受体的亚型,分为非特异性的α受体激动药和特异性的α_1受体激动药和α_2受体激动药。

(一)非特异性α受体激动药

去甲肾上腺素

去甲肾上腺素(noradrenaline,NA)是交感神经末梢释放的主要递质,肾上腺髓质也少量分泌。药用其人工合成品。去甲肾上腺素性质不稳定,遇光或空气易氧化,在中性尤其碱性液中易氧化失效。在酸性溶液中稳定。

【体内过程】口服后因收缩胃肠黏膜血管而极少吸收,又易被碱性肠液破坏,故口服无效。皮下注射或肌内注射时,血管剧烈收缩也很少吸收,且易造成局部组织坏死,因此不皮下或肌内注射。静脉注射时,作用持续时间短。为维持有效血药浓度,常静脉滴注。很难通过血-脑屏障,几乎无中枢作用。进入体内的去甲肾上腺素大部分被神经末梢摄取,也可被非神经组织摄取。

【药理作用】去甲肾上腺素主要激动α受体,对β受体作用弱。

(1)血管 激动血管α_1受体,收缩血管。除冠状血管外,收缩几乎所有的小动脉和小静脉,其中以皮肤黏膜血管收缩最显著,肾血管次之,肝、肠系膜、甚至骨骼肌血管也出现收缩反应。对冠状血管的舒张作用,主要与心脏兴奋使心肌代谢物腺苷增加有关;同时血压升高也可提高冠状血管的灌注压,引起冠脉流量增加。

(2)心脏 激动心脏β_1受体,兴奋心脏。在整体情况下,由于血压升高反射性兴奋迷走神经,可表现为心率减慢。剂量过大时,也可导致心律失常。

(3)血压 小剂量收缩血管,增加外周血管阻力,增强心肌收缩力,增加心输出量,故收缩压和舒张压均升高，脉压略增大。大剂量血管强烈收缩，舒张压明显升高，脉压减小。由于血管阻力增大，组织灌注降低（图7-1）。

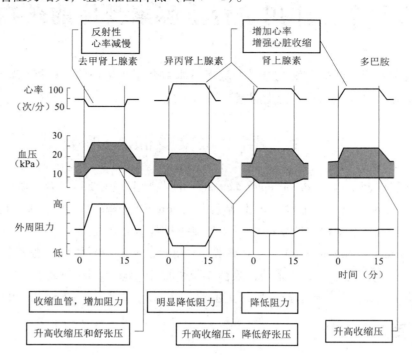

图7-1　静脉滴注去甲肾上腺素（10μg/min）、异丙肾上腺素（10μg/min）、肾上腺素（10μg/min）及多巴胺（500μg/min）对心率、血压和外周阻力的作用

【临床应用】

（1）抗休克　休克的病理生理基础是血压下降、微循环灌注不足，导致重要器官代谢紊乱。去甲肾上腺素可用于神经源性休克、过敏性休克等血管扩张、外周阻力低下所致的血压下降和各种休克的早期，可升高血压，维持重要器官的血流供应。

（2）上消化道止血　食管静脉扩张破裂出血及胃出血时，去甲肾上腺素稀释后口服，能收缩血管而止血。

【不良反应】

（1）局部组织缺血　静脉滴注时浓度过高、时间过长或药液外漏，可强烈收缩血管，引起组织缺血性坏死。可用α受体阻断药局部浸润注射，以对抗其收缩血管作用。

（2）急性肾功能衰竭　用药剂量过大或时间过久，可因肾血管强烈收缩，肾血管流量减少，导致急性肾功能衰竭，出现少尿、无尿。

（3）停药后的血压下降　长时间静滴后突然停药，可出现血压骤降，因此应逐渐减量停药。

动脉粥样硬化、高血压、器质性心脏病、少尿、微循环障碍及孕妇禁用。

间 羟 胺

间羟胺（metaraminol，阿拉明）为合成品。主要激动血管α受体。可被交感神经末梢摄取，进入囊泡后促进去甲肾上腺素释放，间接激动α受体。短时间内连续使用，囊泡内去甲肾上腺素逐渐减少，作用减弱，产生快速耐受性。

间羟胺不易被 MAO 破坏，升高血压的作用比去甲肾上腺素持久而弱。不易引起局部缺血坏死，可肌内和皮下注射。主要代替去甲肾上腺素用于休克早期和低血压状态。因收缩肾血管作用弱，较少引起少尿；对心率影响不明显，不易引起心律失常。

（二）α_1 受体激动药

去氧肾上腺素

去氧肾上腺素（phenylephrine，苯肾上腺素）为合成的特异性 α_1 受体激动药。温和持久地收缩血管、升高血压，可用于低血压状态。由于血压升高反射性地减慢心率，也用于阵发性室上性心动过速。能收缩肾血管，明显降低肾血流量，较少用于休克。能激动瞳孔开大肌 α_1 受体，扩大瞳孔，具有起效快、维持时间短的特点，可作为快速短效扩瞳药，不易引起眼压升高和调节麻痹。

甲 氧 明

甲氧明（methoxamine）为人工合成品，能特异性激动 α_1 受体，作用类似去氧肾上腺素。主要收缩血管，升高血压，能延长心肌不应期，减慢心室传导，用于低血压状态和阵发性室上性心动过速。

（三）α_2 受体激动药

羟甲唑啉

鼻黏膜血管扩张可使鼻黏膜充血，导致鼻塞。鼻黏膜血管的突触后膜的 α_1 受体对儿茶酚胺类敏感，α_2 受体对异吡唑类衍生物敏感。羟甲唑啉（oxymetazoline）可兴奋 α_2 受体，并能抑制组胺释放，显著收缩鼻黏膜血管，消除鼻黏膜充血，改善通气。药效持续时间长，起效快，无血管扩张的后作用。广泛应用于治疗鼻黏膜充血。

溴莫尼定

溴莫尼定（brimonidine）能兴奋 α_2 受体，可同时减少房水生成和促进房水外排，降低眼内压，用于青光眼的辅助治疗。

二、β 受体激动药

β 受体激动药根据其结合的受体亚型，分为非特异性的 β 受体激动药、特异性的 β_1 受体激动药和 β_2 受体激动药。

（一）β_1、β_2 受体激动药

异丙肾上腺素

异丙肾上腺素（isoprenaline）系合成品，是典型的非特异性 β 受体激动药。

【体内过程】口服无效。气雾剂吸入吸收较快,舌下含服能经口腔黏膜吸收。吸收后主要在肝等组织被 COMT 代谢,少量被 MAO 代谢或被去甲肾上腺素能神经末梢摄取。作用时间较短。代谢产物 3-甲氧异丙肾上腺素有 β 受体阻断作用,因而反复应用,药效减弱。

【药理作用】异丙肾上腺素激动 β 受体,对 α 受体几乎无作用。

(1) 心脏 激动心脏 β_1 受体,加快心率,加速传导,增强心肌收缩力,增加心输出量和心肌耗氧量。主要兴奋窦房结,对心肌的自律性影响较弱。

(2) 血管 激动 β_2 受体,舒张血管。其中骨骼肌血管舒张最显著,肾血管、肠系膜血管舒张作用弱。兴奋心脏后,心肌代谢增加及激动冠脉 β_2 受体及增加的心肌代谢物也使冠状动脉舒张。

(3) 血压 治疗量时由于激动 β_1 受体,增加心输出量,升高收缩压;激动 β_2 受体,血管舒张,舒张压下降,脉压差明显增大。大剂量时静脉强烈舒张,有效血容量下降,回心血量减少,使心输出量减少,导致血压下降。

(4) 支气管 激动支气管平滑肌 β_2 受体,松弛支气管平滑肌,作用较肾上腺素强;也能抑制组胺等过敏介质的释放,解除支气管痉挛。但因不激动 α 受体而不能消除支气管黏膜水肿。

(5) 其他 增加肝糖原、肌糖原分解,增加组织耗氧量。促进游离脂肪酸释放和能量产生,增强基础代谢,增加全身耗氧量。

【临床应用】

(1) 支气管哮喘 可迅速控制哮喘的急性发作,但易致心悸。反复用药可产生耐受性。

(2) 传导阻滞和心脏骤停 可加速治疗Ⅱ、Ⅲ度房室传导阻滞。适用于心室节律缓慢、高度房室传导阻滞或窦房结功能衰竭并发的心脏骤停。为防止舒张压下降而减少冠脉灌注压,常与去甲肾上腺素或间羟胺合用心室注射。

(3) 感染性休克 异丙肾上腺素扩张血管,降低舒张压,增加心输出量,改善微循环,适用于中心静脉压高、心排出量低的感染性休克,但要注意补液。因其强烈兴奋心脏,增加心肌耗氧量,易产生心律失常,目前已少用。

【不良反应】心悸、头痛和皮肤潮红常见。因哮喘患者处于缺氧状态,而异丙肾上腺素可增加心肌耗氧量,易致心律失常。

禁用于冠心病、心肌炎和甲状腺功能亢进。

(二) β_1 受体激动药

多巴酚丁胺

多巴酚丁胺(dobutamine)的化学结构有旋光性,临床应用消旋体。左旋体激动 α_1 受体,右旋体阻断 α_1 受体,对 α 受体的作用因此而抵消。两者都激动 β 受体,而激动 β_1 受体的作用比激动 β_2 受体作用强。

多巴酚丁胺口服无效,$t_{1/2}$ 仅约 2 分钟,须静脉滴注给药。在治疗量时,增加心肌收缩力和心输出量,而对心率和外周阻力影响小。但静脉滴注过快或浓度过高,则加快心率。适用于短期治疗心脏手术后或急性心肌梗死并发的心力衰竭。因加快房室传导,房颤者应避免使用。禁用于梗阻型肥厚性心肌病。

（三）β_2 受体激动药

本类药物选择性激动 β_2 受体，松弛支气管、子宫平滑肌，具有强大的解除支气管痉挛的作用，又不明显兴奋心脏。主要用于治疗支气管哮喘。常用药物如沙丁胺醇、特布他林等（见作用于呼吸系统药物）。

三、α、β 受体激动药

肾上腺素

肾上腺素（adrenaline）药用肾上腺素由家畜肾上腺提取或人工合成。性质不稳定，遇光、热易分解，在碱性溶液中易氧化失效，在酸性溶液中稳定。

【体内过程】 肾上腺素在碱性肠液、胃黏膜和肝中迅速破坏，口服无效。皮下注射因收缩局部血管而吸收缓慢，作用持续约 1 小时。肌内注射吸收较快，作用维持 10～30 分钟。吸收后，可被交感神经末梢摄取。未摄取部分主要在肝内经 COMT 和 MAO 代谢失活，从尿排出。

【药理作用】 肾上腺素激动 α 和 β 受体，作用广泛而复杂。药效取决于器官受体的类型、分布优势和药物剂量。

（1）心脏　肾上腺素激动心肌、窦房结和传导组织的 β_1 受体，加强心肌收缩力、加快心率和传导，增加心输出量，作用迅速而强大。激动 β_2 受体，舒张冠状动脉，增加心肌血液供应。但因心脏做功与代谢增强，心肌耗氧量明显增加。剂量较大引起心律失常。

（2）血管　肾上腺素对血管的效应取决于血管上分布的受体类型和密度。激动 α 受体收缩血管，激动 β_2 受体舒张血管。皮肤、黏膜血管 α 受体分布数量占优势，收缩作用最强；对腹腔内脏（尤其肾）血管也有明显收缩作用；对肺和脑血管收缩作用轻微。小动脉及毛细血管前括约肌 α 受体密度高，收缩较明显；对 β 受体占优势的骨骼肌和冠状血管，产生舒张作用，而冠状动脉舒张的主要原因是由于心脏兴奋代谢产物（如腺苷）增加所致。

（3）血压　肾上腺素对血压的影响与用药物剂量和浓度有关。治疗量时，增强心肌收缩力，增加心输出量，升高收缩压；因骨骼肌血管的舒张作用抵消或超过皮肤、黏膜和内脏血管的收缩作用，故舒张压不变或下降，脉压增大。较大剂量或快速滴注时，由于激动 α 受体引起的血管收缩效应占优势，外周阻力增大，收缩压与舒张压均升高。由于血管 α 受体增加血管阻力的作用快而强，β 受体降低血管阻力的作用慢而弱，因而肾上腺素的典型血压改变为双相反应，给药后先出现明显的血压升高，而后出现微弱的血压降低。

（4）支气管　肾上腺素激动支气管平滑肌 β_2 受体，松弛支气管，在支气管痉挛时作用更显著。激动 α 受体收缩支气管黏膜血管，降低毛细血管通透性，减轻支气管黏膜水肿。肾上腺素作用于肥大细胞 β_2 受体，抑制过敏性介质的释放，有助于缓解支气管哮喘。

（5）胃肠道　肾上腺素激动 β 受体，降低胃肠张力、蠕动频率和幅度，激动肠神经丛胆碱神经末梢 α_2 受体，减少 ACh 释放，从而抑制胃肠平滑肌。相反，可增加胃肠括约肌的张力。但是，能松弛痉挛的括约肌。

（6）子宫和膀胱　降低妊娠晚期子宫平滑肌的张力与收缩力。激动 β 受体松弛膀胱逼尿肌，激动 α 受体收缩膀胱括约肌。

（7）代谢　肾上腺素增强机体代谢，增加耗氧量。激动肝 β_2 受体和 α 受体，促进肝糖元分解和糖原异生；激动胰岛β细胞α受体，抑制胰岛素分泌；激动胰岛α细胞的β受体，促进胰高血糖素分泌；激动脂肪细胞β受体，促进脂肪分解。

【临床应用】

（1）心脏骤停　用于麻醉、手术意外、溺水、药物中毒和房室传导阻滞等所致的心脏骤停。对电击引起的心脏骤停可用肾上腺素配合心脏除颤器或利多卡因等进行抢救。一般心室内注射。

（2）支气管哮喘　肾上腺素能抑制过敏介质释放，松弛支气管平滑肌，收缩血管，减轻黏膜水肿，有效控制哮喘的急性发作。能缓解血管神经性水肿、血清病、荨麻疹、花粉症等变态反应性疾病的症状。

（3）过敏性休克　肾上腺素是治疗过敏性休克的首选药。当过敏性休克发生时，释放过敏介质，引起血管扩张，毛细血管通透性增加，血压下降；支气管平滑肌痉挛，黏膜水肿，呼吸困难。肾上腺素均可对抗这些变化：①抑制过敏介质释放；②收缩小动脉和毛细血管前括约肌，升高血压；③解除支气管痉挛，减轻黏膜水肿，缓解呼吸困难。肾上腺素也迅速解除其他速发型变态反应症状。

（4）局部止血　鼻或齿龈出血时，将浸有肾上腺素的纱布或棉球填塞出血处可局部止血。

（5）与局麻药配伍　将肾上腺素加入局麻药（如普鲁卡因）液中，能收缩注射部位血管，减少局麻药的吸收，延长局麻作用时间，并降低吸收中毒的可能性。

【不良反应】常见心悸、波动性头痛、紧张不安、眩晕和乏力等。大剂量可出现中枢兴奋症状。剂量过大或快速静脉注射可使血压骤升，引起脑出血。较严重的不良反应有心律失常，甚至心室颤动。

禁用于高血压、器质性心脏病、冠状动脉粥样硬化、甲状腺功能亢进及糖尿病等患者。

多 巴 胺

多巴胺（dopamine，DA）是去甲肾上腺素的前体，也是中枢黑质-纹状体通路等部位的重要递质。外周交感神经亦释放多巴胺。药用多巴胺为合成品。

【体内过程】多巴胺易在肠和肝中破坏，口服无效。一般静脉滴注给药。多巴胺在体内COMT和MAO催化下迅速代谢失活，作用持续时间短暂。外源性多巴胺不易通过血-脑屏障，几乎无中枢作用。

【药理作用】多巴胺属于α、β受体激动药，在外周可激动α受体和多巴胺受体（D_1受体），舒张血管；激动β受体，兴奋心脏。其作用与剂量、靶器官中受体的分布密切相关。

小剂量时激动血管D_1受体，舒张肾动脉和肠系膜动脉，增加肾血流量。抑制肾小管Na^+的重吸收，有排钠利尿作用。中剂量激动心肌$β_1$受体，兴奋心脏，增加心输出量。大剂量激动血管α受体，收缩血管，升高血压，减少肾血流量和尿量。剂量过大或静脉滴注过快可降低肾功能。

多巴胺能增加心输出量，升高收缩压。多巴胺不改变总外周阻力是肠系膜、肾血管阻力降低与其他血管阻力略增的综合效应。

【临床应用】用于各种休克，尤其适用于伴有心肌收缩力减弱和尿量减少的休克。多巴胺作用维持时间短，需静脉滴注。与利尿药合用可治疗急性肾功能衰竭。此外，尚可用于急性心功能不全。

【不良反应】静滴过快或剂量过大时，可出现心律失常。与 MAO 抑制剂或三环类抗抑郁药合用时，剂量应酌减。

麻 黄 碱

麻黄碱（ephedrine）是从麻黄中提取的生物碱，已能合成，化学性质稳定。

【体内过程】口服易吸收，也可皮下注射或肌内注射，可通过血-脑屏障。小部分在体内经脱胺氧化而代谢，大部分以原型经肾排泄。消除缓慢，作用持久，一次给药作用持续 3~6 小时。

【药理作用】麻黄碱既直接激动 α 和 β 受体，又能促进交感神经末梢释放去甲肾上腺素，间接激动 α 和 β 受体。其特点：①口服有效；②作用弱缓而持久；③中枢兴奋作用较显著；④有快速耐受性。

（1）心血管系统 兴奋心脏，加强心肌收缩力，增加心输出量，升高血压。反射性地兴奋迷走神经，抵消其加快心率的作用，故整体条件下心率变化不显著。一般剂量下内脏血流量减少，但冠脉、脑血管和骨骼肌血流量增加。

（2）支气管 松弛支气管平滑肌，作用较肾上腺素弱、慢，维持时间长。

（3）中枢神经系统 较大剂量兴奋中枢神经系统，引起不安、失眠等兴奋症状。

【临床应用】

（1）低血压状态 用于防治蛛网膜下腔和硬脊膜外麻醉所引起的低血压。

（2）哮喘 治疗轻症的支气管哮喘及预防发作。

（3）缓解荨麻疹和血管神经性水肿等过敏反应的皮肤黏膜症状。

【不良反应】常有失眠、不安、头痛和心悸等反应。短期内反复应用，产生快速耐受性，可能与递质耗竭有关，停药后可恢复。

【禁忌证】同肾上腺素。

第二节 肾上腺素受体阻断药

肾上腺素受体阻断药能与肾上腺素受体结合，阻碍递质或拟肾上腺素药与受体结合，阻断其效应。这类药物依其阻断受体的不同，分为 α 肾上腺素受体（α 受体）阻断药和 β 肾上腺素受体（β 受体）阻断药。

一、α 受体阻断药

α 受体阻断药根据其结合 α 受体特异性的不同，将其分为非特异性 α 受体阻断药、α_1 受体阻断药和 α_2 受体阻断药 3 类。

（一）非特异性 α 受体阻断药

本类药物对 α_1 和 α_2 受体均有阻断作用，且不同药物与受体结合的牢固程度不同，作用时间长短不一，据此再分为短效和长效两类。

1. 短效 α 受体阻断药 本类药能与 α 受体激动剂竞争受体，故也称竞争性 α 受体阻断药，以酚妥拉明和妥拉唑啉为代表。它们以氢键、离子键或范德华力与 α 受体结合，结合力较弱,易于解离,故作用时间短暂。

酚妥拉明

酚妥拉明(phentolamine)为咪唑啉衍生物,常用其甲磺酸盐。

【体内过程】 口服吸收差,生物利用度低。一般肌内注射给药,作用持续30~45分钟。大部分药物以代谢产物形式从尿排出。

【药理作用】 选择性阻断α受体,对α₁和α₂受体的亲和力相似。

酚妥拉明既能直接松弛血管平滑肌,又可阻断血管平滑肌α受体,舒张血管,降低外周阻力和血压。由于血压下降反射性地兴奋交感神经,同时阻断突触前膜α₂受体,促进去甲肾上腺素释放,引起心脏兴奋,心率加快,心肌收缩力增强,心输出量增加。酚妥拉明阻断α受体后,肾上腺素只能激动血管β₂受体,使血管舒张,将肾上腺素的升压作用变为为降压作用,这种作用称为肾上腺素升压作用的翻转(表7-1)。另外,酚妥拉明还能激动M受体,促进组胺释放,兴奋胃肠道平滑肌,增强胃肠道活动,增加胃酸分泌。

表7-1 阻断肾上腺素受体对儿茶酚胺改变血压作用的影响

儿茶酚胺及作用	血压变化		
	对照	α受体阻断(酚妥拉明)后	β受体阻断(普萘洛尔)后
去甲肾上腺素 激动α受体	⋀	升压作用消失	不影响血压 ⋀
异丙肾上腺素 激动β受体	⋁	不影响血压 ⋁	降压作用消失
肾上腺素 激动α、β受体	⋀	将升压翻转为降压 ⋁	仅表现升压 ⋀

【临床应用】

(1) 血管痉挛性疾病 治疗肢端动脉痉挛的雷诺综合征、血管闭塞性脉管炎。

(2) 去甲肾上腺素外漏局部浸润 注射拮抗去甲肾上腺素静滴外漏时引起的血管收缩,防止组织坏死。

(3) 嗜铬细胞瘤 缓解嗜铬细胞瘤分泌大量肾上腺素引起的高血压及高血压危象。也用于嗜铬细胞瘤的辅助诊断。

(4) 抗休克 适用于心辅出量低、外周高阻力高、血容量已补足的感染性、心源性及神经源性休克。能舒张血管,增加心输出量,改善微循环,纠正休克。有主张与去甲肾上腺素联合使用,既对抗去甲肾上腺素激动α受体的收缩血管作用,又可以保留其激动β₁受体的兴奋心脏作用。

(5) 急性心肌梗死和顽固性充血性心力衰竭 心衰时心排出量不足,反射性引起交感神经张力增高,血管收缩,心脏后负荷增加。酚妥拉明可扩张血管,降低外周血管阻力,降低心脏前后负荷和左室充盈压,增加心排出量,改善心功不全、肺水肿和全身性水肿。

【不良反应】 大剂量可引起体位性低血压,静脉给药可引起心动过速和心绞痛,也有恶心、呕吐等胃肠道反应。

冠心病和消化性溃疡者慎用。

妥拉唑啉

妥拉唑啉（tolazoline）阻断 α 受体的作用与酚妥拉明相似而弱；但拟胆碱作用和组胺作用较强。口服和注射均易吸收。主要用于外周血管痉挛性疾病，也可局部浸润注射防止去甲肾上腺素外漏引起的局部组织坏死。不良反应同酚妥拉明，但发生率高。

2. 长效类 α 受体阻断药

酚苄明

酚苄明（phenoxybenzamine）是长效类 α 受体阻断药的代表，能与 α 受体牢固结合，结合后不易解离，不易被激动药所竞争，又称非竞争性 α 受体阻断药。

【药理作用】酚苄明分子中的氯乙胺基在体内环化为亚乙撑亚氨基，能以共价键与 α 受体牢固结合，故起效缓慢，作用强大而持久。阻断 α 受体，使血管舒张，外周阻力降低。其作用强度与交感神经控制血管的张力程度有关，对伴有代偿性血管收缩的患者（如血容量减少）可使血压显著下降。由于血压下降反射性兴奋交感神经，又因阻断突触前膜 α_2 受体，使心率明显加快。

【临床应用】用于外周血管痉挛性疾病，疗效优于酚妥拉明等短效类 α 受体阻断药。也可用于治疗嗜铬细胞瘤。因起效缓慢，抗休克不如酚妥拉明。酚苄明能阻断前列腺和膀胱底部的 α 受体，明显改善前列腺增生引起的阻塞性排尿困难，但作用出现缓慢。

【体内过程】口服吸收少；因局部刺激性强不宜肌内和皮下注射，临床仅静脉注射给药。药物脂溶性大，多蓄积于脂肪组织，而后缓慢释放，缓慢排泄，$t_{1/2}$ 12 小时。用药 1 次作用维持 3~4 天。

【不良反应】常见体位性低血压、心悸、鼻塞和中枢抑制。大剂量口服时引起恶心、呕吐。应缓慢静注，密切监护，治疗休克时注意补液。

（二）α_1 受体阻断药

α_1 受体阻断药能特异性地阻断血管的 α_1 受体，对突触前膜 α_2 受体作用极弱，降压时加快心率的副作用弱。常用药物有哌唑嗪（prazosin）及同类药物特拉唑嗪（terazosin）、布那唑嗪（bunazosin）、坦舒洛辛（tamsulosin）及多沙唑嗪（doxazosin）等。主要用于治疗高血压、顽固性心功能不全和良性前列腺肥大。

（三）α_2 受体阻断药

育亨宾（yohimbine）能特异性地阻断 α_2 受体，促进神经末梢释放去甲肾上腺素，增加交感张力，加快心率，收缩血管，升高血压。临床可用于阳痿。

二、β 受体阻断药

β 受体阻断药能与 β 肾上腺素受体结合，拮抗 β 受体激动药的效应，广泛用于治疗高血压、心绞痛、心律失常和甲状腺功能亢进等疾病。根据 β 受体阻断药与受体结合的特异性，将其分为三类：①非特异性 β 受体阻断药；②β_1 受体阻断药；③兼 α 受体阻断的 β 受体阻断药。前二类进一步分为无内在活性类和有内在活性类。

（一）β受体阻断药的共性

【药理作用】

1. β受体阻断作用

（1）心脏　阻断β受体的效应与交感神经张力有关。对正常人心脏影响小，对交感神经张力增强（运动、应激、疾病）时的心脏抑制作用明显。阻断$β_1$受体，使心率减慢，心肌收缩力减弱，心输出量减少，心肌耗氧量降低。能减慢窦性心率，也能减低异位起搏点的自动去极化速度，减慢心房和房室结的传导，延长房室结的有效不应期。

（2）血管和血压　阻断血管$β_2$受体，加之心输出量减少，反射性兴奋交感神经，使血管收缩，外周阻力增加，器官血流量减少，冠脉血流量也减少。β受体阻断药对正常血压影响不明显，但对高血压患者有降压作用。

（3）支气管　阻断支气管平滑肌$β_2$受体，收缩支气管，增加气道阻力。此作用对正常人影响不大，但对支气管哮喘患者，可诱发或加重哮喘。

（4）肾素　阻断肾近球细胞$β_1$受体，抑制肾素释放，是其降压机制之一。

（5）眼内压　阻断睫状体β受体，减少房水生成，降低眼内压。

（6）代谢　糖元的分解与α和$β_2$受体激动有关，β受体阻断药对正常人血糖水平没有直接影响，但可减缓应用胰岛素后血糖水平的恢复速度；与α受体阻断药合用可拮抗肾上腺素的升高血糖作用。β受体阻断药可抑制交感神经兴奋所引起的脂肪分解。甲状腺功能亢进时，体内β受体数目增多，敏感性增高，阻断β受体可控制甲状腺功能亢进的症状。

2. 内在拟交感活性　某些β受体阻断药有弱的β受体激动作用，这种弱的激动作用称为内在拟交感活性（intrinsic sympathomimetic activity，ISA）。这种内在活性常被其β受体阻断作用掩盖。如用利血平耗竭儿茶酚胺后，有内在拟交感活性的β受体阻断药不能发挥β阻断作用，只表现出心脏兴奋、支气管舒张等β受体激动作用。有内在拟交感活性的药物抑制心脏和诱发哮喘的作用弱。

3. 膜稳定作用　某些β受体阻断药能降低细胞膜对离子的通透性，使膜趋于稳定而不易去极化，这种作用称为膜稳定作用（membrane stabilizing action）。稳定心肌细胞膜能降低心肌的兴奋性，有抗心律失常作用。但产生膜稳定作用的浓度是临床有效血药浓度的几十倍，故可能无治疗意义。其意义在于滴眼时，膜稳定引起的局部麻醉作用成为其副作用。

【临床应用】

（1）高血压　β受体阻断药阻断$β_1$受体，抑制心脏，减少肾素分泌；阻断突触前膜$β_2$受体，减少交感神经末梢递质的释放；阻断中枢β受体，降低交感神经张力。适用于各型高血压。

（2）心律失常　β受体阻断药可降低心脏自律性，减慢传导，延长有效不应期，对多种原因的心律失常有效，尤其对交感神经过度兴奋、甲状腺功能亢进、嗜铬细胞瘤或心肌缺血、强心苷中毒引起的心律失常疗效好。

（3）心绞痛和心肌梗死　阻断心肌$β_1$受体，抑制心肌收缩力，减慢心率，降低心肌耗氧量，延长心舒张期，增加心脏灌注时间；使冠脉血流重分布，改善缺血区血供。对心绞痛有良好的疗效，对心肌梗死可降低复发和猝死率。

（4）充血性心力衰竭　心力衰竭时交感神经活性代偿性增强，进一步加重心脏负担。β受体阻断药阻断β受体：①减慢心率，降低心肌耗氧量，延长心肌灌注时间，改善心脏

84

舒缩功能。②抑制肾素分泌，减轻心脏前后负荷。③抑制异位节律，减慢传导，防止心律失常的发生。缓解充血性心力衰竭症状，改善预后。

（5）其他　辅助治疗甲状腺功能亢进及甲状腺中毒危象，控制激动不安、心动过速和心律失常，降低基础代谢率。也用于治疗开角型青光眼、嗜铬细胞瘤和肥厚性心肌病、偏头痛等。

【不良反应】一般不良反应有恶心、呕吐、腹泻等消化道症状，偶见过敏性皮疹和血小板减少等。应用不当可产生严重的不良反应。

（1）心血管反应　阻断β_1受体，抑制心脏，特别容易加重心功能不全、窦性心动过缓和房室传导阻滞。阻断β_2受体，可收缩外周血管，加重雷诺综合征、间歇跛行。

（2）诱发或加剧哮喘　哮喘者支气管平滑肌对β受体阻断药特别敏感，β受体阻断药易诱发或加剧哮喘。即使选择性β_2受体阻断药和有内在拟交感活性的β受体阻断对哮喘患者也应慎用。

（3）反跳现象　长期应用β受体阻断药突然停药，可引起原病情加重，其机制与受体上调节有关。因此应逐渐减量。

（4）其他　可有疲乏、失眠和抑郁等症状。少数人可出现低血糖，并掩盖低血糖的症状。

（二）β_1、β_2受体阻断药

1. 无内在活性的β_1、β_2受体阻断药

普 萘 洛 尔

普萘洛尔（propranolol，心得安）为本类β受体阻断药的典型代表，由于其在治疗冠心病等方面的重要贡献，于1988年获诺贝尔奖。

【体内过程】普萘洛尔口服吸收完全，但因首过效应明显，生物利用度低。血浆蛋白结合率大于90%。脂溶性大，容易通过血-脑屏障，也可通过胎盘和分泌于乳汁中。主要在肝代谢，其代谢产物4-羟基普萘洛尔仍有β受体阻断作用。血浆$t_{1/2}$约4小时。普萘洛尔的体内过程个体差异大，口服同剂量的不同个体的血药浓度可相差20倍。

【药理作用】普萘洛尔阻断β受体作用强，对β_1、β_2受体无特异性，无内在拟交感活性，有膜稳定作用。阻断β_1受体抑制心脏，降低心输出量，减少心肌耗氧量；降低心脏自律性，减慢传导，延长有效不应期；减少肾素分泌；阻断突触前膜β_2受体，减少交感神经末梢释放递质；阻断中枢β受体，降低交感神经张力。

【临床应用】主要治疗高血压、心绞痛、心肌梗死、心律失常、嗜铬细胞瘤、甲状腺功能亢进症。也治疗焦虑症、肌震颤及预防偏头痛等。

纳 多 洛 尔

纳多洛尔（nadolol）是作用时间较长的非特异性β受体阻断药，阻断β受体的作用强度是普萘洛尔的2~9倍，无膜稳定作用。口服吸收，生物利用度35%，个体差异较小。血浆$t_{1/2}$为12~24小时。主要用于高血压、心绞痛及心律失常，也用于甲状腺功能亢进和预防偏头痛等。口服可降低青光眼患者的眼内压。

噻吗洛尔

噻吗洛尔（timolol）阻断β受体的作用是普萘洛尔的 5～10 倍，无膜稳定作用，几无内在拟交感活性。药理作用与临床用途类似普萘洛尔，能减少房水生成，降低眼内压。滴眼治疗青光眼，对瞳孔和视力无影响。滴眼时仍可吸收，哮喘及心衰者慎用。

2. 有内在活性的 β_1、β_2 受体阻断药 本类药物包括吲哚洛尔（pindolo）、阿普洛尔（alprenolol）和氧烯洛尔（oxprenolol）等，其中以吲哚洛尔的内在拟交感活性最强。由于有β受体激动作用，对心脏的抑制作用和对支气管平滑肌的收缩作用较弱。

吲哚洛尔

吲哚洛尔阻断β受体的作用强度为普萘洛尔的 6～15 倍，有较强的内在拟交感活性。主要激动平滑肌 β_2 受体，舒张血管，有利于高血压的治疗；激动 β_1 受体减少对心肌的抑制。口服吸收完全，生物利用度 90%，血浆蛋白结合率 40%～60%。血浆 $t_{1/2}$ 约 3～4 小时。临床用于心律失常、高血压、心绞痛和甲状腺功能亢进等。

（三）β_1 受体阻断药

β_1 受体阻断药主要阻断心脏 β_1 受体，对支气管平滑肌 β_2 受体影响小。

1. 无内在活性的 β_1 受体阻断药

阿替洛尔

阿替洛尔（atenolol）特异性阻断 β_1 受体，阻断 β_2 受体作用弱，支气管痉挛的反应少。口服吸收，生物利用度 50%～60%。不易通过血-脑屏障，中枢神经系统不良反应少。血浆 $t_{1/2}$ 为 6～7 小时。主要治疗高血压、心律失常和心绞痛等。尚可用于甲状腺亢进、偏头痛及肌震颤等。哮喘患者仍须慎用。

美托洛尔

美托洛尔（metopmlol）能阻断 β_1 受体。口服吸收，生物利用度 40%。个体血药浓度可相差 17 倍。血浆 $t_{1/2}$ 约 3～4 小时。临床用于高血压、心绞痛及室上性心律失常，也用于甲状腺功能亢进和偏头痛等。静脉给药可用于急性心肌梗死的初期治疗，但禁用于心率慢、房室传导阻滞或较严重心衰的急性心肌梗死。

艾司洛尔

艾司洛尔（esmeolol）是超短效的心脏 β_1 受体阻断药。静脉滴注 6～10 分钟达到最大效应，药效维持时间短，$t_{1/2}$ 仅 8 分钟，易于控制和调节是其特点。主要用于室上性快速型心律失常的紧急状态，可迅速有效控制心动过速和高血压。也适用于急性不稳定型心绞痛。

2. **有内在活性的 β₁ 受体阻断药**

醋丁洛尔

醋丁洛尔（acebutolol）特异性阻断 β₁ 受体，有内在拟交感活性。口服吸收，生物利用度 40%。不易通过血 - 脑屏障。血浆 $t_{1/2}$ 约 3~4 小时。其主要代谢产物二醋洛尔仍有活性，该代谢产物的 $t_{1/2}$ 为 8~13 小时。用于抗高血压、心绞痛及心律失常。由于有内在拟交感活性，减慢心率的作用较轻。

（四）兼 α 受体的 β 受体阻断药

在降压和降低心肌耗氧量时，单 β 受体阻断药能减少心输出量，但又反射性收缩血管；单血管扩张药能降低血压，但易引起反射性的心脏兴奋。二药联合应用可相互纠正不利反应。兼 α 受体的 β 受体阻断药在阻断 β 受体的同时兼有一定的 α 受体阻断作用，既能阻断 β 受体减少心输出量，又能阻断 α 受体舒张血管，把血管舒张和心输出量降低的作用同时集于一药。这类药物以拉贝洛尔为代表，由于其阻断 β 受体的作用远强于 α 受体的作用，因而归属 β 受体阻断药。

拉贝洛尔

拉贝洛尔（labetalol）有 4 种立体异构体，各异构体活性不同，临床用其消旋混合物。R,R - 型主要阻断 β 受体，对 β₂ 受体有内在活性；S,S - 型阻断 α 受体。拉贝洛尔的 β 受体阻断作用是 α 受体阻断作用的 10~15 倍，对 β 受体的阻断作用为普萘洛尔的 2/5，对 α 受体的阻断作用为酚妥拉明的 1/6~1/10。临床用于中重度高血压和高血压危象，也用于嗜铬细胞瘤和心绞痛。与单用 β 受体阻断药比较，能降低卧位血压和外周阻力，一般不降低心输出量。

卡 维 地 洛

卡维地洛（carvedilol）阻断 α₁ 受体和 β 受体，对 β 受体的阻断作用较强，α₁ 受体与 β 受体的阻断强度比率为 1∶10；无内在拟交感活性。卡维地洛扩张血管作用突出，能降低心率和心肌收缩力，减少心肌耗氧量，但不引起反射性心动过速。临床用于原发性高血压、充血性心力衰竭及心绞痛的治疗。

此类药物还包括地来洛尔（dilevlol），氨磺洛尔（amosulalol），阿罗洛尔（arotinolol）及布新洛尔（bucinolol）等。

（曹永孝）

扫码"练一练"

第八章　全身麻醉药

全身麻醉药（general anaesthetics）简称全麻药，是一类作用于中枢神经系统，能可逆性地引起不同程度的感觉和意识丧失，以便实施外科手术的药物。理想的全麻药应当是理化性质稳定、不易燃烧爆炸，并能消除全部痛觉和松弛骨骼肌，消除不利的反射活动，而对循环、呼吸无明显作用，并且没有后遗毒性，能被机体迅速吸收和消除，便于随时调整麻醉深度的药物。全身麻醉药分为吸入麻醉药和静脉麻醉药。

第一节　吸入麻醉药

吸入麻醉药（inhalational anesthetics）是一种气体或挥发性液体，经气道吸入而产生全身麻醉作用的药物，其麻醉深度可通过对吸入气体中的药物浓度（分压）的调节加以控制。实际上，吸入麻醉药亦可由气管滴入或注射给药。目前，吸入麻醉药作为实施外科手术常用的辅助药物。

一、作用机制

全身麻醉药对很多系统、器官及组织均有影响，但麻醉作用主要是指其对中枢神经系统的影响。由于中枢神经系统结构和功能的复杂性，关于麻醉作用机制众说纷纭，至今尚不能确切阐明。其中脂质学说是各种学说的基础。该学说认为化学结构各异的全麻药均具有较高的脂溶性，容易进入神经细胞膜的脂质层，引起胞膜物理化学性质改变，使膜蛋白（受体）及钠、钾通道发生构象和功能改变，抑制神经细胞除极，或影响其递质的释放，进而广泛抑制神经冲动的传递，从而产生全身麻醉作用。全麻强度虽与药物的脂溶性相关，但并非呈线性关系，当超过某一点时，脂溶性的继续增加反而使全麻强度下降，这很难用单纯的脂质学说来解释。

与经典的脂质学说不同，近年来提出的蛋白质学说更注重了药物的作用位点。该学说认为全麻药可与中枢神经系统中许多靶位相结合，尤其是配体门控性离子通道。全麻药可以通过增强中枢神经系统的抑制性神经递质受体功能或抑制兴奋性神经递质受体功能而发挥麻醉作用。中枢神经系统的抑制性神经递质 γ-氨基丁酸 A（GABA）及其受体 $GABA_A$ 与全麻药的关系密切，绝大多数的全麻药都可通过激活 $GABA_A$ 受体或提高 $GABA_A$ 受体对 GABA 的敏感性，促进 Cl^- 通道开放，增加 Cl^- 内流，使细胞膜超极化，导致中枢抑制而产生麻醉作用。此外，部分吸入麻醉药还可增强抑制性的甘氨酸（Gly）受体，抑制兴奋性的 N-甲基-D-天冬氨酸（NMDA）受体和神经烟碱乙酰胆碱（nnAch）受体，激活双孔钾离子（K2P）通道，抑制突触前钠离子通道等而产生全身麻醉作用。

二、体内过程

吸入麻醉药均是脂溶性高的挥发性液体或气体，在进入脑组织前，先进入肺泡，透过肺泡弥散入血，再随血液循环透过血-脑屏障进入脑组织。一般而言，吸入麻醉药浓度越高，吸收速率越快，麻醉作用越迅速。因此，吸入麻醉药在中枢神经系统中的浓度与麻醉深度及不良反应密切相关。

吸入麻醉药的吸收速度受肺通气量、吸入气中的药物浓度和血/气分布系数等的影响。全麻药的血/气分布系数，即血中的溶解度，是指血中药物浓度与吸入气体中的药物浓度达到平衡时的比值。其数值越大表示药物在血中的溶解度越大，血中药物分压上升越慢，麻醉诱导时间越长。提高吸入气体中的药物浓度可缩短诱导期。

三、常用药物

七氟烷

七氟烷（sevoflurane）又名七氟醚，为无色透明液体，无恶臭味。临床使用浓度不燃不爆。化学性质不够稳定，碱石灰可吸收、分解七氟烷，高温时尤甚。七氟烷大部分以原形从肺呼出，小部分经肝药酶代谢生成六氟异丙醇，再与葡萄糖醛酸结合生成葡萄糖醛酸酯，从胆汁及尿液排出。

七氟烷全麻效能高，由于血/气分配系数很低，仅0.69，故诱导、苏醒作用均很迅速，且过程平稳，麻醉深度容易调节。七氟烷增加脑血流、增高颅内压、降低脑耗氧量的作用与异氟烷相似，比氟烷低；有一定的肌松作用，能增强并延长非去极化肌松药的作用；对循环系统有剂量依赖性的抑制作用，血压随吸入浓度的增高而降低，左室收缩功能降低，很少引起心律失常；对呼吸道无刺激性，呼吸道分泌物不增加，诱导时很少引起咳嗽，对呼吸系统也有剂量依赖性的抑制作用，每分钟通气量和呼吸频率降低，但停药后很快消失。

适用于各种年龄、各部位的大、小手术。由于诱导迅速、无刺激性、苏醒快，尤其适用于小儿和门诊手术。支气管哮喘、嗜铬细胞瘤及需合用肾上腺素者亦可使用。

异氟烷及恩氟烷

异氟烷（isoflurane）又名异氟醚，是恩氟烷（enflurance）的同分异构体，为无色透明液体，有刺激性气味，恩氟烷则无明显刺激性气味。二者化学性质非常稳定，遇空气、紫外线、碱石灰不分解，不燃不爆，不腐蚀金属。异氟烷主要在肝脏进行代谢，生成无机氟化物和三氟乙酸，随尿液排出，而原形药物几乎全部从肺呼出；恩氟烷80%以上以原形从肺呼出，仅2%~5%被代谢。

异氟烷及恩氟烷全麻效能高，血/气分配系数分别为1.41和1.8，麻醉诱导平稳、迅速，苏醒较快。异氟烷因有难闻的气味，限制其吸入，故诱导并不比氟烷、恩氟烷快，但苏醒较快。二者对中枢神经系统的抑制作用与吸入浓度有关；抑制呼吸系统还可使$PaCO_2$增高而引起脑血管扩张，从而增加脑血流量，增高颅内压，但异氟烷程度比氟烷、恩氟烷轻；具有一定的镇痛作用，并可增强非去极化肌松药的神经肌肉阻滞作用；对循环系统有抑制作用，能扩张血管，降低外周阻力和动脉压；对呼吸道无明显刺激，不增加气道分泌，较少引起咳嗽；对肝、肾无明显损害，毒性较低。

主要用于麻醉维持。适用于各种年龄、各个部位以及各种疾病的手术，包括一些其他麻醉药不宜使用的疾病，如癫痫、重症肌无力、嗜铬细胞瘤、糖尿病、哮喘等。此外，异氟烷亦可用于控制性降压。

地氟烷

地氟烷（desflurane）又名地氟醚、脱氟醚，具有刺激性气味，化学性质非常稳定。地氟烷麻醉作用强度小，血/气分配系数仅为0.42，为现有吸入麻醉药中最低者，故诱导、苏醒作用非常迅速，超过氟烷、异氟烷。大剂量时引起脑血管扩张、脑血流量增加、颅内压增高，脑氧耗量降低。地氟烷对神经肌肉的阻滞作用比其他含氟麻醉药强，肌松作用显著；对循环系统的抑制呈剂量依赖性，可降低心肌收缩力、心排血量、血压，但程度比氟烷轻；对呼吸系统有抑制作用，降低每分通气量，增加$PaCO_2$，并增强机体对$PaCO_2$增高的通气反应。地氟烷主要用于麻醉诱导，亦可用于麻醉维持。可用于各种全麻情况，尤其适用于门诊及其他小手术。但由于其在麻醉诱导时（尤其是12岁以下儿童）可出现分泌物增多、咳嗽等呼吸道刺激症状，故不宜用于儿童的吸入麻醉诱导。

氧化亚氮

氧化亚氮（nitrous oxide，N_2O）俗称笑气，是无色、带有甜味、无刺激性的气体。N_2O在血液中不与血浆蛋白结合，也不代谢，绝大多数经肺以原形呼出。N_2O全麻效能低，血/气分配系数仅为0.47，故诱导、苏醒均很迅速。即使延长吸入时间，停药后也可在1~4分钟内完全清醒，且感觉舒适愉快。与氟化麻醉药不同，N_2O可增强交感神经系统的活动，有较强的镇痛作用，肌松作用差，可使脑血管扩张，脑血流量增加，颅内压增高，且对心肌有直接的抑制作用。由于N_2O麻醉效能低，故主要用于诱导麻醉，是复合麻醉的常用药，与含氟麻醉药合用是目前国内外最常用的麻醉方法之一。

第二节 静脉麻醉药

凡经静脉途径给予的全身麻醉药，统称为静脉麻醉药（intravenous anaesthetics）。理想的静脉麻醉药应具有催眠、遗忘、镇痛和肌肉松弛作用，且无循环和呼吸抑制等不良反应。与吸入麻醉药相比，静脉麻醉药起效快，使用方便，不需要特殊设备，不刺激呼吸道，不污染手术室空气，无燃烧爆炸危险；但往往麻醉深度不够，个体差异大，药物排泄慢。适用于小手术，主要作为辅助药物与吸入麻醉药配合使用。根据化学结构，静脉麻醉药可分为巴比妥类和非巴比妥类两大类。

一、巴比妥类静脉麻醉药

巴比妥类药主要产生中枢神经系统抑制作用，小剂量镇静，中剂量催眠，大剂量抗惊厥或引起麻醉，过量则呈现呼吸循环抑制。

硫喷妥钠

硫喷妥钠（thiopental sodium）是超短效麻醉药，该药具有较高的脂溶性，与中枢神经系统有特殊亲和力，静脉注射后10秒便能发挥作用，30秒脑内即达峰浓度。但由于该药可迅速从脑内再分布到其他组织,如脂肪组织,5分钟后脑内浓度即下降一半,故单次注射后患者苏醒迅速,但初醒后还可继续睡眠3~5小时。

硫喷妥钠无镇痛作用,在亚麻醉状态下患者对痛觉刺激的反应增强;对神经肌接头的传导无影响,故不产生肌松作用;可使脑血管收缩,脑血流量减少,从而使颅内压下降,并降低脑耗氧量,对脑组织有一定的保护作用;对循环系统有明显的抑制作用,通过抑制延髓血管活动中枢和降低中枢交感神经活性,扩张血容量,抑制心肌收缩力,降低血压;对呼吸系统也具有明显的抑制作用,可使呼吸频率减慢,潮气量减少。

硫喷妥钠因有呼吸抑制、循环和浅麻醉时的抗镇痛作用,以及苏醒后嗜睡延长,现已不单独使用。目前主要用于全麻诱导、抗惊厥和脑保护。

二、非巴比妥类静脉麻醉药

丙泊酚

丙泊酚(propofol)属于烷基酚类化合物,室温下为油性,不溶于水,具有高度脂溶性。该药血浆蛋白结合率高,在体内主要经肝代谢,代谢产物无药理活性,适合于连续静脉输注维持麻醉。

丙泊酚的作用机制尚未阐明,目前认为主要通过与$GABA_A$受体β亚基结合,增强GABA诱导的氯电流,从而产生镇静催眠作用。

丙泊酚是目前最为常用的静脉麻醉药,起效迅速、诱导平稳,90~100秒作用即达峰效应,持续5~10分钟,苏醒快而完全,无兴奋现象。该药有抗惊厥作用,可降低脑血流量、脑氧代谢率和颅内压;对呼吸有明显的抑制作用,使呼吸频率减慢,潮气量减少,甚至出现呼吸暂停;对心血管有明显的抑制作用,使心排血量、心脏指数、每搏指数和总外周阻力降低。

丙泊酚作为一个新型、快效、短效的静脉麻醉药,苏醒迅速而完全,持续静注后不易蓄积,目前普遍用于麻醉诱导、麻醉持续及镇静。此药还特别适用于门诊患者的胃、肠镜诊断性检查、人工流产等短小手术的麻醉。最显著的不良反应是呼吸抑制与血压下降。

氯胺酮

氯胺酮(ketamine)是苯环己哌啶的衍生物,临床所用的氯胺酮是消旋体,右旋氯胺酮的效价是左旋的4倍。该药为白色结晶,脂溶性大,静脉注射1分钟或肌内注射5分钟,血药浓度即达峰值。氯胺酮主要经肝代谢生成去甲氯胺酮,使麻醉效价降低,但半衰期延长,故氯胺酮麻醉苏醒后仍有一定镇痛作用,可作为小儿麻醉前用药。

氯胺酮是NMDA受体的非竞争性阻断药,阻断NMDA受体是氯胺酮产生全身麻醉作用的主要机制。该药选择性阻断脊髓网状结构束对痛觉信号的传入,阻断疼痛向丘脑和皮质区传导,产生镇痛作用。此外,氯胺酮还能兴奋脑干及边缘系统,引起意识模糊、短时记忆缺失等。这种意识不完全丧失,伴有不愉快的幻觉、肌张力增加,又使痛觉暂时性完全消失的状态,即感觉和意识分离的现象称为"分离麻醉"(dissociative anesthesia)。氯胺酮虽有良好的镇痛效果,但是对内脏的镇痛效果差,腹腔手术时牵拉内脏仍有反应。常见的副作用有心率加快，血压升高，心排血量、脑血流量及脑耗氧量增加，唾液和支气管分泌物增加。

氯胺酮具有显著的镇痛作用，尤以体表镇痛效果好，故主要用于短小手术、清创、植皮、更换敷料、小儿麻醉等。此外，氯胺酮对边缘系统如海马有兴奋作用，口服或吸入产生幻觉，失去对环境认知和严重的共济失调，已成为新型毒品，称 k 粉。

依托咪酯

依托咪酯（etomidate）系白色结晶粉末，有两种异构体，其中只有右旋体有镇静、催眠作用。静脉注射后很快进入脑组织，约 1 分钟血药浓度达峰值，然后很快向其他组织转移，因此起效迅速，患者苏醒也较快。其突出的优点是对心功能无明显影响，适用于冠心病和其他心脏储备功能差的患者。依托咪酯是强效、短效静脉麻醉药，因缺乏镇痛及肌松作用，主要用于麻醉诱导及人工流产等门诊小手术，用于麻醉维持须与麻醉性镇痛药、肌松药复合应用。

第三节　复合麻醉

目前临床上使用的吸入麻醉药和静脉麻醉药单独使用均存在麻醉效能差、镇痛效果差、肌肉松弛作用差、安全性差等缺点。为了克服不同全麻药各自的缺点，临床上常采用联合用药的方式。复合麻醉（combined anesthesia 或 balanced anesthesia）是指同时或先后使用两种以上的麻醉药物，或其他辅助药物如镇静催眠药、镇痛药、肌松药、胆碱受体阻断药等，以达到理想的麻醉效果及安全性。

1. **麻醉前给药**（premedication）　指病人进入手术室前应用的药物。手术前夜通常使用镇静催眠药、镇痛药或冬眠合剂消除病人对手术的紧张情绪，增强麻醉药的镇痛效果或减少麻醉药的药量。如服用地西泮使患者产生短暂记忆缺失，减轻紧张或恐惧的感觉；注射阿托品类药物可减少全麻药引起的唾液及支气管分泌物的增加，保持呼吸道通畅，减少术后并发症的发生。

2. **基础麻醉**（basal anesthesia）　对过度紧张的病人或不合作的小儿，在进入手术室之前给予大剂量的镇静催眠药，使其进入浅麻醉状态，在此基础上进行麻醉。这样既可减少麻醉药用量，又可使麻醉过程平稳。

3. **诱导麻醉**（induction of anesthesia）　先应用起效快的全麻药，如硫喷妥钠、氧化亚氮，再用起效较慢的全麻药进行维持，使麻醉的诱导期缩短、平稳，减少诱导期不良反应的出现及麻醉意外。

4. **合用骨骼肌松弛药**　在麻醉时适当加用非去极化肌松药或琥珀胆碱，减少全麻药用量和满足手术对肌肉松弛的要求。临床上可根据手术时间的长短和需要，选择不同时效的肌松药配用。

5. **低温麻醉**（hypothermal anesthesia）　在全麻的基础上合用氯丙嗪，使体温在物理降温时下降至较低水平（28℃～30℃），从而降低心、脑等生命器官的耗氧量，增强组织对缺血缺氧情况下的耐受能力，以便于进行脑、心脏的手术，减少术后并发症。

6. **神经安定镇痛术**（neuroleptanalgesia）　一种复合镇痛方法，常用氟哌利多和芬太尼按50∶1制成氟芬合剂（innovar，依诺伐）静滴，使患者达到意识模糊、痛觉消失、自主动作停止，适用于外科小手术。如同时加用氧化亚氮及肌松药，则可达到满意的外科麻醉，称为"神经安定麻醉"（neuroleptanesthesia）。

7. 控制性降压（controlled hypotension） 为减少手术失血，麻醉时加用短时作用的血管扩张药硝普钠或钙拮抗剂使血压适度适时下降，并抬高手术部位，以减少出血。常用于止血较为困难的颅脑手术。

第四节 局部麻醉药

局部麻醉药（local anaesthetics）简称局麻药，是指作用于神经末梢或神经干，可逆地阻断神经冲动的发生和传导，在保持意识清醒的情况下，使神经支配的部位出现暂时、可逆性感觉（甚至运动功能）丧失的药物。局麻作用消失后，神经功能可完全恢复，并对各类组织无损伤性影响。

人们最早发现的具有局麻效果的药物是1860年从南美洲古柯树叶分离出的生物碱——可卡因（cocaine），但由于性质不稳定，且毒性及成瘾性较大而限制了其临床应用。在解析其分子结构确定活性基团的基础上，1905年可卡因的衍生物——普鲁卡因被合成。迄今在上百年的时间里已合成了数十种具有不同特点的局部麻醉药物，实现了人类在清醒状态下进行手术操作的梦想。

局麻药的结构主要由三部分组成：芳香基团、中间链和胺基团。芳香基团是麻醉药亲脂疏水性的主要结构，改变这部分的结构可产生不同脂溶性的局麻药；中间链由酯键或酰胺键组成，决定局麻药的代谢途径并影响作用强度。胺基团多数为叔胺，决定局麻药的亲水性，主要影响药物分子的解离度。

一、作用机制

1. 药理作用 局麻药对所有神经（外周或中枢、传入或传出、突起或胞体、末梢或突触）冲动的产生和传导均有阻滞作用。局麻药对神经阻滞的强度与神经纤维的类别有关。一般规律是神经末梢、神经节及中枢神经系统的突触部位对局麻药最为敏感，细神经纤维比粗神经纤维更易被阻断。局麻药必须与神经组织直接接触后才发挥作用。局麻药的浓度自低至高，首先痛觉消失，其次冷热、触觉、深部感觉，最后运动功能消失。

局麻药经局部血管吸收入血或直接注入血管时，可产生全身作用。若血药浓度达到一定水平，甚至诱发严重的毒性反应，如对中枢神经系统的作用可致烦躁不安、肌肉震颤，严重者出现神志错乱及全身性强直-阵挛性惊厥。对心血管系统有抑制作用，使心肌收缩性减弱、传导减慢、血管平滑肌松弛等。

2. 作用机制 局麻药主要作用于神经细胞膜。神经细胞兴奋时，膜通透性发生改变，Na^+内流和K^+外流，产生动作电位。局麻药可直接与细胞膜内的Na^+通道相互作用而抑制Na^+内流，阻止动作电位的产生和神经冲动的传导，产生局麻作用。

局麻药阻滞神经细胞膜Na^+内流的作用具有使用依赖性（use dependence），即频率依赖性的特点，神经组织受到的刺激频率越高，开放的通道数目越多，受阻滞就越明显，局麻作用也就越强。因此，局麻药的作用与神经状态有关，即对静息状态下的神经作用较弱，若增加电刺激频率，局麻药的作用即可加强，这可能是由于在细胞内解离的局麻药只有在 Na^+ 通道处于开放状态才能进入其结合位点，产生 Na^+ 通道阻滞作用。此外，局麻药在高浓度时还能与细胞膜蛋白结合阻断 K^+ 通道，对静息膜电位无明显和持续性影响。

二、局麻药的应用方法

1. **表面麻醉**（surface anaesthesia）　将穿透力强的局麻药喷或涂于黏膜表面，使黏膜下神经末梢麻醉。常用于眼睛、口腔、鼻腔、咽喉及泌尿生殖道黏膜的浅表手术。

2. **浸润麻醉**（infiltration anaesthesia）　将局麻药注入皮下或手术视野附近的组织，使局部感觉神经末梢受到药物浸润而麻醉。可用于浅表小手术或口腔手术。

3. **神经阻滞麻醉**（nerve block anaesthesia）　将局麻药注射到神经干或神经丛周围，阻断神经冲动传导，使该神经所分布的区域麻醉。常用于四肢及口腔手术。

4. **蛛网膜下腔麻醉**（subarachnoid anaesthesia）　又称脊髓麻醉或腰麻，是将麻醉药自腰椎间注入蛛网膜下腔。首先被阻断的是交感神经纤维，其次是感觉神经纤维，最后是运动神经纤维。因麻醉范围较广，常用于下腹部及下肢手术。

5. **硬膜外麻醉**（epidural anaesthesia）　将麻醉药注入硬膜外腔，药物沿着脊神经根扩散进入椎间孔，阻断神经根，暂时使其支配区域产生麻痹。常用于颈部到下肢的手术，特别适用于上腹部手术。

三、常用药物

利多卡因

利多卡因（lidocaine）为中效酰胺类麻醉药。利多卡因用药后 1 小时，有 80%～90% 进入血液循环，与血浆蛋白发生结合。进入体内的药物约 72% 在肝内转化和降解，绝大多数代谢产物及原形药物经肾排泄。

利多卡因具有起效快、穿透性强、弥散广、无明显扩张血管作用的特点。与普鲁卡因相比，局部麻醉起效时间快 1 倍，麻醉强度大 1～2 倍，维持作用时间长 1 倍，但毒性也随之增大，且随浓度增加毒性增强。对中枢神经系统有抑制作用，低浓度时，患者表现为镇静、嗜睡、痛阈增高；浓度大时可引起惊厥。

利多卡因是临床最为常用的局部麻醉药，广泛用于表面麻醉、浸润麻醉、神经阻滞、硬膜外阻滞等。因利多卡因有明显的神经毒性，且腰麻时平面难以调控，一般不用于腰麻。该药也可用于心律失常的治疗。

普鲁卡因

普鲁卡因（procaine）为短效酯类局麻药，药物进入体内后，主要由血浆胆碱酯酶水解生成对氨基苯甲酸和二乙氨基乙醇，代谢速度快，前者能对抗磺胺类药物的抗菌作用，因此，应避免与磺胺类药物联合应用。该药起效快，作用时间可维持 45～60 分钟。普鲁卡因在组织内被中和释放出游离碱发挥麻醉作用，其扩散力与穿透能力差，故不适用于表面麻醉。该药需注射给药才能产生局麻作用，主要用于浸润麻醉、神经阻滞、硬膜外阻滞、脊髓麻醉等。

氯普鲁卡因（chloroprocaine）是普鲁卡因的氯化衍生物，作用与普鲁卡因相似，但全身毒性较低，在体内很快被血浆胆碱酯酶水解，半衰期更短，在临床上应用广泛，逐渐取代了普鲁卡因。

丁卡因

丁卡因（tetracaine）为长效酯类局麻药。由于具有较好的脂溶性、穿透力强、吸收迅速，因此，表面麻醉效果好。丁卡因的麻醉效价为普鲁卡因的10倍，但毒性是普鲁卡因的10~12倍，毒性反应率比普鲁卡因高。主要由血浆假性胆碱酯酶水解，代谢速度慢。

该药用于表面麻醉、神经阻滞、硬膜外阻滞和脊髓麻醉，一般不单独用于浸润麻醉。丁卡因对中枢神经系统及心脏有较强的抑制作用，中毒时可引起心力衰竭，心脏骤停。只要无禁忌，均应加入肾上腺素以延缓药物的吸收。

布比卡因

布比卡因（bupivacaine）为长效酰胺类麻醉药，该药局麻效果比利多卡因强4倍左右，维持时间比利多卡因长，可达5~10小时，但毒性也较大。该药对感觉神经局麻效果好，对运动神经作用微弱，常规剂量对心血管系统功能无影响，大剂量可引起中枢神经系统和循环系统的中毒反应。主要适用于神经阻滞、硬膜外阻滞和脊髓麻醉。加用肾上腺素可进一步提高麻醉效能。

布比卡因为消旋体，即为左旋（S-）与右旋（R+）两种对映体的等量混合型，其中枢神经系统和心脏毒性主要来源于右旋体。左旋布比卡因（levobupivacaine）麻醉作用与布比卡因相仿，但毒性降低，因此，使用更安全，是布比卡因较为理想的替代药物。

罗哌卡因

罗哌卡因（ropivacaine）为长效酰胺类麻醉药，化学结构类似布比卡因，其脂溶性大于利多卡因而小于布比卡因，神经阻滞效能大于利多卡因，小于布比卡因。但罗哌卡因对神经纤维的阻滞较布比卡因更为广泛，对感觉纤维的阻滞优于运动纤维，术后运动阻滞迅速消失。对心脏兴奋和传导的抑制均弱于布比卡因，有明显的收缩血管的作用。主要适用于神经阻滞、硬膜外阻滞。因对子宫和胎盘血流几乎无影响，故适用于产科手术麻醉。

（鲁 茜）

扫码"练一练"

扫码"学一学"

第九章 镇静催眠药

镇静催眠药（sedative-hypnotics）是一类对中枢神经系统具有抑制作用的药物。能缓和激动，减轻兴奋，安静情绪的药物称为镇静药（sedative）；能诱导和维持近似生理性睡眠的药物称为催眠药（hypnotics）。该类药物小剂量服用时可产生镇静作用，较大剂量则产生睡眠作用。随着剂量的增加，部分镇静催眠药还会产生抗惊厥、抗癫痫和麻醉作用，过量的镇静催眠药会导致呼吸麻痹，甚至引起死亡。

觉醒与睡眠是人类维持中枢神经系统功能正常的一种生理现象。根据睡眠时脑电图（electroencephalogram，ECG）的变化以及眼球活动情况等特点，一般可以将睡眠分为非快动眼睡眠（non-rapid-eye movement sleep，NREMS）和快动眼睡眠（rapid-eye movement sleep，REMS）两个时相。NREMS 又可分为浅睡期和深睡期，深睡期也称慢波睡眠（slow wave sleep，SWS）。SWS 有利于机体的发育和体力的恢复，在 SWS 期间，大脑皮层高度抑制，分泌大量的生长激素，有利于大脑皮层的休息，生长发育和生命物质的补充。REMS 的主要特点是眼球快速运动，脑电波呈现去同步化快波，故又称为快波睡眠（fast wave sleep，FWS）。REMS 与脑的发育成熟和智力的提高有明显关系，可促进记忆和智力的发展。睡眠时 NREMS 和 REMS 两个时相交替出现。入睡后首先进入 NREMS，约经 60~90 分钟后进入 REMS，REMS 一般持续大约 25 分钟，再次进入 NREMS。成人一夜中两个时相约交替 4~6 次。REMS 时相具有不可压缩性，人为（如药物）缩短，骤然停药后则会出现反跳性延长。

睡眠障碍可分为4类：①入眠及睡眠困难，是最常见的睡眠障碍，又称为失眠，包括入睡障碍、中途觉醒、过早觉醒和缺乏睡眠满足感等；②睡眠过剩；③睡眠觉醒障碍；④阶段性睡眠或与部分性觉醒有关的机能障碍。失眠是临床常见病症之一。对于失眠的治疗，应首先消除引起失眠的病因如环境因素、个体因素、身体疾患等。同时辅以镇静催眠药物治疗。

理想的镇静催眠药应能导致类似生理性睡眠，不影响睡眠结构，不引起反跳性失眠和躯体依赖。但是现有的镇静催眠药所引起的药物性睡眠与生理性睡眠有所不同。如巴比妥类主要缩短 REMS 时相；苯二氮䓬类主要缩短 NREMS，对 REMS 的影响较小。巴比妥类长期用药骤停后会引起 REMS 反跳延长，出现多梦、焦虑不安和失眠等症状，亦有依赖成瘾性，造成停药困难。因此，有必要进一步研发新的临床疗效较好、成瘾性小，且安全范围较大的镇静催眠药。

按化学结构不同，镇静催眠药分为苯二氮䓬类、巴比妥类及其他类镇静催眠药。苯二氮䓬类临床疗效较好、成瘾性小，且安全范围较大，是目前临床最常用的镇静催眠药。

第一节 苯二氮䓬类

苯二氮䓬类药物（benzodiazepines，BZ 或 BDZ）均具有 1,4-苯并二氮䓬环的基本结构（图 9-1），不同基团取代 R_1、R_2、R_3、R_4、R_7、R'_2 位后则形成一系列衍生物。目前在临床常用的药物有 20 多种，其药理学特性基本相似。根据药物半衰期的长短可将该类药物分为长效（$t_{1/2} > 25$ 小时，如地西泮等）、中效（$t_{1/2} = 5 \sim 24$ 小时，如劳拉西泮等）和短效（$t_{1/2} < 5$ 小时，如三唑仑）三类。

一、苯二氮䓬类药物的共性

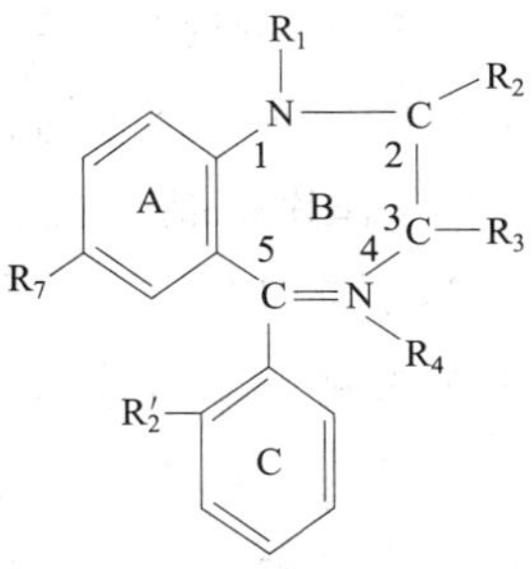

【体内过程】 苯二氮䓬类药物脂溶性高，口服吸收迅速而完全，大多数药物生物利用度超过80％，约 0.5～1.5 小时达血药浓度峰值。与血浆蛋白结合率较高，易透过血-脑屏障及其他屏障组织。静注时首先分布至脑组织和其他血流量丰富的组织和器官，随后在体内脂肪和肌肉组织中聚集。本类药物主要经肝药酶代谢，多数代谢物仍具有与原型药物相似的药理活性，而其 $t_{1/2}$ 更长。如氟西泮的血浆 $t_{1/2}$ 仅为 1～2 小时，而其代谢产物 N-去烷基氟西泮的血浆 $t_{1/2}$ 却超过 50 小时。因此，连续使用长效苯二氮䓬类药物时，应注意药物的蓄积作用。苯二氮䓬类药物及其代谢产物在肝脏与葡萄糖醛酸结合后，经肾脏排泄。苯二氮䓬类药物作用持续时间差异很大，肝功能下降、老年及饮酒可使本类药物在体内的氧化代谢受到抑制，半衰期延长。

图 9-1 苯二氮䓬类药的基本结构

【药理作用】

1. 对中枢神经系统的作用

（1）抗焦虑 苯二氮䓬类药物在小于镇静剂量时就能产生良好的抗焦虑作用，可减轻焦虑症患者精神紧张、恐惧、忧虑、失眠等状态，同时不会或较少影响意识和高级精神活动，对各种原因引起的焦虑症均有显著效果。其抗焦虑作用可能是通过选择性作用于大脑抑制边缘系统而实现的。

（2）镇静催眠 随着剂量增加，苯二氮䓬类药物可依次出现镇静及催眠作用，能缩短患者入睡时间，延长睡眠持续时间，减少觉醒次数。由于缩短 NREMS 时相，故可减少发生于此期的夜惊和夜游症。与巴比妥类药物比较，苯二氮䓬类药物：①对 REMS 时相则影响较小，较少出现停药后 REMS 反跳性延长引起的多梦；②治疗指数高，对呼吸影响小，不引起麻醉，安全范围大；③对肝药酶几无诱导作用，不影响其他药物的代谢；④依赖性和戒断症状较轻。

（3）抗惊厥、抗癫痫 较大剂量苯二氮䓬类药物具有抗惊厥作用，能抑制癫痫病灶异常放电的扩散，但对病灶本身的异常放电没有影响。其抗惊厥、抗癫痫作用可能是通过促进中枢抑制性递质 GABA 的突触传递而实现的。

（4）中枢性肌肉松弛 苯二氮䓬类药物可通过中枢作用降低肌肉紧张，缓解肌肉痉挛。动物实验结果发现苯二氮䓬类药对切除大脑所致僵直有明显的肌肉松弛作用，对人类大脑损伤所致肌肉僵直也有明显缓解作用。此作用与其镇静作用无关，可能与其抑制脊髓多突触反射有关。但大剂量对神经肌肉接头也有阻断作用。

（5）其他 较大剂量苯二氮䓬类药物可干扰记忆路径的产生，会导致暂时性记忆缺失。

2. 对心血管系统的作用

（1）对血压的影响 苯二氮䓬类药物可使血压下降，下降程度与药物剂量、给药途径以及机体状态有关。一般情况下仅使血压轻度下降，而血压高者和处于焦虑状态者下降幅度更明显，低血容量或是心力衰竭的病人，其降低血压作用更为显著。

（2）对心脏的影响 对心肌收缩力无明显影响，可轻度增加心率，在不明显增加心排出量的情况下降低心肌耗氧量，这对心功能不全和冠心病病人有利。

3. 对呼吸系统的影响　一般剂量口服对呼吸抑制作用不明显，静脉注射时尤其是速度较快时，可发生一过性呼吸暂停，对阻塞性肺疾病的病人产生不良后果。

【作用机制】目前认为，苯二氮䓬类药物对中枢的抑制作用与脑内抑制性神经递质 γ-氨基丁酸（GABA）受体的亚型 $GABA_A$ 受体密切相关（图9-2）。$GABA_A$ 受体是由不同亚基构成的环状五聚体，为神经元上的配体-门控型 Cl^- 通道。在 Cl^- 通道周围有GABA、苯二氮䓬类、巴比妥类、印防己毒素和乙醇等5个结合位点。$GABA_A$ 受体有18种不同的亚单位，按其氨基酸排列次序可分为7族（α、β、γ、δ、ε、θ和ρ），不同类型的亚单位间组合可形成不同的 $GABA_A$ 受体亚型。苯二氮䓬类药物结合点位于α亚单位，而α、β和γ亚单位的集合是苯二氮䓬类药物结合位点的基本要求。当苯二氮䓬类药物与其相应位点结合，就会促进GABA与 $GABA_A$ 受体的结合，导致 Cl^- 离子通道开放的频率增加，Cl^- 大量内流，使神经细胞超极化，产生突触前和突触后传递的抑制。含有 $α_2$ 亚基的 $GABA_A$ 受体可介导苯二氮䓬类药物的抗焦虑作用，而镇静催眠作用是通过含有 $α_1$ 亚基的 $GABA_A$ 受体介导的。

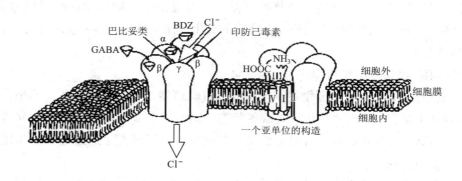

图9-2　苯二氮䓬类药对GABA受体的作用机制

【临床应用】

（1）焦虑症　对于处于持续性焦虑的患者，可选用长效类如氟西泮或地西泮等；间断性严重焦虑患者，可选用中、短效类药物，如硝西泮、氯氮䓬或奥沙西泮等用于治疗。近年来，随着抗抑郁药越来越受到重视以及行为疗法的联合使用，苯二氮䓬类药常用来治疗急性焦虑状态，临床上已较少用此类药物来治疗比较严重的病例。

（2）失眠症　根据失眠的具体状态来选择服用药物。入眠困难者一般选择短效类，对于睡眠持续障碍者则宜选用中、长效类药物。与巴比妥类药物相比，苯二氮䓬类药物的治疗指数高，安全范围大，是临床上治疗失眠的首选药物。但连续使用后会产生耐受性和依赖性，故不可长期服用。

（3）惊厥和癫痫　可辅助治疗小儿高热、破伤风、子痫和药物中毒所致的惊厥，以地西泮和三唑仑作用比较明显。地西泮静脉注射，对癫痫大发作持续状态有显著效果，安全性大；氯硝西泮用于失神发作、肌阵挛发作；硝西泮则对癫痫肌阵挛发作具有良好疗效。

（4）麻醉前给药　多选用地西泮。可减轻患者对手术恐惧导致的焦虑和紧张情绪，并加强麻醉药的作用。较大剂量服用时会产生暂时性记忆缺失，手术前用药可使患者对术中的不良刺激不复记忆。

（5）缓解肌紧张　可缓解中枢神经系统病变引起的肌张力增强、局部病变如腰肌劳损及内窥镜检查所致的肌肉痉挛，且不影响其协调性。

【不良反应】苯二氮䓬类药物毒性较小，安全范围大。常见不良反应有嗜睡、头昏、乏力和记忆力下降，尤以长效类较明显；部分药物具有口干、便秘等副作用。大剂量时偶致共济失调、运动功能障碍、语言含糊不清、甚至昏迷和呼吸抑制。静脉注射速度过快可导致呼吸和循环抑制，严重者可致呼吸和心跳停止，可用苯二氮䓬受体拮抗剂氟马西尼抢救。

长期使用苯二氮䓬类药物会产生耐受性和依赖性，突然停用可出现反跳现象和戒断症状，表现为失眠、头晕、焦虑、震颤、呕吐、心动过速等。但戒断症状发生比巴比妥类药物更轻。癫痫患者突然停药可致发作，严重的精神抑郁可致病情加重，甚至产生自杀倾向。

对苯二氮䓬类药物过敏者慎用。老年患者、肝肾功能不全、阻塞性肺病、青光眼、重症肌无力患者以及需要集中精力的高危作业人群慎用。哺乳期妇女和孕妇慎用。中枢神经系统处于抑制状态如酒精中毒者慎用。

【相互作用】与其他中枢抑制药、乙醇合用时，可增加中枢抑制作用，严重者可致死。与其他成瘾性药物合用，成瘾的危险性增加。与可乐定、阿片类镇痛药、吩噻嗪类药物、单胺氧化酶抑制药和三环类抗抑郁药合用时，彼此增加疗效，应调整剂量。与抗高血压药合用时可使降压作用增强，应减少用量。与左旋多巴合用可降低后者的疗效。利福平可增加本类药物的消除。与地高辛合用，可增加地高辛的血药浓度而致中毒。

二、常用的苯二氮䓬类药物

地 西 泮

地西泮（diazepam，安定）为典型苯二氮䓬药物，也是临床上常用的镇静催眠、抗焦虑药。

【体内过程】地西泮口服吸收迅速且完全，约1小时后血药浓度达峰值。脂溶性高，能快速通过BBB而进入中枢神经系统，并很快分布到其他组织。与血浆蛋白结合率约为90%，其$t_{1/2}$约为25~50小时，属于长效苯二氮䓬药物。几乎全部在肝脏代谢，代谢产物为去甲地西泮和羟基地西泮，都有类似地西泮的作用，前者$t_{1/2}$长达48~96小时，故反复应用可导致代谢产物蓄积。地西泮容易通过胎盘屏障，导致新生儿呼吸抑制、嗜睡等，故不宜用于待产妇。老年患者、肝功能障碍以及血浆白蛋白减少者可使地西泮增效，注意减量或延长给药间隔。

【药理作用】地西泮与BZ受体的亲和力，且较其他苯二氮䓬药物强。小剂量即选择性与边缘系统BZ受体结合，抑制神经元电活动的发放与传递，产生抗焦虑作用。

随着剂量的增大，地西泮有镇静催眠作用。可明显缩短入睡时间、延长睡眠持续时间，减少觉醒次数。

地西泮具有较强的抗惊厥和抗癫痫作用，在较小剂量即可明显对抗戊四氮等药物引起的惊厥。地西泮不能阻止癫痫病灶神经元的异常放电，但可抑制其异常放电的扩散，表现出明显的抗癫痫作用。

地西泮对猫去僵直和人大脑损伤所引起的肌肉僵直均有明显缓解作用，表现出较强的肌肉松弛作用。

【临床应用】地西泮是治疗焦虑症的重要药物，对各种原因引起的焦虑症均有显著疗效。

目前，地西泮和其他的苯二氮䓬类药物已取代巴比妥类药物成为最常用的镇静催眠药。除用于镇静催眠外，还可用于麻醉前给药，以减轻患者的紧张情绪。

地西泮临床可用于辅助治疗破伤风、子痫、小儿高热惊厥及药物中毒性惊厥等。地西泮对癫痫大发作可迅速缓解症状，对癫痫持续状态可用作首选药，采取静脉注射给药可取得显著疗效。

地西泮发挥肌肉松弛作用的剂量一般对其他正常活动无明显影响。临床上可用于脊髓损伤、脑血管意外、局部关节病变、腰肌劳损等中枢或局部病变引起的肌强直或肌肉痉挛等症状。

【不良反应】 小剂量短时间使用不良反应轻微，剂量偏大或长期服用可有嗜睡、头晕、头痛、幻觉等不良反应，减量或停药后可恢复。偶尔可引起躁动、谵妄和兴奋等反应。静脉注射可引起血栓性静脉炎。长期服药有耐受性和依赖性，突然停药可出现戒断症状。

其他常用的苯二氮䓬类药物的作用特点见表9-1。

表9-1 常用的苯二氮䓬类药物的作用特点

药物	半衰期（h）	活性代谢物	作用特点	临床应用
短效类				
咪达唑仑	1.9±0.6	—	起效迅速，代谢失活快，持续时间短，后遗作用小	入睡困难性失眠、麻醉前给药和维持麻醉
三唑仑	2.3±0.4	—	催眠，抗焦虑作用强	对焦虑性失眠疗效好
奥沙西泮	7.6±2.2	—	抗焦虑作用显著，抗惊厥作用较强	对顽固性焦虑症效果好
阿普唑仑	12±2	—	抗焦虑、镇静、催眠作用强，有抗抑郁作用	焦虑、恐惧、失眠，对伴有抑郁的失眠症效果好
劳拉西泮	14±5	—	抗焦虑作用强于地西泮	焦虑症、麻醉前给药、紧张性失眠
艾司唑仑	14~24	—	催眠作用温和，比硝西泮强2倍，无后遗作用	失眠症，也可用于麻醉前给药、焦虑症
中效类				
氟硝西泮	15±5	去甲氟硝西泮	镇静、催眠作用强，比地西泮强10倍以上	各种失眠症，诱导麻醉
氯硝西泮	23±5	—	抗惊厥作用比地西泮强5倍，肌肉松弛作用强	癫痫、惊厥、精神性失眠、神经性失眠和麻醉前给药
硝西泮	26±3	—	催眠作用显著，抗惊厥作用强	失眠、肌阵挛性癫痫、婴儿痉挛
长效类				
氯氮䓬	10±3.4	去甲氯氮䓬、奥沙西泮	与地西泮相似，作用强度为地西泮的1/10~1/5	抗焦虑、催眠、乙醇戒断
地西泮	44±13	去甲地西泮、奥沙西泮	抗焦虑、镇静、催眠、抗惊厥、中枢性肌松	焦虑、失眠、癫痫持续状态、麻醉前给药、骨骼肌痉挛
氟西泮	74±24	N_1-脱烷基氟西泮	催眠作用强，对焦虑所致的失眠效果好	失眠症，尤其是入睡困难、夜间屡醒及早醒患者、顽固性神经衰弱

附：氟马西尼——苯二氮䓬受体拮抗药

【药理作用】 氟马西尼（lumazenil）为咪唑并苯二氮䓬化合物，能与BZ受体有特异性亲和力但没有内在活性，可竞争性拮抗BZ受体激动药如地西泮、反向激动剂如β-卡波林衍生物的中枢抑制效应。可拮抗苯二氮䓬类药物的抗焦虑、镇静催眠以及抗惊厥等药理作用,这个过程是可逆的,对苯二氮䓬类药过量的病人应用氟马西尼后出现惊厥患者,可再用地西泮等苯二氮䓬类药解除。但对巴比妥类药物和羟丁酸钠所致的中枢抑制无效。

氟马西尼对呼吸和心血管系统无明显影响,对于苯二氮䓬类药物引起的呼吸抑制有一定的拮抗作用,但对于对巴比妥类药物和麻醉性镇静药所致的呼吸抑制无拮抗作用。

【临床应用】临床常用于麻醉后拮抗苯二氮䓬类药物的残余作用,促进手术后早期清醒。也可用于苯二氮䓬类药物过量中毒的诊断与解救,能有效地催醒患者和改善中毒所致的呼吸和循环抑制。

【不良反应】常见不良反应有恶心、呕吐、烦躁、焦虑不安等。有癫痫史患者可诱发癫痫发作,长期服用苯二氮䓬类药物的患者可诱发戒断症状。

第二节 巴比妥类

巴比妥类药(barbiturates)药物是巴比妥酸 C_5 位上的氢原子被不同基团取代后,所获得的一系列具有中枢抑制衍生物(图9-3)。若取代基长而有分支(如异戊巴比妥)或双键(如司可巴比妥),则作用强而短;若其中一个氢原子被苯基取代(如苯巴比妥),则具有较强的抗惊厥、抗癫痫的作用;若 C_2 上的 O 被 S 取代(如硫喷妥钠),则脂溶性高,作用迅速度,但维持时间短。

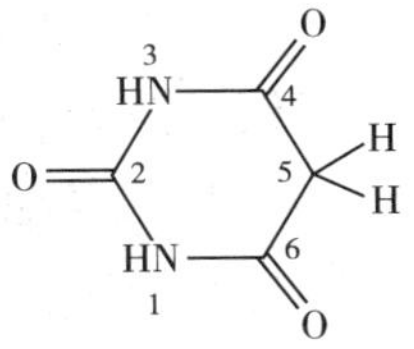

巴比妥类药物镇静催眠疗效不如苯二氮䓬类,且安全范围较窄,成瘾性和耐受性均较苯二氮䓬类强,现已不作为镇静催眠的首选药物。但该类药物在抗惊厥、抗癫痫、麻醉作用上仍有重要的临床地位。

图9-3 巴比妥酸基本化学结构

【体内过程】巴比妥类药物口服或肌内注射均易吸收,并迅速分布于全身组织、体液,也易通过胎盘进入胎儿循环。各药入脑组织的速度与药物脂溶性成正比。如硫喷妥钠脂溶性最高,容易通过血-脑屏障,静脉注射后可立即显效,而因其迅速自脑组织转移到外周脂肪组织(再分布),故作用短暂;苯巴比妥脂溶性较小,静脉注射需30分钟才起效。脂溶性高的药物如司可巴比妥等主要在肝脏代谢而失效,作用持续时间较短;脂溶性小的药物如苯巴比妥主要以原型自肾脏排泄而消除,因有部分药物经肾小管重吸收,故作用持续时间较长。尿液pH对巴比妥类药物的排泄影响较大,碱化尿液时,该药解离增多,肾小管再吸收减少,可加速自尿中的排泄。

常用巴比妥类药物的药动学特点见表9-2。

表9-2 巴比妥类药物药动学主要特点

分类	药物	显效时间(h)	作用维持时间(h)	$t_{1/2}$(h)	油/水分配系数	消除方式
长效类	巴比妥	(慢)	8~12	—	1	主要经肾脏排泄,部分在肝脏代谢
	苯巴比妥	0.5~1	6~12	50~144	3	主要经肾脏排泄,部分在肝脏代谢
中效类	戊巴比妥	0.25~0.5	3~6	15~48	39	主要在肝脏代谢
	异戊巴比妥	0.25~0.5	3~6	14~40	42	主要在肝脏代谢
短效类	司可巴比妥	0.25	2~3	20~28	52	主要在肝脏代谢
超短效	硫喷妥钠	静注30秒内显效	0.25	3~8	580	主要在肝脏代谢

【药理作用】巴比妥类药物对中枢神经系统具有普遍抑制作用。其随着剂量的增加,抑

制作用由弱变强，相应表现为镇静、催眠、抗惊厥和抗癫痫、麻醉等作用。大剂量对心血管系统有抑制作用，10倍催眠量可引起呼吸中枢麻痹而致死。

巴比妥类药物通过与$GABA_A$受体上相应位点（巴比妥酸结合位点）的γ亚单位结合，促进GABA与$GABA_A$受体的结合，导致Cl^-通道的开放时间延长，从而增加Cl^-内流，引起膜超极化，从而产生中枢抑制作用。

【临床应用】

（1）镇静催眠　小剂量的巴比妥类药物可起到镇静作用，可缓解焦虑、烦躁不安状态。中等剂量可催眠，即缩短入睡时间，减少觉醒的次数，延长睡眠时间。巴比妥类药物可改变正常睡眠模式，缩短REMS睡眠，引起非生理性睡眠。久用停药后，可反跳性地延长REMS睡眠时相，伴有多梦，引起睡眠障碍。由于安全性差，易产生依赖性，其应用日渐减少。

（2）抗惊厥　临床用于小儿高热、破伤风、子痫、脑炎及中枢兴奋药引起的惊厥，一般肌内注射苯巴比妥钠，也可用异戊巴比妥钠等中短效类药物。苯巴比妥抗惊厥作用较强，常用于癫痫大发作和癫痫持续状态的治疗。

（3）麻醉及麻醉前给药　巴比妥类药物亦可用于基础麻醉或麻醉前给药，可缓解患者紧张情绪，减少麻醉药用量。硫喷妥钠主要用于诱导麻醉及基础麻醉。

（4）增强其他中枢抑制药的作用　可增强解热镇痛药的镇痛作用，也能增强其他药物的中枢抑制作用。

【不良反应】催眠剂量的巴比妥类药物可引起眩晕、困倦、思睡、精神不振、精细运动不协调等后遗效应（亦称宿醉）。较大剂量或静脉注射较快时，会抑制呼吸中枢，致呼吸困难。支气管哮喘、严重肺功能不全及颅脑损伤致呼吸中枢抑制者禁用。误服或吞服大量巴比妥类药物可导致急性中毒，表现为深度昏迷、呼吸抑制、各种反射消失、血压下降等，如果不及时抢救可以死于呼吸和循环抑制。

长期使用巴比妥类药物可使患者产生躯体和精神依赖性，迫使病人继续用药，如突然停药可出现戒断症状，表现为激动、失眠、焦虑，甚至惊厥。短期内反复应用巴比妥类药物可以产生耐受性。

第三节　其他镇静催眠药

唑 吡 坦

唑吡坦（zolpidem）又称为思诺思（stilnox），为咪唑吡啶类新型镇静催眠药。

【体内过程】口服吸收迅速，约0.5~3小时血药浓度达峰值，生物利用度约为70%，血浆蛋白结合率为92%。$t_{1/2}$为1.4~3.8小时，主要在肝脏代谢，多从肾脏排泄，少部分从粪便排出。

【药理作用】具有较快速镇静催眠作用。可选择性作用于BZ_1受体，通过增加Cl^-通道的开放而产生中枢抑制作用。

唑吡坦可缩短入睡时间，减少夜醒次数，增加总睡眠时间和改善睡眠质量。与苯二氮䓬类药物相比较，治疗剂量唑吡坦几乎不改变睡眠结构，对慢波睡眠和快动眼睡眠影响少。

【临床应用】临床上用于各种失眠。

【不良反应】常见不良反应有片断的意识障碍、记忆减退、睡前幻觉、眩晕、步履不稳、夜间躁动、头痛等。后遗效应、药物依赖性、耐受性和停药戒断症状轻微,安全范围大,但与其他中枢抑制药合用可引起呼吸抑制。

水 合 氯 醛

【体内过程】水合氯醛(chloral hydrate)脂溶性高,口服或灌肠均易吸收,易透过BBB,可迅速分布至脑及其他组织,约30分钟起效。大部分在肝脏代谢为更强的三氯乙醇,后者与葡萄糖醛酸结合而失活,主要以代谢物形式通过肾脏排泄,小部分可经胆汁排泄。作用持续6~8小时,$t_{1/2}$为5~10小时。

【药理作用】水合氯醛为三氯乙醛的水合物,可能通过抑制脑干网状上行激活系统而产生中枢抑制作用。催眠剂量30分钟内可诱导入睡,催眠作用温和,不缩短REMS时间,对睡眠时相结构影响小,无明显后遗效应。

【临床应用】主要用于顽固性失眠及对其他催眠药效果不佳的患者。大剂量有抗惊厥作用,用于小儿高热、子痫及破伤风等所致惊厥。该药对胃肠有刺激性,可用水稀释后服用或采用直肠给药。

【不良反应】对胃黏膜有刺激作用,口服可引起上腹部不适、恶心、呕吐。大剂量可抑制心肌收缩,缩短心肌不应期,过量则对心、肾、肝实质性脏器有损伤,因此对心、肾、肝疾病严重患者禁用。长期使用也可产生耐受性和成瘾性,戒断症状较严重,应防止滥用。

佐 匹 克 隆

佐匹克隆(zopiclone)又称为吡唑酮,是一新型快速催眠药,属于环吡咯酮类,是一新型快速催眠药。

口服吸收迅速,约1.5~2小时血药浓度达峰值,可迅速分布到全身各组织。$t_{1/2}$约为5小时,主要在肝脏代谢,大部分经肾脏排泄,小部分从粪便排出,也可随唾液和乳汁分泌。

佐匹克隆可缩短睡眠潜伏期,减少觉醒次数,提高睡眠质量。临床上主要用于各种原因引起的失眠症。

不良反应较少,偶见思睡、口苦、口干、肌无力、遗忘、醉态等。长期使用后如突然停药可出现焦虑、震颤、失眠、神志模糊等戒断症状。

丁 螺 环 酮

丁螺环酮(buspirone)是一种新的非苯二氮䓬类镇静催眠药。它在服用后1~2周才会显效,4周达到最大效应。口服吸收好,首关效应明显,在肝中代谢,$t_{1/2}$为2~4小时。

临床上适用于焦虑性激动、内心不安和紧张等急慢性焦虑状态。具有与地西泮相似的抗焦虑作用,但无镇静、肌肉松弛和抗惊厥作用。丁螺环酮为5-HT$_{1A}$受体部分激动剂,激动突触前5-HT$_{1A}$受体,反馈性抑制5-HT释放,发挥抗焦虑作用。

丁螺环酮的不良反应有头晕、头痛及胃肠功能紊乱,无明显的生理依赖性和成瘾性。

扎来普隆

扎来普隆（zaleplon）口服吸收迅速且完全，1小时左右血药浓度达峰值，生物利用度约为30%，有明显的首过效应。$t_{1/2}$约为1小时，主要在肝脏代谢，多数经肾排泄，少部分从粪便排出。

可选择性作用于大脑边缘系统$GABA_A$受体复合物亚单位的$\omega-1$受体结合而发挥中枢抑制作用。能缩短入睡时间，改善睡眠质量，但不影响总睡眠时间和睡眠结构。临床适用于入睡困难或夜间易醒的短期治疗。

不良反应较轻，可能会出现的有头痛、嗜睡、眩晕、口干、出汗、厌食、腹痛、恶心呕吐、乏力、记忆困难、多梦、震颤等。长期使用后突然停药会出现失眠、震颤等戒断症状。

（黄丽萍）

扫码"练一练"

第十章　中枢兴奋药

扫码"学一学"

中枢兴奋药（central stimulants）是一类能选择性兴奋中枢神经系统，提高其功能活动的药物。根据药物对中枢兴奋部位的不同分为三类：①主要兴奋大脑皮层的药物，如咖啡因、哌甲酯等；②主要兴奋呼吸中枢的药物，如尼可刹米、洛贝林等；③主要兴奋脊髓的药物，如士的宁，因毒性较大，无临床应用价值，故本章不作介绍。另有一类作用于中枢，能改善脑代谢，恢复神经元功能的药物，如吡硫醇、吡拉西坦等。中枢兴奋药的作用部位可随着剂量的增加而扩大，大剂量均可引起中枢神经系统的广泛兴奋导致惊厥。

第一节　主要兴奋大脑皮层的药物

精神振奋药物可选择性兴奋大脑皮层，也称为大脑皮层兴奋药。临床常用于颅脑外伤后昏迷、脑动脉硬化及中枢抑制剂中毒所致意识障碍，也常用于儿童精神迟钝、多动症的治疗。

咖 啡 因

咖啡因（caffeine）即咖啡碱，是由咖啡或茶叶中提得的一种生物碱，属黄嘌呤类。

【体内过程】口服、直肠给药或非肠道给药均能迅速吸收，而后迅速到达中枢神经系统，亦可分布在唾液和乳汁中。血浆半衰期为3~4小时，在体内不积蓄，经肝代谢后由肾排出。

【药理作用及临床应用】

（1）中枢兴奋作用　咖啡因的中枢兴奋作用较弱，小剂量（50~200mg）选择性兴奋大脑皮层，可使人睡意消失，精神振奋、思维敏捷。较大剂量可直接兴奋延脑呼吸中枢和血管运动中枢，使呼吸加深加快，血压升高。当呼吸中枢抑制时作用更显著。

（2）兴奋心脏和扩张血管作用　咖啡因可直接兴奋心脏，扩张血管（冠状血管、肾血管等），但此作用常被兴奋迷走中枢及血管运动中枢的作用掩盖，无治疗意义。

（3）其他作用　咖啡因还有舒张支气管平滑肌、利尿和刺激胃酸分泌等作用。咖啡因的中枢兴奋作用和舒张支气管平滑肌的作用可能与其阻断腺苷受体有关。

【临床应用】

（1）治疗中枢抑制状态　解救因急性感染中毒、镇静催眠药、麻醉药、镇痛药、抗组胺药过量引起的呼吸、循环衰竭，可肌注安钠咖。

（2）治疗神经官能症　与溴化物合用（咖溴合剂、巴氏合剂），使大脑皮层的兴奋、抑制过程恢复平衡。

（3）与麦角胺配伍治疗偏头痛，与解热镇痛药配伍治疗一般性头痛，可能因为咖啡因收缩脑血管，减小血管搏动的幅度而增强止痛药物的效果。

【不良反应】小剂量时不良反应较轻。较大剂量时可导致激动、不安、失眠。当口服1g，血浆药物浓度达到30μg/ml时，即可发生头痛、呕吐、肌肉震颤甚至惊厥，特别是乳婴儿高热时易致惊厥。还可出现心动过速和呼吸加快，尿液内可出现红细胞。可增加胃酸分泌，消化性溃疡病患者不宜使用。孕妇大量摄入可引起流产、早产，故应慎用。

哌 甲 酯

哌甲酯（methylphenidate）又名利他林（ritalin）有温和的中枢兴奋作用，能改善精神活动，振奋精神，消除睡意及疲乏感。大剂量也能引起惊厥。

【体内过程】口服后首关消除明显，2小时血浆药物浓度达峰值，脑内浓度超过血浆浓度，作用维持4小时。药物半衰期为2小时，在体内代谢为哌甲酯酸从尿中排出。

【药理作用】促进大脑皮质、脑干网状结构上行激活系统内去甲肾上腺素、5-HT、多巴胺等递质的释放，亦能抑制单胺氧化酶的活性。兴奋中枢的作用较温和，对呼吸中枢有较弱的兴奋作用。小剂量改善精神活动，解除轻度中枢抑制及疲乏感，大剂量可导致惊厥。

【临床应用】

（1）对抗中枢抑制药中毒，如巴比妥类药物引起的嗜睡、倦怠以及麻醉过深的呼吸抑制。

（2）小儿遗尿症，可兴奋大脑皮层，使之易于被尿意唤醒。

（3）儿童多动综合征，增加大脑皮质儿茶酚胺的水平，使多动症儿童注意力集中，学习能力提高。

（4）发作性睡眠、忧郁症。

【不良反应】常见食欲减退、紧张激动、不易入睡。偶有眩晕、心悸、厌食、头痛及恶心等。注射能引起血压暂时明显升高。儿童长期应用可产生食欲减退、失眠，偶见腹痛、心动过速和过敏。孕妇、青光眼、过度兴奋者及6岁以下小儿禁用。癫痫或高血压患者慎用。

匹 莫 林

匹莫林（pemoline）又名苯异妥英，中枢兴奋作用温和，强度介于苯丙胺与哌甲酯之间，约相当于咖啡因5倍。此外，尚具有弱拟交感作用。

【体内过程】口服易吸收，血浆蛋白结合率为50%，2~4小时血药浓度达峰值。多次给药时，2~3天血药浓度达稳态。$t_{1/2}$为12小时。在肝内代谢，代谢产物为匹莫林结合物、匹莫林双酮、扁桃酸等，由肾排泄，24小时可排出口服药的75%，其中50%为原形药。

【药理作用】特点为作用温和，对精神活动作用较明显，而对运动的兴奋作用较弱，对心血管系统的影响小。

【临床应用】用于儿童多动综合征、发作性睡眠、性欲低下、轻度抑郁及遗传性过敏性皮炎。

【不良反应】常见厌食、失眠或体重减轻。少见头昏、头痛、恶心、眼球震颤、运动障碍、易激惹、皮疹、胃疼。罕见粒细胞减少、黄疸。禁用于舞蹈病、抽搐、癫痫、躁狂、孕妇、肝肾功能损害及6岁以下儿童。

莫达非尼

莫达非尼（modafinil）是一种新型的提神醒脑药物，高度选择性的作用于中枢神经系统，对纹状体内的多巴胺活性影响较小。目前认为，莫达非尼的中枢兴奋作用与中枢抑制性递质 γ-氨基丁酸（GABA）有关，并受 5-HT 和去甲肾上腺素的调控。莫达非尼口服后迅速完全吸收，约 2~4 小时血浆浓度达到峰值，食物不影响生物利用度，但可延缓药物的吸收。在体内广泛分布，表观分布容积约为 0.9L/kg，血浆蛋白结合率为 60%，主要与血浆白蛋白结合。在肝脏由细胞色素 P450 系统的 CYP3A4 代谢，若联合应用 CYP3A4 的诱导剂或抑制剂，会影响其血药浓度及作用周期。$t_{1/2}$ 为 10~14 小时。

莫达非尼能提高正常人群的中枢兴奋性，临床主要用于发作性睡眠症及自发性睡眠过度的治疗，可显著减少白天睡眠时间和次数，而不影响夜间睡眠时间和质量。此外，能增强抗抑郁症药物的治疗效果，还有抗震颤麻痹及神经保护作用。莫达非尼的副作用较少且轻微，无苯丙胺样的成瘾性、焦虑或困惑感。未发现其致突变、致癌及生殖毒性，显示了良好的安全性。最常见的不良反应主要为失眠和食欲减退。

阿莫达非尼为莫达非尼的左旋体，具有比莫达非尼更强的优势。

第二节 主要兴奋呼吸中枢的药物

尼可刹米

尼可刹米（nikethamide），又名可拉明，口服、注射吸收好。作用时间短暂，一次静注作用维持 5~10 分钟。药物在体内迅速代谢为烟酰胺，再甲基化为 N-甲基烟酰胺，经尿排出。

尼可刹米能直接兴奋延髓呼吸中枢，也可刺激颈动脉体和主动脉体化学感受器反射性兴奋呼吸中枢，提高呼吸中枢对 CO_2 的敏感性，使呼吸加深加快。对大脑皮层、脊髓和血管运动中枢有微弱的兴奋作用。用于各种原因所致的中枢性呼吸抑制的急救。安全范围较大，但过量仍可引起血压升高、心动过速、肌震颤及僵直、咳嗽、呕吐和出汗等。应及时停药以防惊厥。惊厥出现及时注射苯二氮䓬类和硫喷妥钠。

多沙普仑

多沙普仑（doxapram）又名多普兰，作用与尼可刹米相似，但较强。小剂量刺激颈动脉体化学感受器反射性兴奋呼吸中枢，使呼吸加深加快，潮气量增加，并有轻度中枢兴奋作用。加大剂量可直接兴奋延脑呼吸中枢和脑桥的其他中枢。有轻度升高血压的作用，可能与增加儿茶酚胺释放有关。常用于解救麻醉药及其他中枢抑制药引起的呼吸抑制。静脉注射后即起效，但维持时间短，必要时每 5 分钟一次，直至病人苏醒。也可用于肺阻塞性疾病患者，能增加患者的潮气量和血氧饱和度。

洛贝林

洛贝林（lobeline）又名山梗菜碱，是从北美的山梗菜中提得的一种生物碱，现已能化学合成。山梗菜碱不能直接兴奋延脑呼吸中枢，主要兴奋颈动脉体和主动脉体化学感受器反射性兴奋呼吸中枢。作用短暂，仅维持数分钟。安全范围大，不易致惊厥。临床常用于新生儿窒息、一氧化碳引起的窒息、吸入麻醉剂及其他中枢抑制药引起的呼吸衰竭的急救。大剂量可引起心动过速，亦可引起心脏传导阻滞。

二甲弗林

二甲弗林（dimefline）又名回苏灵，可直接兴奋呼吸中枢，作用比尼可刹米强100倍，亦强于贝美格，苏醒率可达90%～95%。静脉注射后能迅速增加肺通气量，使动脉血氧分压提高，二氧化碳分压下降。具有作用快、维持时间短及疗效明显等特点。用于各种原因引起的中枢性呼吸衰竭，对肺性脑病有苏醒作用。剂量大可引起肌肉震颤、惊厥等。静脉给药应稀释后缓慢注射，并随时注意患者的反应。

贝美格

贝美格（bemegride）又名美解眠，中枢兴奋作用迅速，维持时间短，用量过大或注射速度太快易致惊厥。用于巴比妥类、水合氯醛等药物中毒的辅助治疗，并可用于加速硫喷妥钠麻醉后的恢复。

第三节　改善脑代谢药物

目前临床常用的脑代谢改善药物主要通过增加蛋白质的合成，恢复神经元的正常功能，改善脑细胞缺血，治疗急慢性脑功能不全（如脑卒中、椎基底动脉供血不足、脑外伤等），以及末梢循环及神经障碍。

改善脑代谢的目的是促进丧失功能和濒临死亡的脑细胞逐步恢复功能，改善精神退化症状和学习记忆能力障碍。对于在急性期已经破坏了的神经细胞，应用改善脑代谢药物也是无效的。

吡硫醇

吡硫醇（pyritinol）又名脑复新，系维生素B_6的衍生物。

【药理作用】能促进脑内葡萄糖及氨基酸代谢，改善全身同化作用。增加颈动脉血流量，改善脑血流量。

【临床应用】可用于脑震荡综合征、脑外伤后遗症、脑炎及脑膜炎后遗症等的头胀痛、头晕、失眠、记忆力减退、注意力不集中、情绪变化等症状的改善。亦用于脑动脉硬化症、老年痴呆精神病等。

【不良反应】少数病人服后出现皮疹、恶心等，停药后可恢复。动物实验有引起第二代动物唇裂的倾向，故孕妇慎用。

吡拉西坦

吡拉西坦（piracetam）又名脑复康，为 γ-氨基丁酸的衍生物。能促进大脑皮层细胞代谢，增进线粒体内 ATP 的合成，提高脑组织对葡萄糖的利用率，保护脑缺氧所致的损伤。

【体内过程】口服易吸收，30~40 分钟后血浆药物浓度达峰值，消除半衰期 4~6 小时，易通过血-脑屏障及胎盘屏障。在体内不降解，不被转化，以原形直接由尿和粪便排泄。

【药理作用】具有激活和保护、修复脑细胞的作用，可提高大脑中 ATP/ADP 比值，促进氨基酸和磷脂的吸收、蛋白质合成以及葡萄糖的利用。能促进乙酰胆碱的合成，增强胆碱能神经元的兴奋传递。可拮抗物理和化学因素所致脑功能损害，改善学习记忆能力。无镇静、抗胆碱、抗组胺作用。

【临床应用】可用于老年精神衰退综合征、老年性痴呆，脑动脉硬化症、脑血管意外所致记忆及思维功能减退、一氧化碳中毒所致思维障碍及儿童智力下降等。

【不良反应】个别患者有口干、食欲减退、呕吐、荨麻疹及失眠等，停药后可消失。锥体外系疾病、Huntington 舞蹈病禁用本品，以免加重病情。孕妇、新生儿、肝、肾功能不良者禁用。

【相互作用】与华法林联合应用时，可延长凝血酶原时间，抑制血小板聚集。同时应用时注意调整抗凝药物剂量和用法。

同类药物还有茴拉西坦和奥拉西坦，作用和用途与吡拉西坦相似。

单唾液酸四己糖神经节苷脂

单唾液酸四己糖神经节苷脂（monosialotetrahexosylganglioside），又名施捷因（GM_1）是最重要的神经节苷脂之一，可改善脑细胞代谢，营养脑神经，在中枢神经系统病变的治疗中起重要作用。

【体内过程】GM_1 对神经组织有亲和性，外源性 GM_1 可以通过血-脑屏障，给药后 2 小时在脑和脊髓测得放射活性高峰。4~8 小时后减半。GM_1 主要经肝脏代谢，通过肾脏排泄，药物的清除缓慢。

【药理作用】神经节苷脂（gangliosides）是含唾液酸的糖神经鞘脂，神经系统中含量尤其丰富，是哺乳类动物神经细胞膜的组成成分，能促进神经再生，促进神经轴突生长和突触形成以及神经支配功能恢复；改善神经传导、促进脑电活动及其他神经电生理指标的恢复；保护细胞膜、促进细胞膜各种酶活性恢复等。

GM_1 除具有上述神经节苷脂的共同作用外，还可以通过维持中枢神经细胞膜上的 Na^+-K^+-ATP 酶及 Ca^{2+}-Mg^{2+}-ATP 酶的活性，起到维持细胞内外离子平衡、减轻神经细胞水肿、防止细胞内 Ca^{2+} 积聚的作用；GM_1 可以对抗兴奋性氨基酸的神经毒性作用，减少自由基对神经细胞的损害等。动物实验显示，GM_1 可改善帕金森病所致的行为障碍。

【临床应用】用于中枢神经系统病变，包括脑脊髓创伤、脑血管意外、帕金森氏病。

【不良反应】少数病人使用后出现皮疹样反应,应建议停用。已证实对本品过敏,遗传性糖脂代谢异常(神经节苷脂累积病如家庭性黑蒙性痴呆、视网膜变性病)禁用。

甲氯芬酯

甲氯芬酯(meclofenoxate)又名氯酯醒,主要作用于大脑皮质,能促进脑细胞的氧化还原,调节神经细胞的代谢,增加对糖类的利用。对中枢抑制状态的患者有兴奋作用。临床用于外伤性昏迷、新生儿缺氧症、脑动脉硬化、中毒所致意识障碍、儿童精神迟钝、小儿遗尿及酒精中毒、一氧化碳中毒等。

胞磷胆碱

胞磷胆碱(citicoline)又名胞嘧啶核苷二磷酸胆碱,是合成卵磷脂的主要辅酶,为脑代谢激活剂,能够促进脑细胞呼吸,改善脑功能,增强上行网状结构激活系统的功能,促进苏醒,降低脑血管阻力,从而改善脑血循环、脑缺氧和脑物质代谢。因胞磷胆碱是构成人体生物膜的重要组成成分,中枢神经损伤后,胞磷胆碱可参与修复和再生,起神经保护作用;在神经介质的转移和生物电的传导中也起重要作用。

临床主要用于治疗颅脑损伤和脑血管意外所导致的神经系统的后遗症,也可用于帕金森综合征和老年性痴呆症的辅助治疗。对急性中风、外科手术后引起的神经损伤、意识障碍、青光眼等有明显的治疗效果。

(季 晖)

扫码"练一练"

第十一章 抗癫痫药和抗惊厥药

扫码"学一学"

第一节 抗癫痫药

一、癫痫的定义及分类

癫痫（epilepsy）是一类反复发作的中枢神经系统疾病，其特征为大脑皮层局部神经元突发异常同步高频放电，并向周围扩布造成大脑功能暂时失调的综合征。中枢神经系统疾病中，癫痫的发病率仅次于中风，约为 0.4~0.9%，青少年和老年人是癫痫发病的重要人群。癫痫发作的病因很多，与基因突变、中枢神经系统感染、中风、脑肿瘤和脑外伤等因素有关。

由于异常放电神经元所在部位（病灶）和扩散范围不同，临床表现为不同的运动、感觉、意识、行为和自主神经功能紊乱的症状。癫痫的临床分型很复杂，常见有以下几种类型。

1. 局限性发作

（1）单纯局限性发作　又称局限性发作。因大脑皮层局部神经细胞群受刺激而表现为一侧面部或肢体肌肉抽搐或感觉异常，主要特征是不伴有意识障碍。

（2）复合性局限性发作　又称精神运动性发作。系伴有意识障碍的局限性发作，常有不协调和无意识的动作，其多数病变在颞叶，故又称为颞叶癫痫。发作持续数小时，有时长达数天。

（3）局限性发作继发全身强直-阵挛发作　上述两种局限性发作可发展为伴有意识丧失的强直-阵挛发作，全身肌肉处于强直收缩状态，而后进入收缩-松弛（阵挛性）状态，可持续1~2分钟。

2. 全身性发作

（1）失神性发作　又称小发作。突发性精神活动中断、意识丧失、伴肌阵挛或自动症，而无全身痉挛现象。每日可有多次发作，一次发作数秒至十余秒。

（2）非典型失神发作　与典型的失神性发作相比，发作和停止过程较慢，脑电图呈多样化。

（3）肌阵挛性发作　某个肌肉或肌群的突然收缩，引起面部、躯干或肢体突然快速的抽动，一般无意识障碍。脑电图表现为两侧不对称的非典型棘慢波。

（4）全身强直-阵挛发作　又称大发作，是最常见的一种类型。表现为突然意识丧失，先强直后阵挛性痉挛，常伴尖叫、面色青紫、尿失禁、舌咬伤、口吐白沫或血沫、瞳孔散大，持续数十秒或数分钟后痉挛发作自然停止，进入昏睡状态，醒后有短时间的头昏、烦躁、疲乏，对发作过程不能回忆。若发作持续不断，一直处于昏迷状态者称大发作持续状态，常危及患者的生命安全。

二、抗癫痫药的作用方式及作用机制

抗癫痫药物（antiepileptic drugs，AED）是控制癫痫发作的主要手段。抗癫痫药能直接抑制病灶神经元过度放电；或作用于病灶周围正常神经组织，以遏制异常放电的扩散。对不同类型的癫痫使用的药物也不同，其作用机制主要是：

（1）抑制 Na^+、Ca^{2+} 内流，抑制 K^+ 外流，减少动作电位的产生，延长不应期。Ca^{2+} 与癫痫发作的关系已经明确，Ca^{2+} 内流是癫痫发病的基本条件。基因组调查也显示调控 P/Q-Ca^{2+} 通道、Na^+ 通道、K^+ 通道、GABA 受体亚单位的基因突变与癫痫相关。

（2）加强脑内 GABA 介导的抑制作用。$GABA_A$ 受体构成一个氯离子（Cl^-）通道，它是抑制性神经元传导过程的中心。临床发现复合性局限性发作的癫痫病人病灶脑组织中谷氨酸脱羧酶（GABA 合成酶）活性低下。$GABA_A$ 受体阻断药能引起痉挛，而 $GABA_A$ 受体激动药有抗惊厥作用。

（3）抑制谷氨酸介导的兴奋性传导作用。兴奋性神经递质谷氨酸在癫痫模型动物大脑皮质、海马及癫痫病人和动物的脑脊液内的含量增高，由离子型和代谢型谷氨酸受体介导的突触传递紊乱可同步地诱发皮层神经元癫痫样放电。减少谷氨酸释放和稳定神经细胞膜有抗癫痫的作用。

约 80% 的癫痫患者可以通过合适的药物治疗使病情得到控制，20% 的患者抗癫痫药物仍难以控制，被称为难治性癫痫（refractory epilepsy），可考虑手术或伽马刀进行治疗。

三、常用药物

抗癫痫药发展较慢，1912 年发现了第一个化学药物苯巴比妥，1938 年开始应用苯妥英钠，20 世纪五六十年代陆续开发出扑米酮、乙琥胺、卡马西平等药物。七十年代广谱抗癫痫药丙戊酸钠应用于临床开创了 AED 的新纪元。八十年代后奥卡西平、氨己烯酸、唑尼沙胺、拉莫三嗪、加巴喷丁、托吡酯、左乙拉西坦、非氨酯等相继问世。第三代抗癫痫药物为 2008 年以后批准上市的，包括拉科酰胺、卢非酰胺、依佐加滨、吡仑帕奈、醋酸艾司利卡西平、布瓦西坦以及司替戊醇，使临床医师有了更多的选择。目前一线治疗常用的是卡马西平、丙戊酸钠、苯妥英钠和乙琥胺。临床用药必须根据患者癫痫发作类型、癫痫综合征以及病因合理选择用药。常用抗癫痫药物的选择见表 11-1。

表 11-1 临床常用的抗癫痫药物

药物名称	强直-阵挛性发作（大发作）	复合性局限性发作（精神运动性发作）	单纯局限性发作	失神性发作（小发作）	癫痫持续状态
苯妥英钠	+*	+	+		+
苯巴比妥	+	+			+
卡马西平	+	+*	+		
丙戊酸钠	+	+	+	+	
乙琥胺				+*	
扑米酮	+				
氟桂利嗪	+				
托吡酯		+	+	+	

续表

药物名称	癫痫临床分型				
	强直-阵挛性发作（大发作）	复合性局限性发作（精神运动性发作）	单纯局限性发作	失神性发作（小发作）	癫痫持续状态
地西泮					+*
氯硝西泮	+			+	+
氨己烯酸		+			
加巴喷丁	+	+	+		
拉莫三嗪		+	+	+	

"+"表示有效，不代表强度，"+*"表示可作为该型的首选药物。

苯妥英钠

苯妥英钠（phenytoin Sodium）又称为大仑丁（dilantin），属乙内酰脲类药物。

【体内过程】 苯妥英为一种弱酸，难溶于水，其钠盐苯妥英钠呈碱性（pH 10.4），刺激性大，不宜作肌肉注射。口服吸收慢而不规则，连续口服6~10天才能维持稳态的有效血药浓度（10~20 μg/mL）。脂溶性高，易通过血-脑屏障，故脑中浓度高，同时，由于组织贮存（脂肪、肌肉、肝）与代谢，使血浆浓度很快降低，在血中约有85%~90%与血浆蛋白结合。

主要经肝药酶代谢成无活性的对羟基苯妥英，再与葡萄糖醛酸结合经肾排出。以原形经尿排出者不足5%。消除速率与血浆浓度密切相关，血药浓度低于10 μg/mL时，按一级动力学消除，$t_{1/2}$为6~12小时；高于10 μg/mL时，按零级动力学消除，$t_{1/2}$可延长至20~60小时，易引起蓄积中毒。苯妥英钠常用剂量的血药浓度个体差异较大，故应测定患者血药浓度以调节用药剂量，做到用药个体化。

【药理作用】

（1）抑制强直后电位增强　苯妥英钠不能抑制癫痫病灶的异常放电，但可以阻止放电向周围正常脑组织的扩散。这可能与其抑制突触传递的强直后电位增强（posttetanic potential, PTP）有关。PTP是指反复高频电刺激突触前神经纤维，引起突触传递易化，使突触后纤维反应增强的现象。PTP在癫痫病灶异常放电的扩散过程中起易化作用，治疗浓度的苯妥英钠选择性地抑制PTP的形成，使异常放电的扩散受到阻抑。

（2）膜稳定作用　苯妥英钠能降低细胞膜对Na^+和Ca^{2+}的通透性，抑制其内流，降低细胞膜的兴奋性，使动作电位不易产生，从而稳定细胞膜。这种作用除与抗癫痫作用有关外，也是其治疗三叉神经痛等中枢性疼痛综合征和抗心律失常的药理作用基础。

（3）增强GABA的作用　苯妥英钠能增强脑内GABA的功能，延长GABA所引起的Cl^-通道开放的时间或降低Cl^-的阻力，从而增加Cl^-内流，促使细胞膜的超极化，也可抑制异常放电的发生和扩散。

【临床应用】

（1）抗癫痫　对强直-阵挛性发作（大发作）疗效好，为首选药。对复合性局限性发作（精神运动性发作）和单纯局限性发作亦有效，对失神性发作（小发作）无效，有时甚至使病情恶化。亦可用静脉注射控制癫痫持续状态。

（2）治疗外周神经痛　对三叉神经痛疗效好，对舌咽神经痛和坐骨神经痛也有一定疗效。使疼痛减轻，发作次数减少，直至完全消失。这种作用可能与其细胞膜稳定作用有关。

（3）抗心律失常　用于治疗强心苷过量中毒所致的室性心律失常，详见抗心律失常药。

【不良反应】

（1）局部刺激　本品碱性较强，对胃肠道有刺激性，口服易引起食欲减退、恶心、呕吐、腹痛等症状，宜饭后服用。静脉注射可引起静脉炎。长期用药约20%的患者齿龈增生，为胶原代谢改变引起结缔组织增生的结果，多见于儿童和青少年。注意口腔卫生、经常按摩牙龈，一般停药3~6个月后可恢复。

（2）神经系统反应　为服用量过大引起的急性中毒或长期服用致慢性中毒的症状，轻症时主要表现为小脑-前庭功能失调，包括眩晕、共济失调、眼球震颤、复视等。严重者可致语言障碍、精神错乱甚至严重昏睡、昏迷等。

（3）造血系统反应　苯妥英钠可抑制二氢叶酸还原酶的活性，长期服用导致叶酸代谢障碍，引起巨幼红细胞性贫血，可用甲酰四氢叶酸治疗。

（4）过敏反应　偶可引起皮疹、粒细胞缺乏、血小板减少、再生障碍性贫血和肝脏损害等。应定期作血常规和肝功能检查，发现异常及时停药。

（5）骨骼系统反应　苯妥英钠可诱导肝药酶，加速维生素D的代谢，长期应用可出现低钙血症，儿童患者可出现佝偻病，少数成年患者可出现骨软化症。必要时应用维生素D预防。

（6）其他　妊娠早期用药偶致畸胎，如小头症、智能障碍、斜视、眼距过宽、腭裂等，被称为"胎儿妥英综合征"，故孕妇慎用。偶见女性多毛症、男性乳房增大和淋巴结肿大。静注过快可致心律失常、心脏抑制和血压下降，宜在心电图监护下进行。

【相互作用】与肝药酶诱导剂如苯巴比妥、乙醇等合用，将使苯妥英钠血药浓度降低；氯霉素、异烟肼、双香豆素、氯丙嗪等通过抑制肝药酶可提高苯妥英钠血药浓度；保泰松、磺胺类、水杨酸类、苯二氮䓬类和口服抗凝药等可与苯妥英钠竞争血浆蛋白结合部位，使后者游离型血药浓度增加；有肝胆疾患亦使苯妥英钠代谢减慢，血药浓度增高。

苯巴比妥

苯巴比妥（phenobarbital），又名鲁米那（lumina），于1912年发现并率先用于治疗癫痫的药物，至今仍以其起效快、疗效好、毒性小和价廉而广泛用于临床。

【药理作用】苯巴比妥能抑制癫痫病灶神经元的高频异常放电，阻止异常放电的扩布。其作用机制包括以下几方面：①增强GABA介导的抑制作用；②阻断突触前膜Ca^{2+}的摄取，减少Ca^{2+}依赖的神经递质（去甲肾上腺素，乙酰胆碱和谷氨酸）的释放；③膜稳定作用。

【临床应用】临床主要用于治疗癫痫大发作和癫痫持续状态，起效比苯妥英钠快，口服1~2小时生效，有效血药浓度10~20 μg/mL。对单纯局限性发作及精神运动性发作也有效，但对小发作无效。

【不良反应】苯巴比妥为镇静催眠药，较大剂量时可引起嗜睡、精神不振、共济失调等。少数病人发生过敏反应，如皮疹，药热等。偶尔出现巨幼红细胞性贫血、白细胞、血小板减少。此类药物为肝药酶诱导剂，与其他药物合用时应注意调整剂量。

卡马西平

卡马西平（carbamazepine）又名酰胺咪嗪，为安全、有效、广谱、无认知功能不良反应的抗癫痫药，临床应用广泛。

【体内过程】 口服易吸收，血药浓度约 2~6 小时达到峰值。血浆蛋白结合率约 80%。经肝代谢为有活性的环氧化物，经肾排泄。用药初期血浆半衰期平均为 35 小时，连续用药 3~4 周后，由于其自身诱导作用，半衰期可缩短 50%。控制癫痫发作的最佳血药浓度有较大的个体差异，可根据血药浓度调整剂量。

【药理作用】 作用方式与苯妥英钠相似，抑制癫痫病灶神经元异常放电的扩散。机制与降低细胞膜对 Na^+ 和 Ca^{2+} 的通透性，降低神经元的兴奋性和延长不应期，以及增强 GABA 神经元的突触传递功能有关。

【临床应用】

（1）抗癫痫　对精神运动性发作最有效，可作为首选药。对大发作、混合型癫痫也有效，对小发作效果差。

（2）治疗外周神经痛　对三叉神经痛和舌咽神经痛的疗效优于苯妥英钠。

（3）抗躁狂作用　可用于锂盐无效的躁狂症患者，其副作用比锂盐少而疗效好。

（4）治疗尿崩症　能促进抗利尿激素（ADH）的分泌或提高效应器对 ADH 的敏感性，对中枢性尿崩症有效。

【不良反应】 与其他抗癫痫药相比，不良反应较少。用药早期可出现头昏、眩晕、恶心、呕吐和共济失调，亦可有皮疹和心血管反应。一周后可逐渐消退。偶见一过性白细胞减少。大剂量可致房室传导阻滞。严重肝功能不全、骨髓抑制和房室传导阻滞及哺乳期妇女禁用，冠心病、糖尿病、青光眼、肾病及妊娠初期等患者慎用。服药期间应定期检查血象及肝功能。

奥卡西平

奥卡西平（oxcarbazepine）又名曲莱，是卡马西平的衍生物。奥卡西平口服后易自消化道吸收，很快代谢为有抗惊厥活性的羟基衍生物，该代谢物的 $t_{1/2}$ 约 9 小时。该代谢物治疗癫痫的作用机制和临床适应证与卡马西平相似，能阻断电压依赖的钠通道，使癫痫发作频率减少及精神症状减轻。适用于治疗全身强直-阵挛性发作和部分性发作。用药开始时可能出现轻度的不良反应，如乏力、头晕、头痛等，继续用药后这些不良反应可消失。偶见胃肠功能障碍、皮肤潮红、血细胞计数下降等不良反应。

醋酸艾司利卡西平

醋酸艾司利卡西平（eslicarbazepine acetate）是为提高卡马西平和奥卡西平的疗效、改善其耐受性而开发的新药。主要通过阻断电压门控钠离子通道发挥抗癫痫作用，长期给药耐受性好，疗效和安全性较高。

丙戊酸钠

丙戊酸钠（sodium valproate）是一种广谱抗癫痫药，化学名为二丙基醋酸钠。早在1882年即被合成，作有机溶媒使用，直到1963年才发现它有强的抗惊厥作用。

【药理作用】 丙戊酸钠的抗癫痫作用与增强 GABA 介导的抑制作用有关。丙戊酸钠能抑制脑内 GABA 转氨酶，减慢 GABA 的代谢；提高谷氨酸脱羧酶活性，使 GABA 合成增多；能提高突触后膜对 GABA 的反应性，从而增加 GABA 能神经突触后抑制，有效地阻止病灶异常放电的扩散。此外，丙戊酸钠能抑制电压敏感性 Na^+ 通道以及 L 型 Ca^{2+} 通道。

【临床应用】 丙戊酸钠在临床上对各类癫痫都有一定疗效，对大发作疗效不如苯妥英钠和苯巴比妥，注射给药可迅速缓解癫痫持续性发作。丙戊酸钠对小发作疗效优于氯硝西泮、乙琥胺，但有肝毒性，不作首选药。对精神运动性发作疗效与卡马西平相似。

【不良反应】 常见不良反应有恶心、呕吐、食欲减退，饭后服用或逐渐加量可减轻以上反应。严重毒性为肝功能损害，约 25%～40% 的患者服药数日后出现肝功能异常，尤其是在用药的前几个月常见，故在用药期间需定期检查肝功能。孕妇慎用。

乙 琥 胺

乙琥胺（ethosuximide）属琥珀酰亚胺类，口服易吸收。可对抗戊四氮引起的阵挛性惊厥，对小发作有效，疗效虽不及氯硝西泮，但不良反应较少，耐受性较好。目前仍是治疗小发作的首选药，对其他类型的癫痫无效。作用机制与抑制丘脑神经元 T 型 Ca^{2+} 通道有关。

副作用较少。常见为胃肠道反应，其次为中枢神经系统症状。易引起精神行为异常，表现为焦虑、抑郁、攻击行为、多动、幻听等。偶见嗜酸性粒细胞缺失，严重者可发生再生障碍性贫血，故用药期间应定期检查血象。

扑 米 酮

扑米酮（Primidone），又名扑痫酮，化学结构与苯巴比妥类似，口服后吸收迅速、完全，约 3 小时血药浓度达到峰值，血浆 $t_{1/2}$ 为 7～14 小时。在体内代谢生成苯巴比妥和苯乙基丙二酰胺，原型及其两种代谢物都有抗癫痫作用。

扑米酮对大发作和局限性发作疗效较好，优于苯巴比妥。对精神运动性发作的疗效不如卡马西平和苯妥英钠。对小发作无效。扑米酮与苯巴比妥相比并无特殊优点，故只用于其他药物不能控制的患者。呕吐为常见不良反应。宜从小剂量开始，逐渐增量。不宜与苯巴比妥合用。

氟桂利嗪

氟桂利嗪（flunarizine）是双氟化哌啶衍生物，为强 Ca^{2+} 通道阻断剂，选择性阻断 T 型和 L 型 Ca^{2+} 通道。多年来在欧美各国用于治疗偏头痛和眩晕症，近年发现它具有较强的抗惊厥作用。能防止因缺血等原因导致的细胞内病理性钙超载而造成的细胞损害。氟桂利嗪能缓解血管痉挛,对血管收缩物质引起的持续性血管痉挛有持久的抑制作用,可用于治疗偏头痛。氟桂利嗪还有前庭抑制作用,能增加耳蜗小动脉血流量,改善前庭器官循环,治疗眩晕症;氟桂利嗪可阻断神经细胞的病理性钙超载而防止阵发性去极化,细胞放电,从而避免癫痫发作。在应用抗癫痫药物治疗的基础上,加用氟桂利嗪可以提高抗癫痫效果。

口服易吸收,2~4小时血中浓度可达峰值,99%与血浆蛋白结合,而后分布到各组织中去。血浆 $t_{1/2}$ 为19~22天。可透过胎盘屏障,且可随乳汁分泌。

氟桂利嗪毒性小,严重不良反应少见,是一种较安全的抗癫痫药。常见不良反应为嗜睡和疲惫感,其次为镇静和进食量增加、体重增加。有抑郁症病史时以及急性脑出血性疾病禁用,孕妇和哺乳期妇女忌用。

苯二氮䓬类

苯二氮䓬类(benzodiazepines)中用于抗癫痫的药物多为可生成活性代谢产物的长效类。该类药物促进 GABA 与 $GABA_A$ 受体的结合,增加 Cl^- 通道开放频率,使细胞去极化阈值相对提高。地西泮(diazepam)是治疗癫痫持续状态的首选药,静脉注射显效快且安全性高。硝西泮(nitrazepam)主要用于肌阵挛性发作、癫痫小发作和婴儿痉挛等。氯硝西泮(clonazepam)是苯二氮䓬类中抗癫痫谱较广的药物,对各型癫痫均有效,尤以对小发作、肌阵挛性发作和不典型小发作为佳。不良反应轻,常见中枢神经系统反应和消化系统症状,停药后可恢复。但一些病人用药 1~6 个月后产生耐受性,久服突然停药可加剧癫痫发作,甚至诱发癫痫持续状态。

托 吡 酯

托吡酯(topiramate),又名妥泰,是 1999 年上市的一种含有磺胺基的单糖衍生物,结构上与传统的抗癫痫药物不同。口服吸收迅速、完全,生物利用度为 80%,约 2 小时血药浓度达到峰值。血浆蛋白结合率仅 13%~17%。代谢产物几无活性,大部分以原形经肾脏排泄。

托吡酯抗癫痫的作用机制可能涉及多方面:①可阻断电压依赖性钠通道,减少痫性放电的持续时间;②促进 GABA 与 GABA 受体结合,增加 Cl^- 通道开放频率;③拮抗 AMPA 亚型谷氨酸受体,抑制兴奋性氨基酸的激动作用;④阻断 L 型电压依赖性钙离子通道。对单纯局限性发作和复杂性局限性发作都有效,对小儿各型癫痫疗效较好。也可用于成人局限性发作的辅助治疗和难治性局限性癫痫发作的治疗。

托吡酯可引起焦虑、头昏、头痛、感觉异常、嗜睡、共济失调、精神障碍等中枢神经系统不良反应。

左乙拉西坦

左乙拉西坦(levetiracetam)是一种吡咯烷酮衍生物,于 2000 年 4 月获 FDA 批准,在美国和欧盟上市,2007 年正式在中国上市。口服吸收迅速,口服绝对生物利用度接近 100%。给药约 1.3 小时后血药浓度达峰值,血浆蛋白结合低(<10%)。血浆半衰期约

6～8小时。左乙拉西坦抗癫痫作用的确切机制尚不清楚。体外、体内试验显示，左乙拉西坦抑制海马癫痫样突发放电，而对正常神经元兴奋性无影响，提示左乙拉西坦可能选择性地抑制癫痫样突发放电的超同步性和癫痫发作的传播。临床用于成人及4岁以上儿童难治性癫痫，对局限性发作和全身性发作均有效，对局限性发作疗效更好，对难治性儿童肌阵挛持续状态疗效显著。

本品安全范围大，不良反应少。较常见的不良反应有嗜睡、乏力和头晕，常发生在治疗的开始阶段。随时间的推移，中枢神经系统相关的不良反应发生率和严重程度会随之降低。

氨己烯酸

氨己烯酸（vigabatrin）对 GABA 氨基转移酶具有选择性的不可逆的抑制作用，增加 GABA 浓度，抑制脑皮质高度异常同步放电，从而减少癫痫发作。口服吸收迅速，食物不影响其吸收速度。服药约2小时后达血药浓度达峰值，$t_{1/2}$ 为5～7小时。临床研究表明，氨己烯酸可使一半的难治性癫痫患者发作频率减少50%以上，对局限性发作疗效优于全身性发作。不宜用于失神性发作和肌阵挛性发作。不良反应可有嗜睡、共济失调、头痛、头晕、情绪激动、记忆障碍及体重增加。有临床研究报道，连续用药两年以上的患者40%出现了视力异常。全身性癫痫发作和有精神病史者禁用。

拉莫三嗪

拉莫三嗪（lamotrigine）是苯基三嗪类化合物。可抑制戊四氮和电刺激所致的惊厥，缩短病灶、皮层和海马区兴奋后的放电时间，对抗局限和全身性癫痫发作。其作用机制可能是通过抑制脑内兴奋性氨基酸—谷氨酸、天门冬氨酸的释放产生抗癫痫作用。此外，还可以阻滞 Na^+ 通道，并抑制 N 型和 P 型 Ca^{2+} 通道。

拉莫三嗪口服吸收完全，生物利用度为100%。服药约2.5小时血药浓度达峰值，主要经肝脏代谢，经肾脏排泄。平均血浆 $t_{1/2}$ 为29小时。主要用于其他抗癫痫药不能控制的局限性和全身性癫痫发作的辅助治疗，可以显著缓解其他常规抗癫痫药物治疗无效的症状。对肌阵挛发作无效。副作用小，特别是不影响癫痫儿童的生长发育及行为认知功能，不影响妇女的生育、月经周期、卵巢功能及骨骼健康。常见副作用有恶心、头痛、视物模糊、眩晕、共济失调等。偶见皮疹，反应不严重时可不撤药。罕见血管神经性水肿和 Stevens Johnson 综合征。妊娠早期妇女不宜用。

加巴喷丁

加巴喷丁（gabapentin）是 γ-氨基丁酸（GABA）的衍生物，口服易吸收，生物利用度约60%。易透过血-脑屏障。在体内不被代谢，以原形从尿中排出。$t_{1/2}$ 约5～7小时。加巴喷丁的抗癫痫机制可能与改变 GABA 代谢有关。主要用于难治性癫痫的辅助治疗，对局限性发作和继发全身强直-阵挛发作特别有效。对失神性发作无效，甚至加重发作。用药早期常见不良反应包括嗜睡、眩晕、行走不稳以及疲劳感等，停药后消失。肾功能减退患者应减量。

第二节 抗惊厥药

惊厥是中枢神经系统过度兴奋的一种症状，表现为全身骨骼肌不自主的强烈收缩，呈强直性或阵挛性抽搐。常见于小儿高热、子痫、破伤风、癫痫大发作以及某些药物引起的过度中枢兴奋。常用的抗惊厥药（anticonvulsants）有巴比妥类、苯二氮䓬类、水合氯醛和硫酸镁等。

硫 酸 镁

硫酸镁（magnesium sulfate）可因给药途径不同而产生不同的药理作用。口服给药很少吸收，有泻下和利胆作用，外用热敷有消炎消肿作用，注射给药则产生中枢抑制和骨骼肌松弛等全身作用。

Mg^{2+} 主要存在于细胞内液，细胞外液仅占5%。血液中 Mg^{2+} 为 0.25～0.35 Mmol/L，低于此浓度时，神经肌肉的兴奋性升高。Mg^{2+} 又是体内多种生物酶的功能活动不可缺少的一种离子，对神经冲动的传递和神经肌肉应激性的维持发挥着重要作用。硫酸镁注射给药能抑制中枢及外周神经系统，松弛骨骼肌、心肌、血管平滑肌，从而发挥肌松和降压作用，作用原理可能是由于 Mg^{2+} 与 Ca^{2+} 化学性质相似，Mg^{2+} 可特异性竞争 Ca^{2+} 受点，拮抗 Ca^{2+} 作用。如运动神经末梢的乙酰胆碱释放过程需要 Ca^{2+} 参与，而 Mg^{2+} 竞争拮抗 Ca^{2+} 的这种作用，干扰 Ca^{2+} 的释放，使神经肌肉接头处乙酰胆碱减少，导致骨骼肌松弛。同时 Mg^{2+} 也作用于中枢神经系统，引起感觉及意识消失。临床上主要用于各种原因所致的惊厥（尤其对子痫疗效好），也常用于高血压危象。

硫酸镁注射的安全范围窄，血镁过高即可抑制延髓呼吸中枢和血管运动中枢，引起呼吸抑制、血压骤降和心脏骤停。中毒时应立即进行人工呼吸，并缓慢注射氯化钙或葡萄糖酸钙加以对抗。

（季 晖）

扫码"练一练"

第十二章　治疗中枢神经系统退行性疾病的药物

中枢神经系统退行性疾病（neurodegenerative diseases of the central nervous system）是一类慢性，进行性中枢神经系统不同区域神经元退行性变性甚至缺失而产生疾病的总称。主要包括帕金森病（Parkinson's disease，PD）、阿尔茨海默病（Alzheimer's disease，AD）、亨廷顿病（Huntington disease，HD）、肌萎缩侧索硬化症（Amyotrophic lateral sclerosis，ALS）等。虽然本组疾病的病因及病变的部位各不相同，但在该类疾病患者脑中大多发现了由某些蛋白质异常聚集所形成的不溶性沉积物，如帕金森病患者脑中的α-突触核蛋白沉积，阿尔茨海默病患者脑中β-淀粉样蛋白及异常磷酸化tau蛋白聚集，亨廷顿病患者脑中异常亨廷顿蛋白聚集，肌萎缩侧索硬化症患者脑中超氧化物歧化酶蛋白聚集等；病理上均可见脑或（和）脊髓发生神经元退行性变、凋亡、脱失。由于该类疾病确切病因和发病机制尚不清楚，故目前的药物治疗仍然主要是针对神经元丢失的功能代偿，尚不能逆转神经元的丢失及疾病的进程。除帕金森病患者通过合理用药可使寿命延长和提高生活质量外，其他疾病的治疗效果均难令人满意。除帕金森病和阿尔茨海默病外，其他中枢神经系统退行性疾病的药物治疗尚未成系统，因此，本章仅介绍帕金森病和阿尔茨海默病治疗药物。

第一节　抗帕金森病药

扫码"学一学"

帕金森病（Parkinson's disease，PD）又称震颤麻痹（Paralysis agitans），由英国医生James Parkinson（1817年）首先描述，是中枢神经系统一种常见的慢性，进行性运动障碍性疾病，属锥体外系疾患。临床症状主要为静止性震颤（Tremor at rest）、运动迟缓（Bradykinesia）、肌强直（Rigidity）及姿势和运动平衡失调等运动症状和嗅觉减退、便秘、睡眠行为异常和抑郁等非运动症状，严重者伴有记忆障碍等痴呆症状。绝大多数发生于老年人。此外，老年性血管硬化、一氧化碳中毒、病毒性脑炎、脑外伤及某些抗精神病药物等也可引起类似PD的症状，统称为帕金森综合征（Parkinsonism）。

PD的病因尚不十分清楚，一般认为与遗传、环境、线粒体功能障碍、氧化应激、兴奋性氨基酸的毒性作用等因素有关，可能是多种因素共同参与了PD的发病。PD的主要病理学特征是黑质致密带（substantianigra pars compacta，SNc）多巴胺能神经元缺失、残存神经元胞质内路易小体（Lewy小体）的出现及纹状体内神经末梢的退行性变。关于PD的病理生理学机制，目前比较公认的为黑质纹状体DA能神经-胆碱能神经功能失衡学说。该学说认为，黑质多巴胺能神经元发出上行纤维到达新纹状体（尾核和壳核），其末梢与尾核-壳核神经元形成突触，以DA为神经递质，对纹状体γ-氨基丁酸（GABA）能神经元发挥抑制作用。同时，尾核中的胆碱能神经元与尾—壳核神经元所形成的突触以乙酰胆碱（ACh）为神经递质，对纹状体GABA能神经元发挥兴奋作用。正常时两种递质（DA、ACh）相互对抗，处于动态平衡状态，共同参与调节机体的运动机能。帕金森病患者由于双侧黑质多巴胺能神经元变性受损，传入纹状体的多巴胺能神经减少，造成黑质—纹状体通路多巴胺能神经功能减弱，而胆碱能神经功能相对占优势，致使锥体外系功能失调。当纹状体内的多巴胺含量降低到正常水平的20%~40%就会出现PD症状（图12-1）。

现已证实，脑内DA受体可分为D_1~D_5五个亚型，均为G-蛋白耦联受体。其中D_1、D_5称为D_1样受体，激动后促进cAMP生成和磷酯酰肌醇水解，总体上起兴奋作用；D_2、D_3、D_4称为D_2样受体，激动后减少cAMP生成，抑制Ca^{2+}电流，激活K^+电流，总体上起抑制作用。

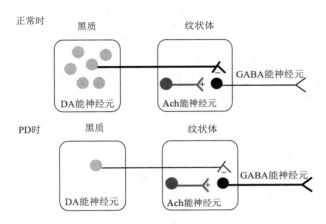

图12-1 黑质纹状体神经模式图

-：表示抑制作用；+：表示促进作用；粗线表示功能增强；细线表示功能减弱。

目前临床使用的抗帕金森病药大多是根据黑质纹状体DA能神经-胆碱能神经功能失衡学说而研制的。根据作用机制将抗帕金森病药分为拟多巴胺类药和中枢胆碱受体阻断药，两类药物合用时可增强疗效（图12-2）。

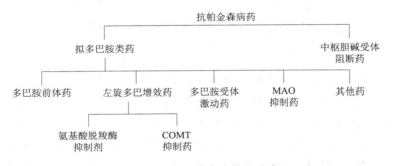

图12-2 抗帕金森病药物分类

一、拟多巴胺类药

（一）多巴胺前体药

左旋多巴

左旋多巴（levodopa，L-dopa）由人工合成，也可从豆科植物常绿油麻藤（Mucuna sempevirens Hemsl.）的种子藜豆中提取。

【体内过程】左旋多巴口服经小肠迅速吸收，生物利用度为41%±16%，阈值有效浓度为8 ng/mL。1小时左右血药浓度达峰值，$t_{1/2}$为1~3小时，但个体差异较大。本药的吸收率与胃排空时间和胃液的pH值有关，胃排空延缓和胃内酸度增加，可降低其生物利用度。左旋多巴依赖芳香族氨基酸转运载体进入脑内，经 L - 芳香氨基酸脱羧酶（L - amino acid decarboxylase，AADC）脱羧转化成为多巴胺才能发挥药理作用（图 12 - 3）。口服左旋多巴后，只有 1% 左右能够进入脑内发挥作用，绝大多数左旋多巴在肝脏、肠黏膜以及其他外周组织被多巴脱羧酶代谢成为多巴胺，而多巴胺不能通过血 - 脑屏障进入中枢。这不但会降低其疗效，还会成为左旋多巴副作用的重要原因，一般同时加服外周多巴脱羧酶抑制剂如卡比多巴或苄丝肼。多巴脱羧酶抑制剂本身不易透过血 - 脑屏障，能减少外周左旋多巴转变成 DA，可使血浆左旋多巴浓度提高，增加左旋多巴进入脑内量 5～10 倍，因此，可减少左旋多巴剂量 70%～80%，并降低不良反应。

左旋多巴在体内代谢后，大部分转变为 DA，其主要代谢物 3 - 甲氧基 - 4 - 羟苯乙酸（高香草酸，HVA）和二羟苯乙酸（DOPAC），迅速经尿排泄。

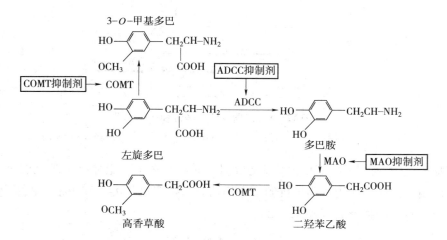

图 12 - 3　多巴胺、左旋多巴的代谢及药物作用

【药理作用】

左旋多巴为 DA 的前体药物，本身无药理活性。左旋多巴易透过血 - 脑屏障，可在黑质 - 纹状体多巴胺能神经元内经多巴脱羧酶作用脱去羧基生成 DA，补充纹状体中 DA 的不足，而发挥治疗帕金森病作用。左旋多巴的作用特点是：①起效慢，一般需服药后 2～3 周才显效，1～6 个月后疗效达最大。②改善肌僵直及运动困难效果好，缓解震颤效果差。③疗效与黑质纹状体损伤程度相关，轻症病人及较年轻患者疗效好，重症和年老体弱者疗效较差。

【临床应用】

1. PD　从 1967 年开始，左旋多巴一直是治疗 PD 最有效的药物，被称为 PD 治疗的"金标准"。中国帕金森病治疗指南将复方左旋多巴作为治疗 PD 的一线药物，特别是对于晚发型或伴有智能减退的患者，一般首选复方左旋多巴治疗。用药早期，约 80% 的患者症状明显改善。服用左旋多巴可提高 PD 患者生活质量，延长患者寿命。但是，左旋多巴并不能延缓或阻止黑质 DA 能神经元的变性及死亡，随着用药时间的延长，左旋多巴的疗效逐渐下降，多数患者 3～5 年后的疗效明显降低，并且，会出现异动症及症状波动等严重不良反应。使用左旋多巴时不能突然停药，以免发生撤药恶性综合征。

此外，左旋多巴对其他原因引起的帕金森综合征也有一定的疗效，但是，对于阻断多巴胺受体的抗精神病药（如吩噻嗪类）引起的锥体外系不良反应无效。

盐酸左旋多巴甲酯是左旋多巴的前体药物，与左旋多巴的作用相同，经多巴脱羧酶作用转化成多巴胺而发挥药理作用。左旋多巴甲酯易溶于水,吸收快,7~8 分钟血药浓度达峰值,比左旋多巴起效快,一天只需服用一次,能有效减少异动症的发生。

2. 肝性脑病 进入脑中的左旋多巴可以合成去甲肾上腺素,利于中枢神经系统功能的恢复,使肝性脑病的患者清醒,但是,不能改善肝脏的功能。

【不良反应】

1 早期反应

(1) 胃肠道反应 治疗早期约 80% 患者出现厌食、恶心、呕吐,这是由于 DA 直接刺激胃肠道和兴奋延脑呕吐化学感受区而引起。也能引起腹气胀、腹痛、腹泻或便秘,饭后服药或减慢剂量递增速度均可使上述反应减轻。或与外周脱羧酶抑制剂同服,胃肠道反应可明显减少或逐渐消失。偶见消化道溃疡出血、穿孔,故消化道溃疡病人慎用。

(2) 心血管反应 治疗初期约 30% 患者出现体位性低血压,原因不清。通常无症状,但部分患者感到头晕,偶见晕厥。继续用药低血压症状减轻。此外,由于 DA 兴奋 β 受体,可引起心律失常,如心动过速及室性早搏。

2. 长期反应 长期服用左旋多巴主要出现以下不良反应。

(1) 运动障碍(又称异动症) 如抽搐、手足徐缓运动症、肌张力障碍等,是由于服用大量左旋多巴后,DA 受体过度兴奋所致。服药两年以上的患者此症状发生率可高达 90%。

(2) 症状波动 包括以下 2 种形式:①疗效减退(Wearing – off)或剂末恶化(end of dose deteriortion),每次用药有效时间缩短,症状随血药浓度发生规律性波动;②"开关反应"(on – off response),"开期",即症状控制期,此时活动正常或接近正常,"关期",即症状失控制期,突然出现严重的 PD 症状。关期可持续几秒钟或数分钟,然后又突然转为"开期"。多发生在初期疗效好而且持续服药 1 年以上的患者。症状波动与左旋多巴血药浓度的波动有关,左旋多巴的半衰期较短,使用缓释剂型或合并使用 COMT 抑制剂恩他卡朋等,使患者的血浆多巴胺水平稳定地保持在治疗窗内可以减少发作。在早期使用 DA 受体激动药可延缓"开关反应"的发生。

(3) 精神障碍 引起幻觉、妄想、躁狂、失眠、焦虑和抑郁等。严重心血管病,器质性脑病,内分泌失调及精神病患者禁用。

【药物相互作用】

(1) 维生素 B_6 是多巴脱羧酶的辅基,能加速左旋多巴在肝中转化成 DA 而降低疗效,增加外周副作用。

(2) 抗精神病药物,如吩噻嗪类和丁酰苯类,能阻断 DA 受体,利血平耗竭 DA,它们均能引起锥体外系运动失调,出现药源性 PD,对抗左旋多巴的疗效。

(3) 抗抑郁药能引起直立性低血压,增强左旋多巴的副作用。

(二)左旋多巴增效药

1. 氨基酸脱羧酶抑制剂

卡比多巴

卡比多巴(carbidopa),又称 α–甲基多巴肼,是较强的 L–芳香氨基酸脱羧酶抑制剂,由于不能通过血–脑屏障,故与左旋多巴合用时,仅可以抑制外周左旋多巴的脱羧反应,减少外周的多巴胺生成，使得血中更多的左旋多巴进入中枢，故可使左旋多巴用量减少，同时，还可以明显减轻左旋多巴的不良反应。口服吸收40%～70%，有50%～60%以原形或代谢产物由尿中排出。主要与左旋多巴合用治疗帕金森病。目前常用本品与左旋多巴的复方制剂有心宁美（Sinemet，又称息宁或帕金宁）。现息宁的标准片有三种（卡比多巴/左旋多巴＝10/100mg，25/100mg 或 50/200mg），息宁控释片有两种（卡比多巴/左旋多巴＝25/100mg 或 50/200mg）（图12-4）。

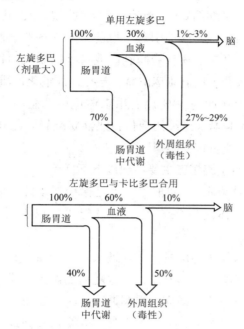

图 12-4　左旋多巴与卡比多巴合用

图中箭头的宽度代表药物在该部位的绝对量。百分数表示药物的相对比例；两药合用可减少左旋多巴在外周的损失，增加脑内左旋多巴水平（动物资料）

苄 丝 肼

苄丝肼（benserazide），又称羟苄丝肼、色丝肼。其作用特性与卡比多巴相同。口服吸收快，吸收率约为58%，在肠内外代谢。与左旋多巴的复方制剂为美多巴（Madopar，Madopa），左旋多巴和苄丝肼按4∶1混合。

2. COMT抑制药　COMT抑制药是继左旋多巴和多巴胺受体激动药之后推入临床的一类PD治疗药。左旋多巴在外周主要通过两条途径代谢：一是由多巴脱羧酶转化为DA，二是由COMT代谢转化成3-O-甲基多巴（3-OMD）。COMT抑制药可降低左旋多巴在外周的降解，提高左旋多巴的生物利用度和进入脑内的水平，从而增强左旋多巴的作用效果（图12-3）。在中枢，左旋多巴脱羧成为DA，COMT可使DA降解为3-O-甲基酪氨酸（3-MT），COMT抑制药可阻止其降解，而延缓DA的代谢。

恩 他 卡 朋

恩他卡朋（entacapone），又称柯丹（comtan）是一种选择性外周COMT可逆性抑制剂，不能通过血-脑屏障，只抑制外周的COMT，而不影响脑内COMT。本药能延长左旋多巴半衰期，稳定血药浓度，使更多的左旋多巴进入脑组织。恩他卡朋单独使用无效，临床上常与左旋多巴制剂合用，可明显改善PD病人的日常生活能力和运动功能，尤其适用于症状波动的病人，延长"开"期，明显缩短"关"期，提高患者生活质量。恩他卡朋长期应用的常见不良反应为运动障碍、恶心、腹泻及尿液颜色加深等。

托 卡 朋

托卡朋（tocapone），又称答是美（tasmar）易通过血-脑屏障，可同时抑制外周和中枢COMT。作用及应用同恩他卡朋。由于偶可引起严重的肝脏损害，托卡朋已经撤出了欧洲等市场，在我国仍有使用，但须严密监测肝功能。

（三）多巴胺受体激动药

多巴胺受体激动药主要作用于D_2受体，部分通过D_1或D_3受体起作用。该类药物主要有麦角类和非麦角类两种类型，麦角类包括溴隐亭（bromocriptine）、α-二氢麦角隐亭（dihydroergocryptine）、卡麦角林（cabergoline）和麦角乙脲（lisuride）等；非麦角类包括普拉克索（pramipexole）、罗匹尼罗（ropinirole）、吡贝地尔（piribedil）及罗替戈汀（rotigotine）等。由于麦角类多巴胺受体激动剂可导致心脏瓣膜病变和肺胸膜纤维化等，因此，目前已不主张使用。而非麦角类半衰期长，能避免对纹状体突触后膜的多巴胺受体产生"脉冲"样刺激，从而预防或减少运动并发症的发生，故目前大多推荐使用非麦角类多巴胺受体激动剂，尤其适用于早发型帕金森病患者的病程初期以推迟左旋多巴的应用或与左旋多巴联合应用以减轻左旋多巴的运动合并症，也可用于左旋多巴治疗后产生"开-关"现象的患者或对左旋多巴出现耐受性的患者。不良反应与左旋多巴相似，不同之处是它的症状波动和异动症发生率低，而体位性低血压、脚踝水肿和精神异常（幻觉、食欲亢进、性欲亢进等）的发生率较高。

吡 呗 地 尔

吡呗地尔（piribedil），又称泰舒达是一种非麦角类多巴胺受体激动药，直接兴奋黑质-纹状体神经元的D_2受体和中脑-皮层、中脑-边缘系统的D_3受体。该药单用或与左旋多巴合用可改善PD的症状，对震颤的改善较为明显，对部分患者的抑郁症状也有改善作用，这可能与其D_3受体激动作用有关。本药口服吸收好，1小时血药浓度即可达峰值，作用维持时间较长。最常见的不良反应为恶心、呕吐。在使用吡贝地尔进行治疗的患者中有出现昏睡和突然进入睡眠状态的情况，服药期间不可驾驶车辆或进行机器操作。

普 拉 克 索

普拉克索（pramipexole）是选择性D_3受体激动药，对神经元有抗氧化等保护作用。口服吸收快，2小时后血浆药物浓度达峰值，通过肾脏排泄。普拉克索单独应用对早期PD有改善作用，尚可减轻PD患者的抑郁症状。与左旋多巴联合应用治疗重症PD，能降低30%左右左旋多巴的剂量，明显减少静息时震颤等症状，并减轻症状波动现象等不良反应。应用普拉克索初期，常出现直立性低血压；因可能出现突发性睡眠（sudden sleep attack），故服药期间禁止从事高空作业及驾驶等工作。

罗匹尼罗

罗匹尼罗（ropinirole）是非麦角类选择性 D_2 受体激动药，能直接激动纹状体多巴胺受体。单独应用对较年轻 PD 患者的早期疗效与左旋多巴相似，耐受性良好。与左旋多巴合用治疗出现开-关现象的患者，可减少左旋多巴用量20%。

（四）MAO-B 抑制剂

多巴胺降解需要两种酶，即单胺氧化酶（MAO）和儿茶酚-氧位-甲基转移酶（Catechol-O-methyl-transferase，COMT）（图12-3）。单胺氧化酶分为 A、B 两型，MAO-A 主要分布于肠道，其功能是对食物中、肠道内和血液循环中的单胺进行氧化脱氨而解毒；MAO-B 主要分布于黑质-纹状体，其主要功能是降解多巴胺。多巴胺经脑内 MAO-B 氧化降解，并在其代谢过程中产生大量氧自由基损伤神经元。另外，1-甲基-4-苯基-四氢吡啶（MPTP）是通过 MAO-B 氧化为有毒的 1-甲基-4-苯基吡啶离子（MPP^+），因此，抑制 MAO-B 的活性既能延长多巴胺在脑内的停留时间，增强疗效，减少左旋多巴的用量及其不良反应，又可能间接起到保护神经元的作用。

司来吉兰

司来吉兰（selegiline）为 B 型单胺氧化酶抑制剂。

【体内过程】 司来吉兰口服后迅速吸收并通过血-脑屏障，在脑中形成高浓度。虽然本药在体内被迅速代谢，但由于不可逆性抑制 MAO-B，因而，其作用时间远长于其在体内从吸收到代谢、排泄为止的时间。

【药理作用及临床应用】 司来吉兰对 MAO-B 有较高选择性，而对外周的 MAO-A 影响较小。司来吉兰抑制黑质-纹状体中的 MAO-B（图12-3），减少 DA 的降解，增加 DA 在脑内的浓度。在 PD 早期治疗中，司来吉兰可作为单药治疗，能延缓疾病进展，延迟左旋多巴的使用。在 PD 发展中可与左旋多巴联合使用，降低左旋多巴的用量，改善患者的症状波动。司来吉兰具有神经保护作用，特别是能保护黑质细胞免于各种神经毒素的侵害。其神经保护作用机制可能与抑制 MAO 酶，减少自由基产生有关。

【不良反应】 不良反应少且较轻。常见不良反应有兴奋，失眠，幻觉及胃肠道不适。由于本药代谢物为苯丙胺类物质，易致失眠，故应避免晚间使用。本药必须严格控制剂量，大剂量（>10mg/d）亦可抑制 MAO-A，有可能引起高血压危象。

雷沙吉兰

雷沙吉兰（rasagiline）是第二代不可逆和选择性 MAO-B 抑制剂，对 MAO-B 的选择性更高，其效价是司来吉兰的 5-10 倍。能缓解早期或进展期 PD 症状，并具有神经保护作用。临床应用与司来吉兰相同。雷沙吉兰的代谢产物是一种无活性的非苯丙胺物质，无拟交感活性，副作用小。

沙芬酰胺

沙芬酰胺（Safinamid）是一种新型 MAO-B 抑制剂，2015 年在欧盟获批上市，2017 年获得美国 FDA 批准。与司来吉兰、雷沙吉兰相比，沙芬酰胺对 MAO-B 具有更高的选择性，且作用可逆，安全范围更广。此外，沙芬酰胺还可减少谷氨酸释放，发挥非多巴胺能抗 PD 作用。作为辅助治疗手段，适用于服用左旋多巴及其复方制剂后运动症状控制不佳的 PD 患者。常见的不良反应有运动迟缓、头痛、高血压、白内障、背痛、关节痛、乏力等。

（五）其他

金刚烷胺

金刚烷胺（amantadine）系合成抗病毒药，在用于预防流感时偶然发现对帕金森病有一定疗效。金刚烷胺促使黑质-纹状体内残存的多巴胺能神经元释放多巴胺，并可抑制多巴胺再摄取。对肌肉僵硬、震颤及运动徐缓均有缓解作用。口服吸收完全，$t_{1/2}$ 约为 10~28 小时，吸收量的 90% 以原形从尿排出。金刚烷胺起效较左旋多巴快，一般服药后 48 小时即可获得最高疗效。与左旋多巴合用，可协同增强药效，减少左旋多巴剂量及不良反应。

金刚烷胺不良反应少，偶见皮肤青斑和踝部水肿，其次为激动或抑郁、失眠或嗜睡、口干及肠胃反应等，均不严重。精神病人、肾功能不全、癫痫、严重胃溃疡、肝病患者慎用，哺乳期妇女禁用。

二、中枢抗胆碱药

PD 患者由于黑质多巴胺能神经元退行性病变，功能下降，从而使纹状体中胆碱能神经元失去抑制，兴奋性增强，引起锥体外系功能失调。抗胆碱药通过阻断中枢 M 胆碱受体，减弱纹状体中乙酰胆碱的作用，从另一角度帮助恢复 PD 患者 DA 和 ACh 这两类递质系统的相对平衡而发挥对 PD 的治疗作用。

早期发现应用阿托品、东莨菪碱均具一定的抗震颤麻痹作用，但因外周抗胆碱作用引起的副作用较多，因此，现主要使用易于透过血-脑屏障的选择性中枢抗 M 胆碱药，其副作用较小。常用的有苯海索、苯扎托品、丙环定及比哌立登等。

苯 海 索

苯海索（benzhexol，安坦，Artane）是目前应用最广泛的中枢抗胆碱药。本药口服易吸收，通过拮抗中枢 M 胆碱受体而减弱黑质-纹状体通路 ACh 的作用。对震颤及僵硬效果好，但对运动迟缓效果差。对一些继发症状如忧郁、流涎、多汗等有改善作用。其抗胆碱作用约为阿托品的 1/10~1/3，副作用与阿托品相同。主要适用于伴有震颤的 PD 患者，而对无震颤的患者不推荐应用。现主要用于：①PD 早期轻症患者，单独应用时精神神经方面的不良反应少于左旋多巴类。②少数不能接受左旋多巴或多巴胺受体激动药的 PD 患者。③与左旋多巴类合用于左旋多巴疗效不佳者。④对氯丙嗪等抗精神病药阻断 DA 受体引起的锥体外系反应有效。对小于 60 岁的 PD 患者，要告知长期应用本类药物可能会导致其认知功能下降,所以要定期复查认知功能,一旦发现患者的认知功能下降则应立即停用;对大于60岁的患者不推荐应用抗胆碱能药。闭角型青光眼及前列腺肥大患者禁用。口服1小时起效,作用可持续6小时~12小时。与氯丙嗪合用时,本药的血药浓度降低。

此外,中枢 M 受体阻断药还有吡哌立登(biperiden)及苯扎托品(benzatropine)等,其药理作用、临床应用及不良反应均与苯海索相似。

扫码"学一学"

第二节 治疗阿尔茨海默病药

阿尔茨海默病(Alzheimer's disease,AD)是一种以进行性认知功能障碍和记忆损害为特征的神经退行性疾病。其临床表现为全面持久的智能减退,包括记忆力、判断力、计算力、抽象思维能力和语言功能的减退,情感和行为异常,丧失工作能力和独立生活能力。AD 可分为家族性 AD(FAD)和散发性 AD(SAD),前者有明确的遗传性,而后者无明显的遗传性。

AD 病因尚不清楚,一般认为,涉及遗传因素及环境因素。患者尸检显示脑组织萎缩,特别是海马和前脑基底部神经元脱失。最具特征的两大病理学特征为细胞外老年斑(Senile plaque)沉积和神经元内的神经元纤维缠结(Neurofibrillary tangle,NFT)形成。其病理生理学机制有多种假说,包括中枢胆碱能神经损伤假说、兴奋性氨基酸毒性假说、β 淀粉样蛋白(β - Amyloid protein,Aβ)毒性假说、Tau 蛋白异常磷酸化假说、炎症假说、自由基损伤假说及胰岛素信号转导异常假说等。

(1)胆碱能神经损伤假说 基底前脑的胆碱能神经元合成大量乙酰胆碱,经投射纤维输送至大脑皮质和海马,乙酰胆碱被认为与学习和记忆密切相关,而海马是学习记忆的重要解剖基础,AD 患者基底前脑的胆碱能神经元丢失,造成乙酰胆碱的合成、储存及释放减少,从而导致以记忆和识别功能障碍为主的多种临床表现。

(2)兴奋性氨基酸毒性假说 脑组织锥体细胞接受胆碱能神经调节并以谷氨酸为传出递质,通过突触上的 N - 甲基 - D - 天冬氨酸(NMDA)受体,使钙通道适度开放,参与神经元的兴奋性突触传递,调节多种形式的学习和记忆过程等。在 AD 患者脑中,谷氨酸能神经系统被过度激活,释放大量谷氨酸,也激活突触外的 NMDA 受体,引起细胞内钙超载,突触可塑性的下降,甚至导致神经元死亡。目前,NMDA 受体非竞争性拮抗剂已成为临床治疗 AD 的有效药物。

(3)β - 淀粉样蛋白级联假说 Aβ 是组成老年斑的主要成分,由淀粉样前体蛋白(β - amyloid precursor protein,APP)分别经 β - 分泌酶(β - secretase)和 γ - 分泌酶(γ - secretase)水解而产生,并可释放至细胞外。Aβ,尤其是其可溶性二聚体及寡聚体,可产生一系列神经毒性反应,包括损伤线粒体功能,导致细胞能量代谢障碍;促进兴奋性氨基酸释放,诱导细胞 Ca^{2+} 超载;诱导 Tau 蛋白过度磷酸化而影响轴突转运;激活小胶质细胞,导致神经炎症损伤;引起氧化应激而损伤神经元;抑制突触可塑性而损害突触结构与功能等,在 AD 的发生与发展中起着核心作用。

(4)Tau 蛋白过度磷酸化假说 NFT 的主要成分为过磷酸化 Tau 蛋白。Tau 蛋白可促进微管蛋白组装连接形成微管,引导运输各种分子在轴突、树突中流动,参与细胞骨架形成。AD 患者脑中的 Tau 蛋白呈高度磷酸化变性,这种高度磷酸化的 Tau 蛋白可脱离微管,彼此缠结成双螺旋纤维(PHF),进而聚合成 NFT,堆积于细胞中,从而导致微管结构破坏,细胞传导运输功能障碍，轴突蜕变，细胞损伤，促发 AD。

目前为止，临床尚无针对 AD 病因的治疗药物，也没有药物能够逆转 AD 的病理进程，但一些药物可以延缓疾病的进展，改善 AD 病人的记忆和认知功能障碍以及精神行为异常。现临床用于 AD 的治疗药物主要为乙酰胆碱酯酶抑制药（Acetylcholinesterase inhibitor, AchEI）和 NMDA 受体拮抗药。脑代谢激活药等可用于 AD 的辅助治疗。

一、胆碱酯酶抑制药

多奈哌齐

多奈哌齐（donepezil），又名安理申（Aricept）为六氢吡啶衍生物，是第二代可逆性胆碱酯酶抑制剂。

【体内过程】口服吸收好，生物利用度为100%，3~4小时达血药峰浓度。主要由肝药酶代谢，代谢产物中 6-O-脱甲基衍生物的体外抗 AChE 活性与母体药物相同。代谢产物及少量原型药物经肾脏排泄，$t_{1/2}$ 长，约为 70 小时，故可每日服用一次。

【药理作用】多奈哌齐对中枢神经系统 AChE 的选择性高，对丁酰胆碱酯酶几无作用。能提高中枢神经系统，特别是大脑皮质和基底节神经突触 ACh 的浓度，后者通过激动 M_1 受体而改善认知功能。多奈哌齐改善实验性记忆障碍的作用可被 N 胆碱受体（烟碱受体）阻断药美卡拉明所减弱，提示其记忆障碍改善作用可能部分与激动 N 胆碱受体有关。多奈哌齐改善患者认知功能作用还可能与其减少炎症因子的释放，减少脑内 Aβ 的沉积，保护损伤的大脑皮质及海马神经元，增加脑血流量和能量生成等有关。

【临床应用】临床主要用于轻、中度 AD 的治疗。其中，对轻度 AD 作用更佳，是目前临床治疗 AD 最常用的药物。多奈哌齐改善认知功能障碍及日常生活能力疗效确切，对早期 AD 患者的精神行为异常也有改善作用，并能延缓 AD 的进展，其延缓进程的作用与疗程成正比，2010 年，美国 FDA 批准了高剂量规格（23mg）的盐酸多奈哌齐片剂，一日 1 次口服用于治疗中至重度 AD。2017 年我国 FDA 批准了多奈哌齐的新增适应证——重度 AD，使其成为中国首个，也是目前唯一一个涵盖轻度至重度 AD 的对症治疗药物。该药也用于治疗血管性痴呆、PD、精神分裂症、脑震荡等疾病所致的认知功能障碍等。

【不良反应】主要为外周胆碱能神经兴奋导致的不良反应。治疗轻、中度 AD 的剂量时，多数患者不良反应轻微，可见恶心、呕吐、腹泻、肌痛、肌肉痉挛、疲乏、失眠和头晕，少数患者出现血肌酸激酶轻微增高。23mg 片剂治疗重度阿尔茨海默病患者的上述副作用发生率明显升高，最常见的是消化系统症状，如恶心（11.8%）、呕吐（9.2%）、腹泻（8.3%）和食欲缺乏（5.3%）等。值得注意的是，还可发生心动过缓和体重下降的不良反应。

加兰他敏

加兰他敏（galanthamine）属于第二代胆碱酯酶抑制药。

【体内过程】口服吸收快，2 小时达血药峰浓度，生物利用度可达 100%。$t_{1/2}$ 为 5 小时以上，脑内药物浓度为血浆的 3 倍。主要通过肾脏排出体外。

【药理作用】加兰他敏是一个选择性、竞争性及可逆性的 AChE 抑制药，对中枢神经系统 AChE 的抑制作用比血中丁酰胆碱酯酶强 50 倍，可抑制大脑皮质及海马等脑区突触间隙 Ach 的分解，改善认知与记忆障碍。其药理作用机制可能涉及多方面，包括①通过激活烟碱受体 α7-nAChR 促进 NMDA 受体依赖的长时程突触增强（Long-Term Potentiation，LTP）的产生，易化突触传递；②通过线粒体和内质网两条通路发挥抗神经元凋亡及保护神经作用；③抑制 Aβ 诱导的神经元氧化应激损伤；④干预 APP 表达和代谢过程，增加 sAPPα 的产生，可减少 Aβ 的产生；⑤促进脑神经元新生；⑥抑制 Aβ 诱导的阻抑细胞生长的自噬。

【临床应用】临床用于治疗轻、中度 AD，用药 6~8 周后疗效显著。还可用于重症肌无力、脊髓灰质炎的恢复期或后遗症、儿童脑性瘫痪、面神经麻痹、挠神经麻痹、多发神经炎等。

【不良反应】治疗初期（2~3 周）有恶心、呕吐及腹泻等不良反应，连续用药可逐渐消失。

【禁忌证】心动过缓、严重哮喘或肺功能障碍、重度肝肾损害者及机械性肠梗阻病人禁用。

卡巴拉汀

卡巴拉汀（rivastigmine），又名艾斯能（Exelon），属于第二代胆碱酯酶抑制药。口服迅速吸收，达峰时间约 1 小时，血浆蛋白结合率约 40%，易于通过血-脑屏障。该药对大脑皮层和海马的 AChE 具有选择性抑制作用，而对纹状体、脑桥和心脏的 AChE 影响小，尚可减慢淀粉样前体蛋白（APP）的形成。同时，可抑制丁酰胆碱酯酶。卡巴拉汀对轻、中度 AD 患者有效，尤其适用于患有心脏、肝脏以及肾脏等疾病的 AD 患者，改善认知能力的效果显著，如记忆力、注意力和方位感的改善。对血管性痴呆也有一定的治疗效果。最常见的不良反应是恶心、呕吐及腹泻。

石杉碱甲

石杉碱甲（huperzine A），又名哈伯因，是我国学者于 1982 年从中药蛇足杉（Huperzia serrata）中提取的生物碱。为可逆性高效、高选择性 AChE 抑制剂，其作用强度大于加兰他敏，兼具抗氧化应激和抗神经细胞凋亡等作用，保护神经细胞。口服吸收迅速，生物利用度为 96.9%，易透过血-脑屏障。临床用于老年性记忆功能减退及 AD 患者，对血管性痴呆也有一定治疗作用，显著改善记忆功能和认知功能。少数患者用药后出现恶心、出汗、腹痛、肌肉震颤、视力模糊和瞳孔缩小等不良反应。哮喘、重症心动过缓和重症低血压患者慎用，癫痫、肾功能不全、心绞痛、机械性肠梗阻等禁用。

二、NMDA 受体非竞争性拮抗剂

美金刚

美金刚（memantine），商品名易倍申（ebixa），是一种具有中等亲和性的非竞争性 NM-

DA 受体拮抗剂，是美国 FDA 批准治疗中度与重度 AD 的首个药物。

【体内过程】 本品口服易吸收，绝对生物利用度约为 100%，食物不影响其吸收，达峰时间 3~8 小时，$t_{1/2}$ 为 60~100 小时。在 10~40mg 剂量范围内的药代动力学呈线性。血浆蛋白结合率为 45%。在人体内，约 80% 以原形存在。由于美金刚只有很小部分被代谢，且代谢产物不具有 NMDA 拮抗活性，故当存在轻中度肝功能障碍时，美金刚的药代动力学特性不会发生具有临床意义的改变。本药主要经肾脏排泄。

【药理作用】 美金刚是第一个对 AD 有显著疗效的 N-甲基-D-天冬氨酸（NMDA）受体非竞争性阻断药，可以阻断谷氨酸浓度病理性升高导致的神经元损伤。因美金刚与 NMDA 受体呈低中度亲和力，因此，在阻断谷氨酸兴奋性毒性的同时，不妨碍谷氨酸参与正常的学习记忆等生理功能的调节。美金刚还可能通过减少海马 Aβ 沉积，抑制 Tau 蛋白磷酸化，增加大脑皮层脑源性神经营养因子（BDNF）含量，提高血清 SOD 含量，减轻氧化应激损伤，进而保护神经元，改善学习记忆障碍。

【临床应用】 临床用于治疗中、重度 AD 及帕金森病所致痴呆。美金刚能有效改善 AD 患者的认知功能及日常生活能力，延缓 AD 病程由中度向重度的进展。与 AChE 抑制药联合治疗的效果优于单独使用，且安全性较高。最新研究认为，美金刚和多奈哌齐的联合治疗是目前 AD 最有效的治疗方法。

【不良反应】 美金刚的不良反应小，发生率低于 2%。可见轻微眩晕、头重、口干等，饮酒可加重不良反应。肾功能不良时减量。少见的不良反应（发生率为 0.1%~1%）有焦虑、肌张力增高、呕吐、膀胱炎和性欲增加。

【禁忌证】 严重肝功能不良、意识紊乱患者以及孕妇、哺乳期妇女禁用。

（邹莉波）

扫码"练一练"

第十三章 抗精神病药

精神失常（psychiatric disorder）是由多种原因引起的在思维、智能、情感、意志和行为等精神活动方面出现异常的一类疾病，包括精神分裂症、双相障碍和抑郁障碍等。治疗这些疾病的药物统称为抗精神病药。根据其临床用途分为抗精神分裂症药（antipsychotic drugs）或神经安定药（neuroleptics）、抗躁狂症药（antimanic drugs）和抗抑郁障碍药（antidepressants）。

扫码"学一学"

第一节 抗精神分裂症药

精神分裂症是以思维、情感、行为之间不协调，精神活动与现实相脱离为主要特征的一种常见的精神疾病。该病主要发病于青少年及成年早期，其病程具有慢性进行性和易复发的特点，临床表现复杂。根据临床症状，将精神分裂症分为Ⅰ型和Ⅱ型，前者以阳性症状（幻觉和妄想等）为主，后者则以阴性症状（情感淡漠，主动性缺乏等）为主。

精神分裂症的病因仍不确切，易感基因与环境的相互作用被认为是导致发病的重要因素。其发病机制有很多假说，如脑内多巴胺（dopamine，DA）能神经元功能亢进、5-羟色胺（5-hydroxytryptamine，5-HT）能神经系统功能异常、γ-氨基丁酸（γ-butyric acid，GABA）能神经元退变、去甲肾上腺素（noradrenaline，NA）能神经元功能不足、NMDA受体功能低下等。其中，多巴胺能神经元功能亢进学说得到较多证据的支持。

脑内主要存在4条多巴胺能神经通路，其中，中脑-边缘系统通路与情绪和行为功能有关；中脑-皮质通路与认知、思维、感觉、理解、推理能力及联想等有关；黑质-纹状体通路与锥体外系功能有关；结节-漏斗部通路与催乳素分泌相关。中脑-边缘系统通路及中脑-皮质通路DA功能紊乱可导致严重的精神疾病。

脑内DA受体分为两类：D_1样受体和D_2样受体。其中，D_1样受体包括D_1与D_5两个亚型，D_2样受体包括D_2、D_3、D_4三个亚型。中脑-边缘系统通路及中脑-皮质通路主要分布D_2样受体，黑质-纹状体通路分布D_1样受体和D_2样受体，结节-漏斗部通路主要存在D_2样受体中的D_2亚型。

目前临床使用的抗精神分裂症药物主要分为两大类，即经典抗精神病药及非典型抗精神病药。

经典抗精神分裂症药也称为第一代抗精神病药。该类药有氯丙嗪、奋乃静、氟奋乃静、三氟拉嗪、氟哌啶醇等，均是强效DA受体阻断药，主要是通过阻断中脑-边缘系统和中脑-皮质系统的D_2样受体而发挥疗效，对兴奋、躁动、妄想、幻听等精神分裂症阳性症状疗效显著，而对阴性症状无效。而且，该类药物在发挥疗效时均不同程度地引起难以解决的锥体外系和内分泌系统的副作用，这是由于这些药物非特异性阻断黑质-纹状体通路和结节-漏斗系统通路的D_2样受体所致。

非典型抗精神分裂症药也称为第二代抗精神病药，是20世纪80年代后开发的一类抗精神病药物，包括氯氮平、利培酮、奥氮平、喹硫平、阿立哌唑和齐拉西酮等。它们不仅能阻断DA受体，还能阻断5-HT受体。与第一代抗精神病药物相比，第二代抗精神病药物疗效确切，不仅改善精神分裂症患者阳性症状，对阴性症状也有效，还能改善患者的认知功能、情感症状等。其适应证正在扩大到双相障碍、精神病性抑郁和痴呆的精神病性症状等。而且不良反应较轻，表现在以下几方面：①引起急性锥体外系症状的危险性较小；②导致迟发性运动障碍（tardive dyskenesia，TD）的倾向性较小，且能改善原有的TD；③催乳素水平升高的程度较轻，导致泌乳、闭经、性功能障碍的可能性较小；④镇静作用较小，对患者的精神运动行为影响较小；⑤引起或加重继发性阴性症状的可能性较小。但是，非典型抗精神分裂症药物可能引起其他不良反应，如体重增加、糖脂代谢障碍等，但本类药物中的阿立哌唑和齐拉西酮较少引起体重的增加。

中国、美国等许多国家精神分裂症防治指南及专家共识均推荐第二代（非典型）抗精神病药物如利培酮、奥氮平、喹硫平等作为一线药物选用。第一代抗精神病药及第二代的氯氮平作为二线或三线药物使用。

一、常用经典抗精神分裂症药物

根据化学结构的特点，将经典抗精神分裂症药物分为4类：吩噻嗪类（phenothiazines）、硫杂蒽类（thioxanthenes）、丁酰苯类（butyrophenones）及其他。

（一）吩噻嗪类

吩噻嗪是由硫、氮连结着两个苯环的一种三环结构（图13-1），其2，10位被不同基团取代则获得不同的吩噻嗪类抗精神分裂症药物。1952年发现氯丙嗪对精神分裂症有效，随后又相继发现了多个对精神分裂症有效的衍生物，这类药物统称为吩噻嗪类抗精神分裂症药物。根据 C_{10} 侧链不同，这类药物又分为二甲胺类、哌嗪类和哌啶类。

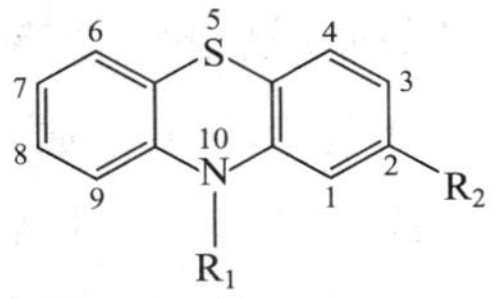

图13-1 吩噻嗪类母核

表13-1 噻吩嗪类药物结构与药理作用

药物	R_1	R_2	抗精神分裂症口服剂量/（mg/d）	其他作用		
				镇静	降压	锥体外系反应
氯丙嗪	—(CH₂)₃—N(CH₃)₂	-Cl	200~800	+++	++	++
三氟拉嗪	—(CH₂)₃—N⌒N—CH₃	-CF₃	4~15	+	+	+++
奋乃静	—(CH₂)₃—N⌒N—(CH₂)₂—OH	-Cl	8~32	+	+	++
氟奋乃静	—(CH₂)₃—N⌒N—(CH₂)₂—OH	-CF₃	2~10	+	+	+++
硫利哒嗪	—(CH₂)₂—哌啶-N-CH₃	-SCH₃	100~600	++	++	+

氯 丙 嗪

氯丙嗪（chlorpromazine），又名冬眠灵（wintermine），主要通过阻断中脑-边缘系统及中脑-皮质通路的D_2受体而发挥抗精神分裂症作用。但是氯丙嗪对中枢不同脑区的DA受体的选择性不强，同时也能阻断α肾上腺素受体和M胆碱受体，因此其药理作用广泛，也是其长期应用产生严重不良反应的基础。尽管氯丙嗪选择性低，但作为第一个抗精神分裂症药，目前在一些地区的临床中仍发挥着作用。

【体内过程】氯丙嗪口服吸收慢而不规则，到达血药浓度峰值的时间为2~4小时。胃内食物或同时服用抗胆碱药物都能明显延缓其吸收。肌肉注射吸收迅速，到达血液后，90%以上与血浆蛋白结合。氯丙嗪在脑内浓度可达血浆浓度的10倍，主要在肝脏代谢后经肾排泄。因其易蓄积在脂肪组织，停药后数周至半年后，尿中仍可检测到其代谢物。不同个体服用相同剂量氯丙嗪后血药浓度可相差10倍以上，故给药剂量应个体化。氯丙嗪在脑内的消除和代谢随年龄增长而递减，故老年患者需减量。

【作用与用途】

1. 中枢神经系统

（1）抗精神病作用　氯丙嗪对中枢神经系统有较强的抑制作用，正常人口服治疗量氯丙嗪后，表现安静、活动减少、感情淡漠、注意力下降、对周围事物缺乏兴趣，但理智正常，在安静环境下易入睡，但易唤醒，醒后神志清楚。精神分裂症患者服用后，能迅速控制兴奋躁动症状，连续用药能消除患者的幻觉和妄想等症状，使患者恢复理智，情绪安定，生活自理。对以精神运动性兴奋和幻觉妄想为主的Ⅰ型精神分裂症疗效较好，尤其对于急性患者效果显著，但不能根治，需长期用药，防止复发。亦可用于治疗躁狂症。氯丙嗪对Ⅱ型精神分裂症无效，甚至加重病情。

（2）镇吐作用　氯丙嗪有较强的镇吐作用，小剂量氯丙嗪抑制延脑催吐化学感受区（CTZ）的D_2受体，抑制呕吐，大剂量氯丙嗪直接抑制呕吐中枢。可用于强心苷、吗啡等药物和尿毒症、恶性肿瘤、放射病等疾病所致的呕吐。但不能对抗前庭刺激引起的呕吐（如晕动症），因其由H_1受体及M受体介导。对顽固性呃逆有效。

（3）体温调节作用　氯丙嗪能抑制体温调节中枢，使体温调节失灵，体温随环境温度而升降，在物理降温的配合下，可使体温降至正常以下。氯丙嗪加物理降温可用于低温麻醉；也可与哌替啶、异丙嗪组成人工冬眠合剂，可使患者深睡，体温、基础代谢及组织耗氧量均降低，增强患者对缺氧的耐受力，降低机体对伤害性刺激的反应性，有利于危重患者度过缺氧、缺能阶段，为进行其他抢救措施赢得时间。可用于严重创伤、感染性休克、高热惊厥及甲状腺危象等辅助治疗。

2. 自主神经系统

（1）阻断α肾上腺素受体作用　氯丙嗪有明显的α受体阻断作用，可引起体位性低血压，也可翻转肾上腺素的升压效应，因此氯丙嗪引起的低血压不可用肾上腺素抢救。

（2）阻断M胆碱受体作用　氯丙嗪有较弱的阻断M胆碱受体的作用，呈现阿托品样效应。常表现为口干、便秘、视力模糊、尿潴留等。

3. 内分泌系统　氯丙嗪能抑制结节-漏斗部的D_2受体，可抑制下丘脑分泌多种激素，如催乳素释放抑制因子、尿促卵泡素释放因子、黄体生成素释放因子等，而使催乳素释放增加，促性腺激素分泌减少。

【不良反应】

（1）常见不良反应　因为对中枢神经系统的镇静作用以及对自主神经系统的α受体和M胆碱受体的阻断作用，氯丙嗪可能引起嗜睡、淡漠、无力、鼻塞、直立性低血压、口干、便秘、视力模糊等症状。氯丙嗪有局部刺激，宜深部肌肉注射或生理盐水稀释后缓慢注射，注射后宜卧床1~2小时再起立。能升高眼压，青光眼患者禁用。

（2）锥体外系反应　黑质—纹状体通路所含DA占全脑含量70%以上，是锥体外系运动功能的高级中枢。氯丙嗪阻断该通路后，使纹状体中DA能神经功能减弱，乙酰胆碱（Acetylcholine，Ach）能神经功能相对增强而引起锥体外系反应，主要包括以下四种。

①帕金森综合征（Parkinsonism）　临床表现与帕金森病相似，有肌张力增高、面容呆板、动作迟缓、肌肉震颤、流涎等，通常发生在用药的前几周或数月。

②急性肌张力障碍（acute dystonia）　以面、颈、唇及舌肌痉挛多见，可见强迫性张口、斜颈、伸舌、吞咽困难及语言障碍等症，多出现在用药后1~5天或剂量快速增加后。

③静坐不能（akathisia）　患者坐立不安，反复徘徊。多出现在用药开始后的前几天，是该药最常见的不良反应之一。

以上三种锥体外系反应可用减少用量或停药来减轻或消除，也可用中枢抗胆碱药苯海索治疗。

④迟发性运动障碍（tardive dyskinesia）　表现为不自主的刻板运动，如吸吮、舐舌、鼓腮等口、舌、腮三联症，广泛性舞蹈样手足徐动症。多为连续用药1年以上和大剂量服药停药或减量后产生，停药后长期不消失，其机制可能是突触后膜DA受体长期被抗精神病药阻断，使DA受体数目上调或反射性促进突触前膜DA释放增加所致。此反应难以治疗，用中枢抗胆碱药反而使症状加重，应避免使用。使用抗DA药使症状减轻，若早期发现，及时停药可以恢复。

（3）内分泌系统反应　阻断结节-漏斗通路的D_2受体后，可导致内分泌紊乱，引起乳房增大及泌乳、排卵延迟、月经停止、儿童生长减慢等。

（4）过敏反应　较常见为皮疹，少数患者可见肝损害。也可见白细胞减少、光敏性皮炎及溶血性贫血等。

（5）其他　氯丙嗪会降低癫痫的发作阈值，诱发癫痫，有癫痫史者慎用。老年人伴有动脉粥样硬化、高血压者可出现直立性低血压，甚至持续性低血压休克，冠心病患者服用易致猝死。

（6）急性中毒　一次吞服超大剂量（1~2g）氯丙嗪，可发生急性中毒。出现昏睡、血压下降至休克水平，出现心肌损害，如心动过速、心电图异常，应立即对症治疗。

【药物相互作用】氯丙嗪可以增强其他中枢抑制药的作用，如乙醇、镇静催眠药、抗组胺药、镇痛药等。与其他中枢抑制药合用时，应适当减少中枢抑制药的剂量。特别是与吗啡、哌替啶等合用时要注意呼吸抑制与血压降低的问题，此类药物抑制左旋多巴的作用。

（二）硫杂蒽类

硫杂蒽类（thioxanthenes）的基本结构与吩噻嗪类相似，但在吩噻嗪环上第10位的氮原子被碳原子取代（图13-2，图13-3），所以此类药物的基本药理作用与吩噻嗪类极为相似。

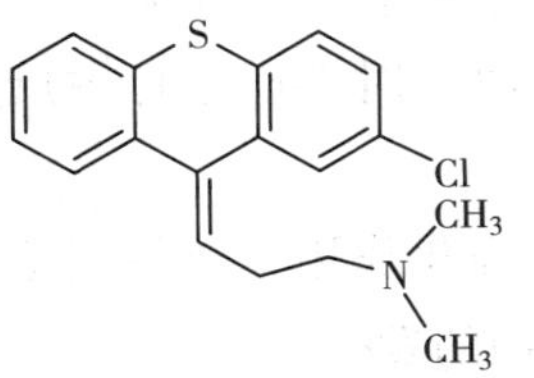

图13-2　氯普噻吨化学结构 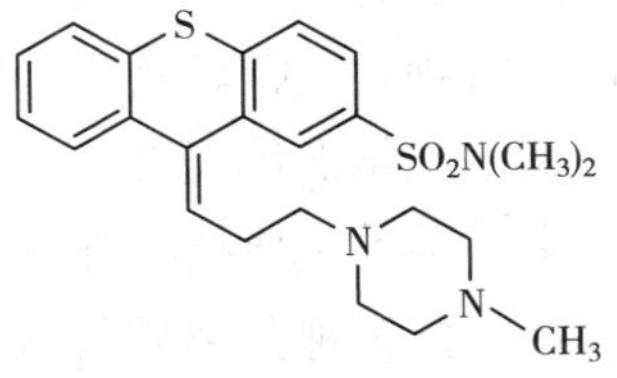　　　　　图13-3　替沃噻吨化学结构

氯普噻吨（chlorprothixene），又名泰尔登（Tardan），药理作用与氯丙嗪相似，但抗精神分裂症作用较弱，镇静作用较强。其结构与三环类抗抑郁药相似，故有弱的抗抑郁和抗焦虑作用。适用于伴有焦虑或焦虑性抑郁的精神分裂症、更年期抑郁症等。

替沃噻吨（Thiothixene）抗精神分裂症作用较强，适用于急慢性精神分裂症的淡漠、孤独、主动性减退等症状，锥体外系反应少见。

氟哌噻吨（flupenthixol）也称为三氟噻吨，抗精神分裂症作用与氯丙嗪相似，但有特殊的激动效应，故禁用于躁狂症患者。氟哌噻吨也应用于治疗抑郁症或伴有焦虑的抑郁症。锥体外系反应常见。

（三）丁酰苯类

尽管丁酰苯类的结构与吩噻嗪类完全不同，但其药理作用与临床应用与吩噻嗪类相似。

氟哌啶醇

氟哌啶醇（haloperidol）为第一个合成的丁酰苯类药物，是这类药物的典型代表。能选择性阻断 D_2 样受体，抗精神分裂症作用及镇吐作用强，镇静、降压作用弱。用于治疗急、慢性各型精神分裂症、躁狂症、反应性精神分裂症、抽动秽语综合征及其他具有兴奋、躁动、幻觉、妄想等症状的重症精神分裂症。最大的缺点是锥体外系反应发生率高，程度严重。但对心血管的副作用较轻，对肝功能影响较小。

氟哌利多

氟哌利多（droperidol）作用与氟哌啶醇相似。因其具有镇痛、安定、镇吐、抗休克作用，临床常与芬太尼合用，使患者处于一种特殊的麻醉状态：痛觉消失，精神恍惚，对环境淡漠，称为"神经安定镇痛术"（neuroleptanalgesia），可以进行小的手术、各种窥镜检查、造影、严重烧伤清创及换药等。

（四）其他抗精神病药物

五氟利多

五氟利多（penfluridol）为长效抗精神分裂症药，尤其适用于慢性精神分裂症维持与疗效巩固，也用于抽动秽语综合征，其疗效与氟哌啶醇相近，但无明显镇静作用，锥体外系反应较氟哌啶醇稍轻。本药贮存于脂肪组织并自其中缓慢释出，因此起效慢，半衰期长。每周口服1次，血药浓度于24～72小时达峰值，7日后仍可自血中检出。

不良反应主要为锥体外系反应。一次服药过多或耐受性差者，可在服药次日出现急性肌张力障碍，如颈斜或扭转痉挛。出现较重锥体外系反应时，时常产生焦虑反应与睡眠障碍。该药不适用于年老体弱者。

五氟利多与各种短效抗精神分裂症药物有协同和相互强化作用，故使用该药时，不宜再合用其他短效抗精神分裂症药物，以防止锥体外系副作用的发生。

舒必利与硫必利

舒必利（sulpiride），又名止吐灵，对 D_2 受体有很高的选择性，锥体外系反应轻。此药有改善患者与周围的接触、活跃情绪、减轻幻觉和妄想的作用，对情绪低落、忧郁等症状也有治疗作用。对紧张性精神分裂症疗效好，奏效快，有"药物电休克"之称。还有强大的止吐作用。副作用有月经不调、泌乳、失眠、焦虑、运动失调、癫痫发作及心电图改变等。

硫必利（tiapride）对感觉运动神经系统疾病及精神运动行为障碍具有良效。该药可纠正精神运动障碍，对舞蹈症、抽动-秽语综合征及老年精神病的疗效好。有镇痛作用，对顽固性头痛、痛性痉挛、关节疼痛均有明显疗效。该药还有镇吐、兴奋平滑肌等作用。

二、常用非典型抗精神分裂症药物

氯氮平

【体内过程】氯氮平（clozapine）口服吸收快而完全，生物利用度约为 50%，1~6 小时血药浓度达峰值，血浆蛋白结合率约为 95%，平均半衰期为 12 小时。经肝脏代谢，80% 代谢产物从粪便排泄，其余自肾排泄，血药浓度个体差异大。

【药理作用】氯氮平是选择性 D_4 亚型受体阻断药，对其他 DA 亚型受体几乎无亲和力。而 D_4 亚型受体特异性地存在于中脑-边缘系统和中脑-皮质这两个 DA 通路，此外，氯氮平还能阻断 $5-HT_{2A}$ 受体。因此，氯氮平对精神分裂症的阳性症状及阴性症状均有治疗作用，对其他药物无效的病例仍有效。并且，氯氮平几无锥体外系反应，亦不致内分泌紊乱。

【临床应用】氯氮平为广谱神经安定药，尤其适用于难治性精神分裂症或应用其他抗精神病药治疗无效的患者。作用强，多在一周内见效。但因为严重的毒性和不良反应，通常不作为精神分裂症的一线药物。

【不良反应】氯氮平治疗早期大约 64% 的患者出现流涎。严重不良反应主要是血液系统改变，白细胞减少和粒细胞降低，其发生率大约是其他抗精神病药物的 10 倍。用药期间必须定期检查血常规。癫痫及严重心血管病患者慎用。用量过大（＞每日 500mg）可引起癫痫发作。增量过快易致直立性低血压。

奥氮平

奥氮平（olanzapine）能阻断 5-HT 受体、多巴胺受体和胆碱受体。对中枢 $5-HT_2$ 受体亲和力大于多巴胺 D_2 受体，且对 α_2 肾上腺素受体和胆碱受体的亲和力弱于氯氮平，奥氮平选择性地减少中脑边缘系统多巴胺能神经元的放电，而对纹状体的运动功能通路影响较轻微。此外，奥氮平还有抗焦虑作用。

作为一线抗精神病药，适用于有严重阳性症状和（或）阴性症状的精神分裂症的急性期和维持治疗，疗效与氯氮平相当。奥氮平亦可缓解精神分裂症及相关疾病常见的继发性情感症状，治疗双相障碍躁狂发作疗效确切，比锂盐、丙戊酸钠起效快，疗效相近。不良反应较氯氮平少而轻，主要为短暂的镇静、体位性低血压和体重增加等。

利 培 酮

【体内过程】利培酮（risperidone）口服可完全吸收，血浆蛋白结合率为88%，消除半衰期为3小时左右，部分代谢成有相似药理作用的9-羟基-利培酮，主要经肾排出。

【药理作用】利培酮能阻断5-HT_2受体和D_2受体，改善精神分裂症的阳性症状及阴性症状，并有改善精神分裂症患者注意力及认知功能的优点，而且，其镇静作用较奥氮平或氟哌啶醇轻。

【临床应用】作为一线用药，治疗首发急性和慢性精神分裂症，疗效与氟哌啶醇相当；对其他各种精神分裂症阳性症状和阴性症状也有很好疗效；也可减轻与精神分裂症有关的情感症状。与典型抗精神病药相比，利培酮较少引起运动功能抑制以及强直性昏厥，患者依从性优于其他抗精神分裂症药。但治疗难治性精神分裂症的效果不及奥氮平和氯氮平。

【不良反应】偶见嗜睡、疲劳、注意力下降、体位性低血压、双下肢凹陷性水肿、尿潴留、迟发性运动障碍、乳腺增生、白细胞减少等不良反应。

喹 硫 平

喹硫平（quetiapine）属二苯硫䓬类，口服吸收迅速、完全，食物不影响吸收。达峰时间为1~1.5小时，消除半衰期6小时，达稳态血药浓度时间为48小时。血浆蛋白结合率为83%，不易与其他药物产生竞争性血浆蛋白的相互作用。该药在肝脏代谢，代谢产物多无活性，主要经肾排泄，少数从粪便排出。患者年龄、性别及吸烟均不影响喹硫平药代动力学特征。

喹硫平具有对5-HT能和DA能神经通路的平衡调控作用，为5-HT/D_2样受体阻断药。该药选择性作用于边缘系统，对5-HT_2亲和力大于D_2样受体。所以，不但对精神分裂症的阳性症状有效，而且对阴性症状同样有效。还具有改善认知功能、锥体外系不良反应发生率低等优点。除对躁狂症状或精神分裂症疗效明确外，还能控制抑郁症状，从而提高双相情感障碍患者生活质量。作为第三个在我国上市的非典型抗精神病药物，已在心境障碍的治疗中得到应用。

较少引起催乳素水平升高，锥体外系症状较轻。对M胆碱受体的作用很弱，因而，引发的抗胆碱样症状较氯氮平明显轻微。

阿 立 哌 唑

阿立哌唑（aripiprazole），又名安律凡（abilify），为喹啉酮类衍生物，是一种具有全新作用机制的新型非典型抗精神病药物。阿立哌唑是D_2和5-HT_{1A}受体的部分激动剂，5-HT_{2A}受体拮抗剂。美国FDA分别于2002年及2004年批准其用于精神分裂症及急性双相性躁狂症的治疗。对精神分裂症的阳性和阴性症状均有效，并能改善精神分裂症患者认知功能障碍，对语言记忆障碍的改善作用优于奥氮平。起效快，精神分裂症患者用药后1~2周症状明显改善。也用于自闭症儿童与青少年异常情绪的治疗。

阿立哌唑口服吸收迅速，3～5小时达血浆峰浓度，14天后达稳态血药浓度，口服绝对生物利用度为87%。消除半衰期约为75小时。在治疗浓度时，阿立哌唑和其活性代谢产物脱氢阿立哌唑与血浆蛋白的结合率超过99%。经肝脏代谢，以原型随尿液排泄不足1%，以粪便排泄为18%。本品药动学不随患者年龄、性别、种族、吸烟状况、肝肾功能等变化而改变。

本品极少产生锥体外系不良反应，不增加血浆催乳素水平，嗜睡和体重增加不明显，最常见的不良反应是头痛、焦虑和失眠。

齐拉西酮

齐拉西酮（ziprasidone）为哌嗪衍生物，2000年在欧洲获准上市，2001年在美国上市。在我国齐拉西酮是继氯氮平、利培酮、奥氮平、喹硫平和阿立哌唑后第6个上市的非典型抗精神病药物。齐拉西酮通过对D_2受体和$5-HT_{2A}$、$5-HT_{2c}$、$5-2HT_{1A}$受体等的联合阻断作用而发挥抗精神分裂症作用。适用于治疗急性及慢性精神分裂症以及其他各种精神疾病所引起的明显的阳性症状和阴性症状，并改善患者认知功能，同时还能减轻精神分裂症伴随的情感障碍（如抑郁、负罪感、焦虑等）。美国FDA已经批准齐拉西酮用于躁狂抑郁症的治疗。同其他非典型抗精神病药物比较，齐拉西酮具有更高的安全性：不增加患者的体重，没有代谢异常的危险，也不增加患者的血清泌乳素水平。

齐拉西酮的平均半衰期为6.6小时，达稳态血药浓度的时间大约为1～2天。主要在肝脏代谢，肾脏排泄。老年患者及肝功能不全的患者血清药物浓度比年轻患者或肝功能正常患者约高20%～35%。肾脏功能和性别的差异对齐拉西酮的药代动力学没有影响。

表13-2 临床常用抗精神分裂症药物作用比较

化学结构类别	药物	抗精神分裂症口服剂量（mg/天）	临床效果	副作用		
				镇静	降压	锥体外系反应
吩噻嗪类（二甲胺类）	氯丙嗪（chlorpromazine）	100～1000	+	+++	++	+++
吩噻嗪类（哌嗪类）	氟奋乃静（fluphenazine）	2～60	+++	+	+++	0，+
	奋乃静（perphenazine）	8～32	++	++	++	+
	三氟拉嗪（trifluoperazine）	5～60	+++	+	+++	+
吩噻嗪类（哌啶类）	硫利哒嗪（thioridazine）	150～300	++	+++	++	+++
硫杂蒽类	替沃噻吨（thiothixene）	2～60	+++	++	++	++
丁酰苯类	氟哌啶醇（haloperidol）	2～60	+++	+	+++	0，+
苯二氮䓬类	氯氮平（clozapine）	25～600	++	+	0，+	++
苯异噁唑	利培酮（risperidone）	4～16	+++	++	++	+
硫苯二氮䓬	奥氮平（olanzapine）	5～20	+++	++	0，+	0，+
二苯硫西平	喹硫平（quetiapine）	150～800	+	++	++	+，++
二羟吲哚酮	齐拉西酮（ziprasidone）	80～160	++	+	++	0，+

注：0：无作用；0，+：作用极微弱；+：作用弱；++：作用强度中等；+++：作用强。

扫码"学一学"

第二节　抗躁狂症药

躁狂症又称情感性精神障碍（affective disorders），表现为情绪高涨、联想敏捷、活动过度和语言增多不能自制。因躁狂和抑郁常在同一患者身上交替发作，故又称双相障碍（Bipolar disorder）。其发病机制可能与脑内单胺类递质功能失衡有关，5-HT缺乏是其共同的生化基础。躁狂患者脑内NA及DA功能亢进，而抑郁患者脑内NA及DA功能不足。此外，躁狂症可能还与GABA、cAMP及磷脂酰肌醇（PI）系统失衡有关，cAMP升高，PI系统功能低下导致躁狂，反之出现抑郁表现。

除碳酸锂外，氯丙嗪、奥氮平、利培酮、齐拉西酮、阿立哌唑等抗精神分裂症药物也常用来治疗躁狂症，此外一些抗癫痫药物，如卡马西平和丙戊酸钠，对躁狂症也有效，且较碳酸锂起效快。在此仅以碳酸锂为代表加以介绍。

碳　酸　锂

【体内过程】碳酸锂（lithium Carbonate）口服吸收快且完全，2~4小时达血药峰浓度，5~7天达稳态血药浓度，脑脊液达稳态药物浓度则需更长时间，故碳酸锂起效缓慢。锂离子不与血浆蛋白结合，半衰期约为18~36小时。碳酸锂主要自肾排泄，约80%由肾小球滤过的锂离子在近曲小管与Na^+竞争重吸收，故缺钠或肾小球滤过减少时，可导致体内锂潴留，引起中毒。

【药理作用】主要是锂离子发挥药理作用，锂的有效血药浓度为0.5~1.0mmol/L，其治疗窗很窄。锂离子情绪安定作用的确切机制仍不清楚。目前可能的解释是：①抑制NA和DA从神经末梢释放，而不影响或促进5-HT的释放；②促进突触间隙中儿茶酚胺摄取，并增加其灭活；③抑制腺苷酸环化酶和磷脂酶C所介导的反应；④影响Na^+、Ca^{2+}、Mg^{2+}的分布，影响葡萄糖的代谢。

【临床应用】治疗躁狂症，特别是急性躁狂和轻度躁狂疗效显著，有效率为80%，还可用于治疗双相障碍。长期使用碳酸锂可减少躁狂复发，并预防抑郁复发，但对抑郁的作用不如躁狂明显。

【不良反应】锂盐不良反应较多，安全范围较窄，血药浓度超过1.5mmol/L即出现中毒症状。轻度的毒性症状包括发音不清、共济失调、震颤加重、恶心、呕吐、腹泻等；较严重的毒性反应包括精神紊乱、反射亢进、惊厥直至昏迷和死亡。由于该药治疗指数很低，测定血药浓度至关重要。当血药浓度升至1.6mmol/L时，应立即停药。

【药物相互作用】碳酸锂与碘化物合用，可促发甲状腺功能低下；与氨茶碱咖啡因或碳酸氢钠等碱性药物合用，可增加本品的尿排出速度，降低血药浓度和药效；与噻嗪类等排钠利尿药合用时，可使本品的肾清除率降低约25%；与强心苷类药物合用，可使心脏毒性增加。故应避免与上述药物合用。

【禁忌证】心血管疾病、肾功能不全、孕妇、儿童和哺乳期妇女患者禁用。

第三节 抗抑郁障碍药

扫码"学一学"

抑郁障碍（depressive disorder）是一种常见的情感障碍性精神疾病，其临床表现包括心境症状（情感淡漠、情绪低落、悲观、负罪感、无能感等）与生物学症状（睡眠障碍、食欲缺乏、性欲减退、思维迟缓等），严重者常出现自杀冲动，是世界上最易致残的疾病之一。抗抑郁障碍药（antidepressant drugs）可使大多数患者病情明显改善，维持治疗可使反复发作的抑郁障碍减少复发。

一、抑郁障碍的发病机制

抑郁障碍发病机制尚未完全阐明，目前，最主要的理论是单胺神经递质假说。该学说认为，抑郁障碍是由于脑内某些部位 NA 及 5-HT 等单胺神经递质缺乏而造成。尽管有相当多的证据都支持单胺神经递质假说，但还存在一些矛盾的地方，如苯丙胺和可卡因都可以增强单胺的传递，但二者均无抗抑郁作用；调节单胺递质传递的一线抗抑郁药 SSRIs 在几分钟内即可增加突触间隙单胺类递质的浓度，而其临床效果却滞后数周至数月。有学者提出腺苷酸环化酶（AC）-cAMP-cAMP 依赖的蛋白激酶（PKA）和磷脂酶 C-蛋白激酶 C（PLC-PKC）信号转导平衡失调可能是抑郁障碍的发病机制。近年来，又提出了新的神经可塑性理论，认为严重抑郁障碍与海马和前额叶皮质神经元丢失有关。许多证据支持了这一观点，如影像学等研究显示抑郁患者的海马和前额叶皮质萎缩，神经元丢失。功能性影像学也发现这些脑区的神经元活性明显降低。临床抑郁反复发作次数越多，患者海马缩小越明显；抑郁障碍患者杏仁核活动亢进伴有组织过度增生，表现为杏仁核树突的长度和分支数量增加，杏仁核体积增大。此外，抑郁障碍发病机制还与下丘脑——垂体——肾上腺皮质轴等内分泌系统失调、谷氨酸能神经功能异常、γ-氨基丁酸浓度异常、内源性阿片功能紊乱以及中枢炎症等有关。上述研究表明，抑郁障碍发病机制远不止是脑内突触间隙单胺水平改变，可能存在更复杂的原因。

二、抗抑郁障碍药发展史简介

20世纪50年代初，研究抗结核病药物时偶然发现了单胺氧化酶抑制剂（MAOI）异丙肼具有提高患者情绪的作用，1957年异丙肼成为第一个问世的抗抑郁药物。属于 MAOIs 的还有苯乙肼、异卡波肼、环苯丙胺等。但这类药物不良反应较多，是心血管病人和老年患者的禁用药，所以国内逐渐停用，很快被三环类抗抑郁药物（TCAs）所取代。近年来，研究者们又开始对此类药物加以重新评价及研制，开发了新的 MAOI，如吗氯贝胺（Moclobemide），疗效相同于 TCAs，安全性高，无传统 MAOI 的不良反应。

1957年，瑞士科学家康雷诺合成了一种与氯丙嗪化学结构近似的药物——丙米嗪（Imipramine），丙米嗪具有良好的抗抑郁效果，而且又具有镇静作用。后来又发现了地昔帕明、阿米替林等三环类抗抑郁药物。虽然该类药物疗效确切，但仍有 20%～30% 的患者无效，毒副作用较多，患者对药物的耐受性差，过量易引起中毒甚至死亡。米安色林于1974年问世，是第一个无严重心血管不良反应的四环类抗抑郁药。1980年到1996年，许多杂环抗抑郁药问世，如文拉法辛（venlafaxine, effexor）、奈法唑酮（nefazodone, serzone）、米氮平（mirtazapine，米尔塔扎平，remeron）等。

20世纪60年代，发现一种能够特异性抑制5-HT再摄取的化合物，这就是80年代末期问世的氟西汀（百忧解）。氟西汀既保留了TCAs相似的疗效，同时副作用也较以往抗抑郁药大大降低。之后，又陆续开发出了30余种类似的药物，统称为选择性5-HT再摄取抑制剂（selective serotonin reuptake inhibitor，SSRI）。包括临床常用的氟西汀、帕罗西汀、舍曲林等。本类药物很少引起镇静作用，也不损伤神经运动功能。对心血管和自主神经系统功能影响很小。本类药物还具有抗抑郁和抗焦虑双重作用，多用于由于脑内5-HT减少所致的抑郁症，也可用于病因不清但其他药物疗效不佳或不能耐受其他药物的抑郁症患者。

近年来，随着对抑郁症发病机制研究的深入，又开发了5-HT_{1A}受体激动药和5-HT再摄取增强剂等新的作用机制的药物用以治疗抑郁症。依他匹隆直接激动海马锥体神经元的突触后膜5-HT_{1A}受体，起效快速。噻奈普汀是5-HT再摄取增强剂，能预防应激引起的海马神经元树突的萎缩，对海马神经元具有保护作用。

早在20世纪80年代就发现抑郁症患者的血浆谷氨酸水平升高；继之，发现抑郁症患者血浆谷氨酸水平与抑郁症状的严重程度呈正相关。2019年3月，一种氯胺酮的对映异构体——艾氯胺酮（esketamine）的鼻腔喷雾剂获FDA批准，联合口服抗抑郁药用于难治性抑郁症成人患者的治疗，作为NMDA受体的非竞争性拮抗剂，成为近30年以来首个具有新作用机制的抗抑郁药。

$GABA_A$受体正性变构调节剂别孕烯醇酮（brexanolone）能恢复大脑内$GABA_A$受体和NMDA受体活性之间的平衡，2019年3月已经获得美国FDA的批准，成为全球首个，也是唯一一个专门治疗产后抑郁症的药物。

目前抗抑郁药的发展较快，临床处于不同研发阶段的药物种类繁多、结构各异、作用不同。这些新机制的抗抑郁药物的研发成功将为现有的药物治疗提供补充。

三、抗抑郁障碍药的分类

目前临床使用的抗抑郁障碍药大多是基于单胺神经递质假说研发的，主要通过增加突触间隙单胺类递质浓度来发挥抗抑郁作用。这些药物产生生化效应的速度很快，但它们缓解抑郁障碍的效果一般在服药后2~3周才显现，这提示临床症状的改善可能不是药物初始作用所致。临床使用的抗抑郁障碍药根据作用机制分为以下几类。

（1）选择性5-HT再摄取抑制药（SSRI）　氟西汀、氟伏沙明、舍曲林、帕罗西汀等。

（2）选择性5-HT和NA再摄取抑制药（SNRI）　丙米嗪、氯米帕明、文拉法辛、阿米替林、米那普仑、度洛西汀等。

（3）选择性NA再摄取抑制药（NRI）　马普替林、多塞平、地昔帕明等。

（4）单胺氧化酶抑制药（MAOI）　异卡波肼、吗氯贝胺等。

（5）5-HT_{2A}受体拮抗药及5-HT再摄取抑制药　曲唑酮、奈法唑酮。

（6）去甲肾上腺素及多巴胺再摄取抑制药（NDRI）　安非他酮。

（7）其他　选择性5-HT再摄取增强剂（SSRA）噻奈普汀、α_2-受体和5-HT受体拮抗剂米安色林。

四、常用抗抑郁障碍药

（一）选择性5-HT再摄取抑制药

氟 西 汀

【体内过程】 氟西汀（fluoxetine）口服吸收良好，达峰值时间为6~8小时，血浆蛋白结合率80%~95%；血浆半衰期为48~72小时，在肝脏经肝药酶代谢可生成去甲氟西汀，其活性与母体相同，但半衰期较长（4~16天）。

【药理作用】 氟西汀是一种强效选择性SSRI，比抑制NA摄取作用强200倍，对肾上腺素受体、组胺受体、GABA受体、M胆碱受体、5-HT受体几乎没有亲和力。

【临床应用】 氟西汀对抑郁障碍的疗效稍优于三环类抗抑郁障碍药物，而耐受性与安全性更好。还可用于治疗惊恐障碍、强迫症及神经性贪食症等。

【不良反应】 偶有恶心、呕吐、头痛、头晕、乏力、失眠、厌食、体重下降、震颤、惊厥、性欲降低等。肝病患者服用后半衰期延长，须慎用。肾功能不全者，长期用药须减量，延长服药间隔时间。心血管疾病、糖尿病患者应慎用。

【药物相互作用】 氟西汀与MAOI合用可能导致严重的"5-HT综合征"的发生，初期阶段主要表现为不安、激动、恶心、呕吐或腹泻，随后高热、强直、肌阵挛或震颤、心律失常、血压升高、意识障碍，最后可引起痉挛和昏迷，严重者可致死，应引起临床重视。如需将氟西汀转换为MAOI治疗时，应在氟西汀停药5周后再开始服用MAOI。氟西汀是肝药酶抑制剂，可能抑制其他药物的代谢。

氟 伏 沙 明

氟伏沙明（fluvoxamine）口服生物利用度约50%，90%以上以代谢产物形式从尿中排泄，药物代谢呈非线性特征，即在氟伏沙明血药浓度与临床疗效之间并不存在明显的相关性。氟伏沙明特异性阻断突触前膜5-HT转运体而抑制5-HT的再摄取，其对5-HT再摄取的特异性比氟西汀更高。氟伏沙明还能激动Sigma-1受体，提高对强迫症状的控制，是SSRIs中治疗强迫症的最佳药物，长期应用可刺激海马神经元的再生，改善认知功能。临床广泛用于抑郁障碍、惊恐障碍、广泛性焦虑、社交焦虑障碍及创伤后应激障碍等。最多见的不良反应是恶心（>10%），其他常见的还有思睡、乏力、头痛等。

舍 曲 林

舍曲林（sertraline）口服吸收缓慢，6~8小时达血浆药物峰浓度，血浆蛋白结合率为95%以上，消除半衰期为26~32小时，服药后7天达稳态血药浓度。主要经肝脏代谢，仅约0.2%以原型从尿液排泄，轻度肝损伤时，舍曲林的半衰期即可增加3倍。舍曲林对5-HT再摄取的抑制作用是对NA或DA再摄取抑制能力的20倍左右，无拮抗M胆碱受体、组胺H_1受体及多巴胺D_2受体的作用，故极少引起便秘、口干及嗜睡等副作用。舍曲林的适应证包括重症抑郁障碍、强迫障碍、创伤后应激障碍、惊恐障碍、经前期紧张障碍等，是第一个获准用于治疗儿童青少年抑郁障碍的SSRIs。常见不良反应有胃肠功能紊乱、睡眠障碍、头痛、性功能异常等。

帕罗西汀

帕罗西汀（paroxetine）属强效、高选择性SSRI，可使突触间隙中5-HT浓度升高，增强中枢5-HT神经功能。仅微弱抑制NA和DA的再摄取，与M_1、M_2受体、肾上腺素受体、D_2受体、5-HT_1、5-HT_2受体和组胺H_1受体几乎没有亲和力。对MAO也没有抑制作用。帕罗西汀是第三个经美国FDA批准用于抑郁障碍的SSRI，也是首先获准治疗社交焦虑障碍及广泛性焦虑的SSRI，可治疗各种类型抑郁障碍。主要不良反应有嗜睡、失眠、激动、震颤、焦虑、头晕以及消化系统异常等，通常不影响治疗。

（二）选择性5-HT和NA再摄取抑制药

丙米嗪

丙米嗪（imipramine）结构中有2个苯环和1个杂环，属于三环类抗抑郁症药（tricyclic antidepressants，TCAs）。

【体内过程】丙米嗪口服吸收良好，2~8小时血药浓度达高峰，血浆半衰期为10~20小时。其代谢产物地昔帕明（去甲丙米嗪）也有抗抑郁作用。主要在肝内经肝药酶代谢成2-羟基代谢物，并与葡萄糖醛酸结合，自尿排出。

【药理作用】丙米嗪主要通过阻断NA、5-HT在神经末梢的再摄取，从而使突触间隙的递质浓度增高，促进突触传递功能而发挥抗抑郁作用，抑郁症患者连续服用药物后，出现精神振奋现象，使情绪高涨，症状减轻。治疗量的丙米嗪有明显的阻断M胆碱受体的作用，与视物模糊、口干、便秘和尿潴留等副作用有关。

【临床应用】用于治疗各种抑郁障碍，对内源性抑郁障碍、更年期抑郁障碍效果较好，对反应性抑郁障碍次之，对精神病的抑郁症状效果较差。还可用于治疗强迫症、焦虑障碍和恐惧症。也适用于遗尿症的治疗。

【不良反应】常见的不良反应有口干、扩瞳、视力模糊、便秘、排尿困难和心动过速等M胆碱受体阻断作用，还可出现多汗、无力、头晕、失眠、皮疹、直立性低血压、反射亢进、共济失调、肝功能异常、粒细胞缺乏症等。另外，丙米嗪对心肌有奎尼丁样直接抑制效应，故心血管患者慎用。

【药物相互作用】苯妥英钠、保泰松、阿司匹林、东莨菪碱及吩噻嗪可与丙米嗪竞争性地与血浆蛋白结合，从而降低丙米嗪血浆蛋白结合率。丙米嗪和MAOI合用，可引起血压明显升高、高热和惊厥。丙米嗪还能增强中枢抑制药的作用。

【禁忌证】前列腺肥大、青光眼患者禁用。

文拉法辛

文拉法辛（venlafaxine）主要通过阻断5-HT和NA的再摄取而发挥作用，对5-HT再摄取的抑制作用弱于SSRI，对NA再摄取的抑制作用弱于选择性NE再摄取抑制药。另外，该药还可减少 cAMP 的释放，引起 β 受体的快速下调，可能与其起效快有一定关系（4 天起效）。该药对各种抑郁障碍包括单相抑郁、双相抑郁、伴焦虑的抑郁、难治性抑郁等均有较好疗效。在安全性和耐受性方面，文拉法辛优于三环类抗抑郁药，与 SSRI 常见的不良反应相似。最常见的是恶心，发生率可达 35%，连续用药数周后可明显减轻。一日量超过 200mg 时，可引起高血压，服药期间须定期查血压。文拉法辛的缓释制剂一日服用一次，改善了该药易引起恶心的不良反应。

氯米帕明

氯米帕明（clomipramine）药理作用性和临床应用与丙米嗪相似，但对 5-HT 再摄取的抑制作用较强，从而发挥抗抑郁及抗焦虑作用。临床用于抑郁障碍、强迫症、恐惧症和发作性睡眠引起的肌肉松弛。不良反应与注意事项同丙米嗪。

阿米替林

阿米替林（amitriptyline）口服后可稳定地从胃肠道吸收。在肝脏生成活性代谢物去甲替林，最终代谢物以游离型从尿中排除。在体内与蛋白质广泛结合，半衰期为 9~36 小时。阿米替林的药理作用、作用机制及临床应用与丙米嗪极为相似，与后者相比，阿米替林对 5-HT 再摄取的抑制作用明显强于对 NA 再摄取的抑制；镇静作用和抗胆碱作用也较明显。适用于治疗焦虑性抑郁障碍、强迫症与恐惧症等，对兼有焦虑的抑郁障碍患者的疗效优于丙米嗪。不良反应与丙米嗪相似，但比丙米嗪严重，偶有加重糖尿病症状的报道，所以，临床上作为二线用药。

度洛西汀

度洛西汀（duloxetine）是一种 5-HT 与 NE 再摄取的强效、高度特异性双重抑制剂。于 2002 年经美国 FDA 批准上市用于治疗重症抑郁症，2004 年欧洲批准治疗糖尿病周围神经病变所致的疼痛和应激性妇女尿失禁。

在下行痛觉抑制通路中 5-羟色胺和去甲肾上腺素介入抑制痛觉神经通过脊髓的上行传导，故 5-HT 和 NE 双递质再摄取抑制可有效缓解躯体疼痛。本品对胆碱受体、组胺受体和肾上腺素受体无亲和力，无单胺氧化酶抑制活性。临床用于抑郁伴发性疼痛、糖尿病周围神经疼痛等的治疗。其常见的不良反应为恶心、失眠、头痛、嗜睡、头晕、便秘、出汗增多、焦虑、腹泻和疲劳等。该药有使血压升高的危险，所以心肌梗死和不稳定冠心病患者慎用，严重肝功能不全患者等慎用。

度洛西汀口服吸收与大多数抗抑郁药不同，它在酸性介质下迅速水解为萘酚，但萘酚无抗抑郁作用，所以度洛西汀应制成肠溶片，使其到达肠道中 pH 超过 5.5 的部位溶解，故口服 2 小时后才开始吸收，6 小时达峰浓度（Cmax）。胃排空延迟会导致度洛西汀不稳定以及吸收不完全，与食物同服会使达峰浓度时间延长为 10 小时。$t_{1/2}$ 为 12 小时（8~17 小时），给药 3 天后达稳态血药浓度。度洛西汀在肝脏代谢失活，其代谢物的 70% 和 20% 分别从尿和粪便中排泄。只有 1% 的原形药物从尿和粪便中排泄。

（三）选择性 NA 再摄取抑制药

马普替林

马普替林（maprotiline）是四环类抗抑郁药，口服血药浓度平均达峰时间为 12 小时，半衰期为 40~50 小时，血浆蛋白结合率 90%。马普替林是四环类抗抑郁药，选择性抑制 NA 再摄取，对 5-HT 再摄取几无影响。抗胆碱作用与丙米嗪相似，远比阿米替林弱。其镇静作用和对血压的影响与丙米嗪相似。对心脏的影响也与三环类抗抑郁药相同，延长 Q-T 间期，增加心率。不良反应有困倦、头晕、震颤、口干、便秘等。少数患者可引起惊厥。具有抗抑郁与抗焦虑作用。

多塞平

多塞平（doxepin）药理作用与丙米嗪相似，抗抑郁作用较后者弱，抗焦虑作用强，适用于伴有焦虑症状的抑郁障碍，用药数日后可缓解焦虑、紧张、情绪低落、行动迟缓等症状。也可治疗消化性溃疡。不良反应与丙米嗪相似，镇静作用和对血压影响比丙米嗪强，但对心脏影响较小。孕妇和儿童慎用。

地昔帕明

地昔帕明（desipramine），又名去甲丙米嗪，是选择性 NA 再摄取抑制剂（比抑制 5-HT 摄取能力高 100 倍以上），用于以脑内 NA 缺乏为主的抑郁症，尤其适用于尿检 MH-PC（NA 的代谢物）明显减少的患者。该药物的特点是奏效快，而镇静作用、抗胆碱作用和降压作用均较弱。对 DA 的摄取亦有一定的抑制作用。对 H_1 受体有强拮抗作用。

口服吸收快速，2~6 小时达血药峰浓度，血浆蛋白结合率为 90%，主要在尿中排泄，少量经胆汁排泄，其中原形占 5%。

与丙米嗪相比，不良反应较少，但对心脏影响与之相似。过量则导致血压降低、心律失常、震颤、惊厥、口干、便秘等。不能与拟交感胺类药物合用，因会明显增加后者的作用；同样，与 MAOI 合用也要慎重；与胍乙啶及作用于肾上腺素能神经末梢的降压药合用会明显降低降压效果。

瑞波西汀

瑞波西汀（reboxetine）于 1997 年在英国首次上市，目前已在美国、欧盟等 50 多个国家上市使用。选择性阻断去甲肾上腺素的再摄取，对其他神经递质和受体几乎没有影响。治疗抑郁症疗效与丙米嗪等三环类抗抑郁药及氟西汀等 5-HT 再摄取抑制剂相当，而且耐受性良好，不良反应少，常见的不良反应有口干、出汗、恶心、便秘等。

口服吸收迅速，2 小时达峰浓度，如进食后服用，则达峰浓度将延迟 2~3 小时，生物利用度 94%。与血浆 α_1 酸性糖蛋白结合率高达 97%，经肝代谢，半衰期随年龄而增加，健康成人 13 小时，老人 15~24 小时，进食后服用可因吸收减慢而延长半衰期。年轻人的瑞波西汀75%经尿清除，老人尚有其他途径清除。

（四）选择性MAO抑制药

异卡波肼

异卡波肼（lsocarboxazid）是不可逆性单胺氧化酶抑制剂。最初认为，单胺氧化酶抑制剂的抗抑郁作用是由于减少单胺的降解，增加细胞质单胺的浓度。近年来发现，连续用药几周后，β受体、$α_1$和$α_2$受体及$5-HT_1$和$5-HT_2$受体的数量出现了下调，可能与该类药物的抗抑郁作用有关。异卡波肼临床用于中、重度抑郁障碍，对缓解焦虑症状也有效；对精神分裂症的抑郁症状无效。常见不良反应有直立性低血压、头晕、便秘、厌食、口干、视模糊、水肿等。对老年、癫痫及青光眼患者慎用。心脑血管疾病及嗜铬细胞瘤等患者禁用。

吗氯贝胺

吗氯贝胺（moclobemide）是一种短效、可逆性选择MAO-A亚型抑制剂，于1990年上市。它能抑制中枢NA和5-HT的代谢，但其作用持续时间短。吗氯贝胺对各种抑郁障碍均有效，其治疗抑郁障碍的疗效与丙米嗪、地昔帕明、阿米替林等相当；对精神运动性迟滞并伴有焦虑的非典型老年抑郁患者疗效较好。几乎无抗胆碱作用和心脏毒性，常见的不良反应是恶心，较大剂量时可出现头痛、眩晕、失眠、直立性低血压、便秘和焦虑等。嗜铬细胞瘤、甲状腺功能亢进患者禁用，禁止与哌替啶配伍应用。

（五）$5-HT_{2A}$受体拮抗药及5-HT再摄取抑制药

曲 唑 酮

曲唑酮（trazodone）对5-HT能神经系统的作用比较复杂，其抑制5-HT再摄取的选择性明显弱于氟西汀等SSRIs，并有阻断$5-HT_{1A}$受体、$5-HT_{1C}$受体和$5-HT_2$受体的作用。此外，曲唑酮还有阻断$α_1$受体及组胺受体的作用，但对M受体的作用非常微弱。曲唑酮治疗抑郁障碍的疗效与阿米替林、多塞平及米安色林基本相当，同时，曲唑酮还有抗焦虑作用、心脏毒性低及其他不良反应轻微的特点；曲唑酮与SSRIs联合应用可增强疗效，特别是睡眠障碍的改善更加明显。

（六）去甲肾上腺素及多巴胺再摄取抑制药

安非他酮

安非他酮（amfebutamone）是较弱的DA及NA再摄取抑制药，无明显5-HT再摄取抑制作用。对多种类型的抑郁障碍均有效，其疗效与SSRIs相当；安非他酮还可用于SSRIs无效的戒烟者伴有的抑郁及注意缺陷/多动障碍（Attention deficit hyperactivity disorder, ADHD）的治疗，是FDA批准的口服治疗尼古丁成瘾的药物。与SSRIs相比，安非他酮导致性功能障碍的发生率低，较少引起镇静作用及体重增加。

（七）其他

噻奈普汀

噻奈普汀（tianeptine）虽然在结构上属于三环类抗抑郁药的类似物，但却具有独特的药理作用。其抗抑郁作用机制尚不完全清楚，但与其他抗抑郁剂不同，甚至与 SSRI 类相反。可能与以下功能有关：①扭转抑郁症患者下丘脑 - 垂体 - 肾上腺素轴的功能活动过度；②预防应激引起的海马神经元树突的萎缩，对海马神经元具有保护作用；③促进大脑皮层及海马突触前膜对 5 - HT 的再摄取，增加囊泡中 5 - HT 的储存，调节 5 - HT 功能的不稳定性。噻奈普汀治疗抑郁症具有良好的疗效，对抑郁性神经症、慢性酒精中毒和戒酒后出现的抑郁也有效。服药后 2 周起效。因为不阻断 M、H 及 α_1 受体，故极少引起心血管系统不良反应，在老年患者也不出现口干、便秘等症状。具有较好的依从性，特别是对老年抑郁症病人，长期治疗的安全性较高。

米安色林

米安色林（mianserine）不抑制 NA 的再摄取，却可阻断中枢突触前 α - 受体，加快脑内 NA 转换；还能阻断脑内某些部位的 5 - HT 受体。用于治疗各种类型的抑郁障碍。由于没有明显的抗毒蕈碱作用，不增加心率，心脏毒性低于 TCAs。有明显的镇静作用。尤适合用于患有心血管疾病及老年抑郁障碍患者。最常见的不良反应为嗜睡。治疗 1 周后逐渐减轻。双相障碍、严重肝病患者禁用。可能引起粒细胞缺乏症和再生障碍性贫血，须进行血常规监测。

米氮平

米氮平（mirtazapine），商品名为瑞美隆（remeron），是一种强效的选择性突触前 α_2 肾上腺素受体阻断药，反馈性促进 NA 和 5 - HT 的释放。抗抑郁作用与阿米替林、氯米帕明、多塞平等相近。

米氮平还阻断 5 - HT_2、5 - HT_3 受体，这与米氮平独特的改善睡眠、抗焦虑的临床作用相关，而且避免了 SSRI 相关的副作用，如胃肠道副作用及头痛、性功能障碍等。

常见不良反应有镇静、嗜睡、食欲增加，少见不良反应有体位性低血压、躁狂、惊厥、急性骨髓抑制（嗜红细胞增多、粒细胞缺乏、再生障碍性贫血以及血小板减少症）、血清转氨酶水平增加等，须进行血常规监测。

除了上述的抗抑郁症药物以外，还有些抗精神分裂症药也有抗抑郁及焦虑作用。常用来作为对精神分裂症后抑郁症及焦虑症的辅助治疗，应用这些药物起到抗抑郁和治疗精神分裂症症状的双重作用。常用的药物有：舒必利、氯普噻吨（泰尔登）和硫利达嗪等。

表13-3 临床常用抗抑郁症药物作用比较

药物	口服剂量（mg/d）	镇静作用	抗胆碱作用	对单胺类递质再摄取的阻断作用		
				5-HT	NA	DA
丙米嗪（imipramine）	75~200	++	++	+++	++	0
阿米替林（amitriptyline）	75~200	+++	+++	+++	++	0
地昔帕明（desipramine）	75~200	+	+	0	+++	0
多塞平（doxepin）	75~300	+++	+++	++	+	0
米氮平（mirtazapine）	15~60	+++	0	0	0	0
奈法唑酮（nefazodone）	200~600	++	+++	0, +	0	0
文拉法辛（venlafaxin）	75~225	0	0	+++	++	0, +
西酞普兰（citalopram）	20~60	0	0	+++	0	0
氟西汀（fluxetin）	10~60	+	+	+++	0, +	0, +
氟伏沙明（fluvoxamine）	100~300	0	0	+++	0	0
帕罗西汀（paroxetine）	20~50	+	0	+++	0	0
舍曲林（sertraline）	50~200	+	0	+++	0	0

注：0：无作用；0, +：作用极微弱；+：作用弱；++：作用强度中等；+++：作用强。

（邹莉波）

扫码"练一练"

第十四章 镇痛药

疼痛是一种与实际的或潜在的组织损伤相关的不愉快的感觉和情绪体验，是机体受到伤害性刺激（化学、机械或热等）时的一种报警信号，通过神经系统的调节，使人或动物反射性地或主动地脱离危险环境，免受进一步的伤害。疼痛也是许多疾病的临床症状，多为慢性疼痛，已失去了报警信号的意义，表现为自发性疼痛、痛觉超敏（非伤害性刺激即引起疼痛）或痛觉过敏（轻微的疼痛刺激即引起强烈的痛反应）。疼痛与多种受体和离子通道有关，包括阿片受体、胆碱能受体、电压依赖性钙离子通道及电压依赖性钠离子通道等。

镇痛药（analgesics）是一类主要作用于中枢神经系统特定部位，在镇痛剂量时，选择性减轻或消除疼痛及疼痛引起的烦躁不安等不愉快情绪，但不影响意识及其他感觉的药物。包括麻醉性镇痛药和非麻醉性镇痛药。麻醉性镇痛药（narcotic analgesics）因其镇痛作用与激动阿片受体有关，且易产生药物依赖性（drug dependence）或成瘾性（addiction），因此，又称阿片类镇痛药（opioid analgesics）或成瘾性镇痛药（addictive analgesics），主要包括吗啡、可待因、哌替啶、美沙酮、芬太尼及其同系物等。本类药物中多数属于麻醉药品和精神药品管理范围，其生产、运输、销售、保管及使用必须严格遵守相关的法律法规。非麻醉性镇痛药是一类成瘾性较小，未被列入麻醉药品和精神药品品种目录的药物。其镇痛作用多弱于麻醉性镇痛药，但强于解热镇痛抗炎药。本章涉及的非麻醉性镇痛药包括：喷他佐辛、罗通定、奈福泮和高乌甲素等。根据药物的作用机制，可把镇痛药分为：阿片受体激动药、阿片受体部分激动药和其他镇痛药。部分激动药对不同的阿片受体亚型可表现出激动、部分激动和拮抗作用。

疼痛的部位、性质、体征等是诊断疾病的重要依据，因此，在疾病未确诊之前应慎用镇痛药，以免掩盖症状，贻误诊治。但剧烈疼痛如心肌梗死、癌症晚期及外伤等，不仅使患者痛苦，还可引起机体生理功能的紊乱，甚至休克、死亡。故应合理应用镇痛药，有效缓解疼痛和减轻患者痛苦，提高生存质量。

第一节 阿片受体激动药

阿片受体激动药包括阿片生物碱类镇痛药（吗啡、可待因）及人工合成镇痛药（哌替啶、芬太尼、美沙酮等）。

阿片（opium）为罂粟科植物罂粟（*Papaver somniferum* L.）未成熟蒴果浆汁的干燥物，含吗啡（morphine）、可待因（codeine）、蒂巴因（thebaine）、罂粟碱（papaverine）等20余种生物碱，化学结构上分别属于菲类和异喹啉类。菲类中的吗啡在阿片中约含10%，可待因约含0.5%。异喹啉类中的罂粟碱约占1%，是一种血管扩张剂。

吗 啡

吗啡（morphine）的化学结构于1902年确定，系氢化吡啶菲的稠环母核，其基本骨架

扫码"学一学"

是以 A、B、C、D 环构成的氢化菲核，菲核环 A 与环 C 间有氧桥，环 B 与环 D 相稠合（图 14-1）。环 A 上的酚羟基和环 C 上的醇羟基具有重要的药理作用。环 A 上酚羟基的氢原子被甲基取代，即成为可待因，其镇痛作用减弱；环 A 和环 C 上的羟基均被甲氧基取代，即成为蒂巴因，是具有强大镇痛作用的埃托啡（etorphine）等药物的前体；叔胺氮上的甲基被烯丙基取代，则变成吗啡的拮抗药如烯丙吗啡和纳洛酮；破坏氧桥，且 17 位无侧链，则成为阿扑吗啡（apomorphine），完全失去镇痛作用而产生很强的催吐作用。3 位上的酚羟基被取代的药物容易通过血-脑屏障，如海洛因（diamorphine，heroin）和可待因（表 14-1）。

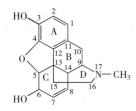

图 14-1　吗啡化学结构

表 14-1　吗啡及其衍生物的构效特点

药物	3 位	6 位	17 位	作用特点
吗啡（morphine）	—OH	—OH	—CH_3	镇痛，易成瘾（激动药）
可待因（codeine）	—OCH_3	—OH	—CH_3	镇痛，成瘾性减弱，镇咳（激动药）
乙基吗啡（codethyline）	—OC_2H_5	—OH	—CH_3	镇痛，成瘾性减弱（激动药）
海洛因（heroin）	—$OCOCH_3$	—$OCOCH_3$	—CH_3	镇痛，成瘾性增强（激动药）
烯丙吗啡（nalorphine）	—OH	—OH	—$CH_2CH=CH_2$	阿片受体部分激动药
纳洛酮*（naloxone）	—OH	=O	—$CH_2CH=CH_2$	阿片受体阻断药

* C_7—C_8 位为单键，14 位有—OH。

【体内过程】 吗啡口服易从胃肠道吸收，但首过消除明显（70%），生物利用度约为 25%。常注射给药，皮下注射 30 分钟后吸收 60%，硬膜外或椎管内注射可快速渗入脊髓发挥作用。吸收后约 1/3 与血浆蛋白结合，游离型吗啡迅速分布于血液灌流丰富的组织，如肺、肝、肾、脾等。在组织滞留时间短，脂溶性较低，虽仅有少量通过血-脑屏障，已足以发挥中枢性药理作用。吗啡在肝内与葡萄糖醛酸结合，代谢产物吗啡-6-葡萄糖醛酸具有药理活性，其血浆浓度远远高于吗啡，其镇痛强度是吗啡的 2 倍，如直接脑内或椎管内注射，作用强度为吗啡的 100 倍。吗啡主要以吗啡-6-葡萄糖醛酸的形式经肾排泄，少量经乳腺排泄，并可通过胎盘屏障。吗啡血浆 $t_{1/2}$ 为 2~3 小时，吗啡-6-葡萄糖醛酸血浆 $t_{1/2}$ 稍长。肾功能减退者和老年患者吗啡-6-葡萄糖醛酸排泄缓慢，易致蓄积效应。

【药理作用】

1. 中枢神经系统

（1）镇痛作用　吗啡对绝大多数急性痛和慢性痛具有强大的镇痛作用。对持续性慢性钝痛作用优于间断性锐痛，对组织损伤、炎症和肿瘤等所致疼痛的效果优于神经性疼痛。成人皮下注射吗啡 5~10mg 即可提高痛阈 60%~70%，明显减轻或消除各种疼痛。一次给药，镇痛作用可持续 4~6 小时。镇痛作用的产生与激动脊髓胶质区、丘脑内侧、脑室及导水管周围灰质的阿片受体有关，也可能与杏仁核以及外周的阿片受体有关。

（2）镇静、致欣快作用　吗啡在镇痛剂量下还有明显的镇静作用，能改善疼痛所引起的紧张、焦虑、恐惧等情绪反应，提高对疼痛的耐受力，在安静环境中易诱导入睡，老年人更加明显。相反,在多种动物身上表现兴奋作用。吗啡还可引起欣快感(euphoria)和漂浮感(floating),这是吗啡镇痛效果较好的重要因素,同时,也是造成强迫用药的重要原因。吗啡的致欣快作用与患者所处状态有关,对正处于疼痛折磨的患者十分明显,而对已经适应慢性疼痛的患者则不甚显著,甚至引起烦躁不安。吗啡影响情绪及精神活动的作用可能与激动边缘系统及蓝斑核阿片受体,以及中脑边缘叶的中脑腹侧背盖区-伏隔核多巴胺能神经与阿片受体/阿片肽系统的相互作用有关。

(3) 呼吸抑制 镇痛剂量的吗啡即可使呼吸频率减慢,潮气量降低,肺泡内的二氧化碳分压升高。呼吸抑制的程度与剂量相关,剂量越大,抑制作用就越显著。中毒剂量时,可使呼吸频率减慢至3~4次/分。呼吸抑制发生快慢及程度与给药途径密切相关,静注吗啡5~10分钟或肌注30~90分钟时呼吸抑制最为明显。与麻醉药、镇静催眠药等中枢抑制药以及乙醇合用,可加重其呼吸抑制。值得注意的是,吗啡的呼吸抑制作用受同时传入的其他感官刺激影响。例如存在严重的疼痛时,较大剂量的吗啡并不易引起呼吸抑制,一旦疼痛缓解,同样剂量的吗啡就可能导致严重的呼吸抑制。呼吸系统功能正常的患者能耐受吗啡引起的中等呼吸抑制,但呼吸功能不全的患者就会出现严重的后果。呼吸抑制而死亡,是吗啡急性中毒的主要死因。该作用主要是通过 μ 受体产生,与其抑制脑干的呼吸中枢,降低呼吸中枢对 CO_2 张力的敏感性有关。

(4) 镇咳 吗啡作用于延脑孤束核等阿片受体,抑制咳嗽中枢,使咳嗽反射减轻或消失;对各种剧咳均有良效,但吗啡易成瘾,故临床上只使用成瘾性较低的可待因。

(5) 缩瞳 吗啡可兴奋支配瞳孔的副交感神经,引起虹膜括约肌收缩,使瞳孔缩小,无耐受性,针尖样瞳孔为其中毒特征,因而,对吗啡过量的诊断很有价值。

(6) 催吐 兴奋脑干催吐化学感受区(CTZ),引起恶心和呕吐。

(7) 其他中枢作用 吗啡作用于下丘脑体温调节中枢,改变体温调定点,使体温略有降低,但长期大剂量应用,体温反而升高;抑制下丘脑释放促性腺激素释放激素和促肾上腺皮质激素释放激素,从而降低血浆促肾上腺皮质激素、黄体生成素和尿促卵泡素等的浓度。

2. 平滑肌

(1) 胃肠道平滑肌 治疗剂量吗啡提高胃肠道平滑肌张力,使胃蠕动及肠道推进性蠕动减慢,导致胃排空及肠内容物通过延缓和水分吸收增加,并抑制消化腺的分泌;提高回盲瓣及肛门括约肌张力,加之吗啡的中枢抑制作用也会减弱便意和排便反射,因而易引起便秘。

(2) 胆道平滑肌 吗啡引起胆道奥狄括约肌痉挛性收缩,使胆道排空受阻,胆总管压及胆囊内压明显提高,可致上腹不适甚至胆绞痛。

(3) 其他平滑肌 吗啡降低子宫平滑肌收缩幅度和频率,可延长产妇分娩时程;提高膀胱括约肌张力,可引起尿潴留;治疗量对支气管平滑肌兴奋作用不明显,但大剂量可引起支气管收缩,诱发或加重哮喘,可能与其促进柱状细胞释放组胺有关。

3. 心血管系统 吗啡对心率及节律均无明显影响,能扩张血管,降低外周阻力,当患者由仰卧位转为直立时可发生体位性低血压。吗啡能模拟缺血性预适应(ischemic preconditioning,IPC)对心肌缺血性损伤的保护作用,缩小梗死病灶,减少心肌细胞死亡。吗啡对脑循环影响很小,但因抑制呼吸使体内 CO_2 蓄积,引起脑血管扩张和阻力降低,导致脑血流增加和颅内压增高。

4. 免疫系统　吗啡对免疫系统有抑制作用，包括抑制淋巴细胞增殖，减少细胞因子的分泌，减弱自然杀伤细胞的细胞毒作用，抑制人类免疫缺陷病毒（HIV）蛋白诱导的免疫反应等，这可能是吗啡吸食者易感染 HIV 病毒及其他感染性疾患的主要原因。

【作用机制】1962 年我国学者邹刚等证明吗啡镇痛的部位在中枢第三脑室周围灰质。1973 年 Snyder 等采用放射自显影和配体结合技术证实了脑内阿片受体的存在及其与镇痛药的关系。但直到 1992 年才成功地克隆出 3 种阿片受体，分别为 μ、δ 及 κ 受体。三种阿片受体有明显的氨基酸序列同源性，且均有不同的受体亚型，如 $μ_1$、$μ_2$、$δ_1$、$δ_2$、$κ_1$、$κ_2$ 和 $κ_3$。μ 受体与镇痛、欣快、镇静以及呼吸抑制、依赖性等密切相关，大部分的阿片类镇痛药是 μ 受体激动药。δ 受体也参与镇痛，其对外周的镇痛作用可能更重要。κ 受体产生脊髓水平的镇痛，并引起镇静、缩瞳及烦躁不安。阿片受体介导的效应见表 14-2

表 14-2　阿片受体介导的效应

作用	阿片受体亚型	
	μ/δ	κ
镇痛	脑、脊髓及外周	脊髓、外周
呼吸抑制	+++	+
缩瞳	++	+
抑制胃肠道蠕动	++	+
对情绪的影响	致欣快、镇静	烦躁不安、轻度镇静
躯体依赖性	+++	+

研究发现丘脑内侧、脊髓胶质区、脑室及导水管周围灰质的阿片受体密度较高，与疼痛刺激的传入、感觉的整合及感受有关；边缘系统及蓝斑核受体密度最高，与情绪及精神活动有关；延脑孤束核的阿片受体可能与止咳及呼吸抑制有关；脑干极后区及迷走神经背核等部位的阿片受体与胃肠活动有关。此外，肠道和输精管也有阿片受体存在。

阿片受体的发现提示体内存在内源性阿片样物质。1975 年，Hughes 等从猪脑中分离出两种由 5 个氨基酸组成的小肽，即甲硫氨酸脑啡肽（M-enkephalin）和亮氨酸脑啡肽（L-enkephalin），统称为脑啡肽家族，它们具有很强的阿片生物活性。继之，又陆续分离出内啡肽家族，包括 α-内啡肽（α-endorphin）、β-内啡肽（β-endorphin）、γ-内啡肽（γ-endorphin），强啡肽家族，包括强啡肽 A（dynorphin A）和强啡肽 B（dynorphin B）。至今已经分离出与阿片生物碱作用相似的肽类 20 多种，统称内源性阿片肽（endogenous opioid peptides）或内阿片肽。内源性阿片肽在体内分布与阿片受体相似，作为神经递质或神经调质，对痛觉、神经内分泌、心血管功能和免疫反应等发挥重要的调节作用，其作用可被纳洛酮拮抗。此外，内源性阿片肽也分布于自主神经节、肾上腺、消化道等组织和器官。

内源性阿片肽和阿片受体共同组成机体的抗（镇）痛系统。伤害性刺激使痛觉传入神经末梢兴奋并释放 P 物质、谷氨酸等递质，与接受神经元上的受体结合，通过脊髓丘脑束将痛觉冲动传入中枢。从导水管周围灰质发出的下行神经通路激活脊髓背角的神经元，其末梢释放的内源性阿片肽可激动感觉神经突触前、后膜的阿片受体，通过 G 蛋白偶联机制，抑制腺苷酸环化酶，开放钾通道，抑制钙通道，使突触前膜递质释放减少，突触后膜超级化，最终减弱或阻滞痛觉信号的传递，产生镇痛作用。阿片类药物通过激活下行神经通路和直接激动脊髓传入神经末梢上特定的阿片受体，模拟内源性阿片肽对痛觉的调制功能而产生镇痛作用。近年研究表明，除上述中枢作用外，吗啡等阿片类药物还可与外周的阿片受体结合而发挥镇痛作用，故在损伤局部应用吗啡有明显的外周镇痛效果。

【临床应用】

（1）剧烈疼痛　吗啡对多种疼痛均有效，可消除或缓解严重创伤、烧伤、心肌梗死等引起的剧痛和晚期癌症疼痛；自卫生部推行癌症三阶梯镇痛疗法以来，广泛应用于重度癌痛的治疗中，可因个体止痛之需增加剂量，较少产生成瘾性；对内脏平滑肌痉挛引起的胆绞痛、肾绞痛需加用阿托品等 M 受体阻断剂才可有效缓解；对心肌梗死引起的剧痛，除能缓解疼痛和减轻焦虑外，其扩血管作用可减轻患者心脏负担。但吗啡久用易成瘾，除癌症性剧痛外，一般仅限于其他镇痛药无效时短期使用。

（2）心源性哮喘　对于左心衰竭突发急性肺水肿所致的心源性哮喘，除应用强心苷、氨茶碱及吸氧外，静脉注射吗啡常可迅速缓解患者气促和窒息感。其机制可能是由于吗啡扩张外周血管，降低外周阻力，减轻心脏前、后负荷，有利于肺水肿的消除；其镇静作用有利于消除患者的焦虑、恐惧情绪；此外，吗啡还降低呼吸中枢对 CO_2 的敏感性，减弱过度的反射性呼吸兴奋，使急促浅表的呼吸得以缓解。但伴有昏迷、严重肺部疾患或痰液过多时禁用。

（3）腹泻　能缓解急、慢性消耗性腹泻症状。可选用阿片酊，如伴有细菌感染，应同时服用抗生素。

【不良反应】

（1）一般反应　治疗量吗啡可引起恶心、呕吐、眩晕、呼吸抑制、便秘、尿潴留、胆绞痛、低血压、荨麻疹等。与女性相比，男性使用后恶心、呕吐及皮肤瘙痒的发生率较低，但尿潴留的发生率较高。2016 年美国 FDA 要求所有阿片类药物更改标签，警告其具有 5-HT 综合征、肾上腺皮质功能不全及雄性激素不足的风险。

（2）耐受性及依赖性　连续多次应用阿片类药物易产生耐受性和依赖性。除了缩瞳和便秘外，其他大部分效应都会产生耐受性，且阿片类药物间有交叉耐受性。其原因可能与血-脑屏障中的一种 P-糖蛋白表达增加，使吗啡通过血-脑屏障减少，孤啡肽生成增多，拮抗吗啡作用，以及脊髓线粒体钙单向转运体的激活等有关。

连续长时间使用吗啡，容易产生药物依赖性。吗啡依赖者一旦停药，即会出现哈欠、流泪、流涕、出汗、恶心、呕吐、腹痛、肌肉酸痛、失眠等症状，即出现戒断综合征。

（3）急性中毒　吗啡过量可引起急性中毒，出现昏迷、呼吸抑制、针尖样瞳孔、血压下降甚至休克。呼吸麻痹是致死的主要原因，应进行人工呼吸，吸氧和静脉注射阿片受体阻断药纳洛酮等进行抢救。

吗啡能通过胎盘进入胎儿体内，并对抗缩宫素对子宫的兴奋作用而延长产程，故禁用于分娩止痛；吗啡可经乳汁分泌，禁用于哺乳妇女止痛；由于抑制呼吸与咳嗽反射，并释放组胺可致支气管收缩，禁用于支气管哮喘及肺心病患者；颅脑损伤所致颅内压增高者、肝功能严重减退者、新生儿和婴儿禁用。

可 待 因

可待因（codeine）又称甲基吗啡，口服易吸收，在细胞色素 P450 同工酶 CYP2D6 的作用下转化为吗啡（10%）和其他具有活性的阿片类代谢产物，因此，体内缺乏这种酶的人服用可待因，不产生镇痛作用。可待因生物利用度为50%，血浆 $t_{1/2}$ 为3~4小时，过量时可延长至6小时。大部分在肝内代谢，代谢产物及少量原形（10%）经肾排泄。

可待因的药理作用与吗啡相似，但作用较弱，为中度阿片受体激动药，镇痛作用为吗啡的1/12~1/10，在产生最大镇痛效应时不产生耐受性，与解热镇痛药合用有协同作用。镇咳作用为吗啡的1/4，镇咳剂量不抑制呼吸，无明显的镇静作用。临床常用于轻至中度疼痛和剧烈干咳。无明显便秘、尿潴留及体位性低血压等副作用，欣快及依赖性也低于吗啡。

哌 替 啶

哌替啶（pethidine），又名杜冷丁（dolantin），为人工合成的阿片受体激动剂。属于苯基哌啶衍生物，和吗啡的化学结构有相似之处，其存在两种构象：一种为苯环处于直立键，另一种则处于平伏键，前者与吗啡结构中4-苯基哌啶部分的空间结构一致，被认为是哌替啶的活性构象。

【体内过程】口服易吸收，生物利用度为40%~60%，皮下或肌注吸收更迅速，起效更快，常注射给药。血浆蛋白结合率为60%，能通过胎盘屏障，进入胎儿体内。在肝内代谢为哌替啶酸及去甲哌替啶，两者再以结合形式经肾排泄，仅少量以原形排出。血浆 $t_{1/2}$ 为3小时，肝硬化患者显著延长。去甲哌替啶血浆 $t_{1/2}$ 为15~20小时，肾功能不良或反复大剂量应用可能引起蓄积。去甲哌替啶有中枢兴奋作用，因此，反复大量使用哌替啶可引起肌肉震颤，抽搐甚至惊厥。

【药理作用】主要激动μ阿片受体，作用机制与吗啡相似，效价强度约为吗啡的1/10~1/7，作用持续时间为2~4小时，短于吗啡。镇静、呼吸抑制、致欣快和扩张血管作用与吗啡相当。无镇咳作用，也能兴奋平滑肌，提高平滑肌和括约肌的张力，但作用时间短，较少引起便秘和尿潴留，但仍可引起胆绞痛。大剂量哌替啶也可引起支气管平滑肌收缩。对妊娠末期子宫收缩无影响，也不对抗缩宫素的作用，故不影响产程。

【临床应用】

（1）各种剧烈疼痛　代替吗啡用于外伤、手术后疼痛等各种急性中、重度疼痛。因为哌替啶的止痛作用仅为吗啡的1/10~1/8，止痛作用维持时间短。另外，哌替啶的体内代谢产物去甲哌替啶具有中枢神经毒性作用，而且，其半衰期长达哌替啶的10倍左右，长期给药后可发生去甲哌替啶蓄积并引起神经中毒症状；皮下或肌内注射均可引起局部发炎和软组织硬化，故哌替啶不作为晚期癌症止痛的首选药。胆绞痛等内脏绞痛时应合用解痉药如阿托品。由于哌替啶的排泄不涉及葡萄糖醛酸结合反应，其在新生儿体内的作用时程明显短于吗啡，又不延长产程，适用于分娩止痛，但产前2~4小时内不能使用，以免抑制新生儿的呼吸。因也有依赖性，故慢性钝痛不宜使用。

（2）心源性哮喘　作为心源性哮喘的辅助治疗效果良好，尚可消除患者的恐惧和不安的情绪。其机制与吗啡相同。

（3）麻醉前给药以及人工冬眠　麻醉前给药，能使患者安静，消除患者术前紧张和恐惧情绪，减少麻醉药用量及缩短诱导期。哌替啶与氯丙嗪、异丙嗪组成冬眠合剂时，配合物理降温，可使体温降到34℃或更低。此时基础代谢下降，组织耗氧量降低，器官活动减少。可降低机体对各种病理刺激的反应，提高各组织对缺氧的耐受力。机体在严重创伤和感染中毒引起衰竭时得以度过危险的缺氧和缺能阶段，为争取其他治疗措施赢得时间。

【不良反应】可致眩晕、出汗、口干、恶心、呕吐、心悸及体位性低血压等。久用产生耐受性和依赖性。用量过大可抑制呼吸，偶可出现震颤、肌肉挛缩、反射亢进甚至惊厥等中枢兴奋症状。禁忌证与吗啡相同。

【药物相互作用】本品与单胺氧化酶抑制药合用，可因干扰去甲哌替啶的代谢而使之蓄积，引起谵妄、高热、多汗，惊厥，中度呼吸抑制、昏迷甚至死亡。

美 沙 酮

美沙酮（methadone）为长效的μ阿片受体激动药，也是一个NMDA受体拮抗药。美沙酮左旋体的镇痛效力较右旋体强50倍，药用其消旋体。

【体内过程】口服吸收良好，30分钟左右起效，2小时达到血浆峰浓度，血浆蛋白结合率90%，药物主要在肝脏代谢并由肾脏排泄，酸化尿液，可增加其排泄。$t_{1/2}$为15~40小时，达到稳态血药浓度的时间为4~10天。

【药理作用】美沙酮镇痛作用强度与吗啡相当，但持续时间较长；美沙酮还能抑制5-HT和去甲肾上腺素的再摄取，结合NMDA的拮抗作用，使美沙酮对神经性疼痛的疗效优于吗啡和芬太尼等其他阿片类药物。但镇静、抑制呼吸、缩瞳、引起便秘及升高胆道内压等作用较吗啡弱。耐受性与依赖性发生较慢。由于能先与血管外组织结合后再缓慢释放入血，其戒断症状相对吗啡等药物出现较慢而轻，这是其用于海洛因成瘾者脱毒的药理学基础。其主要优点有：美沙酮可以减少或消除海洛因依赖者对阿片类药物的心里渴求，并且与同类药物之间具有交叉耐受性，即使依赖者再吸食海洛因等阿片类药物，也可使后者的作用降低或不能发挥作用，可降低复吸率。其二，美沙酮的耐受性发生较慢，在较长时间内可以始终服用相同的剂量。其三，服用美沙酮后不会产生欣快感，且不良反应少。不会出现中毒及对情感及疼痛反应的影响，因而适用于长时间的维持治疗。

【临床应用】

（1）剧烈疼痛 适用于创伤、手术及晚期癌症等所致的剧痛。

（2）脱毒 广泛应用于吗啡、海洛因等依赖者的脱毒治疗和慢性复吸的维持用药。每日常规口服美沙酮，成瘾者最终不再需要吗啡及海洛因，但需要坚持长期甚至终身服用美沙酮。

【不良反应】可致恶心、呕吐、便秘、头晕、口干和抑郁等。长期用药易致多汗、淋巴细胞数增多、血浆白蛋白和糖蛋白以及催乳素含量升高。皮下注射可致疼痛和硬结。禁用于分娩止痛。

芬太尼以及同系物

芬太尼（fentanyl）主要激动μ受体，属短效镇痛药，作用与吗啡相似，镇痛效力为吗啡的80~100倍。起效快，静注后1~2分钟达高峰，维持约10分钟；肌注15分钟起效，维持1~2小时。血浆蛋白结合率为84%，经肝脏代谢而失活，血浆$t_{1/2}$为3~4小时。用于麻醉辅助用药和静脉复合麻醉，亦可通过硬膜或蛛网膜下腔给药治疗急性术后痛和慢性痛。与氟哌利多合用于神经松弛镇痛，以完成某些小手术或医疗检查，如烧伤换药、内窥镜检查等。其透皮贴剂可提供药物的持续释放以控制各种慢性剧痛。不良反应如恶心、呕吐及胆道括约肌痉挛等，弱于吗啡。大剂量可产生明显肌肉僵直，静脉注射过快可致呼吸抑制，反复用药也能产生依赖性。不宜与单胺氧化酶抑制药合用，禁用于支气管哮喘、重症肌无力、颅脑肿瘤或颅脑外伤引起昏迷的患者以及2岁以下婴幼儿。

舒芬太尼（sufentanil）、阿芬太尼（alfentanil）及瑞芬太尼（remifentanil）主要作用于μ受体，对κ和δ受体作用较弱。舒芬太尼的镇痛作用是吗啡的1000倍，而阿芬太尼弱于芬太尼。起效快，作用时间短，特别是瑞芬太尼，1分钟可达有效浓度，作用持续时间仅5~10分钟，消除半衰期（$t_{1/2}$）为6分钟；阿芬太尼血浆$t_{1/2}$为1~2小时，舒芬太尼血浆$t_{1/2}$为2~3小时。舒芬太尼及阿芬太尼均在肝脏代谢失活，主要代谢物经肾脏排泄，约1%以原形经尿排出。瑞芬太尼代谢不受血浆胆碱酯酶及抗胆碱酯酶药物的影响，不受肝、肾功能及年龄的影响，主要通过血浆和组织中非特异性酯酶水解代谢，大约95%的瑞芬太尼代谢后经尿排泄，主代谢物活性仅为瑞芬太尼的1/4600，长时间输注给药或反复注射用药其代谢速度无变化，体内无蓄积。静脉持续滴注给药，用于全麻诱导和全麻中维持镇痛。

二 氢 埃 托 啡

二氢埃托啡（dihydroetorphine）为高效镇痛药，是阿片受体的激动剂，与μ、δ、κ受体的亲和力都远远大于吗啡，特别对μ受体的亲和力大于δ和κ上千倍。镇痛作用较吗啡强6000~10000多倍，还有镇静作用。主要不足为镇痛有效时间较短。临床用于创伤性疼痛、手术后疼痛、痛经、晚期癌症疼痛等各种重度疼痛，包括使用吗啡、哌替啶无效的剧痛。口服吸收差，舌下吸收快，经10~15分钟疼痛可获明显减轻，剂量仅相当于口服的1/30。在治疗剂量下一般无明显不良反应，少数病人可出现头晕、恶心、呕吐、乏力、出汗。无欣快感，成瘾性小，戒断症状较吗啡轻。在规定的镇痛剂量下很少发生呼吸抑制，但超剂量使用时可明显抑制呼吸。

羟 考 酮

羟考酮（oxycodone）是一种半合成的蒂巴因衍生物，是阿片受体激动剂。口服生物利用度高于吗啡（50%），每毫克的药效为吗啡的两倍。$t_{1/2}$为4~5小时，用药24~36小时即可达到稳态血药浓度，其代谢产物无明显活性，长期用药无蓄积。主要用于由癌症及其他疾病引起的中、重度慢性疼痛。药理作用及注意事项类似吗啡。不良反应为便秘、恶心、呕吐、嗜睡、眩晕、头痛、瘙痒、口干、乏力和出汗。

临床常用盐酸羟考酮控释片，具有安全、高效和每12小时服用1次的特点。溶解稳定，不受进食、胃酸强度等因素影响；口服生物利用度高达87%，是硫酸吗啡的3倍以上，由于羟考酮控释片具有双相吸收的模式，38%快吸收相（$t_{1/2}=38$分钟），62%慢吸收相（$t_{1/2}=6.7$小时），在1小时之内出现镇痛作用，在12小时内可以稳定控制疼痛。适用于需长期服用阿片类药物的初始治疗和随着疼痛强度增强而增加剂量的维持治疗，而且它可以与各种非阿片类镇痛药和辅助药联用。其疗效受年龄、性别、种族和疾病状态的影响小；用药剂量与血药浓度及药效作用相关性好；肾功能低下时仍然可以相对安全地使用；幻觉、瘙痒等不良反应少见。

扫码"学一学"

第二节 阿片受体部分激动药和激动-拮抗药

喷他佐辛

喷他佐辛（pentazocine），又名镇痛新，为苯并吗啡烷类衍生物。口服、注射均可吸收，主要在肝脏代谢，$t_{1/2}$约2~4小时。主要激动κ、σ受体，对μ受体具有弱的阻断作用。镇痛效价强度是吗啡的1/3，对肠道和子宫的作用与哌替啶相似，但对括约肌的兴奋作用弱，胆道内压力升高不明显。呼吸抑制效价强度是吗啡的1/2。镇静作用弱，较高剂量时甚至出现噩梦、幻觉、烦躁不安等症状。

本药成瘾性小，与吗啡同用时可对抗吗啡的药理作用，并能催促成瘾者的戒断症状。由于对μ受体具有一定的阻断作用，未列入麻醉品管理范围，但被列入第二类精神药品管理。临床主要用于各种慢性剧痛及术后疼痛。常见不良反应有恶心、呕吐、出汗、眩晕等。剂量过大引起呼吸抑制、血压升高、心率加快及心律失常，对冠心病患者可增加心脏做功量。局部注射有刺激症状。

丁丙诺啡

丁丙诺啡（buprenorphine）又称布诺啡，是一个强效、长效的菲类衍生物，为μ受体部分激动剂，以激动μ受体和κ受体为主，对δ受体有拮抗作用。丁丙诺啡脂溶性是吗啡的5倍，镇痛作用强度相当于吗啡的25~40倍，是哌替啶的300倍。作用时间长，依赖性比吗啡小，海洛因依赖者服用后，能较好地控制毒瘾。临床用于术后、外伤和癌症疼痛以及肾绞痛、胆绞痛等中、重度疼痛，也可用于吗啡或海洛因依赖者的脱毒治疗，其维持效果与美沙酮相似。该药的安全性高，很少产生药物依赖，呼吸抑制率较低，无吗啡的便秘现象。

布托啡诺

布托啡诺（butorphanol）是一种混合型阿片受体激动-拮抗药。主要激动κ受体，对μ受体有弱拮抗作用。其可以在未出现显著致幻效应剂量下，产生高效镇痛效果，镇痛效价为吗啡的4~8倍，哌替啶的30~40倍，作用持续时间与吗啡相似，成瘾性发生率较低。临床主要用于术后、外伤等中至重度疼痛。不良反应常见恶心、呕吐、乏力、出汗，个别可见嗜睡、头痛、眩晕、精神错乱等。

本品口服可吸收，但首过消除明显，生物利用度低于17%。肌内注射吸收迅速，10分钟起效，30~60分钟血药浓度达高峰，持续时间为4~6小时，血浆$t_{1/2}$为4~5小时。血浆蛋白结合率为80%，主要经肝脏代谢，大部分代谢产物及少量原型药随尿排出。

纳布啡

纳布啡（nalbuphine）激动κ受体，拮抗μ受体。其依赖性仅与非麻醉性镇痛药喷他佐辛相当，然而，其镇痛作用却是喷他佐辛的 3 倍，静注 2~3 分钟起效，30 分钟达最大效应，镇痛作用可维持 3~6 小时，与吗啡维持时间相当。主要在肝脏代谢。可用于各种疾病引起的中度到重度疼痛的止痛治疗。主要经静脉用药，口服剂型生物利用度只有 20~25%。其不良反应比吗啡轻，无心血管系统副作用，呼吸抑制轻微，消化系统作用也远比吗啡弱，恶心呕吐发生率约 5% 左右。

曲马朵

曲马朵（tramadol）不仅有弱的 μ 受体激动作用，还可抑制 5-HT 和去甲肾上腺素（NE）的再摄取，这样就可以在脊髓水平加强 5-HT 和 NE 对疼痛传导的抑制效应。此外，药物的活性代谢产物去甲基曲马朵也可激活 μ 受体，镇痛活性是母体药的 2~4 倍。曲马朵镇痛 ED_{50} 是吗啡的 10 倍，镇咳强度是可待因的 1/2。纳洛酮仅能部分阻断曲马朵的镇痛作用。药用曲马朵是（+）顺式曲马朵和反式曲马朵的消旋体，其消旋体的镇痛效率要高于任何一种旋光异构体。

曲马朵口服吸收迅速，20~30 分钟起效，作用持续 4~6 小时，$t_{1/2}$ 约为 6 小时。主要在肝脏代谢，原形药及代谢物由尿液排出。广泛用于手术后、创伤、各种骨关节疾病及晚期肿瘤等引起的中度至重度疼痛，并应用于慢性疼痛综合征的控制。除了镇痛和抗痛觉过敏外，曲马朵还有抗抑郁、抗焦虑和抗颤抖的作用。治疗剂量无呼吸抑制、便秘、欣快感或心血管反应发生，静脉注射速度太快时，可出现心悸、出汗和面部潮红。禁与单胺氧化酶抑制药合用，从事驾驶或机械操作的人员慎用，孕妇及哺乳妇女不宜使用。

长期或大量使用可导致依赖性，停药后的戒断反应强烈。我国已将曲马朵列为二类精神药品管理，故不用于一般性疼痛。对吗啡的戒断症状无效，不能作为阿片类药物的代用品用于脱毒治疗。

第三节　其他镇痛药

罗通定

罗通定（rotundine）为中药延胡索所含生物碱，即左旋四氢巴马汀，现已人工合成。其镇痛作用较哌替啶弱，但较解热镇痛药强。镇痛作用与脑内阿片受体及前列腺素无关，可能与阻断脑内多巴胺受体以及促进脑啡肽及内啡肽释放有关。口服后 10~30 分钟起效，维持 2~5 小时。对慢性持续性钝痛效果较好，对创伤、手术后疼痛或晚期癌症疼痛的效果较差。可用于治疗胃肠及肝胆系统的钝痛、一般性头痛以及脑震荡后头痛，也可用于痛经及分娩止痛。安全性较高，无明显依赖性。

奈福泮

奈福泮（nefopam）是一种中枢性的强效镇痛药。口服易吸收，主要在肝脏代谢，原形药及代谢产物主要由肾排泄，$t_{1/2}$ 约 4 小时。其镇痛作用强度约为吗啡的 1/3，但有研究提示，在术后镇痛方面，奈福泮的镇痛效果强于吗啡，且镇痛持续时间较长，无依赖性。镇痛机制尚未完全阐明，与脑内阿片受体及前列腺素无关。它既是 NMDA 受体拮抗剂，又可通过抑制突触小体对多巴胺、5-HT、去甲肾上腺素的重摄取从而达到镇痛效果。此外，尚具有中枢性肌松、抗胆碱及拟交感作用。适用于创伤、手术、癌症引起的疼痛，也可用于肌痛、牙痛及急性内脏平滑肌绞痛。不良反应主要有恶心、呕吐、嗜睡、幻觉等。

高乌甲素

高乌甲素（lappaconitine）又称拉巴乌头碱，可口服或注射给药。镇痛作用强度与哌替啶相当，虽起效慢，但维持时间长。它主要通过阻滞钠离子通道，抑制突触前膜对去甲肾上腺素的再摄取，减少痛觉传入纤维 P 物质的释放，从而发挥镇痛作用。该药无成瘾性，无呼吸抑制、嗜睡和蓄积中毒作用。并具有解热、抗炎、局麻等作用，临床为轻、中度疼痛的备选药物。

布桂嗪

布桂嗪（bucinnazine），又名强痛定，镇痛作用约为吗啡的 1/3。口服 10~30 分钟后或皮下注射 10 分钟后起效，持续 3~6 小时。对皮肤、黏膜及运动器官的疼痛有明显的镇痛作用，适用于偏头痛、三叉神经痛、炎症性及外伤性疼痛、关节痛、痛经等。偶有恶心、头晕、困倦等不良反应，停药后消失。有一定成瘾性。

氟吡汀

氟吡汀（flupirtine）是一种非阿片类中枢性镇痛药物，为嘧啶类衍生物。口服氟吡汀胃肠道吸收 90%，直肠给药吸收 70%。静脉或口服氟吡汀其血浆半衰期为 7 小时。在肝脏代谢，主要生成两种产物 M_1（乙酰代谢物）和 M_2（对氟尿酸）。M_1 镇痛活性是氟吡汀的 20%~30%。M_2 没有生物活性。

氟吡汀是选择性神经元钾通道开放剂，除对多种疼痛均有良好的镇痛效果外，还有肌肉松弛和神经保护作用。它可以有效地缓解肌紧张引起的急性和慢性疼痛，缓解骨骼肌疼痛和骨质疏松引起的疼痛。氟吡汀的术后镇痛效果与喷他佐辛和二氢可待因相似，但中枢神经系统的副作用明显少于后两者。在癌痛治疗方面，氟吡汀的镇痛效果明显强于喷他佐辛和曲马朵，而且副作用少，耐受性好。氟吡汀的不良反应少而轻微，最常见的不良反应为疲倦。此外，还常见头晕、头痛、恶心、呕吐、胃部不适、便秘、口干，偶见精神错乱、视力障碍、过敏反应。无药物依赖性。

齐考诺肽

齐考诺肽（ziconotide）是一个人工合成的由 25 个氨基酸组成的多肽，2005 年 1 月首次在美国上市，同年 2 月获欧盟许可。本品不与 μ-受体或 κ-受体结合，故不属于阿片类镇痛药，而是一个具有全新作用机制的镇痛药。本品结合并阻断脊髓背角浅层内的初级伤害感受性传入神经上的 N-型电压敏感钙通道，从而阻止初级传入神经末梢兴奋性神经递质的释放，阻断痛觉传入而止痛。临床鞘内注射本品以治疗带状疱疹后遗神经痛、幻肢痛、HIV 相关神经病理性疼痛、难治性癌痛、手术后疼痛等症。无耐受性及成瘾性。最常见的不良反应为头晕、恶心、思维混乱及头痛。此外，可见眼球震颤、步态异常、便秘、尿潴留、嗜睡、体位性低血压等。有精神病史的病人禁用。

普瑞巴林

普瑞巴林（pregabalin）是 γ-氨基丁酸（GABA）的结构衍生物，具有镇痛、抗惊厥、抗焦虑以及调节睡眠等作用。其镇痛作用的机制尚不十分明确，目前认为，普瑞巴林能够与电压依赖性钙离子通道的 α2-δ 亚单位结合，减少钙离子内流，使谷氨酸、去甲肾上腺素、5-羟色胺、多巴胺和 P 物质等多种神经递质释放减少，从而控制神经性疼痛。该药作为治疗神经病理性疼痛的一线用药，在美国被批准用于治疗成人纤维肌痛、糖尿病神经疼痛、脊髓损伤神经痛、带状疱疹后疼痛；也用于 4 岁及以上患者部分发作性癫痫，其抗癫痫效果优于加巴喷丁。在我国主要用于治疗带状疱疹后神经疼痛。常见不良反应有头晕、嗜睡、体重增加、食欲增加及口干等。

第四节　阿片受体拮抗药

纳 洛 酮

纳洛酮（naloxone）对于各型阿片受体都有竞争性拮抗作用，强度依次为 μ>κ>δ 受体。口服首过消除明显，常静脉给药。2 分钟显效，持续 30~60 分钟。血浆 $t_{1/2}$ 40~55 分钟，在血清峰浓度水平，纳洛酮的脑/血清药物浓度比是吗啡的 15 倍，在肝脏与葡萄糖醛酸结合而失活。与巴比妥类药物合用或长期饮酒诱导肝药酶，可缩短血浆 $t_{1/2}$。

纳洛酮能催促戒断症状，可用其滴眼液对阿片类药物依赖者进行鉴别诊断。临床用于急性阿片类药物过量，解救呼吸抑制及其他中枢抑制症状，是研究疼痛与镇痛的重要工具药，也用于急性酒精中毒、休克、脊髓损伤、中风、脑外伤、心肺脑复苏等。不良反应少，大剂量偶见轻度烦躁不安。因半衰期短，必要时可重复给药，不产生耐受性，长期慢性给药，停药后也不产生戒断症状。

纳 曲 酮

纳曲酮（naltrexone）与纳洛酮相似，作用时间长，但对 κ 受体的拮抗作用强于纳洛酮。临床应用同纳洛酮。

纳曲醇（naltrexol）是纳曲酮的主要代谢产物，有 2 个同分异构体：6-α-纳曲醇和 6-β-纳曲醇，均是阿片受体的非选择性拮抗剂，目前认为 6-β-纳曲醇具有生物学活性，可对抗吗啡（25mg）作用达 2~3 天，是纳曲酮长效作用的主要原因。纳曲酮主要在肝脏代谢，纳曲醇血药浓度大于纳曲酮血药浓度。若肝功能受损则会影响纳曲酮代谢，减少纳曲醇的生成。

纳美芬

纳美芬（nalmefen）是纳曲酮的衍生物，但仅可静脉注射。临床应用同纳曲酮，而半衰期长（8~10 小时），用于阿片类过量的解救。

第五节　阿片类药物滥用及其治疗

药物滥用（drug abuse）是指非医疗目的反复、大量地使用具有依赖特性的药物（或物质），使用者对此类药物产生依赖（瘾癖），强迫和无止境地追求药物的特殊精神效应的行为，在我国习称吸毒。致依赖性药物主要包括以下三类：

1. 麻醉药品　可分三类：①阿片类（opioids）：包括阿片粗制品及其主要生物碱吗啡（morphine）、可待因（codeine）、海洛因（heroin）及人工合成的麻醉性镇痛药哌替啶（pethidine）、芬太尼（fentanyl）及美沙酮（methadone）等。②可卡因类（cocaines）：包括可卡因（cocaine）及其粗制品古柯叶和古柯糊。③大麻类（cannabinoids）：包括印度大麻、粗制品大麻浸膏及四氢大麻酚。

2. 精神药品　按药理作用性质可分为以下几类：①镇静催眠药和抗焦虑药：包括巴比妥类和苯二氮䓬类。②中枢兴奋药：包括苯丙胺（amphetamine）、甲基苯丙胺（methamphetamine，冰毒）、亚甲二氧基甲基苯丙胺（methylendioxymethamphetamine，俗称摇头丸）等。③致幻药：包括氯胺酮（ketamine，俗称"K"粉）、麦角二乙胺（d-lysergic acid diethylamide，LSD）等。

3. 其他　包括烟草、酒精及挥发性有机溶剂等精神活性物质。

本节主要介绍阿片类的依赖特征及治疗。

一、阿片类药物的依赖性特征

初次使用阿片类药物可能出现轻度恶心、呕吐等不适症状，但重复使用时，其产生的欣快作用使人情绪松弛，忘乎所以。因此而渴求再次用药，最终导致滥用，产生药物依赖性。阿片类药物依赖者一旦停药，即产生戒断综合征。一般在停药 8~16 小时后会出现哈欠、流泪、流涕、出汗、恶心、失眠等症状。停药后 24 小时症状加重，并会出现自觉发冷发热、瞳孔散大、呕吐、腹泻、浑身疼痛、肌肉抽搐等极度痛苦的症状。停药后 36~48 小时症状最严重，3 天后逐渐减轻，1 周后主要症状逐渐缓解。但继而会出现心率减慢、失眠、焦虑、关节肌肉疼痛等稽延性阶段症状，可持续停药后半年以上，常成为戒毒后复吸的原因。

阿片类中以海洛因滥用最多。海洛因曾被用作麻醉性镇痛药，在脑内快速水解成单乙酰吗啡和吗啡，其镇痛效力为吗啡的 4~8 倍，但其副作用已超过其医疗价值成为当今世界最主要的毒品之一。海洛因脂溶性高，极易通过血-脑屏障。注射后 1 分钟内可产生全身温暖感、精力旺盛和强烈的欣快感，持续 45 秒至数分钟，随后表现为镇静和安宁。海洛因作用可维持 3~5 小时。可导致内分泌紊乱，特别是下丘脑-垂体-性腺（或肾上腺皮质）系统的功能紊乱，如月经紊乱、性功能障碍等。海洛因滥用静脉注射还可造成病毒感染性疾病，如艾滋病及乙肝的传播等严重后果。

二、阿片类药物依赖性发生的机制

阿片类药物依赖性发生的机制尚不十分清楚，目前认为躯体依赖性的产生与蓝斑核密切相关。吗啡与蓝斑核 μ 受体结合后，通过激活钾通道，抑制钙通道，进而抑制蓝斑核去甲肾上腺素能神经元。一旦停用吗啡，受抑制的蓝斑核突然放电增加，伴随去甲肾上腺素释放增多，出现一系列自主神经系统功能紊乱症状，导致戒断反应的发生。

阿片类药物心理依赖性的形成与其强大的奖赏效应密切相关。阿片类药物奖赏系统涉及中脑腹侧被盖区（Ventral tegmental area，VTA）、伏隔核、弓状核、杏仁核、蓝斑、导水管周围灰质、额前皮质（prefrontal cortex，PFC）等脑区及核团，其中 VTA 和伏隔核是各种奖赏效应的共同通路。在生理状态下，VTA 的多巴胺能神经元受到 γ-氨基丁酸（GABA）能神经元的紧张性抑制。吗啡等阿片类药物通过激动 GABA 能中间神经元上的 μ 受体抑制该神经元活动，从而解除 GABA 能神经元对 DA 能神经元的紧张性抑制，由此激活 VTA 的 DA 能神经元，增加其投射靶区伏隔核内 DA 的释放，作用于多巴胺受体而产生奖赏效应。传入 VTA 的谷氨酸能神经可以强化其奖赏效应。此外，去甲肾上腺素、乙酰胆碱、5-羟色胺以及脑内催产素等多种蛋白质表达的改变均参与心理依赖性的形成。

三、阿片类药物依赖性的治疗

药物依赖性治疗的目标包括控制戒断症状、预防复吸及回归社会三个方面。目前，控制戒断症状的方法已比较成熟，包括替代疗法、非替代疗法和对症治疗。但是，消除精神依赖性，预防复吸尚缺少有效方法。目前，国内外预防复吸主要采用阿片受体阻断药纳曲酮，或用美沙酮终身替代。此外，还有以康复治疗为目的的社区综合治疗模式，通过家庭的关心，社会关注及心理疏导等综合措施，帮助吸毒者回归社会，远离吸毒人群，恢复正常生活。药物依赖性的治疗方法如下：

1. 美沙酮替代递减治疗 采用作用持久、温和及戒断症状较轻的美沙酮代替作用迅速而强烈的海洛因等。一般轻、中度海洛因依赖者首次可用每日 10~20mg 的美沙酮替代治疗，而重度海洛因依赖者常为每日 30~40mg 美沙酮，以戒断症状被有效控制为度。此后逐次递减美沙酮剂量。美沙酮的维持剂量及维持时间的调整应根据患者情况做到给药个体化。

美沙酮脱毒治疗的主要优点有：①可以减少或消除海洛因依赖者对阿片类药物的心里渴求，并且与同类药物之间具有交叉耐受性，即使依赖者再吸食海洛因等阿片类药物，也可使后者的作用降低或不能发挥作用，可降低复吸率；②美沙酮的耐受性产生缓慢，在较长时间内可以始终服用相同的剂量；③服用美沙酮后不会产生欣快感，且不良反应少；不会出现中毒以及对情感和疼痛反应的影响，因而适用于长时间的维持治疗，甚至终身替代治疗。美沙酮替代递减治疗有助于海洛因和吗啡成瘾者在较短时间内，在无太大痛苦的情况下进入脱毒状态，也可用于哌替啶及可待因等的脱毒治疗。但是，美沙酮的替代治疗，随着时间的推移，治疗脱失与毒品复吸情况比较常见；作为一种替代疗法并不能在短时间内帮助患者消除精神依赖性，而需要长期坚持服药，甚至终身替代治疗，同时，需要借助专业的心理咨询、家庭支持等其他辅助手段才能实现预期效果。不能忽视的是，美沙酮本身也有成瘾性，按麻醉药品管制。

2. α_2 受体激动剂 阿片类药物依赖者的中枢蓝斑核受阿片类药物的抑制，一旦停药，蓝斑核神经元高度兴奋，自主神经系统功能紊乱，出现恶心、呕吐、流汗、肌肉痉挛、心动过速、血压升高等症状。α_2 受体激动剂可乐定（Clonidine）或洛非西定（Lofexidine）能抑制蓝斑核肾上腺素能神经的传递，选择性激动抑制性神经元，导致交感神经末梢 NA 释放减少，从而减轻恶心、呕吐、腹痛、腹泻、出汗、呼吸及心率加快和血压升高等戒断症状，而控制打哈欠、流泪、肌肉酸痛等症状较缓慢，对焦虑、失眠及对毒品的渴求作用较差。洛非西定与 α_2 受体的亲和力更强，又无降低血压的缺点，其疗效确切，起效快且无依赖性。

3. **东莨菪碱综合脱毒法** 应用东莨菪碱脱毒是基于戒断反应通常表现为迷走神经亢进症状的原理。东莨菪碱脱毒不仅可控制吗啡成瘾的戒断症状，减轻或逆转吗啡耐受，还能促进毒品的排泄。与美沙酮脱毒法及可乐定脱毒法相比，东莨菪碱脱毒法具有明显的优势，控制戒断症状快、不成瘾；可部分减轻精神依赖；脱瘾同时或脱瘾后可迅速进行纳曲酮维持治疗。

4. **预防复吸方法** 吸毒者脱瘾后，坚持服用长效阿片受体阻断药纳曲酮，能防止吸毒产生的欣快感，以预防复吸。此外，还可采用美沙酮终身替代治疗。

只有在药物脱毒治疗的基础上，同时进行心理、生理、家庭、社会和法律等多方面的干预，才能收到较好的效果，帮助患者逐渐恢复正常人格，重塑回归社会的信心与能力。

（邹莉波）

扫码"练一练"

第十五章 解热镇痛抗炎药

第一节 概述

解热镇痛抗炎药（antipyretic – analgesic and anti – inflammatory drugs）是一类具有解热、镇痛作用的药物，其中大多数还具有抗炎、抗风湿作用。鉴于其化学结构和抗炎作用特点与糖皮质激素不同，故又称为非甾体抗炎药（non – steroidal anti – inflammatory drugs，NSAIDs）。根据化学结构的不同，通常可分为水杨酸类、苯胺类、芳基乙酸类、芳基丙酸类、烯醇酸类、吡唑酮类等。此类药物具有共同的作用机制，即通过抑制体内环氧化酶（cycloxygenase，COX）活性而减少局部组织前列腺素 E_2（prostaglandin E_2，PGE_2）等前列腺素 prostaglandins（PGs）生物合成而发挥药理作用。

COX 至少有两种亚型，COX – 1 是环氧化酶的稳定表达型，具有保护胃肠黏膜、调节外周血管阻力、维持肾血流量及调节血小板聚集等功能；COX – 2 是环氧化酶的诱导型，在炎症部位能被诱导急剧升高，促进炎症组织大量合成致炎性 PGE2，引起炎症反应。根据 NSAIDs 对 COX 作用的选择性可分为非选择性 COX 抑制药和选择性 COX – 2 抑制药。目前认为，NSAIDs 对 COX – 1 的抑制是此类药物不良反应的毒理学基础，对 COX – 2 的抑制是其发挥药效的基础。传统的 NSAIDs 对 COX 的抑制无选择性，因此在发挥治疗作用的同时会对消化道和肾脏等部位产生不同程度的不良反应。近年合成的选择性 COX – 2 抑制药，如塞来昔布（celecoxib）、帕瑞昔布（parecoxib）等，消化道不良反应较轻微，但长期使用仍会增加心血管风险。

一、磷脂代谢及非甾体抗炎药的药理作用

（一）膜磷脂代谢

炎症反应过程中，细胞膜磷脂在磷脂酶 A_2（phospholipase，PLA_2）的作用下释放出花生四烯酸（arachidonic acid）。花生四烯酸经 COX 作用生成 PG 和血栓素（thromboxan A_2，TXA_2）；经脂氧化酶（lipoxygenase，LO）作用则产生白三烯（leukotriene）、脂氧素（lipoxin）和羟基环氧素（hepoxilin，）。

PGs 是炎症反应中一类活性较强的炎症介质，其纳克级水平的 PGE_2 就能引起炎症反应。PGE_2 可扩张小血管，增加微血管通透性，还有致热、募集中性粒白细胞及其他炎症介质的协同作用。白三烯是花生四烯酸 5 – LO 代谢途径中有活性的产物，是一类重要的炎症介质。在各种诱导因素作用下，体内多种炎症细胞，如肥大细胞、中性粒细胞、巨噬细胞、嗜酸性粒细胞等，可产生并释放 LTB_4、LTC_4、LTD_4 和 LTE_4，它们对嗜酸性粒细胞、中性粒细胞、单核细胞有极强的趋化作用，使这些炎症细胞聚集在炎症局部，释放炎症介质，诱导免疫系统产生瀑布式连锁反应，收缩支气管，增加血管通透性。羟基环氧素除诱导炎症细胞聚集外，可能还具有信使样作用。细胞膜磷脂代谢的各种产物均参与细胞的炎症反应，抗炎药则通过抑制膜磷脂代谢的多个环节发挥抗炎作用。见图 15 – 1。

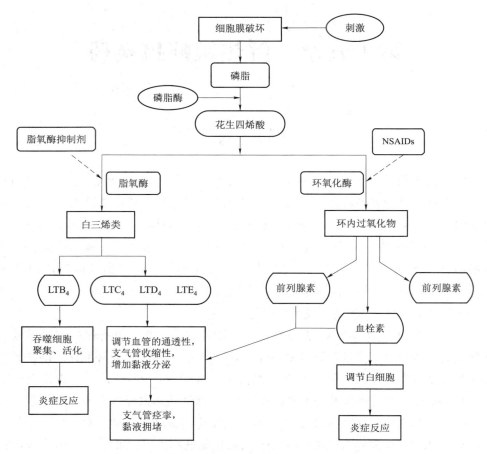

图 15-1 膜磷脂生成的物质及抗炎药物作用示意图

(二) 药理作用及作用机制

NSAIDs 通过抑制体内 COX 活性而减少局部组织前列腺素和血栓素的合成,从而产生解热、镇痛、抗炎及抗血小板聚集的作用。相关药理作用及机制如下。

1. 解热作用 人的正常体温受下丘脑调节和支配。下丘脑的体温调节中枢维持机体散热和产热的动态平衡。在炎症反应中,细菌内毒素可引起巨噬细胞释放 IL-1β、IL-6、IFN-α、IFN-β 和 TNF-α 等细胞因子,从而促使下丘脑视前区附近合成 PGE_2,通过 cAMP 触发下丘脑的体温调节中枢使体温调定点上调,增加产热,体温升高。NSAIDs 主要通过抑制下丘脑 PGE_2 的生成而发挥解热作用。当体温升高时,NSAIDs 能促使升高的体温恢复到正常水平,而对正常体温没有明显影响。这与氯丙嗪的解热作用不同,后者通过抑制下丘脑体温调节中枢,使体温调节失灵,机体体温可随环境温度变化而升降。

2. 镇痛作用 NSAIDs 通过抑制 PGE_2 的合成,使局部感受器对缓激肽等致痛物质的敏感性降低,对于炎症和组织损伤引起的疼痛尤为有效。对慢性钝痛(头痛、牙痛、神经痛、肌肉痛、关节痛、痛经)有效,对急性锐痛、剧痛、内脏绞痛无效。部分 NSAIDs 能在中枢神经系统产生镇痛作用,主要作用于脊髓,可能与其阻碍中枢神经系统 PGE_2 的合成或干扰可伤害感受系统的介质和调质的产生及释放有关。

3. 抗炎作用 在炎症反应过程中,PGE_2 可致血管扩张和组织水肿,与缓激肽等协同产生致炎作用。大多数 NSAIDs 都具有抗炎作用。NSAIDs 的抗炎作用与抑制 COX-2 的活性,减少 PGE_2 的合成,同时抑制某些细胞黏膜分子的活性表达有关。此外,NSAIDs 还可以抑制磷酸二酯酶的活性，减少溶酶体的释放，从而抑制炎症反应。这种作用机制与糖皮质激素的抗炎作用有着根本的区别。

4. 其他 NSAIDs 通过抑制 COX 而对血小板聚集有强大的、不可逆的抑制作用。NSAIDs 还可能抑制肿瘤的发生、发展及转移，其抗肿瘤作用可能与抑制 PGE_2 产生，激活 caspase-3 和 caspase-9，诱导肿瘤细胞凋亡，抑制肿瘤细胞增殖，以及抗新生血管形成等作用有关。此外，本类药物尚有预防和延缓阿尔茨海默病发病、延缓角膜老化等作用。

二、药物不良反应

（一）常见不良反应

NSAIDs 通过抑制 COX 产生抗炎镇痛作用，但不能消除炎症产生的根本原因。由于 PGE_2 具有抑制胃酸分泌、保护胃黏膜、调节肾血流、增加肾小球滤过率、抑制血小板聚集及促进钠排泄、降低血压等作用，因此，NSAIDs 抑制 PGE_2 的生成会产生胃肠道的不良反应，如胃肠黏膜糜烂、溃疡、出血、穿孔或胃肠道梗阻等，肾脏损害，如急性肾功能不全、间质性肾炎及肾坏死等。还可引起皮肤反应、肝脏损害以及血液系统、中枢神经系统的不良反应，其中以胃肠道不良反应最常见。

1. 胃肠道反应 胃肠功能紊乱是 NSAIDs 最常见的不良反应，包括上腹不适、恶心、呕吐、溃疡、出血甚至穿孔等。传统的 NSAIDs 对 COX-2 和 COX-1 均具有抑制作用，在发挥治疗作用的同时会对胃肠道产生不同程度的不良反应。口服前列腺素类似物如米索前列醇可减轻这类药物对胃肠的损害。

2. 皮肤反应 皮肤反应也是 NSAIDs 常见不良反应，以舒林酸、萘普生、甲氯芬酸和吡罗昔康为多见。主要表现为皮疹、荨麻疹、瘙痒、光敏等皮肤反应。此外，包括选择性 COX-2 抑制药在内的 NSAIDs 都可能引起严重的皮肤反应，如多样型红斑，剥脱性皮炎，和皮肤黏膜眼综合征（Stevens-Johnson syndrome）。

3. 肾脏损害 一般情况下短期内应用治疗剂量 NSAIDs 很少引起肾脏损害，但在某些病理情况或有其他肾脏危险因素的状态下，如充血性心力衰竭、肝硬化、高血压、糖尿病等患者已有肾功能下降、合并利尿剂等情况时，可引起肾脏损害，包括急性肾功能衰竭、水钠潴留、高钾血症以及急性间质性肾炎、肾病综合征等。长期服用 NSAIDs 可引起"镇痛药性肾病"，导致慢性肾炎和肾乳头坏死。

4. 肝脏损害 NSAIDs 所致的肝功能障碍，轻者表现为转氨酶升高，重者表现为肝细胞变性坏死。但肝脏损害发生率较低，不可逆性肝损伤较罕见，老年人、肾功能损害、长期大剂量应用者可增加肝脏损害风险。

5. 心血管系统不良反应 NSAIDs 可导致新发高血压或使已有的高血压症状加重。长期使用非选择性 NSAIDs 或选择性 COX-2 抑制药可能引起严重心血管血栓性不良事件、心肌梗死和卒中的风险增加，甚至是致命的。有心血管疾病或心血管疾病危险因素的患者，其风险更大。鉴于所有的 NSAIDs 均有潜在的心血管风险，FDA 已要求药品生产厂家在其说明书中加入黑框警示。

6. 血液系统反应 NSAIDs 几乎都可以抑制血小板聚集，延长出血时间，但只有阿司匹林引起不可逆性反应。部分 NSAIDs 可引起粒细胞减少、再生障碍性贫血、凝血障碍等。吲哚美辛、保泰松、双氯芬酸发生再生障碍性贫血风险较大。NSAIDs 致血液系统不良反应的机制尚未阐明，可能与变态反应有关。

7. 其他不良反应 所有 NSAIDs 都有中枢神经系统反应，如头晕、头痛、嗜睡、精神错乱等。其他不良反应尚有耳鸣、耳聋、视力模糊、味觉异常等。

（二）不良反应的机制

1. 抑制 COX 活性，干扰花生四烯酸代谢，阻断 PGs 的生物合成 20 世纪 90 年代初，Needleman 等人首先揭示了 NSAIDs 不良反应与其抑制 COX 酶的不同亚型有关。

COX-1 是环氧化酶的稳定表达型，由管家基因所编码，是一个组成酶，它存在于大多数组织中，一般情况下浓度稳定。其功能是合成 PGs 以调节细胞的正常生理活性，如参与血管舒缩、血小板聚集、胃黏膜血流、胃黏液分泌及肾功能的调节。从而保护胃肠黏膜、调节血小板聚集、调节外周血管阻力和肾血流量分布。NSAIDs 对 COX-1 的抑制构成了其不良反应的毒理学基础。

COX-2 是诱导型环氧化酶，可以被细菌类脂多糖（LPS）、白介素-1（IL-1）和佛多酯等因子诱导。炎症时，组织中这些因子浓度急剧升高，导致炎症组织中的 PGs 的含量增加，产生红肿、水肿、痛觉过敏和发热。抑制 COX-2 是 NSAIDs 发挥药效的基础。

近年发现至少存在 7 种 COX 同工酶，其中 COX-3 在人体的表达具有组织特异性，在脑皮层和心脏内表达最丰富。COX-3 可能是 COX-2 或 COX-1 的异构体，许多临床常见的慢性炎性疾病如类风湿性关节炎的典型缓解期可能与 COX-3 的表达有关。

2. 直接损伤作用 某些有机弱酸类 NSAIDs 在胃酸 pH 偏低的情况下呈非离子型，而进入中性环境的胃黏膜细胞则解离成离子型。由于离子型不易跨膜，因此会在细胞内聚成高浓度而使细胞受损。高浓度的水杨酸离子在细胞中积聚产生刺激就属此类情况。

为降低 NSAIDs 不良反应，研发更安全有效的 NSAIDs 及其新剂型引起广泛关注。NO 是一种信使物质，具有与 PGs 相似的调节黏膜完整和黏膜血流量的作用。阿司匹林衍生物 NO-阿司匹林具有良好的抗炎和抗血栓作用，且对胃肠道的损害明显减小。因此，NO-NSAIDs 将可能成为治疗风湿性、类风湿性关节炎等疾病的重要药物。此外，花生四烯酸的两条代谢途径呈动态平衡，抑制其中一条代谢途径，会使大量的花生四烯酸进入另一条代谢途径。若选择性抑制了 COX 的活性，5-LOX 代谢产物增加，这些代谢物可促进炎症的发展。因此，5-LOX/COX-2 双重抑制药可望具备协同抗炎的效果。新研发的选择性 5-LOX/COX-2 双重抑制药利克非隆（licofelone, ML3000）等与萘普生相比，在胃/肠的耐受性更好，对胃肠道的安全性可能优于传统 NSAIDs。因此，在治疗骨关节炎方面更为优越。

选择性 COX-2 抑制剂，新一代的 COX-3 特异性制剂，NO 释放型 NSAIDs，COX/5-LO 双重抑制剂，特异性 5-LO 抑制剂将会成为抗炎药物研究的重点方向之一。

第二节 非选择性环氧化酶抑制药

自首个非甾体抗炎药乙酰水杨酸合成迄今已历 100 余年。现已发展成结构各异，种类繁多的一大类药物。此类药物均具有解热、镇痛作用，但抗炎作用各具特点，如阿司匹林和吲哚美辛的抗炎作用较强，某些有机酸的抗炎作用中等，而苯胺类则几无抗炎作用。常用的 NSAIDs 分类及主要作用见表 15-1。

表 15-1　NSAIDs 的分类及主要作用比较

化学分类	代表药物	镇痛	解热	抗炎
水杨酸类	阿司匹林	+	+	+
苯胺类	对乙酰氨基酚	+	+	-
吲哚类	吲哚美辛	+	+	++
芳基乙酸类	双氯芬酸	++	+	++
芳基丙酸类	布洛芬	+	+	+
烯醇酸类	吡罗昔康	+	+	++
烷酮类	萘丁美酮	+	+	+

一、水杨酸类

水杨酸类药物包括阿司匹林（aspirin）和水杨酸钠（sodium salicylate）。其中以阿司匹林最为常用。

阿 司 匹 林

阿司匹林（aspirin）又称乙酰水杨酸（acetylsalicylic acid）。

【体内过程】本药口服后迅速被胃肠道黏膜吸收，小部分在胃，大部分在小肠中吸收，1~2小时血药浓度达峰值。在吸收过程中与吸收后，迅速被胃黏膜、血浆、红细胞及肝中的酯酶水解为水杨酸。因此阿司匹林血浆浓度低，血浆 $t_{1/2}$ 约为15分钟。水解后以水杨酸盐的形式分布到全身组织包括关节腔、脑脊液和胎盘。水杨酸盐与血浆蛋白结合率高达80%~90%，使白蛋白与阿司匹林的结合点基本处于饱和状态，增加剂量易导致游离药物浓度急剧增高，并与其他药物竞争蛋白结合位点，发生药物相互作用。

大部分水杨酸在肝内氧化代谢，代谢产物与甘氨酸或葡萄糖醛酸结合后经尿液排出。尿液 pH 的变化对水杨酸盐的排泄影响很大。碱性尿液使水杨酸盐解离增多，再吸收减少，排出增多；酸性尿液则相反。故同时服用碳酸氢钠可促进其排泄，降低血药浓度。口服小剂量阿司匹林（1g 以下）时，水解产生的水杨酸量较少，其代谢呈一级动力学，血浆 $t_{1/2}$ 约2~3小时。若剂量达1g以上时，水杨酸生成增多，代谢呈零级动力学，血浆 $t_{1/2}$ 延长为15~30小时。剂量更大，血中游离水杨酸浓度急剧上升，可出现中毒症状。

【药理作用】阿司匹林及其代谢物水杨酸对 COX-1 和 COX-2 的抑制作用基本相当，具有相似的解热、镇痛、抗炎作用。

（1）解热镇痛及抗风湿　本品可使被致热原升高的体温调节中枢调定点恢复（降至）正常水平并可抑制 PGE_2 的合成使体温下降。主要通过抑制 PGE_2 及其他使痛觉对各种刺激敏感性增高的介质（如缓激肽、组胺）的合成发挥外周镇痛作用。阿司匹林抗炎、抗风湿作用较强，能减轻炎症引起的红、肿、热、痛等症状，迅速缓解风湿性关节炎的症状。

（2）影响血小板功能　阿司匹林对血小板 COX 的敏感性远较血管 COX 为高。低浓度阿司匹林主要抑制血小板中的 COX，减少 TXA_2 的生成，从而影响血小板的聚集及抗血栓形成，达到抗凝作用。高浓度阿司匹林能直接抑制血管壁中 COX，减少前列腺素（prostacyclin，PGI_2）合成。PGI_2 是 TXA_2 的生理拮抗剂，其合成减少可能促进血栓形成。

【临床应用】

（1）解热镇痛　可缓解轻、中度的钝痛，如头痛、牙痛、神经痛、肌肉痛及月经痛。同时可用于感冒和流感等退热。但仅能缓解症状，不能治疗引起疼痛、发热的病因。

（2）急性风湿热　急性风湿热患者用药后可于24~48小时内退热，关节红、肿及剧痛缓解，血沉下降，患者主观感觉好转。由于其控制急性风湿热的疗效迅速而确实，故本品也可作为该病的鉴别诊断依据。

（3）风湿性或类风湿性关节炎　较大剂量具有较强的抗风湿作用。类风湿性关节炎患者用药后，可迅速镇痛，消炎，减轻关节损伤，目前仍为临床首选药物。

（4）缺血性心脑血管疾病　小剂量（每日口服50~100mg）阿司匹林可用于预防血栓形成。治疗缺血性心脏病、包括稳定型、不稳定型心绞痛及进展性心肌梗死患者，能降低病死率及再梗死率。此外，用于血管形成术及旁路移植术也有效，对一过性脑缺血发作者，服用小剂量阿司匹林（30~50mg），可防止脑血栓形成。

（5）儿科用于皮肤黏膜淋巴结综合征（川崎病）的治疗　目的是减少炎症反应和预防血管内血栓的形成。

（6）其他　阿司匹林能缓解轻度癌痛。有研究显示，小剂量阿司匹林可显著降低某些胃肠道肿瘤的发生率，特别是结肠、直肠癌。

【不良反应】阿司匹林短期小剂量用药不良反应一般较轻，但用于抗风湿症时剂量大，疗程时间长，不良反应多且较重。

（1）胃肠道反应　最为常见。口服可直接刺激胃黏膜，引起上腹不适、恶心、呕吐。血药浓度高时可刺激延髓催吐化学感应区（CTZ），也可致恶心及呕吐。较大剂量口服（抗风湿治疗）可引起胃溃疡及无痛性胃出血，原有溃疡病者，症状加重。餐后服药或同服止酸药可减轻胃肠道反应。阿司匹林引起的胃肠道反应与直接刺激局部胃黏膜细胞和抑制胃壁组织COX-1使前列腺素如PGE_2生成减少有关，胃壁前列腺素对胃黏膜细胞有保护作用。联用PGE_1衍生物米索前列醇（misoprostol）可减少溃疡发生率。

（2）加重出血倾向　阿司匹林不可逆抑制COX，对血小板合成TXA_2有强大而持久的抑制作用，合成TXA_2能力恢复需等到新生血小板补充（需7~8天）。但血管内皮有合成COX的能力，对PGI_2的合成抑制弱而短暂。结果导致血液TXA_2/PGI_2比率下降，血小板凝集受抑制，血液不易凝固，出血时间延长。大剂量阿司匹林可以抑制凝血酶原的形成，引起凝血障碍，加重出血倾向，维生素K可以预防。严重肝病，有出血倾向的疾病如血友病患者、产妇和孕妇禁用。对手术患者，应术前1周停用阿司匹林。

（3）水杨酸反应　阿司匹林剂量过大（5g/d）时，可出现头痛、眩晕、恶心、呕吐、耳鸣、视、听力减退，称"水杨酸反应"，是水杨酸类中毒的表现。严重者可出现过度呼吸、高热、脱水、酸碱平衡失调，甚至精神错乱，此时应立即停药，静脉滴入碳酸氢钠溶液以碱化尿液，加速水杨酸盐排泄。

（4）过敏反应　少数患者可出现荨麻疹、血管神经性水肿和过敏性休克。某些哮喘患者服用阿司匹林或其他解热镇痛药后可诱发哮喘，称"阿司匹林哮喘"。这是由于阿司匹林抑制COX，使PGE_2合成受阻，但不影响脂氧酶，致使花生四烯酸生成白三烯及其他脂氧酶代谢物增多，导致支气管痉挛，诱发哮喘。肾上腺素治疗"阿司匹林哮喘"无效，可联合应用抗组胺药和糖皮质激素治疗。哮喘、鼻息肉及慢性荨麻疹患者禁用阿司匹林。

（5）瑞夷综合征（Reye's syndrome）　感染病毒性疾病如流感、水痘、麻疹、流行性腮腺炎等儿童患者使用阿司匹林退热时，偶可引起急性肝脂肪变性-脑病综合征（瑞夷综合征），以肝衰竭合并脑病为突出表现，虽少见，但预后差。故病毒感染患儿忌用阿司匹林退热，可用对乙酰氨基酚。

（6）对肾脏的影响　阿司匹林对正常肾功能无明显影响。但在少数人，特别是老年人，伴有心、肝、肾功能损害的患者，即使肾功能正常，也可引起水肿、多尿等肾小管功能受损症状。其原因可能与阿司匹林抑制PGE_2，从而取消其代偿机制，以及存在隐性肾损害或肾小球灌注不足有关。偶见间质性肾炎、肾病综合征，甚至肾衰竭，机制未明。

【药物相互作用】阿司匹林可通过竞争白蛋白结合位点升高游离血药浓度而引起药物相互作用。与口服抗凝血药双香豆素合用时易引起出血；与肾上腺皮质激素合用，不但能竞争性与白蛋白结合，且有药效学协同作用，易诱发溃疡及出血；与磺酰脲类口服降糖药合用引起低血糖；与丙戊酸、呋塞米、青霉素、甲氨蝶呤等弱碱性药物合用时，由于竞争肾小管主动分泌载体，增加各自的游离血药浓度。

双 水 杨 酯

本药属非乙酰化水杨酸。口服后不溶于胃液，但溶于小肠液中，并在肠道中分解出两分子水杨酸而起治疗作用。其抗炎、镇痛作用类似阿司匹林，但不具有抑制血小板聚集的作用。可用于缓解各类疼痛，包括头痛、牙痛、神经痛、关节痛及软组织炎症等中等度疼痛，对各类急、慢性关节炎和软组织风湿有一定疗效。胃肠道刺激较阿司匹林小，与其他NSAIDs交叉过敏反应较阿司匹林轻。大剂量与口服抗凝药联用，有出血风险。

二、苯胺类

对 乙 酰 氨 基 酚

对乙酰氨基酚（acetaminophen），又名扑热息痛（paracetamol）是非那西丁（phenacetin）的体内代谢产物，化学结构为苯胺类。

【体内过程】口服易吸收，0.5~1小时血药浓度达峰值。常用剂量下，绝大部分药物在肝脏与葡萄糖醛酸或硫酸结合为无活性代谢物，从尿中排出，$t_{1/2}$为2~4小时。较高剂量可使催化结合反应的代谢酶饱和，药物经由肝微粒体混合功能氧化酶代谢为对乙酰苯醌亚胺（N-acetyl-p-benzoquinone imine），后者为一毒性代谢中间体，可与谷胱甘肽（glutathione）结合解毒。长期用药或过量中毒，体内谷胱甘肽耗竭，其可以共价键形式与肝、肾中重要的酶和蛋白分子不可逆结合，引起肝细胞、肾小管细胞坏死。

【药理作用】本药为非处方药，解热镇痛作用与阿司匹林相当，但抗炎作用极弱。通常认为其主要通过抑制中枢神经系统COX-3活性，抑制PGE_2合成，产生解热镇痛作用，在外周组织对COX-1、COX-2没有明显的作用，这可能与其无明显抗炎作用有关。

【临床应用】临床主要用于退热和镇痛。由于其胃肠刺激作用不明显，故适用于阿司匹林不宜的头痛、发热病人。

【不良反应】短期用药不良反应轻微。常见恶心和呕吐，偶见皮疹、粒细胞缺乏症、贫血、药热和黏膜损害等过敏反应。过量中毒可引起肝损害。长期大剂量用药，尤其肾功能低下者，可出现肾绞痛、急性或慢性肾衰竭等镇痛药性肾病。

三、吲哚类

吲哚美辛

吲哚美辛（indomethacin），又名消炎痛，为人工合成的吲哚衍生物。

【体内过程】 口服吸收迅速而完全，3小时血药浓度达峰值。血浆蛋白结合率90%。直肠给药较口服更易吸收。主要经肝脏代谢，代谢物从尿、胆汁、粪便排泄；10%~20%以原形形式从尿中排泄。血浆 $t_{1/2}$ 为2~3小时。

【药理作用】 吲哚美辛对COX-1和COX-2均有强抑制作用，也可抑制磷脂酶A_2和磷脂酶C，减少粒细胞游走和淋巴细胞的增殖。其抗炎作用比阿司匹林强10~40倍，具有显著抗炎及解热作用，对炎性疼痛有明显镇痛效果。

【临床应用】 不良反应多，仅用于其他药物不能耐受或疗效不显著病例。对急性风湿性及类风湿性关节炎，约2/3患者可得到明显改善。用药2~4周仍不见效者，应改用他药。对关节强直性脊椎炎、骨关节炎也有效；对癌性发热及其他不易控制的发热常能见效。

【不良反应】 30%~50%患者应用治疗量吲哚美辛即可发生不良反应。约20%患者必须停药。大多数不良反应与剂量过大有关。

（1）胃肠反应　食欲不振、恶心、腹痛、腹泻、上消化道溃疡；偶可引起穿孔、出血；还可引起急性胰腺炎。

（2）中枢神经系统　25%~50%患者有头痛、眩晕，偶有精神失常。

（3）造血系统　可引起粒细胞减少、血小板减少、再生障碍性贫血等。

（4）过敏反应　常见皮疹，严重者可诱发哮喘、血管性水肿及休克等。"阿司匹林哮喘"者禁用本药。

四、芳基乙酸类

双氯芬酸

双氯芬酸（diclofenac）为邻氨基苯甲酸（灭酸）类衍生物，是COX抑制药。

【体内过程】 口服吸收迅速且完全，有首过消除，口服生物利用度约50%。血浆蛋白结合率99.7%，口服1~2小时血药浓度达峰值。可在关节滑液中积聚。经肝代谢后与葡萄糖醛酸或硫酸结合迅速排出体外，$t_{1/2}$ 为1.1~1.8小时，长期应用无蓄积作用。

【药理作用】 本药可抑制炎症反应中的脂氧化酶和环氧化酶，为强效抗炎镇痛药。解热、镇痛、抗炎效应强于吲哚美辛、萘普生等。

【临床应用】 临床适用于各种中等程度疼痛、类风湿性关节炎、粘连性脊椎炎、非炎性关节痛、椎关节炎等引起的疼痛。亦可用于各种神经痛、手术及创伤后疼痛，以及各种疼痛所致发热等。

【不良反应】 不良反应轻，除与阿司匹林相同外，偶见肝功能异常，白细胞减少。阿司匹林或其他NSAIDs诱发哮喘、荨麻疹或急性鼻炎史的患者、活动性消化溃疡患者禁用。

五、芳基丙酸类

布 洛 芬

布洛芬（ibuprofen）是首个用于临床的丙酸类 NSAID。其后相继有萘普生（naproxen）、非诺洛芬（fenoprofen）、酮洛芬（ketoprofen）、氟比洛芬（flurbiprofen）和奥沙普秦（噁丙嗪，oxaprozin）。

【体内过程】 布洛芬口服吸收迅速，与食物同服时吸收减慢，但吸收量不减少。1~2小时血浆浓度达峰值，血浆蛋白结合率高，可缓慢进入滑膜腔。血浆 $t_{1/2}$ 为 2 小时。主要经肝脏代谢，90% 代谢物自尿液排泄。

【药理作用】 本类药物为非选择性 COX 抑制药，具有明显的抗炎、解热、镇痛作用。其机制主要是通过抑制 COX 而减少 PGE_2 的合成。各药除效价存在差别外，其他药理学性质相似。

【临床应用】 临床主要用于风湿性关节炎、类风湿性关节炎、骨关节炎、强直性关节炎、急性肌腱炎、滑液囊炎等，也可用于痛经的治疗。

【不良反应】 胃肠道反应是最常见的不良反应，主要有恶心、上腹部不适，长期使用可引起胃出血。头痛、耳鸣、眩晕等中枢神经系统症状也有报道。少数患者有皮肤黏膜过敏、血小板减少及视力障碍等不良反应。

六、烯醇酸类

吡 罗 昔 康

吡罗昔康（piroxicam），又称炎痛喜康，为烯醇酸类衍生物。

【体内过程】 口服吸收完全，2~4 小时血药浓度达峰值，血浆 $t_{1/2}$ 长（36~45 小时），血浆蛋白结合率高。大部分经肝脏代谢，代谢产物及少量原形药物自尿和粪便排泄。一次服药后，可多次出现血药峰值，提示该药存在肠肝循环。作用迅速而持久，且不会在血液中聚积。老年关节炎患者无显著药动学变化。

【药理作用】 吡罗昔康是长效抗风湿药。可通过抑制 COX 使组织局部 PGE_2 的合成减少并可抑制白细胞趋化和溶酶体释放，从而发挥较强的镇痛抗炎作用。还可抑制软骨中的黏多糖酶和胶原酶活性，减轻炎症反应及对软骨的破坏。

【临床应用】 主要用于风湿性及类风湿性关节炎；对急性痛风、腰肌劳损、肩周炎、原发性痛经也有一定疗效。疗效与阿司匹林、吲哚美辛及萘普生相似。但只能缓解疼痛及炎症，不能改变各种关节炎病程的进展，所以必要时还须联用糖皮质激素治疗。

【不良反应】 偶见头晕、浮肿、胃部不适、腹泻或便秘、粒细胞减少、再生障碍性贫血等，停药后一般可自行消失。该药不宜长期服用，以免引起胃溃疡及大出血。如需长期服药，应注意血象及肝肾功能，并注意大便色泽变化，必要时进行大便隐血试验。

美洛昔康

美洛昔康（meloxicam）对 COX-2 的选择性抑制作用比 COX-1 高 10 倍。适应证与吡罗昔康相同。口服吸收良好，进食对药物吸收没有影响。血浆蛋白结合率达 99%，$t_{1/2}$ 约为 20 小时，每日 1 次给药。治疗量时胃肠道不良反应少，剂量过大或长期服用可致消化道出血、溃疡，应予以注意。

氯诺昔康

氯诺昔康（lornoxicam），又名劳诺昔康，口服吸收迅速而完全，呈剂量线性关系，达峰时间平均为 1~2 小时，食物能明显延缓和减少吸收。$t_{1/2}$ 为 3~5 小时，个体差异较大。该药对 COX-2 具有高度选择性抑制作用和很强的镇痛抗炎作用，但解热作用弱。本品可激活中枢镇痛系统，诱导体内强啡肽及 β-内啡肽释放，镇痛作用强大，故可作为阿片类药物替代药或辅助药，用于中度或剧烈疼痛的镇痛，且无阿片类的镇静、呼吸抑制和依赖性等不良反应。可用于缓解术后疼痛，剧烈坐骨神经痛及强直性脊柱炎的慢性疼痛，疗效与吗啡相当。也可替代其他 NSAIDs 用于关节炎的治疗，该药 8mg/d 相当于双氯芬酸 150mg/d 的疗效。

七、吡唑酮类

保 泰 松

保泰松（phenylbutazone）及其代谢物羟基保泰松（oxyphenbutazone）为吡唑酮类衍生物。具有很强的抗炎、抗风湿作用，而解热作用较弱。临床主要用于类风湿性关节炎、风湿性关节炎及痛风。不良反应较多，现已少用。

八、烷酮类

萘丁美酮（nabumetone）是一种非酸性、非离子性前体药物。口服吸收后，经肝脏转化为主要活性产物 6-甲氧基-2-萘基乙酸（6-methoxy-2-naphthylacetic acid, 6-MNA）。6-MNA 具有强效 COX 抑制作用，可抑制 PGE_2 合成，具有抗炎、镇痛和解热作用。6-MNA 的血浆蛋白结合率约 99%，体内分布广泛，$t_{1/2}$ 约 24 小时。6-MNA 经肝脏转化为非活性产物，80% 经肾脏排泄，10% 从粪便排出。临床用于类风湿性关节炎、运动性关节炎、术后疼痛、牙痛、痛经等。

第三节 选择性环氧化酶-2 抑制药

传统的解热镇痛抗炎药多为非选择性 COX 抑制药，可抑制 COX-1，导致胃肠道、肾功能、血液系统不良反应。近年已有选择性 COX-2 抑制药相继上市。然而，越来越多的证据表明，选择性 COX-2 抑制药可能带来严重的心血管系统不良反应。服用罗非昔布、塞来昔布等选择性COX-2抑制药后引起心脏病发作、中风及其他严重毒性的风险成倍增加。多项大规模前瞻性研究都对COX-2抑制药的风险/效益比提出了质疑。2004年9月罗非昔布（万络）事件，引发了激烈的COX-2抑制药安全性之争。目前，COX-2抑制药的效果与实际安全性仍有待进一步确定。因此，临床用药必须根据患者病情，全面权衡药物的利益和风险。

塞来昔布

塞来昔布（celecoxib）是选择性的COX-2抑制药。

【体内过程】口服易吸收，约3小时达峰浓度，血浆蛋白结合率高，主要在肝脏经CYP2C9代谢，随尿和粪便排泄，其$t_{1/2}$约为11小时。

【药理作用】本药为选择性COX-2抑制药，抑制COX-2的作用较COX-1高375倍。治疗剂量对COX-1无明显影响，也不影响TXA_2的合成，但可抑制PGI_2合成，从而发挥抗炎、镇痛和解热作用。

【临床应用】用于风湿性、类风湿性关节炎和骨关节炎，也可用于手术后疼痛、牙痛、痛经等。

【不良反应】胃肠道不良反应、出血和溃疡发生率均较非选择性NSAIDs低。但仍有可能引起水肿、多尿和肾损害。有血栓形成倾向者需慎用，磺胺类过敏者禁用。

【药物相互作用】塞来昔布与CYP2C9抑制剂如氟康唑、氟伐他汀和扎鲁司特等联用，可增加塞来昔布的血药浓度。此外，塞来昔布也能抑制CYP2D6，可提高β-受体阻断药、抗抑郁药和抗精神病药的血药浓度。

帕瑞昔布

帕瑞昔布（parecoxib）是高选择性COX-2抑制药，需注射用药。

【体内过程】本品静注或肌注后，经肝脏酶水解，迅速转化为有药理学活性的伐地昔布（valdecoxib）。本品单次静注或肌注20mg，伐地昔布分别于注射后30分钟或1小时达峰浓度。伐地昔布分布容积约55 L。血浆蛋白结合率可达98%，可广泛分布于红细胞内。伐地昔布主要在肝脏内消除，约70%药物以非活性代谢物形式经尿液排泄，不到5%以原型经尿排泄，$t_{1/2}$约8小时。

【药理作用】帕瑞昔布的活性代谢物伐地昔布是高选择性COX-2抑制药，对COX-2的抑制作用是COX-1的2.8万倍。因此，在发挥镇痛、抗炎作用的同时较少发生因抑制COX-1活性而产生的不良反应，这对维持胃肠道黏膜的完整性和血小板介导的正常凝血状态具有重要的意义。

【临床应用】可用于中度或重度术后急性疼痛的治疗。

【不良反应】较少引起胃肠道黏膜损伤和凝血异常等不良反应，但仍有增加心血管不良事件的风险，故用药时应充分考虑患者可能存在的风险和利益，尤其是心血管事件高危患者。

尼美舒利

尼美舒利（nimesulide），新型 NSAIDs，对 COX-2 的选择性抑制作用较强。具有抗炎、镇痛和解热作用。口服吸收迅速完全，生物利用度高，血浆蛋白结合率达 99%，$t_{1/2}$ 为 2~3 小时。因其抗炎作用强，胃肠道不良反应少而轻微，常用于类风湿性关节炎和骨关节炎、腰腿痛、牙痛、痛经的治疗。

第四节 抗痛风药

痛风是人体嘌呤代谢紊乱和（或）尿酸排泄减少所引起的代谢性疾病。临床表现为反复发作的关节炎、痛风性肾病、痛风凝结物沉积、尿酸性泌尿系统凝结物生成。尿酸水平升高是痛风的生化基础，痛风患者必伴有高尿酸血症。痛风的药物治疗主要是促进尿酸排泄和（或）减少尿酸生成，控制症状和并发症的形成。

抗痛风药物按药理作用分为以下几类：①抑制尿酸合成药物，如别嘌醇；②增加尿酸排泄药物，如丙磺舒、苯磺吡酮、苯溴马隆等；③抑制白细胞进入关节药物，如秋水仙碱等；④解热镇痛抗炎药，如 NSAIDs 等。近年发现的尿酸转运体新靶点，为研制安全高效的抗痛风新药提供了新途径。

秋 水 仙 碱

秋水仙碱（colchicine）对急性痛风性关节炎有选择性抗炎作用，可用于痛风的急性期缓解疼痛。其作用可能是本品与微管蛋白结合，引起微管蛋白解聚，中断了粒细胞迁移，抑制了急性发作局部的粒细胞浸润，与有丝分裂纺锤体结合阻断细胞的分裂；此外，本品还抑制白三烯的合成与释放。口服迅速从胃肠道吸收，可从胆汁分泌形成肠肝循环。用药后可在 12 小时内缓解关节红、肿、热、痛症状。但本品并非镇痛药，故对一般性疼痛及其他类型关节炎无效。不良反应多见，主要是胃肠道反应如恶心、呕吐、腹痛、腹泻。中毒时出现水样腹泻及血便、脱水、休克；对肾及骨髓有损害作用。

别 嘌 醇

别嘌醇（allopurinol），又名别嘌呤醇，为次黄嘌呤的异构体。体内的次黄嘌呤及黄嘌呤由黄嘌呤氧化酶催化生成尿酸。低浓度的别嘌醇竞争性抑制此酶，而高浓度则非竞争性抑制之。此外，别嘌醇在肝脏的代谢物奥昔嘌醇也是酶的非竞争性抑制剂，且在组织中停留时间较长，使尿酸生物合成受阻，尿酸血浓降低，并使患者组织内尿酸结晶重新溶解。多用于慢性痛风。

本品口服易吸收，0.5~1 小时达血浆峰浓度，$t_{1/2}$ 为 2~3 小时。其代谢产物奥昔嘌醇 $t_{1/2}$ 14~28 小时。不良反应较少，偶见皮疹、胃肠道反应、转氨酶升高和白细胞减少。

丙磺舒

丙磺舒（probenecid）通过竞争性抑制肾小管对有机酸的转运，抑制肾小管对尿酸的再吸收，增加尿酸排泄。因本品无镇痛及抗炎作用，仅适用于慢性痛风。口服吸收完全，血浆蛋白结合率85%~95%，血浆 $t_{1/2}$ 长短与剂量相关，治疗剂量时 $t_{1/2}$ 为6~12小时。大部分通过肾近曲小管主动分泌排泄。因脂溶性大，易被再吸收，排泄慢。尿液碱性时排泄增加。不良反应少见。

苯磺吡酮

苯磺吡酮（sulfinpyrazone），又名硫氧唑酮、苯磺保泰松。本品抑制肾小管对尿酸的再吸收，促进尿酸的排泄，降低血尿酸水平。此外，尚可抑制血小板聚集，增加血小板存活时间，并有弱抗炎和镇痛作用。用于慢性痛风性关节炎和高尿酸血症，动脉血栓性疾病的防治。减缓或预防痛风结节的形成和关节的痛风病变。常见不良反应有恶心、呕吐、腹痛、皮疹、咽痛、肝损害。

苯溴马隆

苯溴马隆（benzbromarone），又名苯溴香豆素，本药是苯并呋喃衍生物，作用机制主要是抑制肾小管对尿酸的再吸收，从而降低血中尿酸浓度。由于其不影响嘌呤核苷酸的代谢，适用于高尿酸血症及痛风患者的长期治疗。

本药口服易吸收，约2~3小时后达血药浓度峰值。代谢产物有活性，$t_{1/2}$ 为12~13小时。主要以原型药从尿液、粪便及胆汁排泄。不良反应较少，少数患者可见粒细胞减少，故应定期检查血象。极个别病例会发生抗药性及持续性腹泻。

（吕雄文　李　俊）

扫码"练一练"

扫码"学一学"

第十六章 抗心律失常药

心律失常（arrhythmia）是指心脏冲动频率、节律、起源部位、传导速度和传导顺序等发生异常。心脏正常的泵血功能依赖于心脏协调而有节律性的舒缩活动，心率过快，过慢或心动节律不同步均可导致心脏泵血功能障碍。心律失常可由各种器质性心血管疾病、药物中毒、电解质和酸碱平衡失调等因素引起。严重心律失常可威胁患者的生命。研究显示，心性猝死占临床猝死的 75%，而其中 90% 与心律失常相关（心律失常性猝死）。目前，依据发作时心率快慢将心律失常分为两类：缓慢型心律失常和快速型心律失常。缓慢型有窦性心动过缓，房室传导阻滞等，常用阿托品、异丙肾上腺素治疗。快速型包括房性期前收缩、房性心动过速、心房颤动、心房扑动、阵发性室上性心动过速、室性期前收缩、室性心动过速及心室颤动等。本章节所述抗心律失常药主要针对快速型心律失常的治疗。

第一节 心律失常电生理学基础

一、正常心脏电生理特性

心肌的电生理特性包括兴奋性、自律性和传导性，是决定心脏协调收缩与舒张的重要基础。

（一）心肌细胞膜电位

心肌细胞膜电位由跨膜离子流形成，包括静息电位和动作电位。正常心肌细胞在静息状态，膜两侧电位呈现"内负外正"的极化状态，即为静息膜电位。当心肌细胞兴奋时，膜两侧离子跨膜转运，细胞膜两侧电位发生变化，形成动作电位（action potential，AP）。AP 分为 5 个时相，即 0、1、2、3、4 相（图 16-1）。0 相为快速除极化过程，由大量 Na^+ 经快钠通道快速内流所致。0 相电位上升速率和幅度大小，是影响心肌兴奋传导的重要因素。1 相为

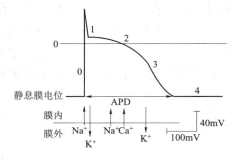

图 16-1 心肌细胞动作电位

快速复极初期，由 K^+ 短暂外流而引起。2 相为平台期，由 Ca^{2+} 和少量 Na^+ 缓慢内流以及 K^+ 外流所致。3 相为快速复极末期，K^+ 外流增多，细胞内电位迅速下降并复极到静息膜电位水平。4 相为静息期或恢复期，在 Na^+-K^+ ATP 酶的作用下，细胞泵出 Na^+，摄入 K^+，恢复静息电位时的离子分布。此期，非自律细胞的静息膜电位较稳定，而自律性细胞可以产生 Na^+ 或 Ca^{2+} 内流和 K^+ 外流，发生自动除极化，达到阈电位时可引起再次兴奋。4 相自动去极化是自律细胞产生自动节律性兴奋的电生理学基础。上述 0 相至 3 相的时程称为动作电位时程（action potential duration，APD）。

（二）快反应电活动和慢反应电活动

窦房结、房室结细胞的膜电位负值较小，0 相去极化由 Ca^{2+} 内流（I_{Ca-L}）造成，除极化幅度低、传导缓慢，属于"慢反应细胞"。心肌工作细胞和传导系统细胞的静息膜电位负

值较大,除极化速率快,属于"快反应细胞",其0相去极化由快Na^+(I_{Na})内流启动。在某些病理情况下(如心肌缺血、缺氧、药物中毒等),细胞膜电位升高(负值减小),可使快反应细胞表现出慢反应电活动。

(三) 膜反应性和传导速度

膜反应性是指膜电位水平与其所激发的0相最大上升速率(V_{max})之间的关系。膜反应性代表0相除极离子通道的活性,是决定传导速度的重要因素。通常情况下,0相上升速率越快,动作电位振幅越高,膜反应性越高,则传导速度越快。药物可通过增高或降低膜反应性,影响传导速度。

(四) 有效不应期

在动作电位时程中,当膜电位恢复到 -60 ~ -50mV 时,细胞才对新刺激产生可扩布的动作电位。从0相开始到能够接受刺激产生可扩布动作电位的时间称为有效不应期(effective refractory period,ERP),它反映钠通道(或L-型钙通道)恢复有效开放所需的最短时间。ERP时间长短一般与APD的长短变化相对应,但所占比例可有不同。有效不应期受钠通道(或L-型钙通道)的复活过程以及动作电位时程变化的影响,减慢钠通道(或L-型钙通道)复活或延长动作电位时程都能延长快反应细胞(或慢反应细胞)的有效不应期。药物可通过延长ERP而使异常冲动落入ERP中,从而减少心律失常的发生。

二、心律失常发生的电生理学机制

心律失常发生的基础是心肌细胞电生理活动异常。

(一) 冲动形成障碍

1. 自律性异常 自律性异常包括正常自律细胞(如窦房结、房室结、希氏-浦肯野细胞)自律活动改变和非自律细胞(如心房肌、心室肌细胞)异常自律机制形成两方面。决定自律性的因素包括最大舒张电位,4相自动除极速率以及阈电位水平。正常情况下心脏兴奋受控于窦房结。病理状态下如低血钾、心肌缺血、缺氧和代谢障碍可使窦房结以外自律细胞4相自动除极速度加快,或兴奋阈电位下移,从而提高自律性。非自律细胞如心房肌和心室肌细胞在缺血缺氧条件下也可出现自律性。

2. 后除极和触发活动 后除极是指在一个动作电位中继0相除极后所发生的除极,其频率较快,振幅较小,呈振荡波动,当达到阈电位,易引起异常冲动发放,引起触发活动(triggered activity)。根据后除极发生时间不同,分为早后除极和迟后除极。

(1) 早后除极 是一种发生在完全复极之前的后除极,常见于2、3相复极中,主要是Ca^{2+}内流增多所致(图16-2)。诱导早后除极的因素有药物(延长动作电位时程药物)、低血钾等。早后除极所触发的心律失常以尖端扭转型心动过速(Torsades de Pointes,TdP)最常见。

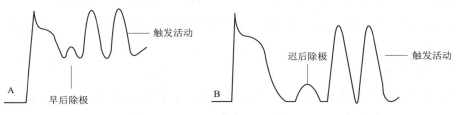

图16-2 后除极与触发活动

(2) 迟后除极 是一种在心肌完全复极后发生的继发后除极，常出现于动作电位 4 相开始期，主要是细胞内 Ca^{2+} 超载而诱发 Na^+ 短暂内流所致（图 16-2）。诱发迟后除极的因素有心肌缺血、肾上腺素能神经兴奋、强心苷中毒、细胞外高钙等。

（二）冲动传导障碍

冲动传导障碍包括单纯传导障碍和折返激动（reentry）。前者包括传导减慢、传导阻滞及单相传导阻滞。传导减慢与传导阻滞系动作电位 0 相除极速率降低所致。折返激动是指一次冲动下传后，又沿着另一环形通路折回，并再次兴奋原已兴奋过的心肌，是引发快速型心律失常的重要机制之一（图 16-3）。产生折返必须具备几个条件：存在解剖性或功能性环形通路；单相传导阻滞；相邻细胞 ERP 长短不一致，折回的冲动落在原已兴奋心肌不应期之外。单次折返激动可引起期前早搏，连续折返可引起阵发性室上性或室性心动过速、心房或心室的扑动和颤动等。

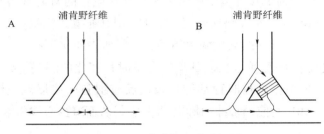

图 16-3 冲动传导障碍机制

A：正常环形冲动传导通路；B：环行通路单向传导阻滞与折返激动

第二节 抗心律失常药的基本作用机制和药物分类

一、抗心律失常药的基本作用机制

心律失常发生的原因是冲动形成异常或冲动传导异常或两者兼有。抗心律失常药的作用机制是通过影响心肌细胞膜离子通道，减少异位自律性或后除极，调节折返环路的传导性或有效不应期以消除折返。

抗心律失常药物作用机制如下。

（一）降低自律性

药物可通过抑制自律细胞 4 相 Na^+ 或 Ca^{2+} 内流、促进 K^+ 外流而降低 4 相自动除极斜率、提高动作电位发生阈值、增大最大舒张电位、延长 APD 等方式降低异常自律性。

（二）抑制后除极和触发活动

早后除极的发生与 APD 过度延长有关，缩短 APD，或抑制早后除极上升支的内向离子流，均可减少早后除极及其引起的触发活动。迟后除极的发生与细胞内钙、钠内流有关，降低细胞内钙浓度或抑制一过性钠内流可消除迟后除极。钙通道阻滞药和钠通道阻滞药有效。

（三）消除折返

折返激动产生的主要机制是单向传导阻滞和邻近心肌组织 ERP 不均一，药物可通过抑制传导，延长 ERP 或使邻近心肌细胞 ERP 趋于一致而消除折返。

1. **改变传导性** ①增强膜反应性，改善传导，取消单向传导阻滞，如利多卡因、苯妥英钠等。②降低膜反应性，减慢传导，变单向传导阻滞为双向传导阻滞，终止折返激动。如钙通道阻滞药或β肾上腺素受体阻断药可减慢房室结的传导，消除房室结折返所致室上性心动过速。

2. **改变ERP** 适当延长ERP，使邻近细胞不均一的ERP趋于一致。钠通道阻滞药和钾通道阻滞药可延长快反应细胞的ERP；钙通道阻滞药和钾通道阻滞药可延长慢反应细胞的ERP。

二、抗心律失常药物的分类

抗心律失常药物通过影响心脏细胞膜离子通道电生理活动或改变自主神经功能而发挥抗心律失常作用。根据药物作用的电生理学特点，将治疗快速型心律失常药物归纳为四大类：钠通道阻滞药；β-受体阻断药；延长动作电位时程药；钙通道阻滞药。

1. **第Ⅰ类　钠通道阻滞药** 本类抗心律失常药的共同特征为阻滞心肌细胞膜钠通道，根据药物对钠通道的阻滞程度和对复极过程的影响差异，又将其分为Ⅰa、Ⅰb、Ⅰc三个亚类。

(1) Ⅰa类　适度阻滞钠通道，降低0相上升速度，不同程度地降低心肌细胞对K^+、Ca^{2+}的通透性，降低自律性，减慢传导，延长复极时间。本类药物有膜稳定作用，表现出一定的局部麻醉作用。代表药有奎尼丁、普鲁卡因胺等。

(2) Ⅰb类　轻度阻滞钠通道，轻度降低0相上升速度，促进K^+外流，降低自律性，缩短复极时间。本类药物有膜稳定或局麻作用。代表药有利多卡因、苯妥英钠等。

(3) Ⅰc类　重度阻滞钠通道，显著降低0相上升速率和幅度，对传导抑制作用较强，对复极影响小。代表药有普罗帕酮、氟卡尼等。

2. **第Ⅱ类　β-受体阻断药** 可抑制肾上腺素能神经对心肌β-受体兴奋效应，阻滞钠通道，降低自律性，减慢传导，缩短复极。代表药有普萘洛尔、美托洛尔等。

3. **第Ⅲ类　延长动作电位时程药** 可通过抑制K^+外流，延长复极时间，明显延长APD和ERP。代表药为胺碘酮、索他洛尔等。

4. **第Ⅳ类　钙通道阻滞药** 通过阻滞心肌细胞膜L-型钙通道，降低慢反应细胞（窦房结、房室结）自律性，减慢房室结传导速度，延长ERP。代表药有维拉帕米等。

第三节　常用抗心律失常药

一、钠通道阻滞药

奎　尼　丁

奎尼丁（quinidine）为Ⅰa类药，是从金鸡纳树皮中分离出的一种生物碱，奎尼丁为其右旋体。

【体内过程】口服吸收迅速，血药浓度达峰时间为1~2小时，生物利用度为75%，血浆蛋白结合率约80%，组织中药物浓度较血浆药物浓度高10~20倍，心肌浓度尤高，体内表观分布容积为 2~4L/kg。本品大部分经肝脏氧化代谢，主要代谢产物 3-羟基奎尼丁仍有药理活性。约 20% 原形药物经肾脏排泄，血浆消除半衰期 5~8 小时，有效血药浓度为 3~6μg/L。酸化尿液可促进其排泄。

【药理作用】

1. 对心肌电生理的影响 适度阻滞开放态 Na^+ 通道，能阻断 Na^+ 电流和多种 K^+ 电流。在低浓度（<1μmol/L）时即可阻滞 Na^+ 电流（I_{Na}）和快速激活的延迟整流 K^+ 电流（I_{kr}），较高浓度时尚可阻滞延迟外向整流 K^+ 电流（I_{ks}）、内向整流 K^+ 电流（I_{K1}）、瞬间外向 K^+ 电流（I_{to}）和 L 型 Ca^{2+} 电流（I_{ca-L}）。

（1）降低自律性 治疗剂量的奎尼丁阻滞钠通道可提高兴奋阈值，降低浦肯野纤维的自律性，尤其是处于异常兴奋的异位节律。治疗量时对正常窦房结无明显影响，但可明显降低病态窦房结综合征患者窦房结自律性。

（2）减慢传导 降低心房、心室肌，浦肯野纤维等的 0 相上升速率，减慢传导。

（3）延长不应期 抑制 K^+ 外流，延长心房、心室、浦肯野纤维 APD 和 ERP。心电图显示 QRS 综合波、QT 和 QTc 间期延长，在心率减慢时此作用尤为明显。心肌局部缺血时，由于浦肯野纤维的不应期缩短或不一致，造成邻近细胞复极不均一而形成折返，奎宁丁延长 ERP 并使其均一化，利于消除折返激动引起的心律失常。

2. 其他 可阻止外周血管 α-肾上腺素受体。静脉注射时，可引起外周血管扩张，血压下降和反射性窦性心动过速。此外，本品尚有一定抗迷走神经作用，可减弱其房室传导的直接抑制作用，加快房性心动过速（如心房扑动）时的房室结传导作用，因此奎尼丁治疗心房颤动或心房扑动时，宜先用强心苷类抑制房室传导以免加快心室率。

【临床应用】为广谱抗心律失常药，可治疗各种快速型心律失常，包括频发性室上性和室性期前收缩、室上性和室性心动过速、心房颤动和心房扑动等，是治疗心房颤动和心房扑动的重要转复心律药物。虽然目前对心房颤动和心房扑动的治疗多采用电转律法，但奎尼丁仍有应用价值，用于转律后的复发。

【不良反应】

1. 心脏毒性 为奎尼丁严重不良反应。中毒浓度奎尼丁可致窦房阻滞、房室阻滞，由此浦肯野纤维出现异常自律性造成室性心动过速，严重可导致"奎尼丁晕厥"，表现为 QT 间期延长和尖端扭转型心动过速，发作可自行终止，但可能反复发作，甚至转变为室颤而致命。一旦发作应立即停药，并进行人工呼吸、胸外心脏按压和电除颤等抢救措施。药物抢救可用异丙肾上腺素，同时输注乳酸钠或 $NaHCO_3$。奎尼丁抑制迷走神经可增加窦性频率，加快房室传导，治疗房颤或房扑时能加快心室率，应先给予钙通道阻滞药、β-肾上腺素受体阻断药或强心苷类药物以减慢房室传导，降低心室率。本品心脏毒性多发生在用药初期，因此应加强用药初期的心电图监测。QRS 波宽增加 25% 以上可视为发生毒性反应的先兆。

奎尼丁的 α-肾上腺素受体阻断作用，可使血管扩张、血压下降。

2. 金鸡纳反应 表现为恶心、呕吐、腹痛、腹泻等消化道反应，发生率可达 30%~50%，也可出现头痛、眩晕、耳鸣、视觉障碍、听力减退等症状，总称金鸡纳反应（chichonic reaction）。

3. 过敏反应 偶可致皮疹、血管神经性水肿和血小板减少。

【药物相互作用】与地高辛合用时，可置换肌肉组织中结合的地高辛以及降低其肾清除率，进而增加其血药浓度，故合用时应减少地高辛用量；与华法林合用时，通过对血浆蛋白的竞争，可延长凝血酶原时间；与胺碘酮合用时，可升高奎尼丁血药浓度；与肝药酶诱导剂（如苯巴比妥、苯妥英钠、利福平）合用可加速奎尼丁的代谢，使其血药浓度降低；与肝药酶抑制剂（如普萘洛尔、维拉帕米、西咪替丁）合用时宜减少本品用量。

普鲁卡因胺

普鲁卡因胺（procainamide）为局麻药普鲁卡因的酰胺型衍生物，属Ia类药。

【体内过程】口服吸收迅速，血药浓度达峰时间为1~1.5小时，生物利用度为70%~90%。本品40%经肝脏代谢，60%由肾脏排出。肝肾功能正常者$t_{1/2}$为3~5小时，充血性心力衰竭可使半衰期延长至6小时，严重肾脏疾病可延长至10~20小时。

【药理作用】电生理作用与奎尼丁相似，可降低浦肯野纤维的自律性，减慢传导速度，延长APD和ERP。普鲁卡因胺对心肌收缩力和迷走神经的抑制较弱，无α-肾上腺素受体阻断作用及奎宁丁样作用。高剂量具有神经节阻断作用，静脉注射可降低外周血管阻力，引起血压下降。

【临床应用】为广谱抗心律失常药，主要用于室性心律失常，如室性早搏、室性心动过速。对心房纤颤及心房扑动的转复作用弱于奎尼丁。对强心苷中毒引起的室性心律失常疗效不肯定。

【不良反应】

1. **一般不良反应** 恶心、食欲不振、呕吐、腹泻等胃肠胃道反应，大多可耐受，也可有荨麻疹、皮肤瘙痒等。大剂量可产生中枢神经系统症状。长期应用可出现红斑狼疮样反应。

2. **心血管系统不良反应** 较奎尼丁轻，一般剂量对血压无影响，也不减慢心率，高浓度静脉注射可引起低血压、传导阻滞、室性心动过速、室颤、心力衰竭等严重不良反应。房室传导阻滞、低血压、心衰、肝肾功能不全者慎用。

丙 吡 胺

丙吡胺（disopyramide）属Ia类药，作用与奎尼丁类似。通过阻滞钠通道，减慢心房、心室肌的传导，延长房室结、希氏束、浦肯野纤维的APD和ERP，其中对房室旁路的逆向传导作用尤为明显。用于维持房颤和房扑复律后的窦性节律，或预防室性心动过速和心室纤颤的复发。抗胆碱作用强于奎尼丁，因此当治疗房扑或房颤时应同时给予减慢房室传导的药物。

丙吡胺的心脏毒性与奎尼丁相似。因抑制心肌收缩力的作用明显，可诱发或加重心力衰竭，故不作为抗心律失常一线药物，伴有充血性心力衰竭的患者忌用。丙吡胺的抗胆碱作用可引起尿潴留、口干、视力模糊及加重青光眼。

利 多 卡 因

利多卡因（lidocaine）为局部麻醉药，属Ib类药，是目前治疗室性心律失常的首选药物。

【体内过程】口服首关消除明显,生物利用度低。静脉内给药1分钟起效,5分钟达高峰,作用持续15~30分钟;肌内注射后5~15分钟起效,作用持续60~90分钟。血浆蛋白结合率为50%~80%,体内分布广泛。本品几乎完全在肝脏代谢,代谢率与肝血流量成比例。血浆消除$t_{1/2}$约1.5~2小时。

【药理作用】利多卡因(治疗量)主要作用于浦肯野纤维和心室肌,对窦房结和心房无明显作用。

1. **降低自律性** 能抑制Na^+内流,促进K^+外流,使最大舒张电位增大,减慢4相自动除极速率,降低自律性。

2. **改变传导速度** 对传导影响较为复杂。治疗量时对传导系统无明显影响。对病变心肌传导性的影响与血K^+浓度有关:①当细胞外K^+浓度升高时(如心肌缺血),可抑制Na^+内流,减慢传导,使单向传导阻滞转变为双向传导阻滞而消除折返,有利于急性心肌梗死所致心室颤动的治疗;②当血K^+浓度降低,可促进K^+外流,增加膜电位(负电位加大),使0相除极速度加快,幅度增大,传导加快,消除单向传导阻滞而终止折返。大剂量时,可抑制Na^+内流,降低浦肯野纤维的传导速度。

3. **相对延长ERP** 能促进3相K^+外流,缩短浦肯野纤维和心室肌APD和ERP,因APD缩短程度大于ERP缩短程度,而使后者在APD中所占比例明显增加(相对延长)。该作用有利于消除折返。

【临床应用】是目前临床治疗室性快速心律失常的首选药物。可用于心肌梗死、心脏手术后、强心苷中毒、锑剂中毒等原因引起的室性早搏、室性心动过速、心室颤动等室性快速型心律失常。

【不良反应】肝功能不良患者静脉注射过快可出现头昏、嗜睡、兴奋、激动、语言和吞咽障碍等神经系统症状。剂量过大或静脉注射过快可引起心率减慢、房室传导阻滞和低血压甚至心搏骤停。充血性心力衰竭、肝功能不全患者长期滴注后可产生药物蓄积,儿童和老年人宜减量使用。

苯妥英钠

苯妥英钠(phenytoin sodium)又名大仑丁,属Ⅰb类药,有抗心律失常和抗癫痫作用。

【体内过程】口服吸收缓慢且不完全,生物利用度约55%~90%,个体差异较大。血药浓度达峰时间为8~12小时,有效治疗浓度为10~20μg/ml,3~4天才能达到稳态血药浓度。本品主要经肝脏代谢,血浆消除$t_{1/2}$约19小时。

【药理作用】对心肌电生理的影响与利多卡因相似,可选择性作用于浦肯野纤维,降低自律性,缩短APD,相对延长ERP。能与强心苷竞争Na^+-K^+-ATP酶,抑制强心苷中毒所致的后除极和触发活动,为治疗强心苷中毒所致快速心律失常的首选药物。

【临床应用】主要用于治疗强心苷中毒所致室性心律失常,对心肌梗死、心脏手术、麻醉、电复律术引起的室性心律失常也有效。

【不良反应】常见不良反应有嗜睡、眩晕、震颤、共济失调等,严重者出现呼吸抑制。静脉给药可能引发室颤、窦性心动过缓和低血压。偶可发生巨幼红细胞性贫血、白细胞减少和血小板减少。孕妇用药可使胎儿致畸。本药有肝药酶诱导作用,与地高辛、奎尼丁、美西律、茶碱等药物合用时，可加速后者肝脏代谢。

美 西 律

美西律（mexiletine）又名慢心律、脉律定，是利多卡因的衍生物，属 Ib 类药。其电生理作用与利多卡因相似。口服吸收迅速、完全，口服后 2~3 小时血药浓度达峰值，作用维持 8 小时，生物利用度约为 90%。血浆蛋白结合率为 70%，血浆消除 $t_{1/2}$ 为 10~12 小时。临床主要用于各种室性心律失常，对急性心肌梗死、心脏手术及强心苷中毒所致室性心律失常疗效明显。本品不良反应发生率较高。临床约 20%~30% 患者口服后出现不同类型的不良反应，其中最常见为胃肠道反应；其次为神经系统反应，如头晕、震颤、共济失调、眼球震颤、嗜睡、昏迷、惊厥、精神失常等；还可出现窦性心动过缓、房室传导阻滞、低血压等心血管不适症状。

普 罗 帕 酮

普罗帕酮（propafenone）又名心律平，属 Ic 类药，化学结构与普萘洛尔相似。

【体内过程】 口服吸收完全，血药浓度达峰时间为 2~3 小时。首过消除明显，生物利用度约为 12%。主要在肝脏经 CYP2D6 代谢，其代谢物 5-羟普罗帕酮也具有药理活性。原形和代谢物均从肾脏排泄，血浆消除 $t_{1/2}$ 约 5~8 小时。其代谢具有遗传多态性，弱代谢型者约占 7%。

【药理作用】 可阻滞心房、心室和希-浦纤维 Na^+ 通道，也可轻度阻滞 K^+ 通道。主要的电生理作用是减慢动作电位 0 相上升速度，降低动作电位振幅，减慢传导速度，在缺血组织更为明显。还可降低窦房结的自律性，延长心房、房室结、心室及旁路的 ERP，消除折返和后除极。本品还具有弱 β-肾上腺素受体阻断作用及钙通道阻滞作用，可抑制缺血浦肯野纤维的迟后除极。心电图表现为 PR 和 QRS 间期延长，对 QT 间期无明显影响。

【临床应用】 属于广谱抗心律失常药。主要用于预激综合征伴室上性心律失常及经房室结的折返性室上性心动过速。还可用于室性期前收缩、房性期前收缩，预防室上性心动过速的发作。由于其他 Ic 类药物（氟卡尼、恩卡尼）可能增加心肌梗死恢复期患者死亡率，故应慎用于此类患者。

【不良反应】 不良反应发生率较高，多数呈剂量依赖性。胃肠道和神经系统反应常见恶心、呕吐、味觉改变、头痛、眩晕等症状，严重可有精神状态改变、视力紊乱、共济失调及抽搐。心血管系统常见房室传导阻滞，可加剧心房扑动患者的心室反应，增加折返性室性心动过速发作的频率，加剧充血性心力衰竭。与其他抗心律失常药合用可加重其不良反应。禁用于心源性休克和严重传导阻滞者。妊娠早期、哺乳期妇女或肝、肾功能损害者慎用。

【药物相互作用】 与维拉帕米、β-肾上腺素受体阻断药合用可加重对窦房结的抑制。可增加地高辛、华法林、美托洛尔血浆水平。西咪替丁通过抑制肝药酶可增高本药浓度。奎尼丁可影响本药的肝代谢。

其他钠通道阻滞药

氟卡尼（flecainide） 属Ic类药，抑制Na^+内流作用强于I_a、I_b类药，可明显减慢心房、心室及希-浦系统的传导，降低自律性，对复极过程影响小，可用于治疗室性和室上性心律失常。口服吸收迅速、完全，血浆$t_{1/2}$在酸性尿中约为10小时，而在碱性尿中可延长至17小时。致心律失常发生率较高，一般不作常规使用，临床上主要用于顽固性心律失常。

恩卡尼（encainide）和氯卡尼（lorcainide） 属Ic类药，两药对Na^+通道阻滞作用强于普罗帕酮，可用于室性及室上性心律失常，不良反应有心动过缓、传导阻滞、低血压、共济失调、视力模糊等。

二、β受体阻断药

普萘洛尔

普萘洛尔（propranolol）属于非选择性、无内在活性的β肾上腺素受体阻断药，对心脏、血管、支气管、肾小球旁细胞等均有作用。其抗心律失常的作用机制主要是竞争性阻断心肌β受体和稳定细胞膜。

【体内过程】口服吸收迅速、完全，但首过消除率高，生物利用度约30%。口服后达峰时间为1~2小时，$t_{1/2}$约2~3小时，血浆蛋白结合率为90%。脂溶性高，可通过血-脑屏障。主要经肝脏代谢，血药浓度存在明显个体差异。代谢产物及少量原型药物（<1%）经肾脏排泄。

【药理作用】抗快速型心律失常的作用机制：①阻断β受体，降低交感神经兴奋性，降低窦房结自律性和房室结传导；②抑制Na^+内流，具有膜稳定作用。心电图表现为心率减慢，PR间期延长，QRS及Q-Tc间期无明显改变。

1. **降低自律性** 阻断心脏$β_1$受体，可降低窦房结、心房及浦肯野纤维的自律性，此作用在交感神经兴奋，如运动及情绪激动时尤为明显。

2. **减慢传导** 大剂量可降低0相上升速率，明显减慢房室结和浦肯野纤维的传导，具有膜稳定作用。可降低儿茶酚胺引起的迟后除极而防止触发活动。

3. **延长不应期** 治疗量可缩短浦肯野纤维的APD和ERP，高浓度则延长。对房室结ERP有明显延长作用。

【临床应用】常用于治疗交感神经兴奋过高如嗜铬细胞瘤、甲状腺功能亢进所致的窦性心动过速。也用于其他室上性心律失常如房性心动过速、房室结折返性心动过速，可减慢房颤、房扑的心室率，但不能转复。也可治疗洋地黄类、环丙烷类中毒所致心律失常。可与其他抗心律失常药合用治疗室性心律失常如室性期前收缩和某些室性心动过速。

【不良反应】主要由于阻断β-肾上腺素受体而产生。常见反应有低血压、房室传导阻滞、心力衰竭、窦性心动过缓等。中枢不良反应有多梦、失眠、抑郁、易疲劳等。长期应用可影响脂质代谢和糖代谢，可增加糖尿病患者血糖。突然停药可加重原有症状如血压增高、心动过速、心律失常、心绞痛加剧，甚至引起急性心肌梗死，故停药时必须用2周时间逐渐减量。房室传导阻滞、病态窦房结综合征、支气管哮喘、慢性肺部疾病患者禁用，高脂血症、糖尿病患者慎用。

【药物相互作用】抗酸药氢氧化铝可使本药吸收减少。与维拉帕米合用可致房室传导阻滞、心脏收缩功能下降。肝药酶诱导剂如苯巴比妥、苯妥英钠、利福平可降低其血药浓度，而肝药酶抑制剂西咪替丁可增加其血药浓度。

美 托 洛 尔

美托洛尔（metoprolol）为选择性 $β_1$ 受体阻断药，无内在拟交感活性，无膜稳定作用，可抑制窦房结和房室结的自律性，减慢房室传导。主要用于交感神经过度兴奋诱发的室性、室上性心律失常。不良反应与普萘洛尔相似。

三、延长动作电位时程药

胺 碘 酮

胺碘酮（amiodarone）又名安律酮，化学结构与甲状腺素相似，每分子药物含两个碘原子。

【体内过程】口服吸收良好但缓慢，生物利用度 22%～65%，有明显个体差异。血浆 $t_{1/2}$ 为 14～28 天，静脉注射 10 分钟起效。血浆蛋白结合率为 95%，体内分布广泛，心肌药物浓度较血药浓度高 30 倍。主要由肝脏代谢并经胆汁排泄。本药及其代谢产物脱乙基胺碘酮具有高度亲脂性（集中于肝、脂肪、肺、心肌、肾脏等），故排泄缓慢，停药 30～50 天仍有作用。10%～15% 的药物可通过胎盘屏障，并能分泌到乳汁，故不宜用于孕妇及哺乳期妇女。

【药理作用】能明显阻滞 K^+ 通道，适度阻滞 Na^+ 通道和 Ca^{2+} 通道。此外，有一定的非竞争性阻断 α、β 受体作用和扩血管作用，扩张冠状动脉，可增加冠脉血流。

1. **降低自律性** 抑制 4 相 Na^+ 或 Ca^{2+} 内流，降低窦房结和浦肯野纤维的自律性。

2. **减慢传导** 抑制 0 相 Na^+ 内流或 Ca^{2+} 内流，减慢 0 相除极速率，减慢浦肯野纤维和房室结传导。

3. **延长 APD 和 ERP** 明显抑制心房肌、心室肌、房室结和浦肯野纤维的 3 相 K^+ 外流，显著延长 APD 和 ERP。

【临床应用】属广谱抗心律失常药。可用于治疗室上性及室性心律失常。可有效维持房颤患者的窦性节律。静脉注射可迅速终止室性心动过速和室颤。因本药能扩张血管且对心肌无抑制作用，可降低冠心病、高血压、心衰和急性心肌梗死伴心律失常患者死亡率。

【不良反应】可引起食欲减退、恶心、呕吐和便秘等胃肠道反应，饭后服药可减少胃肠道反应的发生率。心血管系统不良反应为窦性心动过缓、房室传导阻滞、心衰等，减量可缓解。本品常引起 QT 间期延长，但尖端扭转型室性心动过速发生率较低，多见于并发低钾或与 Ⅰa 类药物合用者。

长期应用可见角膜黄褐色颗粒沉着，停药后可自行恢复；少数患者发生甲状腺功能亢进或减退。个别患者出现间质性肺炎或肺纤维化，长期应用必须定期监测肺功能、进行肺部 X 线检查和血清 T3 与 T4 检测。

索他洛尔

索他洛尔（sotalol）既能选择性阻滞延迟整流钾电流，明显延长 APD 及 ERP，又能非选择性的阻断 β 受体。

【体内过程】口服吸收完全，生物利用度近 100%，血浆蛋白结合率低，在心、肝、肾浓度高。该药在体内极少转化，主要以原型经肾脏排泄。

【药理作用】治疗量时，对 0 相除极无明显影响，但明显延长心房肌、心室肌、房室结和浦肯野纤维的 APD 和 ERP。能降低窦房结和浦肯野纤维的自律性，减慢房室结传导，但对快反应细胞的传导速度无明显影响。心电图表现为 PR、QT、Q-Tc 间期延长，但对 QRS 波无改变。

【临床应用】用于治疗多种室性心律失常，包括心房纤颤、心房扑动、室上性心动过速、预激综合征伴发的室上性心动过速、室性早搏、室性心动过速、心室纤颤以及急性心肌梗死并严重心律失常者。

【不良反应】不良反应发生率较低，少数 QT 间期延长者偶可出现尖端扭转型室性心动过速。本品静脉注射后短时间内可出现症状性窦房结功能异常及心功能不全。低血钾、肾功能低下者慎用。

四、钙通道阻滞药

维拉帕米

维拉帕米（verapamil），又名异搏定，戊脉安。

【体内过程】口服吸收迅速，但首过消除率高，生物利用度约为 20%～35%，故口服剂量较静脉注射量大 8～10 倍；口服后 30 分钟起效，作用维持 5～6 小时。静脉注射 2 分钟起效，作用持续 15 分钟。血浆蛋白结合率为 90%。主要经肝脏转化，代谢产物经肾排泄。血浆 $t_{1/2}$ 为 3～7 小时。

【药理作用】通过阻滞心肌细胞膜 L-型钙通道，抑制钙内流。主要作用于慢反应细胞。

1. **降低自律性** 抑制 4 相 Ca^{2+} 内流，减慢舒张期除极化速率，降低窦房结和房室结自律性。

2. **减慢传导** 抑制 0 相最大上升速率，降低振幅，减慢房室结传导速度。

3. **延长 ERP** 抑制 Ca^{2+} 内流，延长窦房结和房室结 ERP，大剂量时可延长浦肯野纤维的 APD 和 ERP。

【临床应用】主要用于治疗阵发性室上性心动过速。对房性心动过速、房颤或房扑，可通过减慢房室传导而控制心室率，但不能使其转为窦性心律；对室性期前收缩和室性心动过速，有一定疗效。对折返性室性心动过速无效。本药不影响预激旁路，由于抑制房室结的传导，将可能使更多的心房冲动经旁路传入心室，致使心室率增加，甚至诱发室颤，故预激综合征患者忌用。

【不良反应】静脉注射过快或剂量过大可引起血压下降、心动过缓、房室传导阻滞等，偶可诱发心力衰竭。禁用于病态窦房结综合征、Ⅱ、Ⅲ度房室传导阻滞、心力衰竭及心源性休克患者。

【药物相互作用】可降低肾脏对地高辛的清除率，故两药合用时应减少地高辛用量。与奎尼丁合用时可出现明显的低血压。与β-受体阻断药合用时可出现低血压、心动过缓及房室传导阻滞等。

【特殊人群用药】高龄患者尤其心、肾功能差者应慎用或减量。本药可引起胎儿指（趾）发育障碍、胎心过缓及子宫收缩不良，故不宜用于孕妇。

地 尔 硫 䓬

地尔硫䓬（diltiazem）又名硫氮䓬酮，对心肌电生理作用与维拉帕米相似，能降低自律性，抑制房室传导并延长不应期。此外，还有扩张血管及负性肌力作用。主要用于室上性心律失常，如阵发性室上性心动过速、频发性房性期前收缩等。口服不良反应较少，可见头昏、乏力及胃肠不适等，偶有过敏反应。禁用于窦房结功能不全及高度房室传导阻滞者。心功能不全者避免与β受体阻断药合用。

五、其他类抗心律失常药

腺 苷

腺苷（adenosine）为内源性嘌呤核苷酸，通过激活G蛋白耦联的腺苷受体（A受体）而发挥作用。

【体内过程】体内消除迅速，起效快而作用短暂。半衰期极短，只有数秒钟。使用时需静脉快速注射给药，否则在药物到达心脏前即被失活。

【药理作用】通过与G蛋白耦联的腺苷受体A1结合，激活心房、窦房结和房室结乙酰胆碱敏感的钾通道，使K^+外流增加，缩短APD。心肌传导组织细胞因复极3期K^+外流增多，膜超极化而降低自律性。本品还可抑制cAMP引起的钙内流，延长房室结ERP，减慢房室传导，并抑制由交感神经兴奋引起的迟后除极。

【临床应用】主要用于终止折返性室上性心律失常。

【不良反应】不良反应过程极短暂，可有呼吸困难、胸部不适、眩晕等。静脉注射速度过快可致短暂（<5s）的心脏停搏。

第四节　抗心律失常药的合理应用

大多数抗心律失常药物的治疗安全范围较窄，有致心律失常作用，甚至致死，故心律失常治疗主要应针对原发病，去除心律失常诱因。确定采用抗心律失常药物治疗之前，需要斟酌其利弊。

（一）去除诱发心律失常的因素

诱发心律失常的常见因素有低氧、电解质紊乱（尤其是低血钾）、心肌缺血等。某些药物如强心苷类、茶碱类（是多发性房性心动过速的常见诱因）也可诱发心律失常。尖端扭转型室性心动过速不仅发生于延长 APD 的抗心律失常药治疗时，亦可见于某些药物，如抗生素（红霉素）、抗组胺药（特非那定、阿司咪唑）、抗寄生虫药（喷他脒）、抗精神病药（硫利达嗪）和三环抗抑郁药等。去除诱发因素是最基本的抗心律失常治疗措施。

（二）明确治疗目的，合理用药

临床查出心律失常不是必须应用抗心律失常药物治疗，只有当心律失常有明显症状时，才能考虑应用抗心律失常药物治疗。长期应用抗心律失常药物可能增加药物不良反应发生的危险性。明确诊断后，应根据治疗目的不同，合理选择药物。窦性心动过速可选用 β-肾上腺素受体阻断药或维拉帕米；心房颤动或扑动，转律可用奎尼丁（宜先用强心苷），控制心室率可用强心苷或加用普萘洛尔或维拉帕米；如果是无症状的房颤，可不予以治疗；房性期前收缩可选用普萘洛尔、维拉帕米、胺碘酮；阵发性室上性心动过速可选用维拉帕米、普萘洛尔；阵发性室性心动过速可选利多卡因、普鲁卡因胺；心室颤动可选用利多卡因、普鲁卡因胺等。药物的选择还需要考虑患者是否有器质性心脏病、心脏病的类型及程度、用药前心电图的 Q-T 间期以及是否存在心脏以外的疾病等。

（三）减少不良反应

抗心律失常药可以通过不同机制诱发或加重心律失常，甚至危及生命。因此，在药物治疗中应鉴别患者的心律失常是否为药物所引起，决定是否需要继续用药。某些抗心律失常药的不良反应与药物浓度有关，监测血药浓度，及时调整用药剂量可以减少不良反应的发生。应注意药物的不良反应可能与药物相互作用、电解质紊乱、心肌缺血以及心脏疾病的类型和程度有关。此外，还要注意患者合并其他疾病时的药物不良反应，如合并心力衰竭的病人用丙吡胺，可能会使病情恶化。

（四）注意药物的致心律失常作用

抗心律失常药联合用药易产生不同程度的心脏毒性，或加重、恶化原有心律失常，或引起新的心律失常。临床应用抗心律失常药一定要掌握指征，避免滥用；注意剂量个体化，定期检查心电图；必要时进行血药浓度监测。

（江俊麟）

第十七章 利尿药及泌尿系统疾病用药

第一节 利尿药

利尿药（diuretics）是直接作用于肾脏，促进体内水和电解质排出，产生利尿作用的药物。此类药物主要用于治疗各种原因引起的全身性水肿，如心、肝、肾功能障碍引起的水、钠潴留，亦可用于某些非水肿性疾病如高血压、高钙血症、尿结石及尿崩症等疾病的治疗。

一、利尿药作用的生理学基础

尿液生成包括肾小球滤过、肾小管和集合管的重吸收与分泌三个环节。利尿药通过作用于肾单位和集合管的不同部位而产生利尿作用。

（一）肾小球滤过

血液中的成分除大分子蛋白质和血细胞外，均可经肾小球滤过而形成原尿。原尿量的多少取决于肾血流量、有效滤过压和滤过系数。正常情况下，一个成人每天由肾小球滤过产生的原尿量可达180L左右，但排出的终尿仅为1~2L，可见原尿中99%的水和钠在肾小管与集合管中被重吸收，因而单纯增加肾小球滤过率的药物不产生强大的利尿作用。肾脏球-管平衡的调节机制可解释某些药物如多巴胺、茶碱等能扩张肾血管、增加肾血流和肾小球滤过率，增加原尿量生成，但终尿量并不明显增多，利尿作用较弱。因此，临床应用的有效利尿药并非作用于肾小球，而是通过作用于肾小管或集合管不同部位，影响原尿中水和电解质的重吸收，产生利尿作用（图17-1）。

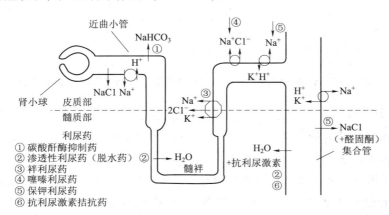

图17-1 肾小管转运系统及利尿药与脱水药作用部位

（二）肾小管重吸收

肾小管分为近曲小管、髓袢及远曲小管三部分。肾小管上皮细胞具有重吸收和分泌功能，其对原尿的重吸收量决定了终尿的多少。不同部位肾小管对原尿重吸收的机制、成分和量存在极大差异。Na^+、Cl^-、K^+、Ca^{2+}、Mg^{2+}等离子主要在近曲小管近端、髓袢升支粗段、远曲小管以及集合管被重吸收。利尿药通过影响肾小管不同部位的重吸收，产生效应强度不同的利尿作用。

1. 近曲小管 原尿中65%~70%的Na^+在此段被重吸收。Na^+的重吸收涉及两个环节：首先通过基侧膜上的Na^+-K^+,ATP酶将进入细胞内的Na^+转运至组织间隙，使细胞内Na^+浓度降低。再通过近曲小管管腔膜上的Na^+-H^+交换体使小管液中的Na^+通过管腔膜进入细胞，同时将细胞内的H^+分泌到小管液中。进入管腔的H^+与HCO_3^-形成H_2CO_3。H_2CO_3脱水成为CO_2和H_2O，CO_2以简单扩散形式进入细胞，在细胞内再水化成H_2CO_3。H_2CO_3分解后，H^+用于Na^+-H^+交换，HCO_3^-经$Na^+-HCO_3^-$同向转运体（symporter）进入组织间液。管腔内的脱水和细胞内的再水化反应均由碳酸酐酶催化（carbonic anhydrase，CA）（图17-2）。碳酸酐酶抑制药通过抑制碳酸酐酶活性，影响Na^+-H^+交换而利尿。作用于此段的药物并不产生明显的利尿作用，其原因是近曲小管对Na^+的重吸收被抑制后，近曲小管管腔内原尿量增多，小管扩张，原尿吸收面积增大；同时其他部位肾小管对Na^+的重吸收也代偿性地增加。

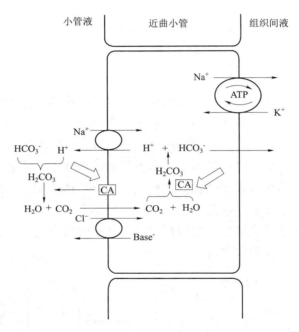

图17-2 近曲小管的离子转运和碳酸酐酶抑制药的作用机制示意图

2. 髓袢 髓袢分降支和升支两部分。髓袢降支细段对Na^+和尿酸通透性极低，但对水的通透性高，水分不断渗透至管周组织液，使小管液中渗透压升高，而升支细段对水不通透，但对Na^+和Cl^-通透性高，小管液中的Na^+和Cl^-顺浓度差扩散至管周组织液，故小管液中Na^+和Cl^-浓度又明显降低。升支粗段是Na^+和Cl^-在髓袢重吸收的主要部位，原尿中25%的Na^+在此段被重吸收。升支粗段对NaCl的重吸收依赖于管腔膜上的$Na^+-K^+-2Cl^-$同向转运体。进入细胞的Na^+由基侧膜上的Na^+-K^+,ATP酶转运至组织间液，降低细胞内Na^+浓度，使上皮细胞与肾小管管腔液形成Na^+浓度差，启动$Na^+-K^+-2Cl^-$同向转运体将Na^+转运入细胞。进入细胞的Na^+再由Na^+-K^+,ATP酶转运至组织间液，Cl^-顺浓度梯度经基侧膜上的Cl^-通道离开细胞，在细胞内蓄积的K^+则经管腔膜上的K^+通道返回管腔，形成K^+的再循环。由于Cl^-流出和K^+流回，使管腔内呈正电位，进而促使管腔内Mg^{2+}和Ca^{2+}经细胞旁途径而重吸收（图17-3）。

髓袢升支粗段对水通透性很低，管腔内液渗透压因离子减少而降低（即肾脏对尿液的

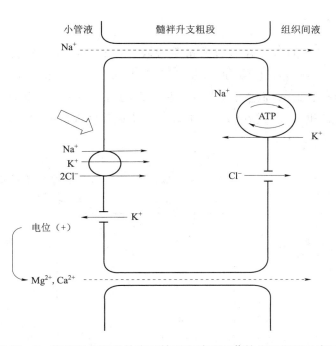

图 17-3　髓袢升支粗段的离子转运和袢利尿药的作用机制示意图

稀释功能），而髓质间液因大量离子进入与尿素共同形成高渗透压区，在抗利尿激素的存在下促进集合管对水分的大量再吸收（即肾脏对尿液的浓缩功能）。作用于此段的利尿药通过抑制上述 $Na^+-K^+-2Cl^-$ 同向转运体，既影响肾脏的稀释功能、又影响肾脏的浓缩功能，利尿作用强大。

3. 远曲小管　原尿中约 10% 的 Na^+ 在此段被重吸收。按功能差异，远曲小管分为远曲小管近端和远曲小管远端，后者包含了连接小管和始端集合管，其部分功能与集合管相同。远曲小管近端对 NaCl 的重吸收依赖于管腔膜上的 Na^+-Cl^- 同向转运体，将管腔内的 Na^+、Cl^- 转运至细胞内，然后 Na^+ 经 Na^+-K^+,ATP 酶转运至组织间液，Cl^- 经基侧膜上的 Cl^- 通道转入组织间液。因该段对水不通透，NaCl 的重吸收进一步稀释了小管液。另外，Ca^{2+} 在甲状旁腺激素的调节下，经管腔膜上的 Ca^{2+} 通道和基侧膜上的 Na^+-Ca^{2+} 交换而被重吸收（图 17-4）。

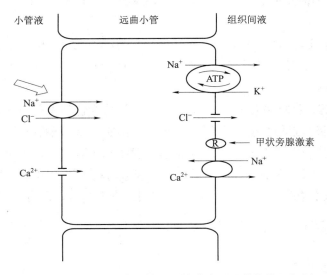

图 17-4　远曲小管近端的离子转运和噻嗪类利尿药的作用机制示意图

(三) 集合管重吸收

原尿中约2%~5%的Na^+在集合管被重吸收，但其机制与其他部位不同。主细胞是Na^+和K^+交换部位，分别通过Na^+通道和K^+通道来吸收Na^+、排出K^+。主细胞顶质膜通过Na^+通道转运Na^+，进入细胞的Na^+通过基侧膜的Na^+-K^+-ATP酶转运到间质进而吸收到血液。由于Na^+重吸收量超过K^+分泌量，致使管腔呈现负电位，驱动Cl^-经细胞旁途径转运入组织间液（图17-5）。

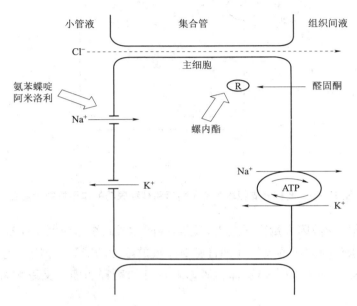

图17-5 远曲小管远端和集合管的离子转运和保钾利尿药的作用机制示意图

二、利尿药的分类

按利尿效能可将利尿药分为以下三类：

1. 高效能利尿药（high efficacy diuretics） 主要作用于髓袢升支粗段髓质部和皮质部，又称袢利尿药，影响$Na^+-K^+-2Cl^-$同向转运体，使Na^+重吸收减少，既影响尿液稀释过程，也影响尿液浓缩过程，利尿作用强大。本类代表药有呋塞米、布美他尼、托拉塞米、依他尼酸等。

2. 中效能利尿药（moderate efficacy diuretics） 主要作用于远曲小管近端，影响Na^+-Cl^-同向转运体，使Na^+重吸收减少，影响尿液稀释过程，利尿作用中等。本类代表药有噻嗪类、氯噻酮等。

3. 低效能利尿药（low efficacy diuretics） 该类药物包括两类：碳酸酐酶抑制药和保钾利尿药。碳酸酐酶抑制药主要作用于近曲小管，抑制碳酸酐酶活性，利尿作用弱，代表药有乙酰唑胺。保钾利尿药主要作用于远曲小管远端和集合管，涉及两种机制：分别为拮抗醛固酮的作用和抑制上皮细胞Na^+通道。保钾利尿药利尿作用弱，减少K^+排出。代表药有螺内酯（拮抗醛固酮的作用）、氨苯蝶啶（抑制上皮细胞Na^+通道）等。

三、常用利尿药

（一）高效能利尿药

本类药物利尿作用迅速而强大，即使肾小球滤过率低于10ml/min，或其他利尿药效果不佳的情况下，仍能产生强大利尿作用。目前常用的药物有呋塞米（furosemide，速尿，呋喃苯胺酸）、布美他尼（bumetanide）、托拉塞米（torasemide）和依他尼酸（ethacrynic acid，利尿酸）等，以呋塞米最为常用。

呋 塞 米

呋塞米（furosemide），又名呋喃苯胺酸、速尿，属氨磺酰类化合物，为目前临床应用最广泛的高效、速效利尿药。

【体内过程】 口服吸收率为60%，生物利用度为50%~70%，食物能减慢其吸收，但不影响吸收率及疗效。血浆蛋白结合率为95%~99%，表观分布容积为0.1L/kg，主要分布于细胞外液。静脉用药和口服给药后开始作用时间分别为5分钟和30分钟，作用维持时间分别为2小时和6~8小时。主要经肾脏近曲小管有机酸分泌机制分泌，以原形经尿排出。血浆 $t_{1/2}$ 为30~60分钟，无尿患者延长至75~155分钟，肝肾功能同时严重受损者可延长至11~20小时。本药可通过胎盘，并经乳汁分泌。

【药理作用】

1. **利尿作用** 与肾小管髓袢升支粗段 $Na^+-K^+-2Cl^-$ 同向转运体可逆性结合，抑制其转运功能，使 Na^+ 重吸收由原来的99.4%下降为70%~80%，降低肾脏的稀释功能；同时，降低肾髓质间液渗透压梯度，排出大量近似等渗的尿液，影响肾脏的浓缩功能。本类药物通过抑制 Na^+ 重吸收以及影响肾脏的稀释功能与浓缩功能，故产生强效利尿作用。

本类药物抑制 Na^+ 重吸过程，降低管腔膜电位，减少 Ca^{2+}、Mg^{2+} 重吸收，促进 Ca^{2+}、Mg^{2+} 排泄，长期应用可致低血镁。由于 Ca^{2+} 在远曲小管可被主动重吸收，故较少引起低血钙。输送到远曲小管和集合管的 Na^+ 增加可促使 Na^+-K^+ 交换增多，使 K^+ 分泌进一步增加。大剂量呋塞米也可抑制近曲小管的碳酸酐酶活性，使 HCO_3^- 排出增加，终尿中 Na^+、K^+、Cl^-、Mg^{2+} 排出增多，因 Cl^- 的排出量往往超过 Na^+，故可引起低氯碱血症。长期用药可引起高尿酸血症。

2. **扩张血管** 扩张肾血管，增加肾血流量，改变肾血流分布；扩张小静脉，减轻心脏负荷，降低左室充盈压，减轻肺水肿。该作用发生在尿量增加之前，与利尿作用无明显关系，可能与增加前列腺素 PGE_2 合成有关。

【临床应用】

1. **严重水肿** 可用于充血性心力衰竭、肝硬化、肾脏疾病（如肾炎、肾功能衰竭）等多种原因引起的各类水肿。因利尿作用强大，一般不做首选，多用于其他利尿药无效的严重水肿患者。

2. **急性肺水肿和脑水肿** 静脉注射后能迅速扩张容量血管，降低血容量，使回心血量减少，降低左室舒张末压而改善左心衰竭所致的急性肺水肿。强效利尿，使血液浓缩，血浆渗透压增高，也有利于消除脑水肿，对脑水肿合并心衰者尤为适用。

3. **急性肾功能衰竭** 扩张血管，增加肾血流，以缺血区肾血流量增加最明显。此外，通过利尿作用增加尿量，冲洗肾小管，减少肾小管的萎缩和坏死，对各种原因如失水、休克、中毒、麻醉意外以及循环功能不全等所致的急性肾功能衰竭有较好的防治作用。

4. **高钙血症** 可一定程度抑制 Ca^{2+} 重吸收，降低血钙。高钙血症危象时，可静脉注射呋塞米40~80mg。

5. 加速某些毒物排出 配合大量输液，可使 24 小时尿量增加达 5L 以上，加速某些以原形经肾排泄的毒物从尿中排出。

【不良反应】

1. **水与电解质平衡紊乱** 常为过度利尿引起，主要表现为低血容量、低血钾、低血钠、低氯性碱中毒等。其中以低血钾最为常见，一般在用药后 1~4 周出现，其症状为恶心、呕吐、腹胀、无力及心律失常等，且低血钾还可增强强心苷对心脏的毒性，因此在慢性心功能不全应用强心苷治疗的患者，应严密监测血钾浓度，注意补充钾盐或加服保钾利尿药。长期应用还可引起低血镁。本类药物可同时引起低血钾与低血镁。纠正低血钾应同时纠正低血镁，因为 Na^+-K^+,ATP 酶的激活需要镁离子。

2. **耳毒性** 静脉快速注射可引起眩晕、耳鸣、听力障碍等，这可能与药物引起内耳淋巴液电解质成分改变及耳蜗毛细胞损伤有关。此毒性呈剂量依赖性，肾功能不全或同时使用其他有耳毒性药物时更易发生，一般为暂时性，少数不可逆。

3. **高尿酸血症** 强效利尿后血容量降低，细胞外液容积减少，导致近曲小管对尿酸重吸收增加；本品可与尿酸竞争有机酸分泌途径。长期用药时多数患者可出现高尿酸血症，但临床痛风发生率较低。

4. **其他** 可有恶心、呕吐、消化道出血等胃肠道反应。少数患者可发生白细胞、血小板减少。也可发生皮疹、嗜酸性粒细胞增多、间质性肾炎等。老年人应用本药时易发生低血压、电解质紊乱、血栓形成和肾功能损害等不良反应。

【药物相互作用】 与其他耳毒性药物如氨基糖苷类、头孢菌素类合用会加重耳毒性；与碳酸氢钠合用发生低氯性碱中毒机率会增加；与阿司匹林、双香豆素、华法林合可竞争与血浆蛋白结合而易致出血；与糖皮质激素类药物合用易致低血钾。本药可使尿酸排泄减少，血尿酸升高，故与治疗痛风的药物同用时，应适当调整后者剂量。

托拉塞米

托拉塞米（torasemide）属吡啶磺胺酰脲类利尿药。

【体内过程】 口服易吸收，生物利用度为 80%~90%，血浆蛋白结合率为 97%~99%，表观分布容积为 0.2L/kg，80% 经肝脏代谢，20% 以原形经肾脏排泄。血浆消除半衰期为 3.5 小时，作用可持续 24 小时。

【药理作用】 主要抑制髓袢升支粗段 $Na^+-K^+-2Cl^-$ 同向转运体，抑制 Na^+ 和 Cl^- 重吸收，增加管腔液 NaCl 浓度，增大渗透压，降低肾髓质渗透压梯度，从而干扰尿的浓缩过程，促进尿 Na^+、Cl^- 和水的排泄。利尿作用强于呋塞米，是后者的 3 倍。此外，还可抑制 TXA_2 的缩血管作用，对糖代谢和脂代谢无不良影响。

【临床应用】 为治疗急性肾衰竭、肝硬化腹水及脑水肿的一线用药。治疗充血性心力衰竭总有效率高于呋塞米。

【不良反应】 最常见的不良反应为直立性低血压、疲倦、紧张、关节痛和肌肉痉挛等。电解质紊乱、耳毒性等不良反应均低于呋塞米。

布美他尼

布美他尼（bumetanide），又名丁苯氧酸，为间氨苯磺氨基衍生物，是目前作用最强的祥利尿药，利尿作用是呋塞米的 20~60 倍。脂溶性高，口服吸收迅速而完全，生物利用度可达 90%，血浆蛋白结合率为 94%~96%。药理作用、作用机制及临床用途均与呋塞米相似。不良反应与呋塞米相似但较轻，排钾作用和耳毒性均小于呋塞米。大剂量时可出现肌肉疼痛和痉挛。

（二）中效能利尿药

本类药物作用于远曲小管近端，产生中等强度利尿作用。

噻 嗪 类

噻嗪类（thiazides）为临床常用中效利尿药。本类药物由杂环苯并噻二嗪与一个磺酰胺基（$-SO_2NH_2$）组成。一系列衍生物是在 2、3、6 位代入不同基团而获得，包括氯噻嗪（chlorothiazide）、氢氯噻嗪（hydrochlorothiazide）、苄噻嗪（benzthiazide）、三氯噻嗪（trichlormethiazide）、苄氟噻嗪（bendroflumethiazide）等，其中最常用的为氢氯噻嗪。本类药物作用机制相同，利尿效能基本一致，但起效快慢、维持时间、所需剂量各不相同。

同类药物还包括与噻嗪类相似的非噻嗪类药物如氯噻酮（chlortalidone）、吲哒帕胺（indapamide）、美托拉宗（metolazone）等，其药理作用与临床应用均与噻嗪类相似。

【体内过程】 噻嗪类脂溶性高，口服吸收迅速而完全，口服后 1~2 小时起效，4~6 小时血药浓度达高峰，但作用维持时间不同，有短、中、长效之分。本类药物在肾脏分布最高，肝脏次之，其他组织分布很少，主要以有机酸形式从肾小管分泌排出。脂溶性高的苄氟噻嗪等进入肾小管管腔后，部分可被肾小管再吸收，故作用维持时间超过 24 小时。

【药理作用】

1. 利尿作用 抑制远曲小管近端 Na^+-Cl^- 同向转运体，使 Na^+、Cl^- 重吸收减少，降低肾脏稀释功能，对浓缩功能没有影响。本类药物都能不同程度地抑制碳酸酐酶活性，使 HCO_3^- 排泄略有增加。由于进入远曲小管远端 Na^+ 增加，促进 Na^+-K^+ 交换，使 K^+ 排泄增多，同时增加 Mg^{2+} 排泄。因此，服用本类药后可增加水、Na^+、K^+、Cl^-、HCO_3^-、Mg^{2+} 等排泄，久用可致低血钾、低血镁。

本品能促进远曲小管 Ca^{2+} 重吸收，降低小管腔中的钙含量，其机制可能是抑制 Na^+ 重吸收后引起肾小管上皮细胞内 Na^+ 降低，促进基侧膜的 Na^+-Ca^{2+} 交换；另一机制是促进远曲小管由甲状旁腺激素调节的 Ca^{2+} 重吸收过程，减少尿液中 Ca^{2+} 浓度。本品减少钙在肾小管内沉积，抑制因高尿钙所致肾结石形成。

2. 降压作用 噻嗪类利尿药为常用的抗高血压药，可单独应用或联合用药。用药早期通过利尿作用，使血容量减少而降压；长期用药则降低外周血管阻力而产生降压作用（详见高血压章节）。

3. 抗利尿作用 能明显减少尿崩症患者尿量及口渴症状，但其抗利尿作用机制不明。排钠，使血浆渗透压降低而减轻口渴感，减少饮水量；抑制磷酸二酯酶，增加远曲小管和集合管对水的通透性，减少尿量；上调水通道蛋白表达，减少尿量。

【临床应用】

1. 水肿 可用于各种原因引起的中等程度水肿，其中对轻、中度心源性水肿有较好疗效，是治疗慢性心功能不全的常用药物之一；对肾性水肿的疗效与肾功能损害程度有关，受损较轻者效果较好；治疗肝性水肿时与保钾利尿药合用，以避免低血钾诱发肝昏迷。

2. 高血压 是治疗高血压病的基础药物,可单独或与其他降压药联合应用。

3. 其他 可用于中枢性或肾性尿崩症及抗利尿激素无效的垂体性尿崩症的治疗;也用于高尿钙伴有肾结石者的治疗。

【不良反应】

1. 水、电解质紊乱 较为常见。长期应用易发生低血钾、低血镁、低血钠、低氯性碱血症等。

2. 代谢障碍 长期应用可引起高血糖、高脂血症、高尿酸血症等,与用药剂量有关,应用时宜用小剂量。糖尿病,脂代谢失常者慎用。肾功能减退患者可升高血尿素,故肾功能不全的患者禁用。

3. 其他 可见皮疹、光敏性皮炎、溶血性贫血、血小板减少性紫癜等过敏反应。此类药物和磺胺类药有交叉过敏反应。也可出现恶心、呕吐、腹泻、上腹部不适当等胃肠道反应。

下列情况慎用:糖尿病、高尿酸血症或有痛风病史;严重肝功能损害、肾功能损害;电解质紊乱(高钙血症、低钠血症);妊娠、哺乳期妇女。

氯 噻 酮

氯噻酮(chlortralidone)为非噻嗪类利尿药,其作用部位与噻嗪类相似,利尿强度与氢氯噻嗪相当。口服吸收不完全。主要与红细胞结合,血浆蛋白结合率低,严重贫血时与血浆蛋白(主要是白蛋白)结合增多。口服 2 小时起效,作用持续时间为 24~72 小时。适应症及不良反应与噻嗪类相似。

吲 哒 帕 胺

吲哒帕胺(indapamide)为二氢吲哚衍生物,利尿作用机制与噻嗪类相似,但利尿作用是氢氯噻嗪的 10 倍。口服吸收完全,1~3 小时起效,6 小时达高峰,血浆蛋白结合率为 75%,约 65% 以原形经肾脏排泄,血浆 $t_{1/2}$ 为 14~18 小时。本品除了利尿作用外,低剂量还能舒张血管平滑肌,降低血压。临床主要用于高血压治疗。

美 托 拉 宗

美托拉宗(metolazone)口服 1 小时显效,作用持续时间为 12~24 小时。利尿作用与噻嗪类相似,无碳酸酐酶抑制作用,不影响肾血流量和肾小球滤过率。主要用于水肿治疗,也用于高血压治疗。不良反应与氢氯噻嗪相似。

(三)低效能利尿药

低效能利尿药作用弱,较少单用,常与其他利尿药合用。主要包括保钾利尿药和碳酸酐酶抑制药。

螺 内 酯

螺内酯(spironolactone)又名安体舒通(antisterone),是人工合成的甾体化合物,其化学结构与醛固酮相似，二者具有竞争性拮抗作用。

【体内过程】口服吸收好，生物利用度大于90%。因原形药无明显药理活性，需经肝脏代谢为有活性的代谢产物坎利酮才能发挥作用，故起效缓慢，服药后1天左右起效，2~3天达高峰，停药后作用可持续2~3天。

【药理作用】本品通过拮抗醛固酮而发挥利尿作用。醛固酮通过与远曲小管、集合管上皮细胞内醛固酮受体结合，诱导特异蛋白质（醛固酮诱导蛋白）合成，促进管腔膜 Na^+-K^+ 交换，产生保钠排钾作用。螺内酯及其代谢产物坎利酮结构与醛固酮相似，可与醛固酮竞争受体，拮抗醛固酮作用，抑制 Na^+ 重吸收和减少 K^+ 分泌，产生排钠留钾的利尿作用。

螺内酯的利尿作用与体内醛固酮的浓度相关。实验显示，螺内酯对切除肾上腺的动物无利尿作用。

【临床应用】利尿作用弱，较少单独应用，常与高效能利尿药或中效能利尿药合用，以增强利尿效果并减少 K^+ 的排出。

1. 治疗与醛固酮升高有关的顽固性水肿，如肝硬化腹水和肾病综合征水肿。
2. 充血性心力衰竭，除拮抗醛固酮所引起的水钠潴留外，尚可抑制醛固酮的促心肌纤维化作用，防止心肌重构。

【不良反应】

1. **高血钾** 长期应用可引起血钾升高，肾功能不良的患者尤易发生，常以心律失常为首发表现，用药期间应注意监测血钾和心电图。
2. **性激素样作用** 男性乳房发育、性欲减退；女性多毛、月经不调、乳房胀痛、声音变粗等，停药后可消失。
3. **胃肠道反应** 可见恶心、呕吐、腹痛、便秘、胃出血及消化性溃疡。
4. **中枢神经系统反应** 可见头痛、倦怠、步态不稳及精神紊乱。

氨苯蝶啶和阿米洛利

氨苯蝶啶（triamterene），又名三氨蝶啶，和阿米洛利（amiloride），又名氨氯吡咪，两药虽化学结构不同，但药理作用相似，均作用于远曲小管远端和集合管，通过阻滞管腔侧上皮 Na^+ 通道（epithelial Na^+ channel，ENaC）而减少 Na^+ 重吸收。因为 Na^+ 重吸收减少，管腔中的负电位变小，导致驱动 K^+ 分泌的动力减少，因而产生排钠、利尿、保钾（potassium sparing）的作用。两药起效较快，口服2小时起效，4~8小时达作用高峰，氨苯蝶啶利尿作用可维持16小时，阿米洛利可维持24小时左右。临床上常与排钾利尿药合用治疗顽固性水肿。长期服用可致高钾血症，肾功能不全、糖尿病患者及老年人尤易发生。常见恶心、呕吐、腹泻等消化道症状。氨苯蝶啶抑制二氢叶酸还原酶，可引起叶酸缺乏。肝硬化患者服用此药，可发生巨幼红细胞性贫血。严重肝、肾功能不全及有高钾血症倾向者禁用。

乙酰唑胺

乙酰唑胺（acetazolamide）又名醋唑磺胺（diamox），为碳酸酐酶抑制药，可抑制近曲小管上皮细胞的碳酸酐酶活性，使 H^+ 和 HCO_3^- 生成减少，影响 Na^+-H^+ 交换，导致 Na^+、H_2O 和 HCO_3^- 排出增加而产生利尿作用。乙酰唑胺还能抑制眼睫状体碳酸酐酶活性，减少房水生成，降低眼内压；抑制脉络丛碳酸酐酶活性，减少脑脊液生成。本药的利尿作用很弱，且长期应用可产生耐受性，故很少作为利尿药使用，临床主要用于青光眼和急性高山病引起的肺水肿及脑水肿的治疗。因本品可增加尿中 HCO_3^- 排出而碱化尿液，故可用于促进尿酸、胱氨酸和弱酸性药物（如阿司匹林、巴比妥类）的排泄。本药也可用于纠正代谢性碱中毒，如心力衰竭病人过多使用利尿药造成的代谢性碱中毒和呼吸性酸中毒继发的代谢性碱中毒等。

常见的不良反应为困倦、面部和四肢麻木感，久用可致代谢性酸血症、尿结石、低钾血症等。本品属磺胺类衍生物，可能与其他磺胺类药物一样，引起骨髓抑制、皮肤反应、肾损害等。

第二节 脱水药

脱水药（dehydrate agents）又称渗透性利尿药（osmotic diuretics），静脉注射后不易通过毛细血管进入组织液中，不被机体所代谢（除葡萄糖外），增加血浆渗透压，产生组织脱水作用；这类药物通过肾脏时被肾小球滤过，不被肾小管重吸收，提高尿液渗透压，增加水和部分离子的排出，产生渗透性利尿作用。临床常用药物有甘露醇、山梨醇、高渗葡萄糖等。

甘露醇

甘露醇（mannitol）属于多醇糖，临床主要用20%的高渗水溶液静脉注射或静脉滴注。

【药理作用】

1. **组织脱水作用** 口服不易吸收，只产生泻下作用。静脉注射后，因不易从毛细血管渗入组织，血浆渗透压迅速提高，使组织间液水分向血液转移而产生组织脱水作用。对脑、眼等组织的脱水作用更为明显，可降低颅内压和眼内压。

2. **利尿作用** 静脉注射后，血浆渗透压迅速增高，组织水分进入血液，血液稀释，血容量增加，肾小球滤过率增加。甘露醇还可促进 PGI_2 分泌，扩张肾血管，增加肾血流，使肾小球毛细血管压升高，增加肾小球滤过率。甘露醇从肾小球滤过后，在肾小管不易被重吸收，使肾小管内液渗透压升高，减少了水在肾小管和集合管的重吸收，产生利尿作用。

3. **其他** 口服可增加肠内渗透压，产生渗透性腹泻。

【临床应用】

1. **脑水肿及青光眼** 是降低颅内压安全有效的首选药，用于脑外伤、脑瘤、脑膜炎及脑组织缺氧等引起的水肿。也可用于青光眼患者急性发作及术前应用以降低眼内压。

2. **预防急性肾功能衰竭** 通过脱水作用，可减轻肾间质水肿；同时渗透性利尿效应可维持足够的尿量，稀释肾小管内有害物质，保护肾小管免于损伤；能改善急性肾衰早期的血流动力学，对肾衰伴有低血压者有较好疗效。

3. **促进有害物质排泄，降低肾小管损害** 通过增加肾小管流量，稀释管腔内有害物质（药物、毒物等），加快排泄，减少对肾小管的损害。

【不良反应】较少，静脉注射过快可引起一过性头痛、眩晕、视力模糊、畏寒及注射部位疼痛。因可增加循环血量而增加心脏负荷，故心力衰竭患者禁用。活动性颅内出血者禁用。

山 梨 醇

山梨醇（sobitol）是甘露醇的同分异构体。药理作用及临床应用与甘露醇相似，但较弱。易溶于水，价廉，一般制成25%的高渗液使用。

高渗葡萄糖

50%高渗葡萄糖（hypertonic glucose）亦可产生脱水和渗透性利尿作用。因其易从血管弥散入组织，且易被代谢，故作用弱而短暂，停药后可出现颅内压回升而引起反跳现象。临床主要用于脑水肿和急性肺水肿。一般与甘露醇合用。

第三节 前列腺增生抑制药

坦 索 罗 辛

坦索罗辛（Tamsulosin）可选择性抑制前列腺 α_1 肾上腺素受体，松弛前列腺平滑肌，从而改善良性前列腺增生所致的排尿困难等症状。

坦索罗辛口服 0.2mg，6 至 8 小时达到血药浓度峰值，体内经肝脏 CYP2D6 和 CYP3A4 代谢，代谢产物的 70%~75% 随尿液排出，25%~30% 经肠道随粪便排出。血浆 $t_{1/2}$ 为 10 小时。

非 那 雄 胺

前列腺内睾酮经 5α 还原酶催化向二氢睾酮转化，从而导致良性前列腺增生。非那雄胺（Finasteride）是一种 4-氮杂甾体化合物，可选择性抑制 5α 还原酶，从而有效减少血液和前列腺内二氢睾酮的合成，可缩小前列腺体积、改善排尿困难、预防良性前列腺增生进展。

非那雄胺口服 5mg，1~2 小时后达到血药浓度峰值，血浆蛋白结合率约为 90%，体内主要经肝脏 CYP3A4 代谢，代谢产物的 39% 经尿液排泄，57% 从粪便排泄。血浆平均 $t_{1/2}$ 为 6 小时。

（江俊麟）

扫码"练一练"

第十八章　抗心肌缺血药

扫码"学一学"

缺血性心脏病（ischemic heart disease）是指冠状动脉功能性或器质性病变致心肌缺血缺氧而引起的心脏病，也称为冠状动脉性心脏病（coronary heart disease），即冠心病。该病的主要原因为冠状动脉粥样硬化病变，导致血管狭窄。此外，冠状动脉炎症、血栓以及冠状动脉痉挛等病因也可导致冠脉管腔狭窄。缺血性心脏病的临床症状主要为心绞痛（angina pectoris），其典型表现为阵发性的胸骨上中段后方压榨性疼痛并向左上肢放射，因此抗心肌缺血药又称抗心绞痛药。正常情况下心肌耗氧量增加可通过增加冠脉供血而代偿，但冠脉病变后由于管腔狭窄、管壁硬化及血管内皮损伤，冠脉舒张功能减弱，冠脉循环的储备能力下降，不能满足增加心肌耗氧量的需要，引起心肌需氧与供氧失衡，导致心肌相对或绝对缺血、缺氧，代谢产物（乳酸、丙酮酸、组胺、K^+等）聚积，刺激心肌神经末梢引起疼痛。临床上将心绞痛分为：①劳累性心绞痛（angina of effort），由体力活动、情绪激动等增加心肌耗氧量所诱发，休息或服用硝酸甘油可缓解。此类心绞痛又分为稳定型心绞痛、初发型心绞痛和恶化型心绞痛；②自发型心绞痛（angina pectoris at rest），其特点是疼痛发生与心肌耗氧量无明显关系，疼痛程度较重，时间较长，不易为硝酸甘油缓解，包括卧位型、变异型、中间综合征和梗死后心绞痛；③混合型心绞痛（mixed pattern of angina），心肌需氧量增加或无明显增加都可发生。临床常将初发型，恶化型及自发型心绞痛称为不稳定型心绞痛。

决定心肌耗氧量的主要因素是心室壁张力、心率和心肌收缩力（图18-1）。心室壁张力与心室内压力和心室容积成正比。心室壁张力越大，维持张力所需的能量越多，耗氧量也就越大。每分钟射血量等于心室每搏射血时间与心率的乘积。射血时心室壁张力增加，每搏射血时间延长，心肌耗氧量则增加。室壁张力相当于动脉收缩压。临床上以"二项乘积"（收缩压×心率）粗略估算心肌耗氧量。

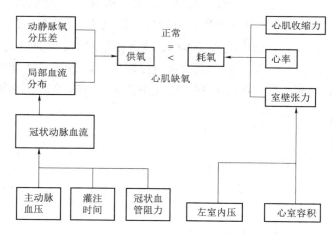

图18-1　影响心肌供氧和心肌耗氧的因素

心肌的供氧量取决于动、静脉氧分压差及冠状动脉的血流量。心肌在休息状态时其摄氧量已达极限，增加氧供应主要依靠增加冠状动脉的血流量。冠脉血流量主要由灌注压（主动脉血压）、冠脉阻力以及灌注时间决定。冠状动脉的分支垂直穿入心肌，并在内膜下分支成网，冠脉血管在心动周期的心缩期受压迫，心肌供血主要在心舒期。因此，血压增加、冠脉阻力降低和心率减慢均可增加冠脉血流。与心外膜下血管比较，心内膜下血管的储备能力较小，且心缩期内心肌对冠脉的挤压效应大，以及受心室内压的影响，故心内膜下心肌组织易发生缺血、缺氧。冠状动脉分支之间普遍存在侧支循环，在冠状动脉粥样硬化引起血管阻塞时，侧支循环可起一定的代偿作用。某些抗心肌缺血药通过扩张冠状动脉与侧支血管而增加缺血区的血液供应。

冠状动脉血流量的调节除神经－体液外，心肌耗氧量也是重要因素。当心肌代谢增强而局部组织氧分压下降时，心肌代谢产物（如腺苷、乳酸等）增加，引起冠状动脉的阻力血管扩张，增加冠状动脉血流量。某些抗心肌缺血药通过抑制心脏，减慢心脏代谢，降低心肌耗氧量，促进血流从非缺血区流向缺血区。

临床上治疗心肌缺血的措施包括药物治疗、介入治疗和手术治疗等。抗心肌缺血药物可通过下列环节发挥作用：①增加心肌氧供应：舒张冠状动脉，解除冠状动脉痉挛或促进缺血区血管生长及侧支循环形成而增加冠状动脉血流量；②降低心肌耗氧量：扩张外周血管，减少前后负荷，降低心室壁肌张力，或减慢心率和减弱心肌收缩力，从而降低心肌耗氧量；③改善心肌代谢：降低细胞内 Ca^{2+} 浓度，保护线粒体功能，降低游离脂肪酸，促进脂代谢转化为糖代谢，纠正心肌代谢紊乱；④抑制血小板聚集和抗血栓形成。

治疗心肌缺血的药物主要包括：①硝酸酯类；②β 受体阻断药；③钙通道阻滞药；④抗血小板和抗血栓形成药；⑤其他抗心肌缺血药。

第一节 硝酸酯类

常用的硝酸酯类药物包括：硝酸甘油、硝酸异山梨酯和单硝酸异山梨酯，其中硝酸甘油最常用。所有硝酸酯类化合物均为硝酸多元酯结构，具有较高的脂溶性，其结构中的 O－NO_2 是发挥疗效的关键部分。

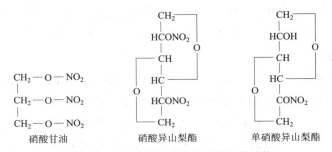

图 18－2 常用硝酸酯类药物的化学结构

硝 酸 甘 油

【体内过程】 硝酸甘油（Nitroglycerin）口服易被胃肠道吸收，但肝脏首过效应显著，生物利用度为 8%。舌下含服可经口腔黏膜迅速吸收，避免了药物在肝脏的首过效应，生物利用度达 80%。硝酸甘油含服后 1~4 分钟起效，4 分钟血浆浓度达高峰，血浆 $t_{1/2}$ 约 4 分钟，作用持续 20~30 分钟。硝酸甘油在肝脏经谷胱甘肽－有机硝酸酯还原酶代谢为易溶于水的脱硝酸代谢物和无机亚硝酸盐，由肾排泄。

【药理作用】 基本作用是舒张平滑肌。硝酸甘油或其他硝酸酯类能舒张静脉与动脉血管,其舒张静脉作用较动脉明显。在动脉,该类药舒张大、中动脉较小动脉作用明显。在离体灌注动物心脏和健康志愿者,硝酸甘油显著增加冠脉血流量,但在冠心病心绞痛患者却不增加冠脉血流量。低浓度硝酸甘油舒张静脉,引起心室容积和舒张末期压下降,肺血管阻力和心排出量稍有降低;较大剂量降低小动脉阻力,降低收缩压和舒张压。舒张头、颈部小动脉引起面色潮红等不良反应。硝酸甘油也能舒张其他组织平滑肌如胃肠道、胆道、呼吸道、泌尿道,但其作用短暂,实用价值小。

硝酸甘油释放的一氧化氮(NO)对心脏产生较弱的负性肌力作用,其对心脏的作用主要继发于 NO 的扩血管效应。在正常人和无心衰的冠心病患者,每搏量和心排血量减少,心率不变或轻微反射性增加;较大剂量时,降低血压而引起心率加快。在心绞痛患者,硝酸甘油降低前、后负荷,减小心室内压,降低心室壁张力而减少心肌耗氧量。在充血性心衰患者,硝酸甘油能改善心功能,增加心排出量。

硝酸甘油作为治疗心绞痛的经典药物已在临床上应用 100 余年,很长时间认为其通过直接舒张血管而发挥抗心绞痛作用,直至 1977 年才认识其舒张血管作用是通过释放 NO 所介导。动脉粥样硬化患者表现血管内皮功能紊乱,内皮细胞合成与分泌内皮衍生舒张因子(即 NO)减少,血管内皮依赖性舒张功能与抗血小板黏附、聚集作用减弱,以及血管对收缩物质(如儿茶酚胺、内皮素、血管紧张素Ⅱ等)的反应性增强。硝酸甘油为 NO 供体,在平滑肌细胞,经线粒体醛脱氢酶(ALDH2)等催化而释放 NO,NO 与 NO 受体可溶性鸟苷酸环化酶(sGC)活性中心的 Fe^{2+} 结合,改变该酶构象,促进细胞内 cGMP 生成,后者激活 cGMP 依赖的蛋白激酶(cGK-I),减少细胞内 Ca^{2+} 从肌浆网的释放与细胞外 Ca^{2+} 进入细胞而降低胞内 Ca^{2+} 浓度,使肌球蛋白轻链去磷酸化,而松弛血管平滑肌。最近在体动物与临床研究证明,硝酸甘油的舒血管作用与促进降钙素基因相关肽(calcitonin gene-related peptide,CGRP)的合成与释放有关。CGRP 是感觉神经的重要递质之一,广泛分布于心血管组织,是强效舒血管物质,并对心肌细胞和内皮细胞具有直接保护作用。硝酸甘油通过释放 NO,进而促进 CGRP 释放,扩张动静脉,降低前、后负荷,降低心肌耗氧量,以及增加缺血区的供血从而缓解心绞痛。持续应用硝酸甘油将导致超氧阴离子(O_2^-)、过氧亚硝基($ONOO^-$)等活性氧大量产生,抑制 ALDH2 的活性,减少 NO 与 CGRP 的生成,产生耐受(图 18-3)。

1. 降低心肌耗氧量 硝酸甘油舒张容量血管,减少回心血量,降低心室充盈压和容积,降低前负荷,降低心室壁张力而降低心肌耗氧量;扩张动脉使外周阻力下降而降低后负荷,减少心脏做功,以及缩短射血时间而降低心肌耗氧量。虽然硝酸甘油降压可引起反射性心率加快和加强心肌收缩力而增加心肌耗氧量,但上述作用的净效应是心肌的总耗氧量降低。

2. 增加冠状动脉血流量,改善缺血区的血流供应 硝酸甘油能舒张较大的冠状血管及侧支血管,在冠状动脉痉挛时此作用更为明显,因而增加冠状动脉血流量,缓解心肌缺血。硝酸甘油能降低室壁张力和左心室舒张末期压,同时缩短射血时间有利于血液从心外膜区域流向心内膜下区域,增加缺血区的供血(图 18-4)。

3. 缺血心肌的保护作用 硝酸甘油释放 NO 和促进 CGRP 释放,这些活性物质对心肌细胞具有直接保护作用。动物实验证明,硝酸甘油或其他 NO 供体能显著缩小心肌梗死面积和减少缺血心肌细胞内酶如肌酸激酶释放。

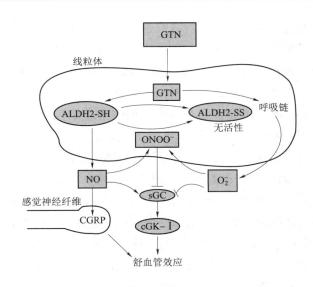

图 18-3　硝酸甘油舒血管作用及机制

GTN：硝酸甘油；ALDH2-SH：线粒体醛脱氢酶巯基化；ALDH2-SS：线粒体醛脱氢酶去巯基；ONOO⁻：过氧亚硝基；O_2^-：超氧阴离子；NO：一氧化氮；sGC：可溶性鸟苷酸环化酶；cGK-Ⅰ：cGMP 依赖性的蛋白激酶；CGRP：降钙素基因相关肽

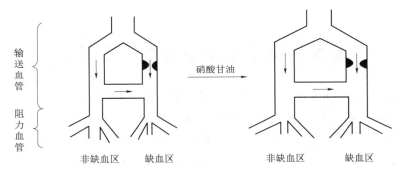

图 18-4　硝酸甘油对冠状动脉的作用部位示意图

【临床应用】

1. **心绞痛**　硝酸甘油对各型心绞痛均有效，可用于治疗与预防心绞痛的发作，是缓解心绞痛的首选药，用药后能迅速缓解疼痛症状，改善心电图的缺血性改变，提高患者的运动耐量。

2. **急性心肌梗死**　硝酸甘油能减少心肌耗氧量，增加缺血区的供血，缩小心肌梗死范围，降低左心室充盈压而减轻肺充血。

3. **充血性心力衰竭**　硝酸甘油降低前负荷，降低心室充盈压，缓解肺瘀血；降低后负荷，减轻射血阻力，有利于增加每搏量和心排出量。

不同个体对硝酸甘油的反应存在差异，其原因与线粒体醛脱氢酶（aldehyde dehydrogenase-2，ALDH-2）多态性有关。ALDH2 基因突变个体 NO 的生成与 CGRP 释放及药理效应显著低于正常野生型纯合子个体。因此，ALDH2 活性低的个体宜选用其他抗心绞痛药物治疗。

【不良反应】硝酸甘油多数不良反应是血管舒张作用所引起。脑血管扩张引起的搏动性头痛是硝酸甘油最常见的不良反应，与其促进 CGRP 释放有关，在治疗持续数天后或减少剂量可以得到缓解。头、面、颈、皮肤血管扩张引起暂时性面颊部皮肤潮红，眼内血管扩张可升高眼内压。大剂量或敏感者可出现直立性低血压，饮酒可加重，自主神经功能紊乱的患者易发生。大剂量硝酸甘油使血压过度下降，引起心输出量急剧减少，冠状动脉灌注压过低，反射性兴奋交感神经使心率增快，心肌收缩力增强，导致耗氧量增加而诱发心绞痛或加重心绞痛发作。大剂量硝酸甘油还可引起高铁血红蛋白血症，应减量或停药，必要时可给予亚甲蓝治疗。因此，硝酸甘油用药应从小剂量开始，服药时宜取坐位或卧位，出现头昏时可采取头低脚高的卧位，以利静脉回流，增加脑供血。

硝酸甘油连续用药可出现快速耐受性，不同硝酸酯类间存在交叉耐受，一般2~3周达高峰，停用1~2周后，耐受性可消失。出现耐受性后增加剂量虽能产生抗心绞痛作用，但不良反应相应加重。采用小剂量开始间歇用药可减少耐受性发生，停药间歇期不得小于8小时，间歇期可服用其他抗心绞痛药。耐受性发生的机制尚未完全阐明，早期认为与-SH耗竭有关，但新近研究证明，硝酸甘油耐受时机体组织中-SH含量并不降低，可能与硝酸甘油诱发氧化应激有关（见图18-3）。研究证明，持续应用硝酸甘油将导致超氧阴离子、过氧亚硝基（peroxynitrite）等活性氧（Reactive Oxygen Species，ROS）的大量产生，这些活性氧至少可从3个途径削弱硝酸甘油的生物转化：①减弱 ALDH-2 活性，硝酸甘油释放 NO 与 CGRP 作用减弱；②上调磷酸二酯酶1A1的活性，导致 cGMP 的降解增加；③抑制 sGC 的活性，导致 cGMP 的生成减少。含巯基药物能部分逆转硝酸甘油产生的耐受性，与其抗氧化作用有关。

硝酸异山梨酯和单硝酸异山梨酯

硝酸异山梨酯（Isosorbide dinitrate），又名消心痛和单硝酸异山梨酯（Isosorbide mononitrate）均为长效抗心绞痛药，其药理作用和作用机制与硝酸甘油相似，但作用较硝酸甘油弱。在体内催化单硝酸异山梨酯释放 NO 的酶类不同于硝酸甘油，经谷胱苷肽硫转移酶和黄嘌呤氧化酶催化释放 NO 而发挥作用。硝酸异山梨酯含服口腔黏膜易吸收，口服也易吸收，但首过效应明显。口服20~40分钟起效，作用持续3~6小时。舌下含服2~5分钟起效，$t_{1/2}$为2小时，作用可持续2~3小时。硝酸异山梨酯在肝内代谢为2-单硝酸异山梨酯和5-单硝酸异山梨酯，其中5-单硝酸异山梨酯为硝酸异山梨酯的主要代谢活性产物，2-单硝酸异山梨酯的药理作用较5-单硝酸异山梨酯弱。两药均可治疗和预防心绞痛发作。

第二节 β受体阻断药

劳累、精神紧张、情绪激动等因素可兴奋交感神经，升高心肌局部及血中儿茶酚胺浓度。肾上腺素和去甲肾上腺素激动心脏β受体，加快心率和增强心肌收缩力，显著增加心肌耗氧量，加剧心肌代谢紊乱和加重心肌电生理的不稳定性，上述作用均可诱发心绞痛或加剧心肌缺血损伤。β受体阻断药如普萘洛尔、吲哚洛尔和噻吗洛尔，以及选择性$β_1$受体阻断药如阿替洛尔、美托洛尔、醋丁洛尔等均可用于治疗心绞痛，能减少或减轻心绞痛发作次数和程度，增加运动耐量，改善缺血性心电图的变化，减少硝酸甘油用量。

普萘洛尔

普萘洛尔（Propranolol）是经典的β受体阻断药，具有广泛的心血管作用，临床可用于治疗心绞痛、高血压、心律失常等多种疾病。本章仅介绍其抗心绞痛作用。

【药理作用】

1. **降低心肌耗氧量** 普萘洛尔阻断 β1 受体，拮抗交感神经兴奋和儿茶酚胺作用，使心率减慢，心收缩力减弱，并能抑制血管平滑肌收缩，减轻射血阻抗，减少安静状态与运动时心肌耗氧量，从而缓解心绞痛。

2. **增加缺血区供血** 当冠状动脉因粥样硬化发生狭窄或冠脉痉挛时，缺血区的阻力血管已因缺氧代谢物（如腺苷、乳酸等）堆积而处于扩张状态，普萘洛尔降低心肌耗氧量能继发性增加非缺血区血管阻力，迫使血液从非缺血区流向缺血区，从而改善缺血区的血液供应。此外，普萘洛尔阻断 β1 受体，减慢心率，使舒张期延长，冠状动脉的灌流时间相应延长，亦有利于血液从非缺血区流向缺血区。

3. **改善心肌代谢** 普萘洛尔减少游离脂肪酸生成，增加缺血组织对葡萄糖的利用，维持缺血心肌能量的供应。

【临床应用】普萘洛尔能有效降低稳定型心绞痛心肌缺血的发作频率和程度，提高运动耐量，改善生活质量。该药兼有抗高血压、抗心律失常作用，对心绞痛伴有高血压或心律失常患者尤为适用。对不稳定型心绞痛，普萘洛尔可减少心肌缺血再发作次数和持续时间，减少心肌梗死发生率。对心肌梗死患者也有治疗作用，可缩小梗死范围，降低急性心肌梗死患者的死亡率。不宜用于变异型心绞痛，因其阻断冠状动脉 β 受体，使 α 受体占优势，易导致冠状动脉收缩而加重心肌缺血症状。

普萘洛尔有效剂量的个体差异较大，一般宜从小剂量开始，以后每隔数日增加 10~20mg，多数患者日用量可达 80~240mg。久用停药时，应逐渐减量，否则会加剧心绞痛发作，引起心肌梗死或突然死亡。这可能是长期用药后 β 受体上调，突然停药时对内源性儿茶酚胺的反应增强。普萘洛尔抑制心肌收缩力和减慢心率，使回心血量增加，可增大心室容积，延长射血时间而增加心肌耗氧量。普萘洛尔和硝酸甘油联合用药可互相消除增加心肌耗氧量的不利因素，产生协同抗心绞痛作用，见表 18-1。

表 18-1 硝酸酯类、β 受体阻断药及钙通道阻滞药对心肌氧供需量因素的影响

	硝酸酯类	β 受体阻断药	钙通道阻滞药
心率	↑	↓	±
动脉压	↓	↓	↓
心室容积	↓	↑	±
心室压力	↓	↓	↓
收缩力	↑	↓	±
射血时间	↓	↑	±
舒张期灌注时间	↑	↑	↑
侧支血流量	↑	↑	↑

注：↑表示增加，↓表示降低，±表示不确定

第三节 钙通道阻滞药

抗心绞痛常用的钙通道阻滞药有硝苯地平、维拉帕米、地尔硫卓、哌克昔林及普尼拉明。

【药理作用】Ca^{2+}是肌肉兴奋-收缩偶联的关键因子。在血管平滑肌细胞，胞液中Ca^{2+}增加可促进Ca^{2+}与钙调蛋白结合，Ca^{2+}-钙调蛋白复合物激活肌球蛋白轻链激酶使肌球蛋白轻链磷酸化，肌动蛋白和肌球蛋白相互作用引起血管平滑肌收缩。在心肌细胞，细胞内Ca^{2+}浓度增加，促进Ca^{2+}与肌钙蛋白结合，去除肌钙蛋白的位阻作用，使肌动蛋白和肌球蛋白结合引起心肌收缩。钙通道阻滞药选择性地阻滞细胞膜上电压依赖性钙通道，阻断Ca^{2+}从细胞外流入细胞内，通过直接或间接作用而保护缺血心肌。

1. **增加缺血区供血** 钙通道阻滞药舒张血管平滑肌，扩张冠状动脉输送血管和小阻力血管及侧支血管，对痉挛的冠脉也有舒张作用，增加冠状动脉的血流量，增加缺血区的供血。

2. **降低心肌耗氧量** 钙通道阻滞药抑制Ca^{2+}内流，减慢心率，降低心肌收缩力；阻滞Ca^{2+}进入平滑肌细胞，降低小动脉张力和全身血管阻力，降低动脉压，减轻射血阻抗，从而降低心肌耗氧量。

3. **阻止细胞内Ca^{2+}超负荷** 缺血/再灌心肌细胞会出现Ca^{2+}超载，引起细胞过度收缩，并损伤线粒体使氧化磷酸化脱偶联，促进活性氧生成与细胞死亡。钙通道阻滞药阻止Ca^{2+}内流，防止Ca^{2+}超载所致细胞损伤。

4. **抑制血小板聚集** 不稳定型心绞痛与血小板黏附和聚集、冠状动脉血流减少有关，大多数急性心肌梗死也是由于动脉粥样硬化斑块脱落突然阻塞冠状动脉所致。钙通道阻滞药阻滞Ca^{2+}内流，降低血小板内Ca^{2+}浓度，抑制血小板聚集。

【临床应用】钙通道阻滞药能治疗各种类型心绞痛，不同钙通道阻滞药对心脏与血管作用的选择性不同，临床应用略有区别。

硝苯地平对血管平滑肌的舒张作用较明显，能扩张冠状动脉缓解冠脉痉挛，对变异型心绞痛疗效好。对稳定型心绞痛，单用硝苯地平因降压作用反射性加快心率，心肌收缩力增强，有增加心肌耗氧量而加重心绞痛症状和发生心肌梗死的危险，宜与β受体阻断药合用，见表18-1。硝苯地平不抑制房室传导，适用于伴有房室传导阻滞的心绞痛病人。

维拉帕米对心脏的抑制作用明显，也能扩张冠状动脉，对稳定及不稳定型心绞痛都有较好疗效。本品有抗心律失常作用，也适用于伴有心律失常的心绞痛患者。维拉帕米与β受体阻断药都能抑制心肌收缩力和减慢心率，不建议合用。

地尔硫草扩张血管及心脏抑制作用与维拉帕米相近，对稳定型心绞痛和不稳定型心绞痛，能减少心肌缺血发作次数和硝酸甘油用量。地尔硫草也可治疗变异型心绞痛病人。

氨氯地平对血管的选择性较硝苯地平高，可降低冠状血管和全身血管阻力，增加冠脉流量。氨氯地平能显著减少稳定型心绞痛患者的心绞痛发作和改善冠脉痉挛心绞痛患者的症状。本品作用维持久，$t_{1/2}$为35~50小时。

第四节 抗血小板和抗血栓形成药

降低血液黏度和防止血液凝固是防治心肌缺血的重要措施，因此抗血小板和抗血栓形成药在临床上也广泛用于防治心肌缺血。

阿司匹林

阿司匹林（aspirin）具有抑制血小板聚集，防止血栓形成的作用。其机制是通过与血小板内的环氧酶1（cyclooxygenase 1，COX-1）共价结合，不可逆的抑制血小板中COX-1的活性，从而阻断血栓素A2（TXA2）的生成，抑制血小板聚集，并能抑制组织纤溶酶原激活物（tPA）释放。由于较大剂量的阿司匹林也可抑制血管内皮细胞COX-1的活性，导致PGI2的合成减少，而PGI2是TXA2的生理对抗物质，其合成减少可能促进凝血和血栓形成。小剂量阿司匹林（50~100mg/d）即可显著抑制血小板TXA2的合成而对PGI2的合成无明显影响。因此，每天给予小剂量阿司匹林可用于防治血栓性疾病如冠状动脉硬化性疾病和心肌梗死，能减少缺血性心脏病发作和复发的危险，降低心肌梗死发生率和死亡率。

噻氯匹定和氯吡格雷

噻氯匹定（ticlopidine）和氯吡格雷（clopidogrel）为噻吩吡啶衍生物，是ADP受体阻滞剂，主要通过与ADP受体P2Y12发生不可逆结合，而竞争性抑制ADP所诱导的血小板聚集，还可以抑制由花生四烯酸（AA）、胶原、酪氨酸激酶受体（TKR）和血小板活化因子（PAF）等所引起的血小板聚集和释放，其最终作用是干扰血小板膜糖蛋白Ⅱb/Ⅲa受体与纤维蛋白结合，从而抑制血小板激活，防止血栓形成和发展。噻氯匹定可用于预防和治疗因血小板高聚集状态引起的心、脑及其他动脉的循环障碍性疾病。氯吡格雷则适用于有过近期发作的中风、心肌梗死和确诊外周动脉疾病的患者，特别是对于低剂量阿司匹林禁忌患者，可用氯吡格雷替代。

替罗非班

替罗非班（tirofiban）为血小板膜糖蛋白Ⅱb/Ⅲa受体拮抗剂，目前用于临床的还有埃替巴肽（eptifibatide）和阿昔单抗（abciximab）。GPⅡb/Ⅲa作为黏附纤维蛋白原的受体，是ADP、凝血酶、TXA_2诱导血小板聚集的最终共同通路，在血小板聚集和血栓形成中起重要作用。该类药通过阻止糖蛋白GPⅡb/Ⅲa受体与上述配体结合，从而抑制血小板聚集。阿昔单抗对血栓形成与预防血管再狭窄有明显的作用，并试用于急性心肌梗死、不稳定型心绞痛等。替罗非班和埃替巴肽主要适应证为不稳定心绞痛。

双嘧达莫

双嘧达莫（dipyridamole）通过抑制磷酸二酯酶与激活腺苷活性而增加细胞内cAMP含量，以及增强PGE_2活性，抑制血小板集聚，发挥抗血栓形成作用。用于防治心肌梗死等血栓性疾病。

利多格雷

利多格雷（ridogrel）为TXA_2合成酶抑制药，并能阻断TXA_2受体。临床用于血栓栓塞性疾病的治疗，能降低再栓塞及心绞痛的发生率。

第五节 其他抗心肌缺血药

吗多明

吗多明（molsidomine）为新型 NO 供体，代谢物 Sin-1 能自发地释放 NO，作用机制与硝酸酯类相似，能舒张血管，降低心脏前、后负荷，降低室壁张力，从而降低心肌耗氧量；扩张冠状动脉及侧支血管，改善缺血区的血供。主要适用于稳定型心绞痛。

卡维地洛

卡维地洛（carvedilol）能阻断 β_1、β_2 和 α 受体。卡维地洛抗心绞痛主要通过以下几个方面发挥作用：①阻断 β_1 受体，抑制心脏功能，降低心肌耗氧量；②阻断 α_1 受体，舒张动脉降低外周阻力，降低心脏后负荷，减轻射血阻抗，降低心肌耗氧量；③具有抗氧化作用，能改善内皮功能。卡维地洛对稳定型和不稳定型心绞痛的治疗具有显著疗效，也能治疗心衰。对高血压也有一定疗效。

尼可地尔

尼可地尔（nicorandil）是一新型扩血管药，兼有钾离子通道激活与硝酸酯类药物的特性。其作用机制是通过释放 NO 与促进平滑肌细胞钾离子通道开放，促钾离子外流使细胞膜超极化，减少 Ca^{2+} 内流从而舒张血管。本品能增加冠状动脉流量，保护缺血心肌，改善心功能。适用于变异型心绞痛，且不易产生耐受性。这类药当中的阿普卡林（aptjkalim）、比马卡林（bimakaljm）、克罗卡林（cromakalin）、吡那地尔（pirlacidil）、尼可地尔（nicorandil）等均有不同程度的抗心肌缺血作用。

阿米洛利

阿米洛利（amiloride）是 Na^+/H^+ 交换抑制药。心肌缺血时，细胞内 H^+ 堆积，激活 Na^+/H^+ 交换体，导致细胞内 Na^+ 浓度增高，进而引起 Na^+/Ca^{2+} 交换增强而增加细胞内 Ca^{2+}，加剧缺血心肌损伤。阿米洛利能阻断上述病理生理过程，产生抗心律失常，减少心肌梗死面积，减轻心肌顿抑和心肌重构等多种保护作用，主要用于急性心肌梗死和心肌梗死心律失常的预防和治疗。这类药用于临床的还有卡立泊来德（Cariporide，HOE642）等。

依那普利

血管紧张素转化酶抑制药依那普利（enalapril）具有抗心肌缺血与心肌梗死的作用。早期应用血管紧张素转化酶抑制药如依那普利能提高心肌梗死病人的存活率，降低死亡率。急性心肌梗死早期血浆肾素活性与血管紧张素Ⅱ（AngⅡ）水平显著升高，AngⅡ直接收缩冠脉血管，以及促进交感神经释放去甲肾上腺素并增强其缩血管效应，导致冠脉供血不足，加重心肌缺血损伤；AngⅡ能诱导纤溶酶原激活物抑制剂-1的生成，促血小板聚集，促进血栓形成；AngⅡ诱导心肌细胞的肥大与成纤维细胞的增殖，引起心室重构。ACE抑制药降低循环与组织中AngⅡ水平，抑制缓激肽降解，促进血管内皮生成与分泌NO和PGI_2，扩张血管，保护缺血心肌与血管内皮细胞，防止与逆转心室重构。

曲美他嗪

心肌代谢药物曲美他嗪（trimetazidine）是一种哌嗪类衍生物，具有抑制脂肪酸的摄取和（或）氧化，增加葡萄糖的氧化代谢，保护冬眠心肌发挥抗心肌缺血的作用。临床适用于冠脉功能不全、心绞痛、陈旧性心肌梗死等。因运动员服用曲美他嗪后可提高竞技能力，2014年1月曲美他嗪被列入世界反兴奋剂机构禁用清单。

雷诺嗪

雷诺嗪（ranolazine）是治疗心绞痛的二线药物，作用机制与曲美他嗪类似。MARISA与CARISA研究表明，雷诺嗪可延缓心绞痛的发生和减轻ST段压低的程度，延长运动试验的持续时间，减少每周心绞痛的发作次数和硝酸甘油用量，且无论单用还是联用常规抗心绞痛药物均具有明显的抗心绞痛作用。

（彭　军）

扫码"练一练"

第十九章 抗高血压药

高血压是体循环动脉压增高为主要临床表现的心血管综合征,在未使用降压药物的情况下,收缩压≥140mmHg 和(或)舒张压≥90mmHg,即可诊断为高血压。高血压病患者中,绝大多数(90%以上)病因未明,称为原发性高血压或高血压病,少数高血压(约5%)有因可查,称为继发性高血压或症状性高血压。

高血压病的发病机制尚未完全清楚,目前认为涉及多种因素包括交感神经活性亢进、肾性水钠潴留、肾素-血管紧张素-醛固酮系统激活,细胞膜离子转运异常,胰岛素抵抗等。其中交感神经活性增强与血管平滑肌细胞α受体表达上调可导致心排出量增加,阻力血管收缩增强,血管壁肥厚及管腔狭窄,在高血压的发生与维持中起重要作用。循环与局部肾素-血管紧张素系统共同参与血压的调节。血管紧张素Ⅱ具有收缩血管,诱发心肌与血管肥厚,促进醛固酮分泌等作用,促进高血压的发生发展。此外,多种舒缩血管的生物活性多肽及其他自体活性物质也参与了血压变化的调节。

凡能降低血压而用于高血压治疗的药物称为抗高血压药。高血压的药物治疗始于20世纪40年代,应用硫氰酸盐类治疗高血压,但降压作用短暂且不稳定。50年代开始应用神经节阻断药如六甲溴铵、樟磺咪芬、美卡拉明等,这类药物选择性阻断神经节突触后膜上的N_1受体,阻断交感神经而降低外周血管阻力,虽然降压作用强大,但同时阻断副交感神经节,不良反应较多,目前主要用于高血压危象和外科手术中的控制性降压。50年代还发现了另外几类重要降压药物:肼屈嗪为血管扩张药,降压作用强大;噻嗪类药物排钠利尿,降低心排血量和外周血管阻力,目前仍为治疗高血压的基础药物,可单用或与其他抗高血压药物联合应用;胍乙啶与利舍平同属交感神经末梢阻断药,其作用机制是通过影响儿茶酚胺的储存和释放,导致交感神经末梢囊泡内递质耗竭而降压,但因神经系统与消化系统不良反应较多,很快被随后问世的不良反应较少的药物替代,目前仅作为某些复方制剂成分及研究交感神经活动的重要工具药。60年代研究出中枢性降压药(甲基多巴、可乐定)、血管扩张药(二氮嗪)、β受体阻断药(普萘洛尔等)和钙通道阻滞药(硝苯地平等)。此后,选择性α_1受体阻断药(哌唑嗪等)、钾通道开放药(米诺地尔等)以及选择性咪唑啉受体激动药(莫索尼定、利美尼定)相继问世,极大丰富了抗高血压药物。70年代末期以后出现的血管紧张素转化酶抑制药(卡托普利等)与血管紧张素受体阻断药(氯沙坦等)使得高血压的药物治疗进入一个新时代,这类药物不仅能有效地降低血压,且能防止和逆转心血管重构。

近年又有许多新型抗高血压药相继问世。例如,非肽类肾素抑制药阿利吉仑(aliskiren)等,能减少血管紧张素的生成,产生降压作用,克服了肽类肾素抑制药口服无效或生物利用度低、消除快的缺点;中性内肽酶-血管紧张素转化酶双重抑制药奥马曲拉(omapatrilat)、法西多曲(fasidotrilat)等,能同时抑制血管紧张素转化酶和内肽酶活性,生物利用度高、降压效果好;5-羟色胺(5-HT)受体激动药乌拉地尔(urapidil)或酮色林(ketanserin)激动中枢$5-HT_{1A}$或$5-HT_{2A}$受体降低外周交感神经活性而降压;内皮素受体阻断药波生坦(bosentan)、塞塔生坦(sitaxsentan)等阻断内皮素与内皮素受体结合表现出强效降压作用。这些药物有些已上市,有些尚在临床试验中。此外,由不同作用机制的两种降压药物组成的新型固定配比复方制剂,具有使用方便、依从性好和疗效好等优点,已成为降压联合治疗的新趋势。

第一节　抗高血压药物的分类

血压形成的主要因素为心排出量和外周血管阻力，由脑、心、血管、肾等主要器官参与调节。抗高血压药物作用于这些器官，调整神经、体液紊乱，减少心排量或（和）降低外周血管阻力，发挥降压作用。根据抗高血压药物的作用部位或机制，可将其分为以下几类：

（一）钙通道阻滞药（硝苯地平、维拉帕米、地尔硫䓬等）

（二）肾素-血管紧张素系统抑制药

1. 血管紧张素转化酶抑制药　如卡托普利、依那普利、雷米普利等。

2. 血管紧张素Ⅱ受体阻断药　如氯沙坦、替米沙坦、缬沙坦等。

3. 肾素抑制药　如阿利吉仑等。

（三）利尿药

利尿药如氢氯噻嗪、呋塞米、阿米洛利等。

（四）交感神经抑制药

1. 肾上腺素受体阻断药　①β受体阻断药，如普萘洛尔、美托洛尔等；②α受体阻断药，如哌唑嗪、特拉唑嗪等；③α和β受体阻断药，如拉贝洛尔、卡维地洛。

2. 中枢性降压药　如可乐定、莫索尼定等。

3. 神经节阻断药　如樟磺咪芬等。

4. 去甲肾上腺素能神经末梢阻断药　如利舍平、胍乙啶等。

（五）血管扩张药

1. 直接舒张血管平滑肌药　如肼屈嗪、硝普钠等。

2. 钾通道开放药　如二氮嗪、米诺地尔等。

目前，我国推荐的一线抗高血压药为：钙通道阻滞药、血管紧张素转化酶抑制药、血管紧张素Ⅱ受体阻断药、利尿药和β受体阻断药，以及由上述药物组成的固定配比复方制剂。此外，α受体阻断药或其他种类降压药有时亦可应用于某些高血压人群。但2014年美国成人高血压治疗指南已将β受体阻断药从一线降压药物中剔除，因β受体阻断药治疗组的复合终点事件发生率（主要因卒中事件增高所驱动）显著高于血管紧张素Ⅱ受体阻断药氯沙坦治疗组。

第二节　常用抗高血压药

一、钙通道阻滞药

钙通道阻滞药广泛用于治疗心律失常、高血压、心绞痛等疾病。钙通道阻滞药能选择性地阻断电压门控性Ca^{2+}通道，抑制细胞外Ca^{2+}内流，松弛阻力血管（小动脉）血管平滑肌，降低外周血管阻力，使血压下降，可单独或联合用药治疗高血压病。二氢吡啶类

扫码"学一学"

扫码"学一学"

（硝苯地平等）、苯烷胺类（维拉帕米等）和苯二氮䓬类（地尔硫卓）均具有降压作用。各类钙通道阻滞药对心脏和血管的选择性不同，以苯烷胺类对心脏作用最强，二氢吡啶类主要作用于血管，地尔硫卓介于两者之间。钙通道阻滞药因其具有明显的降压以及其抗心绞痛的作用，而又不妨碍糖和脂代谢，且具有服药顺从性良好等优点，已上升为治疗轻、中度高血压的首选用药之一

硝苯地平

【体内过程】 硝苯地平（Nifedipine）又名心痛定，口服易吸收，因首过效应，生物利用度为45%～68%，血药浓度达峰时间存在较大个体差异，15分钟起效，1～2小时作用达高峰，维持4～8小时，$t_{1/2}$呈双相，α相为2.5～3小时，β相为5小时。该药主要在肝脏代谢，80%经肾排出，20%随粪便排出。

【药理作用】 对各型高血压均有降压作用，降压作用快、强、短，但对正常血压影响不明显。降压时能反射性引起心率增快，心排出量增加，血浆肾素活性增高，但并不能抵消其直接扩血管降压作用，加用β受体阻断药可对抗这些作用并增强降压效应。对糖、脂质代谢无不良影响。

【临床应用】 可用于治疗各型高血压，尤以低肾素性高血压疗效好，可单用或与利尿药、β受体阻断药、血管紧张素转化酶抑制药合用。硝苯地平普通片给药后血压波动大，且易引起交感神经反射性兴奋，因此除少数急需降压者外，已不常用。硝苯地平的缓释剂或控释剂型使用方便，血压波动小，不良反应较少，适用于高血压病长期治疗。

【不良反应】 常见不良反应有眩晕、头痛、颜面潮红、心悸、踝部水肿等。踝部水肿为毛细血管前血管扩张而非水钠潴留所致。硝苯地平能引起交感神经反射性活动增高，对伴有缺血性心脏病患者宜慎用，以免加剧缺血症状。

尼群地平

尼群地平（nitrendipine）为第二代二氢吡啶类。药理作用与硝苯地平相似，但降压作用较硝苯地平强，维持时间较长，反射性心率加快等不良反应较少。适用于各型高血压。每天口服1～2次。不良反应与硝苯地平相似，肝功能不良者应慎用或减量。与地高辛合用可增加地高辛血药浓度。

拉西地平

拉西地平（lacidipine）为第三代二氢吡啶类。对血管选择性高，扩张冠状动脉作用强于外周血管。降压作用起效缓慢、温和，维持时间较长，不易引起反射性心率增快和心输出量增加，用于轻、中度高血压。每日口服1次。不良反应有心悸、头痛、面红、水肿等。

氨氯地平

氨氯地平（amlodipine）又名络活喜，为第三代二氢吡啶类。作用与硝苯地平相似，降

压作用较硝苯地平慢、温和，维持时间较长，$t_{1/2}$长达35～50小时。每日口服一次。用药期间血药浓度和血压波动小，极少出现反射性心动过速。不良反应同硝苯地平。

二、肾素-血管紧张素系统抑制药

肾素-血管紧张素系统（RAS）是由肾素、血管紧张素及其受体构成的重要体液系统，在心血管活动和水电解质平衡调节中起着十分重要的作用。RAS不仅存在于循环系统，也存在于心脏、脑、肾脏及血管局部。循环与局部RAS以其关键产物血管紧张素Ⅱ（AngⅡ）为核心，与高血压、充血性心力衰竭等心血管疾病及肾脏病的发生、发展密切相关。血管紧张素原由肝脏及其他组织合成后，在肾小球球旁细胞分泌的肾素（蛋白水解酶）的作用下转变为血管紧张素Ⅰ（AngⅠ），后者在血管紧张素转化酶（ACE）的作用下转变为AngⅡ。AngⅡ还可通过糜酶途径生成（图19-1）。循环中RAS以ACE途径为主，而组织中的RAS则以糜酶为主。AngⅡ或AngⅠ可直接转化为AngⅢ（2-8），AngⅡ还可转化为血管紧张素（1-7）[Ang（1-7）]。AngⅢ的生物学效应与AngⅡ相似，其缩血管作用弱于AngⅡ，但促醛固酮分泌作用较强，此外还参与中枢性升压作用及学习记忆。Ang（1-7）表现与AngⅡ相反的效应，产生舒张血管作用。

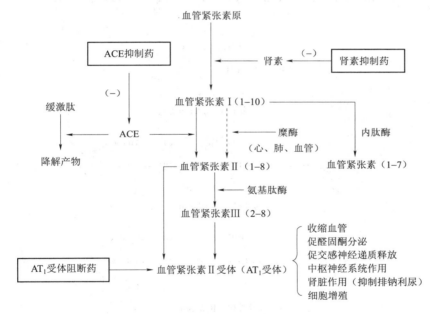

图19-1 肾素-血管紧张素系统及其抑制药的作用环节

AngⅡ具有广泛药理作用如下。①血管作用：AngⅡ直接与间接作用于血管，增加外周血管阻力，升高血压。其直接作用为激活血管平滑肌细胞的血管紧张素Ⅱ受体（AT₁受体），引起血管收缩。AngⅡ间接作用是通过促进外周交感神经末梢释放去甲肾上腺素和增加中枢交感神经放电活动，从而导致外周交感神经张力增高。AngⅡ也作为一种血管生长刺激因子能引起血管平滑肌细胞增殖和血管重构，在高血压发生发展中起重要作用。②肾脏作用：AngⅡ直接收缩肾血管平滑肌以及增加肾交感神经张力，降低肾血流量；作用于肾皮质的球状带促进醛固酮的合成与分泌，增加水钠潴留。此外，高浓度的AngⅡ可直接抑制远曲小管Na^+转运，降低Na^+排泄。③心脏作用：循环与局部的AngⅡ可作用于心肌细胞和非心肌细胞，以及作用于心脏交感神经末梢促进去甲肾上腺素释放，表现为正性肌力和正性频率作用。AngⅡ还可收缩冠状动脉以及引起心肌重构。

作用于 RAS 的抗高血压药有血管紧张素转化酶抑制药、血管紧张素Ⅱ受体阻断药和肾素抑制药。

（一）血管紧张素转化酶抑制药

1965 年科研人员从巴西一种洞蛇蛇毒里分离出多肽类物质，对降解缓激肽的激肽酶Ⅱ有抑制作用，可增强缓激肽的舒血管作用，后发现此肽类物质也可抑制 ACE。1971 年人工合成了壬肽抗压素（teprotide），是第一个用于临床抗高血压的血管紧张素转化酶抑制药（angiotensin - converting enzyme inhibitor，ACEI）。因其为肽类物质，作用短暂、不能口服，不便于临床应用而未能推广。1977 年根据 ACE 底物的化学结构推测设计出 ACE 的活性部位模型，合成了一系列口服有效、化学结构简单的小分子 ACEI。

卡托普利为第一个口服有效的 ACEI，1981 年被批准用于临床。随后，一系列高效、长效、不良反应少的 ACEI 陆续问世。根据化学结构分为三类：含巯基（-SH）的有卡托普利（Captopril）、阿拉普利（Alacepril）等；含羧基（COO-）的有依那普利（Enalapril）、雷米普利（Ramipril）、赖诺普利（Lisinopril）、喹那普利（Quinapril）、培哚普利（Perindopril）等；含次膦酸基（POO-）的有福辛普利（Fosinopril）等（图19-2）。目前临床应用的 ACEI 有十余种，这类药物能有效地降低血压，对充血性心力衰竭及缺血性心脏病等也有良效。

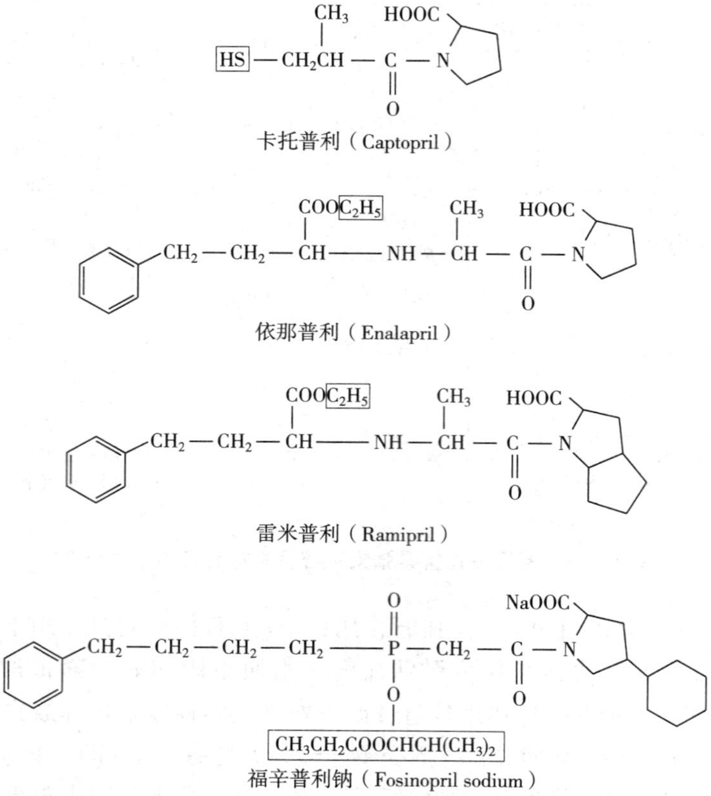

图 19-2　ACEI 的化学结构示意图

（□ 内为 ACEI 与酶的 Zn^{2+} 位点结合取代基团）

【体内过程】不同 ACEI 因化学结构不同，药物体内过程存在较大差异（表19-1）。食物能影响卡托普利的吸收，宜在餐前1小时服用。大多数 ACEI 如依那普利、喹那普利、培哚普利等为前体药，须在体内转化后才能发挥作用。少数ACEI如福辛普利和喹那普利等可通过肝脏和肾脏清除，多数ACEI主要通过肾脏清除，肾功能显著降低者大多数ACEI血浆清除率降低，应减少用量。

表19-1 ACEI的体内过程

药物	前体药	达峰时间(h)	$t_{1/2}$ (h)	作用持续时间(h)	消除脏器	蛋白结合率(%)	绝对生物利用度(%)
卡托普利	非	1	2.3	6~12	肾	30	70
依那普利	是	1	11	12~24	肾	50	40
赖诺普利	非	2~4	12~24	24~36	肾	少	25
喹那普利	是	2	1	24	肾、肝	97	10~12
培哚普利	是	1	24	40	肾	30	65~70
雷米普利	是	1	9~18	>24	肾、肝	36	50~60
福辛普利	是	1	11.5	>24	肝、肾	95	36

【药理作用】ACE是一大分子含锌酸性糖蛋白，分子量为15万。其中含有两个"必须结合点"，Zn^{2+}位点是ACEI有效基团的作用位点，另一个为"附加结合点"。ACEI与AngⅠ或缓激肽竞争ACE，其基本作用是与ACE活性部位的Zn^{2+}结合，使酶失活。ACEI与酶的Zn^{2+}结合必须依赖其基团-SH，COO-或POO-。以卡托普利为例说明这种结合方式，卡托普利有三个基团能与ACE的活性部位相结合：①脯氨酸的末端羧基与酶的正电荷部位（精氨酸）呈离子键结合；②肽键的羰基与酶的供氢部位呈氢键结合；③巯基与酶中锌离子结合（图19-3）。ACEI与Zn^{2+}结合的强度及与"附加结合点"结合的数目与亲和力决定其作用强度和持续时间。含COO-与含POO-的ACEI比含-SH者与ACE结合更牢固，故作用较强而持久。

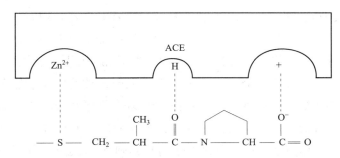

图19-3 ACE与卡托普利结合的示意图

ACEI具有较强的降压作用，与其他降压药比较，具有以下特点：①降压时不伴有反射性心率加快，对心排出量无明显影响；②可预防和逆转心肌与血管构型重建；③增加肾血流量，保护肾脏；④不引起水钠潴留；⑤降压作用稳定，无耐受性，突然停药无反跳现象；⑥能改善胰岛素抵抗，不引起电解质紊乱（高K^+者除外）和脂质代谢改变。

ACEI的降压机制是通过抑制ACE，降低循环与血管组织RAS活性，减少AngⅡ的生成和升高缓激肽水平而发挥作用。

（1）抑制血浆与组织中ACE，阻止AngⅡ的生成，降低外周血管阻力。

（2）抑制缓激肽降解，升高缓激肽水平，继而促进一氧化氮（NO）和前列环素生成，产生舒血管效应。

（3）减弱AngⅡ对交感神经末梢突触前膜AT受体的作用，减少去甲肾上腺素释放，并能抑制中枢 RAS，降低中枢交感神经活性，减弱外周交感神经张力，降低外周血管阻力。

（4）抑制心肌肥大与血管重构，通过降低心肌与血管组织 ACE 活性，抑制 Ang Ⅱ 促血管平滑肌细胞、成纤维细胞增殖与心肌细胞肥大。在心脏，ACEI 预防与逆转心肌肥厚及构型重建，对缺血心肌具有保护作用，从而改善心脏的收缩与舒张功能；在血管，抑制血管重构，可降低血管硬度，改善动脉顺应性。

（5）减少肾脏组织中 Ang Ⅱ，削弱 Ang Ⅱ 的抗利尿作用，减少醛固酮分泌，促进水钠排泄，减轻水钠潴留。

（6）改善血管内皮功能。高血压常伴有血管内皮功能紊乱，而血管内皮功能紊乱是促进高血压及其并发症发生发展的重要原因。

【临床应用】

1. 治疗各型高血压 ACEI 对肾性高血压和原发性高血压均有效，可治疗高肾素高血压，也能降低正常或低肾素高血压病人的血压。轻、中度高血压患者单用 ACEI 常可以控制血压，与利尿药及 β 受体阻断药合用能增强疗效，用于治疗重度或顽固性高血压。ACEI 对缺血心肌与肾脏具有保护作用，可增加胰岛素抵抗患者的胰岛素敏感性，尤其适用于伴有慢性心功能不全、缺血性心脏病、糖尿病肾病的高血压患者，可延缓病情发展，显著改善生活质量。

2. 治疗充血性心力衰竭 ACEI 可改善心肌重构以及心肌收缩和舒张功能，降低心衰患者病死率（详见第二十章）。

3. 治疗心肌梗死 ACEI 可保护缺血心肌细胞，改善重构，降低病死率（详见第十八章）。

【不良反应】主要的不良反应有高血钾、咳嗽、血管神经性水肿等。RAS 高度激活的病人，可能出现低血压而致"首剂现象"，宜从小剂量开始试用，并密切监测。肾功能正常者服用 ACEI，一般较少见高血钾，而肾功能受损或与留钾利尿药合用时易致高血钾。正常人应用 ACEI 可舒张出球小动脉，降低肾灌注压，因同时增加肾血流量，故肾小球滤过率一般无明显影响；肾动脉阻塞、硬化或肾异体移植时，ACEI 能引起可逆性肾功能受损。咳嗽为刺激性干咳，多见于用药开始几周内。咳嗽原因可能与这类药物抑制缓激肽降解和促进 P 物质释放，导致这些物质在肺血管床积蓄有关。依那普利与赖诺普利咳嗽的发生率比卡托普利高，而福辛普利较低。血管神经性水肿多见于颜面部。卡托普利可出现青霉胺样反应如皮疹、瘙痒、嗜酸细胞增多、白细胞减少、淋巴结肿大、发热、胃痛、口腔溃疡、味觉减退、肝功能损害等，可能与含 – SH 有关。在妊娠早期，ACEI 无致畸胎作用，但妊娠中后期长期应用可引起胎儿畸形、胎儿发育不全甚至死胎，故孕妇忌用。亲脂性的 ACEI 如雷米普利与福辛普利在乳汁中分泌，故哺乳期妇女忌服。吲哚美辛、阿司匹林等环氧酶抑制药能抑制前列环素的生成，降低 ACEI 疗效，故不能同用。

卡 托 普 利

卡托普利（Captopril）又名开搏通，口服作用快，15 分钟起效。卡托普利无中枢副作用，能改善睡眠与情绪，改善生活质量，优于其他类型降压药，尤其适合肝脏疾病高血压患者选用。卡托普利是目前美国 FDA 唯一批准用于治疗糖尿病肾病的 ACEI，更为有效地保护 I 型糖尿病患者已降低的肾功能。普通片，半衰期短，每日服药 2~3 次，控释片，每天服药 1 次。

依 那 普 利

依那普利（Enalapril）为前药，其—$COOC_2H_5$ 必须经体内转化为—COOH，称为依那普利拉（Enalaprilat），方可发挥作用。依那普利的基本作用与卡托普利相似，有以下特点：①缓效：因系前体药，体内水解后才有效，故起效慢，口服后 1~2 小时起效，3~4 小时达到高峰；②长效：可维持 24 小时以上，日服 1 次即可；③强效：强于卡托普利 5~10 倍，剂量小；④不含 –SH，故无卡托普利的青霉胺样反应，但高血钾、低血压等不良反应较卡托普利多见。阿司匹林对依那普利的降压效果有显著的拮抗效应，二者不能同服。

福 辛 普 利

福辛普利（Fosinopril）是第一个批准上市的含有 POO – 的 ACEI。体内转化为含有 POO – 活性基团的福辛普利拉。其亲脂性强，分布于心脑较多，肾脏较少。降压作用缓和而持久。福辛普利可单独使用作初始治疗或与其他抗高血压药物联合应用。药动学特点是由肝肾双途径排泄，故在肝或肾功能减退者，可经另一途径清除，一般不需减量，较少引起蓄积中毒。

（二）血管紧张素 II 受体阻断药

Ang II 与 Ang II 受体（AT 受体）相互作用产生药理效应。AT 受体有四种亚型，即 AT_1、AT_2、AT_3 和 AT_4 受体。AT_1 受体主要分布于心脏、血管、脑组织和肾脏。AT_2 受体主要分布于肾上腺髓质和脑组织。Ang II 的心血管作用主要由 AT_1 受体介导，AT_2 受体的生理作用尚未完全清楚，可能与抑制生长和抗增殖作用有关。

Ang II 的生成除通过 ACE 代谢途径外，相当部分的 Ang II 是通过非 ACE 途径（糜酶途径）形成。ACEI 不能抑制糜酶途径，而 AT_1 受体阻断药能特异性与 AT_1 受体结合，阻断不同代谢途径生成的 Ang II 作用于 AT_1 受体，从而抑制 Ang II 的心血管作用。此外，ACEI 可导致缓激肽、P 物质堆积，引起咳嗽等不良反应，而 AT_1 受体阻断药无咳嗽、血管神经性水肿等不良反应。

最初发现的 AT 受体拮抗药为沙拉新（Saralasin），因其属肽类不能口服，且作用时间短以及部分激动活性，限制了其临床应用。非肽类 AT_1 受体拮抗药包括氯沙坦（Losartan），厄贝沙坦（Irbesertan）、缬沙坦（Valsartan）、坎地沙坦（Candesartan）等，具有受体亲和力高，选择性与特异性强，口服有效，作用时间长，无部分激动活性等优点。

氯 沙 坦

【体内过程】氯沙坦又名科索亚，为 1995 年美国 FDA 批准治疗高血压的第一个 AT_1 受体阻断药，在体内转化为活性产物 EXP3174，后者与 AT_1 受体结合更牢固，拮抗 AT_1 受体的作用强于母药 15~30 倍。本品口服吸收迅速，首过效应明显，生物利用度约为 33%，$t_{1/2}$ 为 6~9 小时，血浆蛋白结合率 >98%。在肝脏由细胞色素 P450 2C9 与 3A4 代谢为活性更强的 E3174，E3174 $t_{1/2}$ 为 6~9 小时。大部分随胆汁排泄，部分随尿排出。每日服药一次，降压作用可维持 24 小时。

【药理作用】心血管效应主要与选择性地阻断 Ang Ⅱ 的效应有关。此外，当 AT_1 受体被阻断后，反馈性增加肾素活性，导致 Ang Ⅱ 浓度升高，Ang Ⅱ 仅能激活 AT_2 受体，产生抗增殖作用。氯沙坦对肾功能具有保护作用，在伴有高血压的肾病患者，该药降压的同时能维持肾小球滤过率，增加肾血流量与排钠，减少蛋白尿。还可增加尿酸、尿素排泄，其他现有 AT_1 受体阻断药无此作用。此外，该药还具有阻断血栓素 A_2 受体的作用。

【临床应用】用于治疗轻、中度高血压，适用于不同年龄的高血压患者，对 ACEI 不良反应不能耐受者适用，对伴有肾病和慢性心功能不全患者有良好疗效。与利尿药或钙通道阻滞药合用，可增强降压疗效。

【不良反应】不良反应较 ACEI 少，耐受性比 ACEI 好。可引起低血压、高血钾等。肝功能不全或循环不足时，应减少起始剂量。抗真菌药氟康唑抑制 P450 2C9，可能降低氯沙坦的临床疗效。孕妇禁用。

其他 AT_1 受体阻断药的体内过程与氯沙坦存在一定差异（表 19-2）。缬沙坦是最强的 AT_1 受体阻断药，厄贝沙坦体内不需要生物转化即有较强的 AT_1 受体阻断效应，而且药动学较少受肝肾功能不全或年龄性别的影响，故一般不需要调整剂量。坎地沙坦作用强大、应用剂量小、维持时间较长。

表 19-2　血管紧张素 Ⅱ 受体阻断药的体内过程

	氯沙坦	缬沙坦	替米沙坦	坎替沙坦	厄贝沙坦
生物利用度（%）	33	25	42~57	42	60~80
起效时间（h）	1	2	1	2~4	2
达峰时间（h）	6	4~6	3~9	6~8	3~6
持续时间（h）	24	24	≥24	≥24	24
蛋白结合率（%）	>98	96	99.5	99.6	96
分布容积（L）	34	17	53~96	10	500
清除 $t_{1/2}$（h）	2	6~8	18~24	9~13	11~15
排泄（尿/粪%）	35/60	13/83	1/97	33/67	20/80

（三）肾素抑制药

肾素是催化血管紧张素原生成血管紧张素 Ⅰ 的关键酶，抑制肾素活性，从而阻断血管紧张素 Ⅰ 的生物学效应。阿利吉仑（Aliskirin）是第一个批准上市抑制肾素的抗高血压药物。

阿利吉仑

【药理作用】阿利吉仑又名锐思力，是非肽类直接肾素抑制药，对肾素具有高选择性。阿利吉仑通过扩张血管，降低血管阻力，从而降低血压。降压过程中，不产生反射性心动过速，不影响心功能，具有强效、平稳长效降压的特点，为一类新型抗高血压药物。

阿利吉仑口服生物利用度为 16%，$t_{1/2}$ 为 30~40 小时，在服药（40~1800mg 剂量范围）后 2~4 小时达到高峰。降压作用为肾素依赖性，大剂量给药可延长作用时间，但不会引起血压骤降。

【临床应用】 用于轻、中度高血压。

【不良反应】 不良反应较少，最常见不良反应为疲乏、胃肠道反应、腹泻、头痛、头晕等，偶见血管神经性水肿。

三、利尿降压药

利尿药作为基础降压药广泛用于临床。该类药物价格低廉；小剂量时不良反应少，较为安全；对多数高血压病人有效且不易耐受；可单独使用治疗轻度高血压，也可与其他降压药合用治疗中、重度高血压。临床治疗高血压的利尿降压药以噻嗪类中效利尿药为主，其中以氢氯噻嗪最为常用。

氢氯噻嗪

【药理作用】 氢氯噻嗪（hydrochlorothiazide）降压作用温和、持久，对立位和卧位均有降压作用，长期用药无明显耐受性，大多数病人一般用药2~4周就可以达到最大疗效。大规模临床研究证明长期用药可降低高血压患者心、脑血管并发症的发病率和病死率，以及提高病人的生活质量。与扩血管药以及某些交感神经抑制药合用，可对抗这些药物所致水、钠潴留，产生相加或协同作用。

氢氯噻嗪降低动脉血压的确切机制尚不清楚。初期降压作用可能是通过排钠利尿，引起体内Na^+、水负平衡，减少细胞外液和血容量，从而降低心排出量和血压。长期应用后血容量和心排出量可逐渐恢复至用药前水平，但血压仍持续降低，主要是由于外周血管阻力降低所致。氢氯噻嗪长期应用降低外周血管阻力并非直接作用，确切机制尚未明了。该药可能通过排钠而降低小动脉血管平滑肌细胞内Na^+的浓度，进而通过$Na^+ - Ca^{2+}$交换机制，使胞内Ca^{2+}减少，从而降低细胞膜受体对去甲肾上腺素等缩血管物质的反应性；降低动脉血管壁钠、水含量，从而减轻因细胞内液过度积聚所致血管腔变窄，并增强平滑肌对舒血管物质的敏感性。

【临床应用】 氢氯噻嗪是治疗高血压的基础药物，安全有效、价廉。可单用或与其他抗高血压药联合应用治疗各类高血压。单用适用于轻、中度高血压。在老年高血压患者，因肾单位减少，水钠容量增加，血浆肾素活性降低，这类药物疗效更佳。年轻患者血浆肾素活性高，且易引起代谢方面的不良反应。

【不良反应】 长期大剂量应用常致低血钾、低血镁、高血糖、高脂血症等改变，并可增高血浆肾素活性，现多主张小剂量使用。病人适度限钠或与β受体阻断药、血管紧张素转化酶抑制药、血管紧张素Ⅱ受体阻断药合用可避免或减少不良反应。

吲哒帕胺

吲哒帕胺（indapamide）又称寿比山，为非噻嗪吲哚衍生物。具有心脏保护和钙拮抗作用的高效利尿药。其降压效应系利尿和血管舒张的共同作用的结果。不良反应少，不引起血脂改变，对伴有高脂血症患者可用吲哒帕胺替代噻嗪类利尿药。不减少肾血流量，无体位性低血压，对糖代谢也无明显影响。脑血管疾病、严重肾衰患者、孕妇和哺乳期妇女禁用。

依普利酮

依普利酮（eplerenone）是新一代醛固酮受体阻断药，对醛固酮受体选择性较高，能减少了螺内酯常见的性激素样不良反应。除轻度利尿外，依普利酮还具有抑制心肌和血管肥厚、保护终末器官等作用，可降低心血管事件的发病率和病死率，用于高血压、充血性心力衰竭的治疗。主要不良反应为高血钾。

四、肾上腺素受体阻断药

肾上腺素受体（α和β受体）广泛分布于中枢神经与心血管组织，在血压的调节中起重要作用。肾上腺素受体阻断药有α受体阻断药、β受体阻断药及兼有α与β受体阻断作用的药物，其中以β受体阻断药最为常用。

1. β受体阻断药 β受体阻断药除用于治疗心绞痛及心律失常外，也是治疗高血压的一线药物。β受体阻断药价格低廉，治疗高血压安全、有效，能降低心血管并发症（脑卒中、心梗等）的发生率和病死率。用于治疗高血压的β受体阻断药有普萘洛尔、纳多洛尔、美托洛尔、阿替洛尔等。

【药理作用】β受体阻断药虽在脂溶性、$β_1$受体的选择性、内在拟交感活性以及膜稳定作用等方面差异很大，但这类药物抗高血压作用相当。无内在拟交感活性的β受体阻断药初用可致心排出量降低，可引起外周血管阻力反射性增高，但持续用药使心排出量保持低水平，并降低总外周阻力，从而产生降压效应，连续用药数周后才出现充分的疗效；有内在拟交感活性的药物对心率和心排出量影响较小，主要通过降低外周阻力而发挥降压作用，其优点是不影响代谢，不上调心脏β受体，故无停药反跳现象。

β受体阻断药的降压作用与下述机制有关：①阻断心脏$β_1$受体，抑制心肌收缩，减慢心率，降低心排出量。但该学说不能解释下述现象，静脉与口服给药均可降低心排出量，但仅口服给药才降低血压；②阻断肾小球旁器的$β_1$受体，减少肾素分泌，从而抑制肾素-血管紧张素系统活性。但具有较强内在拟交感活性的药物在降压时并不影响肾素分泌；③β受体阻断药能通过血-脑屏障进入中枢，阻断中枢β受体，使外周交感神经活性降低。但索他洛尔、阿替洛尔等难以通过血-脑屏障却仍有良好降压作用；④阻断外周去甲肾上腺素能神经末梢突触前膜$β_2$受体，抑制正反馈调节作用，减少去甲肾上腺素的释放；⑤促进前列环素的生成。β受体阻断药的降压机制可能是多环节综合作用的结果，不同药物作用侧重点不同。

【临床应用】用于各型高血压，可单独应用治疗高血压，也可与其他抗高血压药（利尿药、钙通道阻滞药、ACEI或扩血管药等）合用治疗中重度或顽固性高血压。对高肾素活性、高血流动力学的青年高血压患者效果较好。尤其适用于心肌梗死后患者、伴有心绞痛（变异型心绞痛除外）、偏头痛、焦虑患者。其作用优点为不引起体位性低血压，较少引起头痛和心悸。β受体阻断药每日用药1~2次即可维持满意的降压效应，但老年人一般效果较差。

【不良反应】无内在拟交感活性的β受体阻断药可升高血浆三酰甘油浓度，降低HDL-胆固醇，而有内在拟交感活性的药物对血脂影响较少，机制尚不清楚。长期应用该类药物突然停药，可引起反跳，血压升高甚至超过治疗前水平，故宜逐步减量（停药过程为10~

14天)。糖尿病患者应用非选择性β受体阻断药能延缓应用胰岛素后血糖水平的恢复,不稳定型糖尿病和经常低血糖反应患者使用β受体阻断药应十分慎重,以避免血糖偏低现象。β受体阻断药可致肾血流量和肾小球滤过率持续轻度降低,但一般不引起水钠潴留,长期用药很少引起肾功能受损。高血压伴有肾病患者注意定期监测肾功能。禁用于严重左室心功能不全、窦性心动过缓、房室传导阻滞及支气管哮喘患者。

普 萘 洛 尔

普萘洛尔(propranolol)又名心得安,为非选择性β受体阻断药。口服吸收完全,首过效应显著,个体差异较大,口服后血药浓度个体差异可达20倍。$t_{1/2}$约为4小时,但降压作用维持时间长,可每日用药2次。用药应逐渐加量,但每日用量不宜超过300mg。达最大效应需数周时间。吸烟患者服用普萘洛尔效果差。

美 托 洛 尔

美托洛尔(metoprol)又名倍他克,为选择性阻断$β_1$受体。口服吸收完全,生物利用度为50%~75%,$t_{1/2}$为3~4小时。24小时显效,1周内达降压高峰。其缓释制药24小时内维持血药恒定水平,可每日用药1次。可降低心梗患者猝死率。不良反应少见,可产生失眠,多梦、幻觉和认知功能减退等。

2. α受体阻断药 绝大多数高血压患者血浆儿茶酚胺浓度升高以及血管平滑肌α受体表达上调,α受体阻断药能阻断血管平滑肌细胞$α_1$受体,抑制儿茶酚胺对血管平滑肌的收缩作用,使收缩状态的小动脉舒张,产生降压效应。非选择性α受体阻断药(如酚妥拉明)除阻断$α_1$受体外,还能阻断突触前膜$α_2$受体,取消对去甲肾上腺素等神经递质释放的负反馈作用,可引起心率加快和肾素分泌增加,不良反应较多,长期降压效果差,除用于控制嗜铬细胞瘤患者的高血压危象外,不作为抗高血压药应用。选择性$α_1$受体阻断药不良反应少,可用于长期治疗高血压病。对脂质代谢有改善作用,使心血管病的危险减少,现用于临床的该类药物有哌唑嗪、特拉唑嗪、多沙唑嗪等。

哌 唑 嗪

【体内过程】哌唑嗪(prazosin),为第一个用于临床治疗高血压的α受体阻滞药,口服易吸收,2小时血药浓度达峰值,生物利用度为60%,$t_{1/2}$为2.5~4小时,但降压作用可持续10小时,血浆蛋白结合率约90%,主要在肝脏代谢,10%的原型药经肾排泄。

【药理作用】舒张小动脉和静脉,对立位和卧位血压均有降低作用。使用初期反射性兴奋交感神经,引起心率增快和血浆肾素活性增高。长期使用时,产生持久的扩血管作用,心排血量、心率和血浆肾素活性可恢复正常,可能是对$α_2$受体阻断作用较弱所致。对肾血流量及肾小球滤过率均无明显影响。长期治疗还可降低血浆三酰甘油、总胆固醇、LDL-胆固醇的浓度,升高HDL-胆固醇浓度。

【临床应用】适用于各型高血压,单用治疗轻、中度高血压,重度高血压合用利尿药和β受体阻断药以增强降压效果。可阻断膀胱颈、前列腺包膜和腺体、尿道等处的$α_1$受体改善前列腺增生患者排尿困难的症状,因此对高血压合并前列腺肥大者尤为适合。

【不良反应】首次给药可致严重的体位性低血压、晕厥、心悸等,称"首剂现象",多见于首次用药90分钟内,发生率高达50%,在直立体位、饥饿、低盐或已用利尿药或β受体阻断药者更易发生。其原因可能是阻断交感神经的缩血管效应,扩张容量血管,减少回心血量所致。将哌唑嗪首次剂量减半(0.5mg)并于临睡前服用,可避免发生首剂现象。长期用药可致水钠潴留,加服利尿药可维持其降压效果。

特拉唑嗪

特拉唑嗪(terazosin)作用强度比哌唑嗪稍弱,口服吸收完全,生物利用度为90%,$t_{1/2}$为12小时,因此可每日给药1次。特拉唑嗪首次应用时晕厥很少见,主要为眩晕、头痛、乏力、鼻黏膜充血等。可单独应用或与其他抗高血压药如利尿药和β受体阻断药合用治疗轻、中度高血压患者。

多沙唑嗪

多沙唑嗪(doxazosin)作用强度仅为哌唑嗪的1/2,但作用时间较长,$t_{1/2}$为22小时。生物利用度为65%。可用于轻中度高血压患者。不良反应同特拉唑嗪。

3. α_1和β受体阻断药

拉贝洛尔

拉贝洛尔(labetalol)又名柳胺苄心定,能阻断α_1和β受体,其阻断β受体作用比阻断α_1受体作用强,对α_2受体无作用。本药通过阻断α_1、β受体,降低外周血管阻力而产生降压作用,对心排出量与心率影响较少。降压作用强、快,适用于各型高血压,静脉注射可治疗高血压危象。无严重不良反应。

卡维地洛

卡维地洛(carvedilol)能选择性阻断α_1受体和非选择性阻断β受体,降低外周阻力。可扩张冠状动脉和肾血管,还具有抗氧化作用。该药口服首过效应明显,生物利用度约为30%,$t_{1/2}$为7~10小时,但药效可维持24小时。大部分经肝脏代谢,肝功能损害患者血药浓度显著升高,故严重肝功能损伤的病人不宜使用。不良反应与普萘洛尔相似,但不影响血脂代谢。用于治疗轻度及中度高血压或伴有肾功能不全、糖尿病的高血压患者。还可用于治疗充血性心力衰竭。

阿罗洛尔

阿罗洛尔(arotinolol)具有β受体阻断和适度的α受体阻断作用,α与β受体阻断作用的强度之比约为1:8。阿罗洛尔作用强于普萘洛尔,对α、β受体的阻断作用强于拉贝洛尔，无内源性拟交感活性，无膜稳定作用，不会出现体位性低血压，作用持续 8~12 小时，连续给药无体内蓄积。

五、其他抗高血压药

（一）中枢性降压药

中枢性降压药有甲基多巴、可乐定、利美尼定、莫索尼定等。其中甲基多巴通过激动孤束核（nuleus tractus solitarii，NTS）α_2 肾上腺素受体产生降压作用，但由于严重的副作用如溶血性贫血和肝细胞损害，现已少用。可乐定的降压作用除 α_2 肾上腺素受体介导以外，还与激动延髓嘴端腹外侧区（rostral ventrolateral medulla，RVLM）I_1 咪唑啉受体（I_1-imidazoline receptor）有关；第二代中枢降压药利美尼定、莫索尼定主要作用于 I_1 咪唑啉受体。

可 乐 定

【体内过程】可乐定（clonidine）又名可乐宁、氯压定，口服吸收良好，生物利用度约 75%~95%，$t_{1/2}$ 为 6~24 小时。脂溶性高，易透过血-脑屏障，也可经皮肤吸收。口服 30 分钟后起效，2~4 小时作用达高峰，持续约 6~8 小时，约 50% 在肝脏代谢，对血脂代谢无明显影响，原形和代谢产物主要经肾排泄。

【药理作用】通过抑制交感神经活性，减慢心率，减少心排血量和降低外周阻力而降压，降压作用中等偏强。可乐定减弱交感反射，但不完全抑制，故较少引起体位性低血压。最初认为可乐定主要的降压机制是激动延髓孤束核次一级神经元（抑制性神经元）突触后膜 α_{2A} 肾上腺素受体，抑制血管运动中枢传出冲动，降低外周交感神经张力。近年研究证明，可乐定作用也与激动延髓嘴端腹外侧区 I_1 咪唑啉受体有关。这两种核团的两种受体之间有协同作用，可乐定的中枢降压效应是作用于两种受体的共同结果（图 19-4）。可乐定也能激动蓝斑核 α_2 受体，引起中枢镇静、嗜睡作用。此外，可乐定也可以激动外周神经末梢突触前膜 α_2 受体，负反馈抑制去甲肾上腺素能神经释放 NE，有助于该药降压。大剂量可乐定可激活外周血管平滑肌上的 α_{2B} 受体，收缩血管，减弱降压效应。

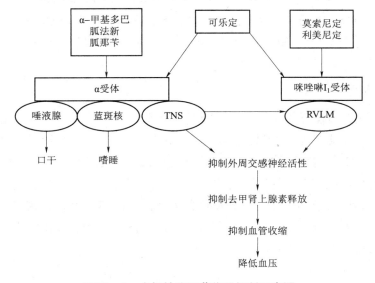

图 19-4　中枢性降压药作用机制示意图

【临床应用】 适用于中度高血压。本药不影响肾血流量和肾小球滤过率,能抑制胃肠道分泌和运动,故适用于肾性高血压或兼患消化性溃疡的高血压患者。可乐定与利尿药合用有协同作用。可用于偏头痛,对阿片类药物成瘾者戒断症状也有一定的治疗作用。

【不良反应】 嗜睡、口干、便秘以及胃酸分泌减少等副作用,发生率约50%,绝大部分病人几周后可消失。其他不良反应有阳痿、恶心、食欲不振、眩晕、鼻黏膜干燥、腮腺痛等。久用可致水钠潴留,合用利尿药能避免。突然停药可出现短时的交感神经亢进现象,表现为心悸、出汗、血压突然升高等。可乐定的停药反应的机制不清楚,可能与突然停药后血浆儿茶酚胺浓度升高有关,逐渐减量可以避免血压反跳。出现停药反应时可恢复应用可乐定或用α受体阻断药酚妥拉明治疗。可乐定不宜用于高空作业或驾驶机动车辆的人员,以免因精神不集中、嗜睡而导致事故发生。

可乐定可引起镇静、口干、停药反跳等不良反应,因而长期以来一直在寻找新的中枢性降压药物。咪唑啉受体激动药(如利美尼定、莫索尼定)为新一代的中枢降压药物,对I_1咪唑啉受体的亲和力高于$α_2$受体。能选择性作用于延髓嘴端腹外侧区I_1咪唑啉受体,通过降低交感神经活性和增强迷走神经活性,从而降低外周血管阻力和心排出量产生降压作用。不良反应少,无显著的镇静作用,亦无停药反跳现象。长期用药还能逆转高血压患者的心肌肥厚,改善动脉顺应性。

利美尼定

利美尼定(Rilmenidine)单用降压作用与β受体阻断药、ACEI以及其他中枢降压药相当,与利尿药合用可增强降压作用。口服吸收完全,1~2小时起效,$t_{1/2}$为8小时,作用维持14~17小时,60%药物以原形经肾脏排泄。不良反应有口干、嗜睡、便秘,约2%病人出现性功能障碍。无停药反跳。

莫索尼定

莫索尼定(Moxonidine)对I_1咪唑啉受体的选择性和作用强度均强于利美尼定。抗高血压强度与可乐定相当。该药口服吸收不受食物影响,生物利用度为88%,$t_{1/2}$为2~3小时,但降压作用可维持24小时。60%药物以原形经肾排泄。不良反应有口干、嗜睡、头晕等,无体位性低血压和停药反跳。

(二) 血管扩张药

血管扩张药包括直接舒张血管平滑肌药(肼屈嗪、硝普钠等)和钾通道开放药(二氮嗪、米诺地尔、吡那地尔等)。根据对动、静脉选择性差异,又可分为主要扩张小动脉药(肼屈嗪、米诺地尔、二氮嗪等)和对动脉、静脉均有舒张作用药物(硝普钠)。本类药通过直接松弛血管平滑肌,降低外周血管阻力,产生降压作用。久用后,因反射性交感神经活性增高,增加心排出量,还可增加血浆肾素水平,使循环中血管紧张素浓度升高,导致外周阻力增加和水钠潴留,减弱其降压作用。因此不宜单用,常与利尿药和β受体阻断药等合用,以提高疗效、减少不良反应。

肼 屈 嗪

【体内过程】肼屈嗪（Hydralazine）又名肼苯哒嗪，口服吸收好，但生物利用度低（16%~35%），主要在肝脏代谢，生成无活性的乙酰化代谢产物，慢乙酰化者降压作用更明显。$t_{1/2}$ 为 3~7 小时，作用维持 6~12 小时，主要由肾脏排泄。

【药理作用】通过直接松弛小动脉平滑肌，降低外周阻力而降压，对卧位和立位血压均有效。该药松弛血管平滑肌的分子机制尚不清楚。由于不舒张静脉和保留心血管反射，一般不引起体位性低血压。但因反射性交感神经兴奋而增加心肌耗氧量，以及扩张冠状动脉可能引起血液从缺血区流向非缺血区即冠脉"窃"流，容易引起或加重心肌缺血。

【临床应用】适用于中、重度高血压，常与其他降压药合用。

【不良反应】常见不良反应有头痛、眩晕、恶心、颜面潮红、低血压、心悸等，与扩血管作用有关。老年人或伴有冠心病的高血压患者慎用，以免诱发或加重心绞痛。有心肌缺血和主动脉瘤者禁用。长期大剂量应用可引起全身性红斑狼疮样综合征，多见于慢乙酰化的女性患者，停药后可自行痊愈，少数严重者也可致死。

硝 普 钠

【药理作用】硝普钠（Nitroprusside sodium）又名亚硝基铁氰化钠（$Na_2Fe(CN)_5NO$），为硝基扩血管药。扩张动脉和静脉，降低外周血管阻力和心排出量而降压。降压作用迅速、强大、短暂。口服不吸收，需静脉滴注给药，30 秒内起效，2 分钟内可获最大降压效应，停药 3 分钟内血压回升。作用机制与硝酸酯类相似，通过释放 NO，激活鸟苷酸环化酶，增加血管平滑肌细胞内 cGMP 水平而起作用。硝普钠释放 NO 的机制可能不同于硝酸甘油，这可解释两者在不同部位的血管表现出效应差异，以及硝酸甘油可产生耐受而硝普钠无耐受现象。

【临床应用】主要用于高血压急症如高血压危象、高血压脑病、恶性高血压及合并急性冠脉事件者，适用于充血性心力衰竭的高血压患者，也用于外科手术麻醉时的控制性降压（以减少手术出血）以及难治性慢性心功能不全。

【不良反应】呕吐、出汗、头痛、心悸等不良反应，均为过度降压所引起，停药后消退。连续大剂量应用或肾功能不全者，因血中的代谢产物硫氰酸盐过高而发生中毒，表现为乏力、耳鸣、肌肉痉挛、精神异常等，同时给予硫代硫酸钠可预防氰化物聚积，且不影响药效。该药还可引起甲状腺功能减退。硝普钠水溶液不稳定，应新鲜配制，使用时避光，超过 4 小时或变色则不宜使用。

米 诺 地 尔

米诺地尔（Minoxidil）又名长压定，为 K^+ 通道开放药，主要开放 ATP 敏感性 K^+ 通道，促进 K^+ 外流，使血管平滑肌细胞膜超极化，电压依赖性钙通道难以激活，阻止 Ca^{2+} 内流，导致血管舒张而降压。同类药物还有二氮嗪（Diazoxide）、尼可地尔（Nicorandil）、吡那地尔（Pinacidil）、克洛卡林（Chromakalim）等。但该类药物不良反应较多，临床上并未广泛使用。

【体内过程】口服吸收好，生物利用度为 90%，给药 0.5~1 小时后血药浓度达峰值，但最大降压效应出现在 2~3 小时后。$t_{1/2}$ 约 4 小时，但降压持续时间超过 24 小时，可能因其持久存留于血管平滑肌有关。在肝脏代谢，主要以代谢产物从尿中排泄。

【药理作用】 直接扩张小动脉，对静脉血管无影响。降压作用较肼屈嗪强而持久。米诺地尔对离体血管平滑肌无松弛作用，需经肝脏磺基转移酶代谢为硫酸米诺地尔 N－O 才有活性，因而起效时间出现较晚。水钠潴留主要是由于肾脏灌注压降低、肾小管重吸收增加所致。

【临床应用】 主要用于治疗难治性的重度高血压和肾性高血压，其他降压药无效时加用本药。不宜单用，与利尿药和 β 受体阻断药合用，可避免水钠潴留和交感神经的反射性兴奋。

【不良反应】 主要不良反应有水钠潴留、心悸。长期应用作用于毛囊根部 ATP 敏感性 K^+ 通道，引起多毛症。

二、氮 䓬

二氮䓬（Diazoxide）又名降压䓬、氯甲苯噻䓬，降压机制同米诺地尔。该药静脉注射降压作用强而快，30 秒内起效，3~5 分钟降压达峰值。主要用于高血压危象及高血压脑病。该药能激活胰腺 β 细胞 ATP 敏感性 K^+ 通道，抑制胰岛素分泌而引起高血糖。其他不良反应少见。

乌 拉 地 尔

乌拉地尔（Urapidil）又名压宁定，为尿嘧啶衍生物。舒张小动脉，降低外周阻力而降压。无耐受性。不影响脂质代谢，不影响心脑肾血液供应，也不引起水钠潴留。降压作用涉及外周和中枢双重机制：外周降压主要为阻断 $α_1$ 受体而扩张血管；中枢降压主要通过激动 $5-HT_{1A}$ 受体，抑制交感神经，降低延髓心血管中枢的交感反馈调节而起降压作用，故没有扩张血管所致的反射性交感兴奋作用。口服缓释胶囊适用于各种高血压治疗，静脉制剂主要用于高血压急症伴急性左心衰竭患者。

第三节 高血压病的合理用药

高血压是一种以动脉血压持续升高为特征的进行性"心血管综合征"，常伴有其他危险因素、靶器官损害或临床疾患，需要进行综合干预。抗高血压治疗包括非药物（如生活方式干预）和药物两种方法。高血压药物治疗的目标不仅是降低血压，更重要的是保护靶器官功能，降低并发症的发生率和病死率。高血压人群如不经合理治疗平均寿命较正常人缩短 10~15 年，但目前仅少数高血压患者的血压得到有效的控制。因此，必须树立长期、甚至终生坚持治疗的概念。抗高血压药物种类繁多、各有特点，疗效存在很大个体差异，应根据病情并结合药物特点合理用药。

一、根据高血压程度选用药物或联合用药

高血压按血压升高水平为 1 级（轻度）、2 级（中度）和 3 级（重度）。轻、中度高血压初始采用单药治疗，目前常用五大类一线降压药物是钙通道阻滞药、ACEI、血管紧张素

Ⅱ受体阻断药、利尿药和β₁受体阻断药。长效抗高血压药物优于短效制剂，降压持续、平稳并有可能保护靶器官。单药治疗轻、中度高血压患者，在增加剂量后效果仍然不好，可改用机制不同的抗高血压药或联合用药；对于重度高血压患者，联合用药尤为重要。

二、根据病情特点选用药物

高血压合并其他疾病，应根据药物特点选用：①高血压合并心功能不全或支气管哮喘者，宜用利尿药、ACEI、哌唑嗪等，不宜用β受体阻断药；②高血压合并肾功能不良者，宜用ACEI、钙通道阻滞药；③高血压合并窦性心动过速，年龄在50岁以下者，宜用β受体阻断药，但合并缓慢性心律失常者禁用；④高血压合并消化性溃疡者，宜用可乐定；⑤高血压伴潜在性糖尿病或痛风者，宜用氯沙坦、ACEI，α₁受体阻断药和钙通道阻滞药，不宜用噻嗪类利尿药；⑥高血压危象及脑病时，宜静脉给药以迅速降低血压，可选用硝普钠、二氮嗪，也可用高效利尿药如呋塞米等；⑦老年高血压，上述第一线药物均可应用，避免使用能引起体位性低血压的药物（大剂量利尿药、α₁受体阻断药等）或影响认知能力的药物（如可乐定等）；⑧妊娠高血压避免使用利尿药、ACEI及AT1受体阻断药，可选用硝苯地平、肼屈嗪、哌唑嗪等。

三、抗高血压药物的联合应用

抗高血压药物联合应用的目的是增加降压疗效，增加对靶器官的保护，减少不良反应。当一种抗高血压药物无效时，可改用作用机制不同的另一种抗高血压药。单一药物有较好反应，但降压未达到目标，可采用联合用药。联合用药应从小剂量开始并应采用作用机制不同的药物，以提高疗效、减少不良反应。常用的利尿药、β受体阻断药、ACEI、二氢吡啶类钙通道阻滞药其中任何两类药物的联用都是可行的。如氢氯噻嗪与ACEI或β受体阻断药合用，后两者可消除氢氯噻嗪激活RAS的作用；β受体阻断药与肼屈嗪合用，β受体阻断药减慢心率、抑制肾素分泌，可取消肼屈嗪加快心率与促肾素分泌作用。二联用药若仍无效，则三联用药，可酌情加用中枢降压药或直接扩血管药。

四、平稳降压

药物一般宜从小剂量开始，逐步增量，达到满意效果后改维持量以巩固疗效，避免降压过快、过剧，以免造成重要器官灌流不足等。此外，必须在降低血压的同时使血压平稳，提倡使用长效降压药以减小血压波动性，要求药物的降压谷/峰值＞50%。此外，高血压治疗多需长期系统用药，不宜中途随意停药，更换药物时亦应逐步替代。

五、个体化治疗

高血压治疗应个体化，主要根据患者的年龄、性别、种族、病情程度、并发症等情况制定治疗方案，维持和改善患者的生存质量，延长寿命。在选药个体化的同时，剂量的个体化也非常重要，因不同患者或同一患者在不同病程时期，所需剂量不同，或由于药物可能存在遗传代谢多态性，不同患者病情相似，但所需剂量也不同。所以，应根据"最好疗效最少不良反应"的原则，对每一患者选择最适宜剂量。

（彭　军）

扫码"练一练"

第二十章 治疗心力衰竭的药物

心力衰竭（heart failure），简称心衰，是由各种心肌损害因素（如血流动力负荷过重、炎症、心梗、心肌炎等）引起的心脏结构或功能障碍所导致的临床综合征。由于心室充盈和射血能力低下，可出现体循环和（或）肺循环淤血，主要表现为呼吸困难、疲乏及水钠潴留等，故又称为充血性心力衰竭（congestive heart failure，心衰）。心衰除了血流动力学障碍外，还会伴随渐进性心室重构（remodeling），是各种心血管疾病的终末阶段，预后差，死亡率高。

第一节 心力衰竭的病理生理学及治疗药物分类

扫码"学一学"

一、心力衰竭的病理生理学

（一）心肌收缩与舒张功能变化

1. 收缩功能与舒张功能障碍 心脏收缩功能障碍的特征是心肌收缩的速度和力量减小，射血分数降低；舒张功能障碍表现为心室壁顺应性（compliance）下降。心室壁顺应性是指心室在单位压力改变下所引起的容积变化（dV/dp）。急性心肌梗死时顺应性急剧下降，可引起左心室舒张末期压力（LVEDP）明显升高，即使心肌收缩功能仍然正常，但由于左心室舒张末期压力明显升高，足以引起肺循环瘀血，呼吸困难甚至肺水肿，最终发展为体循环瘀血，导致舒张性心功能不全。约30%～40%心衰患者属舒张性心功能不全，可单独存在，也可与收缩功能障碍同时出现。

2. 舒缩活动不协调 房室活动不协调，两侧心室不同步舒缩，同一心室因病变区域性分布，导致全室舒缩活动不协调，最终使心输出量下降。心肌梗死、重度心肌炎等疾病可破坏心脏舒缩活动的协调性，导致心输出量下降，而引起心衰。

（二）心肌结构变化

心衰时心室壁顺应性增高的机械信号、各种化学信号或细胞因子等，通过肌膜和微管系统等传递，抵达细胞核后引起基因表达改变，使心肌细胞蛋白质合成加速、胶原蛋白合成超过分解、心肌细胞肥大、成纤维细胞增殖、心肌内微血管平滑肌增生和中层增厚。心肌收缩成分除量的增多外，还有质的变化，如出现胚胎型收缩蛋白。心衰时心肌出现肥厚和纤维化，细胞外基质也发生变化，各种成分增加、堆积，其中胶原增生在心肌重构中作用明显。20世纪90年代后，逐渐明确了心肌重构是心衰发生发展的基本病理过程，阻止和逆转心肌重构能明显降低死亡率。

（三）心力衰竭时神经内分泌系统的变化

在心衰发病的进程中，机体经历了由适应（代偿）到难适应（失代偿）的病理过程。在心衰早期，机体通过一系列代偿机制来维持心输出量及血压，以适应组织代谢需要，如心率加快、心肌肥厚等。但由于心脏的代偿功能有限，过度代偿会加重心脏的负担，进入失代偿阶段，即心衰晚期。心衰这种代偿与失代偿的变化主要涉及神经内分泌系统的激活，由神经递质、激素、活性肽或细胞因子等介导。

1. **交感神经系统**　交感神经系统激活是一种心衰快速调节机制。心衰患者常出现血中肾上腺素含量升高，使心肌收缩力增强，心率加快，血管收缩以代偿性维持正常的心输出量和血压。久之，心肌耗氧量增加，后负荷增加，将进一步加重心衰，造成恶性循环，还会促进心肌肥厚，诱发心律失常甚至猝死。

2. **肾素-血管紧张素-醛固酮系统**　肾素-血管紧张素-醛固酮系统（renin-angiotensin-aldosterone system，RAAS）的激活在心衰发生发展中具有重要作用。当心输出量减少和交感神经系统活性增高时，肾小球球旁细胞合成和释放肾素增加，进而促进 AngⅡ、醛固酮生成，进一步激活交感神经系统，引起全身小动脉强烈收缩、钠水潴留，导致心脏前后负荷增加，心室肥厚及心室重构，加重心衰。醛固酮除通过保钠排钾作用影响心衰的病理进程外，还可通过促心肌和血管的纤维化、损伤心肌和血管、激活交感神经系统和阻止心肌钠再摄取等影响心衰的发展。

3. **精氨酸加压素**　心衰时，精氨酸加压素（AVP）释放增加，AVP 通过加压素受体 1（V_1 受体）和加压素受体 2（V_2 受体），发挥收缩血管、抗利尿、增加血容量的作用。这在心衰早期有一定的代偿意义；但持续释放可使心衰进行性恶化。

4. **内皮素**　内皮素（endothelin，ET）是一种强烈的血管收缩肽，除了具有强烈血管收缩作用外，还对心脏具有正性肌力、正性频率作用和促心肌细胞肥大、间质细胞增生等作用。心衰患者血浆中 ET 水平升高，其升高幅度与心衰程度呈平行关系。ET 在心衰发展过程中有代偿作用和促使心衰恶化作用。

5. **一氧化氮**　一氧化氮（nitric oxide，NO）有强烈的舒张血管、抑制血小板释放、黏附和聚集作用。心衰患者体内 NO 的产生和释放不足，患者血管扩张反应性降低，加重了心衰症状。

此外，在心衰病程中产生的其他物质如心房利钠肽（atrial natriuretic factor，ANF）、脑利钠肽和肾上腺髓质素等，可舒张血管、减少水钠潴留，对改善心衰症状有一定的积极作用。

（四）心衰时心肌肾上腺素 β 受体信号变化

1. **$β_1$ 受体密度下降**　心衰时交感神经系统激活可使 $β_1$ 受体密度下降，数目减少，以减轻 NA 对心肌的损害，其数目可降低约 50%。

2. **$β_1$ 受体与兴奋性 G_S 蛋白脱耦联或减敏**　心衰时兴奋性 G_S 蛋白数量减少，活性降低，使心脏对儿茶酚胺类物质或 $β_1$ 受体激动药的反应性降低；同时，腺苷酸环化酶活性降低，cAMP 生成减少，细胞内 Ca^{2+} 减少，心肌收缩功能障碍。

3. **G 蛋白耦联受体激酶（GRK_S）活性增加**　心衰时心肌中 GRK_S 活性增加，使 β1 受体磷酸化并与阻碍素（抑制性蛋白）的结合，导致 $β_1$ 受体与兴奋性 Gs 蛋白脱耦联，使受体敏感性降低。

二、心衰治疗药物的演变与分类

20 世纪 20 年代为"心脏模式"，治疗药物主要是强心苷类；40~60 年代为"心肾模式"，开始重视水肿与体液调节障碍，即在强心苷类基础上加用利尿药；70 年代初期，人们了解到心衰时血流动力学参数的变化，即改为强心、利尿及扩张血管的"心循环模式"；

70年代后期，出现了非苷类正性肌力兼扩血管药；从80年代开始，提出心衰的现代治疗目标为：缓解症状、防止或逆转心肌肥厚、延长寿命、降低病死率和提高生活质量，主张ACEI、β受体阻断药、AT1受体阻断药及醛固酮受体阻断药联合应用的"神经内分泌综合调控模式"。近年来，人们已致力于研究干细胞治疗心衰的潜力。心衰的病理生理学特征及药物作用环节如图20-1所示。

根据药物的作用及机制，治疗心衰的药物分类如下。

1. 肾素-血管紧张素-醛固酮系统抑制药

（1）血管紧张素转换酶抑制药　卡托普利（catopril）、贝那普利（benazepril）、依那普利（enalapril）、福辛普利（fosinopril）、培哚普利（perindopril）等。

（2）血管紧张素Ⅱ受体（AT₁）拮抗药　氯沙坦（losartan）、缬沙坦（valsartan）、坎地沙坦（candesartan）。

（3）血管紧张素受体脑啡肽酶抑制剂（ARNI）　沙库巴曲缬沙坦（sacubitril/valsartan）

（4）醛固酮拮抗药　螺内酯（spironolactone）等。

2. 利尿药　噻嗪类（thiazides）、呋塞米（furosemide）、托伐普坦（tolvaptan）等。

3. β受体阻断药　美托洛尔（metoprolol）、比索洛尔（bisoprolol）、卡维地洛（carvedilol）、阿罗洛尔（arotinolo）等。

4. 强心苷类　地高辛（digoxin）等。

5. 扩张血管药　硝普钠（sodium nitroprusside）、硝酸甘油（nitroglycerin）、氨氯地平（amlodipine）等。

6. 非苷类正性肌力药　米力农（milrinone）、多巴酚丁胺（dobutamine）、左西孟旦（levosimendan）等。

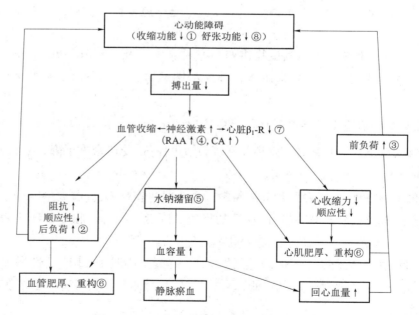

图20-1　心衰的病理生理学及药物作用环节

①正性肌力药；②降后负荷药；③降前负荷药；④抗RAA系统药；⑤利尿药；⑥恢复心血管病理状态药；⑦β受体阻断药；⑧改善舒张功能药。RAA：肾素-血管紧张素-醛固酮；CA：儿茶酚胺

第二节　肾素-血管紧张素-醛固酮系统抑制药

扫码"学一学"

肾素-血管紧张素-醛固酮系统抑制药是目前治疗心衰的一块"基石"。本类药物不仅能改善血流动力学，缓解、消除心衰患者的症状，而且能够逆转心室重构，改善左心室功能，提高运动耐力，改进生活质量，延缓心衰的病情进展，降低再入院率及病死率。

一、血管紧张素转化酶抑制药

长期使用血管紧张素转化酶抑制药（angiotensin converting enzyme inhibitor，ACEI）能逆转左心室肥厚，防止心肌重构，提高心脏及血管的顺应性，因而能缓解或消除心衰患者症状，改善血流动力学变化及左心室功能，提高运动耐力和生活质量，降低病死率。

【药理作用】

1. 抑制 RAAS

（1）抑制 ACE　竞争性地阻断血管紧张素（Ang）Ⅰ转化为 Ang Ⅱ，从而降低循环和组织的 Ang Ⅱ水平，还能阻断 Ang1-7（能与 Ang Ⅱ竞争前体物质限制 Ang Ⅱ合成）的降解，使其水平增加，进一步起到扩张血管及抗增生作用。

（2）抑制缓激肽的降解　提高缓激肽水平，通过缓激肽-前列腺素-NO 通路而发挥扩张血管作用，使全身外周血管阻力降低，减轻心脏后负荷。

（3）减少醛固酮分泌　减少水钠潴留，降低血容量，减轻心脏前负荷。

（4）抑制交感神经系统　ACEI 减少去甲肾上腺素释放，降低心血管交感神经张力，降低循环血中儿茶酚胺水平，使心衰患者下调的 β-受体恢复正常，并且增加迷走神经张力。

2. 抑制心肌肥厚及重构　心肌组织 RAAS 在心肌重构中起关键作用，当心衰处于相对稳定状态时，RAAS 仍处于持续激活状态，表现为心肌 ACE 活性增加，血管紧张素原 mRNA 水平上升，AT_1 受体密度增加。Ang Ⅱ与 AT_1 受体结合，激活信号转导途径，促进细胞生长，从而引起心肌肥厚与重构。由于 ACEI 可抑制心脏 RAAS 活性，可有效防止心肌重构。

3. 改善血流动力学　ACEI 能降低全身血管阻力、平均动脉压、肺毛细血管楔压、右心房压，增加心输出量，还能降低左室充盈压，左室舒张末期压及肾血管阻力，增加肾血流量，改善心肌收缩与舒张功能。

【临床应用】广泛用于心衰的治疗，常与利尿药、地高辛合用，作为治疗心衰的基础药物。常用药物有：卡托普利、贝那普利、依那普利、福辛普利、赖诺普利、喹那普利、雷米普利、培哚普利等。有关药物的其他药理作用、药代动力学、不良反应、药物相互作用，详见第 19 章抗高血压药。

二、血管紧张素Ⅱ受体阻断药

血管紧张素Ⅱ受体（AT_1 受体）阻断药（angiotensin Ⅱ receptor blocker，ARB）对经 ACE 途径或非 ACE（如糜酶，chymase）途径产生的 Ang Ⅱ，都有完全阻断作用，可预防和逆转心血管重构。ARB 还可通过加强 Ang Ⅱ与细胞内皮 AT_2 结合，激活 NO 合成，产生扩血管效应。ARB 对缓激肽代谢无影响，故一般不引起咳嗽。常用药物有氯沙坦、缬沙坦、坎地沙坦、厄贝沙坦、替米沙坦、奥美沙坦等。详细的药理作用、药代动力学、不良反应、药物相互作用见第 19 章抗高血压药。

氯沙坦（Losartan）抗心衰的作用与ACE抑制药相似，但不良反应较少。两药合用疗效增强。

三、血管紧张素受体脑啡肽酶抑制剂

血管紧张素受体脑啡肽酶抑制剂（ARNI）是由血管紧张素受体（AR）抑制剂valsartan的阴离子基团和用于心脏衰竭和高血压的前药AHU377，即脑啡肽酶抑制剂以1∶1的比例组成。血管紧张素受体是G蛋白偶联受体，它们介导肾素－血管紧张素系统的生物活性肽血管紧张素Ⅱ的心血管和其他效应。脑啡肽酶是一种中性内肽酶，降解内源性血管活性肽，如钠尿肽。脑啡肽酶的抑制会增加钠尿肽的浓度，从而有助于保护心脏、血管和肾脏。ARNI已被列为治疗心衰的Ⅰ类推荐药物。对于心功能为Ⅱ～Ⅲ级（按纽约心功能分级），且有症状的射血分数下降的心衰患者，如能够耐受血管紧张素转化酶抑制剂和血管紧张素Ⅱ受体拮抗剂（ACEI/ARB），推荐以ARNI替代ACEI/ARB。

四、抗醛固酮药

醛固酮具有促心肌重构作用，特别是对心肌细胞外基质作用明显，该作用不依赖于Ang Ⅱ。心衰患者醛固酮生成及活化增加，且与心衰严重程度成正比。虽然短期使用ACEI或ARB均可以降低循环中醛固酮水平，但长期应用时，循环中醛固酮水平却不能持续、稳定地降低，即出现"醛固酮逃逸现象"（aldosterone escape）。

螺内酯（spironolactone）最早作为保钾利尿药应用。经研究证实，其可产生明确的抗心肌和血管纤维化作用，改善血流动力学和临床症状，纠正单用ACEI或ARB伴发的"醛固酮逃逸现象"，从而阻止心衰的恶化。与ACEI或ARB合用疗效更佳。

第三节　利尿药

利尿药通过抑制肾小管特定部位钠或氯的重吸收，增加Na^+排泄，一方面减少静脉回流和降低前负荷，减轻肺淤血；另一方面降低血管壁中Na^+含量，血管平滑肌细胞Na^+-Ca^{2+}交换减少，细胞内Ca^{2+}降低，导致血管张力和收缩性降低，因而减轻心脏后负荷，改善心脏泵血功能，减轻心衰症状。

所有心衰患者有液体潴留的证据或原先有过液体潴留者，均应给予利尿药，且应在出现水钠潴留的早期应用。

常用的利尿药有高效利尿药（呋塞米、托拉塞米和吡咯他尼）、中效利尿药噻嗪类（氢氯噻嗪、氯酞酮和吲哒帕胺），弱效的保钾利尿药极少单独使用。

血管加压素V2受体拮抗剂托伐普坦为新一代口服利尿药，主要适应证为顽固性水肿、低钠血症或有肾功能损害倾向的心衰患者。托伐普坦选择性与位于肾脏集合管血管面的V2受体结合，导致水通道蛋白2从集合管顶端膜脱落，阻断水的重吸收，增加水排泄。

第四节　β受体阻断药

β受体阻断药是一种很强的负性肌力药，以往一直被禁用于心衰的治疗。近年的研究发现，交感神经活性增高出现β受体下调使心衰症状进一步恶化，提示这类药物有治疗心

衰作用。大规模临床试验证明，这类药物确能缓解心衰症状、降低病死率，且不良反应少。目前这类药物已用于治疗心衰。

【药理作用】

1. **上调β受体信号传导通路**　β阻断药可通过生理反馈调节使心肌表面β受体密度明显增加，逆转β受体减敏现象，增加心肌对儿茶酚胺的反应性，使心肌收缩力增强。

2. **改善心脏的收缩与舒张功能**　纠正由于交感神经支配不均匀所造成的心室壁局部异常运动，恢复心肌舒缩协调性，改善心肌弛缓性和顺应性。

3. **拮抗交感神经活性**　降低血中儿茶酚胺浓度，避免由于儿茶酚胺持久增高引起的能量耗竭、线粒体损伤，改善心肌肥厚和重构现象。

4. **抑制 RAAS**　减少肾素的释放及其继发效应，减轻心脏前后负荷，减慢心率和减少心肌耗氧量，防止过高浓度的 AngⅡ对心脏的损害。

5. **抗心律失常，对降低心衰病死率有重要意义**　心衰时，衰竭心脏中β受体数目和密度明显降低，而α_1受体的比例升高，后者可介导心肌肥厚。用兼有阻断α受体和β受体的卡维地洛可发挥全面抗交感神经作用。

【临床应用】　所有慢性收缩性心衰，美国纽约心脏病学会（NYHA）心功能分级Ⅱ、Ⅲ级病情稳定患者，以及心脏结构发生变化、无症状性心力衰竭或 NYHA Ⅰ级的患者（左心室射血分数，LVEF<40%），均可应用β受体阻滞药，而且可终身使用，除非有禁忌证或不能耐受。NYHA Ⅳ级心衰患者需待病情稳定（4 天内未静脉用药，已无液体潴留并体重恒定）后，在严密监护下由专科医师指导应用。

常用药物：美托洛尔（Metoprolol）、比索洛尔（Bisoprolol）及兼有阻断α受体及β受体的卡维地洛（Carvedilol）、阿罗洛尔（Arotinolo）。

【注意事项】

1. **剂量**　应从小剂量开始，然后可逐渐增加剂量，以患者能耐受而又不加重心衰症状为度。

2. **联合用药**　不宜单独使用，常与利尿药、ACE 抑制药和地高辛合用，在治疗过程中不宜撤除合用的药物。

3. **疗程**　早期、长期用药，症状改善常在治疗 2~3 个月后才出现，一旦开始使用β受体阻断药，就不应突然停药，否则会加重心衰症状。

4. **禁忌**　对严重心动过缓、左心室功能减退、明显房室传导阻滞、低血压及支气管哮喘者慎用或禁用。

第五节　强心苷类

强心苷（cardiac glycosides）是一类选择性地作用于心肌，具有增强心肌收缩力和影响心肌电生理作用的苷类化合物，临床主要用于治疗心衰及某些心律失常。

强心苷主要来源于植物，临床常用的强心苷来自玄参科的紫花洋地黄及毛花洋地黄和夹竹桃科的康毗毒毛旋花，故本类药统称为洋地黄类（Digitalis）药物。目前广泛应用的地高辛是由毛花洋地黄叶提取的纯结晶性强心苷。由苷元和糖结合而成，苷元是强心作用的有效部位，由甾核与不饱和内酯环构成（图 20-2）。糖本身无药理作用，但能增强苷元极性，增强强心苷的药理作用，并延长其作用时间。甾核上还有一些与药理作用有关的重要

扫码"学一学"

基团，C_3 位与 C_{14} 上有 β 构型羟基，否则苷元失去加强心肌收缩性的作用；C_{12} 位上的羟基能增加苷元的极性；C_{17} 位上有 β 构型不饱和内酯环，若此环饱和或内酯环被打开，则苷元的作用明显下降或消失。

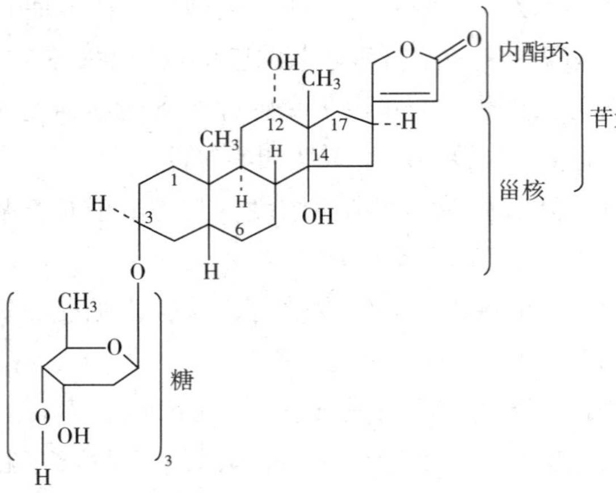

图 20-2 地高辛的化学结构式

【体内过程】洋地黄类药物化学结构相似，其作用性质基本相同，但在口服吸收率、血浆蛋白结合率、消除速度及 $t_{1/2}$ 等药代动力学特征上各有不同，主要取决于化学结构中的极性基团的数量。药动学上的差异，使强心苷在作用程度上有快慢、长短之分（见表20-1）。长效类的洋地黄毒苷（digitoxin）口服吸收稳定、完全，生物利用度高达 90%~100%，进入血液后，可与血浆蛋白可逆性结合，结合率最高约为 97%，大多数经肝代谢后其代谢产物经肾排泄，部分经胆道排除形成肝肠循环，$t_{1/2}$ 长达 5~7 天。中效类地高辛（digoxin）口服吸收不完全，生物利用度约 60%~80%，个体差异大。地高辛在肝内代谢转化较少，主要被氢化成双氢地高辛后再被水解，相应产物最后也与葡萄糖醛酸结合，80% 经肾排泄，$t_{1/2}$ 为 33~36 小时。短效类毛花苷 C（西地兰，lanatoside C，cedilanid）、毒毛花苷 K（strophanthin K）口服吸收率低且不规则，一般为静脉给药，因极性高难以进入肝细胞，在肝内代谢最少，几乎不经转化而以原形经肾排泄。疗效快，维持时间短。

表 20-1 强心苷类药物的药动学特点

类别	药物	口服吸收率（%）	血浆蛋白结合率（%）	肝肠循环（%）	生物转化（%）	原形肾排泄（%）	$t_{1/2}$
慢效	洋地黄毒苷	90~100	97	26	70	10	5~7d
中效	地高辛	62~85	25	7	20	60~90	36 小时
速效	毛花苷 C	20~30	<20	少	少	90~100	23 小时
	毒毛花苷 K	2~5	5	少	0	100	19 小时

【药理作用】

（一）对心脏的作用

1. **正性肌力作用（positive inotropic action）** 强心苷对心肌有选择性直接收缩作用，加强正常心肌或衰竭心肌的收缩力。正性肌力作用表现为：①提高心肌收缩最大张力和心肌最大缩短速率，使心肌收缩有力且敏捷（图 20-3）。在整体心脏心动周期中，收缩期缩短，舒张期相对延长，利于心肌充分松弛及静脉回流；②增加心衰患者心搏出量。强心苷对正常人心脏虽有正性肌力作用,但同时有收缩血管,提高外周阻力作用,心搏出量并不增加。而对心衰患者,用强心苷产生正性肌力作用后,通过直接与间接反射作用,消除了过高的交感神经张力,故无明显的外周血管收缩作用,心搏出量增加;③降低心衰患者心肌氧耗量。影响心肌氧耗量的主要因素是心室壁肌张力(或心室容积)、心肌收缩力及心率,其中以心室壁肌张力变化尤为重要。正常心脏因用药后加强心肌收缩性而增加心肌氧耗量。对于心衰患者,给予强心苷后,加强心肌收缩力,搏出量增加,室壁张力下降,心肌氧耗量降低,其程度超过由正性肌力作用所引起的氧耗量增加,加上强心苷有负性频率作用,故而心肌总氧耗量明显下降。

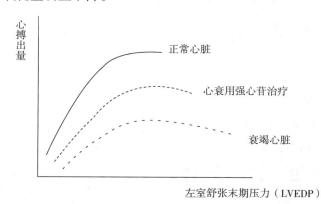

图 20-3　心脏的 LVEDP 与每搏做功间的关系

正性肌力作用机制:正常心肌舒缩过程与 4 种心肌蛋白相关,其中有 2 种收缩蛋白(肌球蛋白 myosin,肌动蛋白 actin)和 2 种调节蛋白(肌钙蛋白 troponin,原肌球蛋白 tropomyosin)。心肌松弛时,原肌球蛋白-肌钙蛋白复合物中的抑制亚单位阻碍肌球蛋白横桥结合点与肌动蛋白的反应部位结合。当心肌兴奋时,Ca^{2+} 流入细胞内,细胞内钙增多,Ca^{2+} 与肌钙蛋白结合,使肌钙蛋白构型改变,失去位阻作用,肌球蛋白通过横桥与肌动蛋白结合,导致 ATP 分解而释放能量,使肌球蛋白牵引肌动蛋白向肌节中间滑行,而产生心肌收缩。

从心肌收缩-舒张过程可知,Ca^{2+} 是心肌兴奋-收缩耦联中的关键物质。如前所述,心衰时心肌胞质内可利用的 Ca^{2+} 量减少,导致心肌收缩力减弱。目前普遍认为,强心苷主要通过抑制 Na^+, K^+-ATP 酶,使胞质内的 Ca^{2+} 浓度增加而产生正性肌力作用。

强心苷对肌浆网、线粒体与细胞核都无直接作用,但能特异地与细胞膜 Na^+, K^+-ATP 酶结合并选择性地抑制其活性。当治疗量强心苷 Na^+, K^+-ATP 酶结合后,抑制其活性约 20%,导致细胞内 Na^+ 增多,K^+ 减少。此时通过 Na^+-Ca^{2+} 双向交换机制,使胞外 Na^+ 内流减少而 Ca^{2+} 外流减少(极化型)或使 Na^+ 外流增加而 Ca^{2+} 内流增加(非极化型),最终导致细胞内 Ca^{2+} 量增加,进而 Ca^{2+} 又可激活肌浆网摄取 Ca^{2+} 增加,使下一次兴奋时可供释放的 Ca^{2+} 增多。因此,强心苷通过抑制 Na^+, K^+-ATP 酶,增加心肌细胞内 Ca^{2+} 而产生正性肌力作用。

2. 负性频率作用　此作用主要是由强心苷增强迷走神经活性引起,也与反射性降低交感神经活性有关,是其对多部位的综合效应。心衰时,主动脉窦弓压力感受器细胞的 Na^+, K^+-ATP 酶活性增高,使细胞膜呈超极化状态,窦弓反射失灵,交感神经活性及 RAAS 功能提高。强心苷抑制 Na^+, K^+-ATP 酶活性和对压力感受器的直接刺激,改善和恢复其敏感性,兴奋迷走神经中枢,提高迷走神经纤维的兴奋性,增敏窦房结对乙酰胆碱的反应性等，此外，还可通过增强主动脉窦弓的反射作用，增加抑制性传入冲动的数量，进而使中枢神经系统下达的交感兴奋性减弱。迷走效应是强心苷减慢心动频率和抑制房室传导的作用基础。

对心衰伴窦性心率过速患者，负性频率作用有利于增加舒张期回心血量，增加冠脉流量，降低心肌耗氧量，改善心功能。

3. 对心脏电生理特性的影响 强心苷对心脏电生理特性影响是复杂的，因剂量、心脏组织、病情等而异（见表20-2）。

表20-2 强心苷对心肌电生理特性的影响

电生理特性	窦房结	心房	房室结	浦氏纤维
自律性	↓			↑
传导性		↑	↓	
ERP		↓		

（1）对自律性的影响 治疗量强心苷降低窦房结自律性，减慢窦性频率，主要通过加强迷走神经活性这一间接作用。迷走神经有加速 K^+ 外流作用，使最大舒张电位（MDP）增大（负值增大），加大与阈电位的距离而降低自律性。

迷走神经对浦氏纤维影响很少，故强心苷可提高蒲氏纤维自律性。这主要与强心苷直接抑制 $Na^+, K^+ - ATP$ 酶，导致细胞内缺 K^+，使 MDP 减小（负值减小），缩小与阈电位的距离而提高自律性，可引起各种异位节律。

（2）对传导性的影响 强心苷有减慢房室结传导速度的作用，这主要是强心苷对迷走神经的间接作用所致，迷走神经兴奋可减慢 Ca^{2+} 内流，使慢反应电活动房室结的除极减弱而减慢传导。该作用可被阿托品取消。强心苷也通过抑制 $Na^+, K^+ - ATP$ 酶而直接减慢房室结传导速度。因该酶抑制后细胞内失 K^+，而 MDP 减小，除极速度减慢，而导致传导速度减慢。

（3）对不应期的影响 强心苷缩短心房及蒲氏纤维有效不应期，前者通过迷走神经活性增高而 K^+ 外流加速的间接作用所致，加快复极过程，有效不应期缩短。直接抑制 $Na^+, K^+ - ATP$ 酶，细胞内缺 K^+，动作电位减弱，使得蒲氏纤维有效不应期缩短，这与强心苷中毒时室性心律失常的发生有关。

4. 对心电图（ECG）的影响 强心苷对心电图的影响是其对心肌电生理特性影响的反映，治疗量强心苷最早使心电图的 T 波变化，表现为 T 波幅度变小、波形压低、双向甚至倒置。S-T 段降低呈鱼钩状。随剂量增加，P-R 间期延长，反映房室传导减慢，Q-T 间期缩短，是蒲氏纤维和心室肌有效不应期缩短及动作电位时程缩短引起，R-R 间期延长是心率减慢的反映。中毒量强心苷可引起各种心律失常，心电图也将出现相应变化（参见图20-4、图20-5）。

（二）对神经-内分泌系统的作用

治疗量强心苷对中枢神经系统无明显作用，中毒量则可激动延脑极后区催吐化学感受区的多巴胺（D_2）受体而引起呕吐，可被氯丙嗪对抗。严重中毒时，还引起其他中枢神经系统兴奋症状，如精神失常、谵妄、甚至惊厥。中毒量强心苷还通过对中枢和外周两方面影响，明显增强交感神经的活性，这是强心苷诱发心律失常的神经性因素。

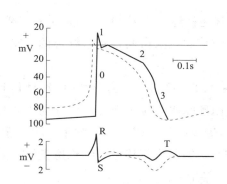

图 20-4 强心苷对浦氏纤维膜电位与
　　　　心电图的影响
——正常
………强心苷作用下：
膜电位　最大舒张电位减少，4 相除极加快
心电图　S-T 段及 T 波变化，R-T 间期缩短

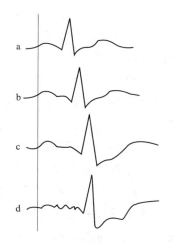

图 20-5　强心苷对心电图的影响
a，正常心电图；
强心苷作用下心电图（b，c 和 d）
b. P-R 延长，T 波下降；
c. S-T 段下降；
d. 中毒开始，房颤，S-T 段明显下降

心衰患者给予强心苷后能明显降低血浆肾素活性。转而降低血浆中血管紧张素Ⅱ和醛固酮水平，同时还能降低血浆中去甲肾上腺浓度并能促进心房细胞分泌心钠素（ANF），显示出良好的神经内分泌调节作用。

（三）对血管的作用

强心苷对人的动脉和静脉均有直接收缩作用，该作用不受 α 受体阻断药影响，但可被钙通道阻断药所消除。正常人用药后全身血管阻力提高 23%，而对心衰患者则因降低交感神经活性作用超过了其直接收缩血管效应，血管阻力净效应下降，心输出量增加，局部组织灌流量增加，动脉压不变或略升。

（四）对肾的作用

强心苷能抑制肾小管细胞膜 Na^+, K^+-ATP 酶，产生较弱的利尿作用。但对心衰患者，可产生明显的利尿作用，这主要是通过强心苷的正性肌力作用，使肾血流量和肾小球滤过率增加的继发效应。

【临床应用】

1. 心力衰竭　基于强心苷的作用机制，其临床适应证主要为治疗以收缩功能异常的心衰。然而，强心苷对不同原因引起的心衰疗效差异很大。①对瓣膜病（高度二尖瓣狭窄的病例除外）、先天性心脏病、高血压、动脉硬化等所致心功能不全，尤其是心脏已扩大者和心室负担过重者，疗效较好，对伴有心房纤颤、心率快的心功能不全者疗效尤佳。②对继发于甲状腺功能亢进、严重贫血和维生素 B_1 缺乏等引起的心衰，因心肌能量代谢存在障碍，强心苷不能改善能量代谢，故疗效较差。③对肺源性心脏病、严重心肌损伤或有活动性心肌炎（风湿病活动期）引起的心衰，强心苷的疗效也差。而且，因常伴有心肌缺氧，能量代谢障碍，血中儿茶酚胺增多并伴有细胞内缺钾等，易出现强心苷中毒。④对缩窄性心包炎、严重二尖瓣狭窄等机械性阻塞所致的心衰疗效最差，甚至无效。因为此时左心室舒张充盈受到限制，强心苷虽能增强收缩力，但心搏出量受限，症状难以消除，反而可因心肌耗氧量增加，使病情进一步恶化。

2. 某些心律失常

（1）阵发性室上性心动过速　强心苷通过提高迷走神经活性而使阵发性心动过速停止。室性心动过速者不宜使用强心苷，否则可因增高异位节律点兴奋而致心室纤颤的危险。强心苷中毒所致的阵发性室上性心动过速者禁用。

（2）心房纤颤　心房纤颤时，频率可达每分钟400～600次，心房过多的冲动传到心室，引起心室频率过快，妨碍心脏排血，导致严重循环障碍。应用强心苷治疗的主要目的不在于停止心房纤颤，而在于阻止心房过多的冲动传入心室，减慢心室频率，改善循环。这是强心苷通过兴奋迷走神经及对房室结的直接作用，抑制房室传导，延长房室结有效不应期，使过多心房冲动不能通过房室结而隐匿在房室结中。

（3）心房扑动　心房扑动时，尽管心房发出异常冲动比心房纤颤少（250～300次/分），但冲动强而规则，更易传入心室，使心室频率快而难以控制。强心苷能不均一地缩短心房不应期，引起折返激动，使心房扑动转为心房纤颤，继而通过抑制房室传导而阻止心室率加快。某些患者在转为房颤后，停用强心苷，有可能因为取消强心苷缩短不应期作用，使心房不应期相应延长，从而消除折返，恢复窦性心律。

【不良反应】强心苷安全范围小，治疗量接近中毒量的60%，且药动学及毒性反应个体差异大，心功能不全常伴有缺氧，心肌缺血，肾功能不全等病理因素，且治疗时常配伍应用利尿药而导致低血钾和低血镁，更可诱发或加重强心苷中毒，其中毒发生率高达20%。过去用量偏大，自从改用维持量疗法后，不良反应已大大减少。主要不良反应如下。

1. 消化道反应　是中毒早期较为常见的不良反应。常见有食欲不振、恶心、呕吐、腹泻，应注意与因强心苷用量不足，心功能不全未被控制所致的胃肠道症状相鉴别。

2. 中枢神经系统反应　主要表现有眩晕、头痛、疲劳、失眠、谵妄等。还有视觉障碍，如黄视症，绿视症及视物模糊等，这是严重中毒的先兆。

3. 心脏反应　为最严重的毒性反应，强心苷中毒可出现临床所见的各种心律失常，也可见各种心律失常合并存在或交替出现的情况。

（1）异位节律点的自律性增高，可至室性期前收缩及房性或室心动过速，最多最早见的是室性期前收缩，约占心脏反应的33%，严重的发展为室颤而导致死亡。

（2）抑制房室传导，可致各种程度的传导阻滞，轻度部分阻滞，严重房室传导完全阻滞。

（3）抑制窦房结，降低窦房结自律性，引起窦性心动过缓，但窦性停搏少见，仅占2%。

【中毒的防治】中毒量的强心苷严重抑制Na^+,K^+-ATP酶，可引起细胞内Na^+、Ca^{2+}明显增加，使细胞内Ca^{2+}超负荷，过量的Ca^{2+}可引起细胞内Ca^{2+}释放和再摄取的自发循环，并可诱导产生由Ca^{2+}携带的内向电流，引起后除极（after depolarization），这是强心苷中毒引起心律失常的原因之一。另外，细胞内明显缺钾，静息电位或最大舒张电位减少，使心肌细胞自律性增高，传导速度减慢，也易致心律失常。

1. 预防　首先应注意避免诱发中毒的各种因素，如低血钾、高血钙、低镁血症、缺氧。根据患者的年龄、体重、肾功能状态及临床合并症制定个体化的用药方案，并结合严密的临床药效学观察和血药浓度监测。尤其应掌握停药的指征,及早识别中毒的早期症状,如出现频发室性早搏、窦性心动过缓、色视障碍等症状,应及时停药,防止中毒发生。

2. 治疗

(1) 轻度快速心律失常　氯化钾是有效药物。轻者可口服氯化钾,必要时静脉滴注氯化钾。细胞外 K^+ 能阻止强心苷与 Na^+, K^+ - ATP 酶结合,有利于恢复 Na^+, K^+ - ATP 酶活性,从而减轻或阻止毒性的发展。对肾功能不全、高血钾症及严重房室传导阻滞者不宜用钾盐。

(2) 重症快速型心律失常(频发的室性早搏及室性心动过速、二联律等)宜用苯妥英钠或利多卡因。苯妥英钠能使与酶结合的强心苷解离,恢复 Na^+, K^+ - ATP 酶活性。利多卡因则主要用于治疗强心苷中毒所致的室性心动过速和心室纤颤。

(3) 传导阻滞或窦性心动过缓　宜用阿托品治疗。

(4) 严重危及生命的地高辛中毒　应用地高辛特异抗体 Fab 片段可有效地抢救,特异性抗体 Fab 片段与地高辛有极高的亲和力,能使地高辛与心肌细胞 Na^+, K^+ - ATP 酶脱离,对严重中毒有明显效果。

【药物相互作用】某些药物干预强心苷的药动学变化而影响其血药浓度。考来烯胺、新霉素在肠中与地高辛结合,妨碍其吸收,降低血浓度。奎尼丁、胺碘酮、维拉帕米、丙胺太林、四环素、红霉素等可使血浓度升高。合用上述药物时应予以调整强心苷剂量。奎尼丁的影响尤为显著,因奎尼丁从组织结合处置换地高辛,减少其分布容积,使 90% 患者的地高辛血药浓度提高一倍,二药合用时宜减少地高辛用量 30%~50%。

第六节　扩血管药

扩血管药治疗心衰的作用机制包括:扩张动、静脉血管,减轻心脏前、后负荷,降低心肌耗氧量,增加心搏出量和减轻肺淤血,改善心功能。

扫码"学一学"

一、主要舒张静脉的血管扩张药

硝 酸 酯 类 (nitrates)

对急性心肌缺血和 LVEDP 增高的心衰患者有效。以扩张静脉为主,降低前负荷,使 LVEDP 降低,略降后负荷,降低室壁张力,减少耗氧量,提高左室顺应性,增加心肌收缩力,使心输出量增加,心功能得以改善。该药还可增加心内膜供血,开放侧支循环,改善急性心肌缺血。

二、舒张动脉和静脉的血管扩张药

硝 普 钠 (sodium nitroprusside)

该药是非选择性的直接扩张血管药,在体内经肝代谢后释放出一氧化氮(NO),通过降低前后负荷,降低 LVEDP,增加心输出量,改善心功能。对急性心肌梗死及高血压所致严重心衰效果较好。因降压作用强、快，故应注意静滴速度，否则可出现体位性低血压。

哌唑嗪（prazosin）

阻断 α_1 受体，扩张动静脉，降低心脏前后负荷，改善心功能，对缺血性心脏病的心衰效果较好，也无明显心率加快作用，但难以长期有效。

三、主要舒张小动脉的血管扩张药

肼屈嗪（hydralazine）

选择性直接扩张小动脉，减轻后负荷，增加心输出量，但能反射性激活交感神经及 RAAS，故单独长期应用难以持续有效。但有报道肼屈嗪和硝酸异山梨酯合用，可提高心衰患者的生存率。

钙通道阻断药

有明显的血管选择作用，对冠脉和外周血管的舒张作用非常突出，增加冠脉流量，降低全身血管阻力，使心输出量增加，短期内对心功能有改善作用，但长期应用可使病情恶化。对重度心衰患者应避免使用。用于心衰治疗的主要是长效钙通道药，如非洛地平、氨氯地平等。

四、其他扩血管药

奈西立肽（nesiritide）

是用基因重组技术制得的内源性脑利钠肽（BNP），除有利尿作用外，还能与血管平滑肌细胞、血管内皮细胞表面的鸟苷酸环化酶受体结合，增加胞内 cGMP 含量，使内钙减少，血管平滑肌松弛，降低动、静脉张力；此外还能抑制去甲肾上腺素的释放，拮抗醛固酮等。因 $t_{1/2}$ 只有 18 分钟，需先静脉注射后静脉滴注维持疗效。

波生坦（bosentan）

是内皮素受体竞争性阻断药，口服用于肺动脉高压的治疗。对动物心衰模型有改善作用，对心衰患者的作用有待进一步证实。

第七节 非苷类正性肌力药

非苷类正性肌力作用包括：β 受体激动药、多巴胺类药、磷酸二酯酶抑制药、钙增敏药等。临床试用治疗心衰有效，但此类药物可能增加心衰患者的病死率。不宜作常规治疗用药。

一、β受体激动药

由于心衰过程交感神经已处于激活状态，当患者处在失代偿期时，用该类药物可使病情恶化，甚至引发心律失常而对病情不利。另一方面，心衰时β受体数量下调，β受体反应性下降，所以大部分完全激动剂疗效不佳，临床应用受到限制。

多巴酚丁胺（dobutamine）

主要对$β_1$受体有激动作用，对$β_2$及α受体作用轻微。能增加心输出量，改善肾功能，降低左心室充盈压及降低血管阻力，增加冠心病人缺血区冠脉流量。用后明显改善心功能不全症状。对心脏兴奋作用温和，除用量过大外，一般对心率影响较少，不易引起心律失常。但能促进房室传导，有可能加重房颤。

二、多巴胺类药

多巴胺（dopamine）

小剂量选择性作用于D_1、D_2受体，扩张肾、肠系膜及冠状血管，增加肾血流量和肾小球过滤率，稍大剂量激动β受体，增强心肌收缩力，增加心输出量，降低外周阻力。大剂量激动α受体，血管收缩，心脏后负荷增加。故多巴胺多用于治疗急性心衰，常作静脉滴注。

三、磷酸二酯酶抑制药

磷酸二酯酶Ⅲ（PDE Ⅲ）是降解cAMP的主要酶，抑制其活性能增加心肌细胞内cAMP的含量，发挥正性肌力作用，也可扩张血管。这类药虽可缓解心衰症状，近期疗效肯定，但远期疗效并不优于安慰剂对照组，有引起室性心律失常、增加死亡率的缺点，长期用药对患者不利。

米力农（milrinone）

其抑制PDEⅢ的作用程度与正性肌力作用呈正相关，能明显改善心收缩功能和舒张功能，有效地缓解心衰症状，提高运动耐力。长期口服治疗严重心衰可诱发心律失常，缩短寿命，增加死亡率。故仅供短期静脉注射治疗急性心力衰竭用。

维司力农（vesnarinone）

具有多种作用机制，除抑制PDEⅢ外，并有钙增敏和延长动作电位时程的作用，有抗心律失常作用。还有抑制肿瘤坏死因子（tumor necrosis factor a，TNF-a）和白细胞介素6（interleukin 6，IL-6）的作用。维司力农能明显改善心衰患者的运动耐受量，增加氧摄入量，提高心脏指数，但对心率、心肌耗氧量无明显影响。临床多中心实验报道与安慰剂组比较，可使心衰的死亡率降低62%，疗效显著。

四、钙增敏药

钙增敏药（calcium sensitizer）能增高肌钙蛋白C对Ca^{2+}的敏感性，使心肌细胞在不增加胞内钙的情况下提高收缩性，可避免因细胞内钙过多引起的不良后果。代表药：左西孟旦（levosimendan）、匹莫苯达（pimobendan）等。该类药缺乏心肌舒张期的松弛作用，使舒张期缩短，张力提高，机制不明；和米力农一样，可降低心衰患者的生存率。

（彭　军）

扫码"练一练"

第二十一章　调血脂药与抗动脉粥样硬化药

扫码"学一学"

动脉粥样硬化（atherosclerosis）因动脉内膜积聚的脂质外观呈黄色粥样而得名，主要累及大、中动脉。受累动脉病变从内膜开始，先后有多种病变合并存在，包括局部脂质和复合糖类积聚、纤维组织增生和钙质沉着形成斑块，伴随动脉中层逐渐退变，继发斑块内出血、斑块破裂及局部血栓形成。细胞和分子生物学等技术显示动脉粥样硬化病变具有巨噬细胞游移、血管平滑肌细胞增生、大量胶原纤维、弹力纤维和蛋白多糖等结缔组织基质形成，以及细胞内、外脂质积聚等特点。病变常累及主动脉、冠状动脉、脑动脉等大中动脉，造成血管闭塞、破裂、出血等严重后果，引起该动脉所供应的组织或器官发生缺血或坏死，是冠心病和脑卒中的始动因素。因此，阻止动脉粥样硬化是防治心脑血管疾病的重要措施。

关于动脉粥样硬化（AS）产生机制，目前有多种学说，脂肪浸润学说认为动脉粥样硬化是动脉壁对血浆入侵的脂质反应，故可用调血脂药治疗。损伤-反应学说认为粥样斑块的形成是动脉对内膜损伤的反应，故可用血管内皮保护药、抗氧化药治疗。用于防治动脉粥样硬化的药物有调血脂药、抗氧化药、多烯脂肪酸类、保护动脉内皮药等。

第一节　调血脂药

一、血脂与血脂异常

血脂是血浆中所含脂类的统称，包括胆固醇（cholesterol，Ch）、甘油三酯（triglyceride，TG）、磷脂（phospholipid，PL）和游离脂肪酸（free fatty acid，FFA）等。Ch又分为胆固醇酯（cholesteryl ester，CE）和游离胆固醇（free cholesterol，FC），两者相加为总胆固醇（total cholesterol，TC）。

血脂与载脂蛋白（apoprotein，apo）结合成脂蛋白（lipoprotein，Lp）后溶于血浆，并进行转运和代谢。脂蛋白呈微小颗粒状，由于所含脂类和蛋白的不同，应用超速离心或电泳的方法，可将Lp分为乳糜微粒（chylomicron，CM）、极低密度脂蛋白（very low density lipoprotein，VLDL）、低密度脂蛋白（low density lipoprotein，LDL）和高密度脂蛋白（high density lipoprotein，HDL）等。

各种脂蛋白在血浆浓度基本稳定，若比例失调则说明脂代谢失常。某些血脂或脂蛋白高出正常范围则称为高脂血症或高脂蛋白血症，即血中Ch、TG或VLDL、LDL高出正常水平。血浆中HDL降低也是一种血脂代谢紊乱，采用脂质异常血症代替高脂血症应该能更全面准确地反映血脂代谢紊乱状态。高脂蛋白血症可促进动脉粥样硬化病变的形成和发展。同时，HDL降低和Lp（a）增加也是动脉粥样硬化的危险因素。1970年WHO将高脂血症分型如下，见表21-1。

对于高脂血症患者，首先应合理调配膳食，如控制饮食，限制高热量摄入，食用低胆固醇、低饱和动物脂肪和不饱和脂肪相对高的植物油；减少动脉粥样硬化发生发展的危险因素如戒烟限酒；积极治疗相关疾病如高血压、糖尿病等。如经过以上措施，血脂水平仍然不能正常或出现动脉粥样硬化的症状，则可采用调血脂药，以纠正脂质代谢紊乱。

表 21-1 高脂蛋白血症的分型

分型	临床名称	脂蛋白变化	血脂变化		发病率
I	家族性高乳糜微粒血症	CM↑	TG↑↑↑	TC↑	极低
IIa	家族性高胆固醇血症	LDL↑		TC↑↑	较高
IIb	复合性高胆固醇血症	VLDL及LDL↑	TG↑↑	TC↑↑	较高
III	家族性高脂血症	LDL↑	TG↑↑	TC↑↑	低
IV	家族性高甘油三酯血症	VLDL↑	TG↑↑		高
V	混合性高甘油三酯血症	CM及VLDL↑	TG↑	TC↑↑	较低

二、调血脂药的分类

1. 降低胆固醇的药物

（1）他汀类

（2）胆固醇吸收抑制药

（3）胆汁酸结合树脂

2. 降低甘油三酯药物

（1）贝特类

（2）烟酸

3. 新型调脂药物

（1）前蛋白转化酶枯草溶菌素 9/kexin9 型（proprotein convertase subtilisin/kexin type 9, PCSK9）抑制药

（2）微粒体 TG 转移蛋白抑制药

（3）载脂蛋白 B_{100} 合成抑制药

三、常用药物

（一）降低胆固醇的药物

1. 他汀类（statins） 羟甲基戊二酰辅酶 A（3 - hydroxy - 3 - methylglutaryl - CoA，HMG - CoA）还原酶是肝细胞合成胆固醇过程中的限速酶，若抑制该酶的活性，就能有效减少或阻断内源性胆固醇的合成。他汀类药物属于此类药物，也称为 HMG - CoA 还原酶抑制药。

常用的他汀类药物都具有与 HMG - CoA 相似的羟甲基戊二酸结构，主要分为内酯环型和开环羟基酸型，是抑制 HMG - CoA 还原酶所必需的基团。内酯环型的有洛伐他汀和辛伐他汀，在体内必须转化为开环羟基酸型才能发挥其药理活性。开环羟基酸型的如普伐他汀，可通过载体进入肝细胞，直接发挥药理活性。氟伐他汀为人工合成品，兼有脂溶性和水溶性。

【体内过程】开环羟基酸型他汀类药物，水溶性强，口服吸收迅速。内酯环型者亲脂性较强，口服吸收率低，但易透过细胞膜进入肝细胞，在肝中水解成具有活性的开环羟基酸型。他汀类药物在肝内由 CYP450 代谢，其代谢产物大部经胆汁由肠道排出，约 5%～20% 经肾排出。食物可影响洛伐他汀和普伐他汀的生物利用度，但对其他他汀类药物则无影响。HMG - CoA 还原酶的活性与肝细胞合成胆固醇的作用均呈现午夜最高，中午最低的昼夜节律性，提示他汀类药物以晚间应用为宜。

【药理作用】

(1) 调血脂作用　他汀类药调血脂作用明显，治疗剂量下该类药物降血脂的作用强度分别为 LDL-Ch > TC > TG。该类药物还可使 HDL 升高，可能是 VLDL 降低的间接作用。

在胆固醇合成过程中，HMG-CoA 还原酶使 HMG-CoA 转变为甲羟二戊酸（Mevalonate，MVA），是胆固醇合成的关键一步。他汀类药物与 HMG-CoA 还原酶的亲和力比 HMG-CoA 高数千倍，从而阻断胆固醇的合成，降低血浆胆固醇浓度（图 21-1）。通过负反馈调节作用，他汀类药物还可解除肝内胆固醇对 LDL 受体基因的抑制，导致肝细胞表面的 LDL 受体数量增加与活性增强，使血浆的 LDL 和 ApoB 降低。继而可引起 VLDL 代谢加速，肝细胞合成和释放 VLDL 也减少，最终导致血浆 VLDL 和 TG 降低，HDL 升高。此外，他汀类药物可抑制胆固醇酯化、LDL 氧化和巨噬细胞对 ox-LDL（氧化型 LDL）的摄取。LDL 经氧化修饰形成 ox-LDL，能直接损害血管内皮细胞，是产生 AS 的主要致病因素。因此，HMG-CoA 还原酶抑制药能阻止动脉粥样硬化的发生。

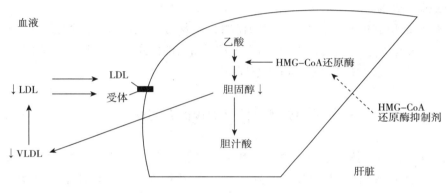

图 21-1　他汀类药物对血脂的影响

(2) 非血脂调节作用　包括：①抗氧化作用，改善血管内皮功能；②抑制细胞黏附，减弱单核细胞和巨噬细胞的分泌功能，抑制动脉粥样硬化过程中的炎性反应；③免疫抑制作用；④抑制血管平滑肌细胞的增殖和促进其凋亡，阻止动脉粥样硬化斑块的形成和增大；⑤抑制血小板聚集，提高纤溶活性，阻滞血栓形成等。其中有些作用直接或间接地参与了该类药物的抗动脉粥样硬化效应。

【临床应用】

(1) 高脂血症　治疗高胆固醇血症的首选药物。主要用于杂合子家族性和非家族性 Ⅱa、Ⅱb 和 Ⅲ 型高脂蛋白血症，亦可用于 Ⅱ 型糖尿病和肾病综合征引起的继发性高胆固醇血症。对纯合子家族性高脂血症及单纯的高 TG 血症疗效欠佳。他汀类药物对冠心病一级预防和二级预防安全有效，通过调整血脂可以预防心脑血管急性事件的发生，降低心血管病死亡率及总死亡率。此外，该类药物还可使部分冠状动脉粥样硬化斑块进展减慢或回缩。

(2) 肾病综合征　对肾功能有一定的保护和改善，除与调血脂作用有关外，可能还与抑制肾小球细胞的增殖、降低炎症反应、减少氧自由基损伤及抑制血栓形成等因素有关。

(3) 其他　缓解器官移植后的排斥反应，治疗骨质疏松症等及预防血管成形术后再狭窄。

【不良反应】他汀类药物有较好的耐受性和安全性，治疗剂量下，不良反应发生率较低且轻。剂量大时可见皮疹、头痛、恶心、消化不良、腹痛、便秘、疲劳、肌炎，一般不影响继续治疗。约有 1% 的患者血清转氨酶升高（为正常人的 3 倍），与剂量无关，若转氨酶持续升高或超过正常值3倍以上者，应及时停药。长期或高剂量服用可发生肌病综合征，但属罕见，辛伐他汀和西立伐他汀肌病发生率较高。严重者可出现横纹肌溶解症（rhabdomyolysis），其特征是肌肉坏死，肌肉成分（如酶）释放进入血液循环系统，有时还伴有肌红蛋白尿，严重者可致急性肾衰竭。因此，用药期间，应定期检查肝、肾功能，对肌痛者应检测血清肌酸激酶（creatine kinase，CK），必要时停药。儿童、孕妇、哺乳期妇女、肝肾功能异常者不宜使用。

【药物相互作用】由于大多数他汀类药物经CYP450代谢，所以同时服用其他抑制CYP450代谢途径的药物，如红霉素等大环内酯类、西咪替丁、伊曲康唑和酮康唑、维拉帕米、利托那韦（ritonavir）、环孢素（cyclosporine）、他克莫司（tacrolimus）和抗艾滋病药地拉韦啶（delavirdine），体内他汀类药物浓度升高，明显增加肌病的发生率。联合应用其他调血脂药虽可增加疗效，但也增加肌病的发生率，如与烟酸、吉非贝齐或非诺贝特合用时。西立伐他汀单独应用或联合吉非贝齐应用时，可干扰肝CYP2C8的活性，引发致死性横纹肌溶解，已撤出市场。

与口服抗凝药合用可增加抗凝药物的作用，应及时调整抗凝药的剂量。与含有炔诺酮和炔雌醇的口服避孕药合用时，能分别使炔诺酮和炔雌醇的AUC增加。与地高辛合用时，多次给药后，可增高地高辛的稳态血药浓度。

洛伐他汀（lovastatin）

为内酯环型，需在体内水解为β-羟酸为主的活性代谢产物后发挥作用。对肝脏有高度选择性，一般用药2周可出现明显疗效，4~6周达最佳疗效。药效呈剂量相关，在降低TC、LDL-Ch和TG的同时，ApoB也相应降低，而HDL-Ch和ApoAⅠ有所提高。主要用于高胆固醇血症和混合型高脂血症的治疗和冠心病的预防。用药期间需监测肝功能；应避免与免疫抑制药、烟酸和红霉素等合用，以免增加肌病的发生率。

辛伐他汀（simvastatin）

为洛伐他汀的羟基化产物，调血脂作用强于洛伐他汀。对HDL-Ch和ApoAⅠ的升高作用比阿伐他汀强。辛伐他汀不良反应少见。长期应用显著阻滞AS病变的进展，明显减少心血管事件和不稳定心绞痛的发生。是目前治疗高脂血症首选药物之一。

普伐他汀（pravastatin）

血浆蛋白结合率较低，不易透过血-脑屏障。饮食和酸性胃内容物可降低其吸收和生物利用度。除调血脂作用外，还能抑制单核-巨噬细胞向内皮的黏附和聚集，有抗炎作用。能降低高脂血症患者血浆的内皮素-1（ET-1）水平，减少冠脉再狭窄和心脑血管事件的发生。主要用于饮食不能控制的Ⅱa、Ⅱb型高脂血症治疗。

氟伐他汀（fluvastatin）

为第一个全人工合成的开环型药物。有显著的肝脏首过效应，主要经CYP2C9代谢，大部分转化为无活性的代谢产物。不良反应少。能增加 NO 的生物活性，改善内皮功能，抗血管平滑肌细胞的增殖和预防斑块形成。$t_{1/2}$ 较短。此外，该药能降低 Lp（a）水平，抑制血小板活性和改善胰岛素抵抗。

阿伐他汀（atorvastatin）

对其他同类药物反应不佳的纯合子型家族性高胆固醇血症，疗效较好。除降低 TC、LDL-Ch、ApoB 外，还能降 VLDL-C 和 TG 的水平，其中降 TG 作用较强，并能不同程度地提高 HDL-Ch 和 ApoAⅠ的水平。应慎用于横纹肌溶解的易感患者。

瑞舒伐他汀（rosuvastatin）

该药降低 LDL-Ch 及升高 HDL-Ch 的作用优于已上市的其他他汀类药物，是迄今为止最强效的降脂药物。强化治疗可使动脉粥样硬化病变消退。本品耐受性、安全性和患者依从性好。本品不影响地高辛的肾清除率。急性肝脏疾病和转氨酶明显升高者禁用。本药对胎儿有明显危害，故孕妇禁用。

2. 选择性胆固醇吸收抑制药

依折麦布（ezetimibe）

依折麦布为一新型选择性胆固醇吸收抑制药，在肠道与葡萄糖醛酸结合生成具有药理活性的代谢产物，吸收后由肝脏经胆汁排泌，具有肝肠循环，$t_{1/2}$ 为 22 小时，约 80% 经肠道排泄。

依折麦布通过影响小肠绒毛刷状缘摄取与转运胆固醇微胶粒载体活性，选择性抑制肠道植物固醇和胆固醇吸收，降低胆固醇向肝脏转运，使肝脏胆固醇储量降低，进而增加血中胆固醇的清除。其主要作用是降低 LDL，轻微升高 HDL，与他汀类药物有协同作用。不良反应轻，偶见可逆性肝损伤。

3. 胆汁酸结合树脂 该类药物又称为胆汁酸螯合药（bile acid sequestrants），是一类安全有效地降低血浆 TC 和 LDL-Ch 的药物，主要为碱性阴离子交换树脂。胆汁由肝脏产生、分泌至小肠，有助脂肪的乳化。胆汁酸是胆汁中的主要成分，95% 在小肠重吸收被人体利用。该类药物在肠道内能与胆汁酸呈不可逆结合，促进胆汁酸随大便排出体外，因而阻断胆汁酸的肠肝循环，同时也阻断外源性（食物）胆固醇的吸收。常用药物有考来烯胺（cholestyramine，降胆敏，消胆胺），考来替泊（colestipol，降胆宁）和考来维仑（colesevelam，维康）等。

【体内过程】胆汁酸结合树脂是一类亲水性，但不溶于水的大分子聚合物。在肠道内既不被消化酶分解，也不被吸收。

【药理作用】本类药物能降低 TC 和 LDL-Ch，作用强度与剂量相关。一般剂量下，TC 可降低 20%~25%，LDL-Ch 可降低 25%~45%，ApoB 也相应降低。HDL-Ch 无明显改变。对 TG 和 VLDL 的影响较小，可同时伴有肝脏 TG 合成增加，故血浆 TG 有所升高。

该类药物在肠道中与胆汁酸不可逆性地结合，其调血脂作用机制如下。

(1) 肠道中胆汁酸减少和丢失，脂类（包括胆固醇）的吸收减少。

(2) 阻碍肠道中胆汁酸的重吸收和利用。

(3) 大量胆汁酸的丢失，促进肝内胆固醇转化为胆汁酸，从而降低肝内胆固醇含量。

(4) 肝内胆固醇含量减少，反馈性上调肝细胞表面 LDL 受体表达，活性增强。

(5) 加速血浆 LDL 和 IDL 分解代谢，使血浆 TC 和 LDL – C 浓度降低。

(6) 肝内胆固醇含量降低，也反馈性引起 HMG – CoA 还原酶活性增高。

【临床应用】 主要用于 Ⅱa 和 Ⅱb 型高脂蛋白血症及杂合子家族性高胆固醇血症，而对纯合子家族性高胆固醇血症患者无效，因为这些患者细胞膜上无 LDL 受体存在。对单纯的 TG 增高无效。还可用于治疗胆管不完全阻塞所致的瘙痒。与他汀类药、贝特类药或烟酸类药合用可增强其降低 TC、LDL – Ch 及 TG 的作用。

【不良反应】 考来烯胺应用剂量较大，又有特殊的臭味和一定的刺激性。少数患者可产生胃肠道反应，如便秘、腹胀、嗳气和食欲减退等。一般在治疗 2 周后或减少用量可消失。若便秘持续过久，则应停药，避免引起肠梗阻。每日用量超过 30g 或长期应用，可影响肠道吸收功能，引起脂溶性维生素缺乏。偶见腹泻、脂肪痢（steatorrhea）、出血、骨质疏松、短暂的转氨酶升高和高氯酸血症等。考来替泊与考来烯胺相同。维康不良反应较轻，未发现消化不良、腹胀、便秘，对脂溶性维生素的吸收也无明显的干扰。

【药物相互作用】 该类药物能与 HMG – CoA 还原酶抑制药、普萘洛尔、氯噻嗪、保泰松、苯巴比妥、洋地黄毒苷、甲状腺素、口服抗凝药、脂溶性维生素（A、D、E、K）、叶酸、铁剂及某些抗生素等结合，影响这些药物的吸收和疗效，应避免同时服用，必要时可在服用胆汁酸结合树脂 1 小时前或 4 小时后服用。

考来烯胺（cholestyramine）

用药后 1~2 周，血浆胆固醇浓度开始降低，停药后 2~4 周血浆胆固醇浓度恢复至基础水平。因胆汁淤滞所致的瘙痒患者，用药后 1~3 周可得到缓解，但停药 1~2 周后再次复发。临床研究表明，本药降低 TC 和 LDL – Ch 同时，明显减少冠心病死亡及非致死性心肌梗死的发生率。具有预防 AS 及促进 AS 逆转的作用。与他汀类药物合用，作用加强。考来烯胺能减少对乙酰氨基酚、胺碘酮、吉非贝齐、普伐他汀、吡罗昔康、丙米嗪、格列吡嗪的吸收，应避免联合应用。

考来替泊（colestipol）

考来替泊的作用、适应证及不良反应与考来烯胺基本相同。本药也抑制某些药物的吸收，如卡马西平、利尿药（氯噻嗪和夫噻米）、普萘洛尔、四环素等，不宜与之同服。

(二) 降低 TG 的药物

1. 贝特类药 贝特类药（fibrates，苯氧芳酸衍生物）是一类主要降低 TG 和 VLDL 的药物。最早开发的是氯贝丁酯（clofibrate），后经大规模和长期的临床观察，发现有严重的肝胆系统不良反应，且不能降低冠心病的死亡率，现已少用。目前一些新型贝特类药物苯扎贝特（bezafibrate）、吉非贝齐（gemfibrate）、非诺贝特（fenofibrate）、环丙贝特（ciprofibrate）、益多酯（etofylline Clofibrate）等已于临床使用。

【体内过程】该类药物一般口服吸收快而完全，2~4小时血浆浓度达到高峰。有较高的血浆蛋白结合率（>95%），大部分在肝脏转化（主要经 CYP3A4 代谢），最终与葡萄糖醛酸结合后经肾排出（60%~90%）。仅有少部分（约7%）以原形经肾排出。吉非贝齐和苯扎贝特本身具有活性酸性形式，故吸收后发挥作用快，持续时间短，$t_{1/2}$仅为1~2小时，而非诺贝特则需先水解成活性酸性形式才能发挥作用，t_{max}为4~5小时，$t_{1/2}$约为13~20小时。

【药理作用】该类药物有调脂作用和非调脂作用，用药后可使 TG 降低 20%~60%、VLDL-Ch 降低 63%，TC 降低 6%~25%、LDL-Ch 降低 26%，并有不同程度升高 HDL-C（升高 10%~30%）作用。其中吉非贝齐、非诺贝特和苯扎贝特作用较强。该类药物还可使小颗粒致密 LDL（small dense LDL，sLDL）转变为大而密度较低的 LDL，有利肝细胞膜上 LDL 受体摄取。sLDL 是由 VLDL 中携带的 TG 转移给 LDL 所形成的，sLDL 不易与 LDL 受体结合，有更强的致 AS 作用，并能促进 AS 斑块的破裂，导致冠心病事件的发生。非调血脂作用有抗凝血、抗血栓和抗炎性反应等，以上作用共同发挥其抗 AS 效应。

贝特类药的作用机制复杂，可能是通过激活过氧化物酶体增殖物激活受体-α（peroxisome proliferator-activated receptor-α，PPARα）的途径所致。主要包括：①活化 PPARα 诱导人肝细胞载脂蛋白 AI 基因（ApoA I）和载脂蛋白 AII 基因（ApoA II）表达，导致循环中 HDL-Ch 增加；②降低 ApoC III 的转录，增加 LPL 的生成和活性，促进 VLDL 分解；③促进肝脏摄取脂肪酸，抑制 TG 合成；④促使 sLDL 转化，使生成的 LDL 中 sLDL 组分减少，更易为 LDL 受体摄取，从而降低 LDL-Ch。另外，PPARα 又是一种炎性调节因子，能影响泡沫细胞形成，降低 AS 过程中炎性反应、抑制血管平滑肌增殖和影响斑块稳定性，使 AS 进展减缓。该类药物能降低某些促凝血因子的活性，减少纤溶酶原激活物抑制物的产生，也同样起到抗 AS 作用。

【临床应用】主要用于原发性高 TG 血症，对Ⅲ型高脂蛋白血症和混合型高脂蛋白症有较好的疗效。也可用于Ⅱ型糖尿病引起的高脂血症。

【不良反应】一般耐受良好，不良反应发生率为 5%~10%，主要有消化道反应（食欲不振、恶心、腹胀等），其次为乏力、头痛、失眠、皮疹。偶有肌痛、尿素氮增加、转氨酶升高，一般停药后可恢复。肝胆疾病患者、肾功能不全的患者、孕妇、儿童禁用。

【药物相互作用】与其他血浆蛋白结合率高的药物合用，或经 CYP3A4 代谢的药物合用（如咪唑类药、红霉素等），均可发生药物相互作用。与口服抗凝药合用，可使抗凝活性增强，常需减少 1/3~1/2 的抗凝药剂量。与他汀类药物联合应用，有增加肌病发生的可能。

吉非贝齐（gemfibrozil）

该药口服吸收迅速完全。t_{max}为1~2小时，2~3天达稳态血药浓度，$t_{1/2}$为1.5~2小时。主要在肝中转化。代谢产物 66% 经肾排出。能明显降低 TG 和 VLDL，也降低冠心病事件发生率。可使 HDL-Ch 升高 6%，对 LDL-Ch 无明显变化；不良反应与非诺贝特相似。进食前半小时服药促进该药吸收。可引起肌痛，严重者导致横纹肌溶解，尤其是与西立伐他汀合用时，发生率明显增加。与口服抗凝血药合用时，应减少抗凝药的用量。

非诺贝特（fenofibrate）

为第二代的贝特类药物，口服吸收快，食物影响吸收。$t_{1/2}$为 22 小时，在肝脏转变为活性物质，66%经肾排出体外。可使血中 TG 和 VLDL-C 明显下降，HDL-C 升高。除此之外，还能明显降低血尿酸水平，可用于伴高尿酸血症的患者。降低血浆纤维蛋白原和血浆黏稠度，改善血流动力学，动脉造影证明能明显阻止动脉腔缩小。少数患者使用该药后一周出现轻度腹胀，4 周后消失，无特殊不适。长期应用可能诱发类似 I 型自身免疫性慢性肝炎，停药后可逐渐恢复。

苯扎贝特（bezafibrate）

使用该药后，TG 降低 21%，TC 降低 4%，LDL-C 降低 6%，HDL-C 升高 18%。可降低游离脂肪酸（FFA）、纤维蛋白原和糖化血红蛋白，抑制血小板聚集。长期应用可使血浆 Lp（a）水平降低，用药两年降低 36%。不良反应与非诺贝特相当。本药能改善糖代谢，可用于糖尿病伴有高 TG 症的患者。

环丙贝特（ciprofibrate）

是一种新型的贝特类药。口服吸收好，1 次口服后 t_{max} 为 2 小时。部分药物与血浆蛋白相结合，$t_{1/2}$ 为 17 小时，以原形药或葡萄糖醛酸结合物形式经尿排出，肾功能正常者长期服用无蓄积现象。对正常人、非家族性和家族性高脂血症患者都有降脂作用，可降低血浆 TC、TG、LDL、VLDL 和 ApoB，对 HDL 和 ApoA-I 有升高作用，也可作为其他降脂药物治疗失败时的替代药。疗效与疗程长短及治疗前血脂水平高低有关，疗程越长或基础血脂水平越高者效果越佳。本品尚可清除 LDL 和 Ch 在血管壁上的沉积和结节性黄瘤，使冠心病危险因素减少。不良反应较少，长期应用时可有恶心、呕吐、腹胀、血沉加快、头痛、乏力、皮疹、肝区疼痛、转氨酶上升等，一般不需停药。怀孕及哺乳期妇女、严重肝肾功能不全者禁用，儿童慎用。

2. 烟酸类　常用药物有烟酸（Nicotinic acid）、尼可莫尔（Nicomol）、阿昔莫司（Acipimox）。

烟酸（nicotinic acid）

【体内过程】口服吸收迅速而完全（>95%）。烟酸的 t_{max} 为 30~60 分钟。血浆蛋白结合率极低（<20%），$t_{1/2}$ 为 20~45 分钟。服用大剂量的烟酸后，大部分（88%）以原型及代谢物烟尿酸（nicotinuric acid）的形式经肾排出。

【药理作用】烟酸为 B 簇维生素之一，当用量超过作为维生素作用的剂量时，可有明显的降血脂作用。既降低 TC 又降低 TG，以及降低载脂蛋白 B（ApoB100）的含量，同时还具有轻度至中度升高 HDL-C 的作用。还可降低 Lp（a）。

降血脂作用机制尚不十分明确，可能与下列作用有关：①抑制脂肪酶，脂肪组织中的脂肪分解受阻，从而减少游离脂肪酸的释放和减少肝脏中极低密度脂蛋白（VLDL）合成和分泌；②减少 VLDL 转变为 LDL；③在升高 HDL-C 的同时，还改变 HDL_2 与 HDL_3 的比率，明显增高 ApoA I 的含量。此外，烟酸还具有升高脂蛋白脂酶活性，加速脂蛋白中甘油三酯水解，因而其降 TG 的作用明显。

【临床应用】为广谱调血脂药，对多种类型的高脂血症均有一定疗效，对 IIb 和 IV 型疗效最好。适用于混合型高脂血症、高 TG 血症、低 HDL 血症和高 Lp（a）血症。大规模临床观察认为能减少冠心病发作和死亡率。与他汀类或贝特类药物合用，可提高疗效。

【不良反应】由于用量较大，常可出现皮肤潮红及瘙痒，胃肠道刺激症状。长期应用可致皮肤干燥、色素沉着或棘皮症。个别患者可有肝功能异常、血尿酸增多、糖耐量下降等不良反应。阿司匹林不仅可缓解烟酸所致的皮肤血管扩张，而且可延长其半衰期，并防止烟酸引起的尿酸增高。过敏者、肝功能异常者、溃疡病活动期、糖尿病及痛风患者禁用。

【药物相互作用】与口服降糖药合用，可拮抗其降糖活性。与胆固醇结合树脂合用，可减少烟酸的吸收，故主张在服用 4~6 小时后再服用烟酸制剂。与 α_1 - 受体阻断药或硝酸甘油合用可引起明显的体位性低血压。与口服抗凝药合用，可明显延长凝血酶原时间，增强抗凝作用，故必须注意监测凝血功能。

尼可莫尔（nicomol）

为烟酸的前体药物（Prodrug），在体内水解而缓慢释放出烟酸而起作用。除降低血中总胆固醇外，还可抑制胆固醇的吸收、合成，促进其排泄。阻止脂肪吸收，增强脂蛋白脂酶活性，抑制脂肪组织分解，不良反应同烟酸。

类似的烟酸衍生物还有烟酸戊四醇酯（Niceritrol）、烟酸肌醇（Inositol hexanicotinate）及烟酸生育酚（Tocopheryl nicotinate）。

阿昔莫司（acipimox）

是一种新合成的烟酸衍生物，其降血脂作用与烟酸相似。可使 TG 明显降低，HDL - C 升高，与胆汁酸结合树脂药物合用可加强其降 LDL - C 作用，作用强而持久。此外，本药还能降低血浆纤维蛋白和全血黏度。口服吸收迅速而完全，t_{max} 为 2 小时，$t_{1/2}$ 为 2 小时。本品不与血浆中蛋白结合，绝大部分以原形从尿中排出。除适用于 Ⅱb、Ⅲ 和 Ⅳ 型高脂血症外，也适用于高 Lp（a）血症和 Ⅱ 型糖尿病伴有高脂血症患者。阿昔莫司的常见不良反应与烟酸基本上相同，但发生率较低。肾功能不全者应减量服用，服药期间应定期检查肾功能。

（三）新型调脂药物

近年来已有其他几种新型调脂药物被批准应用于临床。

1. 前蛋白转化酶枯草溶菌素 9/kexin9 型（PCSK9）抑制药 PCSK9 是肝脏合成的分泌型丝氨酸蛋白酶，可与 LDL 受体胞外段结合并使其内吞降解，从而减少 LDL 受体对血清 LDL - C 的清除。通过抑制 PCSK9，可阻止 LDL 受体降解，促进 LDL - C 的清除。PCSK9 抑制药以 PCSK9 单克隆抗体发展最为迅速，其中依洛尤单克隆抗体（evolocumab）已经应用于临床。研究结果显示 PCSK9 抑制药无论单独应用或与他汀类药物联合应用均明显降低 LDL - C 水平，同时可改善其他血脂指标，包括 HDL - C、Lp（a）等，并可减少心血管事件。

2. 微粒体 TG 转移蛋白抑制药 洛美他派（lomitapide）主要用于治疗纯合子型家族性高胆固醇血症，可使 LDL - C 降低约 40%，但该药不良反应发生率高，主要表现为转氨酶升高或脂肪肝。

3. 载脂蛋白 B_{100} 合成抑制药 米泊美生（mipomersen）是第 2 代反义寡核苷酸，可单独或与其他调脂药物联合用于治疗纯合子型家族性高胆固醇血症。米泊美生是针对载脂蛋

白 B_{100}（$ApoB_{100}$）的信使核糖核酸（messenger ribonucleic acid，mRNA）的反义寡核苷酸，抑制 $ApoB_{100}$ 的转录，减少 VLDL 的生成和分泌，降低 LDL-C 水平，可使 LDL-C 降低 25%。最常见的不良反应为注射局部反应，包括：红疹、肿胀、瘙痒、疼痛，绝大多数不良反应属于轻中度。

四、调血脂药的合理应用

1. **高脂血症的药物治疗** 可参考表 21-2 选药。

表 21-2 高脂血症的药物治疗

高脂血症类型	首选药物	次选药物	可考虑用药
高 TC 血症	他汀类	胆汁酸螯合药	烟酸或贝特类
高 TG 血症	贝丁酸类（贝特类）	烟酸	多烯脂肪酸类（鱼油）
以高 TC 为主	HMG-CoA 还原酶抑制药	烟酸	贝丁酸类（贝特类）
以高 TG 为主	贝丁酸类（贝特类）	烟酸	
高 TG 和 TC	胆酸螯合药 + 贝丁酸类	HMG-CoA 还原酶抑制药	阿托伐他汀
低 HDL-ch 血症	贝丁酸类、阿昔莫司	HMG-CoA 还原酶抑制药	多烯脂肪酸类

调血脂药的合理应用：①活动性肝炎病人、孕妇和哺乳期妇女不宜进行降胆固醇治疗；②定期检查血脂或安全指标、肝功能；③提倡联合用药；④注意与 CYP450 同工酶抑制药合用的相互作用；⑤从小剂量开始，逐渐增加剂量，且早晨服苯氧酸类，晚上服他汀类，避免血药浓度显著升高。

2. **调脂药物的联合应用** 调脂药物联合应用是血脂异常干预的趋势，以提高血脂控制达标率，同时降低不良反应发生率。由于他汀类药物降脂效果肯定、不良反应少、可降低总死亡率，联合调脂方案多由他汀类与另一种作用机制不同的调脂药物组成。针对调脂药物的不同作用机制，联合用药主要有以下几种方案。

（1）他汀与依折麦布联合应用 两种药物分别影响胆固醇的合成和吸收，可产生良好协同作用。联合治疗可使血清 LDL-C 在他汀治疗的基础上再降低 18%，在冠心病极高危患者、慢性肾脏疾病、中等强度他汀治疗效果不佳或不耐受患者，可考虑他汀与依折麦布联用。联用方案并不增加不良反应的发生。

（2）他汀与贝特联合应用 两者联用能更有效降低 LDL-C 和 TG 水平及升高 HDL-C 水平。在糖尿病和代谢综合征时伴有的血脂异常、高危心血管疾病患者他汀治疗后 TG 或 HDL-C 水平控制不佳者，可以考虑他汀和贝特联用。但由于他汀和贝特类药物代谢途径相似，均有潜在损伤肝功能的可能，并有发生肌炎和肌病的危险，联用时不良反应发生率升高。因此，需长期密切关注两药联用的安全性。

（3）他汀与 PCSK9 抑制药联合应用 他汀与 PCSK9 抑制药联合应用在治疗家族性高胆固醇血症（尤其是纯合子型家族性高胆固醇血症）效果明显，可更大程度降低 LDL-C 水平。

（4）他汀与 n-3 脂肪酸联合应用 他汀与鱼油制剂 n-3 脂肪酸（见本章第三节）联合应用可用于治疗混合型高脂血症，且不增加各自的不良反应。但由于服用较大剂量 n-3 多不饱和脂肪酸有增加出血的风险，并增加糖尿病和肥胖患者热卡摄入，不宜长期服用。

第二节 抗氧化药

过度氧化和氧自由基可以使内皮细胞损伤,对 LDL 修饰,可促进动脉粥样硬化的形成和发展。一些研究证实,应用抗氧化药物(antioxidants)有抗动脉粥样硬化的作用。

普罗布考(probucol)

普罗布考兼有调血脂与抗氧化作用,其降脂作用弱,而抗氧化作用强。

【体内过程】普罗布考经胃肠道吸收少(<10%),且不规则,食物可促进其吸收。每次口服本品 18 小时后达 t_{max},$t_{1/2}$ 为 52~60 小时。每天服该药,血药浓度逐渐增高,3~4 个月达稳态水平,且个体差异性极大。普罗布考在体内产生代谢产物。口服剂量的 84% 从粪便排出,1%~2% 从尿中排出。

【药理作用】

1. 抗氧化作用 脂溶性高,能结合到脂蛋白(LP)之中,阻断脂质过氧化过程并减少脂质过氧化物(LPO)的产生,阻断 LPO 对 LDL 中 ApoB 蛋白分子的氧化交联作用,使 Ox-LDL 生成减少。保护 ApoB 分子上赖氨酸残基的生物活性,使其不易被清道夫受体识别,使 Ox-LDL 引起的损害减少。

2. 调血脂作用 能使血浆 TC 下降 25%,LDL-C 下降 10%~15%,HDL-C 降低 30%,对 VLDL、TG 影响较少。能抑制细胞对 LDL 的氧化修饰。本药能使纯合子家族性高胆固醇血症患者皮肤及肌腱的黄色瘤明显缩小,因为纯合子家族性高胆固醇血症患者缺乏 LDL 受体活性,故其促进 LDL 清除是通过非 LDL 受体途径,包括降低胆固醇合成、增加胆固醇酯转移酶的量和活性,使血胆固醇和低密度脂蛋白降低,并改变高密度脂蛋白亚型的性质和功能。降低血 HDL-C 的意义未明,其机制可能与降低 ApoA-Ⅰ产生有关。

3. 对 AS 病变的影响 长期使用可降低冠心病的发病率。其抗氧化作用,能抑制泡沫细胞的形成,延缓动脉粥样硬化斑块的形成,消退已形成的动脉粥样硬化斑块。

【临床应用】主要用于Ⅱ型,特别是Ⅱa型高脂血症的治疗,适用于Ⅱb、Ⅲ型高脂蛋白血症患者。与胆固醇结合树脂、他汀类药物合用有协同作用。

【不良反应】最常见的不良反应为胃肠道不适,腹泻发生率大约为 10%,还有胀气、腹痛、恶心和呕吐。其他少见的反应有:头痛、头晕、感觉异常、失眠、耳鸣、皮疹、皮肤瘙痒等。偶见血管神经性水肿。罕见的严重不良反应有心电图 Q-T 间期延长、室性心动过速、血小板减少等。

由于本品能降低 HDL-C,故在治疗期间应注意 HDL 的变化。服用本品 3 个月胆固醇未见显著降低,应停止用药。本品在妊娠期的安全性未知,故不推荐用于孕妇及哺乳期妇女。

【药物相互作用】本品与可导致心律失常的药物,如三环类抗抑郁药及抗心律失常药和吩噻嗪类药物合用时,应注意不良反应发生的危险性增加。本品能加强香豆素类药物的抗凝血作用。本品能加强降糖药的作用。本品与环孢素合用时,与单独服用环孢素相比,可明降低后者的血药浓度。

第三节 多不饱和脂肪酸

多不饱和脂肪酸（polyunsaturated fatty acids，PUFA）又称为多烯脂肪酸（polyenoic fatty acids）或高纯度鱼油制剂。根据不饱和键的位置，可分为 n-3（ω-3）型和 n-6（ω-6）型两种。主要的 n-3 多烯脂肪酸有二十碳五烯酸（eicosapentaenoic acid，EPA）、二十二碳六烯酸（docosahexaenoic acid，DHA）和 α-亚麻酸（α-Linolenic acid，α-LNA）。它们主要来自海洋生物的油脂，具有调血脂作用和抗 AS 的效应。而 n-6 多烯脂肪酸主要有来自植物的亚油酸（linoleic acid，LA）和 γ-亚麻酸（γ-Linolenic acid，γ-LNA），临床上常用的月见草油（evening primrose oil）属这类。

【药理作用】

1. **调血脂作用** EPA 与 DHA 具有明显的调脂作用，降低 TG 及 VLDL-TG 作用较强，略升高 HDL-C，ApoA I /ApoA II 比值明显加大。LDL-C 与 ApoB 改变不明显。其作用机制可能与抑制肝脏 TG 和 ApoB 合成、提高 LPL 活性，促进 VLDL 分解有关。n-6 PUFAs 的调血脂作用和抗 AS 效应主要来自亚油酸经第 1 系列前列腺素代谢生成的 PGE_1，但作用较弱。

2. **其他作用** n-3 多烯脂肪酸还可发挥有益的非调脂效应：①经第 3 系列前列腺素代谢，在血小板中生成 TXA_3，使 TXA_2 生成减少，促血小板聚集和收缩血管作用减弱；在血管内皮中生成 PGI_3，保留 PGI_2 的作用，所以呈现较强的抗血小板聚集、抗血栓形成和扩张血管作用；②抑制血小板衍化生长因子（PDGF）的释放，从而抑制血管平滑肌细胞的增殖和迁移；③增加红细胞的可塑性，改善微循环；④减弱白细胞向血管内皮的黏附和趋化性，抑制黏附分子的活性和多种炎性细胞因子的表达。

【临床应用】适用于高 TG 血症患者。亦可应用于防治心脑血管疾病。若与他汀类合用可增强疗效。还可用于糖尿病并发高脂血症等。

【不良反应】长期和大剂量应用 EPA 和 DHA 也可能使出血时间延长，免疫反应降低。由于 PUFAs 制剂均易被氧化，故宜与适量的维生素 E 合用。

第四节 动脉内皮保护药

在动脉粥样硬化发生发展过程中，血管内皮损伤是重要的因素之一。血管内皮损伤导致通透性增加，引起白细胞和血小板黏附，释放各种细胞因子，导致内皮进一步损伤，最终促使动脉粥样斑块形成。所以保护内皮免受各种因子损伤，是抗动脉粥样硬化的重要环节。

目前保护动脉内皮的药主要为硫酸多糖，包括从动物脏器内和藻类提取或半合成的肝素（heparin）、硫酸软骨素 A（chondroitin）和硫酸葡聚糖（dextran sulfate）等。这些药物均带大量负电荷，结合在血管内皮表面，防止白细胞、血小板及有害因子的黏附，保护内皮免受损伤；并抑制血管平滑肌细胞增殖，防止再狭窄。

（张　政）

扫码"练一练"

第二十二章 作用于血液及造血器官的药物

扫码"学一学"

血液是一种由血浆和血细胞组成的流体组织，在心血管系统中不断循环流动，起到运输氧气和营养物质及维持机体内环境稳态的作用。当血液中血细胞和血浆成分发生变化或大量丢失时，即可引起血液性疾病如贫血、出血、休克和血栓等。贫血（anemia）是指外周血液红细胞中血红蛋白量低于正常量下限的一种症状，见于造血功能异常、造血要素不足、急、慢性失血、红细胞破坏过度等。临床上将贫血分为缺铁性贫血（小细胞低色素性贫血，iron deficiency anemia）、巨幼红细胞性贫血（megaloblastic anemia）和再生障碍性贫血（aplastic anemia），并给予铁剂、叶酸、维生素B_{12}和造血细胞生长因子等药物进行治疗。大量失血，会引起血容量减少，甚至发生休克，可给予血容量扩充药。出血或血栓形成见于血液凝固系统和多种抗凝机制包括纤维蛋白溶解系统动态平衡失调，以及血小板功能紊乱。当血液凝固系统或血小板功能降低时，就会发生出血。反之，就会形成血栓甚至弥漫性凝血。因此，药物通过改变促凝系统或抗凝系统的反应建立新的平衡，保持血液在脉管系统中的流动性。抗凝血药、抗血小板药和溶栓药在防治血栓疾病方面各有其特点，如抗凝血药肝素既有抗凝作用又有抗血栓作用，抗血小板药物阿司匹林不能抗凝但可抗栓，溶栓药可以快速溶解血凝块或血栓，但不能代替抗凝药和抗血小板药。三类药物过量时常引起出血。而促凝血药如凝血酶和抗纤维蛋白溶解药则相反，通过止血作用，用于围手术期等出血治疗，也称为止血药。

第一节 促凝血药

血液凝固是一个复杂的蛋白质水解活化的连锁反应，最终使可溶性的纤维蛋白原变成稳定、难溶的纤维蛋白，促使血液凝固。凝固过程有内源性和外源性两种；需体内多种凝血因子参加。促凝血药（coagulants）中部分可影响某些凝血因子，促进或恢复凝血过程而止血（维生素K、酚磺乙胺）；部分药物通过抑制纤维蛋白溶解系统而止血，统称抗纤溶药（氨甲苯酸、氨甲环酸）；亦有部分作用于毛细血管，降低其通透性而发挥止血作用（卡巴克络）。还有凝血因子制剂，是由健康人体或动物血液中提取，经分离提纯、冻干后制备的制剂，主要用于凝血因子缺乏时的补充治疗。

一、促凝血因子合成药

维 生 素 K

维生素K（vitamin K）的基本结构为甲萘醌，广泛存在于自然界，植物性食物如苜蓿中所含的为维生素K_1（phytomenadione），由腐败鱼粉所得及肠道细菌产生者为维生素K_2（menaquinone），二者均为脂溶性，需胆汁协助吸收。维生素K_3（menadione sodium bisulfite）和维生素K_4（menadiol）为人工合成品，二者均为水溶性，不需胆汁协助吸收。

【药理作用】维生素K作为羧化酶的辅酶参与凝血因子Ⅱ、Ⅶ、Ⅸ、Ⅹ等的合成，从而促进凝血过程，当维生素K缺乏时，上述凝血因子合成停留在前体状态，导致凝血酶原时间延长、凝血障碍而出血。

【临床应用】维生素K适用于其缺乏引起的出血，如梗阻性黄疸、胆瘘、慢性腹泻所致的出血；新生儿、早产儿出血；长期应用广谱抗生素、磺胺药引起的出血和过量应用香豆素类、水杨酸类所致的出血。

【不良反应】维生素K毒性较低，但当维生素K_1静注速度过快时，可出现面部潮红，出汗、胸闷、血压骤降，甚至发生虚脱，故一般宜用肌注。维生素K_3、K_4口服可引起恶心、呕吐等胃肠道反应，剂量较大时，对新生儿和早产儿可发生溶血性溶血、高铁血红蛋白症及黄疸，在葡萄糖-6-磷酸脱氢酶缺乏的病人也可诱发急性溶血性贫血。肝功能不全者慎用。

二、促凝血因子活性药

酚磺乙胺（etamsylate），又名止血敏，能增强毛细血管抵抗力，降低毛细血管通透性，增强血小板聚集性和黏附性，促进血小板释放凝血活性物质，使血管收缩，出血和凝血时间缩短，达到止血效果。临床用于防治手术前后的出血，也可用于血小板功能不良、血管脆性增加而引起的出血。

三、抗纤维蛋白溶解药

抗纤溶剂（antifibrinolysin）结构与赖氨酸类似，能竞争性抑制纤溶酶原激活因子，使纤溶酶原不能转变为纤溶酶，从而抑制纤维蛋白溶解，产生止血作用。高浓度也直接抑制纤溶酶活性。

氨甲苯酸（aminomethylbenzoic acid）、氨甲环酸（tranexamic acid）为氨基酸类抗纤溶酶药，临床主要用于纤维蛋白溶解症所致的出血，如肺、肝、胰、前列腺、甲状腺及肾上腺等手术所致的出血及产后出血、前列腺肥大出血、上消化道出血等，因这些脏器及尿内存有较大量纤溶酶原激活因子。对癌症出血、创伤出血及非纤维蛋白溶解引起的出血无止血效果。不良反应少，但应用过量可致血栓，可能诱发心肌梗死。

四、影响血管通透性药

卡巴克络（carbazochrome），又名安络血，可增强毛细血管对损伤的抵抗力，降低毛细胞血管的通透性，促进受损的毛细血管断端回缩而促进凝血。临床用于因毛细血管损伤及通透性增加所致的出血。

五、凝血因子制剂

凝血酶原复合物（prothrombin complex concentrate）由健康人静脉血分离而得，是含有凝血因子Ⅱ、Ⅶ、Ⅸ、Ⅹ的混合制剂。凝血因子Ⅱ、Ⅶ、Ⅸ、Ⅹ的凝血作用依赖维生素K的存在。临床主要用于治疗乙型血友病（先天性凝血因子Ⅸ缺乏）、严重肝脏疾病、香豆素类抗凝剂过量和维生素K依赖性凝血因子缺乏所致的出血。

凝血酶（thrombin）是从动物血提取精制而成的无菌制剂，直接作用于血液中纤维蛋白原，使其转变为纤维蛋白，发挥止血作用。此外，还有促进创伤愈合的作用。临床用于手术结扎止血困难的小血管、毛细血管以及实质性脏器出血的止血，也用于外伤、口腔、泌尿道以及消化道等部位的止血。

血凝酶（hemocoagulase），又名立止血，是从巴西矛头蝮蛇的毒液中分离提纯的类凝血酶。血凝酶能促进血小板黏附和聚集，并在血管破损处使纤维蛋白原降解生成纤维蛋白单体，进而交联聚合成难溶性纤维蛋白，促使出血部位的血栓形成，起到止血作用。临床上用于出血及出血性疾病；也可用来预防手术部位及手术后出血。

第二节　抗凝血药

血液凝固是由一系列凝血因子参与的复杂的蛋白质水解活化连锁反应过程。参与凝血过程的成分包括12种凝血因子和高分子量激肽原（high molecular weight kininogen，HK）、前激肽释放酶（prekallikrein，PK）、激肽释放酶（kallikrein，K）、血小板磷脂（PL）等。根据瀑布学说原理，血液通过以下通路发生凝固：①内源性激活通路：指通过血浆内的凝血因子Ⅻ逐步使因子X激活，进而激活凝血通路；②外源性激活通路：指组织受损伤释放组织因子（TF）激活凝血因子Ⅶ所发动的凝血通路；③共同通路：从内源性或外源性通路激活的因子X开始，到纤维蛋白形成的过程（图22-1）。

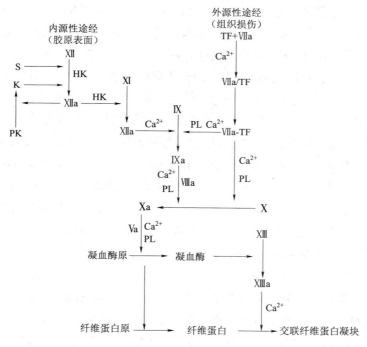

图22-1　凝血过程示意图

PL：血小板磷脂；S：血管内皮下组织；PK：前激肽释放酶

K：激肽释放酶；HK：高分子激肽原；TF：组织因子

抗凝血药（anticoagulants）是一类干扰凝血因子，阻止血液凝固的药物，主要用于血栓栓塞性疾病的预防与治疗。

一、维生素K拮抗剂

维生素K拮抗剂拮抗维生素K，抑制维生素K在肝细胞合成凝血因子Ⅱ、Ⅶ、Ⅸ、X，发挥抗凝血作用，主要有华法林、双香豆素等香豆素类抗凝剂。此类药起效缓慢、价格低廉、作用持续时间长久。

香豆素类抗凝剂

药物有华法林（warfarin，又名苄丙酮香豆素）、双香豆素（dicoumarol）以及醋硝香豆素（acenocoumarol，又名新抗凝）等，均有4-羟基香豆素的结构，口服参与体内代谢发挥抗凝作用。它们的药理作用和临床应用相似，仅使用剂量、起效快慢和维持时间长短不同。临床上华法林最常用。

【体内过程】 华法林口服吸收快而完全，其钠盐的生物利用度几乎为100%，吸收后99%与血浆蛋白结合，表观分布容积小，主要在肝脏中代谢，大部分代谢产物由肾排出，$t_{1/2}$约为36小时，作用维持2~5天。双香豆素口服吸收慢且不规则，但吸收后几乎全部与血浆蛋白结合，抗凝作用持久，持续4~7天。双香豆素主要分布于肺、肝、脾和肾，经肝药酶羟基化失活，代谢物自尿中排出。但醋硝香豆素大部分以原形经肾排出。

华法林与双香豆素血浆蛋白结合率均较高，与其他血浆蛋白结合率高的药物同用时，可增加香豆素类药物的游离药物浓度，使其抗凝作用增强，甚至诱发出血。

【药理作用】 香豆素类是维生素K拮抗剂，可竞争性抑制维生素K环氧化物还原酶，阻止其还原成氢醌型维生素K，妨碍维生素K的循环再利用。维生素K是γ-羧化酶的辅酶，其循环受阻则影响含有谷氨酸残基的凝血因子Ⅱ、Ⅶ、Ⅸ、Ⅹ前体、抗凝血蛋白C和抗凝血蛋白S的γ-羧化作用，使这些因子停留于前体阶段，从而影响凝血过程。对已经γ-羧化的上述因子无拮抗作用。因此，香豆素类药物体外无效，在体内也须在原有的凝血因子耗竭后才发挥作用。香豆素类起效慢，停药后抗凝作用尚可维持数天。

【临床应用】 华法林主要用于预防及治疗深静脉血栓及肺栓塞，预防心肌梗死后血栓栓塞并发症，预防心房颤动、心瓣膜疾病引起的血栓栓塞并发症。与抗血小板药合用，可增强其抗血栓作用，减少外科大手术和人工瓣膜置换术后静脉血栓的发生率。

华法林口服有效、起效慢、维持时间长，但剂量不易控制。防治静脉血栓和肺栓塞一般先使用肝素或者先与肝素合用，再用华法林维持治疗的序贯疗法。

【不良反应】 口服过量易致自发性出血，常见的有皮肤黏膜、胃肠道、泌尿生殖道出血，最严重者为颅内出血，应严密观察。可用维生素K对抗，必要时输新鲜血液。

治疗期间需定期检查抗凝靶值（凝血酶原时间PT、国际化标准比值INR）。并严密观察口腔黏膜、鼻腔、皮下出血，减少不必要的手术操作，避免过度劳累或易致损伤的活动。华法林易透过胎盘屏障而致畸，导致流产和死胎。"华法林诱导的皮肤坏死"为罕见不良反应，通常发生在用药后3~7天内，为避免该不良反应，华法林起始剂量不宜过大；偶见关节痛；长期服用华法林者发生骨质疏松性骨折的危险比未用者高25%，且仅男性长期服用华法林后骨折危险增加，而女性服药后并无相关危险。

国际标准化比值（international normalized ratio，INR）是患者凝血酶原时间与正常对照凝血酶原时间之比的ISI次方（ISI：国际敏感度指数，试剂出厂时由厂家标定），是可以校正凝血活酶试剂差异、对凝血酶原时间测定值进行标准化报告的方法，用以监测华法林等口服抗凝药的用量及疗效。华法林最佳的抗凝强度为INR 2.0~3.0，既可保证治疗效果，也可使出血风险维持在较低水平。患者口服华法林期间需监测INR，根据INR值调整华法林剂量。联合用药时，应注意药物间可能存在的相互作用。

华法林禁用于严重肝肾功能不全、未控制的高血压、凝血功能障碍、近期颅内出血、活动性溃疡、先兆流产和妊娠期妇女等患者。

【药物相互作用】

（1）广谱抗生素抑制肠道细菌，维生素 K 合成减少，使体内维生素 K 含量降低，加强本类药物的作用。

（2）阿司匹林、保泰松等竞争血浆蛋白结合，使其游离药物浓度升高，抗凝作用加强。

（3）胺碘酮、西咪替丁等因抑制肝药酶可使本类药物作用加强；肝药酶诱导剂如巴比妥类、苯妥英钠等使药酶活性升高，加速其代谢，故抗凝作用减弱。

二、肝素与低分子肝素

肝素（heparin）对凝血的各环节均有作用，起效迅速，体内外均有抗凝作用，可防止急性血栓形成而成为对抗血栓的一线药物。低分子肝素（low molecular weight heparin，LMWH）主要有依诺肝素（enoxaparin）、替地肝素（tedelparin，又名达肝素钠）和洛吉肝素（logiparin）等。

肝 素

肝素（heparin）为一种硫酸化的葡萄糖胺聚糖混合物，是由 D-葡糖胺、L-艾杜糖醛酸及 D-葡萄糖醛酸交替组成的粘多糖硫酸酯，分子量为 5~30kDa，平均为 12kDa，其中硫酸根约占 40%。药用肝素是主要从猪小肠黏膜和牛肺提取的。

【体内过程】 肝素是极性很高的大分子物质，带有大量的负电荷，口服不能吸收；皮下注射血药浓度较低；肌注易致血肿；故常静脉给药，静注后立即生效。$t_{1/2}$ 为 1~2 小时，肝、肾功能严重障碍患者 $t_{1/2}$ 相对延长。肝素进入体内后，大部分经单核-巨噬细胞系统内吞降解清除，少量以原形从尿排出。

【药理作用】 肝素在体内、体外均有强大抗凝作用。静脉注射后即刻起效，作用维持 3~4 小时。肝素可使多种凝血因子灭活。静脉注射后 10 分钟内凝血时间（coagulation time，CT）及部分凝血活酶时间（activated partial thromboplastin time，APTT）均明显延长。

肝素的抗凝作用主要依赖于抗凝血酶Ⅲ（Antithrombin Ⅲ，AT-Ⅲ）的存在。AT-Ⅲ是血浆中正常存在的蛋白质，可抑制内源性及共同通路中活化的凝血因子，是凝血因子 $Ⅱ_a$、$Ⅸ_a$、X_a、XI_a、XII_a 等含丝氨酸残基蛋白酶的抑制剂。AT-Ⅲ 与这些凝血因子通过精氨酸-丝氨酸肽键结合，形成 AT-Ⅲ-凝血因子复合物而使因子灭活，肝素可使此反应速率加快千倍以上。在肝素存在时，肝素分子与 AT-Ⅲ 赖氨酸残基结合形成可逆性复合物，使 AT-Ⅲ 构型改变，精氨酸活性部位充分暴露，并迅速与因子 $Ⅱ_a$、$Ⅸ_a$、X_a、XI_a、XII_a 等的丝氨酸活性中心结合，加速凝血因子灭活。肝素可使凝血因子 X_a 的灭活反应加速 1000 倍，而凝血因子 $Ⅱ_a$ 灭活反应加速 2000~4000 倍。肝素激活 AT-Ⅲ 后迅速解离，可被循环利用。

此外肝素还有降脂、抗炎、抑制血管平滑肌细胞增殖、抗血小板聚集、降低血黏度及促纤溶等作用。

【临床应用】

（1）血栓栓塞性疾病　可防止血栓的形成和扩大。临床用于急性心肌梗死、肺栓塞、脑血管栓塞、深静脉血栓、外周静脉血栓和心血管手术时栓塞等。

（2）弥漫性血管内凝血症　弥漫性血管内凝血症（disseminated intravascular coagulation，DIC）早期以凝血为主，后期因为纤维蛋白原及其他凝血因子耗竭而发生继发性出血。早期静脉注射肝素可防止凝血因子耗竭而继发的出血。

（3）其他　体外抗凝，如输血、透析、血液化验及心导管检查等的抗凝。

【不良反应】

（1）出血　出血是肝素主要不良反应，表现为各种黏膜出血、关节腔积血和伤口出血等。应严格控制剂量，严密监测 CT 和 APTT，一旦出血立即停药并用带有正电荷的硫酸鱼精蛋白对抗。

（2）可引发血小板减少症　一般是肝素引起的一过性血小板聚集作用所致，多数发生在用药后 7~10 天，应通过血小板计数来监控。

（3）其他　偶有过敏反应，如发热、哮喘、荨麻疹、鼻炎、结膜炎。长期应用（3~6月）可引起骨质疏松，发生自发性骨折。

肝肾功能不全、消化性溃疡、严重高血压、颅内出血、孕妇、先兆流产、外科手术后及血友病等患者禁用肝素。

【药物相互作用】　肝素为酸性药物，不能与碱性药物合用；与阿司匹林等非甾体类抗炎药、双嘧达莫、右旋糖酐等合用，可增加出血危险；与糖皮质激素、促肾上腺皮质激素合用，易诱发胃肠道溃疡出血；与胰岛素或磺酰脲类药物合用能导致低血糖。

低分子量肝素

低分子量肝素（Low molecular weight heparin，LMWH）指分子量低于 6.5kDa 的肝素，可由普通肝素直接分离而得或由普通肝素降解后再分离而得。LMWH 具有选择性抗凝血因子 Xa 活性，而对凝血酶及其他凝血因子影响较小的特点。肝素对凝血酶发挥作用，须与凝血酶和 AT-Ⅲ 三者结合形成复合物，对 Xa 灭活则只需与 AT-Ⅲ 结合。LMWH 分子链较短，不能与 AT-Ⅲ 和凝血酶同时结合形成复合物，因此主要对 Xa 发挥作用。与肝素相比，LMWH 抗凝血因子 Xa 活性的 $t_{1/2}$ 长，静脉注射 LMWH 其活性可维持 12 小时，皮下注射每日 1 次即可。临床常用主要用于深静脉血栓和肺栓塞的预防和治疗、外科手术后预防血栓形成、血小板减少症、急性心肌梗死、不稳定型心绞痛和血液透析体外循环等。

LMWH 剂量易掌握，个体差异小；毒性小，安全；作用维持时间长，但仍可引起出血、血小板减少症、低醛固酮血症伴高钾血症、皮肤坏死过敏反应和暂时性转氨酶升高等不良反应。LMWH 引起的出血，也可用硫酸鱼精蛋白来治疗。LMWH 治疗时需通过测定血浆凝血因子 Xa 活性进行监护。LMWH 的禁忌证和注意事项与肝素相似。

依诺肝素为第一个上市的 LMWH，分子量为 3.5~5.0kDa，系从猪小肠黏膜制得的肝素苯甲基酯再经碱性解聚制备而成。依诺肝素皮下注射后吸收迅速、完全。给药后 3 小时血浆活性最高，抗凝血因子 Xa 活性可持续 24 小时。临床主要用于深部静脉血栓、外科手术和整形外科（如膝、髋人工关节置换手术）后静脉血栓形成的防治，血液透析时防止体外循环发生凝血。

三、直接凝血酶抑制剂

主要抑制凝血Ⅱa和Xa因子，主要药品有水蛭素（hirudin）、阿加曲班（argatroban）、达比加群酯（dabigatran etexilate）等。

水 蛭 素

水蛭素（hirudin）是水蛭唾液中的抗凝成分，含65个氨基酸残基，分子量约为7kDa，水蛭素口服不吸收，静脉注射后进入细胞间隙，不易透过血-脑屏障。主要以原形经肾脏迅速排出，$t_{1/2}$约1小时。水蛭素抗凝作用不依赖于AT-Ⅲ，它可直接抑制凝血酶，使凝血酶的蛋白水解功能受到抑制，阻止纤维蛋白的凝集，抑制血小板的聚集和分泌，从而使纤维蛋白和交联蛋白形成的血小板聚集物易于解离，产生强大而持久的抗血栓作用。临床用于预防术后血栓形成、经皮冠状动脉成形术后再狭窄、不稳定型心绞痛、急性心肌梗死后溶栓的辅助治疗、DIC、血液透析及体外循环等。水蛭素基因重组技术产品为重组水蛭素（lepirudin），其药理作用与天然水蛭素相同。

阿 加 曲 班

阿加曲班（argatroban）为人工合成的精氨酸衍生物。抑制凝血酶所催化和诱导的反应，阻碍纤维蛋白凝块的形成，并抑制凝血酶诱导的血小板聚集，最终抑制纤维蛋白的交联并促使纤维蛋白溶解。本品治疗安全范围窄，且过量无拮抗药物解救，需监测APTT。

达 比 加 群 酯

达比加群酯（dabigatran etexilate）为前体药，在体内转化为达比加群后竞争性抑制凝血酶，生物利用度低，一般包裹在酒石酸中以增加吸收。用药后一旦发生出血，可使用特异性拮抗剂依达赛珠单抗（idarucizumab）抑制其抗凝作用。

四、凝血因子X_a抑制剂

凝血因子X_a位于内、外源性凝血途径的交汇点，主要催化Ⅱ因子向$Ⅱ_a$因子转化，由于凝血过程存在的生物信号放大，凝血因子X_a抑制剂相比直接凝血酶抑制剂更为有效。

凝血因子X_a抑制剂作用强，选择性高，具有强大的抗凝血作用。凝血因子X_a抑制剂可间接或直接地抑制凝血因子X_a，并与抗凝血酶Ⅲ结合，形成构象改变，阻碍凝血酶（凝血因子$Ⅱ_a$）产生。间接抑制剂包括磺达肝癸钠（sodium sulfonate heparin）和依达肝素（idraparinux）；直接抑制剂有阿哌沙班（apixaban）、利伐沙班（rivaroxaban）等。沙班类药物用药后发生出血可使用重组型X_a因子制剂Andexanet Alfa拮抗其抗凝作用。

第三节 纤维蛋白溶解药

纤维蛋白溶解药（Fibrinolytic drugs）能激活纤溶酶，使纤维蛋白溶酶原（plasminogen,

又称纤溶酶原）转变为纤维蛋白溶酶（plasmin，又称纤溶酶），纤溶酶通过降解纤维蛋白和纤维蛋白原而限制血栓增大和溶解血栓（图22-2），故本类药物也称溶栓药（thrombolytic drugs）。溶栓药对形成以久并已机化的血栓难以发挥作用。

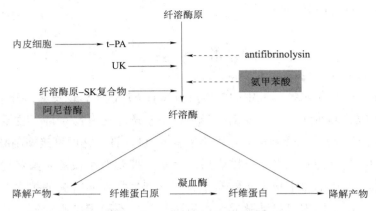

图22-2 纤溶系统和药物作用靶点

t-PA：组织型纤溶酶原激活剂；UK：尿激酶；SK：链激酶；实线箭头代表激动，虚线代表抑制

链 激 酶

链激酶（streptokinase，SK）为天然第一代溶栓药，是C组β溶血性链球菌产生的一种蛋白质，分子量47KDa，现以基因工程技术制成重组链激酶（recombinant streptokinase，rSK）。其对纤溶酶原的激活作用是间接的，先与纤溶酶原结合，形成SK-纤溶酶原复合物，再促使纤溶酶原转变成纤溶酶，从而溶解纤维蛋白。

主要用于急性血栓栓塞性疾病，如急性肺栓塞、深部静脉栓塞以及导管给药所致的血栓及心梗早期治疗，血栓形成不超过6小时疗效最佳。受链球菌感染过的病人，体内有抗链激酶抗体，可拮抗其作用，故首剂加大负荷量以中和抗体。链激酶主要不良反应为出血和过敏。

尿 激 酶

尿激酶（urokinase，UK）由人肾细胞产生，从尿中提取的活性蛋白酶，在肝肾中灭活。为纤溶酶原的直接激活剂。临床用途和不良反应与链激酶相似，无抗原性，可用于SK过敏或耐药患者。

阿 尼 普 酶

阿尼普酶（anistreplase）又称茴香酰化纤溶酶原—链激酶激活剂复合物（anisolated plasminogen-streptokinase activator complex，ASPAC），为第二代溶栓药，是链激酶以1∶1分子比例与人赖氨酸-纤溶酶原形成的复合物，分子量约为131kDa。阿尼普酶的溶栓特点是：①通过茴酰化使纤溶酶原的活性部位得到保护，这样可避免注射时非特异的激活；②在进入体内缓慢去酰基而生效，有一定潜伏期；③主要与赖氨酸-纤溶酶原形成复合物，并容易进入血凝块与纤维蛋白结合,血栓溶解活性强。临床主要用于急性心肌梗死和其他血栓性疾病。不良反应与等剂量链激酶相近。

阿替普酶

组织型纤溶酶原激活剂（tissue – type plasminogen activator，t – PA）是天然存在于全身各组织的一种酶,现用基因工程方法生产人重组 t – PA（recombinant tissue – type plasminogen activator，rt – PA），即阿替普酶（Alteplase），为第二代溶栓药。对循环血液中纤溶酶原作用很弱,对与纤维蛋白结合的纤溶酶原作用则强数百倍,所以对血栓有一定的选择性,不产生应用链激酶时常见的出血并发症。阿替普酶为纤溶酶原的直接激活剂。临床主要静脉注射用于急性心肌梗死、肺栓塞和脑血栓,阻塞血管再通率比链激酶高,且不良反应少。同类药物还有西替普酶（Silteplase）和那替普酶（Nateplase）。

瑞替普酶

瑞替普酶（reteplase）为第三代溶栓药,提高了选择性溶栓效果,减少用药剂量和不良反应。与其他链激酶相比,具有下列作用优势:①血浆半衰期长,栓塞开通率高。②具有较强的、特异的纤维蛋白选择性,可与纤维蛋白结合,直接迅速激活纤溶酶原。③治疗时间窗宽,溶栓效果好且较安全。临床主要用于救治急性心肌梗死患者,常见不良反应出血、血小板减少症,有出血患者慎用。

第四节　抗血小板药

抗血小板药可抑制血小板聚集,从而抑制血栓形成,是防治动脉血栓性疾病的重要药物。按其作用机制可分为:①环氧酶抑制剂;②二磷酸腺苷 P2Y 12 受体阻断剂;③血小板膜糖蛋白 II_b/III_a 受体阻断剂;④磷酸二酯酶抑制剂;⑤血小板腺苷环化酶活化剂;⑥TXA_2 合酶抑制药和 TXA_2 受体阻断药。

一、环氧酶抑制剂

阿司匹林

阿司匹林（aspirin）又名乙酰水杨酸（acetylsalicylic acid）,可与环氧酶活性部分丝氨酸残基发生不可逆的乙酰化反应,使酶失活;能不可逆地抑制血小板环氧化酶（COX – 1）活性,减少血小板内血栓烷 A_2（TXA_2）的合成,抑制血小板聚集和释放功能,有抗血栓形成的作用。阿司匹林除对血小板环氧化酶有抑制作用外,较大剂量也抑制血管内皮细胞环氧化酶,使前列腺素（PGI_2）的合成减少,降低其抗血栓作用。小剂量阿司匹林有抗血栓形成作用,因为血小板环氧化酶较血管内皮细胞环氧化酶敏感。因此,每天口服 75～150mg 的阿司匹林能产生较强抗血小板作用。阿司匹林是临床应用最广泛的抗血小板药,治疗缺血性心脏病和心肌梗死,降低其病死率及再梗死发生率,也可用于心绞痛、心房颤动、有脑血栓倾向的一过性脑缺血、瓣膜修补术或冠脉搭桥术后，防止血栓形成。

二、二磷酸腺苷 P2Y12 受体阻断剂

二磷酸腺苷（ADP）存在于血小板细胞内的高密度颗粒内，当血小板发生凝聚反应时被释放，ADP 通过血小板膜上的 ADP 受体对血小板的形状以及生物学行为产生影响，进一步加速血小板的凝聚过程。血小板膜上 ADP 受体有 3 种亚型，即 P2Y1、P2Y12 和 P2X1。P2Y1 存在于血小板和血管内皮细胞，而 P2Y12 仅存在于血小板膜上，因此，P2Y12 阻断剂可抑制血小板聚集而不影响 ADP 介导的血管反应。目前，临床使用的 P2Y12 阻断剂有噻氯匹定（ticlopidine）、氯吡格雷（clopidogrel）、普拉格雷（prasugrel）和替格瑞洛（ticagrelor）等。阿司匹林基础上加用 P2Y12 受体拮抗药已被证实对于接受冠状动脉介入治疗术（PCI）的患者有明确获益，被称为双联抗血小板治疗（dual antiplatelet therapy，DAPT）。

噻 氯 匹 定

噻氯匹定（ticlopidine）为第一代 P2Y12 受体拮抗药，能特异性干扰 ADP 介导的血小板活化，抑制血小板的颗粒分泌（黏连蛋白、纤维蛋白原、有丝分裂因子等物质），抑制 ADP 诱导的血小板膜 GPⅡb/Ⅲa 受体复合物与纤维蛋白原结合位点的暴露，不可逆地抑制血小板聚集和黏附。噻氯匹定起效缓慢，口服给药 3~5 天见效，停药后可持续作用 10 天。噻氯匹定主要用于预防急性心肌梗死、脑中风和外周动脉血栓性疾病的复发。不良反应常见恶心、腹泻、出血、白细胞减少等。

氯 吡 格 雷

氯吡格雷（clopidogrel）属第二代 P2Y12 受体拮抗药，为一种前体药物，通过氧化作用形成 2-氧基氯吡格雷，再经过水解形成活性代谢物发挥作用。药理作用及机制与噻氯吡啶相似，但作用较强，不良反应少。氯吡格雷可用于预防和治疗因血小板高聚集状态引起的心脑及其他动脉循环障碍疾病，如近期发作的脑卒中、心肌梗死、外周动脉性疾病、急性冠状动脉综合征；还可用于冠状动脉支架置入术后预防支架内血栓形成。对阿司匹林过敏或不耐受的患者，氯吡格雷可替代阿司匹林，也可与阿司匹林联合应用。肝肾功能不全者慎用。

氯吡格雷可诱发胃灼热、胃肠黏膜溃疡和出血，为最大限度地减少上述不良反应，常加用质子泵抑制剂以降低溃疡出血的风险。但氯吡格雷与质子泵抑制剂奥美拉唑或兰索拉唑长期合用会增加血栓发生率，因为奥美拉唑等质子泵抑制剂可竞争肝药酶 CYP2C19 而影响氯吡格雷活化，会降低氯吡格雷的疗效，增加血栓不良事件。因此，应用氯吡格雷时须慎用质子泵抑制剂，必要时可改用 H_2 受体阻断剂法莫替丁（禁用西咪替丁，因其也为 CYP2C19 抑制剂），或胃黏膜保护剂米索前列醇、硫糖铝，或对 CYP2C19 影响较小的雷贝拉唑和泮托拉唑。

替 格 瑞 洛

替格瑞洛（ticagrelor）是新型第三代 P2Y12 受体拮抗药，经肝 CYP3A4 代谢，原药及代

谢产物均有活性。能可逆结合P2Y12受体。由于替格瑞洛与P2Y12受体结合是可逆的，停药后血小板功能很快得到恢复，在停药1~5天后出血率较低，更适合冠状动脉搭桥患者。替格瑞洛作用比氯吡格雷强、快，更具出血可预见性，比氯吡格雷更能有效地降低心血管死亡率。临床主要用于急性冠脉综合征患者，包括接受药物治疗和经皮冠状动脉介入（PCI）治疗的患者。最常报告的不良反应为呼吸困难、挫伤和鼻出血等。该药物可受到CYP3A4诱导剂及抑制剂影响，须引起注意。

三、血小板膜糖蛋白Ⅱ$_b$/Ⅲ$_a$受体阻断剂（整合素受体阻断剂）

ADP、凝血酶、血栓素（TXA$_2$）等血小板聚集诱导剂引起血小板聚集，最终共同通路是暴露血小板膜表面糖蛋白Ⅱ$_b$/Ⅲ$_a$受体。GPⅡ$_b$/Ⅲ$_a$受体的配体有纤维蛋白原和血管性血友病因子（von Willebrand Factor，vWF）等；血小板借助于纤维蛋白原、vWF、纤维连接蛋白（fibronectin）等配体联结一起，形成聚集。因此，阻断血小板膜表面糖蛋白GPⅡ$_b$/Ⅲ$_a$受体即可有效抑制各种诱导剂激发血小板聚集。目前临床上应用的血小板膜糖蛋白受体阻断剂可分为3类：单克隆抗体如阿昔单抗（abciximab）；非肽类抑制剂有替罗非班（tirofiban）、拉米非班（lamifiban）；合成肽类抑制剂如依替非巴肽（eptifibatide）等。

阿昔单抗是较早的GPⅡ$_b$/Ⅲ$_a$受体单克隆抗体，抑制血小板聚集作用明显，对血栓形成、溶栓治疗、防止血管再闭塞有明显治疗作用。以后相继开发出拉米非班，替罗非班等，抑制血小板聚集作用强，不良反应较少。用于急性心肌梗死、溶栓治疗、不稳定型心绞痛和血管成形术后再梗死的效果良好。

四、磷酸二酯酶抑制剂

常用双嘧达莫（dipyridamole）和西洛他唑（cilostazol），主要通过抑制磷酸二酯酶对cAMP的降解，使血小板内cAMP浓度增高，抑制血小板聚集，从而产生对抗血栓形成的作用。

双嘧达莫

双嘧达莫（dipyridamole），又名潘生丁（Persantin），口服吸收缓慢，个体差异大。口服后1~3小时血药浓度达峰值，与蛋白结合率高（91%~99%）。主要在肝脏转化，自胆汁排泄，可因肠肝循环而延缓消除，少量自尿中排出。

双嘧达莫对胶原、ADP、肾上腺素及低浓度凝血酶诱导的血小板聚集有抑制作用，体内外均可抗血栓，还可延长已缩短的血小板生存时间。其作用机制包括：①抑制磷酸二酯酶（PDE）活性，增加血小板内cAMP含量；②抑制腺苷再摄取，进而增加腺苷环化酶活性，使cAMP增多；③增强PGI$_2$活性和促进PGI$_2$合成；④轻度抑制环氧化酶，减少血小板TXA$_2$合成。

双嘧达莫主要用于防治血栓栓塞性疾病，常与小剂量阿司匹林联合应用，防止血小板血栓形成。不良反应有胃肠道刺激以及头痛、眩晕、皮疹、瘙痒等。少数心绞痛患者用药后可出现"窃血"现象，诱发心绞痛发作，应慎用。

西洛他唑

西洛他唑（cilostazol）为可逆性磷酸二酯酶Ⅲ（PDE-Ⅲ）抑制药，抑制PDE-Ⅲ，升高血小板内的cAMP具有抗血小板、扩张血管和抗血管增殖作用。对ADP、胶原、肾上腺素、花生四烯酸和凝血酶诱导的血小板聚集均有抑制作用。临床主要用于伴有间歇性跛行的外周血管病、慢性动脉闭塞性疾病，不良反应有头痛、腹泻、头晕和心悸。

五、血小板腺苷环化酶活化剂

主要激活腺苷环化酶，提高环腺苷酸（cAMP）的水平，抑制血小板的聚集，药物有依前列醇（epoprostenol，PGI_2）、伊洛前列素（iloprost）等。

依前列醇

依前列醇为人工合成的前列环素，内源性前列环素由血管内皮细胞合成，具有强大的抗血小板聚集和松弛血管平滑肌作用，是迄今为止发现的活性最强的血小板聚集内源性抑制剂。依前列醇能通过激活腺苷酸环化酶而使cAMP浓度增加。不仅能抑制多种诱导剂引起的血小板聚集与分泌，另能扩张血管，拮抗TXA_2，具有抗血栓作用。依前列醇性质不稳定，作用短暂，临床应用受限。常采用静脉滴注，用于治疗某些心血管疾病（如心肺分流术等）时作为抗血小板药以防止高凝状态；也用于严重外周血管性疾病（如雷诺病）、缺血性心脏病等。

六、TXA_2合酶抑制药和TXA_2受体阻断药

TXA_2合酶抑制药可抑制TXA_2形成，导致环内过氧化物（PGG_2、PGH_2）蓄积，从而促进PGI_2生成。该类药物具有阻断TXA_2受体和抑制TXA_2合酶双重作用，药理活性应更高。主要代表药物是利多格雷（ridogrel），同类药物尚有奥扎格雷（ozagrel）、匹可托安（picotamide），作用弱于利多格雷，不良反应轻。

利多格雷

利多格雷为强大的TXA_2合酶抑制药并具中度的TXA_2受体拮抗作用，有报道其对血小板血栓和冠状动脉血栓的作用比水蛭素及阿司匹林更有效。对降低再栓塞、反复心绞痛及缺血性卒中等发生率作用更强，作用优于阿司匹林。利多格雷有轻度胃肠道反应，易耐受，未发现有出血性卒中等并发症。

第五节 抗贫血药

贫血是指循环血液中的红细胞数或血红蛋白长期低于正常值的病理现象。常见的贫血类型有：缺铁性贫血、巨幼红细胞性贫血和再生障碍性贫血。抗贫血药（antianemic drugs）主要用于贫血的补充治疗。

铁 剂

常用的铁剂有硫酸亚铁（ferrous sulfate）、枸橼酸铁铵（ferric ammonium citrate）、富马酸亚铁（ferrous fumarate）、右旋糖酐铁（iron dextran）和蔗糖铁（iron sucrose）等。

正常情况下机体对铁的需要是补充生理性铁的损失，成年男子和绝经期妇女每日损失铁量约1mg，妇女因月经、妊娠、哺乳等原因平均每日需铁量约1.5~5mg，婴幼儿生长迅速需铁量亦较高。我国食物中含铁丰富，一般不会缺乏。如果由于急慢性失血（如上消化道出血，钩虫病等）或需要量超过摄入量，造成缺铁性贫血，可用铁剂治疗。

【体内过程】铁盐主要以 Fe^{2+} 形式在十二指肠和空肠上段吸收，吸收入肠黏膜细胞的 Fe^{2+}，一部分与黏膜细胞的去铁蛋白结合成铁蛋白潴留其中，另一部分进入血循环，立即氧化为 Fe^{3+}，并与血浆转铁蛋白（$β_1$-糖蛋白）结合，转运到肝、脾、骨髓等贮铁组织中，供机体利用。

胃酸、维生素C、果糖等有利于铁的吸收，但高磷、高钙、鞣酸、四环素、质子泵抑制剂、H_2受体阻断药、抗酸药等，可使铁沉淀或抑制 Fe^{2+} 的形成而阻碍铁吸收。

人类细胞通过调节转铁蛋白受体和细胞内铁蛋白的表达以控制铁的吸收。当体内铁丰富时，转铁蛋白受体的合成减少而铁蛋白的产生增加；相反，铁缺乏时，转铁蛋白受体合成增加，铁蛋白减少，以此增加铁的摄取，减少铁向储存方向转换。铁的排泄主要随小肠黏膜脱落，极少量经尿，胆汁及汗腺等排泄，每日约1mg。

【药理作用】铁是细胞成熟阶段合成血红素必不可少的物质，运入骨髓的铁先被有核红细胞的膜吸附，进入线粒体，与原卟啉结合形成血红素，后者再与珠蛋白结合形成血红蛋白，进而使红细胞发育成熟。当机体缺铁时，血红蛋白合成减少，影响红细胞的成熟，造成缺铁性贫血。

【临床应用】本类药物主要用于慢性失血、吸收障碍、营养不良、需要量增加等引起的缺铁性贫血。为使体内铁贮存恢复正常，待血红蛋白正常后尚需减半量继续服药2~3个月。

硫酸亚铁吸收良好，价格较低，最为常用。蔗糖铁和右旋糖酐铁供注射应用，仅限于少数严重贫血而又不能口服者应用。

【不良反应】口服铁剂有恶心、呕吐、上腹痛及腹泻等消化道刺激症状，亦可出现便秘，可能是铁与肠蠕动生理刺激物硫化氢相结合，减弱了肠蠕动所致。小儿误服1g以上铁剂可引起急性中毒，表现为呕吐、腹痛、血性腹泻等，引发坏死性肠胃炎症状，甚至休克、呼吸困难、死亡。急救措施以磷酸盐或碳酸盐溶液洗胃，并以特殊解毒剂去铁胺（deferoxamine）注入胃内以结合残存的铁。

叶 酸

叶酸（folic acid）是由蝶啶核、对氨苯甲酸及谷氨酸三部分组成，广泛存在于动、植物食品中，以酵母、肝、绿叶蔬菜含量最多，不耐热，食物中的叶酸在烹饪过程中易被破坏。动物细胞自身不能合成叶酸，需从食物中摄取。

【体内过程】正常机体每日最低需要叶酸量为50μg，食物中每天有50~200μg叶酸在十二指肠和空肠上段吸收,妊娠妇女可增至300~400μg。食物中叶酸多为聚谷氨酸形式,吸收前必须在肠黏膜经α-L-谷氨酰转移酶(α-L-glutamyl transferase)水解成单谷氨酸形式进入肝及血液,广泛分布于体内,经尿和胆汁排出。

【药理作用】叶酸进入体内首先被还原和甲基化为5-甲基四氢叶酸(5-methyl tetrahydrofolate acid)才具有活性,后者作为甲基供给体使维生素B_{12}转成甲基B_{12},而自身变为四氢叶酸(tetrahydrofolic acid),并与多种一碳单位结合成四氢叶酸类辅酶,传递一碳单位,参与体内多种生化代谢,如嘌呤核苷酸和胸腺嘧啶脱氧核苷酸(dTMP)的合成及某些氨基酸的互变。当叶酸缺乏时,上述代谢障碍而影响红细胞中DNA合成,使原红细胞及幼红细胞生长及分裂停止,出现巨幼红细胞性贫血。消化道上皮增殖受抑制,出现舌炎、腹泻。

【临床应用】叶酸用于治疗巨幼红细胞性贫血和恶性贫血(需与维生素B_{12}合用);对二氢叶酸还原酶抑制剂甲氨蝶呤、乙胺嘧啶、甲氧苄啶、苯妥英钠和氨苯蝶啶等所引起的巨幼红细胞性贫血需用亚叶酸钙(calcium leucovorin)治疗。对于维生素B_{12}缺乏所致"恶性贫血",大剂量叶酸治疗可纠正血象,但不能改善各种神经症状,应该维生素B_{12}治疗为主,叶酸为辅。

维 生 素 B_{12}

维生素B_{12}(vitamin B_{12}),又名钴胺素,是一类含钴化合物,广泛存在于动物内脏、牛奶、蛋黄中。药用维生素B_{12}为氰钴胺和羟钴胺,性质稳定。

【体内过程】口服维生素B_{12}必须与胃黏膜壁细胞分泌的"内因子"(糖蛋白)结合成复合物,使其不易被肠液消化,然后进入空肠吸收。内因子分泌缺乏者(如萎缩性胃炎,胃切除等)维生素B_{12}口服不吸收,引起"恶性贫血",必须注射给药。吸收的维生素B_{12}大部分(90%)贮存于肝,少量经胆汁、胃液和胰液排入肠内,其中小部分重新吸收入血,主要经肾排泄。

【药理作用】该类维生素为细胞分裂和维持神经组织髓鞘完整所必须,体内主要参与两种代谢过程。

1. **促进四氢叶酸的循环利用** 甲基B_{12}参与同型半胱氨酸甲基化为甲硫氨酸的过程。故维生素B_{12}缺乏时,影响叶酸的活化,DNA和蛋白质合成减少,导致与叶酸缺乏类似的巨幼红细胞性贫血。

2. **维持有髓鞘神经功能** 维生素B_{12}是甲基丙二酰辅酶A变位酶的辅酶,可促使甲基丙二酰辅酶A转变为琥珀酰辅酶A而进入三羧酸循环。维生素B_{12}缺乏时,甲基丙二酰辅酶A蓄积,导致异常脂肪酸合成,神经髓鞘脂质合成受干扰,完整性受损,导致出现感觉异常等神经损害。

【临床应用】维生素B_{12}主要用于治疗恶性贫血,辅以叶酸,维生素B_{12}须采用肌内注射给药,禁止静脉注射,并终身使用;也与叶酸合用治疗各种巨幼细胞贫血;也可作为神经系统疾病(如神经炎、神经痛、神经萎缩和肝病的辅助治疗;另可用于高同型半胱氨酸血症。

【不良反应】维生素B_{12}可引起过敏反应,甚至过敏性休克,故不宜滥用。

促 红 素

促红素(erythropoietin,EPO)又称红细胞生成素,是由肾皮质近曲小管管周细胞分泌的糖蛋白，分子量为34kDa。现采用DNA重组技术合成，称重组人促红素（recombinant human erythropoietin，r-HuEPO），静脉或皮下注射用。EPO与红系干细胞表面上的EPO受体结合，导致细胞内磷酸化及Ca^{2+}浓度增加，加速祖细胞分化为原红细胞，加速红细胞分裂增殖和成熟，并促进骨髓内网织红细胞和成熟红细胞释放入血。贫血、失血、肺心病所致缺氧时，可刺激肾脏合成和分泌EPO，以促使红细胞生成。

r-HuEPO对多种原因引起的贫血有效，最佳适应证为慢性肾衰竭和晚期肾病所致的肾性贫血，对骨髓造血功能低下、肿瘤化疗、艾滋病药物治疗及严重寄生虫病所致的贫血也有效，还能促进骨髓移植患者造血功能恢复。常见不良反应与红细胞快速增多、血黏滞度增高有关，诱导血压升高和血栓形成，少见过敏反应。

非格司亭

粒细胞集落刺激因子（granulocyte colony stimulating factor，G-CSF）是血管内皮细胞、单核细胞和成纤维细胞合成的糖蛋白。非格司亭（filgrastim）又称重组人粒细胞集落刺激因子，是粒细胞集落刺激因子G-CSF的基因重组产物。其主要作用是刺激骨髓粒细胞前体，刺激粒细胞集落形成，促进成熟的粒细胞从骨髓释出，并增强中性粒细胞趋化及吞噬功能，对巨噬细胞、巨核细胞影响很小。临床用于多种血液系统疾病所致中性粒细胞减少，对于自体骨髓移植及肿瘤化疗后严重中性粒细胞缺乏症，可缩短中性粒细胞缺乏时间，减少细菌和真菌感染的发病率；可改善艾滋病病人中性粒细胞缺乏症状，非格司亭可静脉滴注或皮下注射。不良反应有过敏反应如皮疹、低热，偶可发生过敏性休克，大剂量长期使用，可产生轻、中度骨痛。

沙格司亭

沙格司亭（sargramostim）为重组人粒细胞-巨噬细胞集落刺激因子（granulocyte-macrophage colony-stimulatingfactor，GM-CSF）。体内GM-CSF由T淋巴细胞、单核细胞、成纤维细胞、血管内皮细胞合成，作用于骨髓造血干细胞，刺激粒细胞、单核细胞、巨噬细胞和巨核细胞等多种细胞的集落形成和增生。此外，还能刺激多能干细胞和早期红细胞的增殖和分化。

沙格司亭采用皮下注射或缓慢静脉注射，临床主要用于骨髓移植、肿瘤化疗、某些脊髓造血不良、再生障碍性贫血及艾滋病等引起的白细胞或粒细胞缺乏症。不良反应为发热、骨和肌肉疼痛、腹泻、呼吸困难以及皮疹等。同类产品还有莫拉司亭（molgramostim）等。

第六节 血容量扩充药

右旋糖酐

右旋糖酐（dextran）是高分子的葡萄糖聚合物，常用的有右旋糖酐70（中分子右旋糖酐，平均分子量约为70kDa）、右旋糖酐40（低分子右旋糖酐，平均分子量约为40kDa）及右旋糖酐 10（小分子右旋糖酐，平均分子量约为 10kDa）。

【体内过程】不同分子量的右旋糖酐的作用强度、维持时间依分子量由大至小而逐渐减弱。右旋糖酐 70 在血液中留存时间较久，作用维持 12 小时，而右旋糖酐 10 仅 3 小时。

【药理作用】

1. **扩充血容量**　右旋糖酐分子量较大，不易渗出血管，静脉给药后可提高血浆胶体渗透压，扩充血容量，维持血压。

2. **抗血栓形成和改善微循环**　低分子和小分子右旋糖酐通过稀释血液及覆盖红细胞、血小板和胶原表面，减少血小板的黏附和聚集，降低血液黏稠度，并抑制凝血酶原的激活，因而具有抗血栓和改善微循环的作用。

3. **渗透性利尿**　小分子右旋糖酐和低分子右旋糖酐易从肾脏排出，产生渗透性利尿作用。

【临床应用】各类右旋糖酐主要用于低血容量性休克，包括急性失血、创伤和烧伤性休克。低分子和小分子右旋糖酐改善微循环作用较佳，用于中毒性、外伤性及失血性休克，可防止休克后期 DIC。也用于防治心肌梗死、心绞痛、脑血栓形成、血管闭塞性脉管炎等。

【不良反应】偶见过敏反应，如发热、胸闷、呼吸困难等，极少数人可发生过敏性休克；用量过大时会导致凝血障碍。禁用于血小板减少症和出血性疾病。心功能不全及肾功能不全患者慎用。

（龚晓健）

扫码"练一练"

第二十三章 作用于呼吸系统的药物

扫码"学一学"

咳、痰、喘是呼吸系统疾病常见的三大症状。慢性反复发作性咳嗽、咳痰或伴有喘息是气管、支气管黏膜及其周围组织慢性非特异性炎症的主要临床表现，以老年人为多发。支气管黏膜充血、水肿或分泌物积聚于支气管腔内均可引起咳嗽，一般晨间咳嗽较重。由于夜间睡眠后管腔内蓄积痰液，加以副交感神经相对兴奋，支气管分泌物增加，因此，起床后或体位变动引起刺激排痰，常以清晨排痰较多，痰液一般为白色黏液或浆液泡沫性，偶可带血。急性发作伴有细菌感染时，则变为黏液脓性，咳嗽和痰量亦随之增加。喘息性慢支有支气管痉挛，可引起喘息，常伴有哮鸣音。在急性发作期和慢性迁延期以控制感染和祛痰、镇咳为主，伴发喘息时，应予解痉平喘治疗。病程后期常并发阻塞性肺气肿，甚至肺动脉高压、肺源性心脏病，此时在原有咳、痰等症状的基础上出现逐渐加重的呼吸困难。作用于呼吸系统的药物主要包括平喘药（antiasthmatic drugs）、镇咳药（antitussives）和祛痰药（expectorants）三大类。

第一节 平喘药

哮喘是一种常见的呼吸道过敏性疾病，其特征是气道对刺激物的高反应性，除吸入特异性抗原（如花粉、霉尘、细菌、动物毛屑、工业粉尘、药物等）引起 I 型变态反应外，寒冷、烟尘等非特异性刺激也可诱发哮喘。哮喘的基本病理是炎症细胞浸润、黏膜下组织水肿、血管通透性增加、平滑肌增生、上皮脱落、气道反应性亢进。细胞浸润包括肥大细胞、嗜酸性粒细胞、巨噬细胞、淋巴细胞和嗜中性粒细胞。炎症介质包括组胺、肝素、蛋白酶、白三烯 C_4（LTC_4）、白三烯 B_4（LTB_4）、前列腺素 D_2（PGD_2）、血栓素 A_2（TXA_2）、血小板活化因子（PAF）等膜磷脂衍生物、各种白介素（IL）、肿瘤坏死因子（TNF-α）、GM-CSF 细胞因子等多种物质。常用的平喘药有支气管扩张药、抗炎平喘药和抗过敏平喘药三大类。

一、支气管扩张药

（一）肾上腺素受体激动剂

β_2 受体激动剂作为支气管扩张剂，是通过激动气道平滑肌和肥大细胞膜表面的 β_2 受体，舒张气道平滑肌，减少肥大细胞和嗜碱性粒细胞脱颗粒和介质的释放，降低微血管的通透性、增加气道上纤毛的摆动，缓解哮喘症状。近年化学合成的 β_2 受体激动剂具有高选择性和强效的特点，各种新型吸入剂、长效制剂的研制，使 β_2 受体激动剂在哮喘的治疗中应用更加广泛，成为缓解哮喘急性症状的首选药物。

1. 选择性 β_2 受体激动剂 本类药物选择性激动 β_2 受体，可避免同时激动其他受体所带来的副作用。采用吸入给药法几乎无心血管系统不良反应，但如果用量过大，仍可引起心悸、头晕、手指震颤等。根据作用持续时间的长短可分为短效、中效、长效三大类，短效类：沙丁胺醇（salbutamol）、奥西那林（orciprenaline）、克仑特罗（clenbuterol）、氯丙那林

（clorprenaline）、瑞普特罗（reproterol）、比妥特罗（bitolterol）、瑞米特罗（rimiterol），以沙丁胺醇为代表。中效类：特布他林（terbutaline）、非诺特罗（fenoterol）、妥布特罗（tulobuterol）、布泽特罗（broxaterol）、比奴特罗（pynoterol）、匹布特罗（pirbuterol）、环仑特罗（cycloclenbuterol）、马布特罗（mabuterol），以特布他林为代表。长效类：沙美特罗（salmeterol）、福莫特罗（formoterol）、班布特罗（bambuterol）、普卡特罗（procaterol），以班布特罗为代表。

沙丁胺醇

沙丁胺醇（salbutamol），又名舒喘灵，口服有效，作用比较持久。口服后约30分钟起效，2~3小时作用达高峰，维持4~6小时。吸入用的剂型有气雾剂、干粉剂和溶液。气雾吸入时大部分被吞咽，然后由胃肠道吸收，吸入10~15分钟内出现最大效应，维持3~4小时。经肝脏代谢，最后由尿、粪排泄。沙丁胺醇对β_2受体的作用远大于β_1，平喘作用与异丙肾上腺素相当，而对心脏兴奋作用小，是缓解轻、中度急性哮喘的首选药。临床用于支气管哮喘和哮喘型慢性支气管炎，制止发作多用气雾吸入，预防发作可口服。

克仑特罗

克仑特罗（clenbuterol），又名氨哮素，是一个强效选择性β_2受体激动药，具有强扩张支气管作用，约为沙丁胺醇的100倍，用药量极小即能发挥明显的平喘作用；能明显增加呼吸道纤毛运动，促进痰液排出；不论何种途径给药均能发挥平喘作用，直肠给药时，作用维持时间长达24小时，可在临睡前用药一次；肌震颤和心脏不良反应均比沙丁胺醇少而轻。

特布他林

特布他林（terbutaline），又名叔丁喘宁，作用与沙丁胺醇相似，可口服，也可注射，是选择性作用于β_2受体的药物中唯一能皮下注射的，作用持久，但是重复用药易致蓄积作用。临床主要用于支气管哮喘、喘息型支气管炎、阻塞性肺气肿及其他肺部疾病所致的支气管痉挛等症。

班布特罗

班布特罗（bambuterol）是特布他林的前体药物。对β_2受体选择性更强，支气管扩张作用可维持24小时，每日给药一次即可，可以较有效地预防支气管哮喘的发作，特别是夜间哮喘的发作。主要用于支气管哮喘、慢性喘息性支气管炎、阻塞性肺气肿和其他伴有支气管痉挛的肺部疾病。不良反应较同类其他药物轻，主要有震颤、头痛、强直性肌肉痉挛和心悸等。

沙美特罗和福莫特罗

沙美特罗（salmeterol）为长效选择性 $β_2$ 受体激动剂，作用强而持久。吸入给药 10~20 分钟开始起效，支气管扩张作用持续 12 小时。沙美特罗适用于慢性支气管哮喘（夜间哮喘和运动性哮喘）的预防和维持治疗，特别适用于防治夜间哮喘发作，也可用于慢性阻塞性肺疾病（包括肺气肿和慢性支气管炎）伴气道痉挛的治疗，但不适用于缓解支气管痉挛的急性症状。

福莫特罗（formoterol）亦为长效选择性 $β_2$ 受体激动剂，扩张支气管作用维持时间 12 小时，并具有明显的抗炎活性，药效强，用量小，对治疗呼吸系统疾病有利。特别适用于哮喘夜间发作患者缓解短程症状，还能有效预防运动性哮喘的发作。

长效 $β_2$ 受体激动剂与糖皮质激素配伍使用是治疗哮喘夜间发作和哮喘维持治疗的理想方案，目前临床较常用的有沙美特罗与氟地卡松的复方制剂（舒利迭）以及福莫特罗与布地奈德的复方制剂（信必可）。

2. 非选择性 $β_2$ 受体激动剂　非选择性 β 受体激动剂传统应用的药物有麻黄素、肾上腺素、异丙肾上腺素等。这些药物除了激动 $β_2$ 受体外，对 α 受体和 $β_1$ 受体也有兴奋作用，可引起一系列心血管系统的不良反应，基本上已被选择性 $β_2$ 受体激动剂所取代。

肾上腺素

肾上腺素（adrenaline）对 α 和 β 受体都有强大的激动作用。舒张支气管主要靠激动 $β_2$ 受体。激动 α 受体可使呼吸道黏膜血管收缩，减轻黏膜充血水肿，有利于气道通畅。但激动 α 受体也可收缩呼吸道平滑肌，并使肥大细胞释放过敏介质，对哮喘不利。此外，激动 $β_1$ 受体可引起心动过速，甚至心律失常等不良反应。现该药仅作皮下注射，用于缓解哮喘急性发作。

麻黄碱

麻黄碱（ephedrine）作用与肾上腺素相似，但作用缓慢、温和而持久，且口服有效，适用于轻症哮喘的治疗和预防。主要不良反应为中枢兴奋引起的失眠。

异丙肾上腺素

异丙肾上腺素（isoprenaline）选择性作用于 β 受体，对 $β_1$ 和 $β_2$ 受体都有较强的激动作用，支气管扩张作用比肾上腺素强；可吸入给药，能够迅速改善喘息症状，用于支气管哮喘急性发作。主要不良反应有心率加快、心悸、肌震颤等。哮喘患者如伴有严重缺氧或剂量过大易致心律失常，甚至心室颤动、突然死亡。

（二）茶碱类

这类药物为甲基黄嘌呤类衍生物，是一类常用的平喘药。常用制剂有氨茶碱（aminophylline）、二羟丙茶碱（diprophylline）和胆茶碱（choline theophylline）。氨茶碱为茶碱与乙二胺的复盐，增加茶碱的水溶性，可口服，也可注射，为茶碱类中最常用的一种制剂。缺点是碱性强，局部刺激性大。二羟丙茶碱为中性物，对胃肠刺激小；但支气管扩张作用也较茶碱弱。用于口服可加大剂量，提高疗效。适用于因胃肠道刺激症状明显，不能耐受氨茶碱的患者。胆茶碱为茶碱与胆碱的复盐，水溶性比氨茶碱更大，胃肠道刺激反应轻，耐受性较好，主要用于口服。

【体内过程】各种茶碱制剂口服吸收完全，在体内释出游离茶碱发挥作用。茶碱主要在肝内通过氧化和甲基化而灭活，肝功能不良，肝血流减少可减慢茶碱的消除；肝药酶诱导剂则加速茶碱的消除。成人的 $t_{1/2}$ 约为 8~9 小时，儿童约为 3.5 小时，6 个月以内的婴儿大于 24 小时。由于茶碱的生物利用度与在体内消除速率的个体差异大，故临床上要剂量个体化。

【药理作用】茶碱类药物可抑制磷酸二酯酶使 cAMP 分解减少，从而提高细胞内 cAMP 浓度；可阻断腺苷受体，对抗内源性腺苷诱发的支气管收缩。可促进内源性肾上腺素和去甲肾上腺素释放，间接导致支气管扩张，且不产生耐受性。氨茶碱类可增强膈肌和肋间肌的收缩性，减少呼吸肌疲劳。严重的慢性阻塞性肺疾病患者呼吸负荷增大，易致呼吸肌疲劳，对此，茶碱增强呼吸肌收缩力的作用有重要意义。该类药物还有强心、扩血管和利尿作用。

【临床应用】主要用于治疗急、慢性哮喘及其他慢性阻塞性肺疾患。口服用于预防急性发作，静脉滴注或注射用于哮喘持续状态和 β 受体激动药不能控制的严重哮喘，有时也用于心源性哮喘。

【不良反应】氨茶碱安全范围较小，口服可致恶心、呕吐、纳差，饭后服用可减轻不良反应；肌肉注射可致局部红肿、疼痛，现已少用；治疗量时可致失眠或不安等，可用镇静药对抗。氨茶碱静注太快，血药浓度过高时表现为严重的中枢症状和心脏毒性，如烦躁不安、惊厥、心律失常、循环衰竭等。

【用药注意事项】①心脏病、高血压、甲状腺功能亢进、糖尿病、消化性溃疡、前列腺肥大、肝肾功能不全、妊娠期或哺乳期妇女慎用茶碱类药物；②部分患者，尤其是老年人用药后可能产生头晕，应采取防护措施；③不可将茶碱注射剂与其他注射液混合使用，否则可产生混浊，沉淀或降低其疗效；④静脉注射氨茶碱速度应慢，密切注意低血压，心律失常及惊厥等中毒症状的发生，以防猝死；⑤儿童对茶碱的中枢作用比成人敏感。注射时更应谨慎做好监护，如有呕吐、不安、头晕、易激动等反应，可能为药物过量的早期症状。

（三）M 胆碱受体阻断剂

内源性乙酰胆碱释放对哮喘发病有重要作用。M 胆碱受体阻断剂能阻断乙酰胆碱的作用，治疗哮喘。该类药有明显的支气管扩张作用，并减少痰液分泌。其舒张支气管的作用比 $β_2$ 受体激动剂弱，起效也较慢，但长期应用不易产生耐药性，对老年患者的疗效不低于年轻患者，适宜用于有吸烟史的老年哮喘患者。吸入给药吸收很少，无明显全身性不良反应。目前用作平喘的主要有异丙托溴铵和噻托溴铵。

异丙托溴铵

异丙托溴铵（ipratropium bromide）为季铵盐，口服不易吸收，制成气雾剂吸入后 5 分钟起效，其最大效应发生于给药后 30~60 分钟，作用持续 4~6 小时，每日给药 3 次通常能保持支气管舒张。

异丙托溴铵对支气管平滑肌 M 受体有较高的选择性，松弛支气管平滑肌作用较强，对呼吸道腺体和心血管系统的作用较弱。用药后痰量和痰液的黏滞性均无明显改变，但可促进支气管黏膜的纤毛运动，利于痰液排出。临床主要用于缓解慢性阻塞性肺病（COPD）引起的支气管痉挛、喘息症状，防治支气管哮喘和喘息性慢性支气管炎，尤其适用于因用 β 受体激动药产生肌肉震颤、心动过速而不能耐受此类药物的患者。青光眼、前列腺增生患者慎用。

噻托溴铵

噻托溴铵（tiotropium bromide）为长效 M 胆碱受体阻断剂，能有效治疗 COPD。干粉吸入剂从肺吸收，生物利用度约 20%，用于慢性阻塞性肺部疾病的维持治疗，包括慢性支气管炎和肺气肿、伴随性呼吸困难的维持治疗及急性发作的预防，但不适用于缓解急性支气管痉挛。用药过程中应注意监护抗胆碱药的不良反应，如口干、便秘、瞳孔散大、视物模糊、眼睑炎、眼压升高、排尿困难、心悸等。

二、抗炎平喘药

（一）吸入性糖皮质激素

糖皮质激素是最有效的抗炎平喘药物，可通过吸入、口服和静脉途径给药。糖皮质激素具有强大的抗喘作用，其抗喘机理可能与其抗炎及抗过敏作用有关。糖皮质激素能抑制前列腺素和白三烯的生成；减少炎性介质的生成和反应；能收缩小血管，减少渗出；能增强 β 受体的反应性。这类药物长期全身应用副作用多，采用气雾吸入给药可充分发挥糖皮质激素对气道的抗炎作用，而避免了全身不良反应。当前，吸入性糖皮质激素是控制气道炎症和哮喘症状、预防哮喘发作的最有效药物，是哮喘长期控制的首选药，常用的药物有丙酸倍氯米松、丙酸氟替卡松和布地奈德。但需要注意的是吸入性糖皮质激素需长期、规范使用才能起预防作用，一般在用药 1~2 周后症状和肺功能有所改善，故不宜用于急性哮喘患者，不应作为哮喘急性发作的首选药。当哮喘急性发作时，应首先使用快速、短效的支气管扩张剂（如沙丁胺醇）、全身性糖皮质激素和抗组胺药，急性症状控制后再改用吸入性糖皮质激素维持治疗。

倍氯米松

倍氯米松（beclomethasone）为局部应用的糖皮质激素类药物，具有强大的局部抗炎作用，比地塞米松强 500 倍。其突出特点是可气雾吸入直接作用于气道而发挥平喘作用，自肺吸收后，迅速灭活，几无全身不良反应，长期应用对肾上腺皮质功能也无抑制作用。主要用于皮质激素依赖者，以代替泼尼松全身给药，能继续控制症状并使肾上腺皮质功能得到恢复。一般在用药后 10 天作用才达高峰，哮喘急性发作或持续状态不宜用。长期应用可发生咽喉部白色念珠菌感染，应在每次吸药后用氯化钠溶液漱口，漱去咽喉部的残留药物，则可明显减少口腔和咽部真菌继发感染的机会。长期较大剂量的应用还可能会降低骨密度导致骨质疏松症，可加服钙剂和维生素 D，促进钙的吸收，减少骨折的风险。

氟替卡松（fluticasone）有较强的抗炎和抗过敏作用，能减轻哮喘症状及控制病情进展，用于哮喘的预防性治疗。

布地奈德（budesonide）是一种不含卤素的局部作用糖皮质激素，局部抗炎作用、应用及不良反应与倍氯米松相同。

（二）白三烯受体阻断剂

半胱氨酰白三烯（LTC_4、LTD_4、LTE_4）是由包括肥大细胞和嗜酸性粒细胞在内的多种细胞释放的强效炎症介质。这些炎性介质能与气道上的白三烯受体（CysLT）结合，导致支气管收缩、黏液分泌、血管通透性增加和嗜酸性粒细胞聚集等多种气道反应。因此，减少白三烯的合成或阻断其与受体结合成为治疗哮喘的重要方向。白三烯受体拮抗剂是近年来研发的一类新型非类固醇抗炎药物，目前临床应用的主要是孟鲁司特、扎鲁司特和普鲁司特。

孟鲁司特

孟鲁司特（montelukast），又名顺尔宁（singulair），对白三烯受体有高度的亲和性和选择性，能有效地抑制 LTC_4、LTD_4 和 LTE_4 与受体的结合所产生的生理效应。孟鲁司特口服吸收迅速而完全，约 2~3 小时血药浓度达到峰值，口服平均生物利用度为 64%。血浆蛋白结合率高达 99% 以上，只有极少量可通过血-脑屏障。孟鲁司特几乎完全被代谢，代谢物大部分经胆汁排泄，血浆 $t_{1/2}$ 为 2.7~5.5 小时。

适用于成人和儿童哮喘的预防和长期治疗，能改善慢性气道炎症，改善肺功能，控制哮喘症状，减少 $β_2$ 受体激动剂的用量。尤其适用于阿司匹林哮喘，能减少发作次数和症状，减少对糖皮质激素的依赖，并且对糖皮质激素已耐药的仍有效。还可用于预防运动诱发的支气管哮喘和减轻季节性过敏性鼻炎的症状。但起效较慢，一般连续用药 4 周后才见效，故不宜用于急性发作的治疗或解除哮喘急性发作时的支气管痉挛。

患者一般耐受性良好，不良反应较轻微，最常见的不良反应是头痛，偶有腹痛、咳嗽、流感样症状，儿童与成人的发生率相似，通常不需中止治疗。白三烯受体阻断剂可抑制肝药酶 CYP1A2 活性，竞争性抑制氨茶碱的分解，而使茶碱血浆浓度升高。利福平、苯巴比妥等可降低孟鲁司特的生物利用度。

扎鲁司特

扎鲁司特（zafirlukast），又名安可来（acolate），高度选择性地作用于白三烯受体，不影响前列腺素、血栓素、胆碱能及组胺受体。能竞争性阻断 LTD_4 和 LTE_4 等受体，有效地预防白三烯所致的血管通透性增加而引起的气道水肿，同时抑制白三烯产生的气道嗜酸细胞的浸润，减少气管收缩和炎症，减轻哮喘症状。

扎鲁司特口服吸收良好，服后约 3 小时血浆浓度达峰值。服药 2 小时内，药物血浆浓度尚未达到峰值时便可在基础支气管运动张力上产生明显的首剂效应。血浆蛋白结合率为 99%，尿排泄为口服剂量的 10%，粪便排泄为 89%，消除 $t_{1/2}$ 约为 10 小时。与食物同服时生物利用度降低。临床适用于哮喘的预防和长期治疗。病人一般耐受性良好，可有轻微头痛或胃肠反应，高剂量时可能会致肝功能异常。

三、抗过敏平喘药

抗过敏平喘药主要通过抑制肥大细胞释放炎症介质，起到防治哮喘发作的作用，同时还可抑制嗜酸性粒细胞、中性粒细胞和肺泡巨噬细胞的激活。

色甘酸钠

【体内过程】 色甘酸钠（sodium cromoglycate），又名咽泰（intal），口服仅吸收1%，采用特殊的吸入器粉雾吸入，微粉吸入给药时约10%自肺吸收，血浆蛋白结合率约60%~75%，$t_{1/2}$为1~1.5小时，吸收后不被代谢，以原形经尿或胆汁排泄。

【药理作用】 色甘酸钠不能直接松弛支气管平滑肌，也不能拮抗组胺、白三烯等化学介质收缩支气管平滑肌。在接触抗原前用药，可预防Ⅰ型变态反应所致的哮喘，也能预防运动或其他刺激所致的哮喘。色甘酸钠能选择性稳定肺组织肥大细胞膜，减少Ca^{2+}向细胞内转运，从而阻止肥大细胞脱颗粒释放介质；抑制过强的神经反射，因而可降低气道的高反应性并间接阻止肥大细胞释放介质。

【临床应用】 主要用于支气管哮喘的预防性治疗，能防止变态反应或运动引起的速发和迟发性哮喘反应。应用2~3天后能够降低支气管的高反应性，也可用于过敏性鼻炎、溃疡性结肠炎及其他胃肠道过敏疾病。

【不良反应】 本品毒性很低，不良反应少。少数患者吸入时，可因粉末的刺激而引起呛咳、气急、甚至诱发哮喘，与少量异丙肾上腺素合用可以预防。

噻拉米特（tiaramide）具有与色甘酸钠相同的药理作用，即能抑制肥大细胞释放组胺等过敏反应介质，对前列腺素F2α有选择性的拮抗作用。可用于支气管炎哮喘，疗效与色甘酸钠相似。口服吸收良好，约20分钟血药浓度达峰值，在组织中的浓度较血中高4~6倍，24小时内经尿完全排泄。可见食欲不振、浮肿等不良反应。

奈多罗米

奈多罗米（nedocromil）能抑制支气管黏膜炎症细胞释放多种炎症介质，作用比色甘酸钠强。吸入给药能降低哮喘患者的气道反应，改善症状和肺功能。可预防性治疗哮喘、喘息性支气管炎。偶见头痛。儿童、妊娠妇女慎用。

酮替芬

酮替芬（ketotifen）有强大的H_1受体拮抗作用，其作用强度较氯苯那敏强约10倍。此外，还有拮抗5-HT和慢反应物质（SRS-A）的作用。酮替芬不仅能抑制抗原诱发的人肺和支气管组织肥大细胞释放组胺和慢反应物质，还能抑制抗原、血清或钙离子介导剂诱发的人嗜碱性粒细胞或中性粒细胞释放组胺和慢反应物质。酮替芬亦能抑制哮喘患者的非特异性气道高反应性，拮抗过敏原、组胺、二氧化硫、乙酰胆碱等引起的支气管痉挛。口服吸收迅速，2~3小时血药浓度达峰值，作用持续时间较长，$t_{1/2}$约22小时。约60%经尿液排出。

酮替芬对各型哮喘均有一定的预防作用，用药后发作次数减少，症状明显减轻。对外源性哮喘比内源性哮喘更有效，对儿童哮喘的疗效优于成年哮喘。也可用于过敏性鼻炎、过敏性皮炎、过敏性结膜炎、荨麻疹和湿疹的防治。不良反应有嗜睡、困倦、口干等。用药期间不宜驾驶车辆、管理机器、高空作业等。

第二节 镇咳药

咳嗽是机体的一种反射性保护机制，有利于呼吸道排出异物和分泌物，故轻度咳嗽不必应用镇咳药。但剧烈或频繁的咳嗽，不仅消耗体力，给病人造成痛苦，并可引起肺泡壁弹性组织的破坏，诱发肺气肿，故在对因治疗的同时应适当使用镇咳药，以缓解症状。

根据镇咳药作用于咳嗽反射的不同环节，将其分为中枢性镇咳药和外周性镇咳药两大类。中枢性镇咳药通过抑制咳嗽中枢发挥镇咳作用，又分为成瘾性镇咳药和非成瘾性镇咳药两类。成瘾性镇咳药如可待因、福尔可定等，镇咳作用强、疗效可靠，但易产生成瘾性，而使其应用受到限制。非成瘾性镇咳药如右美沙芬、喷托维林等，这类药物几乎没有镇痛作用和成瘾性，在临床上应用广泛。外周性镇咳药通过抑制咳嗽反射中的传感器传入神经或传出神经而发挥镇咳作用。有些药物兼有中枢和外周两种抑制作用。

一、中枢性镇咳药

可待因

可待因（codeine）为甲基吗啡，系阿片生物碱类，可选择性抑制延脑咳嗽中枢，镇咳作用强而迅速，口服后约 1 小时就可发挥最大效果。镇咳剂量不抑制呼吸，成瘾性也较吗啡弱。临床适用于各种原因引起的剧烈干咳和刺激性咳嗽；对伴有胸痛的胸膜炎干咳尤为适用，也可用于中等强度的疼痛。不良反应有恶心、呕吐、便秘；大剂量（60mg）也能明显抑制呼吸中枢，并可发生烦躁不安等中枢兴奋症状。对支气管平滑肌有轻度收缩作用，故支气管哮喘患者慎用。本药能抑制支气管腺体分泌，使痰液黏稠度增高难以咳出，多痰的咳嗽不宜用。久用也能成瘾，应控制使用。

右美沙芬

右美沙芬（dextromethorphan），又名右甲吗南，为中枢性镇咳药，通过抑制延髓咳嗽中枢而产生镇咳作用。口服给药后在胃肠道吸收完全，10~30 分钟起效。口服 10~20mg 时，有效时间为 5~6 小时，而 30mg 时有效时间可长达 8~12 小时，比相同剂量的可待因作用时间长。药物在肝脏代谢，以原形药物或代谢物由肾脏排出，血浆 $t_{1/2}$ 为 4.5 小时。镇咳作用强度与可待因相似，无镇痛作用，长期服用无成瘾性和耐受性，治疗剂量不抑制呼吸。临床用于干咳，因作用时间长，故适用于抑制夜间咳嗽以保证睡眠。不良反应有头晕、头痛、嗳气、食欲不振、便秘、恶心等。中毒剂量时有中枢抑制作用。

喷托维林

喷托维林（pentoxyverine），又名维静宁，咳必清，为人工合成的非成瘾性镇咳药。对咳嗽中枢有直接抑制作用，部分自呼吸道排出的药物对支气管黏膜产生微弱的局麻作用，可抑制支气管内感受器的传入神经末梢，有助于止咳；尚有轻度阿托品样作用，有利于缓解支气管平滑肌痉挛。镇咳作用比可待因弱，无成瘾性，适用于呼吸道炎症引起的咳嗽。不良反应有轻度头昏、口干、便秘等。多痰宜与祛痰药并用，青光眼患者慎用。

氯哌斯汀

氯哌斯汀（cloperastine），又名咳平，抑制咳嗽中枢，镇咳作用弱于可待因，也有微弱的抗组胺作用，用于治疗上呼吸道感染、慢性支气管炎和结核病所致的频繁咳嗽。无成瘾性及耐受性。偶见口干、嗜睡等症状。

福尔可定

福尔可定（pholcodine）可直接作用于延髓咳嗽中枢，选择性地抑制咳嗽，为中枢性镇咳药，也有镇静和镇痛作用。临床主要用于剧烈干咳和中等程度的疼痛。新生儿和儿童易于耐受此药，不引起便秘和消化紊乱。成瘾性较磷酸可待因弱，偶见恶心、嗜睡等副作用，可致依赖性。

福米诺苯

福米诺苯（fominoben）在抑制咳嗽中枢的同时，具有呼吸中枢兴奋作用。其镇咳作用与可待因接近。呼吸道阻塞和呼吸功能不全者使用本品后，可改善换气功能，使动脉氧分压升高，二氧化碳分压降低。适用于各种原因引起的慢性咳嗽和呼吸困难，也可用于小儿顽固性百日咳。本品也能降低痰液的黏滞性，有利于咳痰。无成瘾性，毒性小，大剂量时可致血压降低。

二、外周性镇咳药

苯丙哌林

苯丙哌林（benproperine）为非成瘾性镇咳药。能抑制咳嗽中枢，也能抑制肺及胸膜牵张感受器引起的肺-迷走神经反射，且有平滑肌解痉作用，是中枢性和外周性双重作用机制的镇咳药。镇咳作用较强，临床用于治疗急、慢性支气管炎及各种原因引起的刺激性干咳。服药后可出现一过性口咽发麻，此外，尚有轻度口干、乏力、头晕、胃部灼烧感和皮疹等不良反应。本药无祛痰作用，若咳痰症状明显，不宜使用。

苯佐那酯

苯佐那酯（benzonatate），又名退嗽（tessalon），为局麻药丁卡因的衍生物。具有较强的局麻作用，可抑制肺牵张感受器及感觉神经末梢，从而抑制咳嗽冲动传入中枢，产生镇咳作用。镇咳剂量不抑制呼吸，反而能增加肺每分钟通气量。镇咳疗效较可待因差，临床主要用于呼吸系统疾患引起的干咳和阵咳，也可用于支气管镜等检查前预防咳嗽。有轻度头晕、嗜睡、鼻塞等不良反应。服用时勿将药丸咬破，以免口腔产生麻木感。

那可汀

那可汀（noscapine）系由阿片中提出的一种苄异喹啉类生物碱。为支气管解痉性镇咳药，具有罂粟碱样支气管平滑肌解痉作用，能抑制咳嗽中枢和肺牵张反射引起的咳嗽。镇咳作用与可待因相似，但维持时间较短。无镇痛、镇静作用，无欣快感，无成瘾性和耐受性，不抑制呼吸和肠蠕动。适用于阵发性咳嗽和刺激性干咳。不良反应少，偶有恶心反应。但大剂量服用可能兴奋呼吸和引起支气管痉挛，故应严格按照规定用量服药。多痰患者禁用。

二氧丙嗪

二氧丙嗪（dioxopromethazine）具有较强的镇咳作用，并有抗组胺、解除平滑肌痉挛、抗炎和局部麻醉作用。于服药后 30~60 分钟出现镇咳作用，持续 4~6 小时或更长。用于慢性支气管炎，镇咳疗效显著。也可用于治疗过敏性哮喘、荨麻疹及皮肤瘙痒症等。常见的不良反应为困倦，乏力等，未见耐药性及成瘾性。高空作业及驾驶车辆、操纵机器者禁用；癫痫、肝功能不全者慎用。

第三节 祛痰药

祛痰药是指使呼吸道分泌增加，从而稀释痰液或降低其黏稠度，使痰易于咳出的药物。因痰可刺激呼吸道引发咳嗽，黏痰积于小气道内可使气道狭窄而致喘息，所以祛痰药也起到间接的镇咳、平喘作用。

溴己新

溴己新（bromhexine），又名必消痰，可直接作用于支气管腺体，促使黏液分泌细胞的溶酶体释出，裂解黏痰中的黏多糖和抑制酸性糖蛋白的合成，使痰的黏稠度降低，痰液变稀而易于咳出。临床用于慢性支气管炎，哮喘和支气管扩张症黏痰不易咳出者。少数患者可有恶心、胃部不适，偶见血清转氨酶升高。消化性溃疡、肝功能障碍者慎用。

氨溴索

氨溴索（ambroxol），又名沐舒坦，为溴已新的体内活性代谢产物，是一种黏痰溶解剂及肺表面活性物质合成激活剂，通过刺激肺泡和气管、支气管黏膜腺体分泌小分子黏蛋白，抑制酸性黏多糖的合成及裂解痰中酸性黏多糖纤维，从而使黏痰减少，痰液稀释，利于排出。另外，还可促进肺部表面活性物质的分泌，激活呼吸道黏膜纤毛功能，降低痰液与纤毛的黏着力，使纤毛运动频率增加，促使痰液咯出。口服后迅速被吸收，约 1 小时血药浓度达峰值，并从血液向组织迅速分布，以肺、肝、肾分布较多，主要经过肝代谢，$t_{1/2}$ 约 7 小时，主要从尿中排泄，血浆蛋白结合率 90%。

氨溴索适用于痰黏稠不易咳出者，如急、慢性支气管炎、支气管哮喘、支气管扩张、肺结核等引起的痰液黏稠、咳痰困难；新生儿呼吸窘迫症和新生儿透明膜病。手术前后肺部并发症的预防和治疗。本品与抗生素同时应用（阿莫西林、头孢呋辛、红霉素、多西环素）时，可导致抗生素在肺组织的浓度升高，增强其在呼吸道的抗菌疗效。不宜与强效镇咳药同时使用。耐受性良好，不良反应较少见，主要为胃部不适、胃痛、腹泻等，偶尔出现恶心、呕吐。孕妇及哺乳期妇女慎用。

乙酰半胱氨酸

N-乙酰半胱氨酸（N-acetylcysteine），又名痰易净，分子中的巯基能使黏痰中黏蛋白肽链的二硫键断裂，黏蛋白变成小分子的多肽，因而痰的黏度降低、易于咳出。还可使脓性痰中的 DNA 裂解，所以也能溶解脓性黏痰。临床雾化吸入用于治疗黏痰阻塞气道、咳痰困难者。紧急时气管内滴入，可迅速降低痰的黏稠度，便于吸引排痰。该药有特殊臭味，可引起恶心、呕吐；呛咳，支气管痉挛，应用异丙肾上腺素可以避免，支气管哮喘患者禁用。滴入气管可产生大量分泌液，故应及时吸引排痰。雾化吸入不宜与铁、铜、橡胶和氧化剂接触，应以玻璃或塑料制品作喷雾器。也不宜与青霉素、头孢菌素、四环素合用，以免降低抗生素的活性。

羧甲司坦和厄多司坦

羧甲司坦（carbocisteine）为黏痰调节剂，可影响支气管腺体的分泌，使低黏度的唾液黏蛋白分泌增加，高黏度的岩藻黏蛋白产生减少，因而使痰液黏滞性降低，易于咯出。并能加强呼吸道纤毛运动，促进痰液排出。服后 4 小时可见明显疗效。用于慢性支气管炎、慢性阻塞性肺病、支气管哮喘等疾病引起的痰黏稠，咳痰困难等患者。也可用于小儿非化脓性中耳炎，有一定的预防耳聋效果。偶有轻度头晕、恶心、胃部不适、腹泻、胃肠道出血、皮疹等不良反应。消化道溃疡活动期患者禁用。

厄多司坦（erdosteine）黏痰溶解药，其作用机理可能主要是通过含游离巯基的代谢产物使支气管分泌物的黏蛋白的二硫键断裂，改变其组成成份和流变学性质，降低痰液黏度，从而有利于痰液排出。此外，还能增强黏膜纤毛运动功能。主要用于急性和慢性支气管炎，痰液黏稠所致的呼吸道阻塞。

氯 化 铵

　　氯化铵（ammonium chloride）口服后刺激呼吸道黏膜，反射性增加呼吸道腺体分泌，使痰液变稀，易于排出。常与其他药物配成复方制剂用于急、慢性呼吸道炎症而痰多不易咳出的患者。口服后能酸化尿液，促进碱性药物的排泄。大量服用可引起恶心、呕吐等。过量可产生酸中毒。溃疡病及肝、肾功能障碍者慎用。

（季　晖）

扫码"练一练"

第二十四章　作用于消化系统的药物

消化系统主要由胃肠道、肝脏、胰腺和胆囊组成，其主要功能是对食物进行消化和吸收，为机体新陈代谢提供物质和能量来源。消化系统疾病是一类临床常见病、多发病，主要有消化性溃疡、胃食管反流病、功能性胃肠病、肝胆和胰腺疾病等。消化系统疾病的临床表现除消化系统本身症状及体征外，也常伴有其他系统或全身性症状。因此，治疗消化系统疾病的药物除消除自身各种病因外，还需要对其他功能异常的环节进行干预。本章主要介绍治疗消化性溃疡药和消化功能调节药。

第一节　治疗消化性溃疡药

扫码"学一学"

消化性溃疡（peptic ulcer）主要指发生于胃和十二指肠的慢性溃疡，分别称为胃溃疡（gastric ulcer，GU）和十二指肠溃疡（duodenal ulcer，DU），其发病机制尚未完全阐明。目前认为其发病机制与黏膜局部损伤和保护机制之间的平衡失调有关。损伤因素包括胃酸、胃蛋白酶和幽门螺杆菌（Helicobacter pylori，Hp），保护因素包括胃黏膜、胃黏液、HCO_3^-、保护性前列腺素等，损伤因素增强或保护因素减弱均可引起消化性溃疡。外源性胃损伤化学物质如非甾体类抗炎药物（NSAIDs）和酒精等在溃疡病的发病与发展中占有重要地位；焦虑、精神紧张、吸烟和饮食不当也有促进溃疡病发生的作用。目前消化性溃疡的治疗主要包括减少胃酸损害、增强黏膜保护作用和根除幽门螺旋杆菌感染。

一、抗酸药

抗酸药（antacids）为弱碱性物质，能直接中和胃酸，但不能抑制胃酸分泌；升高胃内pH，降低胃蛋白酶活性，抗酸药可解除胃酸和胃蛋白酶对胃和十二指肠黏膜的消化侵蚀和刺激作用，缓解溃疡病的疼痛。此外，有些抗酸药如氢氧化铝、三硅酸镁等还能形成胶状保护膜，覆盖于溃疡面和胃黏膜起保护作用。抗酸药主要用于胃、十二指肠溃疡，反流性食管炎等。主要药物有碳酸氢钠、氢氧化铝、氢氧化镁、三硅酸镁、碳酸钙和铝碳酸镁。

由于抗酸药物仅仅是直接中和已经分泌的胃酸，而不能调节胃酸的分泌，有些甚至可能造成反跳性的胃酸分泌增加，所以抗酸药物并不是治疗消化性溃疡的首选药物。抗酸药大多制成复方制剂，以增强治疗效果，减少不良反应，如胃舒平和胃得乐等。

碳 酸 氢 钠

碳酸氢钠（sodium bicarbonate）俗称小苏打，起效快、作用强，但作用持续时间短暂；中和胃酸时产生CO_2，可引起嗳气、腹胀，继发性胃酸分泌增加。口服后可被肠道吸收，碱化血液和尿液。

氢氧化铝

氢氧化铝（aluminum hydroxide）口服后在胃内与盐酸作用形成氯化铝，后者在小肠成为不溶性铝盐而排出。氢氧化铝中和胃酸作用较强，起效缓慢而持久，不仅可以中和胃酸，而且可形成凝胶，吸附胃酸且对溃疡面有保护作用。中和胃酸后产生的氯化铝具有收敛、止血和致便秘作用。长期服用可影响肠道对磷酸盐的吸收，老年人有导致骨质疏松可能。

氢氧化镁

氢氧化镁（magnesium hydroxide）中和胃酸起效较快、作用较强。Mg^{2+}有导泻作用，少量吸收后经肾排出，肾功能不全可引起血中Mg^{2+}浓度升高。

铝碳酸镁

铝碳酸镁（Hydrotalcite）能中和胃酸而具有抗酸作用；还能与胃蛋白酶、胆酸结合，抑制其活性，防止对胃黏膜的损伤；增加黏液中的HCO_3^-贮存，增强黏膜的抗酸缓冲能力，维护其屏障作用。铝碳酸镁含有铝、镁两种离子，从而相互抵消了便秘和腹泻的不良反应。

二、抑制胃酸分泌药

抑制胃酸分泌药包括：H_2受体阻断药、H^+,K^+-ATP酶抑制药、M胆碱受体阻断药及胃泌素受体阻断药。

胃酸由胃壁中的壁细胞分泌，受神经和激素体液系统综合整合调控。其中迷走神经释放的乙酰胆碱（ACh）、旁分泌细胞（肠嗜铬样细胞 enterochromaffin-like cell, ECL cell）释放的组胺、胃窦部的G细胞（内分泌细胞）释放的胃泌素对胃酸分泌起重要调控作用。胃黏膜壁细胞的基底膜上分布有它们各自的特异性受体胆碱M受体、组胺H_2受体和缩胆囊素受体2（cholecystokinin 2, CCK_2受体）。当这些受体激动时，经过一系列的生化过程，最终均激活H^+,K^+-ATP酶（质子泵），催化ATP水解供能，驱动跨膜H^+-K^+交换，将H^+（质子）从壁细胞的胞质（pH近7.3）"泵入"分泌小管腔中（pH近0.8）。因此，质子泵是胃酸分泌过程中最重要的终末环节。

在邻近壁细胞的ECL细胞上也有胆碱M受体和胃泌素CCK_2受体分布，ACh和胃泌素除直接兴奋壁细胞外，更能通过促进ECL细胞释放组胺间接刺激胃酸分泌，而且ECL细胞释放的组胺是促进胃酸分泌最重要的调节途径。因此，H_2受体阻断药不仅可以对抗组胺，也可以部分对抗ACh和胃泌素引起的胃酸分泌，抑制胃酸分泌效果优于M受体阻断药和胃泌素受体阻断药。而H^+,K^+-ATP酶抑制药抑制胃酸形成的最终环节，完全对抗所有胃酸分泌刺激物，是最强效的胃酸分泌抑制药。H_2受体阻断药和H^+,K^+-ATP酶抑制药是临床上一线的抑制胃酸分泌药。

1. H_2受体阻断药 本类药物有西咪替丁、雷尼替丁和法莫替丁等，为治疗消化性溃疡的一线药。H_2受体阻断药主要阻断组胺与胃壁细胞基底膜上H_2受体结合，抑制基础胃酸和夜间胃酸分泌；同时对胃泌素、M受体激动剂和迷走神经刺激所引起的胃酸分泌也有一定的抑制作用。H₂受体阻断药治疗溃疡病的疗程短，溃疡愈合率较高，不良反应少，但突然停用，会导致胃酸分泌反跳性增加。代表药物有西咪替丁（cimetidine）、雷尼替丁（ranitidine）、法莫替丁（famotidine）和尼扎替丁（nizatidine）等。

西咪替丁

西咪替丁（甲氰咪胍）为第一代 H₂ 受体阻断药。

【体内过程】 口服吸收迅速而完全，生物利用度 60%～75%，血浆 $t_{1/2}$ 约 2 小时，单次用药有效血药浓度维持 3～4 小时。组织分布广泛，可透过血-脑屏障和胎盘屏障，并由乳汁分泌，妊娠及哺乳期妇女禁用。小部分药物经肝脏代谢，能抑制肝药酶活性，其代谢产物及原形药物经肾脏排泄。

【药理作用】

（1）抑制胃酸分泌　可特异竞争性地阻断组胺与 H₂ 受体结合，抑制由组胺、胃泌素、M 受体激动剂、胰岛素及进食等因素引起的胃酸分泌，对基础胃酸和夜间胃酸分泌抑制作用较强。

（2）保护胃黏膜，促进溃疡愈合　可促进胃、十二指肠黏膜合成前列腺素，增加胃黏膜的血流量。

（3）调节免疫抑制作用　能阻断 T 淋巴细胞上 H₂ 受体，减少组胺诱导的抑制因子（histamine induced suppresser factor，HSF）的产生，调节组胺引起的免疫抑制作用，并提高免疫球蛋白和补体水平。

【临床应用】 主要用于消化性溃疡的治疗，对十二指肠溃疡的疗效优于胃溃疡，减轻疼痛，促进愈合；对于胃肠道出血，特别是胃肠黏膜糜烂引起的出血有效。亦可用于无并发症的胃食管反流的治疗及预防应激性溃疡的发生。

【不良反应】 不良反应以轻微的腹泻、眩晕、乏力、肌肉痛、皮疹、脱发为主。中枢神经系统反应较为少见，可出现嗜睡、焦虑、幻觉、谵妄、定向障碍等。肾功能不全的老年患者应用较大剂量时，可出现精神紊乱甚至昏迷。长期大剂量使用，有抗雄性激素作用，男性偶见轻度乳房发育、精子数目减少、性功能减退。西咪替丁抑制肝脏 CYP450 酶活性，能抑制雌激素的代谢，使女性患者发生溢乳。

雷尼替丁

雷尼替丁为第二代 H₂ 受体阻断药。雷尼替丁抗酸作用较强，可显著降低胃酸和胃蛋白酶的活性，抑制胃酸的作用为西咪替丁的 5～10 倍，但对肝药酶的抑制作用较西咪替丁弱。雷尼替丁可缓解溃疡病症状，促进溃疡愈合，用于治疗十二指肠溃疡、胃泌素瘤、反流性食管等。不良反应发生率低。

法莫替丁

法莫替丁为高效、长效的第三代 H₂ 受体阻断药，能抑制各种刺激引起的胃酸和胃蛋白酶分泌，具有止血作用，其抑酸作用强度约为西咪替丁的 32 倍。法莫替丁用于胃及十二指肠溃疡、胃泌素瘤、反流性食管炎、出血性胃炎等。法莫替丁不良反应少，不抑制肝药酶活性，不影响催乳素浓度，无抗雄性激素样作用。

2. H^+,K^+-ATP 酶抑制药 又称质子泵抑制药（proton pump inhibitor，PPI）或氢泵抑制剂，本类药物疗效显著、确切，不良反应少，是目前应用最广的一线抑制胃酸分泌的药物。本类药物为前体药，但其活化不需要酶催化，只要在酸性环境即可完成。PPI 抑制 H^+,K^+-ATP 酶，抑制胃酸形成的最终环节，发挥强大抑酸作用。体内、外实验还证明此类药物尚有抗幽门螺杆菌作用。本类药物使胃内 pH 升高，可反馈性地使胃黏膜中 G 细胞分泌胃泌素，升高血中胃泌素水平。但由于本药对组胺、胃泌素等刺激引起的胃酸分泌有显著抑制作用，所以继发性胃泌素水平升高并不影响其抑制胃酸分泌效果。临床常用的有奥美拉唑（omeprazole）、兰索拉唑（lansoprazole）、泮托拉唑（pantoprazole）和雷贝拉唑（rabeprazole）等。

奥美拉唑

奥美拉唑（洛赛克）由一个砜根连接苯咪唑环和吡啶环所成，为第一代质子泵抑制剂。

【体内过程】奥美拉唑对胃酸不稳定，采用肠溶制剂口服或静脉注射给药。奥美拉唑口服吸收迅速但不恒定，单次用药的生物利用度为35%，生物利用度可因剂量、胃内 pH 的不同而差异很大，重复给药因胃内 pH 升高，生物利用度可达70%。胃内食物充盈时，可减少吸收，故应餐前空腹口服。奥美拉唑血浆蛋白结合率95%，大部分药物经肝脏代谢后从尿排出，$t_{1/2}$ 为 0.5~1.0 小时，但因抑制 H^+ 泵为非可逆性，故作用持久。本品对肝药酶 CYP2C19 有抑制作用，可延长苯妥英钠、地西泮、华法林的清除；抑制抗血小板药物氯吡格雷活化（CYP2C19 参与活化），可减弱其疗效，升高血栓形成风险。

【药理作用】奥美拉唑对于各种刺激（胃泌素、组胺、乙酰胆碱、食物等）引起的胃酸分泌均能抑制，发挥强大抑制胃酸分泌作用，量大时可导致无酸状态。口服后，可浓集于壁细胞，并转变为有活性的次磺酸（sulfenic acid）和亚磺酰胺（sulfenamide），后者与 H^+，K^+-ATP 酶α亚基的巯基以共价结合，形成酶-抑制剂复合物，从而不可逆的抑制质子泵功能。

【临床应用】临床用于胃及十二指肠溃疡、胃食管反流病、卓-艾综合征、消化性溃疡急性出血、急性胃黏膜病变出血，与抗菌药物联合用于幽门螺杆菌根除治疗。

【不良反应】主要有恶心、呕吐、腹泻等胃肠道症状和头晕、头痛、嗜睡等神经系统症状。长时间大量使用可降低维生素 B_{12} 水平，减少钙的吸收，升高骨质疏松患者骨折危险性。长期服用者，抑制胃酸分泌，可致胃内细菌过度滋长，亚硝酸类物质升高，患者应定期检查胃黏膜有无肿瘤样增生。妊娠、哺乳妇女禁用。

兰索拉唑

兰索拉唑为第二代质子泵抑制药，抑制胃酸分泌药理作用与奥美拉唑相同，同时也有保护胃黏膜、抗幽门螺杆菌及增加胃泌素分泌作用，但其抑制胃酸分泌和抗幽门螺旋杆菌作用较奥美拉唑强，口服易吸收，但对胃酸不稳定，生物利用度约85%。

泮托拉唑和雷贝拉唑

泮托拉唑和雷贝拉唑属于第三代质子泵抑制药，口服后吸收迅速，半衰期短，但胃酸分泌抑制作用维持时间长。两药抗溃疡病作用与奥美拉唑相似，但泮托拉唑在 pH 3.5～7 的条件下较稳定。两药疗效远优于其他抗酸药物。两药对肝脏 CYP450 酶的亲和力弱于奥美拉唑和兰索拉唑，对其他药物代谢的影响小，不良反应轻微。

3. M 胆碱受体阻断药 M 受体阻断药如阿托品及其合成代用品可减少胃酸分泌、解除胃肠痉挛。但在一般治疗剂量下对胃酸分泌抑制作用较弱，增大剂量则不良反应较多。现已较少用于溃疡治疗。

哌仑西平

哌仑西平（pirenzepine），为选择性 M_1 受体阻断药，通过阻断胃肠壁内副交感神经节的 M_1 受体，降低节后迷走神经末梢的兴奋性而抑制胃酸分泌，也抑制胃蛋白酶和胃泌素的分泌，对胃和十二指肠溃疡均有效，溃疡愈合率与 H_2 受体阻断药相近，但缓解症状不如 H_2 受体阻断药迅速。为治疗消化性溃疡的二线药物。剂量较大时有口干、视力模糊等不良反应，停药后症状消失。

4. 胃泌素受体阻断药 丙谷胺（proglumide）可竞争性阻断胃泌素受体，减少胃酸分泌。并对胃粘膜有保护和促进愈合作用。但是临床疗效比 H_2 受体阻断药差，已少用于治疗溃疡病。

三、胃黏膜保护药

胃黏膜保护药指增强胃黏膜屏障功能的药物。胃黏膜屏障包括细胞屏障和黏液-HCO_3^- 屏障。前者由胃黏膜细胞顶部的细胞膜和细胞间的紧密连接组成，而胃黏膜上皮细胞重建和再生能力极强，可使受损部位得以迅速修复；后者由胃黏膜细胞分泌，黏液和 HCO_3^- 盐结合，在胃黏膜表面形成保护层，防止胃酸、胃蛋白酶损伤胃黏膜。当胃黏膜屏障功能受损时，可导致溃疡发作。黏膜保护药能增强胃黏膜屏障功能，用于消化性溃疡的治疗。该类药物主要有硫糖铝、前列腺素衍生物和铋制剂等。

硫 糖 铝

硫糖铝（sucralfate）为八硫酸蔗糖-Al(OH)$_3$，口服后在胃酸中解离为 Al(OH)$_3$ 和硫酸蔗糖复合离子。Al(OH)$_3$ 中和胃酸。硫酸蔗糖复合离子聚合成不溶性的带负电荷的胶体，能与溃疡或炎症处带正电荷的蛋白质渗出物相结合，形成一层保护膜，阻止胃酸和消化酶的侵蚀，促进溃疡的愈合。此外，硫糖铝还具有促进胃、十二指肠黏膜合成 PGE_2，从而增强胃、十二指肠黏膜的细胞屏障和黏液-HCO_3^- 屏障；抑制幽门螺杆菌，阻止其蛋白酶、脂酶对黏膜的破坏。临床用于治疗消化性溃疡、反流性食管炎、慢性糜烂性胃炎及幽门螺杆菌感染。硫糖铝在酸性环境下才有效，所以不能与抗酸药、抑制胃酸分泌药同时使用。硫糖铝最常见的不良反应为便秘，个别患者有口干、恶心、胃部不适、皮疹和瘙痒等。

前列腺素衍生物

胃黏膜能合成前列腺素 E_2（PGE_2）及前列环素（PGI_2），有刺激胃黏液、碳酸氢盐分泌和抑制胃酸分泌作用，能防止有害因子损伤胃黏膜，改善黏膜血液循环。临床应用性质比较稳定和作用较强的衍生物。常用的药物有米索前列醇（misoprostol），为 PGE_1 衍生物，恩前列醇（enprostil）为 PGE_2 衍生物，二者均具有细胞保护作用和抑制胃酸分泌作用，并且克服了天然前列腺素 E 代谢快，不良反应多的缺点。本品对阿司匹林等非甾体消炎药引起消化性溃疡、胃出血有特效。不良反应为腹泻，也能引起子宫收缩，孕妇禁用。

枸橼酸铋钾

枸橼酸铋钾（bismuth potassium citrate）又称三钾二枸橼酸铋，溶于水形成胶体溶液。本品不中和胃酸或抑制胃酸分泌，其对消化性溃疡的疗效主要在酸性环境下形成氧化铋胶体沉着于溃疡表面或基底肉芽组织，形成保护屏障而抵御胃酸、胃蛋白酶、酸性食物对溃疡面的刺激。也能与胃蛋白酶结合而降低其活性，促进黏液分泌。本品还有抑制幽门螺杆菌作用，这对降低溃疡感染率，减少溃疡复发有一定意义。服药期间可使舌、粪便染黑，偶见恶心等消化道症状。长期服用引起肾脏毒性，肾功能不全者禁用。妊娠妇女禁用。

四、抗幽门螺杆菌药

消化性溃疡病的复发是一个非常棘手的问题，抗溃疡药物虽然能促进溃疡愈合，但溃疡病复发率居高不下。幽门螺杆菌是消化性溃疡病复发主要原因。幽门螺杆菌是生长在胃和十二指肠黏液层与黏膜细胞之间的一种革兰阴性厌氧菌，产生多种酶及细胞毒素。多年来的临床与基础研究证明，幽门螺杆菌是慢性胃炎、消化性溃疡病、胃癌等胃肠道疾病的重要致病因子。约90%的十二指肠溃疡和70%的胃溃疡与幽门螺杆菌感染有关，因此，杀灭幽门螺杆菌对防治消化性溃疡病复发非常重要。

根治幽门螺杆菌可明显增加溃疡愈合率，减少复发率。体外试验中证实该菌对多种抗菌药物敏感，但实际上使用单一的抗生素很难在体内根除幽门螺杆菌感染，且易产生抗药性，可能与药物在胃内停留时间有限，难以透过黏膜层使感染部位到达有效浓度有关，因此须联合用药。临床除使用抗溃疡药物 PPI 和（或）铋制剂以外，常将阿莫西林、四环素、克拉霉素和甲硝唑等 2~3 种幽门螺杆菌敏感的抗菌药物联合应用。临床常用的药物搭配方案有三联用药：PPI + 2 种抗菌药；或四联用药：PPI + 2 种抗菌药 + 铋制剂。联合用药后明显提高幽门螺旋杆菌的清除率，促进溃疡愈合，降低复发率。

第二节 消化功能调节药

一、助消化药

助消化药物多为消化液中成分或促进消化液分泌的药物；能增强消化能力，促进食欲，用于消化不良、消化机能减退等。

扫码"学一学"

胃蛋白酶

胃蛋白酶（pepsin）得自牛、猪、羊等胃黏膜，常与稀盐酸同服，辅助治疗胃酸及消化酶分泌不足引起的消化不良和其他胃肠疾病；本药不能与碱性药物配伍。

胰 酶

胰酶（pancreatin）来源于牛、猪、羊等胰腺。含有胰蛋白酶，胰淀粉酶及胰脂肪酶，在中性或微碱条件下，能消化蛋白质，淀粉和脂肪。临床用于治疗消化不良、食欲不振、胰液分泌不足、慢性胰腺炎等引起的消化障碍。因在酸性环境中易被破坏，故一般制成肠衣片，口服时不能嚼碎，以免接触胃酸而失效，并且防止药粉残留于口腔内，导致严重的口腔溃疡。

乳 酶 生

乳酶生（biofermin），又名表飞鸣，为干燥活乳酸杆菌制剂，能分解糖类产生乳酸，使肠内酸度增高，从而抑制肠内腐败菌的繁殖，减少发酵和产气。常用于消化不良，肠胀气及小儿消化不良性腹泻。本药不宜与抗菌药物或吸附药合用，以免影响疗效。

干 酵 母

干酵母（dried yeast），为麦酒酵母菌的干燥菌体，含有 B 族维生素。用于消化不良、食欲不振及维生素 B 缺乏症等疾病（如脚气病、多发性神经炎、糙皮病等）。宜嚼碎吞服，剂量过大可引起腹泻。

二、止吐药及胃肠动力药

呕吐是临床常见的症状，是一种及其复杂的反射性活动，很多疾病如胃肠道疾病、内耳眩晕症、外科手术后、妊娠、放射病及某些药物均可引起恶心、呕吐。延脑的呕吐中枢接受各种传入冲动而引发呕吐。催吐化学感受区（CTZ）、前庭器官、内脏等传入冲动作用于延脑呕吐中枢引发呕吐反射。呕吐主要是对因治疗，必要时也可用止吐药。止吐药（antiemetic）主要影响呕吐反射的不同环节而产生止吐作用。M 胆碱受体阻断药、组胺 H_1 受体阻断药等抗晕动病呕吐已在有关章节中叙述。本节主要介绍某些多巴胺受体阻断药和 5 - HT_3 受体阻断药的止吐作用。另还发现多巴胺阻断药及 5 - HT_4 受体激动药可增加胃肠推进性蠕动，协调胃肠运动，故将这样的药物称为胃肠动力药。

1. 多巴胺受体阻断剂　多巴胺受体阻断剂除有阻断中枢 D_2 受体发挥止吐作用外，也阻断胃肠 D_2 受体，能促进胃肠运动，加速胃肠排空。

甲氧氯普胺

甲氧氯普胺（metoclopramide），又名胃复安，对多巴胺 D_2 受体有阻断作用。阻断 CTZ

的 D_2 受体，发挥止吐作用；高剂量也阻断 5-HT_3 受体。多巴胺使胃体平滑肌松弛，幽门括约肌收缩，阻断胃肠道多巴胺受体，可引起从食道至近段小肠平滑肌运动，加速胃的正向排空和加速肠内容物从十二指肠向盲部推进，发挥胃肠促动力药作用，口服生物利用度约 70%，易通过血-脑屏障和胎盘屏障。$t_{1/2}$ 为 4~6 小时。临床用于治疗慢性功能性消化不良引起的胃肠运动障碍，如恶心、呕吐等症状，也用于肿瘤化疗、放疗所引起的呕吐。治疗剂量时，20% 患者出现嗜睡、疲倦等轻微反应。长期大剂量使用，可引起明显的锥体外系反应，以及高泌乳素血症，引起溢乳、男子乳房发育等。

多潘立酮

多潘立酮（domperidone），又名吗丁啉（motilium）。多潘立酮不易通过血-脑屏障，为外周性多巴胺受体阻断药。阻断胃肠 D_2 受体，具有促进胃肠蠕动、加速胃肠排空、协调胃肠运动、防止食物反流和止吐的作用。该药对结肠影响很小。多潘立酮口服后吸收迅速，但生物利用度低，$t_{1/2}$ 为 7~8 小时，主要经肝脏代谢，经肠道排出。临床应用于胃肠运动障碍性疾病，尤其用于治疗慢性食后消化不良和胃潴留的患者；放射治疗及肿瘤化疗药、偏头痛、颅外伤等引起的恶心、呕吐；抗帕金森病药左旋多巴、苯海索等引起的恶心、呕吐。不良反应包括头痛、溢乳、男性乳房发育。多潘立酮偶可引起心电图 Q-T 间期轻度延长，有心脏病患者慎用。多潘立酮不宜与唑类抗真菌药物如酮康唑、伊曲康唑，大环内酯类抗生素如红霉素等药物合用，防止 Q-T 间期延长、诱发尖端扭转型室性心动过速。

2. 5-HT_3 受体阻断药　5-HT_3 受体广泛分布于周围组织以及接受迷走神经传入纤维的孤束核、CTZ 等脑组织。肿瘤化疗、放疗引起呕吐可能与其引起肠嗜铬细胞分泌 5-HT，激活迷走传入神经有关。因此，5-HT_3 受体阻断剂对肿瘤化疗、放疗引起呕吐产生良好的止吐作用。5-HT_3 受体阻断剂有昂丹司琼（ondansetron）、格拉司琼（granisetron）、阿洛司琼（alosetron）等。

昂丹司琼

昂丹司琼又名枢复宁，为咔唑衍生物，通过阻断中枢及迷走神经传入纤维 5-HT_3 受体而产生强大止吐作用。对抗肿瘤药顺铂、环磷酰胺等引起呕吐的止吐作用迅速、强大，明显优于甲氧氯普胺，但对晕动病及多巴胺激动剂阿扑吗啡引起呕吐无效。昂丹司琼既可口服，也可静脉注射。在肝脏被广泛代谢，代谢产物大多经肾脏排泄。临床用于肿瘤化疗、放疗引起的恶心、呕吐。不良反应轻微，可有短时间轻度头痛、便秘、腹泻发生。

3. 5-HT_4 受体激动药

西沙必利

西沙必利（cisapride）属苯甲酰类药物，为 5-HT_4 受体激动药。对胃和小肠作用类似甲氧氯普胺，但它也增加结肠运动，能引起腹泻。口服生物利用度 30%~40%。用于胃运动减弱和各种胃轻瘫、胃肠反流性疾病、反流性食管炎、慢性自发性便秘和结肠运动减弱。不良反应较少，但剂量过大时可引起心电图 Q-T 间期延长，引发尖端扭转型室性心动过速，有心脏病患者禁用。属于同类药的还有莫沙必利（Mosapride），莫沙必利结构进行了改造，克服了西沙必利对心脏的不良反应，不易导致心电图 Q-T 间期延长和尖端扭转型室性心动过速。

三、泻药

泻药（laxatives）是指能促进肠蠕动，增加粪便内水分，软化粪便或润滑肠道而使粪便易于排出的药物。临床主要用于功能性便秘，分为渗透性、刺激性和润滑性泻药三类。

1. 渗透性泻药 也称容积性泻药，口服后肠道吸收很少，增加肠容积而促进肠道推进性蠕动，产生泻下作用。

硫酸镁和硫酸钠

硫酸镁（magnesium sulfate）和硫酸钠（sodium sulfate）又称盐类泻药。口服后不易被肠道吸收，使小肠内渗透压升高，进而阻碍小肠吸收水分，增大肠内容积。肠腔扩大后刺激肠壁，引起小肠蠕动增加，小肠内容物迅速进入大肠而排便。本类药物泻下作用快而强，口服后 1~6 小时排出液体性粪便。主要用于外科术前或结肠镜检查前排空肠内容物、辅助排出一些肠道寄生虫或肠内毒物。此外，硫酸镁还有利胆作用。

该类药物口服过量可致呕吐、口渴感、腹痛、腹泻及干扰小肠吸收功能。心脏病患者或限钠患者禁用硫酸钠，肾功能不全禁用硫酸镁。宜早晨空腹服用，同饮大量温开水，以便盐类溶液容易由胃排入小肠，从而加速和增强泻下作用。中枢抑制药中毒不宜用硫酸镁导泻，以免加重中枢抑制。本类药物可引起反射性盆腔充血、失水等，故月经期、孕妇及老人慎用。

乳 果 糖

乳果糖（lactulose）为半乳糖和果糖的双糖。它在小肠内不被消化吸收，进入结肠后被细菌代谢成乳酸及其他有机酸，提高了肠腔内渗透压，而促进肠蠕动，发生轻泻作用。因作用部位在结肠、泻下作用比盐类缓慢。主要用于治疗慢性便秘。乳酸还可抑制结肠对氨的吸收，所以有降低血氨作用，可用于防治肝性脑病。

2. 刺激性泻药 也称接触性泻药，主要作用是刺激结肠推进性蠕动，产生泻下作用。

酚 酞

酚酞（phenolphthalein），属于二苯甲烷类，又称果导，口服后遇碱性肠液形成可溶性钠盐，具有刺激肠壁的作用，同时也抑制水分的吸收。导泻作用温和，用药后 6~8 小时排出软便。口服后约 15% 被吸收，主要由肾排出，尿液为碱性时呈红色。存在肠肝循环，一次给药可维持 3~4 天，适用于习惯性便秘。用量过大可出现腹泻，腹痛，久用偶可引起过敏，出现皮疹，皮炎及肠炎。

比沙可啶

比沙可啶（bisacodyl），属于二苯甲烷类，基本作用与酚酞相仿，但刺激性较强，口服剂型多为肠衣片，不能嚼碎。亦可制成肛内栓剂，用后15~60分钟即可致泻，但常引起直肠局部刺激症状。临床用于急、慢性便秘、腹部x线检查或内窥镜检查前以及手术前后清洁肠道。该药有较强刺激性，可致胃肠痉挛、直肠炎等。

蒽醌类

大黄（rhubarb）、番泻叶（senna））属于蒽醌类（anthraquinones）药物，其含有蒽醌苷类物质，它在肠道内分解释出蒽醌，刺激结肠推进性蠕动，4~8小时可排软便或引起腹泻。

3. 润滑性泻药 本类药物通过润滑肠壁软化大便，使粪便易于排出，适用于老年人、儿童、术后排便困难者。

液体石蜡

液体石蜡（liguid paraffin）为矿物油，口服后在肠内不被消化吸收，对肠壁和粪便起润滑作用，并妨碍肠内水分吸收，软化稀释粪便易于排泄。长期服用可干扰消化道对脂溶性维生素A、D、K以及钙磷的吸收，故不宜久用。

甘 油

甘油（glycerol），以50%甘油溶液（开塞露）注入肛门，由于刺激肠壁引起排便反射，并有局部润滑作用，数分钟即可排便。

四、止泻药

腹泻是多种疾病的常见症状，应针对病因采取治疗措施。但剧烈而持久腹泻可引起脱水和电解质紊乱等，故在对因治疗的同时，适当使用止泻药。常用药物如下：

1. 阿片制剂 多用于较严重的非细菌感染性腹泻。临床使用的制剂有阿片酊（opium tincture）和阿片酊的复方制剂复方樟脑酊（tincture camphor compound）。

2. 地芬诺酯 是哌替啶的衍生物，具有收敛和减少肠蠕动作用，能有效控制各种原因引起的急、慢性功能性腹泻。不良反应少见，大剂量长期应用可成瘾。过量可导致严重中枢抑制甚至出现昏迷。

3. 洛哌丁胺 直接作用于肠壁的μ阿片受体，抑制肠道纵行和环行平滑肌收缩，从而抑制肠蠕动，延长肠内容物的通过时间，并通过延长食物在小肠中的停留时间，促进水、电解质及葡萄糖的吸收。止泻作用快、强、持久，用于急、慢性腹泻。不良反应较少，大剂量时对中枢有抑制作用，儿童更敏感。过量时可用纳洛酮对抗治疗。

4. 收敛剂 包括鞣酸蛋白（tannalbin）和碱式碳酸铋（bismuth subcarbonate）。口服后

可与肠黏膜表面的蛋白质结合，形成一层保护膜，从而减少炎性渗出，减轻肠壁刺激，肠蠕动也相应减少。鞣酸蛋白需在肠内分解出鞣酸才能发挥收敛止泻作用。鞣酸能使各种消化酶失活，长期大量应用可造成消化酶缺乏，不宜长期使用。碱式碳酸铋有收敛作用，用于治疗非特异性腹泻。

5. 吸附药 包括药用炭（medicinal activated charcoal）和白陶土（kaolin）等。这些药物是不能溶解的细粒粉末，不能被肠黏膜吸收。因其颗粒很小，总面积很大，在肠内能吸附大量细菌、气体、毒素等，还能覆盖在肠黏膜炎症表面，起保护作用，减轻对黏膜刺激，故可止泻。吸附药也能吸附各种消化酶和维生素，故不宜同服，这类药物止泻作用温和，用于一般性的慢性腹泻，对严重腹泻疗效不佳。

五、利胆药

利胆药为促进胆汁分泌或促进胆囊排空的药物。

去 氢 胆 酸

去氢胆酸（dehydrocholic acid）可增加胆汁的分泌，使胆汁变稀，对脂肪的消化吸收也有促进作用。临床用于胆囊及胆道功能失调，胆汁淤滞，阻止胆道上行性感染，也可用于排除胆结石。对胆道完全梗阻及严重肝肾功能减退者禁用。

熊 去 氧 胆 酸

熊去氧胆酸（ursodeoxycholic acid）可减少胆酸和胆固醇吸收，抑制胆固醇合成与分泌，从而降低胆汁中胆固醇含量，不仅可阻止胆石形成，长期应用还可促使胆石溶解。临床用于胆囊功能正常的胆固醇结石、胆囊炎、胆道炎，还可用于胆结石的预防。

鹅 去 氧 胆 酸

鹅去氧胆酸（chenodeoxycholic acid）为熊去氧胆酸的异构体，抑制 HMG – CoA 还原酶，降低胆固醇合成，因而降低胆汁中胆固醇含量，促进胆固醇结石溶解。作用较熊去氧胆酸弱，不良反应较多。主要适用于胆囊功能正常的胆固醇结石或以胆固醇为主的混合型胆结石症。不良反应主要为腹泻，一些患者转氨酶活性可出现可逆性升高，可能有致畸作用。孕妇及严重肝病患者禁用。

硫 酸 镁

硫酸镁（magnesium sulfate）口服或将其灌入十二指肠，能刺激肠黏膜，反射性引起胆总管括约肌松弛、胆囊收缩，促进胆囊排空，起到利胆作用。可用于治疗胆囊炎和胆结石。

扫码"练一练"

（龚晓健）

扫码"学一学"

第二十五章 肾上腺皮质激素类药物

肾上腺皮质激素类药物是指具有肾上腺皮质激素相似或相同生物活性的药物。肾上腺皮质激素主要包括两类皮质类固醇或甾体激素即糖皮质激素和盐皮质激素。自1935年第一个糖皮质激素类药物可的松上市后，人们对其结构不断优化，1958年又发现了具有稳定性更好，抗炎活性更佳，水钠潴留作用更少的地塞米松。随后，化学家又通过在甾体母核环上引入甲基、卤素等基因，开发了倍他米松、倍氯米松、氟轻松等药物。肾上腺皮质激素类药物已应用于抗炎、免疫抑制及血液系统疾病治疗等领域，甚至是挽救濒危患者生命的重要手段；同时也存在许多不良反应，需谨慎使用。

第一节 概 述

肾上腺皮质激素（adrenocortical hormones）是肾上腺皮质所分泌的激素的总称，大多由胆固醇衍生而来，基本化学结构也与胆固醇相近，因此属于甾醇类化合物。按其生理功能可分为以下两类。

（1）糖皮质激素（glucocorticoids），由肾上腺皮质中层的束状带细胞合成和分泌，包括皮质醇（cortisol）、氢化可的松（hydrocortisone）和可的松（cortisone）等，其分泌和合成受促皮质素（adrenocorticotrophin，ACTH）调节。主要影响机体生长、发育、免疫功能、心血管功能和应激反应，对钠及钾的作用相对较弱。

（2）盐皮质激素（mineralocorticoids），由肾上腺皮质外层的球状带细胞合成和分泌，包括醛固酮（aldosterone）及去氧皮质酮（desoxycortone，desoxycorticosterone）等，主要影响水盐代谢，在血浆钠钾、血压和血容量的调节中起关键作用。

临床常用的肾上腺皮质激素是指糖皮质激素。

【分泌调节】由于合成肾上腺皮质激素的组织贮存能力有限，因此肾上腺皮质激素是在需要时合成并释放。糖皮质激素的分泌受下丘脑-垂体前叶-肾上腺皮质轴（hypothalamic-pituitary-adrenal axis）调节，即受促肾上腺皮质激素释放激素（CRH）-促肾上腺皮质激素-皮质醇系统调节；盐皮质激素的分泌受肾素-血管紧张素系统（renin-angiotensin-system）调节。糖皮质激素可在下丘脑和垂体两个水平反馈性抑制ACTH的分泌（长反馈）；ACTH对CRH又有负反馈调节作用（短反馈）。短反馈和长反馈互相合作，使得体内CRH，ACTH和糖皮质激素三者的水平维持相对恒定。血中糖皮质激素浓度升高时，除主要负反馈于垂体，使ACTH合成和分泌减少外，也能负反馈于下丘脑，使CRH的合成和分泌受抑制。但是，当机体受到各种有害刺激时，血中糖皮质激素浓度升高所产生的负反馈作用将暂时失效，ACTH和糖皮质激素继续分泌，以利于增强机体对有害刺激的应激能力。

糖皮质激素的分泌处于腺垂体ACTH的调节。ACTH的分泌呈节律性波动，入睡后分泌逐渐减少，零点最低，随后逐渐升高，至觉醒起床前最高，白天维持在较低水平。因此正常人糖皮质激素的分泌呈昼夜节律性（circadian rhythm）。对于保持正常睡眠活动的个体，一般在每日上午8~10时为分泌高峰（>20μg/100ml），午夜12时血中浓度最低（5μg/100ml）。由此推测糖皮质激素对下丘脑-垂体前叶-肾上腺皮质系统的生理性负反馈作用在上午 8 ~ 10 时最强。此外，机体在应激状态下，内源性糖皮质激素的分泌量会激增到平时的 10 倍左右。

【构效关系】 肾上腺皮质激素的基本结构为环戊烷多氢菲核，其结构共同点是：在 C_3 上有酮基，C_4 与 C_5 之间有双键，在 C_{17} 上有还原性的酮醇基侧链。肾上腺皮激素的生物活性与其化学结构密切相关（图 25 - 1）。

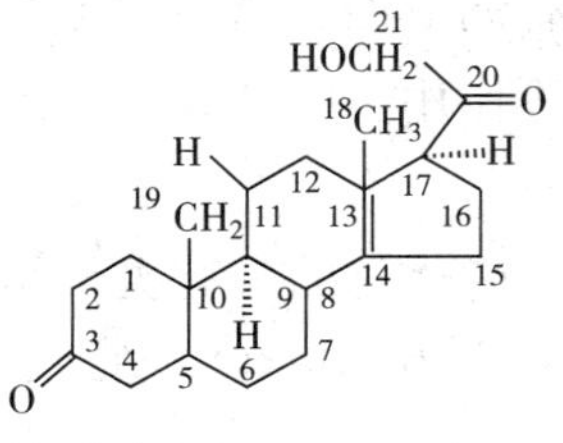

皮质酮（corticosterone）

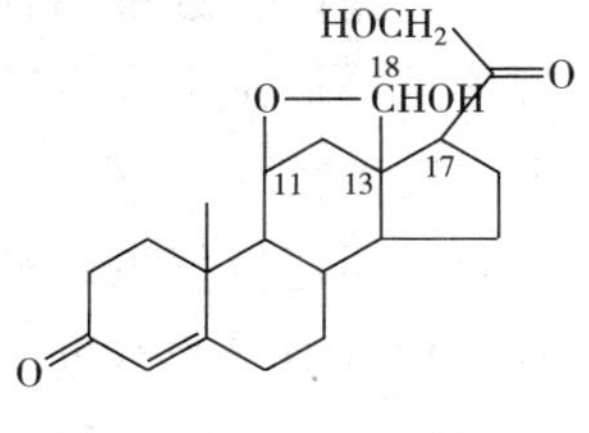

醛固酮（aldosterone）

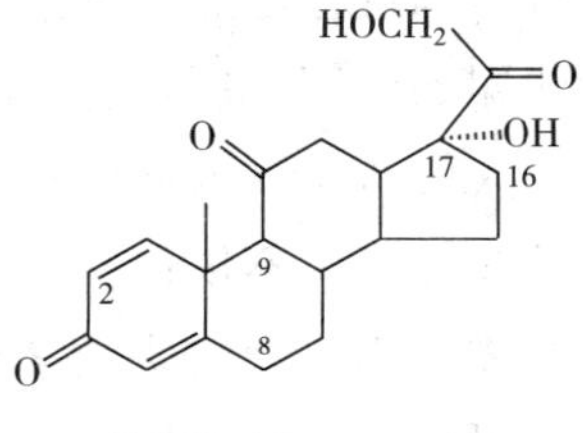

泼尼松（prednisone）

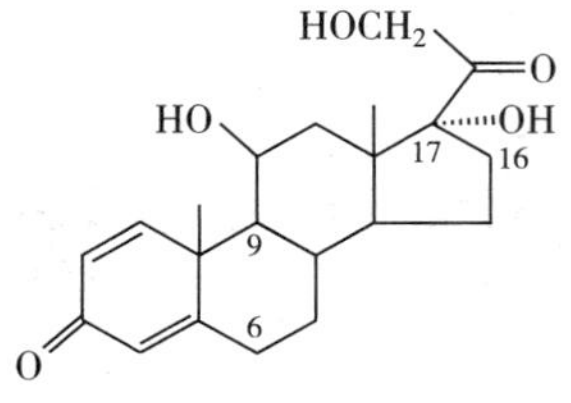

泼尼松龙（prednisolone）

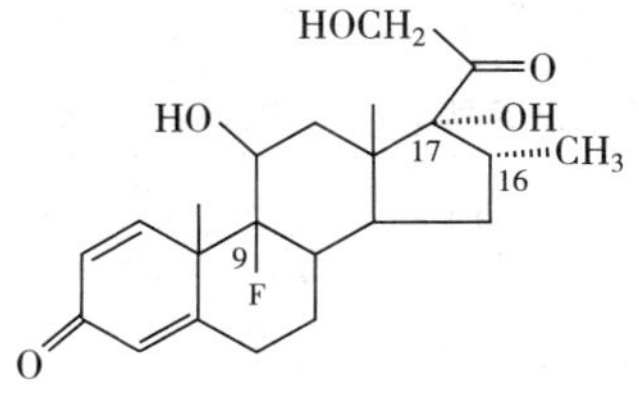

地塞米松（dexanethasone）

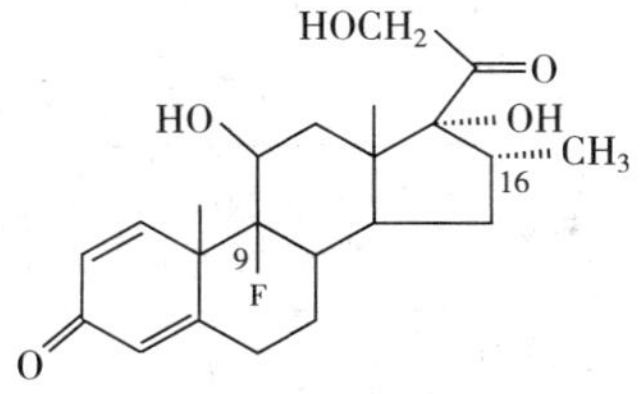

倍他米松（betamethasone）

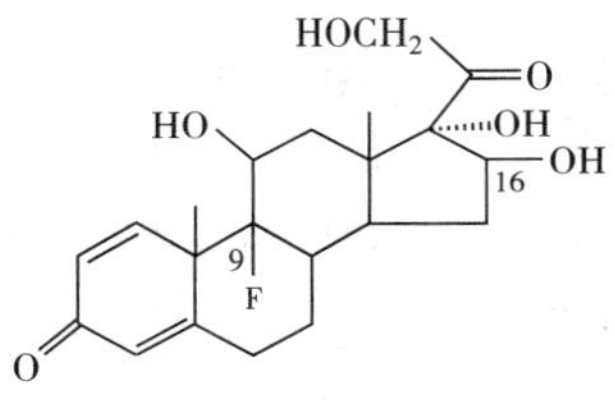

曲安西龙（triamcinolone）

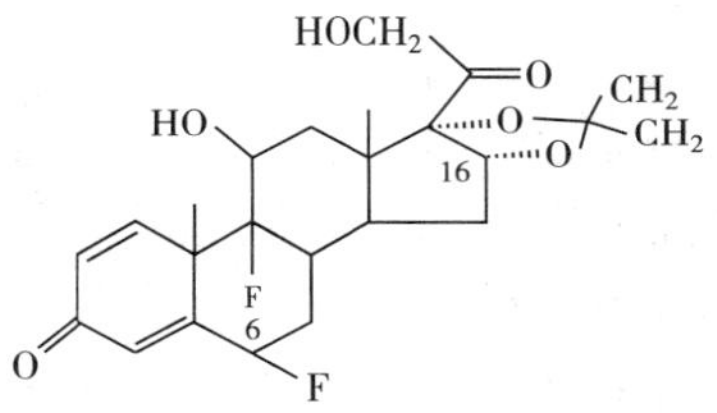

氟轻松（fluocinolone acctonide）

图 25 - 1　肾上腺皮激素类药物的化学结构及名称

（1）盐皮质激素的结构特点　C_{11} 位有氧并与 C_{18} 醛基形成内酯环（醛固酮）；C_{17} 位无羟基，C_{11} 位无氧（11 - 去氧皮质酮）。

（2）糖皮质激素的结构特点　C_{17} 上有羟基，C_{11} 位有酮基或羟基。

①引入双键：C_{1-2} 间增加双键，则抗炎作用增强，水盐代谢作用稍减弱，如可的松变为泼尼松和氢化可的松变为泼尼松龙（prednisolone）。

②引入甲基：在氢化可的松的 C_6 位引入甲基，则抗炎和水盐代谢作用均增强，而在泼尼松龙 C_6 位引入甲基变为甲泼尼龙（6α - methylprednisolone）后，则抗炎作用增强，水盐代谢作用减弱。

③引入氟和羟基：泼尼松龙 C_9 加氟，C_{16} 加 α - 羟基，则成曲安西龙，抗炎作用增强，水盐代谢减弱。如将其 C_{16} 以 α - CH_3 或 β - CH_3 取代，分别变为地塞米松和倍他米松，抗炎作用显著增强，糖代谢影响稍弱，几乎无水盐代谢作用，作用更持久。如 C_6 上再加一个氟，同时在 C_{16} 和 C_{17} 上接入缩丙酮，变为氟轻松，抗炎作用则更强，但水盐代谢作用亦很强，主要外用治疗皮肤病。

④C_9 以 α - 氯取代 α - 氟，并制成二丙酸酯，即为倍氯米松（beclometasone，氯地米松），其抗炎作用比倍他米松强，且持久。

⑤酯化 C_{21} 羟基，可使用作用时间明显延长。

第二节　糖皮质激素

糖皮质激素自 1855 年英国医生 Addison 在对肾上腺机能低下的病人进行详细观察与分析后所发现，到现在已经有百余年的历史。糖皮质激素除具有调节糖、脂肪和蛋白质的生物合成和代谢的作用，还具有抗炎、抗休克和抑制免疫应答等作用。因其调节糖类代谢的活性最早为人们所认识，便称其为"糖皮质激素"。

目前糖皮质激素不仅包括内源性物质，还包括很多经过结构优化的具有类似结构和活性的人工合成药物。糖皮质激素类药物根据其血浆半衰期分短、中、长效三类。短效激素包括：氢化可的松、可的松。中效激素包括：泼尼松、泼尼松龙、甲基泼尼松龙和曲安西龙。长效激素包括：地塞米松、倍他米松等药（表 25-1）。

表 25-1　常用糖皮质激素类药物的比较

分类	药物	对受体的亲和力	水盐代谢（比值）	糖代谢（比值）	抗炎（比值）	等效剂量（mg）	半衰期（分）	半效期（小时）	口服常用量（mg/次）
短效	氢化可的松	1	1.0	1.0	1.0	20	90	8~12	10~20
	可的松	0.01	0.8	0.8	0.8	25	90	8~12	12.5~25
中效	泼尼松	0.05	0.6	3.5	3.5	5	>200	12~36	2.5~10
	泼尼松龙	2.2	0.6	4.0	4.0	5	>200	12~36	2.5~10
	甲泼尼龙	11.9	0.5	5.0	5.0	4	>200	12~36	2.0~8.0
	曲安西龙	1.9	0	5.0	5.0	4	>200	12~36	2.0~8.0
长效	地塞米松	7.1	0	30	30	0.75	>300	36~54	0.75~1.5
	倍他米松	5.4	0	30~35	25~35	0.60	>300	36~54	0.6~1.2
外用	氟氢可的松	3.5	12.5	—	12				
	氟轻松	1	—	—	40				

【体内过程】

（1）吸收　所有的糖皮质激素均有相当好的脂溶性，因而口服容易吸收，口服氢化可的松或可的松后 1~2 小时血药浓度即达到峰值，一次给药作用可持续 8~12 小时。静脉注射须用水溶性制剂，如二丙酸倍他米松等；要维持长作用时程可使用混悬液。局部给药也可吸收，如丁酸氢化可的松等各种含抗感染药的皮肤外用制剂，长时间大面积应用有可能达到足以引起全身作用的血药浓度而抑制垂体功能。

（2）分布　吸收入血后与血浆蛋白结合分布于全身，肝中含量最高，其次为脑脊液、胸水和腹水，而肾和脾中较少。氢化可的松入血后约 90% 与血浆蛋白结合，其中 80% 与皮质激素结合球蛋白（corticosteroid-binding globulin，CBG）特异性结合，少量与白蛋白结合。人工合成的皮质激素中，除了泼尼松和泼尼松龙可与蛋白结合外，其他激素（如地塞米松和氟轻松）在血液内完全以游离的形式存在。

正常人血浆 CBG 约可结合 250μg/L 的氢化可的松，如血中糖皮质激素浓度过高，CBG 饱和时，游离药物浓度升高；肝病、肾脏疾病、甲状腺功能亢进及老年人血中 CBG 含量减少，也可使游离型增多。只有游离状态的糖皮质激素才能进入靶细胞，发挥生理效应。结合状态的激素不能自由扩散，难以发挥生理效应，仅起游离激素库的作用。

(3) 代谢消除　肝脏是糖皮质激素的主要降解场所，肾脏、肌肉、皮肤、成纤维细胞及淋巴细胞等，对这些激素也具有降解能力。糖皮质激素经过加氢还原、羟化、侧链断裂、氧化后大部分与葡萄糖醛酸或硫酸结合，经肾排出。可的松和泼尼松需在肝内转化为氢化可的松和泼尼松龙才有生物活性，故严重肝功能不全患者，只宜用氢化可的松或泼尼松龙。

氢化可的松血浆 $t_{1/2}$ 约为 1.5 小时，大剂量或肝功能不全时可使 $t_{1/2}$ 延长；甲状腺功能亢进、妊娠或口服避孕药时，可使肝灭活加速，$t_{1/2}$ 缩短；与药酶诱导剂如苯巴比妥、苯妥英钠等合用时，需加大糖皮质激素用量。合成的糖皮质激素不易被代谢降解，$t_{1/2}$ 可达 3~4 小时或更长。

【生理效应与药理作用】糖皮质激素为维持机体生命所必需，其作用影响到体内所有细胞、组织及器官，不仅参与糖、蛋白质及脂肪和水电解质等物质代谢的调节，还对机体多种组织器官的功能产生重要影响。一般将相当于正常肾上腺皮质日分泌量的糖皮质激素所起的作用称为生理效应，超生理剂量的作用称为药理作用。而在严重应激时机体分泌的糖皮质激素的量可超过生理日分泌量的 10 倍。因此，药理作用是在特殊情况下机体的一种生理性的保护措施。

1. 对物质代谢的作用

(1) 糖代谢　促进糖异生和糖原合成，抑制糖的有氧氧化和无氧酵解，而使血糖来源增加。同时有对抗胰岛素的作用，抑制外周组织对葡萄糖的摄取，使糖的利用减少，升高血糖。

(2) 蛋白质代谢　糖皮质激素可提高蛋白分解酶的活性，促进多种组织（淋巴、肌肉、皮肤、骨、结缔组织等）中蛋白质分解，并促使所生成的氨基酸转移至肝，加强糖异生而减少蛋白质合成。血清中氨基酸含量和尿中氮排出增加，造成负氮平衡。久用可致生长减慢、肌肉消瘦、皮肤变薄、伤口愈合延缓等。

(3) 脂肪代谢　促进脂肪分解，抑制其合成。儿茶酚胺和其他激素通过 cAMP-依赖性激酶激活脂酶，提高细胞内 cAMP 浓度，促进脂肪分解。激酶的合成需要糖皮质激素存在，因此糖皮质激素对此有促进作用，这被称为"允许作用"。糖皮质激素对不同部位的脂肪作用不同，使四肢脂肪分解加强，而面部和躯干合成增加，大剂量长期应用会升高血浆胆固醇，形成满月脸和向心性肥胖。

(4) 水盐代谢　有较弱的盐皮质激素样作用，长期大量应用，显示保钠排钾的作用。一些合成物如地塞米松、倍他米松等，此作用极弱。然而，在继发性醛固酮增多症时，糖皮质激素有抗醛固酮和拮抗抗利尿激素的利尿作用。糖皮质激素缺乏时会出现排尿困难。它可能对肾小球的滤过有允许作用。糖皮质激素能抑制钙、磷在肠道的吸收和在肾小管内的重吸收，使尿钙排出增加，引起低血钙，长期使用会造成骨质疏松。

2. 抗炎作用　糖皮质激素有快速、强大而非特异性的抗炎作用。对病原体、化学、物理或免疫反应等原因引起的炎症和炎症病理发展过程的不同阶段都有强大的对抗作用。在炎症初期可减轻渗出、水肿、毛细血管舒张、白细胞浸润及吞噬反应，从而改善红、肿、热、痛等症状；在炎症后期，能抑制毛细血管和成纤维细胞的增生，延缓肉芽组织生成，防止黏连及疤痕形成，减轻后遗症。但必须注意，其抗炎作用是非特异性的、短暂的、抑制性的，而炎症反应是机体的一种防御反应，炎症后期的反应更是机体修复的重要过程。因此，糖皮质激素在抑制炎症、减轻症状的同时，也降低机体的防御功能，可致感染扩散，阻碍伤口愈合。因此，必须同时应用足量有效的抗菌药物，以防感染扩散和原有病情恶化。

糖皮质激素抗炎作用环节包括以下几个方面。

(1) 抑制炎症介质的产生和释放　糖皮质激素通过增加脂皮素(lipocortin)的合成与释放，间接抑制磷脂酶 A_2 (phospholipid enzyme, PLA_2) 的活性，阻断花生四烯酸从细胞膜磷脂质中释放，降低其产物白三烯(leukotriene, LT)、前列腺素(prostaglandin, PG)及血小板活化因子(platelet active factor, PAF)等炎症介质的生成而抑制急性炎症反应。糖皮质激素还能降低炎性细胞中环氧合酶2(COX-2)的合成，减少PGs的生成；也可诱导血管紧张素转化酶(angiotensin converting enzyme)而降解缓激肽(bradykinin)，抑制血管舒张和产生致痛效应，发挥抗炎作用。此外，糖皮质激素类药物可阻碍肥大细胞的降解，降低组胺和毛细血管的通透性。

(2) 抑制细胞因子的产生　糖皮质激素可抑制与慢性炎症有关的细胞因子转录，从而强烈地抑制细胞因子介导的炎症。有关的细胞因子有白细胞介素-1(interleukin-1, IL-1)、IL-2、IL-3、IL-4、IL-5、IL-6、IL-8、肿瘤坏死因子 α(TNF-α)、γ-干扰素(IFN-γ)及粒细胞-巨噬细胞集落刺激因子(GM-CSF)等。细胞因子能促进血管内皮细胞黏附粒细胞，使粒细胞渗出到炎性部位，使内皮细胞、中性粒细胞及巨噬细胞活化，并使血管通透性增加、成纤维细胞增生以及淋巴细胞增殖与分化。此外，糖皮质激素还能促进mRNA断裂，使IL-1、IL-3及GM-CSF合成减少，抑制IL-2受体合成；以及通过调节活化转录因子活化蛋白-1(activator protein-1, AP-1)等机制而发挥对抗细胞因子的效应。

(3) 抑制NO生成　通过抑制巨噬细胞中诱导型一氧化氮合酶(NO synthase, NOS)基因转录，减少NO的产生。因为各种细胞因子均可诱导NOS，使NO生成增多而增加炎症部位的血浆渗出、水肿形成及组织损伤，加重炎症症状。糖皮质激素对NOS的抑制作用可延缓炎症的发展。

(4) 抑制黏附分子的作用　糖皮质激素可在基因转录水平抑制内皮白细胞黏附分子-1(ELAM-1)和细胞间黏附分子-1(ICAM-1)等黏附分子(adhesion molecules)的表达。黏附分子可促进炎症细胞向炎症部位转移和浸润，TNF-α等细胞因子可诱导黏附分子的基因表达。糖皮质激素通过抑制细胞因子而减少黏附分子的生成，从而减轻炎症反应。

(5) 诱导炎性细胞的凋亡　糖皮质激素可引起炎症细胞内c-myc、c-myb等细胞增殖相关基因表达下调，特异性核酸内切酶表达增加，随后发生细胞凋亡，从而抑制单核细胞、中性白细胞和巨噬细胞向炎症部位募集，并减弱其吞噬功能。

3. 免疫抑制与抗过敏作用　糖皮质激素对免疫反应有多方面的抑制作用。首先，抑制巨噬细胞对抗原的吞噬和处理；其次，使敏感动物的淋巴细胞破坏和解体，导致血中淋巴细胞迅速减少；再次，干扰淋巴组织在抗原作用下的分裂和增殖，阻断致敏T淋巴细胞所诱发的单核细胞和巨噬细胞的募集等，从而抑制组织器官的移植排异反应和皮肤迟发型变态反应，对于自身免疫性疾病也能发挥一定的短期疗效。小剂量的糖皮质激素主要抑制细胞免疫；大剂量则能抑制B细胞转化成浆细胞，降低血清抗体水平，干扰体液免疫。其免疫抑制作用与下述因素有关：①抑制巨噬细胞吞噬和处理抗原，干扰并阻断淋巴细胞的识别；②抑制淋巴细胞的DNA、RNA和蛋白质的生物合成，使淋巴细胞破坏、解体，也可使淋巴细胞移行至血管外组织，从而使循环淋巴细胞数减少；③抑制B淋巴细胞转化为浆细胞的过程，使抗体生成减少；④抑制核转录因子NF-κB活性。NF-κB是一种重要的转录调节因子，其过度激活可导致多种炎性细胞因子的生成。糖皮质激素通过抑制NF-κB与

DNA 结合，阻断其调控，抑制巨噬细胞和淋巴细胞分泌细胞因子，如 IL-1、IL-2、TNF-α、IFN-γ 等，从而干扰免疫细胞间的信息传递作用。

抗原-抗体反应会引起肥大细胞脱颗粒而释放组胺、5-羟色胺、过敏性慢反应物质、缓激肽等，引发一系列过敏性反应症状。糖皮质激素可通过减少过敏性介质的产生，抑制因过敏反应而产生的病理变化，如过敏性充血、水肿、渗出、皮疹、平滑肌痉挛及细胞损害等，因而能解除或缓解许多过敏性疾病的症状。

4. 抗休克作用 大剂量的糖皮质激素已广泛用于各种严重休克，特别是中毒性休克的治疗。糖皮质激素抗休克作用可能与下列因素有关：①稳定溶酶体膜（membrane of lysosome），阻止或减少蛋白水解酶（proteinase）的释放，减少心肌抑制因子（myocardio-depressant factor，MDF）的形成，避免或减轻由 MDF 引起的心肌收缩力下降、内脏血管收缩和网状内皮细胞吞噬功能降低等病理变化，阻断休克的恶性循环。此外，水解酶释放的减少也可减轻组织细胞的损害；②提高血管系统对儿茶酚胺的敏感性，抑制某些舒血管活性物质的产生，从而降低毛细血管通透性、加强心血管功能，使微循环的血流动力学恢复正常，恢复血压；③增强心肌收缩力、增加心排出量、直接扩张痉挛状态的血管、增加肾血流量。

5. 允许作用 糖皮质激素对某些组织细胞虽无作用，但可给其他激素发挥作用创造有利条件，称为允许作用（permissive action）。例如，糖皮质激素可增强儿茶酚胺的收缩血管和升高血糖作用，从而加强因创伤、感染、出血和衰弱所致的应激效应。

6. 退热作用 糖皮质激素有迅速而良好的退热作用，可用于严重中毒性感染如肝炎、伤寒、脑膜炎、急性血吸虫病、败血症及晚期癌症的发热。糖皮质激素的退热作用可能与其能抑制体温中枢对致热原的反应、稳定溶酶体膜、减少内源性致热原的释放有关。但是在发热诊断未明前，不可滥用糖皮质激素，以免掩盖症状使诊断困难。

7. 对血液和造血系统的作用 糖皮质激素能刺激骨髓造血功能，使红细胞和血红蛋白含量增加，大剂量可使血小板增多，并提高纤维蛋白原浓度，缩短凝血时间；糖皮质激素可加快骨髓中性粒细胞释放入血循环，使血中性粒细胞数量增加，但降低它们的游走、吞噬、消化异物和糖酵解等功能。另一方面，糖皮质激素可使淋巴组织萎缩，导致淋巴细胞、单核细胞和嗜酸性粒细胞计数明显减少。淋巴细胞及巨噬细胞的降低导致人体免疫力下降，但是药物的此种作用可用于白血病的治疗。

8. 对中枢神经系统的作用 糖皮质激素具有维持中枢神经系统正常功能的作用。肾上腺皮质功能亢进患者可出现思维不能集中、烦躁不安、失眠等症状。大剂量糖皮质激素可致儿童惊厥或癫痫样发作；偶可诱发焦虑、抑郁及躁狂等行为异常；还可提高神经系统对听觉、嗅觉、味觉等的感受性，提高认知能力。

9. 对消化系统的作用 糖皮质激素可增加胃酸及胃蛋白酶的分泌，增强食欲，促进消化。同时，由于对蛋白质代谢的影响，胃黏液分泌减少，上皮细胞更换率减低，使胃黏膜自我保护与修复能力削弱。故长期应用超生理量的糖皮质激素有诱发或加重溃疡形成的危险。

10. 对骨骼的作用 糖皮质激素可以抑制成骨细胞的活力，减少骨中胶原的合成，促进胶原和骨基质的分解，使骨盐不易沉着，骨质形成发生障碍而导致骨质疏松症。大量糖皮质激素还可促进钙自尿中排泄，使骨盐进一步减少，这也是糖皮质激素导致骨质疏松的原因之一。骨质疏松是应用糖皮质激素必须停药的重要指征之一。

【作用机制】

1. 基因效应　糖皮质激素作为一种脂溶性分子,易于通过细胞膜进入细胞,其大部分作用是通过与细胞浆中的糖皮质激素受体(GR)结合,经过复杂的信号转导,增加或减少靶基因的表达而实现的。糖皮质激素受体是由约 800 个氨基酸构成的多肽组成,广泛分布于全身包括大脑内,在细胞质中和几种其他蛋白质结合组成复合体而处于非激活状态。这些蛋白质包括热休克蛋白 90(heat shock protein90,HSP90)和热休克蛋白 70(HSP 70),还有亲免疫蛋白(immunophilin,IP)。这些蛋白质所起的作用是帮助糖皮质激素受体维持一定的构型和处于未被激活状态。糖皮质激素一旦与其受体结合,受体的构象发生变化,HSP 90 和 GR 解离,形成的 GC - GR 复合物迅速从胞质中移位进入核内,进而与糖皮质激素反应成分(glucocorticoid response element,GRE)或负性糖皮质激素反应成分(negative glucocortieoid response element,nGRE)相结合,改变基因转录速度,相应地引起某些特定基因的转录增加或减少,继而影响相关 mRNA 和蛋白质的合成,产生一系列的生物效应(图 25 - 2)。

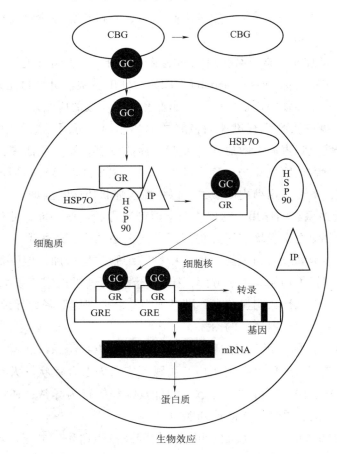

图 25 - 2　糖皮质激素的基因效应机制

2. 非基因效应　上述基因机制需要一定的时间产生效应,而大剂量糖皮质激素的抗过敏作用如松弛支气管平滑肌及脂解作用等常常在用药后几分钟内发生,且对转录抑制剂和蛋白质合成抑制剂不敏感,与基因慢效应不吻合。现已证明细胞膜上还有类固醇受体,可作为糖皮质激素的作用靶点发挥快速非基因效应,这可能与膜稳定效应密切相关。此外,糖皮质激素也可以不依赖糖皮质激素受体而直接发挥非基因效应。例如,糖皮质激素可以在细胞内通过腺苷酸环化酶/蛋白激酶A（AC/PKA）通路激活肌浆网 Ca^{2+} - ATP 酶（SERCA）下调细胞内 Ca^{2+} 水平，或者通过磷脂酶C/三磷酸肌醇（PLC/IP3）通路和蛋白激酶C（PKC）通路上调细胞内 Ca^{2+} 水平（图25-3）。值得注意的是，糖皮质激素的非基因效应与细胞的类型有关，在不同的细胞中，糖皮质激素的效应有所差异。

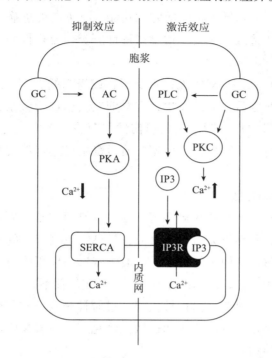

图25-3　糖皮质激素通过非基因效应影响细胞内 Ca^{2+} 水平

【临床应用】

1. 替代治疗和（或）抑制替代治疗

（1）慢性肾上腺皮质功能不全症　原发性肾上腺皮质功能不全多发生于肾上腺次全切除术后以及肾上腺感染性（如结核）、自身免疫性或出血、创伤等疾病之后。继发性肾上腺皮质功能不全则多属垂体病变引起。传统的替代治疗选用氢化可的松，剂量约相当于正常人日分泌量，每日20～30mg。临床研究显示，微小程度的糖皮质激素过量，可以使应用常规替代疗法治疗的患者发生骨密度降低。因此将氢化可的松的每日剂量20mg分成早晨醒后15mg，下午5mg。当病人遇到应激刺激时，可以采用约等于或超过氢化可的松的最大分泌量200mg。醋酸可的松也可应用。

（2）急性肾上腺皮质功能不全（肾上腺危象）　应紧急处理，立即静脉注射氢化可的松100mg，继之以静脉滴注维持，滴速约每6～8小时100mg，待病情改善后，稳步减至维持量，并可渐改为口服给药。在替代治疗的同时，应积极治疗原发病和消除发病诱因。

（3）先天性肾上腺增生症　是一种由于肾上腺皮质激素合成所需酶（先天性羟化酶）的基因突变而致肾上腺皮质激素合成不足，反馈性使ACTH和血管紧张素Ⅱ释放增多，形成肾上腺皮质增生。糖皮质激素对羟化酶缺乏患者可纠正肾上腺皮质的异常增生和其他皮质激素分泌过多的病症，从而达到既替代又抑制的双重目的。

2. 严重急性感染或炎症

（1）严重急性感染　如中毒性菌痢、暴发型流行性脑膜炎、中毒性肺炎、重症伤寒、急性粟粒性肺结核、猩红热、败血症等。在应用有效的抗感染药物治疗的同时，可用糖皮质激素作辅助治疗，迅速缓解症状，减轻炎症，保护心、脑等重要器官，帮助病人度过危险期。可选用氢化可的松200~300mg/d或地塞米松10~20mg/d，一般只用3~5天，达到目的后迅速停药，除非确有必要，一般不需延长用药时间。

对病毒性感染一般不宜应用。由于目前大多数抗病毒药物疗效不甚确切，糖皮质激素在减轻炎症反应的同时，也降低了机体的防御功能，有可能促进病毒感染扩散。但若严重病毒感染对机体已构成严重威胁时，如重度病毒性肝炎、流行性腮腺炎、乙型脑炎等，患者用后可缓解症状。

（2）防止某些炎症后遗症　对于人体重要器官或组织的炎症，感染虽不严重，但为了防止组织黏连或疤痕形成等后遗症的发生，应早期应用糖皮质激素，如结核性脑膜炎、脑炎、胸膜炎、心包炎、风湿性心瓣膜炎、损伤性关节炎、睾丸炎等。对虹膜炎、角膜炎、视网膜炎和神经炎等非特异性眼炎，应用糖皮质激素也可迅速消炎止痛，防止角膜混浊和疤痕黏连的发生。

3. 自身免疫性疾病和过敏性疾病

（1）自身免疫性疾病　如对类风湿疾病、全身性红斑狼疮、硬皮病、肾病综合征、自身免疫性贫血、风湿病、重症肌无力、皮肌炎、与自主免疫有关的慢性溃疡性结肠炎和慢性活动性肝炎等。可缓解症状但不能根治。一般主张选用作用维持时间短的激素，如泼尼松、甲泼尼龙，起始宜用足量，以迅速控制症状，稳定后逐渐减至维持量。

（2）过敏性疾病　如血清病、过敏性皮炎、过敏性鼻炎、支气管哮喘、荨麻疹、血管神经性水肿、过敏性血小板减少性紫癜和过敏性休克等。一般在应用其他抗过敏药物无效时，才选用或并用本类药物。

（3）器官移植　在器官移植手术时，与其他免疫抑制剂如环孢素A等合用高剂量的泼尼松（50~100mg）后，大多数患者再采用含低剂量糖皮质激素的维持方案。

4. 休克

糖皮质激素广泛用于各种休克。在针对休克病因治疗的同时，应用糖皮质激素可帮助病人度过危险期。应及早、短时、大剂量使用，见效后立即停药。对感染中毒性休克，在有效的抗菌药物治疗基础上使用激素；对过敏性休克，可与首选药肾上腺素合用；对心源性休克，须结合病因治疗；对低血容量性休克，应首先补足液体、电解质和血液，疗效不明显者可合用大剂量糖皮质激素。

5. 血液病

可用于急性淋巴细胞性白血病、淋巴瘤、再生障碍性贫血、粒细胞减少症、血小板减少症和过敏性紫癜等，但疗效不一，且短暂缓解，停药后易复发。

6. 脊髓损伤

高剂量糖皮质激素可通过抑制自由基对细胞的损伤改善神经缺损。急性脊髓损伤患者于损伤8小时内给予大剂量的甲泼尼龙（开始时30mg/kg，随后静脉滴注每小时5.4mg/kg，共23小时）可明显改善神经缺损。

7. 局部应用

对湿疹、肛门瘙痒、接触性皮炎、牛皮癣等都有疗效，多采用氢化可的松、泼尼松龙或氟轻松等软膏、霜剂或洗剂局部用药。当肌肉韧带或关节劳损时，可将醋酸氢化可的松或醋酸泼尼松龙混悬液加入1%普鲁卡因注射液，肌内注射，也可注入韧带压痛点或关节腔内以消炎止痛。

【不良反应】

1. 长期大量应用引起的不良反应

（1）医源性肾上腺皮质功能亢进症　又称类肾上腺皮质功能亢进综合征或库欣综合征，表现为肌无力与肌萎缩（负氮平衡造成，多发生于四肢的大肌群，也可在骨盆与肩胛骨肌群)、皮肤变薄、向心性肥胖、满月脸、水牛背、痤疮、多毛、浮肿、高血压、高血脂、低血钾和糖尿等（图 25-4）。停药后一般可自行恢复正常，必要时可对症治疗，并采用低盐、低糖、高蛋白饮食。库欣综合征外貌的形成时间与用药剂量、种类和疗程有关。如泼尼松每日用量 30mg，持续 2 个月左右即可出现；如果每日量为 20mg，则需 3 个月以上才出现；地塞米松每日量 4～5mg 即可出现。

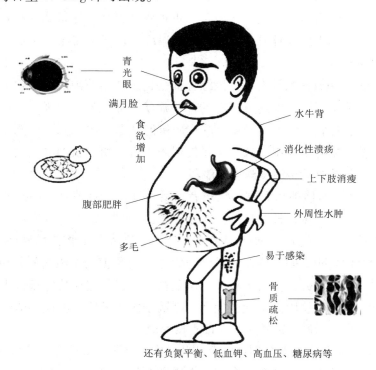

图 25-4 长期服用糖皮质激素后的不良反应

（2）诱发或加重感染 糖皮质激素能降低机体防御功能，长期应用可诱发感染或使体内潜在感染病灶扩散恶化，如病毒、真菌、结核病灶等。故在治疗严重感染性疾病时，必须给予有效、足量、敏感的抗菌药物。

（3）消化系统并发症 刺激胃酸或胃蛋白酶的分泌，降低胃肠黏膜对胃酸的抵抗力，诱发或加剧胃、十二指肠溃疡，甚至发生出血和穿孔。溃疡的特点是表浅、多发，易在幽门前胃窦部，症状少，呈隐匿性，出血或穿孔率高，有"甾体激素溃疡"之称。长期大剂量应用时，可考虑加用抗胆碱药或抗酸药，不宜与能引起胃出血的药物如阿司匹林、吲哚美辛、保泰松等合用。少数患者可诱发胰腺炎或脂肪肝。

（4）心血管系统并发症 长期应用可引起动脉粥样硬化、高血压和类固醇性心肌病。有时可引起脑血管意外、心肌梗死及心力衰竭。

（5）骨质疏松 长期应用约有 30% 以上患者发生程度不同的骨质疏松，尤以绝经后妇女更易发生，严重者可发生自发性骨折。原因可能是糖皮质激素可直接抑制成骨细胞、激活破骨细胞，使骨生成减少，骨吸收增加，并促进钙、磷排泄。应及早采取预防措施，补充钙及维生素 D。

（6）其他 糖皮质激素还可引起伤口愈合延迟、肌肉萎缩、儿童生长缓慢、精神失常、白内障与青光眼等，均需引起注意。对孕妇偶可引起畸胎。

2. 停药反应

（1）医源性肾上腺皮质功能不全 长期应用糖皮质激素，体内糖皮质激素超过正常水平，通过负反馈作用，使腺垂体分泌 ACTH 减少，造成内源性肾上腺皮质分泌功能减退，甚至肾上腺皮质萎缩。在突然停药情况下，内源性糖皮质激素又不能立即分泌补足，出现肾上腺皮质功能不全，表现为恶心、呕吐、食欲不振、肌无力、低血糖、低血压等症状。肾上腺皮质功能恢复的时间与所用激素剂量、疗程及个体差异等有关。一般停用激素后，垂体分泌 ACTH 的功能需 3~5 个月才恢复，肾上腺皮质对 ACTH 起反应功能的恢复约需 6~9 个月或更久。因此停药过程需缓慢减量，不可骤然停药，尽量减低每日维持量或采用隔日给药方法。在停止用药数月或更长时间内，遇应激情况如感染、出血、手术等应及时给予足量的糖皮质激素。

（2）反跳现象与激素戒断综合征　该综合征是指长期用药因减量太快或突然停药导致原病复发或加重，或出现原有疾病所没有的一些症状，如肌痛、肌强直、关节痛、疲乏无力、情绪消沉等全身症状，但不属于肾上腺皮质机能减退危象。原因可能是病人对激素产生的依赖性或病情尚未完全控制所致，恢复使用激素后一切症状即告消失。常需加大剂量或再行治疗，待症状缓解后再缓慢减量、停药。

【禁忌证】有严重的精神病和癫痫病史者，活动性消化性溃疡，新近胃肠吻合术，骨折，创伤修复期，角膜溃疡，肾上腺皮质功能亢进症，严重高血压（17-α 羟化酶及 17-β 羟化酶缺乏引起的高血压例外），糖尿病，孕妇，抗菌药物不能控制的感染如水痘、麻疹、真菌感染等，肿瘤性疾病（除某些血液系统肿瘤外）都是糖皮质激素的禁忌证。当适应证和禁忌证并存时，应全面分析，权衡利弊，慎重决定。禁忌症在特定条件下如患者出现威胁生命的紧急状态，必须使用激素挽救生命，则属于次要矛盾。在使用激素的同时应采用有效的防治措施，以尽量减少或消除激素的不良反应。

【相互作用】糖皮质激素与口服降糖药或胰岛素、口服抗凝药合用使合用的药物作用减弱；与苯巴比妥、苯妥英钠和利福平合用，皮质激素作用减弱；与噻嗪类利尿药或两性霉素 B 合用，使排钾量增加；糖皮质激素与水杨酸盐合用，后者消除加速，更易致消化性溃疡。

【用法及疗程】宜根据病人、病情、药物的作用及不良反应特点确定制剂、剂量、用药方法及疗程。

（1）小剂量替代疗法　这是针对病因的一种治疗，须长期应用，如腺垂体功能减退和肾上腺皮质次全切除术后等。一般宜选用天然的糖皮质激素，剂量一般在生理日分泌剂量范围，如可的松 12.5~25mg/d 或氢化可的松 10~20mg/d。

（2）大剂量突击疗法　适用于危重病人抢救，如严重中毒性感染及各种休克。氢化可的松首次静滴 200~300mg，一日可达 1.0g 以上，一般疗程不超过三天。治疗休克病人有人主张用更大剂量，1.0g/次，静脉注射，4~6 次/日。在治疗与免疫异常有关的急症如急进性肾炎、狼疮性肾炎、溶血性危象，以及急性移植排异时，甲泼尼龙开始可用至 1.0~1.5g/d，连用 3 天，然后根据情况转入常规治疗。

（3）一般剂量长程疗法　适用于反复发作、病变范围广泛的慢性病，如风湿性关节炎、类风湿关节炎、肾病综合征等。一般开始用泼尼松口服 10~20mg，3 次/日，病情控制后逐渐减量，每 3~7 天减 5~10mg，直至最小维持量（相当于氢化可的松 37.5mg）。维持量有两种给药法：①每日晨给药法，早晨 7~8 时 1 次给予可的松或氢化可的松等短效作用的糖皮质激素；②隔日晨给药法，每隔一日早晨 7~8 时给予泼尼松和泼尼松龙等中效作用的糖皮质激素。

早上 7~8 时给药的理论依据是肾上腺皮质分泌氢化可的松具有昼夜节律性，上午 8~10 时最高，清晨一次给药，可使外源性和内源性糖皮质激素对下丘脑－垂体－肾上腺轴的负反馈抑制作用时间一致，减轻对 ACTH 分泌以及对肾上腺皮质功能的抑制。

（4）中程疗法　治疗阶段和减量阶段用量同长程疗法，惟疗程较短，不超过 2~3 个月，适用于病程较长伴有多种器官的疾病，如急性风湿热、结核性脑膜炎、急性重症肝炎等。

第三节　盐皮质激素

盐皮质激素主要有醛固酮和去氧皮质酮，由肾上腺皮质球状带分泌。

【分泌调节】　主要受血浆电解质组成和肾素－血管紧张素系统调节。血 Na^+ 降低或血 K^+ 升高时，直接刺激肾上腺皮质球状带细胞合成和分泌醛固酮；低钠时还可通过肾素－血管紧张素Ⅱ系统，促进合成和分泌醛固酮，以维持机体的电解质平衡。

【药理作用】　促进肾远曲小管和集合管对 Na^+、Cl^- 的重吸收，同时使 K^+ 和 H^+ 排出增加，具有明显的潴 Na^+ 排 K^+ 作用。

【临床应用】　主要用于治疗慢性肾上腺皮质功能减退症，纠正水、电解质紊乱，恢复水、电解质的平衡。

【不良反应】　过量或长期使用易引起水钠潴留、高血压、心脏扩大和低钾血症等。

第四节　促皮质素及皮质激素抑制药

一、促皮质素

促皮质素（corticotrophin，ACTH），全称为促肾上腺皮质激素，由垂体前叶嗜碱细胞合成和分泌，对维持机体肾上腺正常形态和功能具有重要作用。临床上应用的制剂是从牛、羊、猪垂体提取的无晶形多肽类。

本品口服无效，须注射给药。静脉注射后数分钟内起效，肌内注射后约 4 小时作用达高峰。经肝脏代谢，血浆 $t_{1/2}$ 约为 15 分钟。

ACTH 主要作用是促进肾上腺皮质分泌糖皮质激素，只有在肾上腺皮质功能完好时方能发挥治疗作用。临床主要用于诊断脑垂体－肾上腺皮质功能水平及长期使用皮质激素停药前后的皮质功能水平，以防止发生皮质功能不全。

ACTH 不良反应较多，且易引起过敏反应，现已少用。

二、皮质激素抑制药

皮质激素抑制药可代替外科的肾上腺皮质切除术，临床常用的有米托坦和美替拉酮等。

米　托　坦

米托坦（mitotane），又名双氯苯二氯乙烷，为杀虫剂滴滴涕（DDT）同类化合物。

本品可抑制皮质激素的生物合成，并能选择性地使肾上腺皮质束状带及网状带细胞萎缩、坏死。用药后血中氢化可的松明显减少。对球状带无影响，故醛固酮分泌不受影响。临床主要用于不能手术切除的肾上腺皮质癌或皮质癌术后辅助治疗。

不良反应有食欲不振、恶心、腹泻、嗜睡、头痛、眩晕、中枢抑制、运动失调和皮疹等，若用量过大可致皮质功能不全。

美替拉酮

美替拉酮（metyrapone），又名甲砒酮，能抑制 11β-羟化酶，该酶可以作用于糖皮质激素生物合成途径的最终反应，抑制该酶可干扰皮质醇和皮质酮的合成，使体内氢化可的松生成减少。临床可用于治疗肾上腺皮质癌和产生 ACTH 的肿瘤所引起的氢化可的松过多症，还可用于垂体释放 ACTH 功能实验。

长期应用美替拉酮可引起多毛症和高血压。其他不良反应有恶心、头痛、镇静和皮疹。

氨鲁米特

氨鲁米特（aminoglutethimide），又名氨基苯哌啶酮，主要抑制细胞色素 P450 胆固醇侧链裂解酶（P450scc），该酶可催化其所有生理性氢化可的松生物合成的起始和限速步骤，抑制酶的活性可使所有类固醇激素的生成受损。氨鲁米特还可抑制芳香酶（将雄激素转化为雌激素的酶）。因此氨鲁米特可用于继发于自体免疫性肾上腺瘤的库欣综合征和异位生成 ACTH 的过度分泌患者以及肾上腺增生和乳腺癌。

一般不良反应有剂量依赖性胃肠及神经性副作用如厌食、恶心、呕吐和短暂性斑丘疹等，约有 5% 患者出现甲状腺功能减退。

（向　明）

扫码"练一练"

第二十六章 胰岛素及口服降糖药

糖尿病（diabetes mellitus，DM）是一组因胰岛素分泌绝对或相对不足及作用缺陷而导致的以长期血糖水平增高为特征的代谢性疾病。目前世界范围内糖尿病患者超过3.8亿人，预计至2035年将上升至5.92亿人。糖尿病的危害主要来自并发症，其导致了高致死率和高致残率。糖尿病可分为1型和2型两大类：1型糖尿病T_1DM表现为胰岛细胞破坏和功能缺损，胰岛素严重不足。发病多与自身免疫相关，患者血中存在针对自身抗原如胰岛素、胰岛细胞等的自身抗体。T_1DM多发生在儿童及青少年，病人须依赖胰岛素维持生命，又称为胰岛素依赖型糖尿病；2型糖尿病（T_2DM）表现为胰岛素抵抗或（和）胰岛素分泌缺陷，T_2DM的发病是由遗传与环境因素共同作用而引起的，与胰岛素作用敏感性下降及胰岛β细胞胰岛素分泌缺陷有关，一般情况下，不一定依赖胰岛素维持生命，因此又称为非胰岛素依赖型糖尿病。

糖尿病是一种需要终生治疗的疾病，必须进行积极的防治，以控制血糖在正常或接近正常范围。治疗方法包括饮食控制、运动疗法及药物治疗。随着对糖尿病发病机制及有效靶点研究的逐渐深入，新药研究迅速发展，降血糖药物日益增加。目前，除了各种有效的胰岛素制剂、磺酰脲类、双胍类口服降糖药外，还有非磺酰脲类促胰岛素分泌剂、胰岛素增敏剂、降糖生物肽等。疗效好、不良反应小的新型降糖药不断地被成功研制并投入临床，可以有效地缓解和控制糖尿病及其并发症的发生和发展。

第一节 胰岛素及胰岛素类似物

一、胰岛素

扫码"学一学"

自1921年由Banting和Best成功制备并获得诺贝尔奖至今，胰岛素（insulin）拯救了大量糖尿病患者特别是T1DM患者的生命，目前仍是治疗DM的重要药物，也是强化血糖控制的最有效药物。胰岛素自胰腺胰岛β细胞分泌，由A、B两条多肽链组成，A链含21个氨基酸残基，B链含30个氨基酸残基，其中间有两个二硫键以共价相连，为酸性蛋白质，分子量为5808Da（图26-1）。

胰岛素结构有种属差异，虽不直接妨碍在人体发挥作用，但可成为抗原引起过敏反应。药用胰岛素主要从猪、牛胰中提得，目前可通过DNA重组技术直接生产人胰岛素，还可将猪胰岛素B链第30位的丙氨酸用苏氨酸替换而获得人胰岛素。

【体内过程】胰岛素口服易被胃肠道消化酶破坏，故口服无效，必须注射给药。正常人和无并发症的糖尿病患者胰岛素血浆$t_{1/2}$为5~6分钟，产生抗胰岛素抗体的病人胰岛素半衰期延长。皮下注射吸收快，代谢快，$t_{1/2}$为9~10分钟，但作用可维持数小时。胰岛素以游离单体循环于血液中，血浆蛋白结合率低于10%。胰岛素主要在肝、肾灭活，经谷胱甘肽转氨酶还原二硫键，A、B两链拆离，再由蛋白水解酶水解成短肽或氨基酸；也可通过肾脏中特异的胰岛素酶直接水解。胰岛素由肾小球滤过并由肾小管再吸收，在该处也可降解，10%以原型由尿中排出。为延长其作用时间，常与某些碱性蛋白质（如珠蛋白、精蛋白）

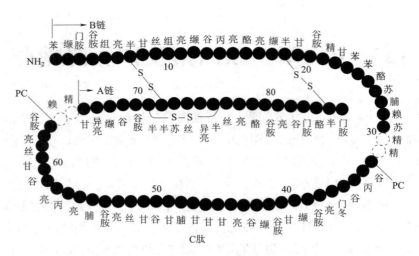

图 26-1 胰岛素结构示意图（PC：内切酶）

相结合，以改变胰岛素的等电点，使其接近体液的 pH，并加入微量锌使之稳定。这种制剂皮下或肌内注射后，可在注射部位形成沉淀，然后再缓慢溶解吸收，从而发挥中效、长效作用（表 26-1）。

表 26-1 胰岛素制剂的特点

类型	制剂名称	pH	给药途径	作用时间（h）开始	最强	持续	给药时间和次数
短效类	正规胰岛素 （regular insulin, RI）	2.5~3.5	静脉 皮下	立即 1/3~1/2	1/2 2~3	2 6~12	急救时 餐前 15~30 分钟 3~4 次/日
	结晶锌胰岛素 （crystalline zinc insulin, CZI）	2.5~3.5	静脉 皮下	立即 1/3~1/2	1/2 2~4	2 6~12	急救时 餐前 15~30 分钟 3~4 次/日
中效类	无定形胰岛素锌悬液 [insulin zinc suspension amorphous, IZS（A）]	7.1~7.4	皮下	1	4~6	12~16	餐前 15~30 分钟 3~4 次/日
	低精蛋白锌胰岛素 （neutral protamine hagedom, NPH）	7.1~7.4	皮下	2~4	8~12	18~24	早或晚餐前 30~60 分钟，1~2 次/日
	珠蛋白锌胰岛素 （globin zinc insulin）	7.1~7.4	皮下	2~4	6~10	12~18	早或晚餐前 30~60 分钟，1~2 次/日
长效类	精蛋白锌胰岛素 （protamine zinc insulin, PZI）	7.1~7.4	皮下	3~6	14~20	24~36	早餐前 30~60 分钟 1 次/日
	结晶胰岛素锌悬液 [insulin zinc suspension, Crystalline; IZS（C）]	7.1~7.4	皮下	4~6	16~18	30~36	早餐前 30~60 分钟 1 次/日

【药理作用】胰岛素是调节糖代谢使血糖维持于正常水平的重要激素，此外也影响脂肪和蛋白质的代谢。

（1）糖代谢 胰岛素可抑制肝葡萄糖的产生，兴奋肌肉和脂肪组织对葡萄糖的摄取，促进葡萄糖进入细胞，加速葡萄糖的氧化和酵解；胰岛素可促进葡萄糖转化为脂肪；促进葡萄糖合成糖原并增加其贮存，抑制糖原分解并减少糖原异生。胰岛素通过增加血糖的利用、减少血糖来源而降低血糖。

（2）脂肪代谢　胰岛素能增加脂肪酸的转运，增加丙二酰辅酶A的浓度，促进脂肪酸的合成，抑制脂肪分解，减少游离脂肪酸和酮体的生成。

（3）蛋白质代谢　胰岛素能促进组织细胞对氨基酸的主动转运，促进蛋白质合成中的转录和翻译过程，增加蛋白质合成；抑制肌肉和其他组织蛋白质的分解和肝脏的氨基酸氧化，降低氨基酸的浓度。

（4）钾离子转运　激活细胞膜Na^+,K^+-ATP酶，促进K^+内流，增加细胞内K^+浓度，降低血K^+浓度。

【作用机制】胰岛素与特异性膜表面受体结合而产生作用。肝、肌肉、脂肪细胞是主要靶组织。胰岛素受体为大的跨膜糖蛋白复合物（约400kDa），由两个α亚基和两个β亚基经二硫键连接组成。α亚基由719个氨基酸残基组成，存在于细胞外，是胰岛素受体的结合部位。β亚基为跨膜蛋白，由620个残基组成，其胞内部分带有酪氨酸蛋白激酶（tyrosine protein kinase，TPK）活性。胰岛素与受体的α亚基结合后迅速引起β亚基的自身磷酸化，进而激活β亚基上的TPK，由此导致对其他细胞内活性蛋白（又称为胰岛素受体底物IRS蛋白家族）的连续磷酸化反应（phosphorylation cascade），从而产生降血糖等一系列生物效应（图26-2），包括脂肪细胞和肌肉细胞葡萄糖转运体的易位并伴随葡萄糖摄入增加。

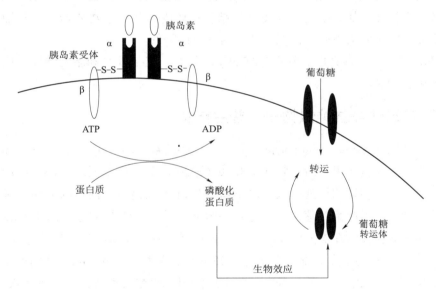

图26-2　胰岛素作用机制

【临床应用】

（1）糖尿病　胰岛素对各型糖尿病均有效。临床主要用于：①1型即胰岛素依赖性糖尿病；②2型即非胰岛素依赖性糖尿病经饮食控制和口服降血糖药未能控制者；③发生各种急性或严重并发症的糖尿病，如酮症酸中毒和糖尿病昏迷；④糖尿病合并高热、严重感染、妊娠、分娩、甲亢等；⑤1型糖尿病及2型糖尿病患者手术前处理等。

（2）细胞内缺钾　胰岛素和葡萄糖合用可促进K^+进入细胞内，故临床将胰岛素、葡萄糖和氯化钾组成合剂，称为极化液（GIK），用来纠正细胞内缺钾，并提供能量，治疗烧伤或防治心肌梗死时的严重心律失常。

（3）其他　胰岛素与ATP及辅酶A组成能量合剂用于急慢性胰腺炎、肝硬化、心衰、肾炎等病人的辅助治疗，以增加食欲，恢复体力。

【不良反应】

1. **低血糖反应** 大多发生在胰岛素用量过大、未按时进食和运动过量情况下，尤见于消瘦或病情严重者。病人出现饥饿感、出汗、心跳加快、焦虑、震颤等症状，严重者可出现低血糖性惊厥或休克，甚至脑损伤和死亡。轻度症状可摄食和饮用糖水，严重者应立即静脉注射50%葡萄糖溶液，或注射胰高血糖素进行解救。

2. **过敏反应** 目前随着胰岛素高纯度制剂的应用，胰岛素过敏反应已明显减少。但因制剂中胰岛素的少量聚集或变性制剂中的少量污染，或对处方中加入某种成分（如鱼精蛋白、Zn^{2+}、酚等）出现过敏现象。一般为轻微、短暂的注射部位瘙痒、肿胀和红斑，少数患者可出现荨麻疹血管神经性水肿，偶尔可见过敏性休克，必要时可给予抗组胺药或糖皮质激素处理，重者改换其他动物的制剂，若用高纯度制剂或人胰岛素更好。

3. **胰岛素抵抗** 糖尿病患者应用超出常用量的胰岛素后，没有出现明显的降糖效应，即发生胰岛素抵抗，需加大剂量方能发挥疗效。

（1）**急性型** 多因合并感染、创伤、手术等应激状态使血中抗胰岛素物质增多所致；或酮症酸中毒时血中大量游离脂肪酸和酮体妨碍葡萄糖的摄取利用；pH降低，也可减少胰岛素与受体的结合。急性胰岛素抵抗的治疗需短时间内增加胰岛素剂量达数百单位甚至数千单位。

（2）**慢性型** 指每日需用200单位以上且无并发症者。产生的原因复杂，主要有：机体产生了胰岛素抗体，妨碍胰岛素与受体的结合；体内抗胰岛素物质增多；靶细胞中胰岛素受体密度减少或亲和力下降，使之对胰岛素反应性降低。

4. **局部反应** 皮下注射时，注射局部的皮肤发红、皮下硬结和脂肪萎缩。应用高纯度胰岛素制剂后已少见。

二、胰淀粉样多肽类似物——普兰林肽

胰岛淀粉样肽（islet amyloid polypeptide）又称胰淀素（amylin），是由37个氨基酸残基组成的肽类激素。在食物摄入后，胰淀素和胰岛素由胰岛β细胞同时分泌。胰淀素的作用包括：减慢胃排空，使葡萄糖的吸收速度减慢；抑制餐后胰高血糖素的分泌，减少餐后肝糖释放；调节食欲，引起饱腹感。在胰岛β细胞损伤时，胰岛素和胰淀素的分泌均减少。

天然的胰岛淀粉样肽在溶液中易水解，稳定性低，且黏稠易凝集。普兰林肽（pramlintide）是人工合成的胰淀素类似物，将胰淀素25位的丙氨酸、28位和29位的丝氨酸用脯氨酸代替，成为稳定的水溶性物质。普兰林肽生理作用与胰淀素类似，该药于2005年3月获得FDA批准，用于1型和2型成人糖尿病患者控制血糖，也是目前除胰岛素外唯一可以用于治疗1型糖尿病的药物。

【体内过程】普兰林肽皮下注射绝对生物利用度30%~40%，达峰时间为20分钟，$t_{1/2}$为50分钟。皮下脂肪厚度不影响其注射给药的生物利用度。该药主要经肾脏代谢和排泄，轻度肾功能不全（内生肌酐清除率>20ml/min）者，其药物排泄无明显变化。其代谢产物赖氨酸普兰林肽的半衰期与普兰林肽相似。反复注射无累积效应。

【药理作用】

（1）**降糖作用** 普兰林肽可延缓胃排空，但并不改变碳水化合物和其他营养物质吸收的总量；抑制胰高血糖素的分泌，降低餐后血糖。同时减少肝糖原生成和释放，减少血糖波动。普兰林肽还可降低糖化血红蛋白。

(2) 控制体重　普兰林肽服用后产生饱感，减少食物摄入，有利于控制体重。

(3) 参与骨代谢　普兰林肽可降低血中钙浓度，抑制破骨细胞活性，激活成骨细胞。

【作用机制】普兰林肽通过作用于脑干后部迷走神经丛，促进胃内迷走神经信号转导作用，延缓胃排空，使小肠吸收葡萄糖速度减慢，吸收入血时间延长，进而降低餐后血糖。同时通过迷走神经作用于胰腺，抑制精氨酸及进餐所诱导的胰高血糖素分泌，有效降低餐后血糖。该药物还可与大脑神经元细胞膜上胰淀素受体相结合，通过受体介导信号转导作用于下丘脑摄食中枢，产生饱食效应，从而有利于控制体重。此外，普兰林肽通过与降钙素受体结合，降低血钙浓度，抑制破骨细胞并激活成骨细胞，参与骨代谢。

【临床应用】临床可用作1型和2型糖尿病的辅助治疗。主要应用于单用胰岛素，以及胰岛素和磺酰脲类或胰岛素与二甲双胍联合应用未得到预期疗效的糖尿病患者。可与胰岛素合用，但不能取代胰岛素。

【不良反应】主要不良反应是胃肠道反应，如恶心、厌食及呕吐等。在用药初期较明显，且大多为一过性，随着治疗时间延长症状逐渐减轻。临床曾有过2型糖尿病患者使用普兰林肽出现严重头痛的报道。普兰林肽单独使用时不会产生低血糖反应；当与胰岛素联合使用，应加强血糖检测，以预防低血糖发生。

第二节　口服降血糖药

自20世纪50年代早期第一个口服降糖药甲苯磺丁脲应用于2型糖尿病患者后，此类不需注射给药，应用方便的降糖药便迅速开发并被广泛应用。口服降糖药是治疗糖尿病的重要药物。常用的口服降血糖药有磺酰脲类（sulfonylureas）、双胍类（diguanides）、α-葡萄糖苷酶抑制剂（α-glucosidase inhibitors）、胰岛素增敏药及非磺酰脲类促胰岛素分泌剂等。口服降糖药主要从促进胰岛素分泌、改善胰岛素抵抗、促进组织对葡萄糖的利用和延缓肠道葡萄糖吸收等方面发挥治疗作用。

扫码"学一学"

一、胰岛素促泌剂

（一）磺酰脲类口服降糖药

本类药物具有磺酰脲结构，它们的作用及毒性相似，但作用强度、起效及持续时间不同。甲苯磺丁脲（tolbutamide，D860）、氯磺丙脲（chlorpropamide）是第一代磺酰脲类，因不良反应大现已少用。第二代磺酰脲类，如格列本脲（glibenclamide）、格列吡嗪（glipizide）、格列齐特（gliclazipe）、格列喹酮（gliquidone）、格列美脲（glimepiride）等，作用明显增加数十至上百倍，不良反应较少发生，但其效能与第一代相似。化学结构见表26-2。

表26-2　磺酰脲类药物的化学结构

药物	R_1	母核	R_2
甲苯磺丁脲	CH_3	—〇—	$SO_2NHCO—NH—(CH_2)_3—CH_3$
氯磺丙脲	Cl	—〇—	$SO_2NHCO—NH—(CH_2)_3—CH_3$

续表

药物	R₁	母核	R₂
格列本脲			
格列吡嗪			
格列齐特			
格列美脲			

【体内过程】 磺酰脲类药物口服吸收迅速而完全，在血液中与血浆蛋白结合率高，多数药物在肝内氧化成羟基化合物，从尿中排出。磺酰脲类药物在体内过程的有关参数见表 26-3。

表 26-3　磺酰脲类药物的药代动力学特点

代别及药名	$t_{1/2}$（小时）	代谢及其产物	代谢产物活性	肾排泄%/24 小时	蛋白结合率%	作用持续时间*（小时）	等效剂量（mg）	日剂量（mg）	分次服
第一代									
甲苯磺丁脲 (tolbutamide)	5	肝羟化物	−	100	95	6~10	1000	500~3000	2~3
氯磺丙脲 (chlorpropamide 1958)	35	肝羟化物	±	80	90	24~72	250	250~500	1
第二代									
格列本脲 (glibenclamide 1966)	6	肝氧化物	±	65	99	12~24	5	2.5~20	1~2
格列吡嗪 (glipizide 1971)	4	肝羟化物	−	75	95	12	7.5	2.5~20	1~2
格列齐特 (gliclazide 1968)	12	肝氧化物	−	60	94	6~15		40~320	1~2
格列喹酮 (gliquidone 1971)	1.5	肝羟化物	−	<5	~	~	30	30~90	2~3
格列美脲 (glimepiride 1995)	5	肝羟化物	±	60	99.5	~	2	2~4	1~2

*　约计数

【药理作用和作用机制】

1. 降血糖作用 磺酰脲类药物对正常人和胰岛功能尚未完全丧失的糖尿病患者有降血糖作用,但对胰岛功能完全丧失者或切除胰腺的动物则无作用。其机制是:①刺激胰岛 β 细胞分泌胰岛素。胰岛 β 细胞膜含有磺酰脲受体及与之相偶联的 ATP 敏感 K^+ 通道(K_{ATP}),以及电压依赖性的 Ca^{2+} 通道。当磺酰脲类药物与其受体结合后,可阻滞 K_{ATP} 而阻止 K^+ 外流,引起细胞膜去极化,增加电压依赖性 Ca^{2+} 通道开放,使细胞外 Ca^{2+} 向细胞内流动,造成胞内 Ca^{2+} 浓度增加,触发胞吐作用及增加胰岛素的释放;②长期服用对胰岛素已恢复至给药前水平的情况下,依然存在降糖作用,这可能与抑制 α 细胞分泌胰高血糖素有关;也可能与循环的胰岛素对其靶组织有更明显的作用有关。值得注意的是,长期治疗时磺酰脲类对胰岛素分泌的作用并不明显。可能是胰腺 β 细胞上磺酰脲的细胞表面受体下调所致。

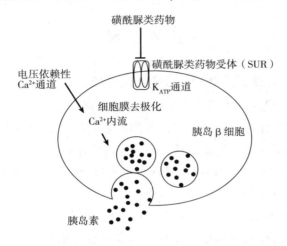

图 26-3 磺酰脲类药物促胰岛素分泌作用机制

2. 抗利尿作用 氯磺丙脲能促进抗利尿激素分泌,增强抗利尿激素的作用,可使尿崩症病人尿量明显减少。

3. 对凝血功能的影响 格列齐特可增加血浆纤溶酶原活性,降低血小板过高黏附性,有利于减轻或延缓糖尿病血管并发症的发生。

【临床应用】

(1) 糖尿病 用于胰岛功能尚存的 2 型糖尿病且单用饮食治疗控制无效者。需要较大量胰岛素者也可试用,以代替部分胰岛素,但须是尚有胰岛功能者。也用于胰岛素抵抗病人。病人用药过程中仍需限制饮食,以增加磺酰脲类药物的功效。甲苯磺丁脲作用缓和,氯磺丙脲作用持续时间长,因此第一代药物更适用于轻中度老年糖尿病患者。

(2) 尿崩症 氯磺丙脲可用于治疗尿崩症,如与氢氯噻嗪合用可增强疗效。

【不良反应】本类药物不良反应相似,常见为胃酸分泌增加、恶心、腹痛等,也可致肝损伤,尤以氯磺丙脲多见。少数病人可出现白细胞、血小板减少,应定期检查肝功能和血象。较严重的不良反应为持久性的低血糖症,常因药物过量所致。老年人及肝、肾功能不全者发生率高,故老年及肝肾功能不良者忌用。新型磺酰脲类药物较少引起低血糖。

【相互作用】本类药物可与多种药物发生相互作用。如水杨酸类、磺胺类、保泰松、双香豆素类、甲氨蝶呤等与血浆蛋白结合率较高的药物,通过竞争性结合可使本类药物的游离型增多,作用加强甚至诱发低血糖。氯霉素、保泰松等肝药酶抑制剂,可使本类药物半衰期延长,亦可导致低血糖。

格列吡嗪

【体内过程】 口服吸收快,约 1~2 小时达高峰浓度,作用持续时间 8~12 小时,无活性代谢物经肾排出。$t_{1/2}$ 为 2~4 小时,体内无明显蓄积,较少引起低血糖。

【药理作用】 主要作用于胰岛 β 细胞分泌胰岛素,抑制肝糖原分解并促进肌肉利用葡萄糖。还可通过胰腺外作用,改变胰岛素靶组织对胰岛素的反应性,增强胰岛素作用。

【临床应用】 主要用于单用饮食控制治疗未能达到良好控制的轻中度 2 型糖尿病治疗。对胰岛素有抗药者可加用本品。

【不良反应】 因排泄较快,很少引起低血糖反应,但肾功能不良者慎用。

格列本脲

【体内过程】 口服吸收迅速,蛋白结合率高达 99%,$t_{1/2}$ 为 10~16 小时,作用持续时间为 16~24 小时,经肝脏代谢,降低活性代谢物经肾排出。

【药理作用】 药理作用同甲苯磺丁脲,但作用强度较后者强 200~250 倍。除此之外,还可改变胰岛素靶组织对胰岛素的反应性,增强胰岛素作用。

【临床应用】 是目前治疗 2 型糖尿病最常应用的药物之一。能很快控制高血糖,适用于血糖较高,用其他磺酰脲类药物降糖作用不佳者。

【不良反应】 本品作用强,体内清除慢,尤其在老年人,心、肝、肾功能不良者易发生严重低血糖反应。不适宜糖尿病酮症酸中毒、高渗性昏迷的抢救,也不宜用于大手术前后和孕妇等。

格列美脲

【体内过程】 格列美脲可快速、完全吸收,生物利用度为 100%,服药后 2~3 小时血药浓度达高峰。$t_{1/2}$ 为 5~8 小时,作用持续时间为 24 小时。60% 经肾脏排泄,40% 经肝脏排泄,且不受食物影响。

【药理作用】 属于第三代磺酰脲类药物,降糖作用与格列本脲相似,既有降低空腹血糖又有降低餐后血糖和糖基化血红蛋白的作用。格列美脲可通过刺激葡萄糖代谢的关键酶及改善葡萄糖转运体(GLUT4)的膜转位/去磷酸化促进周围组织对葡萄糖的摄取,从而增加糖原合成和脂肪形成。与胰岛素和其他磺酰脲类药物相似,格列美脲还可激活糖基化 – 磷脂酰肌醇 – 特异性磷脂酶 C(GPI – PLC),促进肌肉、脂肪组织摄取转运葡萄糖。体内外研究显示,格列美脲在磺酰脲类药物中胰外作用最强,能提高糖原合成 2.5 倍,脂肪合成 4 倍。格列美脲的继发性失效发生率低于其他磺酰脲类药物。

【临床应用】 格列美脲适用于其他磺酰脲类药物治疗失效的 2 型糖尿病,并且可减少外源性胰岛素需要量。一般每天一次服即可,于早餐前或第一次正餐前服用。服药后不要忘记进餐。

【不良反应】 格列美脲可引起低血糖反应。用药后偶有消化道症状如恶心、呕吐和腹泻等,极个别病例可出现肝酶升高、肝功能损害及肝炎。血液系统可能出现血象改变,罕见有血小板减少症。在治疗开始阶段，由于血糖的改变，可能对视力产生暂时性影响。

（二）非磺酰脲类促胰岛素分泌剂——瑞格列奈

非磺酰脲类促胰岛素分泌剂是一种新型的类似磺脲类药物的促胰岛素分泌剂，药物能够促进胰岛素分泌。主要包括瑞格列奈、那格列奈等。

瑞格列奈（repaglinide，诺和龙）为苯甲酸类衍生物，为新型短效口服促胰岛素分泌降糖药。

【体内过程】 本药口服吸收，15分钟起效，1小时内达峰值浓度，$t_{1/2}$约为1小时，与人血浆蛋白结合率大于98%，几乎全部被代谢，产物主要（92%）随胆汁进入消化道经粪便排出，其余8%经尿排泄。

【药理作用】 该药可刺激胰腺释放胰岛素使血糖水平快速降低。与磺酰脲类不同的是瑞格列奈通过与不同的受体结合，阻断胰岛β细胞上ATP敏感性K^+通道（K_{ATP}），使β细胞去极化，开放钙离子通道，增加钙内流，促进胰岛素分泌。

【临床应用】 临床用于2型糖尿病患者，包括轻度肾功能受损者。尤适合降低餐后高血糖。因其结构中不含硫，对磺酰脲类药物过敏者仍可使用。通常在餐前15分钟内服用，可以多次餐前用药。

【不良反应】 不良反应主要为低血糖，但较磺酰脲类药物少见。还可出现胃肠道反应如腹痛、腹泻、恶心等。可发生过敏反应。极少数病例报告开始治疗时发生暂时性视觉异常。

二、胰岛素增敏剂

本类药物包括双胍类和噻唑烷酮类化合物，它们都能提高胰岛素活性。本类药物可通过提高靶细胞对胰岛素的反应性降低血糖，并且不会增加胰腺的胰岛素分泌。

（一）双胍类

目前临床常用的双胍类药物是二甲双胍（metformine）和苯乙双胍（phenformin）。苯乙双胍由于伴发乳酸中毒，很多国家已于20世纪70年代停止应用。二甲双胍单独应用或与磺酰脲类联合应用，可改善饮食治疗或单用磺酰脲类反应不好病人的血糖调控与脂质浓度。

【体内过程】 二甲双胍主要由小肠吸收，该药稳定，与血浆蛋白结合不到5%，并以原型从尿排出，且清除较快。$t_{1/2}$约2小时，作用可维持5~6小时。生物利用度为50%~60%，约2小时达血浆峰浓度。

【药理作用】 本类药物可使糖尿病患者血糖明显降低，但对正常人血糖无明显影响。该药主要作用于胰岛外组织，增加周围组织对胰岛素敏感性，增加组织内葡萄糖的摄取和利用，降低肠葡萄糖吸收，抑制肝糖原异生。二甲双胍可改善血脂水平，抑制胰高血糖素的释放。该药亦属于胰岛素增敏剂，可减少胰岛素抵抗。

【临床应用】 临床主要用于成年人肥胖的2型糖尿病及部分1型糖尿病。也用于单用饮食控制无效及磺酰脲类药物血糖控制不佳者。

【不良反应】 本类药物常见不良反应为食欲不振、恶心、口苦、腹泻等。应用二甲双胍后有时血乳酸轻度增加，因该类药增强糖的无氧酵解，抑制肝糖原生成。但二甲双胍清除迅速，肝脏无蓄积，因此血乳酸发生率仅约1/10万。有慢性心、肝、肾疾病的患者，有乳酸中毒史者和孕妇禁用。

（二）噻唑烷酮类化合物

噻唑烷酮类化合物（thiazolidinediones，TZDs）为一类具有2,4-二酮噻唑烷结构的化合物，也称为格列酮类。包括罗格列酮（rosiglitazone）、吡格列酮（pioglitazone）、曲格列酮（troglitazone）、环格列酮（ciglitazone）、恩格列酮（englitazone）等，是一类增敏胰岛素作用的口服降糖药。该类药物于20世纪80年代初期研制成功，具有直接降低胰岛素抵抗和改善B细胞功能，达到持久控制高血糖的作用，并对2型糖尿病及其心血管并发症均有明显疗效。

【药理作用】

（1）改善胰岛素抵抗和降低血糖　可降低骨骼肌、脂肪组织和肝脏的胰岛素抵抗，使患者空腹血糖、餐后血糖、血浆胰岛素水平明显降低。可单独应用，也可与磺酰脲类、双胍类或胰岛素联合应用。

（2）纠正脂质代谢紊乱　能显著降低2型糖尿病患者血浆中游离脂肪酸（FFA）、三酰甘油（TG）水平，增加高密度脂蛋白（HDL）水平。

（3）防治2型糖尿病的血管并发症　可抑制血小板聚集、炎症反应和内皮细胞的增生，抗动脉粥样硬化。还可延缓蛋白尿的发生，使肾小球的病理改变明显减轻。

【作用机制】　该类药物高度选择性激动过氧化物酶增殖体受体γ(peroxisomal proliferators activated receptor γ, PPAR γ)。PPAR γ激活后可调控与胰岛素效应相关的多种基因的转录，基因功能涉及葡萄糖的产生、转运、利用及脂肪代谢的调节。该受体存在于胰岛素敏感组织如脂肪、骨骼肌和肝脏。该类药物还可激活调节外周组织中游离脂肪酸代谢的基因，抑制炎性细胞产生，改善代谢综合征，降低对心脏和肾脏脂毒作用。

【临床应用】　主要用于治疗2型糖尿病，尤其是产生了胰岛素抵抗者，明显降低餐后血糖。

【不良反应】　该类药物低血糖发生率低。不良反应主要有体重增加、水肿、四肢疼痛等。TZD的这些不良反应可导致或加重心力衰竭，以及增加骨质缺乏和骨折的风险性。其他不良反应还有头痛和贫血，极少数患者出现转氨酶升高。该类药物中的环格列酮、恩格列酮和曲格列酮对极少数高敏人群具有明显的肝毒性，可引起肝功能衰竭甚至死亡，已被撤出临床。

三、α-葡萄糖苷酶抑制剂

α-葡萄糖苷酶抑制剂（α-glucosidase inhibitors）是一类新型口服降血糖药，其中阿卡波糖（acarbose）、伏格列波糖（voglibose）等已用于临床。

降血糖的机制是：在小肠上皮刷状缘与碳水化合物竞争的α-葡萄糖苷酶，从而减慢碳水化合物水解生成葡萄糖的速度并延缓其吸收。单独应用或与其他降糖药合用，可降低病人的餐后高血糖。阿卡波糖能防止颈动脉内膜中层厚度形成和延缓冠心病的发生。长期应用可降低空腹血糖和糖基化血红蛋白浓度，增加机体胰岛素的敏感性，改善胰岛素抵抗，降低心血管并发症。

临床主要用于轻、中度2型糖尿病患者，尤其适用于空腹血糖正常而餐后血糖明显升高者。也可与胰岛素联用有效地治疗1型糖尿病。除此之外，还可明显降低体重、三酰甘油、血压和调整代谢综合征。

药物一般在饭前吞服或与食物一起嚼碎。不良反应主要为腹胀、腹泻等胃肠道反应。个别患者出现低血糖反应。因可出现肝脏损害，该类药物不适用于18岁以下患者。对该类药物过敏者及孕妇和哺乳期妇女禁用。

第三节 其他新型降血糖药

糖尿病的全球发病率在逐年上升,给治疗提出了新的要求。随着研究的不断深入,人们对糖尿病的发病机制有了更深的认识,更多的抗糖尿病作用靶点也逐渐被发现,基于抗糖尿病新靶点的药物研发也在稳步推进。目前已进入临床应用的新型降血糖药包括胰高血糖素样肽1(GLP-1)受体激动剂、二肽基肽酶-Ⅳ(DPPⅣ)抑制剂和钠-葡萄糖协同转运蛋白2(SGLT-2)抑制剂。

扫码"学一学"

一、依克那肽

胰高血糖素样肽(GLP-1)可葡萄糖依赖性地促进胰岛素的合成和分泌,并能减轻体重,故在2型糖尿病及其相关的肥胖症的临床研究上倍受关注。糖尿病和肥胖病患者的GLP-1分泌减少,且糖尿病患者分泌的GLP-1可能因糖基化而导致生理活性减弱。由于其在血浆中能迅速被二肽基肽酶Ⅳ(DPP Ⅳ)降解,故针对GLP-1产生了两大类的降糖药——抗DPP Ⅳ降解的DPP Ⅳ抑制剂和GLP-1类似物。目前临床上广泛使用的为GLP-1受体激动剂——依克那肽。依克那肽为含有39个氨基酸残基的肽类,于2005年4月获美国FDA批准上市,商品名为Byetta。

【体内过程】依克那肽为注射用药,每天给药两次,应于早餐和晚餐前(或2次间隔大于6小时的正餐前)1小时内皮下注射,不得餐后使用。$t_{1/2}$为2.4小时。单一皮下给药剂量的平均表观分布容积是28.3L,生物利用度为65%~75%,经蛋白酶水解后由肾排出。

【药理作用】

(1)改善胰岛素抵抗和降低高血糖作用 依克那肽能增加糖依赖性的胰岛素分泌,抑制胰高血糖素分泌,增加糖清除。同时作用于胰岛δ细胞促进生长抑素的分泌。生长抑素又作为旁分泌激素参与抑制胰高血糖素的分泌。此外,依克那肽还可改善外周胰岛素抵抗(IR),外周组织IR的减轻反过来可补偿胰岛β细胞的糖敏感性下降。同时依克那肽通过促进β细胞增殖和新生,抑制β细胞凋亡,增加β细胞质量,改善β细胞功能。可降低体内糖基化血红蛋白和脂肪酸水平,改善糖代谢紊乱引起的一系列代谢障碍。

(2)延缓胃排空,降低体重 依克那肽可抑制餐后胃蠕动及分泌功能,延长胃排空;同时降低食欲,减少食物摄入,降低体重。

【作用机制】依克那肽促进胰岛素分泌,是通过胰岛β细胞膜上的GLP-1受体实现的。此受体属于与G蛋白偶联的七次跨膜的胰高血糖素受体家族成员。当依克那肽与受体结合后,通过G蛋白激活腺苷酸环化酶,使胞内cAMP水平升高,导致细胞膜K^+通道关闭,细胞去极化,诱发电压依赖性的Ca^{2+}通道开放,细胞外Ca^{2+}内流,胞内Ca^{2+}浓度升高而触发胰岛素的合成和释放。

依克那肽可增加人胰岛和β细胞Min6细胞株的cAMP水平,这类细胞可促进胰岛素受体底物(Irs 2)的表达,进而增加β细胞数量。此外,依克那肽可提高某些胰腺内分泌细胞中转录因子的表达,如胰腺十二指肠同源盒(PDX-1)是胰腺内分泌细胞功能发育过程中所必需的,依克那肽可能促进PDX-1表达,从而增加β细胞数量。外周的依克那肽可经特定的转运体转运或经内皮渗漏进入中枢神经系统,与中枢神经系统中的受体结合或刺激外周迷走传入神经纤维,从而延缓胃排空,降低食欲,调节饮食行为。

【临床应用】治疗血糖控制不充分的 2 型糖尿病患者。可与二甲双胍、磺酰脲类药物、TZDs 联合应用，安全有效地降糖。不能用于 1 型糖尿病患者以及酮症酸中毒的抢救。

【不良反应】常见不良反应包括低血糖、恶心、呕吐、腹泻、头痛以及消化不良等。依克那肽与磺酰脲类合用时，低血糖的发生率较安慰剂与磺酰脲类合用组增高，低血糖的发生风险出现剂量依赖性增加。因此合用时，应当减少磺酰脲类剂量。其与双胍类合用时，除患者本身糖基化血红蛋白很低以外，很少有低血糖的危险，双胍类剂量不需调整。

依克那肽的禁忌证包括严重的胃肠道疾病和明显的肾功能不全（肌酐廓清率小于 30ml/min）

二、DPP Ⅳ 抑制剂

西格列汀（sitagliptin）和沙格列汀（saxagliptin）是具有口服活性的二肽基肽酶Ⅳ抑制剂，应用于 2 型糖尿病患者的治疗。

【体内过程】DPP Ⅳ抑制剂口服吸收，吸收程度不受食物的影响。西格列汀大部分以原型从尿排出。沙格列汀需经 CYP450 3A4/5 代谢成活性代谢物，二者均通过肾脏消除。DPP Ⅳ抑制剂需参照病人的肾功能调整给药剂量。

【药理作用】本类药物可抑制二肽基肽酶Ⅳ（DPP Ⅳ），保护内源性胰高血糖素样肽和葡萄糖依赖性促胰岛素释放多肽；也可刺激胰腺产生葡萄糖依赖性胰岛素分泌，抑制胰高血糖素分泌，从而发挥降血糖作用。

【临床应用】可用于血糖控制不好且经常发生低血糖的成年 2 型糖尿病患者。

【不良反应】该类药物耐受性较好。常见不良反应为胃肠道不适和头痛等现象。单一用药和与二甲双胍或吡格列酮联合用药时易发生低血糖症。与 CYP450 3A4/5 抑制剂合用需减少沙格列汀的给药剂量。伴肥胖、高胆固醇或高甘油三酯患者使用西格列汀存在发生急性胰腺炎风险。

三、钠-葡萄糖协同转运蛋白-2 抑制剂

钠/葡糖协同转运蛋白-2（SGLT2）表达于肾小管上皮细胞，在肾小管对葡萄糖的重吸收过程中发挥重要作用。临床前和临床研究均表明，选择性地有效抑制 SGLT2，可阻断葡糖再吸收，促进尿糖排泄，有助于维持正常的血糖和糖耐量。SGLT2 抑制剂几乎不涉及胰腺而促进尿糖排泄的独特作用机制，不仅能降低因葡糖依赖性的胰岛素分泌增加而导致的低血糖风险，也可避免胰腺 B 细胞因过度分泌胰岛素而衰竭，有助于保护糖尿病患者的 β 细胞，而且因尿糖排泄的增加所致体内总热量流失，还能致使糖尿病患者体质量降低。此类药物包括达格列净、恩格列净、卡格列净等，为糖尿病患者提供更多的用药选择。

【药理作用】

1. **抑制 SGLT2 的活性** 抑制肾小管对葡萄糖的重吸收，促进尿糖排泄，有助于维持正常的血糖和糖耐量。

2. **保护胰岛** B 细胞功能，通过降低血糖水平改善胰岛素分泌，减轻葡萄糖毒性。

3. **减轻体重** 主要通过减少腹内及外周脂肪量降低体重，另外也可以减少非脂肪量。主要有两方面因素：一是糖尿相关的热量丢失（200~300kcal/d），二是渗透性利尿导致的 5%~10% 体液丧失。

【临床应用】适用于成人 2 型糖尿病，单用或联用均可；SGLT2 抑制剂还具有抑制钠离子重吸收、轻度利尿作用，以及减重作用，所以对于合并肥胖、高血压的 2 型糖尿病患者

也是一剂良药。本类药物发挥药理作用依赖于一定水平的肾小球滤过率，当肾功能不全时需调整用药剂量谨慎使用。

【不良反应】

1. 泌尿生殖道感染，泌尿生殖道局部的葡萄糖浓度升高导致发生细菌和霉菌感染的机会增加，有感染疾病史的患者感染率升高。

2. 酮症酸中毒，长期使用SGLT2抑制剂类药物可导致高血酮，部分导致酮症酸中毒。SGLT2抑制剂相关性酮症酸中毒有其特点，均是正常血糖性酮症酸中毒（血糖均＜11.1mmol/L），它的发生不是因为高血糖、体内胰岛素匮乏导致脂肪分解、氧化、生成酮体，而是轻度脱水和葡萄糖利用不足。

3. 低血压，部分SGLT2抑制剂能增加钠的排泄而降低血压。

第四节　糖尿病的合理用药

糖尿病的治疗目标包括控制血糖和提高患者生存质量。因为糖尿病病程长，患者用药依从性差，疾病控制不当常累及全身，并造成多种糖尿病并发症的发生。而抗糖尿病药物种类繁多，各有特点。早期糖尿病患者可通过饮食控制以及运动方式调节血糖。当饮食及运动难以奏效时，糖尿病治疗则遵循长期治疗、综合治疗和个体化治疗的原则。对于大多数糖尿病患者而言，应根据病情合理选择用药、提高治疗效果、控制并发症发生，确保用药安全、有效和经济。

1. **选择适宜的服药时间**　食物对口服降糖药的吸收、生物利用度和药效都有不同程度的影响。因此，降糖药应注意在不同的时间服用。①餐前服用：酰脲类及非磺酰脲类促胰岛素分泌剂在空腹或进食时服用吸收良好，餐后给药可影响其吸收，常出现低血糖；②餐中服用：α-葡萄糖苷酶抑制剂、阿卡波糖能延迟和减少小肠内碳水化合物分解葡萄糖，使餐后血糖水平降低，该类药物与第一口饭同服并嚼服效果最好；③餐后服用：食物对其吸收和代谢影响不大的药物可餐后服用，二甲双胍类药物对胃肠道刺激较强，易引起恶心、呕吐、腹胀等肠道症状，宜餐后服用；④清晨空腹服用：胰岛素增敏剂能够增加组织细胞受体对胰岛素的敏感性，有效利用机体自身胰岛细胞分泌胰岛素，使体内葡萄糖迅速被细胞利用，达到降低血糖的目的，并且降糖作用可维持长达24小时。

2. **根据糖尿病程度选用药物**　磺脲类药物适用于单用饮食治疗未达良好控制的2型糖尿病患者，是非肥胖型糖尿病患者的首选；双胍类药物为肥胖2型糖尿病患者首选，但合并肾功能不全患者应避免使用，感染、妊娠、乳酸中毒患者禁用该类药物；α-葡萄糖苷酶抑制剂适合各类糖尿病患者，单独使用不引起低血糖；胰岛素增敏剂主要用于产生了胰岛素抵抗的2型糖患者；胰岛素主要用于1型糖尿病患者、口服降糖药物失效的2型糖尿病患者及由于合并其他疾病而不能单纯通过饮食控制或药物治疗的糖尿病患者。

3. **抗糖尿病药物的联合用药**　抗糖尿病药物联合应用的目的是增加降糖疗效，减少不良反应，是治疗糖尿病的最佳选择。联合用药可使每单药的选用剂量减少，副作用也减小。每单药间有互补性，能更好适应患者多变的病情。常用的联合疗法包括酰脲类联合二甲双胍类或α-葡萄糖苷酶抑制剂、二甲双胍类联合α-葡萄糖苷酶抑制剂或胰岛素增敏剂、胰岛素治疗联合二甲双胍类或α-葡萄糖苷酶抑制剂等。

（向　明）

扫码"学一学"

扫码"练一练"

第二十七章 甲状腺激素及抗甲状腺药

甲状腺（thyroid gland）是人体内最大的内分泌腺，重约 20～30g，位于气管上端甲状软骨两侧，分为左右两叶，中间由较窄的峡部相连，呈"H"形。甲状腺主要合成和分泌四碘甲状腺原酸（thyroxine，T_4）和三碘甲状腺原氨酸（triiodothyronine，T_3）等甲状腺激素（thyroid hormones），以维持机体正常代谢、促进生长发育。1914 年 kendall 获得 T_4 晶体，1926 年 Harington 证明了 T_4 的分子结构。1952 年 Gross 和 Pitt - Rivers 报道了另一种活性更强的三碘甲状腺原氨酸，即 T_3。正常人每日释放 T_4 和 T_3 的量分别为 70～90 μg 和 15～30 μg。

第一节 甲状腺激素

甲状腺激素是由甲状腺腺泡内甲状腺球蛋白（thyroglobulin，TG）分子中的酪氨酸（tyrosine）经碘化、偶联而成。甲状腺激素结构中环Ⅰ的 3 位和 5 位的碘参与与受体的结合，而环Ⅱ的 5′位碘则妨碍与受体的结合，如 3，3′，5′- 三碘甲状腺原氨酸又称为反式 T_3（reverse T_3，rT_3），可降低甲状腺激素的活性。T_4 和 T_3 及其前体和代谢物的化学结构如图 27 - 1 所示。

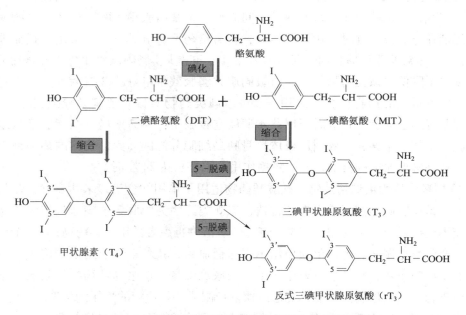

图 27 - 1 甲状腺激素及其前体和代谢物的化学结构

【甲状腺激素的合成、贮存、分泌和调节】

（1）碘的摄取　甲状腺腺泡由单层内皮细胞组成，其上有碘泵，可通过主动转运过程摄取血液中的碘化物，甲状腺的摄碘率是评价甲状腺功能的指标之一。甲状腺能够根据碘的供应变化进行自身调节，食物含碘量高时甲状腺摄碘能力降低，缺碘时摄碘能力增高，从而保证体内甲状腺激素的相对稳定。正常状况下，甲状腺中碘化物的浓度可为血浆中浓度的 20～50 倍；甲状腺功能亢进（简称甲亢）时，甲状腺摄碘率异常增强，甲状腺中碘化物浓度可达血浆中浓度的 250 倍。

（2）碘的活化和酪氨酸碘化　在过氧化物酶作用下，摄入的碘化物被氧化成活性碘，后者与 TG 分子中的酪氨酸残基结合，生成一碘酪氨酸（Monoiodotyrosine，MIT）和二碘酪氨酸（Diiodotyrosine，DTT）。

（3）偶联和贮存　在过氧化物酶作用下，一分子 MIT 和一分子 DIT 偶联生成 T_3，两分子 DIT 偶联成 T_4，合成的 T_4 和 T_3 仍与甲状腺球蛋白结合，转运至腺泡腔内以胶质形式贮存。

（4）释放　腺泡细胞将胶质内的 TG 分子重新吞入细胞内，在蛋白水解酶作用下，TG 分解并释出 T_3、T_4 进入血液，经血液循环运往全身各组织器官。T_4 和 T_3 的释放比率约为 (10～20)∶1，另外还释放少量 rT_3。在外周组织 5'-脱碘酶的作用下，约 36% 的 T_4 转变为 T_3，后者生物活性比 T_4 大 5 倍。

（5）调节　腺垂体（垂体前叶）分泌的促甲状腺激素（Thyroid-stimulating hormone，TSH）可促进甲状腺合成和分泌甲状腺激素，其过度分泌可导致甲状腺组织增生肥大。TSH 的分泌又受下丘脑分泌的促甲状腺激素释放激素（Thyrotropin-releasing hormone，TRH）的调节。应激状态下 TRH 和 TSH 的水平变化会影响甲状腺功能，而血中游离 T_3、T_4 的浓度又可对 TRH 和 TSH 的分泌产生负反馈调节作用，从而形成下丘脑-腺垂体-甲状腺调节环路（图 27-2）。此外，自主神经也可调节甲状腺活动，交感神经兴奋和迷走神经兴奋分别能增加和抑制甲状腺激素分泌。

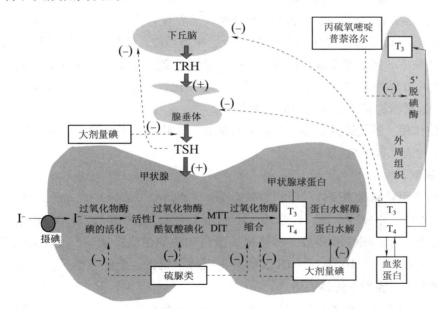

图 27-2　甲状腺激素合成、释放、调节和抗甲状腺药物作用环节

【体内过程】

T_3 的口服吸收率可达 90%～95% 且较恒定。T_4 的口服吸收率因受肠内容物等的影响而不恒定，约为 50%～75%。发生严重黏液性水肿时口服吸收不良，须肠外给药。T_3 和 T_4 的血浆蛋白结合率均在 99% 以上，游离状态比例极低，难以直接进入靶细胞发挥作用，部分 T_4 在效应组织内脱碘为 T_3 后产生效应。T_3 与血浆蛋白的亲和力低于 T_4，其游离量可为 T_4 的 10 倍，故 T_3 作用快而强，维持时间短，$t_{1/2}$ 为 1～2 天，T_4 作用弱而慢，维持时间较长，$t_{1/2}$

为 6~7 天。因 T_4 和 T_3 的 $t_{1/2}$ 均超过 1 天，故每天均只需用药 1 次。甲状腺激素主要在肝、肾线粒体内脱碘，并与葡萄糖醛酸或硫酸结合而经肾排泄。由于 T_4 和 T_3 可通过胎盘屏障和进入乳汁，故妊娠和哺乳期应慎用。

【药理作用】

1. **维持正常生长发育** 甲状腺激素能促进蛋白质合成，影响骨骼和神经系统的发育。在脑发育期间，如因缺碘、母体使用抗甲状腺药、先天缺陷等原因而致甲状腺功能不足，可使胚胎神经元轴突和树突形成发生障碍，导致神经元间网络联系减少，神经髓鞘形成延缓，由此产生智力低下、身材矮小的呆小病（又称克汀病，Cretinism）。神经系统的缺陷一旦形成则难以补救，因此呆小病的治疗重在预防和及早治疗。T_3、T_4 还可促进骨吸收和骨形成，从而促进骨代谢，缺乏时可导致骨转换速率降低，生长迟缓。T_3、T_4 可加速胎儿肺脏的发育，新生儿呼吸窘迫综合征常与 T_3、T_4 不足有关。成人甲状腺功能不全导致甲状腺素缺少或甲状腺激素抵抗，皮下由于黏多糖沉积，面部出现蜡样水肿，称为黏液性水肿（myxedema），表现为中枢神经系统兴奋性降低，记忆力减退等。

2. **促进代谢和增加产热** 甲状腺激素可促进物质氧化代谢，增加耗氧量，提高基础代谢率（basic metabolite rate，BMR），使产热增多，其作用部位主要在肝脏和肌肉。在糖代谢方面，可促进葡萄糖吸收，增加糖原分解和糖异生，由于氧化增加，血糖并不明显升高，但可因糖耐量降低而诱发或加重糖尿病。在蛋白质代谢方面，适量甲状腺激素促进蛋白质合成，有利于生长，大量时则促进蛋白质分解。在脂代谢方面，可促进脂肪动员和分解。甲亢时三大物质代谢均有提高，BMR 可增高 20%~80%，患者产热多而不能很好利用，故有怕热、多汗等症状，同时由于分解代谢增强，常表现为消瘦、易饥饿和乏力。相反，甲状腺功能减退（简称甲减）时由于产生热量少，患者怕冷，其代谢活动也降低 20%~40%。

3. **提高交感-肾上腺系统的敏感性** 甲亢患者对交感神经递质及肾上腺髓质激素的敏感性增高，可出现神经过敏、急躁、震颤、心率加快、心排出量增加、血压增高等现象。这与甲状腺激素增加肾上腺素受体数目有关。

4. **其他作用** 甲状腺激素还可影响生殖功能，对胰岛、甲状旁腺、肾上腺皮质等内分泌腺的分泌功能也有影响。

【作用机制】

1. **作用于甲状腺激素受体** 甲状腺激素受体（thyriod hormone receptor，TR）为核内受体，分布于垂体、心、肝、肾、骨骼肌、肺、肠等组织。游离型 T_3、T_4 与 TR 结合形成激素-受体复合物，启动靶基因转录，加速相关蛋白和酶的生成，从而产生生理或药理作用。T_3 与受体亲和力比 T_4 大 10 倍，故 TR 又称为 T_3 受体。饥饿、肥胖、糖尿病、尿毒症和某些肿瘤等可减少甲状腺激素受体表达。

2. **甲状腺激素的"非基因作用"** T_3、T_4 通过与核蛋白体、线粒体和细胞膜上的受体结合，影响转录后的过程、能量代谢和膜的转运功能，增加葡萄糖、氨基酸等摄入细胞内，使多种酶和细胞活性加强。T_3 还可直接激活细胞膜 Na^+-K^+-ATP 酶，使 ATP 分解加速，产热增多；同时使 ADP/ATP 比例增大，刺激氧化磷酸化，耗氧量增加，进而调节细胞的能量代谢和物质代谢。

【临床应用】

1. **甲状腺功能减退症的替代治疗**

（1）**呆小病** 甲状腺功能减退始于胎儿或新生儿，如能尽早诊治，则发育仍可正常；

如治疗不及时,则神经系统缺陷不可恢复,智力仍然低下。治疗应从小剂量开始,逐渐增量,症状好转时改为维持量,有效者应终身治疗,并根据症状随时调整剂量。

(2) 黏液性水肿　一般服用甲状腺片或粉剂,从小剂量开始,逐渐增大至足量,儿童和青年可迅即采用足量。老年及心血管病患者增量宜缓慢,以免诱发或加重心脏病变。垂体功能低下的患者宜先用糖皮质激素,再用甲状腺激素,以防发生急性肾上腺皮质功能不全。黏液性水肿昏迷患者应立即静脉注射足量快速起效的 T_3,同时给予足量氢化可的松,T_3 可视需要每隔6小时给药1次,直至清醒后改为口服。

(3) 不典型及亚临床型甲状腺功能减退症(甲减)　近年由于应用药物和手术治疗甲亢不当而导致的医源性甲减的发病率有增高趋势。有些病例很不典型,易误诊为贫血、月经过多、闭经、流产、心脏疾患、浆膜腔积液等。甲减诊断依靠 TSH 测定(升高)或 TRH 兴奋试验(呈过度反应)。这类病例采用甲状腺激素作替代治疗。

2. **单纯性甲状腺肿**　由于缺碘所致者应补碘。原因不明者可给予适量甲状腺激素以补充内源性激素的不足,并可抑制促 TSH 过多,缓解或减少甲状腺组织代偿性增生。但甲状腺结节常不能消失,必须进行手术。

3. **T_3 抑制试验**　传统用于高摄碘率患者鉴别诊断,以区别单纯性甲状腺肿或甲状腺功能亢进,目前已较少使用。如服用 T_3 后摄碘率比用药前基线对照值下降50%以上,则诊断为单纯性甲肿。如摄碘率下降小于对照值的50%,则认为是甲亢。

4. **甲亢的辅助治疗**　防止抗甲状腺药过量以致诱发甲状腺功能减退症状的发生和甲状腺进一步肿大,或预防颈部放疗患者甲状腺癌的发生。亦可用于预防某些药物如锂、阿司匹林、磺胺类药物等导致甲状腺肿的作用。

【不良反应】

甲状腺激素过量时可出现甲亢的临床表现,如心悸、手震颤、多汗、神经过敏、失眠、体重减轻、较重者可有呕吐、腹泻、发热、脉搏快而不规则,老年及心脏病患者可诱发心绞痛、心力衰竭或心律失常。一旦出现上述现象,应立即停用甲状腺激素,必要时用 β 受体阻断剂对抗。受体阻断剂至少在停药一周后再从小剂量开始应用。T_3 过量时,不良反应的发生较 T_4 快,T_4 过量时,症状消失较慢。

左 甲 状 腺 素 钠

左甲状腺素钠(sodium levothyroxine),又名优甲乐、雷替斯,为人工合成的 T_4,是目前临床常用的甲状腺激素。优点是作用强度稳定,无抗原性,用于先天性甲状腺功能减退症(克汀病)与儿童及成人的各种原因引起的甲状腺功能减退症的长期替代治疗,也可用于单纯性甲状腺肿,慢性淋巴性甲状腺炎,甲状腺癌手术后的替代治疗,诊断甲状腺功能亢进的抑制试验。不易透过胎盘屏障,故甲减合并妊娠时无须停药。用于各种原因所致甲状腺功能减退症。也用于甲亢治疗时的辅助治疗,以防止发生甲减和甲状腺肿大。

碘 赛 罗 宁

碘赛罗宁(liothyronine),又名三碘甲状腺原氨酸钠,甲碘安,为人工合成的 T_3,作用快而强,为 T_4 的 3~5 倍。排泄快,维持时间短。对老年、重症患者及伴有心血管疾病患者原则上禁用。用于甲减时口服；用于黏液性水肿时缓慢静脉注射。

甲状腺片（thyroid tablets）

甲状腺片（thyroid tablets）由猪、牛、羊等动物的甲状腺体脱脂、干燥、研碎而制得。主要成分为甲状腺素，可替代内源性甲状腺激素，用于治疗呆小症、黏液性水肿及其他甲减。

第二节 抗甲状腺药

抗甲状腺药是指能通过阻碍甲状腺激素合成、减少甲状腺激素释放入血或改变组织对甲状腺激素的反应性，用于治疗各种原因引起的甲亢。目前常用的有硫脲类、碘和碘化物、放射性碘、β肾上腺素受体阻断药等四类。

一、硫脲类

硫脲类药物是最常用的抗甲状腺药。可分为硫氧嘧啶类（thiouracil）和咪唑类（imidazole）两类。前者有甲硫氧嘧啶（methylthiouracil）和丙硫氧嘧啶（propylthiouracil），后者有甲巯咪唑（methimazole，他巴唑，tapazole）和卡比马唑（carbimazole，甲亢平）。甲巯咪唑、丙硫氧嘧啶是治疗甲亢的主要药物，甲巯咪唑的活性约为丙硫氧嘧啶的10倍。

【体内过程】

硫氧嘧啶类药物口服吸收迅速，血药浓度1小时可达峰值，生物利用度50%~80%；血浆蛋白结合率约75%，在体内分布较广，但以甲状腺浓集较多，能通过胎盘屏障，乳汁中浓度较高；主要在肝脏被代谢，部分结合葡萄糖醛酸后排出，代谢较快，作用维持时间短，$t_{1/2}$为1.5小时。甲巯咪唑的$t_{1/2}$为3~6小时，但在甲状腺组织中药物浓度可维持16~24小时，其疗效与甲状腺内药物浓度有关，与每日给药量呈正相关。甲巯咪唑每日给药1次（30mg）和每日给药3次（每次10mg）均可发挥较好的疗效，维持量为5~10mg/d。卡比马唑在体内转化为甲巯咪唑而发挥作用。

【药理作用】

1. **抑制甲状腺激素的合成** 硫脲类通过抑制甲状腺过氧化物酶所介导的碘活化、酪氨酸碘化、碘化酪氨酸偶联等过程而发挥作用。对过氧化物酶并无直接抑制作用，其本身作为过氧化物酶的底物被氧化，从而夺去碘化反应中的活性氧，影响甲状腺激素的生物合成。本类药物不影响碘的摄取，也不影响已合成的激素释放和发挥作用，故需待已合成储存的激素消耗后才能显现疗效。

2. **抑制外周组织的T_4转化为T_3** 丙硫氧嘧啶能抑制T_4在外周组织中脱去5'位的碘而生成T_3，可迅速控制血清中生物活性较强的T_3水平，故在辅助治疗重症甲亢、甲状腺危象时列为首选。甲巯咪唑的这种作用相对较弱。

3. **减弱β肾上腺素受体介导的糖代谢活动** 硫氧嘧啶可减少心肌和骨骼肌的β肾上腺素受体数目，降低腺苷酸环化酶活性，从而减弱β受体介导的糖代谢活动。

4. **免疫抑制作用** 循环血中甲状腺自身抗体和甲状腺过氧化物酶抗体是人类特有的甲状腺刺激性免疫球蛋白（thyroid stimulating immunogloblin，TSI），是引起Graves病的主要原因。其机制可能是抑制性T淋巴细胞对甲状腺的免疫监护功能，刺激B淋巴细胞，合成针对自身免疫性抗原的抗体。硫脲类可抑制 B 淋巴细胞合成抗体，降低血循环中 TSI 的水平，使抑制性 T 淋巴细胞功能恢复正常，因此对甲亢患者除能控制高代谢症状外，也有一定的对因治疗作用。

【临床应用】

1. 甲亢的内科治疗 适用于轻症和不宜手术或 ^{131}I 治疗的患者，如儿童、青少年、中重度而年老体弱者或兼有心、肝、出血性疾病的患者、手术后复发者等。开始治疗时常给大剂量以对甲状腺激素的合成产生最大抑制作用。起效慢，一般用药 2~3 周后甲亢症状才开始改善，基础代谢率恢复正常水平约需 1~2 个月。经 1~3 个月后症状明显减轻，当基础代谢率基本恢复时，药量即可递减直至维持量，维持量一般需用 1~2 年，疗程过短则易复发。遇有感染或其他应激时可临时酌加剂量。内科治疗可使约 40%~70% 患者不再复发。临床选药的顺序常为：丙硫氧嘧啶、甲巯咪唑、卡比马唑。

2. 甲状腺手术前准备 对需作甲状腺次全切除手术的患者，为减少麻醉和手术后的合并症，防止术后发生甲状腺危象，宜在手术前用硫脲类将甲状腺功能调整到正常或接近正常。由于用硫脲类后 TSH 分泌增多，致使腺体增生，组织脆而充血，故须在术前两周左右加服大量碘剂，使腺体坚实，减少充血，以利于手术进行。

3. 甲状腺危象时的辅助治疗 甲亢患者因感染、外伤、手术、情绪激动等应激诱因可导致大量甲状腺激素突然释放入血，导致病情急剧恶化，可使患者发生高热、心力衰竭、肺水肿、水和电解质紊乱等而死亡，称为甲状腺危象（Thyroid crisis）。对此，除消除诱因、对症治疗外应立即给予大剂量碘剂以抑制甲状腺激素的释放，并同时应用硫脲类药物（常选用丙硫氧嘧啶）作为辅助治疗，以阻断甲状腺激素的合成，剂量约为治疗量的 2 倍，疗程不宜超过一周。

【不良反应】 约有 3%~12% 用药者发生不良反应，以甲硫氧嘧啶发生率较高，丙硫氧嘧啶和甲巯咪唑发生较少。

1. 过敏反应 最常见，多为皮疹、药疹、荨麻疹等轻度过敏反应，也可有红斑狼疮样反应、关节痛、荨麻疹、浆膜炎等，停药后可自行消退。

2. 消化道反应 有厌食、呕吐、腹痛、腹泻等，严重者可见黄疸和中毒性肝炎。甲硫氧嘧啶偶有味、嗅觉改变。

3. 粒细胞缺乏症 为最严重的不良反应，发生率约 0.1%~0.5%，老年人较易发生。多在治疗后 2~3 个月内发生，故应定期查血象。甲亢本身也可使白细胞数偏低，须加以鉴别。该症状发展迅速可以致死，应嘱患者随时警惕前驱症状，如咽痛、发热等，一经发现立即停药就诊。

4. 甲状腺肿和甲状腺功能减退 长期用药后，可使血清甲状腺激素水平显著下降，反馈性增加 TSH 分泌而引起腺体代偿性增生，腺体增大、充血，重者可产生压迫症状。及时发现并停药常可自愈。如停药后不能恢复，则应采用甲状腺激素制剂作替代治疗。

因硫脲类药物易进入乳汁和通过胎盘屏障，妊娠时慎用或不用，哺乳期妇女禁用。因丙硫氧嘧啶具有较高的血浆蛋白结合率，通过胎盘屏障的量相对较少，故更适合于妊娠期甲亢患者。结节性甲状腺肿合并甲亢及甲状腺癌患者禁用。

【相互作用】 磺胺类、对氨水杨酸、对氨苯甲酸、保泰松、巴比妥类、酚妥拉明、磺酰脲类、维生素 B_{12} 等药物均能不同程度地抑制甲状腺功能，如与硫脲类同用，可能增强抗甲状腺效应。不宜与双香豆素类口服抗凝药合用，因可使后者作用加强，易致出血倾向。

二、碘和碘化物

碘和碘化物是人体内必需的微量元素之一，正常人每日需碘 100~150μg。目前常用复方碘溶液，又称卢戈液（Lugol's solution），含碘5%，碘化钾10%，也可用碘化钠等。本类药物以碘化物形式从胃肠道吸收，以无机碘离子（I^-）形式存在于血中，除被甲状腺摄取外，也可见于胆汁、唾液、汗、泪及乳汁中。

【药理作用】碘和碘化物是治疗甲状腺病最古老的药物，不同剂量的碘化物对甲状腺功能可产生不同的作用。

1. **小剂量的碘用于治疗单纯性甲状腺肿** 小剂量的碘是合成甲状腺激素的原料。如机体碘的供应不足，可致甲状腺激素合成不足，通过反馈机制使 TSH 分泌增加，促使甲状腺增生，产生单纯性甲状腺肿。在缺碘地区补充适量碘化物可防治单纯性甲状腺肿。

2. **大剂量碘有抗甲状腺作用** 大剂量碘化物对甲亢患者和正常人都能产生抗甲状腺作用，且作用快而强，用药 1~2 天就起效，10~15 天达最大效应。其机制主要是抑制甲状腺激素的释放，通过抑制甲状腺球蛋白水解酶，使甲状腺激素不能和甲状腺球蛋白解离，从而迅速降低血循环中甲状腺激素水平；还可通过抑制过氧化物酶，影响酪氨酸碘化和碘化酪氨酸的缩合，使 T_3、T_4 合成减少。大剂量的碘产生的这种抗甲状腺效应被称为 Wolff - Chaikoff 效应。但这种作用具有自限性，连续用药约两周后，腺泡内碘离子浓度高到一定程度时，甲状腺摄碘能力即自动降低，胞内碘离子浓度下降，上述抗甲状腺作用消失，甲亢症状复发甚至加重，Wolff - Chaikoff 效应发生"逸脱"而不再有效。故碘化物不能单独用于甲亢内科治疗。此外大剂量碘能抑制垂体分泌 TSH，使腺体缩小变硬，血管减少，但对其机制了解尚少。

【临床应用】

1. **防治单纯性甲状腺肿** 在缺碘地区食盐中添加万分之一或十万分之一的碘化钾或碘化钠，可有效地防止发病，预防剂量应视缺碘情况决定，早期患者给予碘化钾（10mg/d）或复方碘溶液（0.1~0.5ml/d）。必要时加用甲状腺制剂以抑制腺体代偿性增生肥大。早期病例疗效好，晚期患者疗效较差。如腺体太大或已有压迫症状应考虑手术治疗。

2. **甲亢手术前准备** 先用硫脲类药物控制病情至接近正常，术前两周加用大剂量碘剂，如复方碘溶液 3~5 滴/次，3 次/天，可使甲状腺激素分泌减少，改善甲亢症状，并能对抗硫脲类引起 TSH 增多的作用，使甲状腺组织内血管减少，腺体缩小变硬，有利于手术进行。

3. **甲状腺危象的治疗** 可将碘化物加到 10% 葡萄糖溶液中静脉滴注，也可服用复方碘溶液，并在两周内逐渐停服，需同时配合服用硫脲类药物。

【不良反应】

1. **过敏反应** 给药后立即或几小时后发生，主要表现为上呼吸道刺激症状、发热、皮疹、皮炎，也可有血管神经性水肿，严重者有喉头水肿，可致窒息。停药后即可消退，必要时采取抗过敏措施。对碘过敏和活动性肺结核患者禁用。

2. **慢性碘中毒** 长期应用可出现口腔及咽喉烧灼感、唾液分泌增多、鼻窦和眼结膜刺激症状及唾液腺肿大等，一般停药后可消退。

3. **诱发甲状腺功能紊乱** 长期服用碘化物可诱发甲亢，也可诱发甲减或甲状腺肿大。慢性阻塞性肺疾患者应用大剂量碘剂治疗时可发生伴有或不伴有甲减的甲状腺肿。甲状腺肿大或甲状腺受过损害患者以及有甲状腺功能亢进家族史者慎用。

因碘可通过胎盘或进入乳汁引起胎儿或新生儿甲状腺肿,严重的可压迫气管而致命,故孕妇及乳母应慎用。

三、放射性碘

碘的放射性同位素有 ^{131}I、^{125}I、^{123}I 等几种。^{125}I 的 $t_{1/2}$ 太长(60 天),^{123}I 的 $t_{1/2}$ 太短(13 小时),均不便于应用,^{131}I 的 $t_{1/2}$ 约 8 天,用药后一个月可消除其放射性的 90%,56 天消除 99%,因而比较适用。

【药理作用】甲状腺具有高度摄碘能力,口服或静脉注射 ^{131}I 碘化钠溶液后,^{131}I 可被甲状腺摄取浓集,并可产生 β 射线(占 99%),β 射线在组织内的射程仅 0.5~2mm,因此其辐射作用只限于甲状腺内;又因增生组织对射线敏感性大,射线主要破坏甲状腺实质,而损伤很少波及其他组织,故 ^{131}I 起到类似手术切除部分甲状腺的作用,^{131}I 也可产生少量 γ 射线(占 1%),可在体外测得,可用作甲状腺摄碘功能测定。

【临床应用】

1. 甲状腺功能亢进的治疗 由于放射性物质对人体具有广泛的影响,尤其是其可能的致癌及致突变作用,故应严格限制其适应证。放射性 ^{131}I 仅适用于不宜手术、手术后复发、因过敏或其他原因不能应用硫脲类抗甲状腺药者,长期药物治疗无效或复发者。^{131}I 的剂量通常按估计的甲状腺重量、有效 $t_{1/2}$ 和最高摄碘率计算。但个体对射线作用的敏感性有差异。故剂量不易准确掌握,相当数量的患者需作第二或第三次治疗,但每次治疗后至少观察半年才可考虑下一次治疗。^{131}I 作用缓慢,一般用药一个月后开始见效,3~4 个月后甲状腺功能恢复正常。20 岁以下患者、妊娠或哺乳妇女及肾功能不良者均不宜应用 ^{131}I。

2. 甲状腺摄碘功能测定 小量 ^{131}I 可用于测定甲状腺摄碘功能。试验前两周停用一切可能影响碘摄取和利用的药物和食物,试验当日空腹服小量 ^{131}I,服药后 1 小时、3 小时、24 小时(或 2 小时、4 小时、24 小时)分别测定甲状腺的放射性,计算摄碘百分率。甲亢患者摄碘率较高,3 小时摄碘率超过 30%~50%,24 小时超过 45%~50%,且摄碘高峰时间前移。甲减患者与此相反,摄碘最高不超过 15%,高峰在 24 小时以后。

【不良反应】剂量过大易致甲状腺功能低下,故应严格掌握剂量和密切观察有无不良反应,一旦发生甲状腺功能低下应补充甲状腺激素。少数患者服药后有憋气及甲状腺部位疼痛,重症病例或剂量过大时,可从被破坏的腺体放出大量激素而发生甲状腺危象,宜先用其他抗甲状腺药控制病情,再用放射性碘治疗。服 ^{131}I 前 2~4 周应避免用碘剂及其他含碘食物。卵巢也是碘的集中场所,可能对遗传产生影响;用 ^{131}I 治疗后可能产生异常染色体。因此,^{131}I 禁用于妊娠甲亢、儿童甲亢及重症甲亢。

四、β 受体阻断药

【药理作用】β 受体阻断药主要通过阻断 β 受体,减轻甲亢患者交感-肾上腺系统兴奋所致的心率加快、心悸、多汗、手震颤等症状,此外还可通过阻断迷走神经作用而抑制甲状腺激素的分泌。普萘洛尔还能抑制外周组织的 5′-脱碘酶而减少 T_3 生成;阿替洛尔和美托洛尔则因同时还抑制 5′-脱碘酶而减少 T_3 和 rT_3 生成。本类药物不干扰硫脲类药物对甲状腺的作用,且起效快。以无内在拟交感活性的 β 肾上腺素受体阻断药较为常用。

【临床应用】普萘洛尔等 β 肾上腺素受体阻断药主要用于控制甲亢、甲亢术前准备及甲状腺危象时的辅助治疗,适用于不宜用抗甲状腺药、不宜手术及 ^{131}I 治疗的甲亢患者。甲亢患者用药后，可迅速减轻焦虑、震颤及窦性心动过速等症状；甲亢术前大剂量应用可避免甲状腺充血，甲状腺体肿大和变脆，缩短手术时间，有利于手术进行；静脉注射可帮助甲状腺危象患者度过危险期，若与硫脲类药物合用疗效更佳。

【**不良反应**】不良反应较少，但应注意防止β受体阻断药对心血管系统和气管平滑肌等的不良反应。

（胡庆华）

扫码"练一练"

第二十八章　作用于生殖系统的药物

扫码"学一学"

作用于生殖系统的药物包括对生殖器官影响的药物及对性激素影响的药物，对生殖器官影响的药物主要有子宫平滑肌兴奋药和抑制药、治疗阴茎勃起功能障碍的药物，对性激素影响的药物主要有雌激素类药及其拮抗药、孕激素类药、雄激素类药（包含同化激素类药）及其拮抗药、避孕药等。

第一节　子宫平滑肌兴奋药和抑制药

一、子宫平滑肌兴奋药

子宫平滑肌兴奋药（oxytocics）是一类选择性兴奋子宫平滑肌的药物。由于药物种类不同、用药剂量不同以及子宫生理状态的不同，可引起子宫节律性收缩（用于催产和引产），也可引起强直性收缩（用于产后止血和产后子宫复原），如使用不当可造成子宫破裂与胎儿窒息的严重后果，因此必须慎重使用和适当掌握剂量。常用药物有缩宫素、麦角生物碱、垂体后叶素、前列腺素等。

缩 宫 素

缩宫素（oxytocin）又称催产素（pitocin），是由下丘脑室旁核、视上核神经元产生的激素原裂解生成的神经垂体激素，并沿下丘脑–垂体束转运至神经垂体后，与神经垂体转运蛋白结合形成复合物，贮存于神经末梢。在适宜的刺激下，神经激素与转运蛋白被同时释放入血，随血液循环到达靶器官而发挥药理作用。现在常用的缩宫素是从牛、猪垂体后叶提取，也可人工合成。从动物神经垂体提取的药物制剂中含有缩宫素和少量的加压素（vasopressin，又称抗利尿激素），但人工合成品内不含加压素。我国药典规定缩宫素的效价以单位计算，一个单位相当于 $2\mu g$ 纯缩宫素。

【体内过程】口服后在消化道易被破坏故无效；能经鼻腔及口腔黏膜吸收；肌注吸收良好，3~5 分钟内生效，效果维持 20~30 分钟。静脉注射起效更快，但维持时间更短，故通常都以静脉滴注维持疗效。缩宫素可透过胎盘。大部分经肝脏及肾脏破坏，少部分以结合形式经肾脏排泄。在妊娠期间血浆中会出现缩宫素酶，可使缩宫素失活，这时缩宫素的 $t_{1/2}$ 为 5~12 分钟。

【药理作用及机制】

（1）兴奋子宫　缩宫素直接兴奋子宫平滑肌加强其收缩。小剂量缩宫素（2~5U）加强子宫（特别是妊娠末期的子宫）的节律性收缩，使收缩振幅加大，张力稍增加，收缩的性质与正常分娩相似，可促进胎儿娩出。大剂量缩宫素（5~10U）使子宫产生持续强直性收缩，不利于胎儿娩出子宫。平滑肌对缩宫素的敏感性与体内雌激素和孕激素水平密切相关，雌激素可提高敏感性，孕激素则降低此敏感性。在妊娠早期，孕激素水平，高敏感性低；妊娠后期，雌激素水平高，敏感性增高。在妊娠 20 周至 39 周之间，敏感性可增加 8

倍,临产时子宫最为敏感,分娩后子宫的敏感性又逐渐降低。

缩宫素作用机制比较复杂,已证明在人子宫平滑肌有缩宫素受体,故认为缩宫素通过与受体结合而发挥作用;钙通道开放引起 Ca^{2+} 的内流也参与该机制,也有动物实验表明缩宫素作用于子宫内膜和蜕膜的受体产生并释放前列腺素,能兴奋子宫平滑肌并使子宫颈变软、展平及扩张,也发现在缩宫素引产成功的孕妇血浆中该类物质含量明显升高。

(2) 乳腺分泌和降压作用　缩宫素能使乳腺泡周围的肌上皮细胞(属平滑肌)收缩,促进排乳。大剂量还能短暂地松弛血管平滑肌,引起血压下降并有轻度抗利尿作用。

【临床应用】

(1) 催产和引产　对于无产道障碍而宫缩无力的难产可用小剂量缩宫素加强子宫的收缩性能促进分娩。对于死胎、过期妊娠或因患严重心脏病等病的孕妇,需提前中断妊娠者可用缩宫素引产。

(2) 产后止血　产后出血时立即皮下或肌注较大剂量缩宫素(5～10U)迅速引起子宫强直性收缩,从而压迫子宫肌层内血管而止血。但缩宫素作用不持久,应加用麦角制剂使子宫维持收缩状态。

【不良反应】缩宫素过量引起子宫高频率甚至持续性强直收缩可致胎儿窒息或子宫破裂,因此作催产或引产时必须注意下列两点:①严格掌握剂量,避免发生子宫强直性收缩②严格掌握禁忌证,凡产道异常、胎位不正、头盆不称、前置胎盘、三次妊娠以上的经产妇、有剖腹产史者禁用,以防引起子宫破裂或胎儿窒息。

此外大剂量使用缩宫素时,可导致抗利尿作用的发生,如果患者输液过多或过快,可出现水潴留和低钠血症。

麦 角 生 物 碱

麦角(ergot)是寄生在黑麦及其他禾本科植物上的一种麦角菌干燥菌核。麦角中含有多种生物碱,在化学结构上都是麦角酸的衍生物,可分为两类:①胺生物碱类,代表药有麦角新碱和甲基麦角新碱,均易溶于水,对子宫的兴奋作用强而快,但药效维持时间较短;②肽生物碱类,代表药有麦角胺和麦角毒,均难溶于水,对血管作用显著,起效缓慢,但药效维持时间较久。麦角生物碱除了可激动或阻断 5-HT 受体外,还可作用于 α 肾上腺素受体 DA 受体。

【药理作用】

(1) 兴奋子宫作用　麦角生物碱能选择性兴奋子宫平滑肌,其作用也取决于子宫的机能状态:妊娠子宫对麦角碱类比未妊娠子宫敏感,在临产时或新产后则最敏感。麦角生物碱与缩宫素不同,它们的作用比较强而持久,剂量稍大即引起子宫强直性收缩,对子宫体和子宫颈的兴奋作用无明显差别,因此不宜用于催产和引产,兴奋子宫平滑肌以麦角新碱的作用最快最强。

(2) 收缩血管和阻断 α 肾上腺素受体作用　麦角生物碱也能够收缩血管,氨基酸麦角碱类(特别是麦角胺)能直接作用于动静脉血管使其收缩,大剂量还会损伤血管内皮细胞,长期服用可导致肢端干性坏疽。麦角生物碱(氨基酸麦角碱类)尚具有阻断 α 受体作用,使肾上腺素的升压作用翻转,但在临床上此剂量已能引起很多副作用,故无应用价值,麦角新碱则无此作用。

【临床应用】麦角新碱可用于治疗产后或其他原因引起的子宫出血，能使子宫平滑肌强直性收缩，机械压迫血管而止血。麦角生物碱（常用麦角流浸膏）可用于加速产后子宫复原。麦角胺能够收缩脑血管治疗动脉搏动引起的偏头痛。麦角毒的氢化物称氢麦角毒，具有抑制中枢、舒张血管（主要由于抑制血管运动中枢）、降低血压的作用可与异丙嗪、哌替啶配成冬眠合剂。

【不良反应】注射麦角新碱可致呕吐、血压升高等不良反应。因此妊娠毒血症产妇产后应慎用。麦角流浸膏中含有麦角毒和麦角胺长期应用可损伤血管内皮细胞，特别是肝脏或外周血管有病者更为敏感。此外，麦角新碱偶致过敏反应。

垂体后叶素

垂体后叶素（pituitrin）是从牛、猪的垂体后叶中提取的，粗制品内含缩宫素和加压素（抗利尿素）故对子宫平滑肌的选择性不高，在作为子宫兴奋药的应用上已逐渐被缩宫素所代替。它所含的加压素能与肾脏集合管的受体相结合，增加集合管对水分的再吸收，使尿量明显减少，因此可用于治疗尿崩症。加压素对未孕子宫有兴奋作用但对妊娠子宫作用不强。本品还能收缩血管（特别是毛细血管和小动脉），在肺出血时可用来收缩小动脉而止血；也能收缩冠状血管，故冠心病患者禁用。此外加压素尚有升高血压和兴奋胃肠道平滑肌的作用。本品不良反应有面色苍白、心悸、胸闷、恶心、腹痛及过敏反应等。

前 列 腺 素

前列腺素（prostaglandins，PGs）是一类广泛存在于体内的不饱和脂肪酸，早期是从羊精囊提取，现可用生物合成法或全合成法制成。与生殖系统有关的前列腺素有前列腺素 E2（PGE2，地诺前列酮）、前列腺素 F2α（PGF2α，地诺前列素）和硫前列酮（sulprostone）。PGF2α 等静注、阴道内、宫腔内或羊膜腔内给药均有效，与缩宫素不同上述几种前列腺素对各期妊娠的人子宫都有显著的兴奋作用，对分娩前的子宫尤为敏感，对妊娠初期和中期效果较缩宫素强；引起子宫收缩的特性与正常分娩相似，在增强子宫平滑肌节律性收缩的同时，尚能使子宫颈平滑肌松弛，用于足月或过期妊娠引产也可用于 28 周前的宫腔内死胎或良性葡萄胎以排出宫腔内异物。不良反应主要为恶心、呕吐、腹痛等胃肠道兴奋现象。

二、子宫平滑肌抑制药

子宫平滑肌抑制药能够抑制子宫平滑肌使其收缩力减弱收缩节律减慢，故又称抗分娩药。临床主要用于防治早产和痛经，常用的子宫平滑肌抑制药有 β₂ 受体激动药、硫酸镁、钙拮抗药、环氧化酶抑制药等。

β₂ 受 体 激 动 药

β₂ 受体激动药通过激动子宫平滑肌细胞膜上的 β₂ 受体增加 cAMP 浓度，继而降低细胞内钙水平，引起子宫平滑肌松弛抑制宫缩。其中利托君（ritodrine）是专作为子宫松弛药而设计的，其化学结构与异丙肾上腺素相似，对非妊娠和妊娠子宫都有抑制作用，可用于防治早产。此外还有特布他林（terbutaline）、沙丁胺醇（salbutamol）、海索那林（hexoprenaline）也属于此类用药。

这类药对孕妇和胎儿均能引起心率加快、心肌耗氧量增加、血压上升、血糖升高、水钠潴留、血容量增加等不良反应，应用利托君严重者出现肺水肿而死亡。本类药物禁忌证多，使用时应严格掌握适应证，在具备抢救条件的医院并在医生的密切观察下使用。

硫 酸 镁

硫酸镁（magnesium sulfate）可显著抑制子宫平滑肌的收缩，可用于防治早产。硫酸镁还可以抑制中枢神经系统，抑制运动神经-肌肉接头乙酰胆碱的释放，降低血管平滑肌的收缩作用，缓解外周血管痉挛发作，因而对妊娠期高血压、子痫前期和子痫均具有预防和治疗作用。硫酸镁静脉注射后常可以引起潮热、出汗、口干，注射速度如果过快可以引起头晕、恶心、呕吐、眼球震颤等；极少数病例还会发生血钙降低，肺水肿。用药剂量过大甚至可能引起肾功能不全、心脏抑制和呼吸抑制等严重不良反应。

钙 拮 抗 药

钙通道阻滞药主要作用于子宫平滑肌细胞动作电位的复极阶段，能选择性抑制钙离子内流，从而抑制子宫收缩，松弛子宫平滑肌。如硝苯地平（nifedipine）可拮抗缩宫素所引起的子宫兴奋作用，故可以用于早产的治疗。

环 氧 化 酶 抑 制 剂

环氧化酶抑制药，如引哚美辛（indometacin）对子宫收缩呈现非特异性抑制作用，可用于早产的治疗。但因其能引起胎儿动脉导管提前关闭，导致肺动脉高压继而损害肾脏，减少羊水等作用，故本药在临床使用时应十分慎重，仅在 β_2 肾上腺素受体激动药、硫酸镁等药物使用无效或使用受限时应用，且限用于妊娠 34 周之内的妇女。

第二节 雌激素类药及其拮抗药

雌激素类药指具有雌激素样作用的药物，包括雌二醇的衍生物炔雌醇、炔雌醚、戊酸雌二醇以及非甾体类药物己烯雌酚等。抗雌激素类药指具拮抗雌激素作用的药物，包括氯米芬、雷洛昔芬和曲来唑等。

一、雌激素类药

卵巢分泌的雌激素（estrogens）主要是雌二醇（estradiol，E_2），从孕妇尿中提出的雌酮（enstrone，E_1）和雌三醇（estriol，E_3）等为雌二醇的代谢产物。雌二醇是传统的雌激素类药物，活性较低，近年来以雌二醇为母体人工合成许多高效的衍生物主要有口服强效雌激素药——炔雌醇（ethinylestradiol）、口服长效雌激素药——炔雌醚（quinestiol）及一次肌内注射后的药物治疗可持续数周的戊酸雌二醇（estradiol valerate）等。人工合成的类固醇类雌激素还有美雌醇、马烯雌酮等。替勃龙（tilbolone）是人工合成的组织特异性甾体激素，用于绝经后妇女的激素替代治疗，其代谢产物兼有雌、孕、雄激素 3 种激素的活性。妊马雌酮（conjugated estrogens，雌酮硫酸盐和马烯雌酮硫酸盐的混合物）因应用方便、长效、不良反应较少等特点被广泛应用。此外也曾合成一些结构较简单的非甾体类具有雌激素样作用的药物，如己烯雌酚（diethylstilbestrol），从其立体结构看可将其视为断裂的甾体结构。

【体内过程】天然雌激素如雌二醇可经消化道吸收但易在肝被破坏，故口服效果远比注射差；在血液中大部分雌二醇可与性激素结合球蛋白特异性结合，也可与白蛋白非特异性地结合；部分以与葡萄糖醛酸及硫酸结合的形式从肾脏排出，也有部分从胆道排泄并形成肝肠循环。

人工合成的炔雌醇、炔雌醚或己烯雌酚等在肝内代谢较慢，口服效果好，吸收后储存于体内脂肪组织内作用持久，而高效油溶液制剂或与脂肪酸化合成酯肌注给药可延缓吸收延长其作用时间。炔雌醚在体内可贮存于脂肪组织中，作用可持续 7~10 天。大多数雌激素可通过皮肤及黏膜吸收，因此可通过改变其剂型进行局部给药。

【生理及药理作用】

（1）生殖系统　①子宫：雌激素可促进子宫肌层和内膜增殖变厚，其引起的子宫内膜异常增殖可引起子宫出血；雌激素与孕激素共同调节月经周期的形成；可显著增加子宫平滑肌对缩宫素的敏感性；可促使子宫颈管腺体分泌黏液，有利于精子的穿透和存活。②输卵管：雌激素可促进输卵管肌层发育及收缩，使输卵管管腔上皮细胞分泌增加及纤毛生长。③阴道：雌激素可刺激阴道上皮细胞的增生，使阴道黏膜增厚及成熟、浅表层细胞角化。在乳酸杆菌的作用下使阴道环境 pH 呈酸性，维持阴道的自净功能。

（2）发育　在女性，雌激素可促使色素沉着于大、小阴唇，使脂肪在体内呈女性分布，促进性器官的发育和成熟，维持女性第二性征；此外，小剂量的雌激素能刺激乳腺导管及腺泡的生长发育，大剂量的雌激素则能抑制催乳素对乳腺的刺激作用，减少乳汁分泌。在男性，雌激素能拮抗雄激素，幼年时雌激素缺乏会显著延缓青春期的发育，成年时雌激素会抑制前列腺的增生。

（3）心血管系统　雌激素可以增加一氧化氮和前列腺素的合成，舒张血管，抑制血管平滑肌细胞的异常增殖和迁移，并且通过减轻心肌缺血-再灌注损伤、抗心律失常等作用发挥保护心脏的功能。

（4）排卵　小剂量的雌激素，特别是在孕激素的配合下，刺激促性腺激素分泌，从而促进排卵，而大剂量的雌激素通过负反馈机制可减少促性腺激素释放，从而抑制排卵。

（5）神经系统　雌激素能促进神经细胞的生长、分化、存活与再生，并且促进神经胶质细胞的发育及突触的形成；此外，雌激素还能够促进乙酰胆碱、多巴胺、5-羟色胺等神经递质的合成。

（6）代谢　雌激素能够激活肾素-血管紧张素系统，使醛固酮分泌增加，促进肾小管对水、钠的重吸收，故可致轻度的水钠潴留和血压升高；雌激素在儿童可显著增加骨骼的钙盐沉积，促进长骨骨骺愈合，在成人则能增加骨量，改善骨质疏松；大剂量的雌激素则能升高血清甘油三酯、磷脂和高密度脂蛋白，降低血清胆固醇和低密度脂蛋白；雌激素可以减少胆酸的分泌，降低女性结肠癌的发病率；雌激素还可以降低糖耐量。

（7）其他　雌激素可增加凝血因子Ⅱ、Ⅶ、K、Ⅹ的活性，从而促进血液凝固，还能增加纤溶活性，雌激素可使真皮增厚，结缔组织内胶原分解减慢，使表皮增殖，保持皮肤弹性及改善血液供应。

【临床应用】

（1）绝经期综合征及骨质疏松　绝经期综合征是更年期妇女因雌激素分泌减少垂体促性腺激素分泌增多造成内分泌平衡失调的现象。采用雌激素替代治疗可抑制垂体促性腺激素的分泌，从而减轻各种症状并能防止由雌激素水平降低所引起的病理性改变。临床报道围绝经期使用雌激素和孕激素能预防骨质丢失引起的骨质疏松并可降低冠心病的发生率，绝经期和老年性骨质疏松可合用雌激素与雄激素治疗，此外局部给药用于老年性阴道炎及女阴干枯症等治疗。

（2）卵巢功能不全和闭经　原发性或继发性卵巢功能低下者以雌激素替代法治疗，可促进外生殖器、子宫及第二性征的发育，合用孕激素类可产生人工月经周期。

（3）功能性子宫出血　可用雌激素促进子宫内膜增生修复出血创面，也可适当配伍孕激素以调整月经周期。

（4）乳房胀痛　部分妇女停止授乳后可发生乳房胀痛，可用大剂量雌激素抑制乳汁分泌克服胀痛，俗称回奶。由于此时垂体分泌的催乳素并不减少，故认为大剂量雌激素类抑制泌乳主要是通过在乳腺水平干扰催乳素作用奏效的。

（5）晚期乳腺癌　绝经五年以上的乳腺癌可用雌激素治疗，缓解率可达40%左右，但绝经前患者禁用，因为这反而可能促进肿瘤的生长。

（6）前列腺癌　大剂量雌激素类可使症状改善，肿瘤病灶退化，这是其抑制垂体促性腺激素分泌使睾丸萎缩而抑制雄激素的产生所致，也有抗雄激素的作用参与。

（7）痤疮　青春期痤疮是由于雄激素分泌过多所致，故可用雌激素类治疗。

（8）避孕　与孕激素合用可产生避孕作用。

【不良反应】①常见恶心、食欲不振，早晨多见，口服时多见从小剂量开始逐渐增加剂量可减轻反应。②长期大量应用可引起子宫内膜过度增生及子宫出血，有子宫出血倾向、子宫内膜炎者慎用。③本品在肝脏灭活并可能引起胆汁郁积性黄疸，肝功能不良者慎用。④雌激素可加重偏头痛和诱发抑郁症。

二、抗雌激素类药

本类药物根据作用机制的不同，主要包括雌激素受体拮抗药、选择性雌激素受体调节药和芳香化酶抑制药。

1. 雌激素受体拮抗药　该类药物竞争性拮抗雌激素受体，从而抑制雌激素的作用。常用的雌激素受体拮抗药有氯米芬（clomiphene）。氯米芬与己烯雌酚的化学结构相似，有较弱的雌激素活性和中等程度的抗雌激素作用。此类药物可阻断下丘脑的雌激素受体，消除雌二醇的负反馈抑制，促使垂体前叶分泌促性腺激素，诱发排卵。在临床上可以用于治疗功能性不孕症、功能性子宫出血、绝经后期乳腺癌及长期应用避孕药后发生的闭经等。主要不良反应有多胎及视觉异常等。长期大剂量应用可引起卵巢肥大，卵巢囊肿患者禁用。

2. 选择性雌激素受体调节药　本类药物与不同组织的雌激素受体亲和力不同，可作为部分激动药或部分拮抗药而发挥作用，也被称为组织特异性雌激素受体调节药。如雷洛昔芬（raloxifene）对乳腺和子宫内膜上的雌激素受体没有作用，但能特异性拮抗骨组织的雌激素受体而发挥作用，临床多用于骨质疏松症的治疗。

3. 芳香化酶抑制药　芳香化酶，一种CYP450酶，是合成雌激素的限速酶，存在于卵巢、脑、脂肪、肌肉、骨骼等组织中。抑制芳香化酶可减少雌激素的生成。常用药物有来曲唑（letrozole），临床多用于雌激素依赖性肿瘤的治疗。

第三节　孕激素类药

孕激素（progestogens）主要由卵巢黄体分泌，妊娠3~4个月后黄体逐渐萎缩而由胎盘分泌代之，直至分娩。在近排卵期的卵巢及肾上腺皮质中也有一定量的孕激素产生；黄体分泌孕激素为黄体酮（progesterone，孕酮）。天然孕激素含量很低，口服无效，临床应用的是人工合成品及其衍生物，孕激素类按化学结构可分为两大类：

（1）17α-羟孕酮类　由黄体酮衍生而来，如氯地孕酮（chlormadinone）、甲羟孕酮（medroxyprogesterone，安宫黄体酮，普维拉）、甲地孕酮（megestrol）等。在此类孕激素的17位加上长的酯链则使其治疗作用时间延长。

（2）19-去甲睾丸酮类　由炔孕酮衍生而获得，结构与睾酮相似，如炔诺酮（norethisterone，norlutin）、双醋炔诺酮（ethynodiol diacetate）、炔诺孕酮（norgestrel，18-甲基炔诺酮、高诺酮）等。

【体内过程】黄体酮口服后在胃肠及肝迅速失活，效果差，注射给药吸收好；其血浆蛋白结合率高，游离的仅占3%，代谢产物主要与葡萄糖醛酸结合从肾排出；人工合成的炔诺酮、甲地孕酮等作用较强，在肝脏失活较慢，可口服，是避孕药的主要成分；油溶液肌注给药可发挥长效作用。

【生理及药理作用】

（1）生殖系统　①月经后期在雌激素作用的基础上使子宫内膜继续增厚、充血、腺体增生并分支由增殖期转为分泌期，有利于孕卵的着床和胚胎发育；抑制子宫颈管腺体分泌黏液，从而减少精子进入。②抑制子宫的收缩并降低子宫对缩宫素的敏感性。③一定剂量可抑制垂体前叶黄体生成素的分泌从而抑制卵巢排卵。④可促使乳腺腺泡发育，为哺乳作准备。

（2）代谢　竞争性地对抗醛固酮从而促进Na^+和Cl^-的排泄并利尿。可促进蛋白质的分解，增加尿素氮的排泄；可增加血中低密度脂蛋白，对高密度脂蛋白无或仅有轻微的影响；此外，黄体酮还是肝药酶的诱导剂，可以促进药物的代谢。

（3）神经系统　黄体酮可通过下丘脑体温调节中枢影响散热过程，轻度升高体温，使月经周期黄体相的基础体温升高；有中枢抑制和催眠的作用，还能增加呼吸中枢对CO_2的通气反应，从而降低CO_2分压。

【临床应用】

（1）功能性子宫出血　因黄体功能不足所致子宫内膜不规则成熟与脱落而引起子宫出血时，应用孕激素类可使子宫内膜协调一致地转为分泌期，故可维持正常的月经。

（2）痛经和子宫内膜异位症　可抑制排卵并减轻子宫痉挛性收缩而止痛，也可使异位的子宫内膜退化，与雌激素合用疗效更好。

（3）先兆流产与习惯性流产　因黄体功能不足所致的先兆流产与习惯性流产，孕激素类可安胎但对习惯性流产疗效不佳，19-去甲睾酮类具雄激素作用可使女性胎儿男性化，故不宜采用，黄体酮也可引起生殖性畸形须注意。

（4）子宫内膜腺癌、前列腺肥大或癌症

【不良反应】较少偶见头晕、恶心及乳房胀痛等，长期应用可引起子宫内膜萎缩，月经量减少，并易发阴道真菌感染，19-去甲睾酮类大剂量时可致肝功能障碍。

第四节　雄激素类药和抗雄激素类药

一、雄激素类药

天然雄激素（androgens）主要是睾酮（testosterone），由睾丸间质细胞分泌。肾上腺皮质、卵巢和胎盘等也能够分泌少量的睾酮。在临床上，多使用人工合成的睾酮衍生物，例如丙酸睾酮（testosteronepropionate，丙酸睾丸素）、睾酮（mesterolone）和氟甲睾酮（fluoxymesterone）等。

【体内过程】睾酮口服后极易被肝脏破坏，故生物利用度低，一般使用睾酮的油溶液进行肌内注射或植入皮下给药。睾酮的酯类化合物吸收缓慢，故作用时间长。睾酮的代谢产物与葡萄糖醛酸结合后随尿液排出。甲睾酮不易被肝脏破坏，既可口服，也可舌下给药。

【生理及药理作用】

（1）生殖系统　睾酮可促进男性生殖器官的发育和成熟，形成并维持男性第二性征，促进精子的生成与成熟。大剂量睾酮可负反馈抑制垂体前叶分泌促性腺激素，对于女性可减少卵巢雌激素的分泌，并有直接抗雌激素的作用。

（2）同化作用　睾酮能明显促进蛋白质的合成（同化作用），促进肌肉的增长，体重的增加，减少蛋白质的分解（异化作用），减少尿氮的排泄，从而形成正氮平衡，同时可引起水、钠、钙、磷的潴留。

（3）提高骨髓造血功能　骨髓造血功能低下时，大剂量睾酮促进肾脏分泌促红细胞生成素，同时直接刺激骨髓细胞的造血功能，使红细胞的生成增加。

（4）免疫增强作用　睾酮促进免疫球蛋白的合成，增强机体免疫功能和巨噬细胞的吞噬功能，具有一定的抗感染能力，且具有糖皮质激素样抗炎作用。

（5）其他作用　睾酮通过激活雄激素受体和偶联K^+通道，对心血管系统进行良好的调节，可影响脂质代谢，降低胆固醇；调节凝血和纤溶的过程；使血管平滑肌细胞舒张，血管张力降低等。还可抑制高胰岛素血症、高糖和代谢综合征的发生。

【临床应用】

（1）替代疗法　对无睾症（先天或后天两侧睾丸缺损）或类无睾症（睾丸功能不足）的患者、男性性功能低下的患者，可用睾酮做替代疗法。

（2）围绝经期综合征与功能性子宫出血　通过对抗雌激素的作用，使子宫平滑肌和子宫血管收缩，逐渐使子宫内膜萎缩而止血。更年期患者更为适用。对于严重出血的患者，可注射己烯雌酚、黄体酮和丙酸睾酮三药的混合物，达到止血的目的，停药时应逐渐减少药量，停药后易发生撤退性的出血。

（3）晚期乳腺癌　雄激素能够缓解部分患者的病情，可能与雄激素对抗雌激素的活性以及抑制垂体前叶分泌促性腺激素的作用有关。雄激素还可对抗催乳素对癌组织的刺激作用，其治疗效果与癌细胞中雌激素受体的含量呈现正相关趋势。

（4）贫血　丙酸睾酮或甲睾酮可改善骨髓的造血功能，可用于再生障碍性贫血以及其他贫血性疾病。

（5）虚弱　由于雄激素的同化作用，各种消耗性疾病、骨质疏松、生长延缓、长期卧床、损伤、放疗等身体虚弱状况可用小剂量的雄激素进行治疗,可增加患者食欲,加快患者体质恢复。

(6) 预防良性前列腺增生　雄激素可降低前列腺内双氢睾酮的水平,预防良性前列腺增生,但治疗效果不显著。

【不良反应】女性长期应用雄激素后,出现男性化改变如:痤疮、多毛、声音变粗、闭经、乳腺退化等。男性患者则可发生性欲亢进,也有部分患者可出现女性化,这是由于雄激素在性腺外组织转化为雌激素所引起,长期用药后的负反馈作用使睾丸萎缩,精子生成减少。17α 位由烷基取代的睾酮类药物可干扰肝内毛细胆管的排泄功能,如发现引起黄疸应立即停止用药。

【禁忌证及应用注意】孕妇及前列腺癌患者禁用。肾炎、肾病综合征、肝功能不良、高血压及心力衰竭患者也应慎用。

二、抗雄激素类药

抗雄激素类药物指能够对抗雄激素生理效应的药物,包括雄激素合成抑制剂和雄激素受体阻断剂等。

环丙孕酮(cyproterone)是 17α-羟孕酮类化合物,具有较强的孕激素样作用,可反馈抑制下丘脑垂体系统,降低血浆中的 LH、FSH 水平,从而降低睾酮的分泌水平。环丙孕酮还可阻断雄激素受体,抑制内源性雄激素的药理作用,治疗男性性欲异常。对于前列腺癌患者,当其他药物使用无效或患者无法忍受时,可服用环丙孕酮。环丙孕酮与雌激素合用可治疗女性严重痤疮和特发性多毛症。服用由环丙孕酮 2mg 与炔雌醇 35μg 组成的复方避孕片,不仅避孕效果良好,同时可提高服药妇女的 HDL 胆固醇水平。围绝经期女性的激素结合球蛋白减少,使游离雌激素增多,环丙孕酮抑制雄激素,可显著降低心血管不良事件的发生率。因本药抑制性功能和性发育,故禁用于未成年人。因其可影响肝功能、糖代谢、血象、肾上腺皮质的功能,故用药期间需严密观察。

第五节　避孕药

生殖是一个复杂的生理过程,包括精子和卵子的形成、成熟、排放、受精、着床及胚胎发育等多个环节,阻断其中任何一个环节均可达到避孕或终止妊娠的目的。目前应用避孕药是一种安全、有效、使用方便、较理想的避孕方法,现有的避孕药大多为女性避孕药,男性用药较少。

一、主要抑制排卵的避孕药

目前应用的女性避孕药以此类为主,具有高度有效、使用方便、停药后恢复生育能力快、调节月经周期、降低某些癌症发病率的特点,它们由不同类型的雌激素和孕激素类组成。根据持续时间和剂型不同分为:①短效口服避孕药,如复方炔诺酮片、复方甲地孕酮片及复方炔诺孕酮片等;②长效口服避孕药,是以长效雌激素类药物炔雌醚与不同孕激素类如炔诺孕酮或氯地孕酮等配伍而成的复方片剂;③长效注射避孕药,如复方己酸孕酮注射液(即避孕针1号);④埋植剂起效药物,如炔诺孕酮;⑤多相片剂,如炔诺酮双相片、三相片和炔诺孕酮三相片等。

【药理作用】 甾体避孕药主要通过两方面发挥作用：一是通过对中枢的抑制作用，干扰下丘脑-垂体-卵巢轴，从而抑制排卵；二是通过对生殖器官的直接作用，抗着床、抗受精。

（1）抑制排卵 甾体避孕药对排卵有显著的抑制作用，用药期间避孕效果达90%以上，一般认为外源性的雌激素通过负反馈机制，抑制下丘脑促性腺激素释放激素，从而减少促卵泡激素（FSH）分泌抑制卵泡的生长和成熟，同时孕激素又抑制黄体生成素（LH）释放两者协同作用而抑制排卵。如按规定用药，用药期间避孕效果可达99%。

以上停药后垂体前叶产生和释放FSH和LH以及卵巢排卵功能都可很快恢复。

（2）抗着床作用 抑制子宫内膜正常增殖使其萎缩阻碍受精卵着床。

（3）使宫颈黏液黏度增加 不利于精子进入宫腔。

（4）其他 影响子宫和输卵管的正常活动，使受精卵不能适时地到达子宫，还抑制黄体内甾体激素的生物合成。

【不良反应】

（1）类早孕反应 少数妇女在用药初期可出现轻微的类早孕反应如恶心、呕吐及择食等。一般坚持用药2~3个月后可减轻或消失。

（2）子宫不规则出血 较常见于用药后最初几个周期中。如出现不规则出血，可加服炔雌醇。

（3）闭经 约有1%~2%服药妇女发生闭经，有不正常月经史者较易发生，如连续两个月闭经应停药。

（4）乳汁减少 少数哺乳妇女应用后乳汁减少。

（5）凝血功能亢进 本类药物可诱发血栓性静脉炎、肺栓塞或脑血管栓塞等。

（6）轻度肝脏损害 与肝良性腺瘤及肝局灶性结节增生有关。

（7）其他 可能出现痤疮、皮肤色素沉着；个别人可能出现血压升高等反应。

二、其他避孕药

1. 抗早孕药 米非司酮（mifepristone）口服能拮抗孕激素活性，一般在妊娠早期使用，可破坏子宫蜕膜，使子宫平滑肌的收缩作用增强，宫颈发生软化、扩张，从而诱发流产。在临床上用于抗早孕。房事后紧急避孕，也可以用于诱导分娩。少数用药者可能发生严重出血，本类药物应在医师指导下使用。本类药物还有前列腺素衍生物（如卡前列素、吉美前列素、硫前列酮等）。

2. 男性避孕药 棉酚（gossypol）是棉花根、茎和种子中所含的一种黄色酚类物质。临床应用的制剂有乙酸棉酚、普通棉酚、甲酸棉酚等。棉酚可破坏睾丸细精管的生精上皮，从而使精子数量减少，直至完全无精子生成。停药后可以逐渐恢复。如每天服用20mg棉酚，连服用两个月避孕有效率可高达99%以上。不良反应有胃肠道刺激症状、肝功能改变等，因棉酚可引起不可逆性精子生成障碍，从而限制了棉酚作为常规避孕药的使用。

环丙氯地孕酮是一种强效孕激素，为抗雄激素药物，可在雄激素的靶器官竞争性对抗雄激素。大剂量的环丙氯地孕酮可抑制促性腺激素的分泌，减少睾丸内雄激素结合蛋白的产生，抑制精子的生成，干扰精子的成熟过程。

孕激素和雄激素在较大剂量时可反馈性地抑制腺垂体促性腺激素的分泌，从而抑制精子的发生。将两者合用，制成孕激素-雄激素的复合制剂，两者有协同作用，可减少各药的剂量，从而减少其副作用。雄激素可以补充体内睾酮的不足，用于维持正常的性功能。

3. **外用避孕药** 常用的外用避孕药多是一些具有较强杀精功能的药物，可以被制成胶浆或栓剂等剂型。将此类药物放入阴道后，药物可自行发生溶解并同时分散在子宫颈表面和阴道壁发挥杀精作用，从而达到避孕的目的。这种避孕方法的副作用很小，极少产生全身性反应。例如0.2%的孟苯醇醚（menfegol）溶液就可以迅速杀死精子。将该药放入阴道深部就能够快速溶解从而发挥杀精作用，并且同时可以形成黏液，阻碍精子的运动。杀精剂使用简便，不会影响人体生理状态的内分泌功能，但杀精剂的避孕失败率明显高于其他的屏障避孕法。

第六节　治疗阴茎勃起功能障碍药

阴茎勃起功能障碍指持续性的不能达到或不能维持充分的勃起无法获得满意的性生活，是男性常见的疾病，病因包括器质性的如糖尿病、高血压、性腺功能低下等，某些药物也会影响阴茎的勃起，如降压药（降压灵）、抗精神病药物、镇静剂、心血管病用药等。影响阴茎的勃起的心理因素包括缺乏性知识、精神抑郁、意外惊吓等，一些不良生活习惯也会影响男性的勃起功能，如嗜烟、酗酒、吸毒等。

治疗阴茎勃起功能障碍可通过对抗以上因素得到改善，目前治疗阴茎勃起功能障碍的药物主要通过以下途径发挥作用：作用于中枢神经系统启动勃起功能；作用于周围神经系统导致阴茎勃起；改善中枢神经系统、局部或周围神经系统的内环境促进勃起功能或增强勃起功能。西地那非是世界上第一个口服有效的治疗阴茎勃起功能障碍的药物。

西地那非

西地那非（sildenafil）在研究抗心肌缺血药过程中意外发现的，它具有良好的治疗阴茎勃起功能障碍的作用，于1998年在美国上市。

【体内过程】西地那非口服后吸收迅速，绝对生物利用度约40%；空腹状态给予25~100mg时约1小时内达最大血药浓度127~560ng/ml；消除以肝脏代谢为主；主要代谢产物 N - 去甲基代谢产物作用强度为西地那非的50%，西地那非及其代谢产物的 $t_{1/2}$ 约4小时，口服或静脉给药后西地那非主要以代谢产物的形式从粪便中排泄（约为口服剂量的80%），一小部分从尿中排泄（约为口服剂量的13%），老年人（≥65岁）的西地那非清除率降低游离血药浓度比年轻人（18~45岁）约高40%，有轻、中度肾功能不全患者单剂口服西地那非50mg的药代动力学没有改变；重度肾损害患者西地那非的清除率降低，比无肾脏受损的同年龄人曲线下面积和最大血浆浓度几乎加倍；肝硬化患者的西地那非清除率降低比同年龄组无肝损害患者曲线下面积和最大血浆浓度分别增高84%和47%。

【药理作用】本品高度选择性作用于5-磷酸二酯酶升高cGMP水平，导致阴茎海绵体平滑肌松弛血液充盈利于勃起。勃起反应一般随西地那非剂量和血药浓度的增加而增强药效可持续至4小时，但反应较2小时时弱。

【不良反应】可见头痛、潮红、消化不良、鼻塞及视觉异常等。视觉异常为轻度和一过性的，主要表现为视物色淡、光感增强或视物模糊。

（陈　真）

扫码"练一练"

扫码"学一学"

第二十九章 抗微生物药物概论

应用药物对包括细菌、真菌、病毒、立克次体、螺旋体、衣原体、支原体、寄生虫以及肿瘤等在内的各种病原体所致疾病进行预防或治疗统称为化学治疗（chemotherapy），简称化疗。用于化学治疗的药物称化疗药物（chemotherapeutic drugs），包括抗微生物药（antimicrobial drugs）、抗寄生虫药和抗肿瘤药物。其中，抗微生物药包括抗菌药（antibacterial drugs）、抗真菌药（antifungal drugs）和抗病毒药（antiviral drugs）。在应用化学治疗药物过程中，应注意病原微生物、机体及抗菌药物之间的相互作用关系（图29-1）。

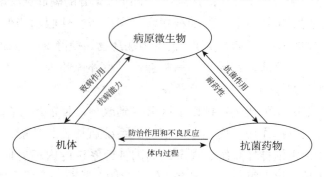

图 29-1 病原微生物、机体及抗菌药物的相互作用关系

细菌等病原微生物导致的感染性疾病是临床常见的疾病之一。机体中的免疫系统能够防止和消除外界病原体及其毒素对机体的侵袭和损害，当机体免疫功能绝对或相对低下，不足以阻止病原体入侵或消灭已入侵的病原体时，病原体（包括其毒素）突破机体免疫系统的防御功能，就会导致感染性疾病的发生。化疗药消灭机体内病原体的作用，受到药物本身和机体因素的影响。1928 年，英国微生物学家亚历山大·弗莱明（Alexander Fleming）在研究葡萄球菌时，发现了能杀死或抑制葡萄球菌生长的青霉素，使细菌感染性疾病的药物治疗步入了抗生素时代。抗菌药物是我国临床用药中用量最大、品种最多、应用范围最广的一类药品，大规模地使用抗菌药物也带来细菌耐药、菌群失调等问题。理想的抗菌药物应具备干扰细菌而不影响宿主细胞的特性。

第一节 常用术语及抗生素的分类

一、常用术语

（1）抗菌药（antibiotic drugs） 指对病原微生物具有抑制或杀灭作用的药物，主要包括各种抗生素和喹诺酮类、硝基咪唑类、硝基呋喃类、磺胺类等。

（2）抗生素（antibiotics） 是由某些微生物（细菌、真菌、放线菌属等）代谢产生的、能抑制或杀灭病原体的一类化学物质。根据其作用对象及功能的不同，可分为抗细菌和抗真菌抗生素等。

（3）抑菌药（bacteriostatic drugs） 指仅有抑制病原微生物生长繁殖而无杀灭作用的药

物，如磺胺类药，四环素、红霉素、氯霉素等。

（4）杀菌药（bactericidal drugs） 指既能抑制病原微生物生长繁殖，又对其有杀灭作用的药物，如β-内酰胺类、氨基糖苷类抗生素等。机体免疫功能下降尤其是免疫功能丧失的患者，应选用此类药物。

（5）抗菌谱（antibacterial spectrum） 指抗菌药物抑制或杀灭病原体的范围，通常分为广谱和窄谱抗菌药。广谱抗菌药是指对多种病原微生物都有效的抗菌药，如氯霉素、四环素、广谱青霉素和头孢菌素等。窄谱抗菌药指仅对一种或局限于某属细菌有抗菌作用的抗菌药，如异烟肼仅对结核杆菌有作用，对其他细菌无效。

（6）抗菌活性（antibacterial activity） 指抗菌药物抑制或杀灭病原微生物的能力，可采用体内和体外两种方法定量测定。最低抑菌浓度（minimum inhibitory concentration，MIC）指培养细菌18~24小时后，能抑制培养基内病原菌生长的最低药物浓度。最低杀菌浓度（minimum bactericidal concentration，MBC）指能杀灭培养基内细菌或使细菌数减少99.9%的最低药物浓度。

（7）抗菌后效应（post antibiotic effect，PAE） 指将细菌暴露于高于MIC的某种抗菌药物后，在去除抗菌药后的一段时间内，细菌繁殖不能恢复正常的现象。很多抗菌药物都有PAE现象，PAE时间的长短反映药物对其作用靶点的亲和力和占据程度的大小，PAE时间越长，通常表明其抗菌活性越强。

（8）化疗指数（chemotherapeutic index，CI） 指实验动物的半数致死量（median lethal dose，LD_{50}）与实验治疗感染病原体动物的半数有效量（median effective dose，ED_{50}）的比值，即LD_{50}/ED_{50}。CI是评价药物安全性与有效性的指标，CI越大，通常表明药物的疗效越好，对机体毒性越小，临床价值越高。但并不是绝对的，某些药物如青霉素，化疗指数很大，但有可能会使某些患者发生过敏性休克的严重不良反应。

二、抗生素的分类

根据主要化学结构的不同，抗生素可分为以下7类。
（1）β-内酰胺类抗生素　青霉素、头孢菌素等。
（2）氨基糖苷类抗生素　链霉素、庆大霉素、妥布霉素、阿司米星等。
（3）大环内酯类抗生素　红霉素、阿奇霉素、克拉霉素、泰利霉素等。
（4）四环素类抗生素　四环素、多西环素、米诺环素、土霉素等。
（5）多肽类抗生素　万古霉素、多粘菌素、杆菌肽等。
（6）蒽环类抗生素　阿霉素、表柔比星、柔红霉素、米托蒽醌等。
（7）其他抗生素　氯霉素、林可霉素、磷霉素、放线菌素D等。

第二节　抗微生物药物的主要作用机制

抗微生物药物作用机制的分类主要是基于药物与靶点的相互作用及药物对细菌的抗菌活性。目前临床广泛使用的抗微生物药物作用机制主要包括四种：抑制细菌细胞壁的合成、抑制蛋白质的合成、干扰核酸的合成与代谢、影响细胞膜的功能。

一、抑制细菌细胞壁的合成

细菌细胞膜外有一层坚韧的细胞壁，能抵御菌体内强大的渗透压，具有保护和维持细菌正常形态的功能。革兰阳性菌的细胞壁由肽聚糖（黏肽）和胞壁酸构成，革兰阴性菌细胞壁由肽聚糖和外膜构成。肽聚糖支架由 N-乙酰葡萄糖胺和 N-乙酰胞壁酸交替间隔排列，以 β-1,4 糖苷键连接而成，通过转肽反应，细菌细胞壁才能完成肽聚糖合成的交叉联结。

肽聚糖的生物合成可分为胞质内、胞质膜与胞质外三个阶段，参与细菌肽聚糖合成和交联过程的一些关键酶及肽聚糖的中间产物均可成为药物选择性作用的靶点。作用于细胞壁的药物主要有 β-内酰胺类、多肽类、磷霉素等，如 β-内酰胺类抗生素抑制胞质外阶段的肽聚糖合成，万古霉素和杆菌肽可抑制胞质膜阶段的肽聚糖合成，磷霉素可通过抑制有关酶系阻碍 N-乙酰胞壁酸的形成。青霉素等 β-内酰胺类抗生素的作用靶位是胞浆膜上的青霉素结合蛋白（penicillin-binding protein，PBPs），通过抑制转肽酶的转肽作用阻碍交叉连接，使细菌细胞壁生物合成不完全，最终导致细菌死亡。人和动物无细胞壁结构，也无肽聚糖，故抑制细菌细胞壁合成的药物对宿主细胞无明显毒性。

二、抑制蛋白质的合成

核糖体是蛋白质的合成场所，细菌属原核细胞生物，其核糖体为 70S，由 30S 和 50S 亚基组成，哺乳动物属真核细胞生物，其核糖体为 80S，由 40S 和 60S 亚基构成。由于细菌和哺乳动物核糖体的生理、生化与功能不同，抗菌药物可以对细菌有高度选择性毒性，而不影响哺乳动物的蛋白质合成。抑制细菌蛋白质合成的药物主要包括氨基糖苷类、四环素类、大环内酯类、林可霉素、氯霉素以及噁唑烷酮类等，各有不同的作用点。

氨基糖苷类抗生素作用于细菌 16S rRNA 的特定结构，可连接到核糖体上，对肽链的起始、延伸、终止阶段均有抑制作用，还可阻止已形成的肽链从核糖体释放，使核糖体循环受阻，不可逆地影响蛋白质合成的全过程，从而起到杀菌作用。四环素类能与细菌核糖体 30S 亚基结合，阻止氨基酰 tRNA 与 30S 亚基的 A 位结合，抑制肽链的延长，从而影响蛋白质合成。大环内酯类和氯霉素、林可霉素等能与细菌核糖体 50S 亚基不可逆结合，抑制蛋白质合成。

三、干扰核酸的合成与代谢

抑制核酸的合成与代谢的药物主要有喹诺酮类、利福平、磺胺类、甲氧苄啶等。喹诺酮类药物可抑制 DNA 复制和 mRNA 转录，作用靶点是 DNA 回旋酶和 DNA 拓扑异构酶Ⅳ两种关键细菌酶。利福平通过抑制以 DNA 为模板的 RNA 聚合酶，阻碍 mRNA 的合成。叶酸是细菌合成核酸所必需的嘌呤和嘧啶的前体，细菌不能利用环境中的叶酸，而必须利用氨苯甲酸和二氢蝶啶在二氢叶酸合成酶的作用下合成二氢叶酸，再经二氢叶酸还原酶的作用形成四氢叶酸。磺胺类与甲氧苄啶可分别抑制二氢叶酸合成酶与二氢叶酸还原酶，妨碍叶酸代谢，最终影响核酸合成，从而抑制细菌的生长和繁殖。

四、影响细胞膜的功能

细菌的细胞膜是由类脂质和蛋白质分子构成的半透膜，具有渗透屏障和运输物质的功能。膜的结构成分及其合成过程可作为抗菌药物的作用靶点，影响细胞膜功能的抗菌药物主要有多肽类、咪唑类、多烯类等。

革兰阴性菌外膜含有丰富的脂多糖，带正电荷的多黏菌素多肽类抗生素可与带负电荷的脂多糖结合,使细胞膜通透性增加,细菌菌体内的蛋白质、核苷酸、氨基酸、糖和盐类等外漏,从而导致细菌死亡。咪唑类抗真菌药可抑制真菌细胞的 14-α 去甲基酶(CYP51),导致 14-α 去甲基固醇堆积,麦角固醇合成受阻,从而改变胞膜通透性,发挥抗菌作用。制霉菌素和两性霉素等多烯类抗生素能与真菌细胞膜上的固醇类物质结合,使胞膜通透性增加,导致真菌细胞死亡。

第三节 细菌的耐药性

细菌耐药性(bacterial drug resistance)即细菌对抗菌药物的相对抵抗性,也称抗药性,指病原微生物对反复应用的抗菌药物敏感性降低或消失的现象。根据耐药性的发生原因可分为天然耐药性/固有耐药性(intrinsic resistance)和获得性耐药性(acquired resistance)两种。自然界中的细菌同时存在天然耐药株和敏感菌株。细菌在生长繁殖过程中,可通过随机突变被赋予耐药性,而临床上抗生素的滥用和环境中抗生素的污染则加速了这个过程,这是导致细菌耐药性出现的主要原因。天然耐药菌株的耐药基因可通过细菌繁殖传给下一代。获得性耐药菌株的耐药基因通过染色质外的质粒在细菌间进行传播,导致耐药性的扩散。当细菌的获得性耐药由质粒将耐药基因转移给染色质而代代相传,则变为固有耐药。

一、细菌耐药性产生机制

1. **细菌产生灭活酶** 灭活酶是细菌耐药性产生的最常见机制。灭活酶通过破坏抗菌药物的结构,使抗菌药物在到达作用靶点之前即被酶破坏而失去抗菌作用。灭活酶主要包括水解酶和合成酶两种,其基因存在于质粒或染色质上。目前发现的水解酶均为 β-内酰胺酶(β-lactamase),可裂解 β-内酰胺类抗生素的 β-内酰胺环,导致其丧失抗菌作用。合成酶又称钝化酶,可催化某些基团结合到抗菌药的 -OH 或 -NH$_2$ 上,如氨基糖苷钝化酶、喹诺酮类修饰酶、氯霉素乙酰化转移酶等可作用于相应类型的抗菌药,使其失活。

2. **细菌体内药物靶点改变或被保护** 细菌的固有耐药与作用靶位完全缺失或对药物呈天然低亲和力有关,如支原体缺乏肽聚糖而对 β-内酰胺类耐药。细菌的获得性耐药则是由于通过改变抗菌药物作用的蛋白结构或数量,影响药物有效结合,从而降低细菌对抗菌药物的敏感性,如改变青霉素结合蛋白引起 β-内酰胺类抗生素耐药,改变 DNA 拓扑异构酶引起喹诺酮类抗生素耐药。

3. **细菌通透性改变** 细菌细胞壁、细胞膜及革兰阴性菌外膜的通透性均可影响作用靶位的药物量。如革兰阳性菌细胞壁厚实,多黏菌素类药物难以透过发挥作用。革兰阴性菌突变引起外膜蛋白的改变或缺失可阻止抗生素进入细胞,如铜绿假单胞菌对亚胺培南耐药与其特异性外膜蛋白 D(outer membrane protein D,OprD)缺失有关。

4. **细菌加强主动外排** 细菌细胞膜上存在多种外排蛋白系统,由转运体、附加蛋白和外膜通道蛋白组成,能将进入菌体内的抗菌药物主动外排泵出,使药物浓度降低而导致耐药。由于外排泵的底物选择性很低,常常导致多重耐药。多药耐药外排系统广泛分布于革兰阳性菌、革兰阴性菌、真菌(白色念珠菌)以及结核杆菌中,如金黄葡萄球菌的 NorA 外排系统和铜绿假单胞菌的 MexAB-OprM、MexCD-OprJ 外排泵等。

5. **耐药基因在病原菌之间转移** 耐药基因的转移包括垂直和水平转移两种方式。天然耐药菌株通过垂直转移的方式传递耐药基因,获得性耐药菌株通过水平转移的方式在细菌间传播耐药基因，可转移的片段包括质粒、转座子和整合子。由于耐药基因的水平转移可发生在相同或不同种属细菌之间，传播广，速度快，易导致多重耐药的发生。

6. **其他**　细菌可通过改变自身代谢状态来逃避抗生素作用，如呈休眠状态或者营养缺陷型。多种细菌在生长过程中可形成特殊的膜结构，阻碍抗菌药的进入。

二、控制细菌耐药性的措施

抗菌药在临床治疗中的不合理使用或滥用会直接导致细菌耐药性的产生和增加，同时，细菌通过水平转移获得外源性耐药基因会加快耐药菌株的产生。耐药菌的出现大幅降低了抗菌药的疗效。加强抗菌药的使用管理，避免滥用可以减少和避免细菌耐药性的产生。

为保障患者用药安全及减少细菌耐药性，我国出台了各种应对措施及行动计划，卫生部早在 2004 年就制定了《抗菌药物临床应用指导原则》，对抗菌药物实行非限制、限制和特殊使用的分级管理制度。例如，严格控制抗菌药物的使用及其预防应用和局部应用的适应证；抗菌药必须凭处方给药；可用一种抗菌药物控制的感染不联用多种抗生素；窄谱抗菌药可控制的感染不用广谱抗生素；对耐药菌感染的患者采取相应的消毒隔离措施，防止细菌的交叉感染等。同时，建立了"全国细菌耐药检测网""全国抗菌药物临床应用监测网"，为促进抗菌药的规范使用发挥了积极作用。

第四节　抗微生物药物的合理应用原则

抗菌药在杀菌的同时也可能会对人体造成很大伤害，抗菌药的滥用不仅易产生耐药，也可能导致器官损伤、机体功能障碍，甚至死亡等。近年来，屡次爆发的全球"超级细菌"和"超级真菌"等耐药性微生物事件，使人们对抗菌药物的合理应用更为关注。根据细菌耐药变化趋势和相关学科发展情况，国家组织相关专家深入研究并广泛征求意见，形成和制订了 2015 年版《抗菌药物临床应用指导原则》。

一、明确病因，针对性用药

在临床确定或怀疑细菌性感染后，病原菌的鉴别很重要，应加强对患者进行病原学诊断，如留取血、痰、尿等常规性标本，严格按照指导原则的流程进行操作，对感染的标本进行细菌培养等措施，并对其进行体外抗菌药物敏感试验，为针对性选用抗菌药物提供参考依据。

严格根据适应证选择抗菌药，可以防止抗菌药物的不合理应用。抗菌药物的抗菌谱各有不同，相同抗菌谱的药物也存在药效学和药动学差异，使其临床适应证各不相同。如广谱青霉素类抗生素氨苄西林是治疗大肠埃希菌的基础药物，但由于耐药性的产生，目前常使用第三代头孢菌素与氟喹诺酮进行治疗。抗菌药对各种病毒、衣原体、支原体引起的感染性疾病通常无治疗作用。感冒、上呼吸道感染等病毒性疾病，发病原因不明者不宜使用抗菌药，否则可使临床症状不典型，病原菌不易检出，从而延误正确诊断与治疗。皮肤黏膜等局部感染应尽量避免局部应用抗菌药，以免发生过敏反应和导致耐药菌的产生。药物通常在血液丰富的组织器官（肝、肺、肾）浓度高，在血液供应较少的部位及脑脊液浓度低，抗菌药物必须在感染部位达到有效的抗菌浓度才能有效地控制感染。

二、确定合理的给药剂量和用法

药物敏感性试验（简称药敏试验）在指导临床合理选用抗菌药物中发挥重要和关键的作用。最低抑菌浓度（MIC）可用以检测和衡量药物敏感性，与临床疗效直接相关。抗菌药物的剂量和用法，特别是针对多重耐药菌的用药和剂量选择，一般可参考 MIC 来确定。剂量过小，达不到治疗目的且易产生耐药性。剂量过大，则易产生严重不良反应。抗菌药物的疗程应遵循"最小有效剂量，最短必需疗程"的原则，感染病菌不同，疗程也有所差异。疗程过短，易导致疾病复发或转为慢性感染。对一般急性感染，在体温恢复正常，症状消失后继续用药 3 天。

依据药动学/药效学（pharmacokinetic and pharmacodynamic，PK/PD）模型的原理，抗菌药物可分为时间依赖性（如 β-内酰胺类、林可霉素类、碳青霉素、万古霉素、部分大环内酯类等）和浓度依赖性（如氨基糖苷类、喹诺酮类、两性霉素等）两类。

（1）时间依赖性抗生素　时间依赖性抗生素的杀菌效果主要取决于血药浓度超过 MIC 的时间，如 β-内酰胺类抗生素血药浓度高于 MIC 的时间大于给药间隔的 20% 时起到抑菌效果，若要起到杀菌效果，则需大于 40%。这类抗菌药治疗原则是将给药间隔缩短，每日剂量分 3~4 次给予，以保证体内血药浓度高于 MIC 的时间足够长。

（2）浓度依赖性抗生素　浓度依赖性抗生素的杀菌效果主要取决于血药浓度峰值（C_{max}），峰浓度越高，对致病菌的作用越强。一般用 C_{max} 与 MIC 的比值（C_{max}/MIC）、药时曲线下面积（AUC）与 MIC 的比值（AUC/MIC，AUIC）作为药效评价指标。氨基糖苷类抗生素 C_{max}/MIC 大于 10 时可以保证临床疗效，喹诺酮类抗生素 AUIC 高于 125 时细菌清除率较高，若低于 100 则易发生细菌耐药。这类抗菌药治疗原则是在最少中毒剂量范围内，尽量提高单次给药剂量，达到更大 C_{max}，提高临床疗效。

三、根据患者的生理病理情况用药

精准抗感染治疗要综合考虑患者的个体情况，包括全身状况和肝肾功能状态、病原体、体外药敏、流行病学及抗生素暴露史，确定和给予合适的药物和剂量。肝肾功能损害者通常应选择无肝肾毒性的药物。新生儿及小儿的肝肾器官未发育成熟，应避免应用对组织、器官毒性较大的抗菌药物。老年人肾功能呈生理性减退，应选用毒性低并具杀菌作用的抗菌药物。在服用主要经肾脏排泄的抗菌药物时，应按照轻度肾功能减退的情况，以正常治疗量的 1/2~2/3 减量给药。

四、严格控制抗菌药物的预防用药

抗菌药物不适当的预防用药可引起病原菌高度耐药，发生继发感染而难以控制。抗菌药的预防性应用仅限于经临床实践证明确实有效的少数情况，主要适应证包括：①严重创伤、开放性骨折、大面积烧伤、腹内脏器破裂、有严重污染和软组织破坏的创伤等；②闭塞性脉管炎患者因截肢术或外伤导致的气疽、结肠或直肠手术后的多种需氧与厌氧菌感染；③流行性脑脊髓膜炎、结核病、疟疾、破伤风、风湿热复发或风湿病等；④急症手术病人的身体其他部位有化脓性感染；⑤进行人造物留置手术、有心脏瓣膜病或已植有人工心脏瓣膜者，因病需作手术时等。

五、规范和掌握抗菌药联合应用的指征

抗菌药物之间以及抗菌药与其他药物之间联合应用时，可能会产生配伍禁忌而影响疗效，甚至发生严重的不良反应。如抗菌药与解热镇痛药联用可能导致肾脏损害；青霉素类与四环素、维生素C、碳酸氢钠、阿托品等药物联用，可能会导致青霉素类药物失效。采用单一药物可有效治疗的感染，不应联合用药，以免药物毒性的增加或拮抗效应的出现。没有明确用药指征的，不宜联合应用抗菌药物。单一抗菌药物不能控制的严重感染及多重混合感染方可考虑联合用药，以扩大抗菌谱，控制病情发展，同时需注意配伍变化及避免不良反应的发生。

抗菌药联合应用的指征主要包括以下情况：①病因未明的严重感染；②单一抗菌药物不能有效控制的需氧菌与厌氧菌混合感染；③长期用药易产生耐药的细菌感染；④降低药物毒性反应；⑤细菌感染所致的脑膜炎和骨髓炎。

抗菌药物依据其作用性质可分成四大类型：第一类为繁殖期杀菌药（Ⅰ），如β-内酰胺类；第二类为静止期杀菌药（Ⅱ），如氨基糖苷类、多黏菌素类；第三类为快速抑菌药（Ⅲ），如四环素、大环内酯类；第四类为慢速抑菌药（Ⅳ），如磺胺类药物等。上述抗菌药联合应用时，可产生协同（Ⅰ+Ⅱ）、拮抗（Ⅰ+Ⅲ）、相加（Ⅲ+Ⅳ）和无关（Ⅰ+Ⅳ）四种效果，需根据抗菌药物的作用性质进行恰当配伍。

六、防止和杜绝抗菌药物的滥用

随着抗菌药物在临床广泛和大量的应用，人们对抗生素认识的局限、对抗生素的盲目信任和依赖等多方面因素导致了抗菌药物的滥用。为了合理使用抗菌药物，防止和杜绝其滥用，应注意：①加强对临床抗菌药物应用的管理，建立抗菌药物分级管理机制，大力推进临床药学研究；②选择病原菌敏感的抗菌药物进行治疗。不同的致病菌对药物的敏感性也不同，相同的菌株对同一抗生素的敏感性也有差异，用药前应进行药敏试验，优选耐药率低的抗菌药物进行治疗。特殊情况下无法及时鉴定病原菌时，可先根据经验选择抗菌药物治疗，待确定病原菌后，立即调整用药方案；③使用抗菌药之前应慎重考虑其可能产生的过敏反应、菌群失调或二重感染等不良反应，并在病情好转后及时停药，避免病原菌耐药性的产生和扩展；④加强抗菌药物知识的普及，规范其广告和宣传信息，提升患者对合理用药的认识。

（何　玲）

扫码"练一练"

第三十章　β-内酰胺类抗生素

扫码"学一学"

1928年是抗生素发现史上里程碑式的一年，英国微生物学家亚历山大·弗莱明在被污染的培养皿上偶然发现了能杀死葡萄球菌的青霉菌。弗莱明对青霉菌的杀菌作用十分感兴趣并于次年发表了论文，但提纯其杀菌物质的屡次失败迫使他放弃了对青霉菌的研究。1935年，澳大利亚病理学家霍华德·弗洛里和英国生物化学家鲍里斯·钱恩成功分离并提纯了青霉素，为其临床应用奠定了基础。鉴于在青霉素的发现及其应用方面的贡献，弗莱明、弗洛里以及钱恩于1945年共同获得了诺贝尔生理学及医学奖。

1945年，意大利科学家朱塞佩·布罗楚在萨丁岛海岸一个排污出口处找到一株能产生抗菌物质的顶头孢。研究发现顶头孢的粗滤液可以抑制金黄色葡萄球菌的生长，从中找到了新的抗菌物质。1961年，亚伯拉罕从真菌培养液中分离并确定了头孢菌素C的结构。1964年，礼来实验室发现了头孢菌素的量产方法并上市销售第一个用于临床治疗的头孢菌素类抗生素—头孢噻吩。随后第二个注射用头孢菌素类药物头孢噻啶在美国上市。这两种头孢菌素类药物在临床上的成功应用，大力促进和鼓舞了此类药物药理特性的深入研究和进一步开发。

β-内酰胺类抗生素是指化学结构中具有β-内酰胺环的一类抗生素，主要包括青霉素类，头孢菌素类，非典型β-内酰胺类（碳青霉烯类、头孢霉素类、氧头孢烯类、单环类）及β-内酰胺酶抑制剂。此类抗生素因其抗菌效果好，抗菌谱广，适应证多，不良反应少，目前在临床上应用广泛。

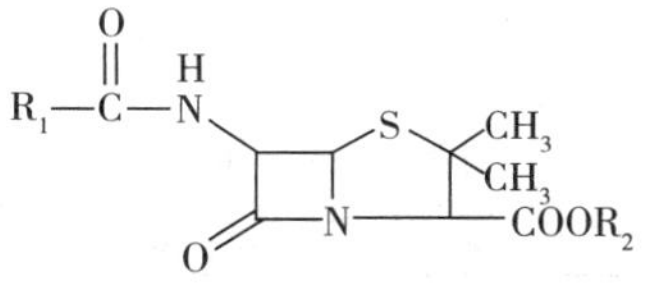

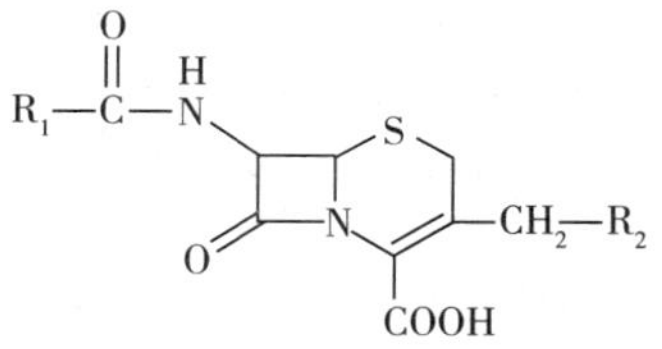

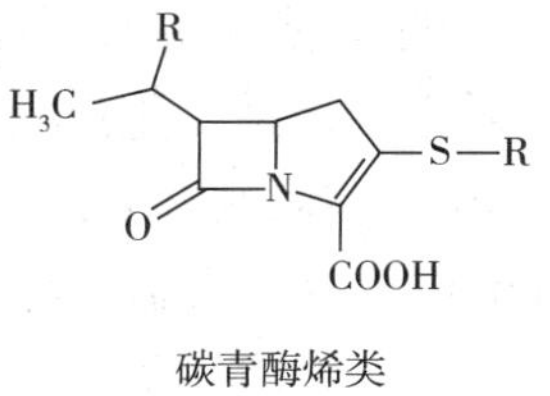

图30-1　β-内酰胺类抗生素化学结构

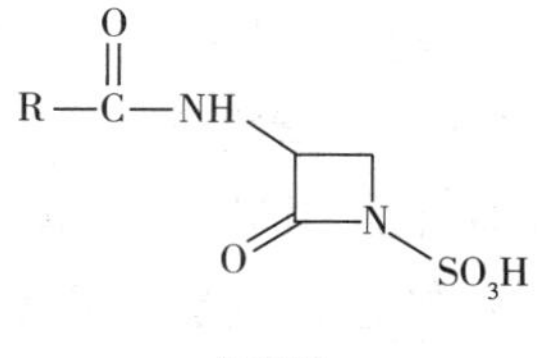

青霉素结合蛋白（penicillin-binding proteins，PBPs）是细菌细胞壁合成黏肽所需的转肽酶，β-内酰胺类抗生素的抗菌机制主要是通过与细菌表面的PBPs结合，抑制其转肽酶活性，阻止细菌细胞壁合成，从而使细菌失去渗透屏障，膨胀破裂死亡。此外，β-内酰胺类抗生素也可使细菌细胞壁的自溶酶抑制剂失活，借助细菌自溶酶的溶解产生抗菌作用。β-内酰胺类抗生素对于已经合成的细胞壁没有影响，适用于处于繁殖期的细菌。由于人和

动物没有细胞壁，此类抗生素对人体的毒性较小。

细菌对β-内酰胺类抗生素产生耐药的机制主要包括：①产生多种β-内酰胺酶，水解抗生素的β-内酰胺环，影响抗生素与PBPs结合。②细菌产生新的PBPs构型（如PBP_{2a}），使抗生素与之结合减少。③细菌外膜对于抗生素的通透性降低，产生非特异性低水平耐药。④细菌细胞膜上的跨膜蛋白主动外排药物增加，产生多重性耐药。

第一节　青霉素类

青霉素类抗生素主要包括天然青霉素和人工半合成青霉素，为繁殖期杀菌药，其母核是6-氨基青霉烷酸，其中β-内酰胺环对抗菌活性起重要和关键的作用。同类药物间有交叉过敏反应，其抗菌活性和对酶稳定性也存在差异。

表30-1　国内外常用青霉素类抗生素代表药物及其作用特点

分类	代表药物	作用特点
窄谱青霉素	青霉素G（天然青霉素）、青霉素V、非奈西林、丙匹西林	对于G^+杆菌（破伤风杆菌、炭疽杆菌）、大部分G^+球菌（链球菌、肺炎链球菌）、少数G^-杆菌（嗜血杆菌）及螺旋体有抗菌作用
耐酶青霉素	苯唑西林、萘夫西林、氯唑西林、双氯西林、氟氯西林	对青霉素酶稳定；适用于产青霉素酶的G^+菌，特别是金黄色葡萄球菌。
广谱青霉素	氨苄西林、阿莫西林、酞氨西林、匹氨西林、巴氨西林、海他西林、美坦西林	耐酸不耐酶，可口服；对于G^+菌和G^-菌均有抗菌作用，对G^-杆菌如伤寒沙门菌、大肠埃希菌、百日咳鲍特菌的抗菌活性较强。
抗铜绿假单胞菌青霉素	羧苄西林、呋布西林、磺苄西林、阿帕西林、卡非西林、卡茚西林、替卡西林、哌拉西林、美洛西林、阿洛西林	对于G^+菌和G^-菌有效，特别对铜绿假单胞菌及变形杆菌抗菌作用强。
抗G^-杆菌青霉素	美西林、替莫西林、匹美西林	对于G^-杆菌如大肠埃希菌、志贺杆菌、沙门菌的作用强，对于G^+菌作用弱。

一、天然青霉素

天然青霉素（benzylpenicillin），来源于青霉菌，在青霉菌培养液的五种提取青霉素（X、F、G、K、双H）中，青霉素G（苄星青霉素）的含量最高，化学性质稳定，抗菌作用强，毒性低，在临床上使用最多。青霉素的核心结构由四氢噻唑环+β-内酰胺环+侧链组成，通过对青霉素侧链进行改造，开发了一系列衍生化合物，为临床提供了更多可选择的青霉素品种。

青霉素G

青霉素G（penicillin G），即苄星青霉素（benzathine benzylpenicillin），侧链为苄基，临床上常用其钠盐或钾盐。呈白色结晶粉末，无臭或有微臭，有引湿性，遇酸碱或氧化剂迅速失效。水溶液不稳定，易降解，应现配现用。

【体内过程】青霉素G口服吸收差，大部分被胃酸及消化酶破坏。肌肉注射100万U

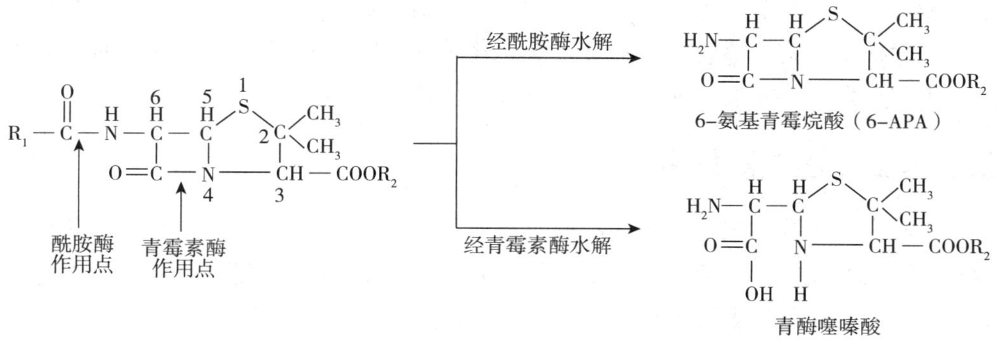

图 30-2 青霉素的水解过程

后吸收完全，约 0.5 小时后达到最高血药浓度（20U/ml）。青霉素 G 血浆蛋白结合率约为 60%，吸收后在组织和体液中分布广泛，主要分布在细胞外液，包括各关节腔、肝、胆、肾、肠道、间质液及中耳液中，少量分布于房水及脑脊液。脑膜炎症时，青霉素的渗入量增加，脑脊液中青霉素可以达到有效抗菌浓度，抑制和杀灭脑膜炎球菌。$t_{1/2}$ 为 0.5~1 小时，主要以原型经肾脏排泄，其中肾小管主动分泌占 90%。丙磺舒可竞争性抑制肾小管有机阴离子转运体（organic anion transporters, OATs）介导的青霉素分泌，减慢排泄，延长有效血药浓度保持时间。

【抗菌作用】青霉素 G 属快速杀菌剂，低浓度时抑菌，高浓度时杀菌，抗菌作用强但抗菌谱较窄。对革兰阳性球菌（链球菌、金黄色葡萄球菌、肺炎双球菌）、革兰阳性杆菌（白喉棒状杆菌、炭疽芽孢杆菌、厌氧破伤风杆菌、产气荚膜杆菌、肉毒杆菌）、革兰阴性球菌（脑膜炎奈瑟球菌、淋球菌）、螺旋体（梅毒螺旋体、钩端螺旋体）及放线菌等有很强的抗菌作用。金黄色葡萄球菌、肺炎球菌、淋球菌等易对青霉素产生耐药。青霉素 G 对大多数革兰阴性杆菌不敏感，对病毒、支原体、立克次体、真菌无效。

【临床应用】用于对青霉素敏感的病原菌所引起的各种感染。主要包括：溶血性链球菌引起的咽炎、扁桃体炎、丹毒、猩红热、蜂窝组织炎、心内膜炎、化脓性关节炎；敏感金黄色葡萄球菌引起的败血症；肺炎球菌引起的大叶肺炎、支气管肺炎；脑膜炎球菌引起的脑脊髓膜炎；钩端螺旋体病、梅毒、回归热、炭疽、放线菌病等。除早期轻症外，应采用大剂量治疗（每日 500 万~20000 万 U，静脉滴注，疗程 2~4 周）。若细菌产生外毒素，使用青霉素的同时还需加用抗毒素血清。

【不良反应】青霉素 G 的毒性较小，主要的不良反应为过敏反应。

（1）过敏反应　青霉素溶液中存在青霉噻唑酸与青霉烯酸等降解产物，在体内与蛋白质结合形成青霉噻唑蛋白或青霉烯酸蛋白，导致机体产生抗体，诱发变态反应。发生率在 0.7%~10%，表现为溶血性贫血、接触性皮炎、药疹、间质性肾炎、哮喘及血清病样反应，严重时会诱发过敏性休克。为避免过敏性休克引发的呼吸和循环衰竭、抽搐、昏迷而导致患者死亡，使用青霉素前应仔细询问过敏史，初次使用或更换药物批号后需进行皮肤过敏试验，避免滥用或在饥饿时注射青霉素，同时做好急救措施。一旦发生过敏性休克，立即皮下或肌注 0.1% 肾上腺素 0.5~1.0ml，必要时可加用糖皮质激素和抗组胺药。

（2）局部刺激　用于肌肉注射时，青霉素常会引起局部肿痛与硬结，钾盐刺激重，制成钠盐可减轻刺激。

（3）其他　青霉素 G 钾盐注射剂量过大会诱发青霉素脑病，表现为对大脑皮质产生刺激,造成脑毒性-肌阵挛。老年患者注射大剂量钾盐可能造成高血钾,应使用静脉滴注方式。用于治疗梅毒、钩端螺旋体、鼠咬热或炭疽等感染时,在治疗后2~8小时可能出现赫氏反应,表现为发热、寒战、咽痛、心跳加速、全身不适等症状加剧。

二、人工半合成青霉素

由于天然青霉素存在抗菌谱窄、不耐胃酸,口服无效及不耐酶易被水解等缺点,通过改变天然青霉素G的侧链可获得耐酸、耐酶、广谱、抗铜绿假单胞菌及主要作用于革兰阴性菌的青霉素类等一系列人工半合成青霉素。

苯唑西林

苯唑西林(oxacillin),又名苯唑青霉素、新青霉素Ⅱ,白色结晶性粉末,无臭或微臭,耐酸且耐青霉素酶,克服了天然青霉素不能口服的缺点,可口服与注射给药。

【体内过程】口服吸收良好,30~33%在肠道吸收。肌肉注射后约经0.5小时达到血药峰值浓度,与血浆蛋白结合率约为93%。在肝、肾、肠、脾、胸腔积液和关节腔液中均可达到有效治疗浓度。难以透过血-脑屏障,可透过胎盘屏障,乳汁中有少量分布。约49%的药量在肝脏代谢,$t_{1/2}$为0.4~0.7小时,40%以原型经肾脏排泄,10%经胆汁排泄。

【抗菌作用】对青霉素G敏感阳性球菌的抗菌作用不如天然青霉素,对产青霉素酶的金黄色葡萄球菌有良好的抗菌活性,对耐甲氧西林金黄色葡萄球菌感染无效。

【临床应用】主要用于耐青霉素G的金黄色葡萄球菌和表皮葡萄球菌所致的各种感染,包括呼吸道及皮肤和软组织感染、肺炎、脑膜炎、败血症、心内膜炎、骨髓炎等。也可用于化脓性链球菌或肺炎球菌与耐青霉素葡萄球菌所致的混合感染,但对中枢感染一般不适用。

【不良反应】临床应用中不良反应发生率较低,与青霉素G有交叉过敏反应,常见荨麻疹等各类药疹。口服给药,约15%的患者出现胃肠道反应,常见中上腹不适、腹胀、食欲减退等,个别出现恶心、呕吐、腹痛、腹泻;静脉注射偶可产生发热、恶心、呕吐和血清转氨酶升高等症状。大剂量静脉给药可引起痉挛、神志不清、头痛甚至惊厥等神经系统反应。肌内注射后少数患者出现局部硬结。

氨苄西林

氨苄西林(ampicillin),又名氨苄青霉素,白色微结晶粉末,无气味或略带苦味,为半合成的广谱青霉素。耐酸、不耐酶,可口服和注射给药。

【体内过程】口服吸收稳定,空腹口服后约1~2小时血药浓度达峰值。体内分布广,在肝、肾、胆汁、胸腹腔积液、关节腔积液、房水和乳汁中浓度较高。血-脑屏障通透性低,炎症状态下可以进入脑脊液,可透过胎盘屏障。血浆蛋白结合率为20%~25%,约50%的药物在肝脏代谢,$t_{1/2}$约为1.5小时。大部分药物以原型经肾脏排泄,少量也可经胆汁和粪便排泄。

【抗菌作用】抗菌谱广,对革兰阳性菌的抗菌作用与青霉素近似,对革兰阴性球菌(脑膜炎奈瑟球菌、淋球菌)抗菌活性好,对革兰阴性杆菌(流感嗜血杆菌、百日咳杆菌、大肠埃希菌、伤寒与副伤寒杆菌、痢疾杆菌)的抗菌作用强于青霉素。对铜绿假单胞菌及耐青霉素的金黄色葡萄球菌无效。

【临床应用】主要用于敏感菌所致的泌尿系统、呼吸系统、胆道、肠道、软组织感染以及脑膜炎、心内膜炎、败血症、伤寒和副伤寒等。

【不良反应】不良反应与青霉素相似,注射用药不良反应发生率高于口服。以皮疹等过敏反应较为多见,口服给药易发生腹泻、恶心、呕吐等胃肠道反应。偶见过敏性休克、粒细胞和血小板减少、肝功能异常。大剂量静脉给药可发生抽搐等神经症状。

阿莫西林

阿莫西林(amoxicillin),又名羟氨苄青霉素,白色结晶性粉末,味微苦,在酸性条件下稳定,是目前常用的口服半合成广谱青霉素。有胶囊、片剂、颗粒剂、分散片、注射液、干糖浆等剂型,常与克拉维酸联用制成分散片。

【体内过程】耐酸,口服迅速吸收,且不受食物影响,75%~90%自胃肠道吸收,口服后约1~2小时血药浓度达到峰值。血浆蛋白结合率为17%~20%,在多数组织和体液中均有分布。可通过胎盘,不易透过血-脑屏障。24%~33%的药量在肝脏代谢,$t_{1/2}$约为1~1.5小时。45%~68%的药物以原型经肾脏排泄,部分药物经胆汁和粪便排泄。

【抗菌作用】抗菌谱及其抗菌活性与氨苄西林相似,对于肺炎链球菌、变形杆菌、幽门螺旋杆菌和沙门菌的抗菌活性强于氨苄西林。

【临床应用】用于治疗敏感菌所致的泌尿生殖道、呼吸道、耳、鼻、喉和皮肤软组织感染。与克拉霉素或兰索拉唑联用可治疗和根除胃及十二指肠幽门螺杆菌感染。与β-内酰胺酶的氯氟西林(1:1)制成复方制剂,可扩大抗菌谱和适应证。

【不良反应】不良反应发生率约为5%~6%,主要包括皮疹和哮喘等过敏反应,腹泻、恶心、呕吐、假膜性结肠炎等胃肠道反应。偶见嗜酸粒细胞增多、白细胞和血小板减少、贫血、血清转氨酶轻度升高等血液系统症状及兴奋、焦虑、失眠、头晕等中枢神经系统症状。

哌拉西林

哌拉西林(piperacillin),又名哌氨苄青霉素,氧哌嗪青霉素,为白色结晶性粉末,无臭,略有引湿性,为半合成的氨脲苄类抗铜绿假单胞菌青霉素。通常采用注射给药。

【体内过程】口服吸收差,肌肉注射吸收良好,肌注后30~50分钟血药浓度达到峰值。血浆蛋白结合率为17%~22%,广泛分布于全身组织及体液中,可透过胎盘屏障,少量分布于乳汁。在肝内不代谢,$t_{1/2}$为0.6~1.2小时。约80%的药物以原型经肾脏排泄,20%经胆道胆汁排泄。

【抗菌作用】抗菌谱广,对于革兰阳性球菌与革兰阴性球菌的抗菌活性与氨苄西林相似。对铜绿假单胞菌、肺炎克雷伯菌、肠杆菌科细菌(大肠埃希菌、变形杆菌、沙门菌、志贺菌)等均有强抗菌活性。脆弱拟杆菌、梭状芽孢杆菌等厌氧菌也对哌拉西林敏感。

【临床应用】用于治疗铜绿假单胞菌、肠杆菌科细菌、不动杆菌属敏感菌引起的败血症和泌尿道、呼吸道、胆道、腹腔、盆腔及皮肤和软组织感染等。可与氨基糖苷类抗生素联用治疗有粒细胞减少症免疫缺陷患者的感染。常与舒巴坦或他唑巴坦等β-内酰胺酶抑制剂联用组成复方制剂，用于治疗产β-内酰胺酶的耐药细菌引起的中、重度感染。

【不良反应】 主要包括注射局部红肿、硬结或静脉炎；皮疹和皮肤瘙痒等过敏反应；腹泻、恶心、呕吐等胃肠道反应；头痛和头晕等中枢神经系统反应。偶见过敏性休克、肝、肾功能异常、胆汁淤积性黄疸等。

第二节　头孢菌素类

头孢菌素类（cephalosporins）是由冠头孢菌培养液中分离的头孢菌素C，通过改变侧链获得的一系列半合成抗生素。其母核为7-氨基头孢烷酸（7-aminocephalosporanic acid，7-ACA），带β-内酰胺环，理化特性和作用机制与青霉素相似，属繁殖期杀菌药，具有抗菌谱广、杀菌活性强、过敏反应少、耐β-内酰胺酶等优点。根据开发时间、抗菌特点及对β-内酰胺酶稳定性可分为一至五代头孢菌素类抗生素。

表30-2　国内外常用头孢菌素类抗生素及其作用特点

分类	代表药物	作用特点
第一代	头孢噻吩（先锋霉素Ⅰ）、头孢噻啶（先锋霉素Ⅱ）、头孢唑林（先锋霉素Ⅴ）、头孢乙腈（先锋霉素Ⅶ）、头孢匹林（先锋霉素Ⅷ）、头孢硫脒（先锋霉素18）、头孢西酮、头孢氨苄（先锋霉素Ⅳ）、头孢羟氨苄、头孢沙定、头孢替唑、头孢拉定（先锋霉素Ⅵ）	对青霉素酶稳定但对β-内酰胺酶不稳定；有肾脏毒性；对于G⁺菌抗菌作用强于第二、三代，对部分G⁻菌如大肠埃希菌、克雷伯杆菌有一定作用。
第二代	头孢呋辛、头孢孟多、头孢替安、头孢丙烯、头孢尼西、头孢雷特、头孢克洛、头孢呋辛酯	对β-内酰胺酶稳定，肾脏毒性较第一代更低；对于G⁻菌作用强于第一代，特别是对流感嗜血杆菌抗菌效果好；对于G⁺菌也有作用。其中头孢西丁和头孢替坦强效抗厌氧菌与脆弱杆菌。
第三代	头孢噻肟、头孢唑肟、头孢曲松、头孢他啶、头孢地嗪、头孢哌酮、头孢甲肟、头孢匹胺、头孢磺啶、头孢克肟、头孢地尼、头孢特仑酯、头孢他美酯、头孢布烯、头孢泊肟酯、头孢妥仑匹酯	对β-内酰胺酶稳定，几乎没有肾脏毒性；对于G⁻菌特别是肠杆菌科细菌抗菌作用强，对于G⁺菌作用弱。其中头孢他啶和头孢哌酮对铜绿假单胞菌的抗菌作用突出。
第四代	头孢噻利、头孢匹罗、头孢吡肟、头孢利定、头孢唑兰、头孢克定、头孢喹诺（动物专用）	对β-内酰胺酶稳定，无肾脏毒性；强效抗G⁺菌和G⁻菌，对于厌氧菌和耐青霉素肺炎链球菌作用突出。其中头孢噻利对铜绿假单胞菌有较好的抗菌作用。
第五代	头孢洛林、头孢吡普	对β-内酰胺酶稳定，无肾脏毒性；对于大部分G⁺菌、G⁻菌包括厌氧菌有效，对耐甲氧西林金黄色葡萄球菌和多重耐药肺炎链球菌抗菌作用突出。

一、第一代头孢菌素

【主要药物】 头孢氨苄（cephalexin）、头孢唑啉（cefazolin）、头孢羟氨苄（cefadroxil）、头孢拉定（cephradine）、头孢噻吩（cephalothin）等。

【抗菌作用】 对革兰阳性菌，如肺炎球菌、链球菌、葡萄球菌（包括耐药金黄色葡萄球菌、表皮葡萄球菌）、产气荚膜梭状芽孢杆菌、李司特菌、枯草杆菌、白喉棒状杆菌等敏感，对革兰阴性菌如淋病奈瑟菌、脑膜炎奈瑟菌、大肠埃希菌、克雷伯菌等有较好的抗菌作用。但对耐甲氧西林的金黄色葡萄球菌不敏感。对铜绿假单胞菌、厌氧菌、沙雷菌和耐药肠杆菌属无效。有些品种对肾脏有一定的毒性。

【临床应用】 主要用于革兰阳性菌包括耐青霉素 G 金黄色葡萄球菌等引起的尿路、呼吸道、骨关节、皮肤及软组织感染。

【不良反应】 主要有皮疹、红斑等过敏反应，偶见过敏性休克，与青霉素类有交叉过敏。头孢噻啶和头孢唑啉等大剂量使用时可能会出现肾脏毒性。

头孢氨苄

头孢氨苄（又名先锋霉素Ⅳ、头孢立新），白色结晶固体，微臭，味苦。耐酸，口服吸收良好，口服 1 小时后血药浓度达峰值。血浆蛋白结合率为 10%～15%。广泛分布于全身组织和体液中，难以透过血-脑屏障，可透过胎盘，少量分布于乳汁。$t_{1/2}$ 约为 1 小时，主要以原型经肾脏排泄。

头孢氨苄对金黄色葡萄球菌、溶血性链球菌、肺炎链球菌、奈瑟菌抗菌作用强，对流感嗜血杆菌、变形杆菌、肺炎克雷伯杆菌也有一定的抗菌活性。对肠球菌属和甲氧西林耐药葡萄球菌无效。肠杆菌属、不动杆菌属、铜绿假单胞菌及脆弱拟杆菌对其耐药。

头孢氨苄口服给药临床主要用于治疗革兰阳性和阴性敏感菌所致的轻中度呼吸道、尿路、骨关节、皮肤和软组织及妇产科感染等，如出血性败血症、链球菌病、猪丹毒、炭疽以及急性扁桃体炎、咽峡炎、鼻窦炎、气管和支气管炎、肺炎、尿道炎、膀胱炎、中耳炎、乳腺炎、子宫附件炎等。

不良反应以皮疹、荨麻疹、红斑、药热等过敏反应及恶心、呕吐、腹泻等胃肠道反应较多见，少见头晕、复视、耳鸣、抽搐等神经系统反应、一过性肝功能异常及暂时性尿素氮、肌酸、肌酐升高等肾毒性反应。偶见过敏性休克、血小板及中性粒细胞减少、嗜酸粒细胞增多等血液系统反应。

头孢唑林

头孢唑林（又名先锋霉素Ⅴ），白色结晶性粉末，无臭，味苦。口服吸收差，采用肌内或静脉注射给药。肌内注射 1～2 小时血药浓度达到峰值。血浆蛋白结合率为 74%～86%。难以透过血-脑屏障，在胸水、腹水、心包液和滑囊液中浓度较高，少量分布于乳汁。$t_{1/2}$ 约为 1.8 小时。大部分以原型药经肾脏排泄，少量经胆汁排泄。

抗菌谱广，对多种革兰阳性球菌和杆菌均有良好抗菌活性，包括肺炎链球菌、溶血性链球菌、白喉杆菌、炭疽杆菌、李斯特菌、梭状芽孢杆菌、大肠埃希菌、奇异变形杆菌、肺炎克雷伯菌、伤寒杆菌、志贺菌属和奈瑟菌属等对其高度敏感。但对耐甲氧西林葡萄球菌属、耐药肠杆菌、肠球菌、不动杆菌、厌氧菌和铜绿假单胞菌无效。临床主要用于治疗敏感菌所致的败血症、心内膜炎、肾盂肾炎、尿路、呼吸道、骨关节、肝胆系统、皮肤软组织、耳鼻喉和眼科感染等，也可作为外科手术前的预防用药。不宜用于治疗淋病和梅毒及中枢神经系统感染。不良反应发生率低，肌注局部有轻度疼痛，药疹、药热等过敏反应发生率约为1%，少见头痛、头晕、倦怠等神经系统反应，偶见暂时性血清转氨酶升高。大剂量用药可能引起肾脏蓄积，肾功能不全者慎用。

头孢拉定

头孢拉定（又名先锋霉素Ⅵ），白色结晶性粉末，微臭。耐酸和耐β-内酰胺酶，口服吸收好且迅速，约1小时后血药浓度达到峰值。血浆蛋白结合率为6%～10%，广泛分布于全身组织与体液。$t_{1/2}$约为1小时，以原型经肾脏排泄。抗菌作用与头孢氨苄相似，对革兰阳性及阴性菌，包括耐药性金葡菌和大肠埃希菌及多种对广谱抗生素耐药的杆菌等均有杀菌作用。临床主要用于治疗敏感菌所致的中耳炎、急性咽炎、扁桃体炎、支气管炎和肺炎等呼吸道感染、肾盂肾炎和膀胱炎等泌尿生殖道感染及皮肤和软组织感染等，注射剂也用于败血症和骨感染。不良反应较轻，发生率约6%。常见恶心、呕吐、腹泻等胃肠道反应及皮疹、药热等过敏反应。少数患者用药后可出现暂时性和轻微的肝、肾毒性。

二、第二代头孢菌素

【主要药物】 头孢呋辛（cefuroxime）、头孢克洛（cefaclor）、头孢丙烯（cefprozil）、头孢尼西（cefonicid）、头孢唑南（cefuzonam）、头孢孟多（cefamandole）、头孢替安（Cefotiam）。

【抗菌作用】 抗革兰阴性杆菌的活性和对β-内酰胺酶的稳定性比第一代头孢菌素强，对大肠埃希菌、克雷伯菌属、伤寒沙门菌属、痢疾志贺菌等常见革兰阴性菌的敏感性较高；对革兰阳性球菌包括产酶耐药金葡菌的作用与第一代相似或略差；对厌氧菌有一定作用，对铜绿假单胞菌无效。

【临床应用】 主要用于革兰阳性和阴性敏感菌引起的呼吸道、泌尿生殖系统、胆道、皮肤和软组织、骨关节及耐青霉素的淋病奈瑟菌感染。可作为革兰阴性菌感染的首选药。

【不良反应】 与第一代头孢菌素相比，不良反应少，肾毒性小。常见皮疹、瘙痒等过敏反应和恶心、呕吐等胃肠道反应，偶见过敏性休克、二重感染、一过性嗜酸性细胞增多和血小板减少症等。

头孢呋辛

头孢呋辛（又名头孢呋肟，头孢呋新），白色结晶，可肌肉或静脉注射给药，常制成头孢呋辛酯口服制剂。口服后迅速在血中水解为头孢呋辛，2～3小时血药浓度达到峰值。肌肉注射后30～45分钟达峰浓度，血浆蛋白结合率为31%～41%，吸收后广泛分布于全身体液和组织中。可透过胎盘屏障，脑膜炎症时，可通过血-脑屏障。$t_{1/2}$约为1.1～1.4小时，大部分药物以原型经肾脏排泄，少量经胆汁排泄。

抗菌谱广，对多种革兰阳性菌与革兰阴性菌，包括产β-内酰胺酶的金黄色葡萄球菌、肺炎链球菌、淋球菌、脑膜炎双球菌、克雷伯杆菌、流感杆菌、奇异变形杆菌、沙门菌属、大肠杆菌、志贺菌属等有很强抗菌活性。但对耐甲氧西林金黄色葡萄球菌、沙雷菌属、粪肠球菌、脆弱杆菌、铜绿假单胞菌、支原体、衣原体等无效。

临床主要用于治疗敏感菌所致的呼吸道、腹腔、泌尿道、骨和关节、耳、鼻、喉科、皮肤和软组织感染，如肺炎、支气管炎、腹膜炎、淋病、败血症、脑膜炎等。也可用于手术前预防用药。

不良反应轻微而短暂，常见肌肉注射引起局部疼痛和消化系统不适等胃肠道反应。皮疹、药热等过敏反应的发生率约5%。偶见过敏性休克，少数患者出现血清转氨酶升高和嗜酸粒细胞增多。长期用药可发生二重感染。

头孢克洛

头孢克洛（又名头孢克罗，头孢氯氨苄），白色或微黄色结晶性粉末，微臭。临床制剂有干混悬剂、胶囊、片剂和颗粒剂。口服吸收良好，0.5~1小时达血药浓度达峰值。血浆蛋白结合率为22%~26%，可分布于大部分器官组织及体液中。$t_{1/2}$约为0.5~1小时，主要以原型经肾脏排泄，少量经胆汁排泄。

对金黄色葡萄球菌、表皮葡萄球菌、脑膜炎球菌、肺炎球菌、淋球菌、白喉杆菌、梭状芽孢杆菌属、大肠杆菌、奇异变形杆菌、流感嗜血杆菌、伤寒沙门菌属、志贺菌属等有抗菌活性。对沙雷菌属、不动杆菌属和铜绿假单胞菌等无效。临床主要用于治疗敏感菌所致的呼吸道、泌尿道、耳鼻喉科及皮肤软组织感染，包括咽炎和扁桃体炎、支气管炎、肺炎、淋病、淋菌性尿道炎、中耳炎等。不良反应常见腹泻、胃部不适等胃肠道反应及皮疹、瘙痒等过敏反应，长期使用可引起二重感染。

三、第三代头孢菌素

【主要药物】头孢曲松（ceftriaxone）、头孢他啶（ceftazidime）、头孢哌酮（cefoperazone）头孢噻肟（cefotaxime）、头孢唑肟（ceftizoxime）、头孢克肟（cefixime）。

【抗菌作用】抗菌谱广，抗菌活性强。对β-内酰胺酶高度稳定，血浆半衰期长，体内分布广，对细菌外膜和组织穿透力强，基本无肾毒性。与第一代和第二代头孢菌素相比，对革兰阴性杆菌的抗菌作用更强，对革兰阳性菌的抗菌活性稍弱。对铜绿假单胞菌和厌氧菌有一定程度的抗菌作用。对第一、二代头孢菌素耐药的某些菌株仍有效。

【临床应用】用于敏感菌所致的呼吸道、胃肠道、泌尿道、胆道、腹腔、盆腔、骨关节及皮肤和软组织等感染，尤其是耐药革兰阴性杆菌所致的严重感染，包括肺炎、骨髓炎、脑膜炎、败血症等。

【不良反应】主要有恶心、呕吐、腹泻等胃肠道反应，皮疹、瘙痒、药热等过敏反应，双硫仑样反应，凝血功能障碍，二重感染等。

双硫仑样反应（disulfiram-like reaction），也称戒酒硫样反应，是由于药物抑制乙醛脱氢酶，用药时若饮酒或饮用含酒精的饮品，乙醇代谢为乙醛蓄积体内，引起面部潮红、眼结膜充血、恶心、呕吐、头痛、眩晕、心动过速、呼吸困难、低血压、神志模糊等反应，其严重程度与用药和饮用酒精量呈正比。头孢哌酮、头孢曲松和头孢他啶等头孢类抗生素均可引起类似反应，因此，在用这些药物期间及停药后7天内，应避免饮酒或进食含乙醇制品（包括饮料、食物、药物）。

头孢曲松

头孢曲松（又名头孢三嗪），白色或类白色结晶性粉末，无臭，有引湿性。临床采用肌内注射或静脉给药，肌内注射后约2小时血药浓度达峰值。血浆蛋白结合率为95%，广泛分布于全身，可进入脑脊液并达到有效治疗浓度。在人体内不被代谢，$t_{1/2}$ 为 6~9 小时。约60%的药物以原型经肾脏排泄，40%的原型药经胆汁和肠道排泄。

对革兰阳性菌、革兰阴性菌、厌氧菌及梅毒螺旋体的抗菌活性好，对大肠杆菌、吲哚阳性变形杆菌、流感嗜血杆菌、沙雷杆菌、肺炎球菌、溶血性链球菌、脑膜炎球菌、淋病奈瑟菌等有很强的抗菌作用。对铜绿假单胞菌有一定作用，对多数脆弱杆菌及梭状芽孢杆菌无效。临床主要用于敏感菌所致的呼吸道、泌尿生殖道、胆道、腹腔和盆腔、骨和关节、皮肤和软组织感染及脑膜炎、败血症、单纯性淋病等，也可用于手术期感染预防。不良反应主要包括皮疹、发热、瘙痒等过敏反应，恶心、呕吐、腹痛、腹泻和消化不良等消化道反应，偶见双硫仑样反应、肝功能和血液学检查异常。长期用药可致白念珠菌病、假膜性肠炎等二重感染。

头孢他啶

头孢他啶（又名头孢噻甲羧肟），白色或类白色结晶性粉末，无臭。口服不吸收，临床采用肌内注射或静脉给药，肌内注射1小时后血药浓度达峰值。血浆蛋白结合率为 10% ~ 17%，吸收后广泛分布于全身，易透过胎盘屏障，当脑膜受损或发炎时，可进入脑脊液。在体内不代谢，$t_{1/2}$ 为 1.5~2.3 小时。超过80%的药物以原型经肾脏排泄，少量经胆汁排泄。

对革兰阳性菌和阴性菌以及厌氧菌均有较强的杀菌作用，对铜绿假单胞菌有效。临床用于敏感菌所致的败血症、脑膜炎等严重感染，肺炎、支气管炎等呼吸道感染，肾盂肾炎、尿道炎、盆腔炎等泌尿和生殖道感染，胆囊炎、腹膜炎等胆、腹部感染，骨髓炎和关节炎等骨、关节感染，中耳炎、鼻窦炎、蜂窝组织炎、烧伤或创伤等耳鼻喉及皮肤软组织感染，也可用于手术期预防感染。不良反应轻，主要有皮疹、药热等过敏反应，恶心、呕吐、食欲下降、腹痛、腹泻等消化道反应，偶见注射部位硬结、疼痛或轻度静脉炎。少见肝功能异常和血液学改变。

四、第四代头孢菌素

【主要药物】头孢噻利（cefoselis）、头孢匹罗（cefpirome）、头孢吡肟（cefepime）、头孢利定（cefolidin）、头孢唑兰（cefozopran）、头孢克定（cefclidin）。

【抗菌作用】属于强效、广谱抗菌药，对各种 β-内酰胺酶高度稳定，无肾毒性。血浆半衰期短但血浆药物峰浓度高，体内分布广泛，有些可以透过血-脑屏障。对革兰阳性菌、革兰阴性菌以及多数耐药菌均有较强的抗菌活性。对革兰阳性菌，包括葡萄球菌属、链球菌属，耐青霉素酶的肺炎链球菌等的作用比第一、二、三代都更强。

【临床应用】用于敏感菌所致的呼吸道、泌尿生殖道、皮肤和软组织感染以及对第三代头孢菌素耐药的细菌感染，尤其适用于严重的医院和社会获得性感染。

【不良反应】主要表现为皮疹、瘙痒、药热等过敏反应和恶心、呕吐等胃肠道反应,偶见二重感染。

头孢噻利

头孢噻利,白色至微黄色结晶性粉末,有引湿性。临床采用肌内注射或静脉给药。肌内注射30分钟后血药浓度达到峰值。广泛分布于多种组织和体液中,血浆蛋白结合率为11%~17%,$t_{1/2}$为2.0~2.5小时。在体内不代谢,约90%的药物以原型经肾脏排泄。抗菌谱广,对革兰阳性和阴性菌,包括大肠埃希菌、淋病奈瑟氏球菌、葡萄球菌属、链球菌、肺炎球菌、克雷伯氏菌属、肠杆菌属、沙雷氏菌属、变形杆菌属、摩根氏菌属、类杆菌属、耐青霉素和阿莫西林的肺炎链球菌、耐甲氧西林金黄色葡萄球菌、耐氨苄西林的流感嗜血杆菌等均有强大的抗菌活性。对铜绿假单胞菌的抗菌活性优于第三代头孢菌素。临床主要用于治疗敏感菌所致的呼吸道、泌尿道、血液系统、骨关节、皮肤软组织以及产科和妇科感染,如肺炎、急、慢性支气管炎、脓胸、肾盂肾炎、败血症、骨髓炎、关节炎、胆囊炎、腹膜炎、子宫附件炎等。不良反应常见皮疹、发热等过敏反应,偶发恶心、呕吐、血小板减少、痉挛、意识障碍、急性肾功能不全、休克等。

五、第五代头孢菌素

【主要药物】头孢洛林(ceftaroline)、头孢吡普(ceftobiprole)

【抗菌作用】对于β-内酰胺酶稳定,无肾毒性。体内分布和抗菌谱广,对革兰阳性菌、革兰阴性菌以及厌氧菌都有抗菌活性,对革兰阳性菌和耐药菌的抗菌活性高于前四代。对于革兰氏阴性菌如大肠埃希菌、肺炎克雷伯菌及流感嗜血杆菌的作用与第四代持平。对耐青霉素的肺炎链球菌、耐甲氧西林金黄色葡萄球菌(MRSA)、耐甲氧西林的表皮葡萄球菌(MRSE)、耐万古霉素的金黄色葡萄球菌(VRSA)均有良好的抗菌活性。

【临床应用】用于革兰阳性和革兰阴性敏感菌引起的复杂皮肤和软组织感染、院内铜绿假单胞菌感染以及社区和医院获得性肺炎等。

【不良反应】有较好的耐受性,不良反应轻微,主要包括味觉障碍、恶心、呕吐、腹泻、皮疹、发热、头痛等。

头孢洛林

头孢洛林,白色至淡黄色粉末。临床上常制成头孢洛林酯,静脉滴注后迅速在体内转化为头孢洛林。血浆蛋白结合率为16%~21%。在人体内不被代谢,$t_{1/2}$为3~4小时。大部分以原型药经肾脏排泄。对革兰阳性菌、革兰阴性菌及一些厌氧菌均有效,特别是对MRSA和VRSA有强效活性。临床上用于治疗急性细菌性皮肤软组织感染和获得性细菌肺炎,针对某些难治性多药耐药革兰氏阳性菌如MRSA所致的感染疗效好。常见不良反应包括恶心、腹泻、头痛、发热,偶发转氨酶升高和肾衰竭。

第三节 其他β-内酰胺类

其他β-内酰胺类主要包括非典型β-内酰胺类,如碳青霉烯类(亚胺培南)、头孢霉素类（头孢西丁）、氧头孢烯类（拉氧头孢）、单环类（氨曲南）等及β-内酰胺酶抑制剂，均含有β-内酰胺环活性基团。

表30-3　国内外常用其他β-内酰胺类抗生素代表药物及其主要作用特点

分类	代表药物	作用特点
碳青霉烯类	亚胺培南、美罗培南、法罗培南、多利培南、厄他培南、比阿培南	对β-内酰胺酶及超广谱β-内酰胺酶稳定；对于多数G^+菌如链球菌、肠球菌、厌氧菌、艰难梭菌及G^-菌如淋球菌、大肠埃希菌、嗜血杆菌有效，对铜绿假单胞菌有一定作用。
头孢霉素类	头孢西丁、头孢美唑、头孢替坦、头孢拉宗、头孢米诺	对于G^+菌、G^-菌包括厌氧菌有抗菌作用，特别是对耐青霉素葡萄球菌和头孢菌素耐药菌有突出作用。
氧头孢烯类	拉氧头孢、氟氧头孢	对β-内酰胺酶稳定；对产β-内酰胺酶细菌、脆弱杆菌等厌氧菌、大肠埃希菌等肠杆菌、肺炎克雷伯菌等均有效。
单环类	氨曲南、卡芦莫南	仅对G^-需氧菌有效，如肠道杆菌、铜绿假单胞菌。
β-内酰胺酶抑制剂	克拉维酸、舒巴坦、他唑巴坦	抑制β-内酰胺酶，保护β-内酰胺类抗生素活性。自身一般无或仅有微弱的抗菌活性，与其他抗生素合用可协同增效。

一、碳青霉烯类

碳青霉烯类抗生素对β-内酰胺酶具有高度稳定性，是抗菌谱最广，抗菌活性最强的非典型β-内酰胺抗生素，作用机制是通过抑制细菌胞壁黏肽合成酶，阻碍黏肽合成，使细菌胞壁缺损而杀菌。首选用于治疗严重细菌感染。已经上市的品种有亚胺培南，美罗培南，帕尼培南，厄他培南，比阿培南，多尼培南等。

亚 胺 培 南

亚胺培南（imipenem），又名亚胺硫霉素，泰能，口服吸收差，临床采用肌注或静滴给药，给药后2小时血药浓度达峰值。体内分布良好，可透过胎盘屏障，难以透过血-脑屏障。$t_{1/2}$约为1小时，在肾脏经脱氢肽水解酶代谢为无活性、有肾毒性的代谢产物。脱氢肽水解酶抑制剂西司他丁本身无抗菌作用，但可抑制亚胺培南在肾脏代谢，减轻其肾毒性，临床上常将亚胺培南和西司他丁按1∶1制成复方制剂（泰能）使用。对革兰阳性菌、革兰阴性菌（包括铜绿假单胞菌）、厌氧菌（包括脆弱杆菌）的抗菌活性好。对耐头孢菌素和耐氨基糖苷类抗生素的细菌也有作用。临床主要用于敏感菌所致的各种感染，特别适用于多种细菌联合感染和需氧菌及厌氧菌的混合感染，包括呼吸道、胆道、腹腔、泌尿生殖道、骨关节、皮肤软组织感染及心内膜炎和败血症等，也可用于预防术后感染。不良反应常见红肿等局部刺激，药疹、瘙痒等过敏反应及恶心、呕吐、腹泻等胃肠道反应。

二、头孢霉素类

头孢霉素类可分A、B、C三型，其中C型抗菌作用最强，化学结构和抗菌性能与头孢菌素相似。主要品种有头孢西丁、头孢美唑、头孢替坦、头孢米诺、头孢拉宗等。

头孢西丁

头孢西丁（cefoxitin），白色结晶粉末。口服不吸收，静脉或肌内注射后吸收迅速。肌内注射30分钟后达血药浓度峰值。广泛分布于全身组织，可透过胎盘屏障，不易透过血-脑屏障。血浆蛋白结合率约为70%，$t_{1/2}$约为1小时，在体内不代谢，大部分药物以原型经肾脏排泄，少量从胆汁排泄。对大多数革兰阳性球菌、革兰阴性杆菌及厌氧菌均有良好抗菌活性。临床用于治疗敏感菌所致的呼吸道、泌尿生殖道、胆道和腹腔、骨关节、皮肤软组织感染以及败血症等，也适用于预防手术后感染。不良反应少且轻微，主要包括皮疹、药热等过敏反应和恶心、呕吐、腹痛、腹泻等胃肠道反应及注射部位出现硬结、疼痛等。

三、氧头孢烯类

氧头孢烯类的结构和性质与头孢菌素类似，其7-ACA上的S被O取代，对厌氧菌有较强作用，代表药物有拉氧头孢和氟氧头孢。

拉氧头孢

拉氧头孢（latamoxef）又名头孢羟羧氧，白色或淡黄白色粉末，无臭。是第一个用于临床的氧头孢烯类抗生素，通常采用静滴、静注或肌注。广泛分布于各种体液和组织中，$t_{1/2}$为2.3~2.8小时。在体内不被代谢，主要以原型药经肾脏排泄。抗菌谱和抗菌活性与第三代头孢菌素相似，对多种革兰阴性菌及厌氧菌有很强的抗菌作用，对革兰阳性菌作用略弱。临床用于敏感菌所致的呼吸道、泌尿生殖道、胆道和腹腔、骨和关节、皮肤和软组织感染及脑膜炎和败血症等的治疗。不良反应轻微，主要有发疹、瘙痒、恶心、呕吐、腹泻、腹痛等。

四、单环类

单环β-内酰胺类代表药物有氨曲南和卡芦莫南，属于抗需氧革兰阴性杆菌窄谱抗生素。

氨曲南

氨曲南（aztreonam），又名氨噻酸单胺菌素，噻肟单酰胺菌素，为第一个应用于临床的单环β-内酰胺类抗生素。口服不吸收，临床采用肌注、静注或静滴。肌注1小时后血药浓度达峰值。广泛分布于各种组织与体液中。$t_{1/2}$为1.6~1.8小时，主要以原型经肾脏排泄，少量经粪便排泄。对革兰阴性菌抗菌作用强，对铜绿假单胞菌也有效，但对除铜绿假单胞菌外的假单胞菌、不动杆菌、革兰阳性菌或厌氧菌无效。临床主要用于敏感革兰阴性菌所致的尿道、呼吸道、腹腔、骨和关节、皮肤和软组织感染以及淋病、败血症、脑膜炎等的治疗。不良反应主要包括恶心、呕吐、腹泻等胃肠道反应和皮疹、瘙痒等过敏反应及肌注疼痛等。

五、β-内酰胺酶抑制剂

质粒传递产生β-内酰胺酶,致使药物β-内酰胺环水解而失活,是病原菌对β-内酰胺类抗生素耐药的主要方式。β-内酰胺酶抑制剂通过与β-内酰胺酶的某些位点结合而使酶失活,代表药物主要有克拉维酸、舒巴坦和他唑巴坦。由于β-内酰胺酶抑制剂本身无或仅有微弱的抗菌活性,临床常与广谱抗生素制成复方制剂用于敏感菌所致的感染。

克拉维酸

克拉维酸(clavulanic acid),又名棒酸,是氧青霉烷类不可逆的竞争性β-内酰胺酶抑制剂,也是第一个用于临床的β-内酰胺酶抑制剂。口服给药吸收好,可抑制某些广谱和超广谱β-内酰胺酶。自身抗菌活力很低,与青霉素或头孢菌素合用,可以增强其对耐药菌的抗菌活性。与阿莫西林有很好的协同作用,可保护阿莫西林免遭β-内酰胺酶水解,克拉维酸钾与阿莫西林配伍制成的复方制剂——复方阿莫西林,抗菌谱与阿莫西林相似且有所扩大,临床用于治疗敏感菌所致的呼吸道、泌尿生殖道、腹腔、皮肤和软组织感染以及需氧和厌氧菌的混合感染。

舒巴坦

舒巴坦(sulbactam)是青霉烷砜类不可逆的竞争性β-内酰胺酶抑制剂,口服吸收差,临床采用肌内注射或静脉给药。自身抗菌活性弱,略强于克拉维酸,单用时仅对淋球菌和脑膜炎球菌有较强抗菌活性。与青霉素类或头孢菌素类药物联用,有明显的协同作用,显著提高抗菌活性并扩大抗菌谱。舒巴坦与氨苄西林、哌拉西林或头孢哌酮联合制剂临床广泛用于治疗呼吸道、泌尿道、妇产科、腹腔和盆腔、皮肤软组织、耳鼻喉和骨关节感染以及败血症、脑膜炎等。

他唑巴坦

他唑巴坦(tazobactam),又名三唑巴坦,三唑烷砜,是舒巴坦的衍生物,其对β-内酰胺酶的抑酶强度和抑酶谱均强于舒巴坦和克拉维酸。他唑巴坦与哌拉西林配伍制成的复方制剂-特治星对哌拉西林敏感菌及产β-内酰胺酶耐哌拉西林的细菌均有良好的抗菌作用,临床广泛用于治疗各种严重全身性和局部感染以及多种细菌混合感染,包括呼吸道、泌尿道、胆道、腹腔、皮肤及软组织、骨关节感染、败血症等。

(何 玲)

扫码"练一练"

第三十一章 大环内酯类、林可霉素类及多肽类抗生素

扫码"学一学"

第一节 大环内酯类抗生素

大环内酯类抗生素是一类具有 14-16 元大环的内酯结构，经苷键连接糖衍生物与大环内酯基团，具有相似抗菌谱和抗菌活性的弱碱性抗生素。大环内酯类抗生素依据结构的不同可分为 14 元环（红霉素、克拉霉素、罗红霉素等）、15 元环（阿奇霉素）、16 元环（螺旋霉素、交沙霉素、麦迪霉素等）三大类。这类抗生素组织分布和抗菌谱广，副作用少且价格低廉，临床使用广泛。

20 世纪 50 年代上市的红霉素是首个上市的大环内酯类抗生素，主要用于治疗耐青霉素 G 金黄色葡萄球菌引起的呼吸道、皮肤和软组织等感染及对 β-内酰胺类抗生素过敏患者的替代治疗。第一代大环内酯类抗生素，包括红霉素、琥乙红霉素、麦迪霉素、交沙霉素、螺旋霉素及地红霉素等，在胃酸等酸性条件下易降解失活并导致胃肠道不良反应，临床应用受到限制。通过对红霉素的 C-6、C-8 和 C-9 等不同位点进行结构改造，提高对酸的稳定性，并减少消化道副作用，开发出了克拉霉素、阿奇霉素、罗红霉素等抗菌活性更强、抗菌谱更广的第二代大环内酯类抗生素。伴随第二代大环内酯类抗生素在临床上的广泛应用，耐药细菌也不断产生。通过对大环内酯结构的合成和修饰开发的泰利霉素和喹红霉素等酮内酯类第三代大环内酯类抗生素，改善了第一代和第二代药物的耐药性问题，对耐甲氧西林的金葡菌和多重耐药肺炎链球菌等呼吸道致病菌均有优良的抗菌活性，具有更为广阔的临床应用前景。

一、大环内酯类抗生素的共性

【体内过程】

1. **吸收** 红霉素不溶于水，遇酸不稳定，口服吸收少，制成耐酸的肠溶剂后，生物利用度较低。阿奇霉素、克拉霉素、罗红霉素等第二代大环内酯类抗生素能耐酸，口服吸收及血药浓度和组织细胞内药物浓度增加，生物利用度得以提高，阿奇霉素和克拉霉素的口服生物利用度分别为 37% 和 55%，且口服吸收较迅速。第三代泰利霉素对酸稳定，口服生物利用度可达 57%，且进食状态不影响其吸收。

2. **分布** 大环内酯类抗生素在除脑组织和脑脊液以外的各种组织和体液中广泛分布。红霉素的血浆蛋白结合率约为 73%，可透过胎盘屏障和通过乳汁分泌，通常情况下难以透过血-脑屏障，但当脑膜有炎症时，脑脊液中浓度可达血药浓度的 10%。阿奇霉素的血浆蛋白结合率低，在巨噬细胞中可迅速达到较高的血药浓度，跟随细胞转运抵达感染部位。克拉霉素存在细胞摄取，除中枢神经系统外的各种组织及器官中药物浓度均高于血药浓度数倍。泰利霉素的血浆蛋白结合率为 66%~89%，具有较强的组织和细胞穿透力。

3. **代谢** 红霉素主要在肝脏代谢，同时对 CYP450 酶系统具有抑制作用。克拉霉素在肝内广泛代谢，氧化生成的代谢物 14-羟基克拉霉素仍有抗菌活性。泰利霉素主要在肝脏

被CYP3A4代谢为泰利醇、泰利酸、N-去甲脱氧酰胺衍生物、N-氧吡啶衍生物等。

4. 排泄 红霉素的活性代谢物主要聚积在胆汁中排泄，部分经肝肠循环被重吸收。阿奇霉素主要以原型经胆汁排泄，少部分经肾脏排泄。克拉霉素及其代谢产物主要经肾脏排泄，肾功能损害时可导致药物蓄积。泰利霉素的排泄形式多样，其原型药可经肾脏和粪便排泄，代谢产物可经胆汁排泄。

【药理作用】大环内酯类抗生素属于快速抑菌药，高浓度时对敏感菌也有杀菌效果，抗菌谱广，对大多数革兰阳性菌、部分革兰阴性菌及一些非典型致病菌均有较好的抗菌作用。对主要经呼吸系统传播的病原微生物如金黄色葡萄球菌（包括部分耐甲氧西林菌株）、表面葡萄球菌、乙型溶血性链球菌、肺炎链球菌、脑膜炎奈瑟菌、白喉杆菌、百日咳杆菌、流感嗜血杆菌、嗜肺军团菌、肺炎克雷伯菌等有强抗菌活性。对肠球菌、空肠弯曲菌、破伤风杆菌、炭疽杆菌、淋病奈瑟菌、肺炎支原体、衣原体、立克次体、弓形虫、非结核性分枝杆菌等也有较强的抑制作用。第二代大环内酯类抗菌药物的抗菌谱与红霉素相似，但增强了对流感嗜血杆菌等革兰阴性菌以及厌氧菌、空肠弯曲菌、军团菌、衣原体和弓浆虫等病原体的作用。第三代大环内酯类抗菌药则对第一代和第二代药物耐药菌有良好的抗菌作用。大环内酯类药物在碱性环境中抗菌活性较强，属于时间依赖性抗生素，阿奇霉素和泰利霉素有相对较长的抗生素后效应。

大环内酯类抗生素能与细菌核糖体50S亚基不可逆地结合，通过阻断50S核糖体中肽酰转移酶的活性及其转肽作用和mRNA位移选择性抑制细菌蛋白质合成。细菌对大环内酯类会产生耐药性，大环内酯类抗生素间有不完全交叉耐药性，耐药机制主要涉及细菌主动外排增强、核糖体靶位改变、灭活酶表达增加等。

【临床应用】大环内酯类抗生素在治疗G^+、G^-球菌及G^+杆菌肺部感染时具有良好的临床效果，而且由于其较高的细胞内药物浓度，是治疗肺部支原体、衣原体、军团菌感染的首选药物。临床可用于治疗青霉素耐药葡萄球菌属、链球菌、军团菌、白喉杆菌、衣原体和支原体等所致的呼吸道、泌尿生殖系统、鼻、眼部、皮肤软组织等各种感染。

【不良反应】大环内酯类抗生素毒性较低，一般很少引起严重不良反应。

（1）胃肠道反应 恶心、呕吐、腹痛、腹泻等。

（2）肝损害 胆汁淤积、黄疸、转氨酶升高等，一般停药后可恢复。

（3）过敏反应 药热、皮疹等。

（4）心脏毒性 QT间期延长和尖端扭转型室性心动过速等，为大环内酯类抗生素的一种特殊类型的不良反应，静脉滴注速度过快时易发生。

（5）耳毒性 耳鸣、听力下降、前庭功能受损等，停药或减量后可恢复。

（6）其他 注射给药时可引起局部刺激，静滴可引起静脉炎。长期、大剂量应用可能引起伪膜性肠炎、舌炎、口角炎等二重感染。

二、常用的大环内酯类抗生素

红霉素

红霉素（erythromycin）是最早用于临床的大环内酯类抗生素，目前因其严重的胃肠道反应和耐药性问题，逐渐被第二代大环内酯类抗生素取代。红霉素不耐酸，临床一般采用其肠溶制剂或酯化物，如琥乙红霉素、依托红霉素和乳糖酸红霉素等。口服生物利用度约为30%~65%，血浆蛋白结合率为70%~90%，广泛分布于各组织及体液中，但不易透过血-脑屏障。$t_{1/2}$为1.4~2.0小时，主要在肝脏代谢，经胆汁排泄。

红霉素抗菌谱广，对葡萄球菌、化脓性链球菌、绿色链球菌、肺炎链球菌、粪链球菌、溶血性链球菌、梭状芽孢杆菌、白喉杆菌、炭疽杆菌等革兰阳性菌有较强的抑制作用。对淋球菌、螺旋杆菌、百日咳杆菌、布氏杆菌、军团菌、脑膜炎双球菌、流感嗜血杆菌、拟杆菌、部分痢疾杆菌、大肠杆菌等革兰阴性以及支原体、放线菌、螺旋体、立克次体、衣原体、奴卡菌、少数分枝杆菌和阿米巴原虫等也有一定的抑制作用。临床用于敏感菌引起的呼吸道、泌尿生殖道、皮肤软组织等各种感染的治疗、风湿热和心内膜炎的预防以及淋病、梅毒、痤疮、破伤风、百日咳等。不良反应主要为恶心、呕吐、腹泻、胃绞痛等胃肠道反应和药热、皮疹等过敏反应，少见肝损害。

克 拉 霉 素

克拉霉素（clarithromycin）是红霉素的衍生物，又称6-O-甲基红霉素，通过将红霉素6位羟基甲基化，减少分子内环合作用。对胃酸稳定，口服吸收迅速且不受食物影响，临床剂型有片剂、颗粒剂、注射剂和干混悬剂。首过效应明显，口服生物利用度为55%。血浆蛋白结合率为42%~70%，体内分布广泛，且在心、肝、肾、肺等多种组织器官分布超过血药浓度。$t_{1/2}$为2.6~4.4小时，主要经肝脏代谢，经粪便和肾脏排泄。其代谢物14-羟基克拉霉素具有抗菌活性。抗菌谱与红霉素相似，但对链球菌属、肺炎球菌、葡萄球菌等革兰阳性菌的抗菌作用略强，且对诱导产生的红霉素耐药菌株和幽门螺杆菌也有一定抗菌活性。临床主要用于敏感菌所致的扁桃体炎、咽喉炎、鼻窦炎、支气管炎、肺炎等上、下呼吸道感染以及皮肤、软组织和泌尿生殖系统感染等，也可与其他药物联合用于幽门螺杆菌感染的治疗。常见不良反应为胃肠道不适以及药疹、荨麻疹等过敏反应。

阿 奇 霉 素

阿奇霉素（azithromycin）是大环内酯类抗生素中唯一半合成的15元环化合物，对酸稳定，口服易吸收但受食物影响，生物利用度约37%。体内分布广泛，组织内药物浓度显著高于血药浓度。单剂量给药$t_{1/2}$为35~48小时，且具有明显的抗菌后效应，可达2.3~4.7小时。在肝脏代谢后，主要以原型经胆汁排泄，小部分经肾脏排泄。抗菌谱比红霉素更广，对多数革兰阴性菌、革兰阳性菌、厌氧菌、支原体、衣原体等均有较强的抗菌活性，尤其对流感嗜血杆菌、淋病奈瑟菌、大肠杆菌等革兰阴性菌的抗菌作用明显强于红霉素。临床用于治疗敏感菌所致的鼻窦炎、扁桃体炎、咽炎等上呼吸道和支气管炎、肺炎等下呼吸道感染以及泌尿生殖系统和皮肤软组织感染等。不良反应发生率较低，主要包括恶心，呕吐，腹泻，腹胀等胃肠道反应，偶见肝功能异常及过敏反应等。

泰 利 霉 素

泰利霉素（telithromycin）是世界首个上市的酮内酯类第三代大环内酯类抗生素。口服吸收好且不受食物影响，口服生物利用度约为57%，血浆蛋白结合率为66%～89%。体内分布广，$t_{1/2}$约为10.6小时，主要经肝脏代谢，经胆汁和肾脏排泄。抗菌谱与红霉素类似，但对野生型细菌核糖体的结合力比红霉素和克拉霉素强。抗菌活性强，且较少产生耐药性，对许多β-内酰胺类和大环内酯类抗生素耐药菌均有活性。临床主要用于治疗轻、中度社区获得性肺炎等呼吸道感染。不良反应常见恶心、呕吐、腹痛、腹泻、皮疹、瘙痒等，偶见肝功能生化指标异常和肝毒性的报道。

第二节　林可霉素类抗生素

林可霉素类抗生素包括林可霉素（lincomycin，洁霉素）和克林霉素（clindamycin，氯林可霉素，氯洁霉素）。林可霉素是由链丝菌产生的一种林可胺类抗生素，有着悠久的临床使用历史。克林霉素是林可霉素7-羟基氯代衍生物，抗菌活性比林可霉素强4～8倍，且口服吸收好，不良反应轻微，在临床上已逐渐替代林可霉素。

【体内过程】林可霉素口服吸收不佳，生物利用度约20%～35%，且进食会降低其口服吸收率和血药峰浓度。克林霉素口服吸收快而完全，生物利用度可达90%，且进食对其口服吸收影响小。吸收后两药均能迅速而广泛地分布到体内各组织及体液中并达到有效浓度，能透过胎盘屏障，但难以透过血-脑屏障。林可霉素血浆蛋白结合率为77～82%，$t_{1/2}$为4～5.4小时。克林霉素血浆蛋白结合率约90%，$t_{1/2}$为2.4～3小时。两药主要在肝脏代谢，经胆汁、粪便和肾脏排泄。

【药理作用】林可霉素类的抗菌谱和作用机制与大环内酯类相似，为时间依赖性窄谱抗生素，一般为抑菌剂，高浓度时也可杀菌。通过与细菌核糖体50S亚基不可逆结合，阻断转肽作用和mRNA位移而抑制细菌蛋白质合成。对各类厌氧菌和需氧革兰阳性球菌有强大抗菌作用，对部分需氧革兰阴性球菌、人型支原体和沙眼衣原体也有抑制作用。细菌可通过核糖体结合位点突变、表达甲基化酶以甲基化修饰核糖体结合位点和表达灭活酶等方式对林可霉素类产生耐药。林可霉素类与大环内酯类在细菌核糖体50S亚基上的作用靶位相似，两者可因竞争结合位点而相互拮抗，故不宜同时使用，两类药物也存在交叉耐药性。

【临床应用】

（1）需氧革兰阳性球菌感染　林可霉素类抗需氧革兰阳性球菌作用优于其他药物，临床多用于青霉素过敏患者的替代治疗，对敏感菌所致的扁桃体炎、化脓性中耳炎、鼻窦炎、急慢性支气管炎等呼吸道感染，脓肿、蜂窝组织炎等皮肤和软组织感染，尿道炎、肾盂肾炎、前列腺炎等泌尿系统感染以及败血症、腹膜炎、心内膜炎等疗效好。在骨髓中浓度高，是治疗金黄色葡萄球菌感染引起的急慢性骨髓炎的首选药物。

（2）厌氧菌感染　林可霉素类对敏感厌氧菌引起的严重感染特别有效，如口腔感染、妇科盆腔炎、细菌性阴道炎、脓胸、肺脓肿、肺部感染等。

【不良反应】

（1）胃肠道反应　表现为恶心、呕吐、腹泻、腹胀、腹痛等，长期用药可引起二重感染导致伪膜性肠炎。

（2）过敏反应　表现为药热、皮疹、瘙痒、血管神经性水肿、多形性红斑、呼吸困难等，罕见剥脱性皮炎、过敏性休克。

（3）其他　少数患者用药会发生胆红素淤积、黄疸、血清转氨酶升高等肝损害以及耳鸣、听力下降等症状，停药可逐渐恢复。注射用药有局部刺激性，注射部位偶见疼痛、硬结、血栓性静脉炎。

第三节　多肽类抗生素

多肽类抗生素是生物体内经诱导产生的分子量在 2000~7000 左右，由 20~60 个氨基酸残基组成的具有生物活性的小分子多肽类。此类抗生素直接破坏病原体细胞膜，杀死细菌，不易产生耐药性，主要包括万古霉素类（万古霉素、去甲万古霉素、替考拉宁）、多粘菌素类（多粘菌素 B、多粘菌素 E）、杆菌肽类（杆菌肽、短杆菌肽）等。

一、万古霉素类

万古霉素类属糖肽类抗生素，临床应用有万古霉素（vancomycin）、去甲万古霉素（norvancomycin）以及替考拉宁（teicoplanin），对敏感葡萄球菌及耐甲氧西林金黄色葡萄球菌（MRSA）和耐甲氧西林表皮葡萄球菌（MRSE）等革兰阳性菌有强大的杀菌作用。替考拉宁是放线菌发酵产生的一种新型糖肽类抗菌药物，为多个化学结构相似的化合物组成的抗生素混合物，抗菌谱与万古霉素相似，但抗菌活性更强，不良反应更少。

【体内过程】口服难吸收，万古霉素和去甲万古霉素肌内注射可引发局部疼痛和组织坏死，临床多采用静脉滴注。替考拉宁局部刺激性较小，肌内注射生物利用度为 94%。广泛分布于各组织和体液中，能透过胎盘屏障，不易透过血-脑屏障，但在脑膜有炎症时透过血-脑屏障的药物量增加，可达有效治疗浓度。万古霉素的血浆蛋白结合率约为 50%，$t_{1/2}$ 约为 6 小时。替考拉宁血浆蛋白结合率为 90%~95%，静注后血药浓度时间曲线显示出两相处置，即快速的分布相和慢速的消除相，其分布半衰期约为 0.3~3 小时，消除半衰期约为 70~100 小时。主要以原型药经肾脏排泄。

【药理作用】万古霉素类对革兰阳性球菌具有强大的杀菌作用，尤其是 MRSE 和 MRSA，包括对青霉素类和头孢菌素类耐药的菌株、金葡菌、表皮葡萄球菌、肺炎链球菌、草绿色链球菌、肠球菌以及炭疽杆菌、白喉杆菌、破伤风杆菌、梭状芽孢杆菌等均对其敏感，但对大多数革兰阴性菌、立克次氏体、衣原体、真菌等均无效。万古霉素类属于时间依赖性抗菌药物，对处于繁殖期的细菌呈现快速杀菌作用，抗菌后效应较长。

万古霉素类的作用机制主要是以高亲和力不可逆地与细菌细胞壁粘肽侧链终端的丙氨酸结合形成复合物，阻断细菌细胞壁高分子肽聚糖的合成，同时还可损伤细菌细胞膜和抑制细胞质中 RNA 合成，造成细菌细胞壁和细胞膜缺损进而使细菌死亡。很少产生耐药性，且与其他抗生素不出现交叉耐药现象。

【临床应用】主要用于治疗敏感菌和对青霉素或头孢菌素耐药的革兰阳性菌所致的严重感染，包括呼吸道、泌尿道、骨和关节、皮肤软组织感染以及败血症、心内膜炎、腹膜炎、骨髓炎等，尤其在治疗 MRSA 感染和耐青霉素肺炎链球菌感染方面具有重要意义。口服给药用于治疗艰难梭菌性伪膜性结肠炎疗效好。

【不良反应】

（1）耳毒性　肾功能不全患者或服药剂量过大，疗程过长可致耳鸣、听力减退甚至耳聋，停药可恢复。

（2）肾毒性　表现为肾小管损伤，蛋白尿、少尿、血尿甚至肾功能衰竭，用药期间应定时监测肾功能。万古霉素肾损害发生率比替考拉宁高，可依据血药浓度和肾功能适当调整服药剂量降低肾毒性。

（3）过敏反应　表现为皮肤瘙痒、红斑、皮疹、高热、血管神经性水肿、支气管痉挛甚至过敏性休克。万古霉素静脉滴注过量或速度过快可引起组胺大量释放诱发"红人综合征"，表现为面部、后颈部、躯干、胸部出现皮肤潮红、红斑、荨麻疹以及心动过速、低血压和休克样反应等特征性症状。去甲万古霉素和替考拉宁较少引发"红人综合征"。

（4）其他　口服可引起食欲减退、恶心、呕吐、腹泻。肌内注射时局部疼痛、组织坏死，静脉注射引起血栓性静脉炎。偶见嗜睡、头痛、粒细胞减少、一过性血清转氨酶升高、二重感染等。

二、多黏菌素类

多黏菌素类（polymyxins）是发现于多黏类芽孢杆菌培养液中的一组抗菌性多肽类抗生素，有A、B、C、D、E五种不同化学结构，临床应用的主要是多黏菌素B和多黏菌素E。多黏菌素抗菌谱窄，对多药耐药革兰阴性菌感染疗效较好，但静脉给药可致严重的神经毒性和肾毒性制约了其临床使用。

【体内过程】多黏菌素口服不易吸收，临床采用注射给药。肌内注射后2小时血药浓度达峰值。体内主要分布于肝、肾、肺、心及肌肉组织，穿透力差，不易透过血-脑屏障。血浆蛋白结合率为50%，$t_{1/2}$约为6小时，肾功能不全者$t_{1/2}$延长可达2~3天。代谢较慢，主要以原型经肾脏排泄。

【药理作用】多黏菌素类抗菌谱窄，仅对革兰阴性杆菌具有较强的抗菌活性，包括铜绿假单胞菌属、大肠杆菌、肺炎克雷白杆菌、流感杆菌、痢疾杆菌、沙门菌、志贺菌、百日咳杆菌、巴斯德菌和弧菌等，属于浓度依赖性慢效杀菌抗生素，对繁殖期和静止期细菌均有杀灭作用，有一定的抗菌后效应。多黏菌素B抗菌作用比多黏菌素E强。

多黏菌素类的抗菌作用机制主要是由于其含有带正电荷的游离氨基，能与细菌细胞膜磷脂中带负电荷的游离磷酸基结合，破坏细胞膜的完整性，使之通透性增加，导致细胞内蛋白质、核苷酸等物质外漏而造成细菌死亡。也可通过囊泡接触途径，干扰细胞内外膜之间的物质交换，破坏渗透平衡，导致细菌膨胀和溶解。多黏菌素类药物与其他类抗菌药物之间没有发现交叉耐药性。

【临床应用】用于治疗对其他抗菌药耐药的铜绿假单胞菌、大肠埃希菌、肺炎杆菌等革兰阴性菌所致的呼吸道、尿路、胆道、肠道、眼、耳、皮肤烧伤感染以及败血症，心内膜炎、腹膜炎等。

【不良反应】毒性较大，主要表现在肾脏及神经系统两方面，多黏菌素B比多黏菌素E更多见。

（1）肾毒性　主要损伤肾小管上皮细胞，表现为蛋白尿、血尿、血肌酐和尿素氮增高，甚至引起急性肾小管坏死或肾功衰，停药后可部分恢复，肾功能不全者应减量。

（2）神经毒性　表现为眩晕、肌无力、面部和肢体麻木、外周感觉异常、步态不稳、运动失调、甚至意识混乱、神经肌肉接头阻滞导致呼吸麻痹等，治疗期间应持续监测。

（3）过敏反应　可诱发皮疹、瘙痒、药热、甚至哮喘。

（4）其他　可出现恶心、呕吐、食欲减退、腹泻等胃肠道症状。少见局部刺激性，可致注射部位疼痛、硬结或血栓性静脉炎。偶见白细胞减少和肝毒性。

三、杆菌肽类

杆菌肽类主要包括杆菌肽（bacitracin）及短杆菌肽（gramicidin），抗菌谱与青霉素相似，对大部分革兰阳性菌和革兰阴性球菌，包括肺炎双球菌、溶血性链球菌、金黄色葡萄球菌、淋球菌、脑膜炎双球菌及螺旋体等均有杀菌作用，但对革兰阴性杆菌无效。作用机制主要与抑制细菌细胞壁的合成并改变细菌胞浆膜的通透性有关。这类抗生素有严重肾毒性，临床应用受到限制，一般不作全身用药，仅用于局部治疗耐青霉素的葡萄球菌感染及制成霜剂、软膏、喷雾剂、滴眼液等外用于皮肤软组织及眼部感染等。

（何 玲）

扫码"练一练"

第三十二章　氨基糖苷类抗生素

氨基糖苷类（aminoglycosides）抗生素是因其化学结构中含有氨基糖和氨基环醇分子，并由配糖键连接成苷而得名。本类药物包括来自链霉菌的链霉素（streptomycin）、妥布霉素（tobramycin）、卡那霉素（kanamycin）、巴龙霉素（paromomycin）、大观霉素（spectinomycin）、新霉素（neomycin）等，来自小单孢菌的庆大霉素（gentamicin）、小诺霉素（micronomicin）、西索米星（sisomicin）、阿司米星（astromicin）等，以及半合成氨基糖苷类的阿米卡星（amikacin）、奈替米星（netilmicin）、阿贝卡星（arbekacin）、异帕米星（isepamicin）等。

氨基糖苷类抗生素是一类具有杀菌作用的细菌蛋白质合成抑制剂，尽管其毒性较其他类抗生素严重，但作为一类高效、广谱的抗生素，尤其适用于革兰阴性菌引起的严重感染的治疗，目前仍是一类重要的药物。链霉素是最早（1944年）用于临床的氨基糖苷类抗生素，其虽然对革兰阴性菌的作用较弱，但由于对分枝杆菌具有良好的抗菌活性，现仍被用作治疗结核病的一线药物；新霉素为氨基糖苷类的第二个成员，因非消化道给药可引起严重的肾毒性和耳毒性，现仅局部应用或口服用于肠道感染。1957年应用于临床的卡那霉素因其对需氧革兰阴性杆菌严重感染和粟粒性结核具有显著的疗效而成为第一代氨基糖苷类的代表药。此外，第一代氨基糖苷类药物还包括：链霉素、新霉素、巴龙霉素、核糖霉素（ribostamycin）、利维霉素（lividomycin）等。然而，第一代氨基糖苷类药物对假单胞菌类感染无效，有严重的肾毒性、耳毒性，并有耐药菌株出现。庆大霉素和妥布霉素是第二代氨基糖苷类抗生素，第二代药物还包括小诺霉素、阿司米星等，它们抗菌谱更广，且对第一代无效的假单胞菌和部分耐药菌也具有很强的抗菌活性，临床应用广泛。阿米卡星和奈替米星均为半合成的第三代氨基糖苷类抗生素，对庆大霉素和卡那霉素耐药菌株有很强的杀伤作用，对耐头孢菌素和甲氧西林的菌株也有效，其耐钝化酶以及肾毒性、耳毒性低的特点也使其拥有其他氨基糖苷类抗生素无法比拟的优势。该类抗生素在结构上非常相似，具有一些共同的特性。

第一节　氨基糖苷类抗生素的共性

氨基糖苷类抗生素的优点在于抗菌谱广，抗革兰阴性杆菌活性强于青霉素类和第一代头孢菌素类抗生素，与β-内酰胺等抗生素有协同作用。虽然耐药菌株的出现，耳、肾毒性以及β-内酰胺类抗生素的广泛使用限制了氨基糖苷类抗生素的使用，但这类抗生素仍然是治疗危及生命的革兰阴性菌严重感染的重要药物，在治疗结核病方面也不可或缺。

【体内过程】

1. 吸收　氨基糖苷类极性和解离度均较大，口服难吸收，多采用肌肉注射，吸收迅速而完全，达峰时间约为0.5~2小时。为避免血药浓度过高而导致不良反应，通常不主张静脉注射给药。

2. 分布　氨基糖苷类的血浆蛋白结合率均较低（0%~25%），多数在10%以下。氨基糖苷类抗生素穿透力很弱，主要分布在组织外液，在肾皮层和内耳内、外淋巴液有高浓度

扫码"学一学"

聚积，且在内耳外淋巴液中浓度下降慢，这可以解释它们的肾毒性和耳毒性。可透过胎盘屏障并聚积在胎儿血浆和羊水，但不能渗入机体细胞内，也不能透过血－脑屏障，甚至脑膜炎时，在脑脊液也难达有效浓度。

3. 代谢及排泄 氨基糖苷类在体内不代谢，主要以原形经肾小球滤过，除奈替米星外，也都不在肾小管重吸收，可迅速排泄到尿中，其肾清除率等于肌酐清除率。$t_{1/2}$ 约为 2～3 小时。

【**药理作用**】氨基糖苷类抗生素为速效杀菌剂，对静止期细菌也有较强作用，抗菌谱基本相同。庆大霉素、妥布霉素、卡那霉素、小诺霉素、西索米星、奈替米星、异帕米星和阿米卡星主要直接抗需氧革兰阴性杆菌，对厌氧菌无效。卡那霉素和链霉素抗菌谱较窄，故不用于治疗沙雷菌属及铜绿假单胞菌引起的感染。氨基糖苷类对革兰阳性细菌作用有限，肺炎链球菌、化脓性链球菌对氨基糖苷类高度耐药。多数金黄色葡萄球菌和表皮葡萄球菌在体外虽对庆大霉素和妥布霉素敏感，但很容易出现耐药性，故一般不应用于治疗葡萄球菌感染。

本类药物的杀菌特点是：①杀菌速率和杀菌持续时间与浓度成正比；②仅对需氧菌有效，抗菌活性显著强于其他类药物；③抗菌后效应长，且持续时间与浓度呈正相关，该特性或许可以说明氨基糖苷类每给药一次的疗法与每天分次给药同样有效；④具有初次接触效应（first exposure effect，FEE），即指细菌首次接触氨基糖苷类抗生素时，能被迅速杀死，未被杀死的细菌再次或多次接触同种抗生素时，其杀菌作用明显降低；⑤在碱性环境中抗菌活性增强。

氨基糖苷类抗生素作用于细菌的核糖体，抑制细菌蛋白质合成的多个环节。氨基糖苷类抗生素进入细胞后，特异性结合到核糖体 30S 亚基上，进而：①阻碍了甲硫氨酰 tRNA 在 A 位的结合，抑制 70S 始动复合物的形成；或使已结合上的甲硫氨酰 tRNA 从 A 位解离，抑制 70S 始动复合物的形成，干扰了功能性核糖体的组装；②选择性地与核糖体 30S 亚基上靶蛋白（P_{10}）结合，使 A 位歪曲，导致 mRNA 上的三联密码错误匹配，造成错误的氨基酸插入蛋白质结构，合成异常或毒性蛋白质；③阻碍终止因子与核糖体 A 位结合，使已合成的肽链不能释放并阻碍核糖体的解聚，最终造成细菌体内的核糖体耗竭，核糖体循环受阻，抑制细菌蛋白质的合成。此外，氨基糖苷类抗生素可通过吸附作用附着于细菌表面造成胞膜缺损使其通透性增加，细胞内钾离子、腺嘌呤核苷酸、酶等重要物质外漏，从而导致细菌死亡。

细菌对氨基糖苷类抗生素产生耐药性的机制如下。

1. 产生修饰和灭活氨基糖苷类抗生素的修饰酶或钝化酶 包括 N－乙酰化酶、O－核苷转移酶和 O－磷酸转移酶，这些酶的基因经质粒介导合成，可使抗生素的氨基或羟基乙酰化、腺苷化或磷酰化。经修饰后的氨基糖苷类不能与核糖体结合，从而失去了干扰核糖体功能的作用；此外经修饰的氨基糖苷类可与未经修饰的氨基糖苷类竞争细菌细胞内转运系统，减少药物摄入，从而失去抗菌活性。产生修饰酶是细菌对氨基糖苷类产生耐药性的主要机制。有的酶对氨基糖苷类抗生素具有底物特异性，产生这类酶的细菌在氨基糖苷类药物间不存在交叉耐药性；但有的酶能够灭活多种氨基糖苷类抗生素，能产生这类酶的细菌可能对多种氨基糖苷类药物交叉耐药。

氨基糖苷类修饰酶通常为单功能酶，即只以一种机制修饰底物。但近年来发现了同时具有乙酰转移酶和磷酸转移酶活性的双功能修饰酶。这种氨基糖苷类双功能修饰酶是革兰阳性菌中重要的耐药酶，由于其强大的底物谱，几乎可使所有的氨基糖苷类失效，因此，能产生此酶的细菌不仅对庆大霉素、妥布霉素、地贝卡星、奈替米星、阿米卡星、异帕米星和阿司米星高度耐药，也使这些药物与青霉素等作用于细胞壁的抗生素的协同作用消失。

2. 氨基糖苷类抗生素靶位的修饰 本类抗生素的结合点在核糖体30S亚基上，S_{12}蛋白是30S亚基中的一个组分，主要控制药物与30S亚基的结合，可稳定由16Sr RNA所形成的高级结构。编码S_{12}核糖体蛋白的rpsL基因及编码16S的rrs基因突变都会使核糖体靶位改变，进而影响16S的高级结构，而16Sr RNA结构的改变又使rRNA对氨基糖苷类的亲和力降低，从而不能形成复合体，二者均使抗生素进入细菌后不能与30S亚基结合而导致耐药。最近又发现由rmt基因和npm基因编码的16S rRNA甲基化酶可使细菌的药物作用靶位甲基化，从而降低细菌对氨基糖苷类抗生素的亲和力，产生高度耐药，甚至可导致细菌泛氨基糖苷类耐药。迄今为止，已在革兰阴性杆菌中发现的16S rRNA甲基化酶基因有rmtA、rmtB、rmtC、rmtD、armA和npmA。

3. 细胞膜通透性改变或细胞内转运异常 该机制导致药物摄取和在细胞内积累减少，从而导致细菌耐药。氨基糖苷类抗生素可通过由寡肽结合蛋白组成的寡肽系统转运至细胞内，耐药突变株或因寡肽结合蛋白合成的数目明显减少，或因编码寡肽结合蛋白的基因发生了无义突变而不含寡肽结合蛋白，导致膜通透性下降，使药物摄取量减少，这是导致自发耐药出现的主要因素。另外，某些细菌（如铜绿假单胞菌）细胞膜存在多种由膜蛋白介导的多药耐药主动泵出系统，这些能量依赖性的外排系统，使药物的外排增多，菌体内药物量不断减少，从而导致耐药。

【临床应用】氨基糖苷类最主要用于革兰阴性杆菌为主的严重感染，其中链霉素、卡那霉素可用于结核病的治疗。

（1）敏感需氧革兰阴性杆菌所致的全身感染 对铜绿假单胞菌、肺炎杆菌、大肠埃希菌等常见革兰阴性杆菌的PAE时间较长。虽然近年来多种头孢菌素类和氟喹诺酮类药物在临床广泛应用，氨基糖苷类仍作为一类重要抗生素被用于治疗需氧革兰阴性杆菌所致的严重感染，如呼吸道感染、泌尿道感染、皮肤软组织感染、胃肠道感染、烧伤或创伤感染及骨关节感染等。对上述感染不同氨基糖苷类之间的疗效并无显著差别，但对革兰阴性杆菌引起的败血症、肺炎、脑膜炎等严重感染，单独应用氨基糖苷类抗生素治疗时可能疗效不佳，需联合应用其他对革兰阴性杆菌具有强大抗菌活性的抗菌药，如广谱半合成青霉素、第三代头孢菌素及氟喹诺酮类等。

（2）联合用药治疗革兰阳性菌的感染 常与耐酶青霉素、利福平或万古霉素合用。主要用于肠球菌或草绿色链球菌所致心内膜炎，金黄色葡萄球菌与表皮葡萄球菌所致败血病、心内膜炎等。

（3）结核杆菌和非结核性分枝杆菌感染 结核病可选用链霉素，非结核性分枝杆菌感染主要选用阿米卡星。

【不良反应】

所有氨基糖苷类抗生素均具有可逆或不可逆的第八对脑神经毒性（前庭、耳蜗神经）和肾毒性。毒性反应与剂量和时程有关，也随药物不同而异，儿童和老人更易发生。

（1）耳毒性 由于药物在内耳蓄积，可使感觉毛细胞发生退行性和永久性改变，但程度不一。对前庭的损害如眩晕、恶心、呕吐、眼球震颤和平衡失调等，发生率依次为：卡那霉素（4.7%）>链霉素（3.6%）>西索米星（2.9%）>庆大霉素（1.2%）>妥布霉素

(0.4%)。对耳蜗神经的损害表现为耳鸣、听力减退或耳聋,并可发生于停药数周后。一旦听力丧失,即使停止用药也不可能恢复。应注意观察耳鸣、眩晕等早期症状,一旦发现及早停药。对年老人、肾功能不良患者、使用高剂量和(或)长疗程者,宜通过血药浓度监测调整剂量。孕妇禁用,避免与有耳毒性的高效利尿药合用。对听力损害的发生率依次为:卡那霉素(1.6%)> 阿米卡星(1.5%)> 西索米星(1.4%)> 庆大霉素(0.5%)> 妥布霉素(0.4%)。

(2) 肾毒性 由于氨基糖苷类主要经肾排泄,尿药浓度高,并在肾蓄积,导致肾小管尤其是近曲小管上皮细胞溶酶体破裂,线粒体损害,钙调节转运过程受阻,轻则引起肾小管肿胀,重则产生急性坏死。临床表现为蛋白尿、管型尿、血尿等,严重时可产生氮质血症及无尿症,因此老年人、肾功能不全者禁用,忌与肾毒性药物合用。绝大部分的肾功能损害是可逆的,但这种损害导致肾排泄药物减弱而增强了耳毒性,应引起足够重视。在常用剂量时,各药肾损害的发生率依次为:阿米卡星 < 链霉素或妥布霉素 < 庆大霉素 < 卡那霉素 < 新霉素。

(3) 神经肌肉阻断 对神经肌肉传导阻滞,严重者可发生肌肉麻痹,甚至呼吸暂停。大多数发作与同时使用全身麻醉剂或肌肉松弛剂有关。氨基糖苷类能与突触前膜上的钙结合部位结合,从而阻止乙酰胆碱释放。不同氨基糖苷类抗生素引起神经肌肉麻痹的严重程度顺序依次为妥布霉素 < 庆大霉素 < 阿米卡星或卡那霉素 < 链霉素 < 新霉素。可用钙剂或新斯的明等胆碱酯酶抑制剂治疗。

(4) 变态反应 氨基糖苷类偶尔也会引起过敏反应,如皮疹、发热、血管神经性水肿、剥脱性皮炎、胃炎,也可引起过敏性休克,尤其是链霉素。一旦发生,应静脉注射肾上腺素及钙剂进行抢救。

第二节 常用的氨基糖苷类抗生素

链 霉 素

扫码"学一学"

链霉素(streptomycin)是 1944 年从链霉菌获得并用于临床的第一个氨基糖苷类抗生素,也是第一个用于治疗结核病并沿用至今的一线抗结核药物,临床常用的是其硫酸盐。链霉素口服吸收极少,肌肉注射吸收快,30~45 分钟可达血药峰浓度,血浆蛋白结合率为 35%。主要分布于细胞外液,容易渗入胸腔、腹腔、结核性脓肿和干酪化脓腔,并达有效浓度。不易透过血-脑屏障,只有在患脑膜炎时才能进入脑脊液。90% 链霉素可经肾小球滤过从尿排出体外,其排泄速率可随肾功能的减退或年龄的增加而逐渐减慢,如年轻患者的 $t_{1/2}$ 为 2.4~2.7 小时,年龄超过 40 岁的患者延长至 9 小时,在肾功能衰竭的患者延长至 50~110 小时,故应根据患者具体情况而调整用药剂量。

链霉素临床首选用于治疗土拉菌病和鼠疫,特别是与四环素联合用药已成为治疗鼠疫的最有效手段;与青霉素合用可治疗溶血性链球菌、草绿色链球菌及肠球菌等引起的心内膜炎;也用于治疗多药耐药的结核病;本药是氨基糖苷类中对铜绿假单胞菌和其他革兰阴性杆菌的抗菌活性最低的抗生素。临床一般肌内注射给药。

链霉素是氨基糖苷类中最易引起变态反应的药物,以皮疹、发热、血管神经性水肿较为多见。也可引起过敏性休克，通常于注射链霉素后 10 分钟内突然发作，致死率较青霉素高。最常见的毒性反应为耳毒性，其前庭反应较耳蜗反应出现早，且发生率高；其次为神经肌肉阻滞作用；少见肾毒性，其发生率较其他氨基糖苷类抗生素低。

庆大霉素

庆大霉素（gentamicin），又名正泰霉素，是 1969 年由小单孢菌发酵产生并开始用于临床的第二代氨基糖苷类抗生素，含庆大霉素 C_1、C_{1a} 和 C_2 三种成分，通常用其硫酸盐。口服吸收很少，肌内注射吸收迅速而且完全，血药浓度在 1 小时内达到高峰。

庆大霉素是治疗各种革兰阴性杆菌的主要抗菌药物，尤其是对沙雷菌属作用更强，由于疗效确切，价格便宜，是氨基糖苷类中的首选药。庆大霉素与青霉素或其他抗生素合用治疗严重的肺炎球菌、铜绿假单胞菌、肠球菌、葡萄球菌或草绿色链球菌感染。但 β-内酰胺类可使庆大霉素的抗菌活性降低，应避免将两药放置于同一容器中同时滴注。可局部用于皮肤、黏膜表面感染和眼、耳、鼻部感染。庆大霉素的制剂包括口服制剂、注射液、软膏和滴眼液。

庆大霉素最重要的不良反应是耳毒性，对耳前庭损伤大于对耳蜗损伤，通常为双侧性，常表现为耳鸣、头昏、眩晕、麻木、共济失调等，大多于用药 1~2 周内或停药数周后发生，耳鸣一般不伴随听力减退，仅有极少数患者在出现耳鸣后可继续发展至听力减弱或耳聋；肾毒性发生率高，常表现为多尿和蛋白尿，停药后可恢复；少尿和急性肾衰竭少见，可部分恢复，但极个别患者可继续加重至尿毒症而死亡。偶尔发生过敏反应。

妥布霉素

妥布霉素（tobramycin）从链霉素培养液中分离获得，亦可由卡那霉素 B 脱氧制备，临床制剂为其硫酸盐。口服吸收差，肌内注射吸收迅速，可在 30 分钟内达到峰浓度。主要分布在细胞外液，可渗入胸腔、腹腔、滑膜腔并达到有效治疗浓度。极少在体内代谢，主要经肾小球滤过，24 小时内约有 80%~85% 以原形由尿液排出。可在肾脏中大量积蓄，在肾皮质中 $t_{1/2}$ 达 74 小时。

对肺炎杆菌、肠杆菌属、变形杆菌属的抑菌作用或杀菌作用分别较庆大霉素强 4 倍和 2 倍，对铜绿假单胞菌的作用是庆大霉素的 2~5 倍，且对耐庆大霉素菌株仍有效，适合于治疗铜绿假单胞菌所致的各种感染。通常与能抗铜绿假单胞菌的青霉素类或头孢菌素类药物合用。妥布霉素对其他革兰阴性杆菌的抗菌活性弱于庆大霉素，一般不作为首选药物。在革兰阳性菌中仅对葡萄球菌有效。妥布霉素的制剂包括注射液和滴眼液等。

不良反应主要表现为耳毒性和肾毒性，但较庆大霉素轻。亦可引起恶心、呕吐、血清转氨酶升高等，偶见神经肌肉接头阻滞和二重感染。

大观霉素

大观霉素（spectinomycin）为链霉菌产生的氨基糖苷类抗生素。口服不吸收，肌内注射吸收良好，药物吸收后约 1 小时血药浓度可达峰。$t_{1/2}$ 为 1.7 小时。大观霉素主要以原型经肾随尿液排泄。

大观霉素主要对淋病奈瑟菌有较好的抗菌活性，对产生β内酰胺酶的淋病奈瑟菌也有较好作用；对许多肠杆菌科细菌具有中度抗菌活性。普罗菲登菌和铜绿假单胞菌通常对该药耐药。临床主要用于敏感菌所致的淋球菌性阴道炎、尿道炎、直肠炎、子宫颈炎。

不良反应多见荨麻疹、眩晕、恶心、发热、寒战、失眠等症。少数患者用药后可出现肾损害。患者用药后偶有肝酶一过性升高。

阿司米星

阿司米星（astromicin）是从小单孢菌培养液中分离得到。肌肉注射后 0.5~1 小时血药浓度达峰值，体内分布广泛，前列腺、肺组织和支气管组织有较高水平的分布，可透入生殖器官、羊水、扁桃体，在胆汁及脑脊液中的浓度低。主要以原形从肾脏排泄。

抗菌谱广，对多种氨基糖苷类灭活酶稳定，与其他氨基糖苷类抗生素无交叉耐药性，对其他氨基糖苷类已耐药的菌株仍有效。但抗铜绿假单胞菌作用不及庆大霉素。临床主要用于肠道、下呼吸道及泌尿系统感染。

耳毒性和肾毒性较其他氨基糖苷类轻，偶见肝脏损害，如遇肝酶、血清胆红素升高，应立即停药。

阿米卡星

阿米卡星（amikacin），又名丁胺卡那霉素，是由于卡那霉素 A 的 C-1 位上的氮原子酰化得到的半合成衍生物，为第三代氨基糖苷类抗生素，临床应用广泛，所用制剂为其硫酸盐。肌肉注射后吸收迅速，血浆蛋白结合率低于 3.5%，主要分布于细胞外液，不易透过血-脑屏障；在 $t_{1/2}$ 为 2.2 小时，肾功能减退时可延长至 56~150 小时。

阿米卡星是抗菌谱最广的氨基糖苷类抗生素，对革兰阴性杆菌和金黄色葡萄球菌作用强。其他革兰阳性球菌对其不敏感，链球菌属对其耐药。对敏感细菌的作用与卡那霉素相似或略强，较庆大霉素弱。本药最突出的优点是对肠道革兰阴性杆菌和铜绿假单胞菌所产生的多种钝化酶稳定，常作为治疗耐氨基糖苷类菌株所致感染的首选药物。临床主要用于革兰阴性需氧杆菌所致菌血症、下呼吸道感染、腹腔感染、骨和软组织感染、复杂尿路感染、烧伤和脑膜炎等。阿米卡星的另一个优点是它与β-内酰胺类联合可发挥协同抗菌作用，如与羧苄西林或哌拉西林合用对铜绿假单胞菌有协同作用，与头孢菌素合用对肺炎杆菌有协同作用，与阿洛西林合用对肺炎杆菌、大肠埃希菌和金黄色葡萄球菌均有协同作用。因此，当粒细胞缺乏或其他免疫缺陷患者合并严重革兰阴性杆菌感染时，阿米卡星与β-内酰胺类联合用药比其单独使用效果更好。阿米卡星临床一般肌内注射或静脉滴注，疗程不超过 10 天。

阿米卡星耳毒性主要表现为耳蜗神经损害，发生率较高，前庭功能损伤发生率与庆大霉素和妥布霉素相近。肾毒性较庆大霉素和妥布霉素低，较少引起神经肌肉接头阻滞反应，偶见皮疹、药热、头疼、恶心、呕吐，长期应用可导致二重感染。

奈替米星

奈替米星（netilmicin），又名乙基西索霉素，抗菌谱与庆大霉素相似，对肠杆菌科大多数细菌均具强大抗菌活性，对葡萄球菌和其他革兰阳性球菌的作用也强于其他氨基糖苷类抗生素。其显著特点是对多种氨基糖苷类钝化酶稳定，因而对MRSA及耐庆大霉素、西索米星和妥布霉素菌株有较好抗菌活性。与β-内酰胺类联合用药对金葡菌、铜绿假单胞菌、肺炎杆菌和肠球菌属均有协同作用。临床主要用于治疗各种敏感菌引起的严重感染，如呼吸道感染、菌血症、腹内感染、骨和软组织感染及复杂尿路感染等。奈替米星与β-内酰胺类联用于儿童及成人粒细胞减少伴发热患者和病因未明发热患者的治疗。奈替米星临床一般肌内注射或静脉滴注。

奈替米星的耳、肾毒性发生率在常用氨基糖苷类中最低，损伤程度也较轻。肾毒性仅表现为管型尿、血尿素氮或肌酐值升高等，症状大都轻微而可逆，但若日剂量大于6mg/kg，或疗程长于15天时，则有可能发生耳毒性、肾毒性。

依替米星

依替米星（etimicin）为一种半合成水溶性氨基苷类抗生素。$t_{1/2}$约为1.5小时，24小时内约80%药物以原型经尿排泄。健康成人每日给药2次，间隔12小时，疗程为5~10天。血中也无明显的蓄积作用。

该药抗菌谱广、抗菌活性强、毒性低。对大部分G+及G-菌有较好的抗菌作用，尤其对大肠埃希菌、克雷白肺炎杆菌、沙雷菌属、奇异变形杆菌、沙门菌属、流感嗜血杆菌及葡萄球菌属等有较强的抗菌活性，对部分耐庆大霉素和头孢唑林的金葡菌、大肠埃希菌和克雷伯肺炎杆菌，其体外最低抑菌浓度仍在该药治疗剂量的血药浓度范围内。

依替米星发生耳毒性、肾毒性和神经肌肉麻痹的程度均较奈替米星、阿米卡星轻，是目前氨基苷类药物中不良反应发生率最低的药物。该药也应当避免与其他具有耳毒性、肾毒性的药物联合使用，以免增加肾毒性和耳毒性。

异帕米星

异帕米星（isepamicin），又名异帕沙星，抗菌谱与庆大霉素相似。对大肠埃希菌、枸橼酸杆菌、克雷白杆菌、肠杆菌、沙雷杆菌、变形杆菌、铜绿假单胞菌等有很强的抗菌作用。对细菌产生的多数氨基糖苷类钝化酶稳定。适用于敏感菌所致的外伤或烧伤创口感染、肺炎、支气管炎、肾盂肾炎、膀胱炎、腹膜炎及败血症等，尤其适用于对庆大霉素或其他氨基糖苷类耐药的革兰阴性杆菌感染。耳毒性和肾毒性少见。异帕米星临床一般肌内注射或静脉滴注。

（王　彦）

扫码"练一练"

第三十三章 四环素类及氯霉素

四环素类（tetracyclines）及氯霉素类（chloramphenicols）抗生素两类药物的抗菌谱广泛，属广谱抗生素（broad-spectrum antibiotics）。

第一节 四环素类抗生素

四环素类（tetracyclines）抗生素是一组带有共轭双键4元稠合环结构的抗生素。金霉素（chlortetracycline）是链霉菌中提取得到的第一个四环素类抗生素，随后在微生物的代谢产物中分离得到了土霉素（oxytetracycline）和四环素（tetracycline）。对四环素类天然产物进行了各种化学修饰，制备出了第二代四环素，如多西环素（doxycycline）、美他环素（methacycline）、米诺环素（minocycline）。高效甘氨酰四环素类（glycylcylines）衍生物是第三代四环素，与第二代相比，具有更广的抗菌谱和更高的抗菌活性。早期出现的甘氨酰四环素类有甘氨米诺环素（glycylaminomino-cycline）和甘氨去甲氧环素，抗菌谱更广（包括了绝大多数革兰阳性、革兰阴性菌和厌氧菌），对耐万古霉素的肠球菌的活性和对支原体的活性更强。后来发现的替吉环素（tigecycline），作用优于万古霉素，而且对布鲁氏杆菌病有显著疗效。2005年，替加环素（tigecycline）研制成功，能够克服绝大部分与四环素类相关的耐药机制。

扫码"学一学"

一、四环素类抗生素的共性

【体内过程】不同四环素类抗生素在临床疗效上的差异主要是由于不同取代基造成的药动学差异导致的。

1. **吸收** 四环素类口服吸收不完全，受食物的影响（多西环素和米诺环素除外），应避免与铁制剂、含钙、镁和铝的食品或抗酸药同服，因其与二价和三价阳离子可形成不吸收的络合物。

2. **分布** 四环素类的血浆蛋白结合率差异较大，组织分布广泛，主要集中在肝、肾、脾、皮肤、牙齿和骨骼等钙化组织及含钙量高的肿瘤（胃癌）；脑脊液中浓度低（米诺环素除外），米诺环素在无炎症情况下也能进入大脑，可用于清除脑膜炎奈瑟菌。四环素类能透过胎盘屏障并蓄积在胎儿的骨骼和牙齿。

3. **代谢和排泄** 四环素类部分在肝脏代谢，绝大多数药物在小肠被重吸收形成肝肠循环。主要以原形从肾脏经尿排泄。四环素类的 $t_{1/2}$ 差别较大，可根据 $t_{1/2}$ 分为短效类（金霉素、四环素、土霉素）、中效类（地美环素、美他环素）和长效类（多西环素、米诺环素）。

【药理作用】

四环素类抗生素为快速抑菌剂，属广谱抗生素。对常见的革兰阳性、阴性需氧菌和厌氧菌、立克次体、螺旋体、支原体、衣原体及某些原虫等有效，对革兰阳性菌的抗菌活性较革兰性阴性菌强。在革兰阳性菌中，葡萄球菌敏感性最高，化脓性链球菌与肺炎链球菌次之，李斯德菌、放线菌、奴卡菌、梭状芽孢杆菌、炭疽杆菌等也均敏感，但对肠球菌属不敏感。四环素类对革兰阴性菌（大肠埃希菌、大多数弧菌属、弯曲杆菌、布鲁菌属和某些嗜血杆菌属等）有良好抗菌活性，对淋病奈瑟菌和脑膜炎奈瑟菌有一定抗菌活性，但对变形杆菌和铜绿假单胞菌无作用。四环素类对 70% 以上的厌氧菌（如脆弱杆菌、放线菌等）有抗菌活性，以半合成四环素类较好，但其作用不如克林霉素、氯霉素及甲硝唑。大多数常用四环素类抗生素的抗菌活性近似，米诺环素和多西环素对耐四环素菌株仍有强大抗菌活性。

四环素类的作用机制主要为抑制细菌蛋白质的合成，通过：①以阳离子－四环素复合物的形式穿越革兰阴性菌外膜孔蛋白通道或已形成电中性亲脂分子形式穿越革兰阳性菌外膜孔蛋白通道，再经细胞内膜上的能量依赖性转运泵，将大量药物主动泵入细菌细胞内；②进入细胞后，与细菌核糖体 30S 亚基在 A 位特异性结合，阻止氨酰基 tRNA 进入 A 位，抑制肽链延长和细菌蛋白质的合成（图 33－1）；③可造成细菌细胞膜通透性增加，使细菌细胞内核苷酸和其他重要物质外漏，抑制细菌 DNA 的复制。

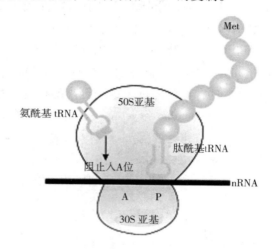

图 33－1　四环素类抑制细菌蛋白质合成机制

细菌对四环素类的耐药机制主要有三种：①细菌大量表达外排蛋白，促使药物被排出细胞外，菌体内药物浓度降低；②核糖体保护蛋白（Tet M 和 Tet O）在细菌细胞内表达，使四环素类不能与核糖体结合，保护核糖体免受四环素类药物的作用；③产生灭活或钝化四环素类的酶，使药物失活。

【临床应用】　四环素类可用于治疗多种感染性疾病，尤其适用于由立克次体、支原体和衣原体引起的感染性疾病。

（1）立克次体感染　包括斑疹伤寒、鼠型斑疹伤寒、再燃性斑疹伤寒、洛矶山斑疹热和恙虫病等均可作为首选药物。对柯克斯立克次体引起的非典型肺炎也具有极好的疗效。四环素治疗 Q 热虽然反应较慢，疗程较长，但退热后再用药 1 周可防止复发。

（2）衣原体感染　四环素类对治疗鹦鹉热衣原体引起的鹦鹉热，肺炎衣原体引起的肺炎，沙眼衣原体引起的非特异性尿道炎、子宫颈炎、性病淋巴肉芽肿、包涵体结膜炎和沙眼等，口服或局部应用均有突出的疗效，多西环素为首选药物。

（3）支原体感染　对肺炎支原体引起的非典型肺炎和溶脲脲原体引起的非特异性尿道炎具有良好的疗效。

（4）螺旋体感染　是治疗博氏疏螺旋体引起的慢性游走性红斑和回归热螺旋体引起的回归热最有效的药物，多西环素为首选药物。

（5）细菌性感染　治疗肉芽肿鞘杆菌引起的腹股沟肉芽肿、霍乱弧菌引起的霍乱和布鲁氏菌引起的布鲁氏菌病的首选药物。

【不良反应】

（1）胃肠道反应　口服给药可引起上腹部不适，如厌食、恶心、呕吐、腹胀、腹痛、腹泻等。

（2）二重感染　正常人的口腔、鼻咽、肠道等处有微生物寄生，菌群间维持平衡的共生状态，广谱抗生素的长期使用，使敏感菌株生长受到抑制，而不敏感菌在体内大量繁殖，造成新的感染，此称为二重感染或菌群交替症。以肠道感染最为常见，特别是耐四环素类的难辨梭状芽孢杆菌引起的伪膜性肠炎，严重时可危及生命。

（3）影响牙齿和骨骼发育　主要发生在胎儿和婴幼儿，四环素类能与新形成的骨、牙中所沉积的钙结合。在牙齿发育矿化期间服用四环素药物，可被结合到牙组织内，引起牙釉质发育障碍和变黄，使牙着色，呈黄棕色或深灰色。8岁以下儿童、孕妇、哺乳期妇女禁用。四环素类亦可引起骨骼畸形、骨质生成抑制和婴幼儿骨骼生长抑制，造成暂时性的生长障碍。

（4）肝毒性　大剂量口服或静脉注射可因药物沉积于肝细胞，造成急性肝细胞坏死。

（5）光敏反应　服用四环素类药物的患者受到阳光和紫外线照射时易出现光敏反应。地美环素最常发生光敏反应，多西环素也较四环素和米诺环素多见。

（6）肾毒性　四环素类可导致肾小管酸中毒和其他肾脏损伤。肾脏损伤病人仅能服用多西环素。

（7）前庭反应　可出现头昏、眼花、恶心、呕吐等，其原因是四环素类聚积在内耳淋巴液并影响其功能。米诺环素相对易发生。

（8）脑假瘤　出现头痛、颅内压升高、视神经乳头水肿，严重可发展为不可逆性视野缺损，甚至失明。

二、常用四环素类抗生素

四　环　素

四环素（tetracycline，阿克罗霉素）目前主要用作立克次体病、衣原体病、支原体病及螺旋体病的临床治疗。在无多西环素时可作为首选药物。

多　西　环　素

多西环素（doxycycline），又名脱氧土霉素，强力霉素，口服吸收完全而迅速，不受同服食物影响。多西环素有较高的脂溶性，对组织穿透力较强，在胸导管淋巴液、腹水、肠组织、眼和前列腺组织中均有较高浓度。对肠道菌群影响极小，很少引起腹泻或二重感染。当常规剂量给药甚至在肾功能衰竭患者也不引起体内积蓄，可安全治疗肾外感染。

多西环素抗菌谱和临床应用与四环素相似，抗菌活性比四环素强 2～10 倍，对耐四环素的金葡菌仍有效。抗菌作用具有速效、强效和长效的特点，现已取代天然四环素类作为各种适应证的首选药物或次选药物。此外，也是治疗肾功能不全患者肾外感染的最安全的一种四环素类抗生素。

多西环素常见不良反应有胃肠道反应。易致光敏反应。偶有食管炎和食管溃疡，多发生于服药后立即卧床的患者，口服药物时，大量水送服并保持直立体位 30 分钟以上可避免。其他不良反应较四环素少见。

米诺环素

米诺环素（minocycline），又名二甲胺四环素，脂溶性高于多西环素，分布广泛，在脑脊液中浓度高于其他四环素类。在体内代谢较多，在尿中排泄的原形药物远低于其他四环素类。

米诺环素抗菌谱与四环素相似，临床主要用于治疗上述各种敏感病原体所致的感染，以及沙眼衣原体所致的性病、淋病、奴卡菌病和酒糟鼻等。米诺环素极易穿透皮肤，还适合于治疗痤疮。

米诺环素主要不良反应为前庭功能改变，表现为眩晕、耳鸣、恶心、呕吐和共济失调等症状，一般不作为首选药。长期服药者还可出现皮肤色素沉着，需停药后几个月才能消退。

替加环素

替加环素（tigecycline）口服难吸收，需静脉给药，$t_{1/2}$ 约 36 小时，59% 的药物以原形经胆汁由粪便排泄，22% 经尿液排出。

与其他四环素类抗生素相比，替加环素抗菌谱更广，除假单胞菌属、变形杆菌属对替加环素不敏感外，多数菌属对其敏感。替加环素与细菌核糖体的亲和力是米诺环素的 5 倍，对耐甲氧西林金葡菌、耐青霉素肺炎链球菌和耐万古霉素肠球菌等也有较好的抗菌活性。药物外排机制和核糖体保护机制是细菌对四环素类耐药的两个主要机制，替加环素不受该机制的影响，对其他四环素类药物耐药的病原菌对替加环素仍敏感。

替加环素临床用于治疗敏感菌所致的复杂性腹腔感染、复杂性皮肤和软组织感染、社区获得性肺炎等，但 18 岁以下患者不推荐使用。由于替加环素在尿液中的浓度很低，因此泌尿系统感染不推荐使用。替加环素主要的不良反应为恶心，呕吐。有临床试验表明该药可能增加感染患者的死亡风险，不推荐作为首选药。

第二节 氯霉素

氯霉素是 1947 年从委内瑞拉链霉菌中分离提取的一种广谱抗生素，后来用化学方法合成，当年被用于治疗伤寒、立克次氏体病及其他感染性疾病，但很快因致死性再生障碍性贫血和灰婴综合征等严重毒性极大地限制了其临床使用。自 70 年代以来，对氨苄西林耐药的流感嗜血杆菌和脆弱拟杆菌引起的感染逐渐增多，临床治疗较困难，而氯霉素对这类感染有较好疗效，所以对氯霉素在临床治疗中的地位又有了新的评价。80 年代后，氟喹诺酮类和头孢菌素类众多新品种出现，氯霉素仅限于治疗某些危及生命又无其他药物可用的疾病。

【体内过程】

1. 吸收 口服后吸收迅速而完全，可吸收给药量的 80%～90%，2～3 小时达血药峰

扫码"学一学"

浓度。

2. **分布** 吸收后广泛分布于全身组织和体液，在肝、肾组织中浓度较高。可透过血-脑屏障进入脑脊液中；可透过胎盘屏障进入胎儿循环；还可透过血眼屏障进入房水、玻璃体液，并可达治疗浓度；尚可分泌至乳汁、唾液、腹水、胸水以及滑膜液中。无论全身或局部用药均可达到有效治疗浓度。

3. **代谢与排泄** 在肝内游离药物的90%与葡萄糖醛酸结合为无活性的氯霉素单葡萄糖醛酸酯。80%以无活性的代谢产物由肾小管分泌排泄。新生儿、肾功能损害者、肝硬化、腹水及黄疸患者应避免使用氯霉素，必须应用时，应该减少药量并监测血药浓度，以防毒性反应。

【**药理作用**】氯霉素为广谱抗生素。对革兰阴性菌作用较革兰阳性菌强，对革兰阳性菌作用弱于青霉素和四环素类；能有效地抑制立克次体、螺旋体、支原体等其他病原微生物；对分枝杆菌、真菌、衣原体、病毒和原虫无效。

氯霉素的作用机制是作用于细菌70S核糖体的50S亚基，通过与rRNA可逆性结合，抑制转肽酶反应而阻断肽链延长，从而抑制细菌蛋白质合成（见图33-2）。哺乳动物线粒体的70S核糖体与细菌70S核糖体相似，高剂量的氯霉素也能抑制这些细胞器的蛋白质合成，产生骨髓抑制毒性。而且氯霉素在rRNA上的结合区域，在功能上与红霉素和林可霉素的结合区域相连，故可因竞争性结合而相互产生拮抗作用。

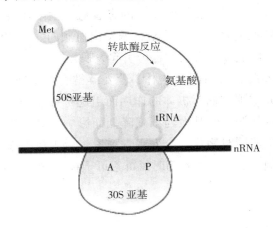

图33-2 氯霉素抑制细菌蛋白质合成机制

氯霉素耐药机制主要有：①细菌表达特异性的乙酰转移酶，使氯霉素转化成无抗菌活性的乙酰基代谢物；②产生突变体使氯霉素不能进入菌体而产生耐药性。

【**临床应用**】氯霉素目前几乎很少用作全身治疗药。但由于其脂溶性高、较强的组织、血-脑屏障和血眼屏障穿透力及对细胞内病菌有效等特性，仍可用于治疗某些严重感染。

1. **伤寒和其他沙门菌属感染** 是敏感菌株所致伤寒、副伤寒的选用药物；在成人伤寒、副伤寒沙门菌感染中，以氟喹诺酮类药物为首选（孕妇及小儿不宜用该类药）。

2. **细菌性脑膜炎** 耐氨苄西林的B型流感嗜血杆菌脑膜炎或对青霉素过敏患者的脑膜炎奈瑟菌脑膜炎、敏感的革兰阴性杆菌脑膜炎，可作为选用药物之一。

3. **脑脓肿** 尤其耳源性，常为需氧菌和厌氧菌混合感染，氯霉素与青霉素合用是治疗脑脓肿的首选方案。

4. **严重厌氧菌感染** 如脆弱拟杆菌所致感染，尤其适用于病变累及中枢神经系统者，可与氨基糖苷类抗生素联合应用治疗腹腔感染和盆腔感染，以控制同时存在的需氧和厌氧菌感染。

5. 立克次体感染 可用于Q热、落矶山斑点热、地方性斑疹伤寒等的治疗。

6. 细菌性眼部感染 氯霉素易透过血眼屏障，全身或局部用药均能在角膜、虹膜、巩膜、结合膜、晶体、房水及视神经等部位达到有效治疗浓度，是治疗敏感菌引起的各种眼部感染的有效药物，氯霉素眼药水是临床常用药物。

【不良反应】

（1）造血系统的毒性反应 是氯霉素最严重的不良反应，有两种表现形式：①与剂量有关的可逆性骨髓抑制：氯霉素在抑制细菌蛋白合成的同时也抑制宿主骨髓细胞线粒体的血红蛋白合成；②与剂量无关的骨髓毒性反应：常表现为严重的、不可逆性再生障碍性贫血。任何途径给予氯霉素均可引起再生障碍性贫血，一般是不可逆性的，死亡率可达到50%。

（2）灰婴综合征 主要发生在早产儿和新生儿，因其欠缺使氯霉素脱毒和降解的葡萄糖醛酸结合能力，且肾脏功能尚未发育完善，二者均易导致氯霉素蓄积而干扰线粒体核糖体的功能，出现呕吐、低体温、呼吸抑制、心血管性虚脱、发绀（灰婴由此得名）和休克，40%的患者在症状出现后2~3天内死亡。

（3）胃肠道反应 成人偶尔可见恶心、呕吐和腹泻，也可因导致正常菌群改变而出现口腔或阴道白假丝酵母菌感染。

（4）其他 在6-磷酸葡萄糖脱氢酶缺乏的患者易诱发溶血性贫血。长期口服氯霉素可因肠道菌群被抑制而使维生素K合成受阻，诱发出血倾向。可引起末梢神经炎、球后视神经炎、视力障碍、视神经萎缩及失明。也可引起失眠、幻视、幻听和中毒性精神病。

氯霉素能够抑制肝药酶，可阻断华法林、苯妥英钠、甲苯磺丁脲和氯磺丙脲的代谢，升高它们在体内的浓度并增强它们对机体的作用而引起毒性反应；利福平、苯妥英钠、苯巴比妥等可促进氯霉素的代谢，使其血药浓度降低而影响疗效。氯霉素与青霉素合用治疗细菌性脑膜炎时，二者不能同时滴注，应先用青霉素，后用氯霉素，因为前者为繁殖期杀菌药，后者为快速抑菌剂，二者同时给药时氯霉素可干扰青霉素的杀菌作用。

（王 彦）

扫码"练一练"

第三十四章 人工合成抗菌药物

第一节 喹诺酮类药物

喹诺酮类（qunolones）药物是目前临床应用较为广泛的一类抗菌药物，作用谱较广，对革兰阴性菌的作用强于革兰阳性菌。1962 年研制的萘啶酸（nalidixic acid）为第一代喹诺酮类药物，由于具有与其他抗菌药物不同的作用特点，开辟了抗菌药物研究与使用的新途径。50 多年来，国内外对喹诺酮类药物的结构不断进行改造及修饰，陆续开发出多种新药投入临床使用。

喹诺酮类抗菌药物的发展经历了四个阶段：第一代喹诺酮类药物 1962～1969 年上市应用，主要有萘啶酸，该药仅对大肠杆菌、痢疾杆菌、克雷白杆菌有效，主要用于泌尿道感染，因疗效差，耐药性发展迅速，现已很少应用。第二代喹诺酮类药物 1969～1979 年上市应用，包括吡哌酸（pipemidic acid）、西诺沙星（cinoxaci），其抗菌谱较第一代有所扩大，对枸橼酸杆菌、铜绿假单胞菌、沙雷杆菌也有一定抗菌作用，但血药浓度低，而尿中药物浓度高，故仅限于治疗肠道和泌尿道感染。第三代喹诺酮类药物 1979 年开始上市应用，包括诺氟沙星（norfloxacin，氟哌酸）、氧氟沙星（ofloxacin，氟嗪酸）、左氧氟沙星（levofloxacin）、环丙沙星（ciprofloxacin）、洛美沙星（lomefloxacin）、依诺沙星（enoxacin）等，其抗菌谱进一步扩大，对葡萄球菌等革兰阳性菌也有抗菌作用，对革兰阴性菌的抗菌作用则进一步加强，包括对铜绿假单胞菌均有良好的抗菌作用，并对分枝杆菌、军团菌、支原体、衣原体有杀灭作用，是目前临床应用最多的一类喹诺酮类抗菌药。第四代喹诺酮类药物 90 年代开始上市，主要有莫西沙星（moxifloxacin）、加替沙星（gatifloxacin）、司帕沙星（sparfloxacin）、吉米沙星（gemifloxacin）等，其抗菌谱进一步扩大到衣原体、支原体等病原体，且对革兰阳性菌和厌氧菌的活性显著强于第三代药物，但对铜绿假单胞菌的作用较弱。其中司帕沙星对结核分枝杆菌的作用强度是第三代的 3～30 倍，几乎与异烟肼、利福平相当，是新崛起的治疗结核病的有效药物。

一、喹诺酮类药物的共性

喹诺酮类是以 4-喹诺酮（吡酮酸）为基本结构合成的抗菌药。4-喹诺酮母核的 3 位均有羧基；6 位引入氟原子可增强抗菌作用，并对金葡菌有抗菌活性，含氟的喹诺酮类通称为氟喹诺酮类（fluoroquinolones）；7 位引进哌嗪环可提高对金葡菌及铜绿假单胞菌的抗菌作用（如诺氟沙星），哌嗪环被甲基哌嗪环取代（如培氟沙星），则脂溶性增加，药物的吸收增强，且半衰期延长；在 8 位引进第二个氟原子，可进一步提高肠道吸收，延长半衰期（如洛美沙星）；N_1 引入环丙基后，可扩大抗菌谱，增强对衣原体、支原体及分枝杆菌的抗菌活性（如环丙沙星、莫西沙星）。

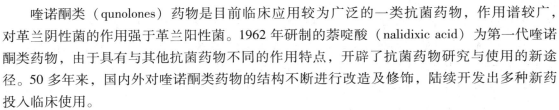

图 34-1 喹诺酮类药物的基本化学结构

（改变 R1，R2，R3 取代基及 X 结构可得到不同的喹诺酮药物）

近年来发现，6位脱去氟且8位引入二氟甲基（加雷沙星），则对革兰阴性菌、革兰阳性菌、衣原体、支原体等均具有良好的活性，同时毒性更低，由此诞生了新型喹诺酮类药物，即6位非氟的氟喹诺酮类药物。

【体内过程】

1. **吸收**　大部分氟喹诺酮类药物口服吸收迅速而完全，口服后1~2小时内可达到血药浓度高峰，除诺氟沙星和环丙沙星外，其余药物的吸收均可达给药量的80%以上。喹诺酮类也可络合二价和三价阳离子，如钙、镁、锌等，因而不能与含有这些离子的食品和药物同服。

2. **分布**　血浆蛋白结合率低，大多在14%~30%。在组织和体液分布广泛，在肺、肝、肾、膀胱、前列腺、卵巢、输卵管和子宫内膜的药物浓度均高于血药浓度。培氟沙星、氧氟沙星和环丙沙星可通过正常或炎症脑膜进入脑脊液并达到有效治疗浓度。

3. **代谢与排泄**　少量药物在肝脏代谢或经粪便排出，大多数主要是以原形经肾脏排出，培氟沙星、诺氟沙星和环丙沙星尿中排出量较少，约在11%~44%，其余药物则约为50%~90%，可在尿中长时间维持杀菌水平。氧氟沙星和环丙沙星在胆汁中的浓度可远远超过血药浓度。司氟沙星（rufloxacin）的$t_{1/2}$最长，可达18小时，而诺氟沙星和环丙沙星则较短，仅3~5小时。

【抗菌作用】喹诺酮类药物为广谱杀菌药，其杀菌浓度相当于MIC的2~4倍。第一代喹诺酮类药物抗菌谱窄，仅对革兰阴性杆菌有效，且副作用大，现已淘汰；第二代喹诺酮类药物的抗菌谱有所扩大，对产气杆菌、肺炎克雷伯菌、沙雷杆菌等肠杆菌有较强的抗菌作用，对不动杆菌属和铜绿假单胞菌的作用较弱，但强于第一代；第三代喹诺酮类药物具有强大的抗革兰阴性菌活性，对金葡菌、肺炎链球菌、溶血性链球菌、肠球菌等革兰阳性球菌也有抗菌作用，但对肠杆菌作用较弱，其中环丙沙星还具有较强的抗铜绿假单胞菌活性；第四代喹诺酮类药物在保留了前三代抗革兰阴性菌活性的基础上，对铜绿假单胞菌和革兰阳性菌，特别是对肺炎链球菌和葡萄球菌的抗菌活性明显增强，也能有效对抗衣原体、支原体以及军团杆菌属等。第四代喹诺酮类药物的重要特征是提高了对厌氧菌的抗菌活性，因此临床上既可用于需氧菌感染，又可用于厌氧菌感染，还可用于混合感染。

【作用机制】喹诺酮类药物的抗菌机制主要是抑制细菌的DNA拓扑异构酶，从而干扰细菌的DNA复制。细菌DNA拓扑异构酶分为两大类：①拓扑异构酶Ⅰ和Ⅲ，主要参与DNA的松解，对喹诺酮类药物不敏感；②拓扑异构酶Ⅱ和Ⅳ，是喹诺酮类药物的主要作用靶位，在革兰阳性菌中主要为拓扑异构酶Ⅳ，在革兰阴性菌中主要为拓扑异构酶Ⅱ（DNA回旋酶）。

1. **DNA回旋酶**　DNA回旋酶（DNA gyrase）是GyrA亚基和GyrB亚基组成的A_2B_2四聚体。DNA在转录或复制过程中，其双螺旋结构被部分打开，同时引起解旋附近的双螺旋结构过度缠绕，进一步影响到超螺旋结构而形成正超螺旋，阻碍双螺旋结构的进一步打开（复制叉移动），使转录或复制过程难以继续。DNA回旋酶的A亚基先将正超螺旋后链切开缺口，B亚基结合ATP并催化其水解，使DNA的前链经缺口后移，A亚基再将此切口封闭，形成DNA负超螺旋，使转录和复制过程得以继续（图34-2）。喹诺酮类药物则作用于DNA回旋酶A亚基，通过形成DNA回旋酶-DNA-喹诺酮三元复合物，抑制酶的切口和封口功能，从而阻碍细菌DNA合成，最终导致细菌死亡。第1~3代喹诺酮类药物主要作用于DNA回旋酶的A亚基；第4代喹诺酮类药物不仅能作用于A亚基、B亚基，而且对拓扑异构酶Ⅳ也有抑制作用（图34-3）。

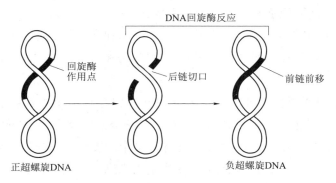

图34-2 DNA回旋酶对DNA超螺旋结构的作用

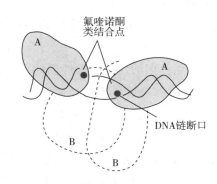

图34-3 喹诺酮类药物对DNA回旋酶的作用

2. 拓扑异构酶Ⅳ 拓扑异构酶Ⅳ（topoisomerase Ⅳ）是由2个C亚基和2个E亚基组成的四聚体蛋白酶。C亚基由parC编码，介导DNA断裂和重接；E亚基由parE编码，催化ATP水解和DNA前链的后移。该酶是喹诺酮类药物抗革兰阳性菌的重要靶点。拓扑异构酶Ⅳ通过解除DNA结节、解环连体和松弛超螺旋的功能，协助子代染色质分配到子代细菌，在DNA复制后期染色体的分离过程中起重要作用（图34-4）。

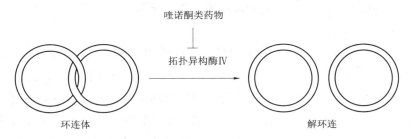

图34-4 喹诺酮类药物对拓扑异构酶Ⅳ的作用

3. 其他 在一些特殊情况下，尽管DNA回旋酶基因发生突变，细菌也未对喹诺酮类药物产生耐药性，提示除了抑制DNA回旋酶外，喹诺酮类药物还存在其他抗菌机制。一种可能是其诱导DNA的SOS修复，引起DNA错误复制，从而造成基因突变，导致细菌死亡；另一种可能是喹诺酮类使细菌产生新的肽聚糖水解酶或自溶酶，使糖肽降解而改变了细胞壁肽聚糖成分，最终导致细菌产生溶菌。

【**耐药性**】细菌对喹诺酮类天然耐药率极低，随着喹诺酮类药物的广泛应用，病原菌对该类药物的耐药性也迅速增长，且药物之间有交叉耐药性。临床常见的耐药菌包括铜绿假单胞菌、肠球菌和金黄色葡萄球菌等,其耐药性产生的机制主要与染色质突变有关。

1. 细菌 DNA 回旋酶亚基 A 或拓扑异构酶变异 GyrA 基因突变引起的细菌 DNA 回旋酶 A 亚基变异,降低了 DNA 回旋酶对喹诺酮类药物的亲和力,从而产生耐药,这种基因突变造成的靶位改变通常产生低度耐药性;而 DNA 回旋酶和拓扑异构酶Ⅳ同时发生变异,则可导致高度耐药的产生。

2. 细菌的细胞膜通透性下降 细菌外膜膜孔蛋白是喹诺酮类药物进入细菌的主要通道。细菌通过减少外膜蛋白如 OmpF 和 OmpC 等的表达,导致细胞通透性下降,从而降低细菌体内喹诺酮类药物的蓄积,产生低度耐药。此外,某些细菌细胞壁结构致密(分枝杆菌),或膜孔蛋白构成的蛋白通道较特殊(铜绿假单胞菌),通透性极低,对喹诺酮类药物可形成天然耐药屏障,致使药物在体内蓄积量减少。

3. 药物主动外排 NorA 基因高表达,其介导的主动泵蛋白表达增多,可在胞浆膜上形成转运通道,将药物排出菌体外,使喹诺酮类药物在菌体内蓄积减少,导致细胞内药物浓度下降。

【临床应用】 目前临床主要应用抗菌活性强、毒性低的第三、四代喹诺酮类药物。他们具有下列共同特点:①抗菌谱广,对需氧革兰阳性球菌和革兰阴性杆菌具有良好的抗菌作用,尤其对革兰阴性杆菌具有强大的抗菌活性;②体内分布广,在多数组织体液中药物浓度高于血药浓度,可达有效抑菌或杀菌水平;③$t_{1/2}$较长;④多数品种有口服及注射剂型,且口服剂型生物利用度高,对于重症或不能口服用药的患者可先予以静脉给药,待病情好转后改为口服进行序贯治疗;⑤不良反应大多较轻,患者易耐受。

临床上主要用于以下疾病。

1. 泌尿生殖道感染 用于肠杆菌科细菌和铜绿假单胞菌等所致的尿路感染;细菌性前列腺炎和非淋菌性尿道炎以及宫颈炎。诺氟沙星限用于单纯性下尿路感染或肠道感染。本类药物已不再推荐用于淋球菌感染。

2. 肠道感染与伤寒 治疗多种细菌如弯曲菌属、产毒大肠埃希菌、志贺菌属和沙门菌属导致的腹泻、胃肠炎和细菌性痢疾,也可有效治疗耐药菌株伤寒、副伤寒和其他沙门菌属感染,以及肠毒性大肠埃希菌引起的旅行性腹泻。还可与其他药合用治疗发热性中性白细胞减少症和腹腔内感染。

3. 呼吸道感染 环丙沙星、左氧氟沙星等主要适用于肺炎克雷伯菌、肠杆菌属、假单胞菌属等革兰阴性杆菌所致的下呼吸道感染。左氧氟沙星、莫西沙星等可用于肺炎链球菌和溶血性链球菌所致的急性咽炎和扁桃体炎、中耳炎和鼻窦炎等,及肺炎链球菌、支原体、衣原体等所致社区获得性肺炎,此外亦可用于敏感革兰阴性杆菌所致下呼吸道感染。

4. 其他 除诺氟沙星外的其他喹诺酮类药物均可用于骨骼系统感染(包括革兰阴性杆菌所致的骨髓炎和骨关节感染),皮肤软组织感染(包括革兰阴性杆菌所致的五官科和外科伤口感染),化脓性脑膜炎和由克雷伯菌属、肠杆菌属、沙雷菌属所致的败血症;也可作为 β 内酰胺类治疗全身性感染的替代药。

【不良反应】

1. 胃肠道反应 是最常见的不良反应,多数表现为食欲不振、消化不良、恶心、呕吐、腹痛、腹泻、味觉异常等,发生率为 2%~20%,大多反应较轻,常与剂量有关。

2. 神经系统反应 发生率为 1.5%~9%,仅次于胃肠道,表现为头晕、头痛、失眠、眩晕及情绪不安等,以失眠最多见;严重时可发生复视、色视、抽搐、神志改变等中枢神经和幻觉、幻视等精神症状,但极少见。喹诺酮类抗菌药引起中枢神经系统反应由大到小依次为:氟罗沙星>诺氟沙星>司帕沙星>环丙沙星>依诺沙星>氧氟沙星>培氟沙星>左氧氟沙星。剂量过大、有精神病或癫痫病史、与茶碱或 NSAID 合用易出现,产生机制可能与喹诺酮类抑制 GABA 与其受体结合有关,因此,不宜用于有中枢神经系统疾病或病史(尤其是有癫痫病史)的患者。

3. **变态反应** 发生率约 0.6%。可出现血管神经性水肿、皮肤瘙痒、皮疹等过敏症状,偶见过敏性休克。

4. **皮肤反应** 主要是光过敏反应和光毒性反应,在紫外线的激发下,药物氧化生成活性氧,激活皮肤成纤维细胞中的蛋白激酶 C 和酪氨酸激酶,引起皮肤炎症。表现为光照部位皮肤出现瘙痒性红斑,严重者皮肤糜烂、脱落。喹诺酮类抗菌药发生光毒性反应从大到小依次为:洛美沙星>氟罗沙星>司帕沙星>依诺沙星>培氟沙星>环丙沙星>诺氟沙星>氧氟沙星>左氧氟沙星>莫西沙星=加替沙星。

5. **心脏毒性** 罕见但后果严重。表现为 QT 间期延长,尖端扭转型室性心动过速(TdP)、室颤等。TdP 临床发生率依次为司帕沙星>加替沙星>左氧氟沙星>氧氟沙星>环丙沙星。

6. **对肌肉、骨骼系统的影响** 喹诺酮类抗菌药可发生肌肉、骨骼系统不良反应,患者可有关节病变、肌腱炎或肌腱断裂等。关节炎常发生于 30 岁以下患者,表现为关节疼痛、关节僵硬和关节肿胀,停药后可缓解。肌腱炎、肌腱断裂常发生于 50 岁以上患者,与皮质类固醇合用可增加该类不良反应的发生。可引起肌腱炎的药物有培氟沙星、诺氟沙星、环丙沙星、依诺沙星、司帕沙星。喹诺酮类抗菌药还可引起幼年动物关节软骨的损伤,其机制可能与药物中的 C_3 及 C_4 羧基与软骨组织中的 Mg^{2+} 形成络合物,沉积于关节软骨造成的软骨损伤有关。临床发现儿童用药后可出现关节疼痛和水肿,所以不宜用于儿童和孕妇。

7. **肝、肾损害** 常见的肝损害是转氨酶和碱性磷酸酶升高,程度轻微,停药后可缓解;肾损害少见,偶有血尿、间质性肾炎、急性肾功能不全,大剂量使用时可出现结晶尿。主要经肾脏排泄的喹诺酮类药物如氧氟沙星、洛美沙星、氟罗沙星和依诺沙星等易出现。

【**药物相互作用**】喹诺酮类抗菌药可引起未成年动物关节病变,故禁用于 18 岁以下的小儿及青少年;因其可通过胎盘屏障,禁用于孕妇;因可分泌至乳汁,哺乳期妇女应用时应暂停哺乳。禁用于精神病或癫痫病史者、喹诺酮过敏者。

避免与抗酸药、含金属离子的药物合用;慎与茶碱类、NSAID 合用;不宜与 Ia 类及 Ⅲ 类抗心律失常药、延长 QT 间期的药物合用;糖尿病患者慎用。

二、常用喹诺酮类药物

1. **诺氟沙星** 诺氟沙星(norfloxacin),又名氟哌酸,是第三代中第一个使用的氟喹诺酮类药物。口服吸收迅速但不完全,生物利用度仅为 35%~45%;广泛分布于各组织、体液中,在肾脏和前列腺中的药物浓度可分别高达血药浓度的 6.6 倍和 7.7 倍,在胆汁中的浓度也显著高于血药浓度;血浆蛋白结合率为 10%~15%;血浆 $t_{1/2}$ 为 3~4 小时,肾功能减退时可延长至 6~9 小时。吸收后约 30% 以原形经肾排泄。

诺氟沙星抗菌作用强,尤其对需氧革兰阴性杆菌如大肠埃希菌、志贺菌、肠杆菌属、沙门菌等的抗菌活性高,对金葡菌、肺炎链球菌、溶血性链球菌等革兰阳性菌及厌氧菌效果较差。临床主要用于敏感菌所致的尿路感染、淋病、前列腺炎、肠道感染和伤寒及其他沙门菌感染，也可外用治疗皮肤和眼部的感染。

常见的不良反应为：①胃肠道反应，表现为腹部不适或疼痛、腹泻、恶心或呕吐；②中枢神经系统反应如头昏、头痛、嗜睡或失眠等；③过敏反应，如皮疹、皮肤瘙痒，偶可发生渗出性多形红斑及血管神经性水肿。少数患者有光敏反应。

2. 环丙沙星 环丙沙星（ciprofloxacin）口服吸收不完全，口服后 0.5~1 小时可达血药浓度高峰，生物利用度约为 40%~60%。广泛分布至各组织、体液（包括脑脊液），组织中的浓度常超过血药浓度，蛋白结合率约为 20%~40%。可在肝脏部分代谢，代谢物仍具较弱的活性。血浆 $t_{1/2}$ 为 3~5 小时，原形药物经肾的排出量与给药途径有关，口服时为 29%~44%，以代谢物形式排出约 15%，静脉给药时为 45%~60%，同时亦有一部分药物经胆汁和粪便排泄。

环丙沙星对需氧革兰阴性杆菌的体外抗菌活性是目前临床应用的氟喹诺酮类中最高者，对铜绿假单胞菌、肠球菌、肺炎球菌、葡萄球菌、链球菌、军团菌、淋病奈瑟菌及流感嗜血杆菌的抗菌活性亦优于其他同类药物，甚至对某些耐氨基糖苷类及第三代头孢菌素类的耐药菌株仍有抗菌活性。临床主要用于治疗敏感菌引起的泌尿生殖系统感染，包括单纯性、复杂性尿路感染、细菌性前列腺炎、淋病奈瑟菌尿道炎或宫颈炎；呼吸道感染，包括敏感革兰阴性杆菌所致支气管感染急性发作及肺部感染；胃肠道感染，由志贺菌属、沙门菌属、产肠毒素大肠埃希菌、亲水气单胞菌、副溶血弧菌等所致的感染；以及伤寒、骨和关节感染、皮肤软组织感染等。

胃肠道反应最为常见，也出现中枢神经系统症状，过敏反应，关节痛，一过性转氨酶升高、血尿素氮增高及周围血象白细胞降低，偶见视觉异常、血尿、肝炎、结晶尿等，可诱发跟腱炎和跟腱断裂。

3. 氧氟沙星 氧氟沙星（ofloxacin），又名氟嗪酸，口服吸收迅速而完全，生物利用度约为 90%，体内分布广泛，在前列腺、肺、骨、耳鼻喉和痰液中均能达到有效治疗浓度，在胆汁中的浓度为血药浓度的 7 倍。其突出的特点是在脑脊液中浓度高，脑膜无炎症时可达血药浓度的 30%~50%，有炎症时能增至 50%~75%。体内代谢少，80% 以上以原形经尿液排出，血浆 $t_{1/2}$ 为 5~7 小时。

氧氟沙星具有广谱抗菌作用，尤其对需氧革兰阴性杆菌抗菌活性高。体内抗菌活性约为诺氟沙星的 3~5 倍。除保留了环丙沙星的抗菌特点和其良好的抗耐药菌特性外，对结核杆菌、非结核性分枝杆菌、沙眼衣原体、支原体、军团菌也具有良好的抗菌活性，对厌氧菌的抗菌活性差。临床上主要用于敏感菌引起的泌尿生殖系统感染、呼吸道感染、胃肠道感染、伤寒、骨和关节感染、皮肤软组织感染以及败血症等全身感染。由于对结核杆菌有较好的抗菌活性，可作为二线药物与其他抗结核病药物合用。

不良反应少见且较轻，主要是胃肠道反应，偶见神经系统症状和转氨酶升高，可诱发跟腱炎和跟腱断裂，长期高剂量应用可出现轻微精神功能障碍。

4. 左氧氟沙星 左氧氟沙星（levofloxacin）为氧氟沙星的左旋光学异构体，左氧氟沙星的水溶性是氧氟沙星的 8 倍，更易制成注射剂。该药口服生物利用度接近 100%，在体内组织中分布广泛，血浆 $t_{1/2}$ 约 5~7 小时，85% 的药物主要以原形由尿中排出。肾功能减退的患者左氧氟沙星清除率下降，半衰期延长，为避免药物蓄积，应进行剂量调整。

左氧氟沙星的抗菌活性为氧氟沙星的 2 倍，临床用量为氧氟沙星的 1/2。其抗菌谱广，抗菌作用强，对多数肠杆菌科细菌，如肺炎克雷伯杆菌、变形杆菌属、伤寒沙门菌属、志贺菌属、部分大肠杆菌等有较强的抗菌活性，对部分葡萄球菌、肺炎链球菌、流感杆菌、铜绿假单胞菌、淋球菌、衣原体等也有良好的抗菌作用。临床用于治疗敏感菌引起的各种急慢性感染，难治性感染。

左氧氟沙星的不良反应远低于氧氟沙星，主要表现为胃肠道反应及严重的过敏反应，偶见血中尿素氮升高、倦怠、发热、心悸、味觉异常等。

5. 洛美沙星　洛美沙星（lomefloxacin）口服吸收完全，生物利用度为90%~98%，体内分布广，组织穿透性好，在皮肤、痰液、扁桃体、前列腺、胆囊等组织的药物浓度均达到或高于血药浓度，$t_{1/2}$可达7小时以上，70%以上的药物以原形经肾脏排出。

洛美沙星对繁殖期和抑制期细菌均有迅速的杀菌作用，并具有明显的抗生素后效应。体内抗菌活性较诺氟沙星、氧氟沙星、左氧氟沙星为高，但不如氟罗沙星。对革兰阴性菌的作用与诺氟沙星和氧氟沙星相当，对多数厌氧菌的作用弱于左氧氟沙星，而对耐甲氧西林的金黄色葡萄球菌、耐氨苄青霉素的流感杆菌、耐吡哌酸的大肠杆菌及其他药物耐药的细菌抗菌效力优良。临床主要用于敏感菌引起的呼吸道感染、泌尿生殖系统感染、消化道及皮肤软组织感染等。

不良反应发生率约3.5%，主要表现为胃肠道反应、神经系统症状、变态反应等。特别需要注意的是光敏反应，其发生率随用药时间延长而增高。

6. 氟罗沙星　氟罗沙星（fleroxacin）口服吸收完全，生物利用度接近100%，在体内组织中分布广泛，多数组织中的药物浓度接近或高于血药浓度，中枢神经系统中浓度很低。$t_{1/2}$可达10小时以上，60%~70%药物以原形及代谢物经肾脏排出，少部分由胆汁排泄。

氟罗沙星对革兰阴性和革兰阳性菌、分枝杆菌、厌氧菌、支原体、衣原体均具有强大抗菌活性。在体外抗菌活性与诺氟沙星及氧氟沙星相当，弱于环丙沙星，但在体内的抗菌活性却远远超过它们。临床主要用于敏感菌所致的呼吸系统、泌尿生殖系统、胃肠道及皮肤软组织感染。

不良反应发生率较高，可达20%，其中胃肠道及神经系统不良反应较为常见，但均不严重，个别患者出现光敏反应。

7. 莫西沙星　莫西沙星（moxifloxacin）口服吸收率约为82%，达峰时间为0.5~4小时，不受进食影响。该药不经细胞色素P450酶代谢，减少了药物间相互作用的可能性。其$t_{1/2}$约为12小时。

莫西沙星对粪肠球菌、幽门螺杆菌、结肠弯曲菌、肺炎支原体和衣原体、分枝杆菌等均具有良好作用，对MRSA、肺炎球菌和链球菌等革兰阳性菌的作用强于其他喹诺酮类，且较少引起耐药；对厌氧菌的作用也显著增强。临床主要用于治疗上、下呼吸道感染，如：急性鼻窦炎，慢性支气管炎急性发作，社区获得性肺炎；皮肤和软组织感染；复杂腹腔感染包括混合细菌感染，如脓肿等。

不良反应发生率低，常见一过性轻度呕吐和腹泻。随着临床应用的不断扩大，不良反应的报道也逐渐增多，如过敏性休克、爆发性肝衰竭、Q-T间期延长和尖端扭转型心律失常等。欧洲药品管理局建议应限制性使用含莫西沙星的药品，只有当其他抗菌药都无法使用或治疗无效时，才能使用莫西沙星。

8. 加替沙星　加替沙星（gatifloxacin）口服易吸收，生物利用度高，组织浓度是血浆浓度的1.5倍以上，尤其在肺实质及肺泡巨噬细胞中可达很高浓度。$t_{1/2}$约8~12小时，80%~90%以原型经肾脏排泄。

加替沙星对大多数革兰阳性菌、厌氧菌、结核分枝杆菌、衣原体和支原体的抗菌活性强于环丙沙星、左氧氟沙星和莫西沙星；对大多数革兰阴性菌的作用与莫西沙星和左氧氟沙星相当，弱于环丙沙星。临床主要用于慢性支气管炎急性发作、急性鼻窦炎、社区获得性肺炎、泌尿道感染、肾盂肾炎等。

最常见的不良反应为恶心、呕吐、腹泻、头痛和神志不清。尤为要注意加替沙星可引起糖代谢异常，包括高血糖、低血糖、糖尿病、糖耐量异常、高血糖昏迷、低血糖昏迷等，现已退出美国市场。我国也在加替沙星的说明书中明确禁用于糖尿病患者。

第二节 其他合成抗菌药物

一、磺胺类抗菌药

磺胺类药（sulfonamides）是1932年发现的人工合成的有效防治全身性细菌感染的第一类化疗药物。以后随着各类抗生素及合成抗菌药的问世，磺胺药的治疗地位逐渐被取代。但磺胺药仍对某些感染性疾病，如流行性脑脊髓膜炎、鼠疫等疗效显著，在抗感染治疗中占有一定位置。

磺胺类药物的基本化学结构（图34-5）为对氨基苯磺酰胺，分子中对位氨基为抗菌活性必需基团。如磺酰胺基上的一个氢原子 R_1 被杂环取代，作用增强，如磺胺嘧啶、磺胺异噁唑、磺胺甲噁唑及磺胺醋酰等；R_2 被可在体内转换成游离氨基的基团所取代，得到口服难吸收而用于肠道感染的磺胺药如柳氮磺吡啶，局部应用的磺胺米隆等。

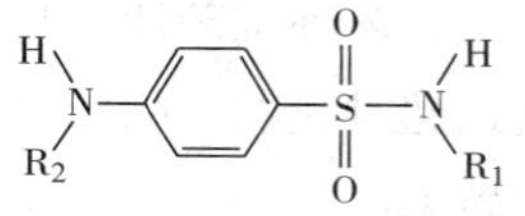

【体内过程】大多数全身应用的磺胺类药物口服易吸收，吸收部位主要在胃和小肠。各药吸收速率不同，血药浓度达峰时间快者为2～3小时，慢者为4～6小时。用于肠道感染的磺胺药，口服难以吸收，在肠道内保持较高浓度。可广泛渗入全身组织和细胞外液，但不能进入细胞质基质。能透过血-脑屏障进入脑脊液，也能通过胎盘屏障和进入乳汁。主要在肝脏乙酰化为无抗菌活性代谢产物，多数以原形经肾脏排泄，部分药物可经肾小管重吸收，少量从乳汁、胆汁和粪便排出。

图34-5 磺胺类药物的基本化学结构
（改变 R_1，R_2 可得到不同的磺胺药物）

【药理作用】抗菌谱较广，对大多数革兰阳性菌和阴性菌有良好的抗菌活性，其中最敏感的是肺炎链球菌、溶血性链球菌、脑膜炎奈瑟菌、淋病奈瑟菌、鼠疫耶氏菌和诺卡菌属；对沙眼衣原体、疟原虫、卡氏肺孢子虫和弓形虫滋养体有抑制作用；对支原体、立克次体和螺旋体无效。

【作用机制】四氢叶酸（FH_4）作为一碳基团载体的辅酶，参与细胞DNA前体物质——嘌呤和嘧啶的合成。许多细菌在生长繁殖过程中不能利用现成的叶酸，必须依赖自身二氢蝶酸合成酶催化蝶啶、对氨基苯甲酸（PABA）和谷氨酸生成二氢叶酸（FH_2），并在二氢叶酸还原酶作用下转变为 FH_4。磺胺类药物与 PABA 结构相似，可与 PABA 竞争二氢蝶酸合成酶，阻止细菌 FH_2 的合成，从而抑制细菌的生长繁殖如图34-6所示。

【耐药性】细菌通过基因突变或质粒转移产生耐药性，通常不可逆，其原因可能在于：①细菌二氢蝶酸合成酶经突变或质粒转移导致对磺胺药的亲和力降低，因而不能有效地与 PABA 竞争；②某些抗药菌株对磺胺类药物通透性降低；③细菌改变代谢途径，自身制造

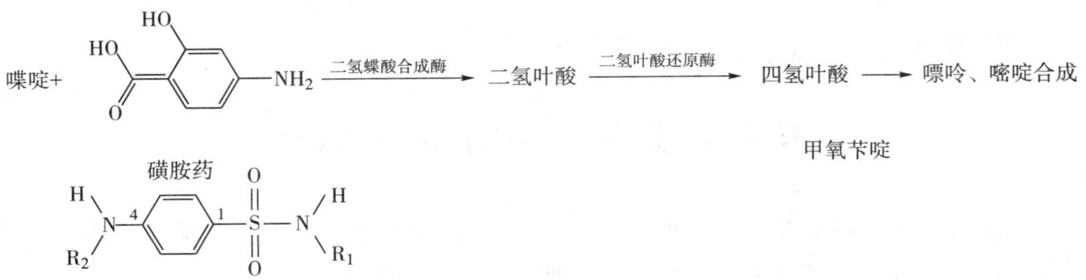

图 34-6 磺胺类药物的作用机制

PABA，增加酶量，利用外源叶酸等。

对磺胺类药物敏感的细菌在体内外均可获得耐药性，并且对一种磺胺类药物产生耐药性之后，对其他磺胺类药物往往也会产生交叉耐药性，但耐磺胺类药物的细菌对其他抗菌药物仍敏感。

【常用磺胺类药物】

1. **全身应用磺胺类** 这类磺胺药的抗菌谱和抗菌活性基本相同，主要区别在于药动学性质不同。根据 $t_{1/2}$ 可分为：①短效磺胺类，如磺胺异噁唑和磺胺二甲嘧啶；②中效磺胺类，如磺胺嘧啶、磺胺甲噁唑；③长效磺胺类，如磺胺间甲氧嘧啶、磺胺多辛。

磺胺嘧啶（sulfadiazine，SD）

口服易吸收，但吸收较为缓慢，易透过血-脑屏障。约15%~40%以乙酰化形式经肾排泄。临床用于预防流行性脑脊髓膜炎，治疗诺卡菌属引起的肺部感染、脑膜炎和脑脓肿，与乙胺嘧啶合用治疗弓形虫病。还可用于敏感菌引起的泌尿道感染和上呼吸道感染。因该药在尿中的溶解度低，易发生结晶尿，故使用时应大量饮水，必要时可服等量碳酸氢钠碱化尿液，减少结晶尿对肾脏的损害。

磺胺甲噁唑（sulfamethoxazole，SMZ）

口服吸收与排泄均较慢，脑脊液中浓度低于SD，但仍可用于流行性脑脊髓膜炎的预防。尿中浓度与SD相似，可用于大肠埃希菌等敏感菌诱发的泌尿道感染，也用于治疗中耳炎、呼吸道感染、支原体感染和伤寒等。主要与甲氧苄啶合用，产生协同抗菌作用，扩大临床适应证范围。

2. **局部应用的磺胺类**

柳氮磺吡啶（sulfasalazine）

口服后少部分在胃肠道吸收，大部分集中在回肠末端及结肠。本身无抗菌活性，在肠道细菌的作用下分解释放出有活性的磺胺吡啶和5-氨基水杨酸，具有抗炎、抗菌和抑制免疫作用。适用于治疗节段性回肠炎（克罗恩病）、溃疡性结肠炎或肠道手术前预防感染。此外，该药也广泛用于治疗强直性脊柱炎、银屑病性关节炎及反应性关节炎。长期用药不良反应较多，如胃肠道反应、过敏反应、粒细胞减少、肝肾损害等，还可引起男性不育症。

3. 复方磺胺类

复方新诺明（cotrimoxazloe）

复方新诺明是甲氧苄啶（trimethoprim，TMP）和磺胺甲噁唑的复方制剂，其抗菌活性比两药单独等量应用时强数十倍。复方新诺明的协同抗菌作用是由于双重阻断四氢叶酸合成。其中 SMZ 可与 PABA 竞争性作用于细菌体内的二氢蝶酸合成酶，阻止二氢叶酸合成；而甲氧苄啶是二氢叶酸还原酶抑制剂，使二氢叶酸不能被还原成四氢叶酸。二者配伍后，可使细菌的叶酸代谢受到双重阻断，从而产生协同抗菌效应，并使抑菌作用转为杀菌作用，减少耐药菌株产生。复方新诺明主要用于治疗大肠埃希杆菌、克雷伯菌属、变形杆菌等敏感菌株所致的尿路感染；肺炎链球菌或流感嗜血杆菌所致的上呼吸道感染或中耳炎；志贺菌引起的肠道感染；卡氏肺孢子虫肺炎等。

二、硝基呋喃类药物

呋喃妥因（nitrofurantoin）

口服吸收迅速完全，在体内约半数被酶分解，半数经肾脏排泄，血浆 $t_{1/2}$ 为 0.3~1 小时。血药浓度低，不适用于全身感染治疗。抗菌谱广，对多数革兰阳性菌和阴性菌均有抑菌和杀菌作用，且耐药菌株形成缓慢，与其他类别抗菌药无交叉耐药。其抗菌机制在于敏感菌可以将本药还原成活性产物，抑制乙酰辅酶 A 等多种酶，从而干扰细菌糖代谢并损伤 DNA。主要用于大肠埃希菌、肠球菌、葡萄球菌引起的泌尿道感染，酸化尿液可增强其抗菌作用。常见不良反应有恶心、呕吐及腹泻。当应用超过 6 个月时应注意其肺毒性，尤其是老年人。葡萄糖-6-磷酸脱氢酶缺乏患者、新生儿及孕妇应用时可发生溶血性贫血，应禁用。

三、硝基咪唑类药物

甲硝唑（metronidazole）

又称灭滴灵，口服吸收良好，生物利用度可达 90%~100%。体内分布广，可进入感染病灶和脑脊液。其抗菌机制为甲硝唑的硝基在细胞内无氧环境中被还原成氨基，具有细胞毒作用，能够抑制病原体 DNA 合成，发挥抗厌氧菌作用。甲硝唑对脆弱类杆菌尤为敏感，对滴虫、阿米巴滋养体、破伤风梭菌具有很强的杀灭作用。临床用于治疗厌氧菌引起的口腔、腹腔、女性生殖器、下呼吸道、骨和关节等部位的感染。对幽门螺杆菌感染的消化性溃疡、艰难梭菌所致的假膜性肠炎有特殊疗效，亦是治疗阿米巴病、滴虫病和破伤风的首选药。不良反应较轻微，主要为胃肠道反应、过敏反应、外周神经炎等。

替硝唑（tinidazole）

第二代硝基咪唑类药物，抗菌作用与甲硝唑相似，其疗效高、疗程短、$t_{1/2}$长、耐受性好，且不良反应少。临床上广泛用于各种厌氧菌感染，如盆腔炎、腹膜炎、口腔炎、肛周脓肿、伪膜性结肠炎、溃疡性牙龈炎、糖尿病坏疽，以及预防术后感染。近年来，替硝唑与许多其他药物配伍制成外用制剂，如与咪康唑、泼尼松、氧氟沙星制成膜剂，用于治疗口腔疾病；与环丙沙星制成复方替硝唑栓，用于治疗慢性盆腔炎。

奥硝唑（ornidazole）

第三代硝基咪唑类药物，口服易吸收，口服后2小时内即达到最大血药浓度，也可经阴道吸收。奥硝唑的血浆$t_{1/2}$为14小时，血浆蛋白结合率小于15%，广泛分布于组织和体液中，包括脑脊液。奥硝唑在肝中代谢，在尿中主要以螯合物和代谢物排泄，少量在粪便中排泄。

奥硝唑在体内主要以具有细胞毒作用的原药和中间活性代谢产物作用于厌氧菌、阿米巴原虫、贾第虫和毛滴虫细胞的DNA，使其螺旋结构断裂或阻断其转录，从而使病原体细胞死亡达到抗菌抗原生质的目的。

奥硝唑主要用于治疗由厌氧菌感染引起的多种疾病；泌尿生殖道毛滴虫、贾第氏鞭毛虫感染引起的疾病；肠、肝阿米巴虫病；还可用于手术前预防感染和手术后厌氧菌感染的治疗。

（鲁　茜）

扫码"练一练"

扫码"学一学"

第三十五章 抗真菌药物

真菌（fungus，复数 fungi）是广泛分布于自然界的一大类真核生物，估计自然界中有 150 万种以上，大多数真菌对人类有益，对人类具有致病性的致病真菌（pathogenic fungi）约 300~400 种。真菌感染一般分为两类：浅部真菌感染和深部真菌感染。浅部真菌感染大多由各种癣菌引起，主要侵犯皮肤、毛发、指（趾）甲等，引起手癣、足癣、头癣、体癣、股癣等。深部真菌感染通常由念珠菌、隐球菌、曲霉菌、组织胞质菌等引起，主要侵犯免疫功能低下人群的内脏器官和深部组织，常危及生命。20 世纪 80 年代以来，随着世界各地器官移植、免疫抑制剂的广泛使用，艾滋病的传播，肿瘤病人的放疗/化疗，广谱抗生素的大量使用，介入性诊疗、静脉营养等医疗手段的普及与发展，深部真菌感染的发生率呈持续上升趋势。

抗真菌药物（antifungal agents）是指用于抑制或者杀灭致病真菌的药物。根据作用特点可分为：抗浅部真菌药，如特比萘芬、灰黄霉素；抗深部真菌药，如两性霉素 B、氟康唑、5-氟胞嘧啶、伏立康唑、卡泊芬净；对深部和浅部真菌感染均有效的药物，如伊曲康唑、酮康唑。根据作用机制可分为：影响细胞壁的抗真菌药，如卡泊芬净；影响细胞膜的抗真菌药，如两性霉素 B、氟康唑、酮康唑、伊曲康唑；影响核酸的抗真菌药，如氟胞嘧啶。根据化学结构可分为：抗生素类抗真菌药，如两性霉素 B；唑类抗真菌药，如氟康唑；丙烯胺类抗真菌药，如特比萘芬；嘧啶类抗真菌药，如氟胞嘧啶等；棘白菌素类，如卡泊芬净等。

一、抗生素类抗真菌药

两性霉素 B

两性霉素 B（amphotericin B）属多烯类抗生素，来源于链丝菌（Streptomyces nodosus）。国产庐山霉素即两性霉素 B。两性霉素 B 自 20 世纪 50 年代开始就成为治疗各种严重真菌感染（尤其是深部真菌感染）的首选药物之一，至今仍是临床常用的抗深部真菌药。由于其毒性大，应用受限。两性霉素 B 的新剂型如脂质体可降低其毒性。

【体内过程】口服和肌注都难吸收，临床采用缓慢静脉滴注给药。在血液中 90% 以上与血浆蛋白结合，在体内分布以肝、脾为最高，肺、肾次之，脑脊液中较低，约为血药浓度的 2%~3%，因此真菌性脑膜炎若应用两性霉素 B 须鞘内注射。血浆 $t_{1/2}$ 约 24 小时。在体内消除缓慢，停药数周后仍可在尿中检出。本药不易被透析清除。

【药理作用】两性霉素 B 几乎对所有真菌均有抗菌活性，属广谱抗真菌药。对本药敏感的真菌包括念珠菌属、胞质菌属、孢子丝菌属、球孢子菌属、新型隐球菌、皮炎芽生菌等，部分曲霉菌对本药耐药。本药对细菌、病毒、立克次体等无抗菌活性。

抗菌机制：两性霉素 B 可选择性地与真菌细胞膜上的重要成分麦角甾醇（麦角固醇）结合，在细胞膜上形成"微孔"或"通道"，改变细胞膜的通透性，细胞膜的屏障作用被破坏，引起真菌细胞内小分子物质（如氨基酸等）和电解质（如钾离子等）外漏，导致真菌生命力下降直至死亡。由于本药损伤真菌细胞膜，使其他药物更易于进入真菌细胞内，故与其他抗真菌药合用可出现协同作用。由于细菌细胞膜上无类固醇，故本药对细菌无效。哺乳动物红细胞、肾小管上皮细胞的细胞膜上有类固醇，故本药可致溶血、肾损害等毒性反应。由于本药与真菌细胞膜上麦角甾醇的亲和力大于对哺乳动物细胞膜类固醇的亲和力，故虽有一定毒性，仍被作为临床常见的抗真菌药物。真菌很少对本药产生耐药性。

【临床应用】 两性霉素B目前仍然是治疗深部真菌病的首选药物之一。可用于治疗念珠菌病、球孢子菌病、组织胞质菌病、皮炎芽生菌病、孢子丝菌病和侵袭性曲霉菌病等。常与氟胞嘧啶合用治疗新型隐球菌性脑膜炎，合用时可减少本药的用量，也可相应地减少不良反应。两性霉素B静脉滴注时通常溶于5%葡萄糖注射液中，稀释为0.1mg/ml。鞘内注射首次0.1~0.2mg，渐增至每次0.5~1.0mg，浓度不超过0.3mg/ml，应与地塞米松合用。口服治疗肠道念珠菌感染，滴眼液用于治疗真菌性角膜炎。

【不良反应】 不良反应较多较重，可分为注射相关的不良反应和缓慢出现的不良反应。注射相关的不良反应有：初次注射可出现寒战、呕吐、发热及静脉炎等；静脉注射过快可致惊厥、心律失常；鞘内注射可引起惊厥和化学性蛛网膜炎。缓慢出现的不良反应有：①肾脏损伤，几乎所有用药者在疗程中均可出现不同程度的肾脏损伤；②贫血，可能与肾小管损伤，使促红细胞生成素减少以及红细胞膜损伤有关；③肝功异常，较少见。

两性霉素B脂质体

两性霉素B的传统剂型（去氧胆酸钠复合物）毒副作用大，目前临床多采用其脂质体剂型，静脉滴注毒性降低。已上市的剂型有两性霉素B脂质复合体、两性霉素B脂质分散体和两性霉素B脂质体。上述脂质制剂多分布于网状内皮组织，如肝、脾和肺组织，在肾脏的分布减少，肾毒性明显降低。

制霉菌素

制霉菌素（nystatin）也属于多烯类抗生素，与两性霉素B的抗真菌作用相似，但毒性更大。临床已少用。

灰黄霉素

灰黄霉素（griseofulvin）为非多烯类抗生素，属于浅部抗真菌药。口服吸收较少，吸收后组织分布广，可沉积在皮肤、毛发及指（趾）甲的角质层。本药干扰真菌微管的形成，抑制其有丝分裂。本药能杀灭或抑制各种皮肤癣菌，对生长旺盛的真菌起杀灭作用，而对静止状态的真菌只有抑制作用。主要用于各种皮肤癣菌的治疗，对头癣疗效较好，指（趾）甲癣疗效较差。该药毒性反应较大，临床已少用。

二、唑类抗真菌药

唑类（azoles）抗真菌药按其化学结构可分成咪唑类（imidazoles）和三唑类（triazoles）。咪唑类包括酮康唑、咪康唑、益康唑、克霉唑和联苯苄唑等，可作为治疗浅部真菌感染的一线药物。三唑类包括氟康唑、伊曲康唑和伏立康唑等，可作为治疗深部真菌感染的一线药物。

唑类的共同特点有：①对真菌的抗菌谱广；②抗菌机制相同，能选择性抑制真菌羊毛甾醇-14α-去甲基化酶（P45014DM，一种 CYP450 酶），使细胞膜的重要成分麦角甾醇的合成受阻，细胞膜的正常功能被破坏；此外，羊毛甾醇-14α-去甲基化酶受抑，有毒的甾醇在真菌细胞内累积，真菌的存活受到影响；③在肝脏代谢，可不同程度地抑制人的 CYP450 酶系统，有不同程度的肝毒性，并可影响其他药物的代谢。

唑类不同点有：①有些唑类（如：酮康唑）全身用药毒性反应多，临床仅作局部用药；②与咪唑类比，三唑类对真菌 CYP450 酶的选择性较咪唑类高，对人的毒性作用较小，疗效较好；③各药的药理毒理学特征有所不同，临床用途也有所差异。

氟 康 唑

氟康唑（fluconazole）为临床常用的三唑类广谱抗真菌药，主要用于深部真菌感染的治疗。

【体内过程】本药口服吸收好，生物利用度高达 95%。血浆蛋白结合率低，仅为 11%，穿透力强，在体内分布广泛，脑脊液中药物浓度较高，可达血药浓度的 50%~60%。在肝脏代谢量少，毒副作用较少、较轻，治疗指数大。本药 90% 以上以原型经尿排出体外，$t_{1/2}$ 约为 30 小时，肾功能不良者 $t_{1/2}$ 明显延长。

【药理作用】抗真菌抗菌谱较广，如绝大部分念珠菌、新型隐球菌（包括颅内感染）、球孢子菌、类球孢子菌、孢子丝菌和荚膜组织胞浆菌等。本品的体外抗真菌活性在唑类药物中并不突出，但本药的体内抗真菌活性强，是酮康唑的 5~20 倍。

【临床应用】临床主要用于敏感念珠菌、隐球菌等导致的深部真菌感染以及易感人群（如接受化疗、放疗的患者或艾滋病患者）预防真菌感染。氟康唑胶囊剂（或片剂）有 50mg、100mg、150mg 等规格，一般用量每日 1 次，每次 50mg 或 100mg，必要时 150mg/d 或 300mg/d。注射剂 100mg/50ml，静脉滴注，100~200mg/d。

【不良反应】较常见的不良反应有轻度消化道反应、头晕、头痛、肝功能异常等。动物实验表明本药有致畸作用，故孕妇禁用。

伊 曲 康 唑

伊曲康唑（itraconazole）是临床常用的三唑类广谱抗真菌药，广泛用于治疗深部、浅部真菌感染。

【体内过程】伊曲康唑脂溶性高，口服吸收较好。药物原形及其代谢物的血浆蛋白结合率大于 99%，不易进入脑脊液。分布广泛，在皮肤、脂肪组织和指甲中药物浓度比血药浓度高 10 倍以上。单次给药后 $t_{1/2}$ 为 30~40 小时，多次给药时 4 天才能达到稳态血药浓度，故临床推荐采用负荷剂量用药。对真菌 CYP450 酶的选择性较咪唑类高，对人的毒性较小，疗效较好。

【药理作用】伊曲康唑可抗大部分浅部真菌和深部真菌。本药对多数皮肤癣菌（如毛癣菌、小孢子菌等）、酵母菌（新型隐球菌、念珠菌等）、组织胞浆菌、分枝孢子菌、皮炎芽生菌等具有较好的抗菌活性。

【临床应用】广泛用于浅部和深部真菌感染，如用于手足癣、体癣、甲癣、真菌性结膜炎和口腔、阴道念珠菌感染等浅部真菌感染；用于系统性念珠菌病、曲霉菌病、隐球菌脑膜炎、组织胞浆菌病、球孢子菌病等深部真菌感染。伊曲康唑胶囊应餐后立即给药，胶囊整个吞服，以达到最佳吸收效果。治疗皮肤真菌病和口腔念珠菌病一般100mg，每日一次，疗程为15天。高度角化的组织患真菌病应适当延长治疗时间。治疗系统性真菌病一般100～200mg，每日一次，疗程3周至1年。

【不良反应】不良反应发生率低，常见的不良反应有恶心、呕吐、厌食等消化道症状，少数患者用药后可出现头痛、头晕、皮肤瘙痒、药疹等。孕妇禁用。

伏 立 康 唑

伏立康唑（voriconazole）是临床常用的新型三唑类强效广谱抗真菌药，对多种耐氟康唑真菌的深部感染有显著治疗作用。可口服和静脉给药，口服后生物利用度高达90%，血浆蛋白结合率为60%，能分布到各种组织和体液内，在肝内代谢，主要代谢产物从尿中排出，仅有1%以原药形式排出。伏立康唑对曲霉属，包括烟曲霉等；念珠菌属，包括白念珠菌、光滑念珠菌、克柔念珠菌、近平滑念珠菌、热带念珠菌等；足放线病菌属和镰刀菌属等均有效，是临床为数不多的对曲霉菌有明确疗效的抗真菌药物之一。不良反应主要为胃肠道反应，其发生率较氟康唑低，患者更易耐受。有视觉方面的不良反应，最常见的是可逆性视觉干扰（光幻觉），其他唑类未见这方面报道；视觉障碍包括间歇性色弱、视觉阻断、恐光症等，大部分病人治疗期间症状减轻或消失。另一不良反应是皮疹，阳光直接照射可能引发光敏反应，大部分为轻度，影响不大。

酮 康 唑

酮康唑（ketoconazole）为咪唑类广谱抗真菌药，临床多用于浅部真菌病的治疗；可用于深部真菌病，但由于不良反应比较多，用于深部真菌病受限。口服吸收与胃酸有关，酸性环境有利于本药吸收。本药吸收后分布广泛，主要在肝脏经微粒体酶代谢，大部分由胆汁排泄。本药对人CYP450酶影响较大，其不良反应和药物相互作用较多。临床用于多种浅部和深部真菌感染。常见的不良反应有厌食、恶心、呕吐等胃肠反应。有时可引起过敏性皮炎、月经紊乱、男性乳房增大、性欲减退和肝损伤等。动物实验表明本药有致畸作用。酮康唑对肝CYP3A4酶的抑制作用强，与其他药物的相互作用多，药物合用不当会引起严重的不良反应。使用时应注意：①酮康唑肝毒性大，是药物不良反应跟踪监测的重点品种之一，与其他肝毒性较大的药物合用可加重肝脏损害；②酮康唑可抑制阿司咪唑、特非那定和西沙必利的代谢，使其在体内蓄积而引起尖端扭转型心律失常，严重者可引起死亡；③酮康唑还可抑制苯妥英钠、雷尼替丁、法莫替丁等H2受体拮抗剂、口服降糖药、胰岛素、地高辛、咪哒唑仑等药物的代谢，使其血药浓度升高，作用和毒性增强，甚至引起严重不良反应；④酮康唑与双香豆素、华法林等口服抗凝药合用，可致抗凝作用增强，严重者出现大出血；⑤酮康唑与环孢素合用，可致机体对环孢素的代谢和清除能力下降、环孢素的半衰期延长，血药浓度升高，肝、肾毒性增强；⑥酮康唑可降低口服避孕药的作用而致避孕失败；⑦利福平、异烟肼、苯巴比妥、苯妥英钠和某些抗癌药可加速酮康唑的代谢，使其血药浓度降低，抗真菌作用减弱。

咪康唑

咪康唑（miconazole）为咪唑类广谱抗真菌药。口服时生物利用度很低。静脉注射给药不良反应较多。目前临床主要局部应用治疗阴道和皮肤的真菌感染。益康唑（econazole）、克霉唑（clotrimazole）、联苯苄唑（bifonazole）的抗菌谱、抗菌活性和临床应用均与咪康唑相仿。

三、丙烯胺类抗真菌药

丙烯胺类抗真菌药包括萘替芬（naftifine）、布替萘芬（butenafine）和特比萘芬（terbinafine）。特比萘芬（terbinafine）是活性更高、毒性更低和口服有效的丙烯胺类抗真菌药。通过抑制角鲨烯环氧化酶抑制真菌麦角甾醇的生物合成，继而影响真菌细胞膜的结构和功能。

特比萘芬

临床常用抗真菌药，用于浅部真菌感染。

【体内过程】特比萘芬口服吸收良好，血浆蛋白结合率高达99%，广泛分布于全身各组织，在皮肤、甲板和毛囊等组织，可长时间维持较高浓度。本药在肝脏代谢，代谢物经肾脏排出。对肝药酶无明显影响。

【药理作用】特比萘芬对引起浅部感染的丝状真菌的抗菌活性强。

【临床应用】特比萘芬可外用也可口服，对皮肤癣菌引起的甲癣、体癣、手癣、足癣疗效较好，优于酮康唑和伊曲康唑。用特比萘芬治疗甲真菌病，治愈率可达90%。特比萘芬的制剂包括口服制剂和外用乳膏，具体疗程依据病情而定，口服用于治疗甲真菌病需数月。

【不良反应】不良反应发生率低，且较轻微。主要有胃肠反应，可出现皮肤瘙痒、皮疹等，很少引起肝损伤。

四、嘧啶类抗真菌药

氟胞嘧啶

氟胞嘧啶（flucytosine）又称5-氟胞嘧啶，是人工合成的广谱抗真菌药，临床常用于深部真菌感染的治疗。化学结构与抗肿瘤药物5-氟尿嘧啶相似，应注意区分。

【体内过程】本药口服吸收迅速完全，吸收率可达80%。蛋白结合率低，跨膜穿透力强，在体内分布广泛，易穿透血-脑屏障。约80%～90%以原形从尿中排出。$t_{1/2}$为3～6小时，肾功能不全者可延长。

【药理作用】本药抗真菌谱较窄，对隐球菌属、念珠菌和着色真菌具有较高抗真菌活性；对其他真菌的抗菌作用较差。

抗菌机制：氟胞嘧啶通过真菌细胞的胞嘧啶渗透酶被摄入真菌细胞内，在胞嘧啶脱氨酶作用下去氨基后，转化为活性产物5-氟尿嘧啶。由于5-氟尿嘧啶化学结构与尿嘧啶相似，代替尿嘧啶参与了真菌的核酸代谢，从而干扰真菌细胞的DNA和RNA的合成。体内、体外实验均证实，本药与两性霉素B、唑类抗真菌药合用可产生协同作用。人体细胞缺乏将本药代谢为5-氟尿嘧啶的胞嘧啶脱氨酶，故氟胞嘧啶较少影响人体细胞代谢。

真菌对本药（尤其单用时）易产生耐药性。

【临床应用】氟胞嘧啶主要用于念珠菌、隐球菌和其他敏感真菌所引起的肺部感染、尿路感染、败血症、心内膜炎等的治疗。疗效不如两性霉素B，由于易透过血-脑屏障，对隐球菌性脑膜炎有较好疗效，但不主张单独应用，常与两性霉素B合用。氟胞嘧啶的制剂包括片剂和注射液，注射液用于急重症病人。

【不良反应】可引起皮疹及胃肠道反应，表现为恶心、呕吐、腹泻、腹痛等；可引起骨髓抑制，表现为白细胞、血小板较少、贫血等；可引起肝损伤、使血清转氨酶升高，也可引起肾脏损伤等，老年和肾功能减退患者需减量应用。动物实验表明本药有致畸作用，孕妇及哺乳期妇女禁用。

五、棘白菌素类抗真菌药

棘白菌素类抗真菌药是近些年来上市的一种具有全新作用机制的抗真菌药物，目前国内外市场上的此类药物包括卡泊芬净（caspofungin）、阿尼芬净（anidufungin）和米卡芬净（micafungin）。抗真菌谱较广而且与其他类抗真菌药无交叉耐药性，用于多种深部真菌感染的治疗。

卡泊芬净

卡泊芬净（caspofungin）是美国默沙东公司研发的棘白菌素类抗真菌药，商品名科赛斯，是新一类抗真菌药物的第一个上市产品，2000年上市。

【体内过程】卡泊芬净化学性质不稳定，需静脉给药。血浆蛋白结合率很高（大约97%），代谢缓慢，少量以原形药形式从尿中排出。

【药理作用】卡泊芬净能抑制多种丝状真菌和酵母型真菌细胞壁的β（1,3）-D-葡聚糖的合成，通过感染真菌的细胞壁发挥抗真菌作用。哺乳动物细胞不存在β-(1,3)-D-葡聚糖，故不良反应少而轻。卡泊芬净对曲霉属（包括烟曲霉、黄曲霉、土曲霉和黑曲霉）、念珠菌属包括白念珠菌（包括氟康唑、两性霉素B及氟胞嘧啶耐药株）、非白念念珠菌（如克柔念珠菌、热带念珠菌、光滑念珠菌、近平滑念珠菌、季也蒙念珠菌和都柏林念珠菌）等均有良好抗真菌作用，对卡氏肺孢菌亦有作用。

【临床应用】卡泊芬净适用于治疗对其他药物（如两性霉素B、伊曲康唑等）治疗无效或不能耐受的侵袭性曲霉菌病；适用于治疗念珠菌菌血症（与两性霉素B疗效相当）、消化道念珠菌病（与氟康唑疗效相当）和口咽念珠菌病（与两性霉素B和氟康唑疗效相当）。临床应用卡泊芬净一般缓慢静脉滴注。

【不良反应】卡泊芬净最主要的临床不良反应依次为：畏寒、发热、静脉炎、腹泻、恶心、呕吐、头痛，该药还可能出现组胺反应，如出疹、面部浮肿、潮红、支气管痉挛、气喘。

米卡芬净

米卡芬净（micafungin）是日本藤泽公司开发的继卡泊芬净之后 FDA 批准的第二种棘白菌素类抗真菌药物，于 2002 年 12 月在日本注册上市，2005 年 3 月通过美国 FDA 认证。米卡芬净的药理作用和临床应用与卡泊芬净相似，更安全，可用于小儿深部真菌感染的治疗。临床应用米卡芬净一般溶于生理盐水或葡萄糖注射液，缓慢静脉滴注。

阿尼芬净

阿尼芬净（anidufungin）是棘白菌素 B 的半合成衍生物。阿尼芬净由美国礼来公司研制，2006 年 12 月在美国首次上市。阿尼芬净的药理作用和临床应用与卡泊芬净相似，目前在美国已取代卡泊芬净用于严重深部真菌感染的治疗。

（王 彦）

扫码"练一练"

第三十六章 抗病毒药

扫码"学一学"

自古以来,人类一直在与病毒做斗争,如天花病毒,直到 1980 年,WHO 才宣布人类成功消灭天花。疫苗和抗病毒药物让我们能够控制某些病毒的感染和传播,但还有许多病毒仍在肆虐,新的传染病毒不断出现,如 SARS 病毒、登革热病毒、埃博拉病毒等,人类离战胜病毒还有很长的路要走。

病毒是微生物中最小的生命实体,仅含有一种核酸(DNA 或 RNA),必须依赖活细胞才能增殖。病毒通过其表面特异性的吸附蛋白与宿主细胞表面受体(病毒受体)相互作用后,吸附到宿主细胞,这是决定感染成功与否的关键。由于病毒受体具有种属和组织特异性,故病毒有着各自不同的宿主谱;病毒通过注射式侵入、细胞内吞、膜融合等方式进入宿主细胞;脱壳后感染核酸,并利用宿主细胞的代谢系统,进行病毒核酸的复制和蛋白质的生物合成;病毒颗粒组装成熟后,从宿主细胞释放出,再感染新的细胞。在这一过程中的任何一个环节受到抗病毒药物的影响,均能够达到抑制病毒增殖和感染的目的。然而由于病毒基因组小,复制周期短,病毒在复制过程中的变异率高,生存力强,故病毒发病率高(80% 的传染病为病毒引起)、流行广、传播快、致病性强,极易变异而导致耐药,阻碍了理想抗病毒药的发展。

抗病毒药物的研制起步较晚,直到 20 世纪 60 年代,碘苷才作为第一个抗病毒药物局部应用于治疗疱疹病毒角膜炎;此后又有几种抗病毒药物相继问世,如金刚烷胺、阿糖腺苷、阿昔洛韦等。80 年代,艾滋病的出现和人类免疫缺陷病毒(human immunodeficiency virus,HIV)的发现,对抗病毒药物的研制产生了重大的影响;90 年代抗 HIV 药齐多夫定上市,极大地推动了抗感染和抗病毒药物的发展。目前的抗病毒药已可用于治疗 HIV、流感病毒、疱疹病毒、肝炎病毒等引起的感染。但多数病毒仍然缺少有效治疗药物或疫苗。

第一节 抗人类免疫缺陷病毒药

1980 年,加州大学洛杉矶分校的一名医生收治了一名罕见的卡氏肺囊虫患者,随后又发现多例,所有这些患者都是年轻的同性恋者。由于这些患者都有严重的免疫缺陷,故命名此种疾病为"获得性免疫缺陷综合征(acquired immune deficiency syndrome)",简称艾滋病(AIDS)。

1983 年,法国巴斯德研究所蒙泰格民尔和美国国立研究所盖洛先后从艾滋患者身体组织中分离出一种人类反转录病毒,并将此病毒命名为"人免疫缺陷综合征病毒 I 型(HIV-1)"。1985 年,科学家又从非洲妓女体内分离出 2 型艾滋病病毒(HIV-2)。一旦 HIV 进入 CD_4^+ 细胞,病毒 RNA 即被用作模板,在反转录酶(reverse transcriptase,RNA 依赖性多聚酶)催化下产生互补双螺旋 DNA 后,病毒 DNA 进入宿主细胞核,在 HIV 整合酶(integrase)催化下掺入宿主基因组,被转录和翻译成一种多聚蛋白大分子非功能多肽,经 HIV 蛋白酶(protease)裂解成小分子功能蛋白。当前抗 HIV 药主要有核苷反转录酶抑制剂(nucleotide reverse transcriptase inhibitors,NRTIs)、非核苷反转录酶抑制剂(non-nucleotide reverse transcriptase inhibitors,NNRTIs)和蛋白酶抑制剂(protease inhibitors,PIs)三类。此外，还出现了 CCR5 受体抑制剂马拉维若（maraviroc）、融合抑制剂恩夫韦肽（enfuvirtide）、整合酶抑制剂雷特格韦（raltegravir）等新型抗 HIV 药。临床常用的抗 HIV 联合用药方案（鸡尾酒疗法）常包括两种核苷类反转录酶抑制剂和一种蛋白酶抑制剂或非核苷类反转录酶抑制剂。

一、核苷反转录酶抑制剂

本类药物临床用于 HIV 阳性患者治疗，主要有嘧啶衍生物和嘌呤衍生物。

齐多夫定（zidovudine，AZT）

该药为脱氧胸苷衍生物，是第一个被美国 FDA 批准用于抗 AIDS 的药物。

【体内过程】口服迅速吸收，生物利用度为 52%~75%，可迅速分布于全身各组织，包括脑和脑脊液，给药后 4 小时脑脊液中的药物浓度可以达到血浆药物浓度的 50%~60%，血浆蛋白结合率为 34%~38%，$t_{1/2}$ 为 1 小时，主要在肝脏内形成葡萄糖醛酸结合物，以原药和代谢物的方式经肾脏由尿排出。

【药理作用】该药在 HIV 感染的细胞内经胸苷激酶和胸苷酸激酶的磷酸化作用转化为活性三磷酸体，以假底物形式竞争 HIV 反转录酶，并掺入到正在合成的单链 DNA 中，导致 HIV 链合成终止，阻碍病毒的复制和增殖。该药对 HIV-1 和 HIV-2 均有抑制作用，在活化细胞内的抗 HIV 作用强于静止细胞。尽管如此，齐多夫定对人体细胞 DNA 聚合酶的影响小，故不会阻止人体细胞增殖。

【临床应用】用于 AIDS 治疗的首选药物，有并发症（卡氏肺囊虫病或其他感染）时应与对症的其他药物联合治疗，降低 HIV 感染患者的发病率，可以延缓疾病的进程，延长患者的存活期。该药也能治疗 HIV 诱发的痴呆和血栓性血小板减少症。

【不良反应】该药有骨髓抑制作用，主要表现在巨细胞性贫血和粒细胞减少，用药期间应定期检查血象，对粒细胞计数或血红蛋白水平偏低的病人使用时应谨慎。因其在肝脏中代谢，故肝功能不全者易引起毒性反应。长期用药可能导致与 HIV 疾病相类似的心肌病与心肌炎。其他有乳酸中毒、头痛、恶心、呕吐、肌痛。剂量过大可引起焦虑，精神错乱和震颤。

【相互作用】该药与更昔洛韦、α-干扰素、骨髓抑制药等合用时有增加血液毒性的危险，如有必要需减小剂量或停用其中的一种或两种药物，应经常监测血液学参数。该药常与拉米夫定或去羟肌苷合用，但不能与司他夫定合用，因为二者互相拮抗。

扎西他滨（zalcitabine）

该药为脱氧胸苷衍生物，可治疗 HIV 感染，作用机制与齐多夫定相同，单用疗效不及齐多夫定，常被推荐与齐多夫定和一种蛋白酶抑制药三药合用，临床用于 AIDS 及其相关综合征。该药口服生物利用度大于 80%，血浆蛋白结合率低，脑脊液药物浓度约为血药浓度的 14%~20%，75% 以原型药物经肾由尿液排泄，血浆 $t_{1/2}$ 仅 2 小时，但细胞内的 $t_{1/2}$ 长达 10 小时，与食物、抗酸药物同服可减少其吸收。

该药主要不良反应为时间和剂量依赖性外周神经炎，但停药后能逐渐恢复。故该药应避免与可引起外周神经炎的药物同服。该药也可引起胰腺炎。扎西他滨不能与拉米夫定联用，因其抗病毒作用可被后者拮抗。

司他夫定（stavudine）

该药为脱氧胸苷衍生物，对 HIV-1 和 HIV-2 均有抗病毒活性，常适用于不能耐受齐多夫定或齐多夫定治疗无效的患者。因该药的磷酸化能被齐多夫定抑制，故两者不能合用，但与去羟胸苷或拉米夫定合用可产生协同效果。

该药口服生物利用度与扎西他滨相似，主要不良反应为外周神经炎，故与扎西他滨和去羟肌苷等神经毒药物合用时，此不良反应明显增加，同时该药可引起胰腺炎、关节炎、血清转氨酶升高。

拉米夫定（lamivudine）

该药为胞嘧啶衍生物，抗病毒作用与齐多夫定相同，常与其他抗逆转录病毒药物合用治疗 HIV 感染，还可抑制慢性乙肝病毒（HBV）感染。口服生物利用度为 80%~85%。其活性代谢物在 HIV-1 感染的细胞内 $t_{1/2}$ 可达 11~16 小时，在 HBV 感染的细胞内可达 17~19 小时。该药原型经有机阳离子转运系统经肾清除。不良反应为呼吸道感染、头痛、腹部不适、乏力、恶心、呕吐和腹泻。

去羟肌苷（didanosine）

该药为脱氧腺苷衍生物，临床上主要与其他抗病毒药物联合治疗 HIV-1 感染。该药作用机制与齐多夫定相同，生物利用度 30%~40%，食物干扰其吸收，故需空腹服药，血浆蛋白结合率低于 5%，脑脊液浓度为血清的 20%，主要经肾排泄，血浆为 0.6~1.5 小时，而细胞内 $t_{1/2}$ 可达 12~14 小时。不良反应有外周神经炎、胰腺炎、心肌炎、腹泻、腹痛、头痛、恶心、呕吐等。

二、非核苷反转录酶抑制剂

这类药物有地拉韦啶（delavirdine）、奈韦拉平（nevirapine）和依法韦伦（efavirenz）。

NNRTIs 可直接结合于 HIV 反转录酶上的一个非底物结合的变构部位使得催化端破裂从而抑制反转录酶，NNRTIs 不需在细胞内磷酸化代谢激活；反转录酶与 NNRTIs 结合有不同的位点；也可抑制 RNA 或 DNA 依赖性 DNA 多聚酶活性。NNRTIs 与 NRTIs 等其他抗逆转录病毒药物合用可抑制 HIV 复制，单独应用时，会很快产生耐药 HIV。两种 NNRTIs 联用则可产生交叉耐药性。

NNRTIs 均可口服给药，生物利用度高，在体内经细胞色素酶 CYP3A 广泛代谢形成羟基化代谢产物，经尿排泄。

NNRTIs 常见不良反应为皮疹，患者若出现严重皮疹或伴随全身症状的皮疹应立即停药。除此之外，NNRTIs 还可能造成药热、恶心、腹泻、头痛、疲劳和嗜睡等，因其可能造成严重的肝脏毒性，故用药过程中应注意监视肝功能。

三、蛋白酶抑制剂

在 HIV 增殖周期后期，基因产物被翻译成蛋白前体，形成无感染性的未成熟病毒颗粒，HIV 编码的蛋白酶能催化此蛋白前体裂解，形成病毒成熟所必需的结构蛋白和酶类。蛋白酶抑制剂利托那韦（ritonavir）、奈非那韦（nefinavir）、沙奎那韦（saguinavir）、莫地那韦（modinavir）、安普那韦（amprenavir）等均可选择性抑制 HIV 蛋白酶，阻止前体蛋白裂解，使病毒不能正常装配，可有效对抗 HIV。PIs 对 HIV-1 病毒复制有很强的抑制作用，但对人细胞蛋白酶的亲和力很弱；与核苷类反转录酶抑制药合用有协同作用；虽易产生耐药，但较 NRTIs 慢。本类药物不良反应有恶心、呕吐、腹泻、感觉异常、可致脂肪重新分布、胰岛素抵抗等。蛋白酶抑制剂主要经肝细胞色素 P450 代谢，可与抑制该酶活性的药物发生相互作用。值得注意的是，利托那韦对 P450 系同工酶 CYP3A4 有较强的抑制作用，故能够提高合用的其他 PI 的血药浓度，延长半衰期，达到减少用量的效果。

第二节　抗流感病毒药

流行性感冒简称流感，是由流感病毒引起的急性呼吸道传染病，能引起心肌炎、肺炎、支气管炎等多种并发症。病毒颗粒呈圆形，由外膜和核衣壳组成，外膜的外表面有一些糖蛋白突起，为流感病毒抗原结构的主要成分。其中一种能凝集红细胞，称血凝素突起（haemagglutinin，HA），能帮助病毒吸附到宿主细胞的细胞膜上而侵入细胞。HA 抗原在人体内可激发机体针对性的产生特异性的能够预防流感的 HA 抗体，故 HA 为流感疫苗中不可或缺的成分。另一为糖蛋白突起神经氨酸突起（neuraminic acid，NA），其能促使被感染的细胞释放出新产生的病毒颗粒，是流感病毒继续扩散和繁殖的关键因素。与 HA 一样，NA 也是一种重要的流感病毒抗原，不同毒株和亚型的流感病毒有结构和抗原性不同的 NA 糖蛋白突起。核衣壳由 RNA、核蛋白及多聚酶组成，根据核蛋白的抗原性，流感病毒分为甲、乙、丙三型，都能感染（甲型流行规模最大，乙型次之，丙型极少引起流行）。

金刚烷胺是 20 世纪 60 年代在美国首先批准上市的第一种抗病毒药物。1987 年金刚乙胺在法国问世，1993 年获 FDA 审评通过。两者是攻击 A 株流感病毒表面 M_2 蛋白，干预病毒复制。近年受禽流感病毒疫情的影响，春秋之季需求旺盛。1999 年，神经氨酸酶抑制剂奥司他韦在瑞典面世。次年，美国 FDA 批准用于预防流感病毒，2005 年在国内批准，它是一种防治甲型和乙型流感及其他急性呼吸道病毒感染的有效药物，其兼有直接抑制病毒和诱导内源性干扰素的双重作用。

金刚烷胺和金刚乙胺（amantadine，rimanladine）

金刚烷胺系饱和三环癸烷的氨基衍生物，金刚乙胺是其 α-甲基衍生物。

【体内过程】该药口服吸收完全，给药 3~4 小时血药浓度达到峰值，在体内不被代谢，约 90% 的药物以原型自肾脏排泄，$t_{1/2}$ 为 11~15 小时。易通过胎盘及血-脑屏障，在脑脊液中的浓度为血浆浓度的 60%。

【药理作用】该药作用于具有离子通道的 M_2 蛋白而影响病毒脱壳，抑制病毒核酸释放入胞浆，阻止甲型流感病毒早期的复制和增殖，同时还能通过影响血凝素而干扰病毒组装。

金刚乙胺抗病毒作用比金刚烷胺强4~10倍,且抗病毒谱广,毒性低。两者仅对亚洲甲型流感病毒有效。

【临床应用】 主要用于亚洲甲-Ⅱ型流感病毒所引起的呼吸道感染。于感染早期用药能缩短病程,减轻症状,并有明显的退热作用,其抗流感病毒疗效强,为经济的首选药。

【不良反应】 常见头痛、兴奋、失眠、震颤、共济失调、语言不清等中枢神经系统反应;此外还有恶心、呕吐、腹泻、厌食等胃肠道反应。严重者可出现神经错乱、癫痫样症状,甚至昏迷。长期治疗可能导致充血性心力衰竭。癫痫病和充血性心力衰竭、消化道溃疡患者、孕妇、哺乳期妇女及1岁以下婴儿慎用。

扎那米韦(zanamivir)

该药由GL-axo Wellcome公司研制,于1999年5月首先在澳大利亚获准,同年8月被FDA批准用于治疗甲型和乙型流感。口服无效,一般采用鼻内给药或吸入用药。

【体内过程】 该药口服无效,一般采用鼻内给药或吸入用药。经口服吸入后,接近4%到17%的吸入量被全身吸收,血清$t_{1/2}$为2.5~5小时,血浆蛋白结合率较低,以原药的形式从肾脏排泄。

【药理作用】 该药作用于流感病毒的神经氨酸酶,抑制流感病毒在感染细胞内的聚集和释放。其对流感病毒的抑制是以慢结合的方式进行的,对甲型流感病毒有特异性,对乙型流感病毒作用较弱。

【临床应用】 可用于成年病人和12岁以上的青少年病人,治疗由甲型和乙型流感病毒引起的流感。一般用于症状发作48小时内。

【不良反应】 该药可引起头痛、胃肠道反应、支气管炎、耳鼻喉感染和眩晕等,对哮喘或慢性阻塞性肺疾病患者不仅无效,反而可能引起危险,一旦出现支气管痉挛应停药。

奥司他韦(oseltamivir)

该药2000年在美国获准用于预防流感病毒感染,2001年进入我国,以商品名"达菲"销售,主要成分为磷酸奥司他韦。但直到SARS病毒蔓延和禽流感病毒升级,该药才受到广泛关注。

【体内过程】 口服给药后,磷酸奥司他韦经胃肠道迅速吸收,经肝脏和肠壁酯酶迅速转化为活性代谢产物(奥司他韦羧酸盐),75%以活性代谢产物形式进入体循环,其表观分布容积约23L,半衰期约为6~10小时,由肾脏排泄。

【药理作用】 磷酸奥司他韦的活性代谢产物奥司他韦羧酸盐是强效的选择性流感病毒神经氨酸酶抑制剂,能够阻止病毒颗粒从被感染细胞中释放和感染性病毒在人体内进一步播散。它能抑制甲型和乙型流感病毒的神经氨酸酶活性,从而抑制流感病毒的复制和播散。

【临床应用】 用于成人和1岁及1岁以上儿童的甲型和乙型流感治疗,患者应在首次出现症状48小时以内使用。还可用于成人和13岁及13岁以上青少年的甲型和乙型流感的预防。

【不良反应】 奥司他韦主要的不良反应为恶心、呕吐、腹泻、腹痛等,其次是包括支气管炎、咳嗽在内的呼吸系统反应,另有眩晕、头痛、失眠、疲劳等中枢神经系统不良反应,但较为少见。

盐酸阿比多尔（arbidol hydrochloride）

该药是前苏联化学研究中心研制的抗病毒新药，2006年正式批准了在我国上市，它是一种防治甲型和乙型流感及其他急性呼吸道病毒感染的高效药物，具有较强的抗流感病毒活性，通过抑制流感病毒脂膜和宿主细胞的融合而阻断病毒的复制，是兼有直接抑制病毒和诱导内源性干扰素的双重作用的非核苷类化合物。

第三节 抗疱疹病毒药

疱疹病毒是一群中等大小双股DNA病毒，根据理化性质分为α、β、γ三个亚群。α疱疹病毒，如单纯疱疹病毒Ⅰ型（HSV-Ⅰ）、Ⅱ型（HSV-Ⅱ）、水痘-带状疱疹病毒（VZV）等，增殖速度快，可引起细胞病变。例如HSV-Ⅰ引起口唇疱疹、口腔溃疡及疱疹性角膜炎；HSV-Ⅱ引起外生殖器及腰部以下皮肤疱疹、宫颈癌；VZV初次原发感染可引起水痘；残余的VZV可转移到脊髓后根神经节或颅神经节内并潜伏，当机体抵抗力降低时，VZV特异性细胞免疫下降，潜伏的病毒被激活而大量增殖，引起带状疱疹。β疱疹病毒，如巨细胞病毒（CMV），生长周期长，可感染人体多个组织，如视网膜、肺、胃肠道、肝脏、肾脏等，导致相应器官损害。巨细胞病毒经胎盘侵袭胎儿，导致新生儿病毒血症、畸胎。γ疱疹病毒（如EB病毒）感染的靶细胞是淋巴细胞，可导致淋巴增生，引起传染性单核细胞增多症、鼻咽癌。

疱疹病毒感染治疗原则为缩短病程，防治继发感染，减少复发。常见药物有阿昔洛韦、碘苷、阿糖腺苷、曲氟尿苷、磷甲酸钠等。

阿昔洛韦（acyclovir）

阿昔洛韦，又名无环鸟苷，该药为人工合成的嘌呤核苷类抗病毒药。

【体内过程】口服吸收差，胃肠道仅吸收15%~30%，口服后约1.7小时血药浓度达峰值，血浆蛋白结合率为9%~33%，易透过生物膜，可分布于全身各组织，包括脑和皮肤，在肾、肝和小肠中浓度高，脑脊液中浓度约为血中浓度的一半。部分经肝脏代谢，主要代谢物占给药量的9%~14%，约14%的药物以原形由尿排泄。$t_{1/2}$约为3小时，局部用药可在用药部位达到较高浓度。

【药理作用】该药在疱疹病毒感染的细胞内经病毒胸苷激酶和细胞激酶催化转化为三磷酸无环鸟苷，对病毒DNA聚合酶产生抑制作用，阻止病毒DNA的复制过程。该药对疱疹病毒的选择性高，具有广谱的抗疱疹病毒活性，对HSV-Ⅰ型及HSV-Ⅱ型作用最强，对VZV的作用则弱8~10倍，对EB病毒亦有抑制作用，对巨细胞病毒CMV仅高浓度才起效。

【临床应用】口服或静注给药治疗HSV所致的各种感染，为临床首选药物，包括初发或复发性皮肤、黏膜和外生殖器感染以及单纯疱疹性脑炎；局部用于HSV所致的早期生殖疱疹感染、免疫缺陷者自限性黏膜皮肤单纯疱疹及单纯疱疹性角膜炎；此外对EB病毒感染、免疫缺陷者并发水痘、带状疱疹也有治疗效果。

【不良反应】该药不良反应少，耐受性良好。局部用药有轻度刺激症状，静脉给药时可引起注射部位的炎症或静脉炎还可有厌食、恶心、头痛、皮疹等。肝肾功能不全、脑水肿或哺乳期妇女慎用，孕妇勿口服或静脉注射，可外用。

同类药物尚有伐昔洛韦（valaciclovir），喷昔洛韦（pencicloven）和更昔洛韦（ganciclovir）。

伐昔洛韦为阿昔洛韦的前体药，口服后在体内水解为阿昔洛韦。其吸收较阿昔洛韦好，提高了生物利用度（约5倍），可减少给药次数。抗病毒活性、作用机制、耐药性与阿昔洛韦相同。

喷昔洛韦为阿昔洛韦的衍生物，它缓解疱疹症状、减轻疼痛、缩短病毒感染期，常用于局部给药，临床上主要用于口唇或面部单纯疱疹、生殖器疱疹。

更昔洛韦为阿昔洛韦的同系药，作用相似，但对巨细胞病毒抑制作用好，强百倍。临床适用于危及生命或视觉的巨细胞病毒（CMV）感染的免疫受损病人。

碘苷（idoxuridine，IDU）

碘苷，又名疱疹净，为人工合成的脱氧尿嘧啶核苷类抗病毒药，是FDA批准应用的第一个抗疱疹病毒药。该药在体内磷酸化后，竞争性抑制胸腺嘧啶核苷酸合成酶，阻碍病毒的DNA合成，还以假性底物取代胸腺嘧啶核苷酸进入病毒DNA，导致翻译错误，干扰病毒的复制，降低感染力。

对于单纯疱疹病毒及牛痘病毒等DNA病毒均有效，但对流感病毒、副流感病毒、埃可（ECHO）病毒等RNA病毒无效。

临床仅限局部用于治疗单纯疱疹性角膜炎，牛痘病毒性角膜炎和带状疱疹病毒眼部感染，对急性上皮型疱疹性角膜炎疗效显著，对慢性溃疡性实质层疱疹性角膜炎疗效很差，对疱疹性角膜虹膜炎无效。

不良反应有刺激、疼痛、眼睑过敏、角膜损伤等。局部应用不宜超过3～4天，以免引起接触性皮炎。此外有骨髓抑制、致畸和致突变作用等，孕妇忌用。

碘苷同类药物尚有脱氧尿苷（broxuridice）、氟脱氧尿苷（fluoxuridice）、三氟胸腺嘧啶核苷（trifloorothymidiee），其作用均与碘苷相似。

阿糖腺苷（vidarabine，Ara–A）

该药在体内迅速脱氨形成阿拉伯糖次黄嘌呤，组织分布广泛，在肝、肾、脾中的药物浓度最高，可透过血-脑屏障，脑脊液中的浓度约为血药浓度的三分之一。阿拉伯糖次黄嘌呤 $t_{1/2}$ 约为3小时。给药量的41%～53%以次黄嘌呤核苷的形式经肾脏排泄。

该药及其代谢物在胸苷激酶的作用下转化为三磷酸活性体，抑制病毒DNA的复制。该药可以抑制HSV，但对CMV无效。

临床主要用于HSV脑炎、角膜炎；新生儿单纯疱疹、艾滋病患者合并带状疱疹等。

不良反应常见胃肠道反应，有骨髓抑制作用，可见白细胞和血小板减少，偶见震颤、眩晕、共济失调等神经系统反应。静滴可出现消化道反应及血栓静脉炎。

曲氟尿苷 (trifluridine)

该药为卤代嘧啶核苷，在细胞内磷酸化成三磷酸曲氟尿苷活化形式，掺入病毒 DNA 分子后，抑制病毒增殖。曲氟尿苷主要抑制单纯疱疹病毒 I 型和 II 型，对腺病毒、牛痘病毒、巨细胞病毒、带状疱疹病毒亦具一定作用，对阿昔洛韦耐药的疱疹病毒有效。治疗单纯疱疹性角膜炎、结膜炎及其他疱疹性眼病，为目前广泛局部应用的药物，对阿糖胞苷和碘苷治疗无效者仍有效。不良反应与碘苷类似，应用时，可引起浅表眼部刺激，甚至出血。

磷甲酸钠 (foscarnet sodium)

该药为焦磷酸盐的有机同系物，口服难以吸收并有较强的刺激性，故临床采用静脉或局部外用给药。脑脊液的药物浓度可达稳态血药浓度的一半左右，$t_{1/2}$ 为 4.5~6.8 小时，主要经肾排泄。约 30% 的药物可沉积于骨组织，药物可在体内存留数月之久。

该药对病毒 DNA 多聚酶更具选择性，直接抑制疱疹病毒的 DNA 多聚酶、流感病毒的 RNA 多聚酶和 HIV 反转录酶，对人体细胞毒性小。可有效对抗巨细胞病毒、水痘带状疱疹病毒、EB 病毒和单纯疱疹病毒等，对 HIV 也有一定作用。

由于该药可致严重的肾毒性，临床仅作为备选药物，用于 AIDS 患者巨细胞病毒性视网膜炎和免疫功能损害患者耐阿昔洛韦的单纯疱疹病毒的感染。局部外用治疗敏感病毒所致的皮肤、黏膜感染。其他不良反应有电解质紊乱、头痛、乏力、贫血、粒细胞减少、肝功能异常等。

第四节 抗肝炎病毒药

病毒性肝炎是由多种不同肝炎病毒引起的一组以肝脏损害为主的传染病，我国主要流行乙型肝炎。肝炎病至少分为甲、乙、丙、丁、戊五型，除乙型肝炎病毒为 DNA 病毒外，其余均为 RNA 病毒。乙型（HBV）、丙型（HCV）和丁型（HDV）在急性感染后，有 80% 会转为慢性。

抗肝炎病毒治疗药物主要用于慢性病毒性肝炎和急性丙型肝炎，其他急性肝炎一般采用对症治疗；对重型肝炎也是如此，若使用干扰素反而可加重病情。目前抗病毒药物只能抑制而无根治作用，临床常以干扰素和利巴韦林合用治疗慢性病毒性肝炎和急性丙型肝炎。

在抗乙肝病毒治疗方面，主要有干扰素和核苷类两大类，前者通过增强人体免疫系统来防御病毒，而后者则通过影响病毒复制来抑制病毒。核苷类抗 HBV 药物目前主要有拉米夫定、阿德福韦酯、恩替卡韦、替米夫定等。

一、核苷类似药

拉米夫定 (lamivudine)

以该药为代表的第二代核苷类似物，显示了较强的抗病毒活性，为乙型肝炎治疗带来了希望。

【体内过程】 拉米夫定口服吸收良好，口服给药后约 1 小时达血药峰浓度，生物利用度为 80%~85%，食物可使该药的达峰时间延迟，峰浓度下降，但生物利用度不变。该药的血浆蛋白结合率低，可以通过血-脑屏障而进入脑脊液。该药主要在肝脏代谢成反式硫氧化物的衍生物，主要以药物原型经肾脏排泄，$t_{1/2}$ 为 5~7 小时。

【药理作用】 该药在 HBV 感染细胞和正常细胞内的胸甘酸激酶的作用下发生磷酸化，其磷酸化产物拉米夫定三磷酸盐是拉米夫定的活性形式，对乙肝病毒（HBV）的 DNA 多聚酶有抑制作用，同时也是 DNA 多聚酶的底物，可掺入到病毒 DNA 链中，阻断病毒 DNA 的合成。该药的抗病毒作用强而持久，且能提高机体的免疫机能，但病毒易产生耐药性，耐药率高达 69%。少数免疫功能缺陷患者的 HBV 可发生 DNA 聚合酶基因突变，导致病毒变异和病情恶化，限制了该药的长期使用。

【临床应用】 主要用于治疗乙肝、乙型肝炎病毒复制的慢性乙型肝炎。

【不良反应】 常见的有头痛、疲倦、恶心、呕吐、腹痛；耳、鼻、喉部疼痛或不适；偶见白细胞减少和贫血。

利巴韦林 (ribavirin)

利巴韦林，又名病毒唑、三氮唑核菌，是一种人工合成鸟苷类衍生物。对多种 DNA 和 RNA 病毒有效，为广谱抗病毒药。

【体内过程】 口服易吸收，脂类食物促进其吸收，广泛分布于所有组织，包括脑脊液和脑，主要在肝脏代谢，经肾脏排出，但约有三分之一吸收的利巴韦林不会随尿液排出，$t_{1/2}$ 约为 24 小时。

【药理作用】 该药在病毒感染的细胞内被腺苷激酶磷酸化，转变为单磷酸利巴韦林和二、三磷酸利巴韦林，为肌苷酸-5-磷酸脱氢酶（IMP）的抑制剂，抑制细胞单磷酸鸟苷酸的合成，从而抑制多种病毒 DNA 和 RNA 的合成。对甲型、乙型流感病毒、副流感病毒、呼吸道合胞病毒、麻疹病毒、乙型脑炎病毒、副黏病毒、甲型肝炎病毒和人免疫缺陷病毒（HIV）等 DNA 和 RNA 病毒均有抑制。

【临床应用】 口服应与干扰素联用，治疗甲型和丙型肝炎患者；气雾疗法用于治疗甲型或乙型流感病毒；静脉给药用于流行性出血热或麻疹并发肺炎的患者；局部可用于带状疱疹、生殖器疱疹、单疱病毒角膜炎、流行性结膜炎，也可用于病毒引起的鼻炎、咽炎。

【不良反应】 口服或静滴给药可引起血清胆红素升高、胃肠道反应，大剂量或长期用药可引起溶血性贫血，对肝功能和血象，尤其是血红蛋白水平有影响；有致畸作用，孕妇禁用；同时少量药物经乳汁排泄，故不推荐哺乳期妇女服用。

阿德福韦酯 (adefovir dipivoxil)

该药为阿德福韦的前体，在体内水解为阿德福韦发挥抗病毒作用，是广谱抗病毒药，其对反转录病毒、痘病毒、疱疹病毒和嗜肝病毒均有很强的抑制作用，能快速有效降低乙肝患者血清中病毒的 DNA 水平。该药作用为抑制病毒合成，需长期服药，停药可导致病情复发，但尚未见病毒突变株和耐药性出现。该药临床用于肝功能代偿的成年慢性乙型肝炎患者，可明显抑制对拉米夫定耐药的慢性乙肝患者的 HBV DNA 复制。

恩替卡韦（entecavir）

该药为鸟嘌呤核苷类似物口服药，可选择性抑制乙肝病毒，用于治疗成人伴有病毒复制活跃、血清转氨酶持续增高或肝脏组织学显示有活动性病变的慢性乙型肝炎感染。该药能有效抑制 HBV 的 DNA 复制，疗效优于拉米夫定，而且耐药发生率低。

二、生物制剂

干扰素（interferon，IFN）

IFN 是机体细胞在受病毒感染刺激后产生的一类具有抗病毒活性的糖蛋白物质，分为 Ⅰ 型（IFN-α、IFN-β、IFN-ω）和 Ⅱ 型（IFN-γ），其中 Ⅰ 型 IFN 的抗病毒作用强于 Ⅱ 型，Ⅱ 型 IFN 由 T 细胞产生，主要起免疫调节作用。

IFN 口服无效，需注射给药。IFN-α 为广谱抗病毒药，通过激活宿主细胞的抗病毒蛋白酶降解病毒的 mRNA，抑制蛋白质合成，在病毒感染的各个阶段发挥作用，防止再感染。IFN-α2b 用于治疗慢性病毒性肝炎、尖锐湿疣、生殖器疱疹。IFNs 通过抗病毒作用和免疫调节作用而抗病毒感染。临床用于多种病毒感染性疾病，如慢性病毒性肝炎、流感及其他上呼吸道感染、病毒性心肌炎、流行性腮腺炎、乙型肝炎、慢性活动性肝炎、巨细胞病毒感染、疱疹性角膜炎、带状疱疹等，亦用于抗肿瘤治疗。

不良反应有流感样综合征，如一过性发热、寒战、头痛、乏力、恶心、呕吐等，可发生轻度骨髓抑制，少数有肝肾功能障碍，停药后缓解。

胸腺肽 α_1

胸腺肽 α_1 为一组免疫活性肽，可刺激外周血液淋巴细胞丝裂原诱导 T 细胞分化成熟，调节淋巴因子及其受体的水平。临床用于慢性肝炎、艾滋病、其他病毒性感染和肿瘤治疗。

乙肝疫苗（hepatitis B vaccine）

第一代为血液疫苗，曾对防治乙肝流行发挥了作用，但存在传播艾滋病和肝炎的潜在危险，又有成本高、生产周期长的缺点。

第二代为乙肝基因工程疫苗，但接种者约有 10% 不产生应答反应，另有 5%~10% 接种者低应答。

第三代为重组疫苗，能诱导更高的血清阳转率和机体应答反应，1998 年用于临床。产后应立即给婴儿接种乙肝疫苗，学龄前和学龄儿童亦应接种。

（胡庆华）

第三十七章 抗结核病药和抗麻风病药

扫码"学一学"

第一节 抗结核病药

结核病（tuberculosis，TB）俗称痨病，是一种由结核分枝杆菌引起的古老的慢性传染性疾病。尽管目前可用于临床的抗结核病药种类很多，但由于多药耐药菌的出现和艾滋病的流行，结核病迄今仍居致死性感染性疾病之首，是全球死亡人数最多的单一传染病。目前全球每年新出现的肺结核患者约 800~1000 万，每年因肺结核死亡的人数约 200~300 万。我国是全球 22 个结核病严重流行的国家之一，耐多药肺结核病例数位居全球首位。

结核分枝杆菌可通过呼吸道、消化道或皮肤损伤侵入易感机体，引起多种组织器官的结核病，以肺结核最常见，肺外感染可致结核性脑膜炎、肠结核、肾结核、骨结核等。分枝杆菌对药物反应缓慢，需要长期治疗。这是因为分枝杆菌生长缓慢，可处于休眠状态而对药物不敏感；同时，分枝杆菌的细胞壁富含脂质，使许多药物不易穿透；另外，结核杆菌也可生活在巨噬细胞内，以及结核纤维化、干酪样或厚壁空洞病灶内而使药物不易接近。通常将疗效好、不良反应少、患者耐受良好的抗结核药称为一线抗结核病药，包括异烟肼、利福平、链霉素、乙胺丁醇和吡嗪酰胺等；而将毒性较大、疗效较差，主要用于对一线抗结核药产生耐药性或用于与其他抗结核药配伍使用的称为二线抗结核药，包括对氨基水杨酸、氨硫脲、卡那霉素、阿米卡星、乙硫异烟胺、卷曲霉素、环丝氨酸等。此外，近年来又开发出一些疗效较好、毒副作用相对较小的新一代抗结核药，如利福喷汀、利福定、左氧氟沙星、莫西沙星及加替沙星、新大环内酯类等，在耐多药结核病（muliple drug resistance tuberculosis，MDR-TB）的治疗中起重要作用。WHO《耐药结核病治疗指南（2016 年更新版）》提出利奈唑胺和氯法齐明对 MDR-TB 甚至是广泛耐药结核病具有良好的治疗效果。首次将利奈唑胺和氯法齐明列为核心药物，确立了这两种药物在耐药结核病治疗中的地位和价值，值得在临床中推广应用。

一、一线抗结核病药

异 烟 肼

异烟肼（isoniazid）又称雷米封（Rimifon），为异烟酸衍生物异烟酸酰肼，1952 年进入临床，为目前治疗各种结核病的首选药，与其他抗结核病药比较，具有疗效高、毒性小、服用方便、价廉、给药途径广泛等多方面的优点。

【体内过程】异烟肼穿透（跨膜转运）能力强，表现在：①口服容易吸收，吸收率可达 90%，用药后 1~2 小时血药浓度达峰值浓度（3~5μg/ml）；②体内分布广泛，吸收后迅速分布于全身各组织器官，表观分布容积约为 0.61L/kg。该药在肾脏组织、胸腹水、关节腔、脑脊液中均有较高含量，脑膜炎时脑脊液中异烟肼浓度与血浆中接近；③穿透力强，可渗入关节腔、胸、腹水以及纤维化或干酪化的结合病灶中，也易透入细胞内作用于已被吞噬的结核杆菌，具有细胞内杀菌作用。异烟肼主要在肝脏经乙酰化而代谢失活，代谢物与少量原型药经肾脏排出体外。异烟肼在肝脏被乙酰化的速度存在种族和个体差异，可分为快、慢两种代谢型。快代谢型者 $t_{1/2}$ 约为 0.5~1.5 小时左右，慢代谢型者约为 2~5 小时。黄种人中以快代谢型为主，慢代谢型者仅占 10%~22%，黑人和白人中慢代谢型者多，约占 50%。连续每日给药情况下，两种代谢型疗效无大差异，如用间歇疗法，则快代谢型疗效低于慢代谢型。慢代谢型不良反应较少见。

【药理作用】 异烟肼对结核杆菌具有高度的选择性，具有强大的抗结核杆菌的作用，对细胞内、外的结核杆菌均有效。体外实验证明，该药对结核杆菌的最小抑菌浓度为 0.025~0.05 μg/ml，10 μg/ml 具有杀菌作用；但大于 500 μg/ml 才可抑制其他细菌的生长。异烟肼在体内的抗结核杆菌强度与结核杆菌所接触的药物浓度呈正相关，增殖期结核杆菌较静止期的结核杆菌对异烟肼敏感。对静止期结核杆菌无杀灭作用，仅有抑菌作用，故清除药物后，结核杆菌可恢复正常的增殖活动。

异烟肼抗菌机制较复杂，目前还未完全明了，可能是通过抑制分枝杆菌细胞壁的主要组分分枝菌酸的合成，而使结核杆菌细胞壁的脂质减少，削弱其细胞壁的屏障保护作用。由于分枝菌酸为分枝杆菌的专有成分，这也解释了为何异烟肼仅对结核杆菌有抗菌作用，对其他微生物几无作用。此外有观点认为异烟肼通过抑制结核杆菌 DNA 的合成发挥抗菌作用。

结核杆菌耐药性机制尚未完全阐明，目前认为是由于过氧化氢酶-过氧化物酶突变，使其活性下降，抑制异烟肼向其活性代谢产物的转化；另有人认为是由于分枝菌酸生物合成的基因发生突变所致。结核杆菌对单用异烟肼易产生耐药性，临床应用时应与其他抗结核病药联合使用，以防止或延缓耐药性的产生，并增强抗结核病的疗效，缩短疗程。

【临床应用】 异烟肼为目前治疗各种类型结核病的首选药，适用于初治、复治及各种肺外结核和浆膜结核。临床上常与其他抗结核病药联合应用治疗结核病以防止或延缓耐药性的产生，单用时可预防结核病。对粟粒性结核和结核性脑膜炎应加大剂量，延长疗程，必要时注射给药。

【不良反应】 异烟肼在治疗量时不良反应较少，使用大剂量时或慢代谢型患者较易出现不良反应，不良反应的发生率约为 5.4%。

（1）神经系统毒性　异烟肼可引起周围神经炎，表现为手、脚麻木、震颤等，也可引起中枢神经系统症状，如眩晕、失眠等。其原因是异烟肼的化学结构与维生素 B_6 相似而竞争同一酶系或结合成腙，能竞争性抑制维生素 B_6 的生物作用，并促进维生素 B_6 的排泄，引起氨基酸代谢障碍和中枢抑制性递质 GABA 减少，从而产生神经毒性。癫痫、精神病患者、嗜酒者及孕妇慎用异烟肼。异烟肼大剂量中毒可用等剂量的维生素 B_6 对抗。

（2）肝损伤　大剂量异烟肼可损害肝，引起转氨酶暂时性升高。快乙酰化、35 岁以上及嗜酒者较易发生。因此，用药期间应定期检查肝功能，肝功不良者慎用。

（3）其他　可发生各种皮疹、发热、胃肠道反应，粒细胞减少、血小板减少和溶血性贫血，用药期间亦可能产生脉管炎及关节炎综合征。

【相互作用】 含铝的抗酸药可干扰异烟肼的吸收；异烟肼具有肝药酶抑制作用，可减慢香豆素类抗凝血药、苯妥英钠、卡马西平、丙戊酸钠、茶碱等药的代谢；利福平和乙醇可加重异烟肼的肝毒性；与肾上腺皮质激素合用，血药浓度降低；与肼屈嗪合用代谢受阻，毒性增加。

利 福 平

利福平（rifampin）又名甲哌利福霉素，为人工半合成利福霉素类衍生物，是常用的一线抗结核病药。

【体内过程】利福平口服吸收率可达 90% 以上，1~2 小时血药浓度达峰值，但有较大的个体差异性，由于食物可减少吸收，应空腹服用。血浆蛋白结合率为 80%~90%，表观分布容积约为 1.0L/kg，吸收后分布广泛，组织穿透力强，能进入细胞、纤维空洞、痰液及胎儿体内。当脑膜炎症时，也可深入脑脊液中，药物浓度可达血药浓度的 20%。主要在肝微粒体氧化酶的作用下，去乙酰化生成代谢物 25-去乙酰利福平，仍有抗菌活性，为利福平的 1/10~1/8。利福平及其代谢物可经多种途径排出。经胆汁排泄时，胆汁中原型药物浓度较高，可形成肝肠循环。60%~65% 的给药量经粪便排出，6%~15% 的药物以原形、15% 为活性代谢物经尿排出，7% 则以无活性的 3-甲酰衍生物排出。利福平的 $t_{1/2}$ 约为 2~4 小时，有效血药浓度可维持 6~12 小时。长期口服利福平可诱导肝药酶，加快自身及其他药物的代谢。

【药理作用】利福平抗菌谱广，对革兰阳性球菌如金黄色葡萄球菌、链球菌、肺炎球菌有强大抑制作用；对革兰阴性球菌如脑膜炎球菌、淋球菌也有较强抑制作用；对麻风杆菌有强大抑制作用；高浓度利福平对天花病毒、沙眼衣原体有抑制作用；能杀灭巨噬细胞、纤维空洞、干酪样病灶中的结核杆菌。利福平抗菌作用强，抗结核作用仅次于异烟肼，强于链霉素，可增强异烟肼和链霉素的抗菌活性，不但对繁殖期和静止期的结核杆菌有作用，而且可渗入吞噬细胞而杀灭细胞内的结核杆菌，对细胞内、外的结核杆菌均有抗菌作用。

利福平的抗菌机制为特异性与细菌依赖 DNA 的 RNA 多聚酶 β 亚单位牢固结合，阻断 RNA 的转录过程，从而抑制细菌 mRNA 的合成。利福平对人体细胞的 DNA 依赖性 RNA 多聚酶无影响。

微生物对单用利福平可迅速产生耐药性，这与其作用靶点基因突变有关。但利福平与其他抗结核病药之间无交叉耐药，联合用药时，利福平在体内可增强异烟肼和链霉素的抗结核杆菌作用，并延缓耐药性的产生。

【临床应用】

（1）利福平是目前治疗结核病的主要药物之一，可用于各种类型的结核病，常与其他抗结核病药合用以增强疗效，防止或延缓耐药性的产生。

（2）是目前治疗麻风病最重要的药物之一，一般与抗麻风病药物氨苯砜联合应用。

（3）可用于治疗耐药金黄色葡萄球菌及其他敏感菌的感染，对严重的胆道感染也有效。

【不良反应】

（1）胃肠道反应　常见恶心、呕吐、腹痛、腹泻，多不严重。

（2）肝脏毒性　长期、大量使用可引起肝损伤，出现黄疸、肝肿大等症状，肝功能正常者较少见，慢性肝病、酒精中毒或合用异烟肼时较易出现，用药期间应定期检查肝功能，禁用于严重肝功能不全、胆道阻塞患者。

（3）流感样症状　大剂量间隔使用疗法后偶可出现发热、寒战、头痛、肌肉酸痛等类似感冒的症状，其发生频率与剂量大小、间隔时间有明显关系。其他少数患者可出现皮疹、药热、血小板减少等过敏反应。偶见疲乏、嗜睡、头晕、运动失调等神经系统反应。利福平在动物实验时表现有致畸作用，故禁用于妊娠早期妇女。此外，因药物及其代谢物为橘红色，用药者的排泄物、分泌物如粪、尿、泪、汗、痰、唾液、乳汁等可被染成橘红色，应预先告知患者，以免引起恐慌。

【相互作用】对氨水杨酸可使利福平的吸收减慢，故二者合用时服用间隔时间应为 8 ~ 12 小时。利福平具有肝药酶诱导作用，能加速其他药物的代谢，使 $t_{1/2}$ 缩短，疗效降低，合用时应注意调整剂量，如肾上腺皮质激素、口服避孕药、口服抗凝药、洋地黄毒苷等。

乙胺丁醇（ethambutol，EMB）

乙胺丁醇（ethambutol）为人工合成乙二胺衍生物。易溶于水，对热稳定，其右旋体有强大的抗菌作用，左旋体无效。

【体内过程】口服吸收约 80%，2~4 小时血药浓度达峰值，$t_{1/2}$ 约为 8 小时。吸收后迅速分布于组织和体内，脑膜炎症时，脑脊液中可达有效浓度。部分在肝内代谢，约 75% 的药物以原型经尿排出。排泄缓慢，24 小时尿排出口服量的 50%，肾功能不全时可引起蓄积中毒，应禁用。

【药理作用】对生长繁殖期结核杆菌有较强活性，作用强度近似于链霉素，优于对氨基水杨酸，弱于异烟肼和利福平。对链霉素或异烟肼有耐药性的结核杆菌，该药同样有效。对细胞内、外结核杆菌有较强杀菌作用，对其他细菌无效。单用可产生耐药性，但较缓慢。抗菌机制可能通过二价金属离子如 Mg^{++} 结合，干扰菌体 RNA 的合成。临床常与其他抗结核药联合应用治疗各型结核病，尤其适用于异烟肼和链霉素治疗效果不好的患者。也用于不能耐受对氨基水杨酸的患者。与其他抗结核药物间无交叉耐药性。

【不良反应】不良反应少，发生率低于 2%，较严重的毒性反应为球后视神经炎，表现为弱视、视野缩小、红绿色盲等，发生率与剂量、疗程相关，停药可恢复。少数患者可出现皮疹、药热等过敏反应。约半数患者用药后血中尿酸盐水平增高。

链霉素

链霉素（streptomycin）是第一个被发现并应用到临床的抗结核病药物。其抗结核作用仅次于异烟肼和利福平，在体内仅有抑菌效果。该药极性大，不易透过细胞膜，主要对细胞外结核杆菌有效；但不易透入结核的纤维化、干酪样化及厚壁空洞等病灶内，因而不易对这些病灶中的结核杆菌发挥抗菌作用；不易透过血-脑屏障，对结核性脑膜炎效果差。单用时结核杆菌易产生耐药性，且由于长期应用使耳毒性加重，诱发对第 8 对脑神经的毒性反应，使得该药在抗结核病治疗中的地位逐渐下降。目前临床多与其他抗结核病药联合用药治疗重症结核病，如播散性结核、结核性脑膜炎等。

吡嗪酰胺

吡嗪酰胺（pyrazinamide）是人工合成的烟酰胺的吡嗪衍生物，进入体内后转变为吡嗪酸而发挥作用。口服易吸收，体内分布广泛，主要经肝代谢，经肾排泄，血浆 $t_{1/2}$ 约为 9~10 小时。该药抗结核杆菌作用弱于异烟肼、利福平和链霉素，在酸性环境中其抗菌作用较强。

与异烟肼和利福平合用有显著的协同作用。单用时结核杆菌迅速对其产生耐药性，但与其他抗结核病药无交叉耐药现象。目前临床常在抗结核病联合用药（三联或四联）时加用吡嗪酰胺，治疗对其他抗结核病药疗效不佳的结核病患者，多采用低剂量 [15~30mg/（kg·d）]、短疗程的治疗方法。吡嗪酰胺长期、大量使用时可发生肝损伤，出现黄疸、肝肿大，甚至肝坏死，禁用于肝功能异常者。该药抑制尿酸的排泄，可诱发痛风，有痛风病史者慎用。

二、二线抗结核病药

二线抗结核病药包括对氨水杨酸、乙硫异烟胺、卷曲霉素、环丝氨酸、卡那霉素和阿米卡星。这类药物疗效较差，副作用多或严重，不适合长期用药，多用于对一线药物出现耐药的复治患者。新一代的利福霉素衍生物（利福定、利福喷汀）、新大环内酯类（罗红霉素等）、氟喹诺酮类（环丙沙星、氧氟沙星、司帕沙星等）等具有较强的抗结核作用，具有较好的临床应用前景。

对氨水杨酸

对氨水杨酸（para-aminosalicylic acid）为二线抗结核病药，对结核杆菌仅有抑制作用，抗菌作用远弱于异烟肼、利福平和链霉素，单用时治疗效果差，但耐药性产生缓慢。该药水溶性低且不稳定，遇光分解变色，应在避光条件下静脉滴注，临床常用其钠盐或钙盐。口服吸收迅速完全，1~2小时达血药浓度高峰，分布全身组织和体液，但不易透入细胞和脑脊液（除脑膜炎时）。血浆蛋白结合率为50%~60%，在肝内乙酰化灭活，与异烟肼合用，可竞争肝内的乙酰化酶，使后者游离浓度增高，因而产生协同作用。对氨水杨酸的化学结构与对氨基苯甲酸相似，其作用机制可能是竞争性抑制细菌叶酸及抑制分枝杆菌素合成有关。临床上对氨水杨酸常与异烟肼合用，治疗各种结核病。该药毒性低，但不良反应发生率可高达10%~30%，胃肠刺激症状较常见。该药的乙酰化代谢物溶解度低，在尿中浓度较高，少数患者可在肾脏析出结晶而损伤肾组织，加服碳酸氢钠可予以减轻。此外，对氨水杨酸可干扰甲状腺摄碘，使腺体肿大，停药后可恢复正常。

利福喷汀

利福喷汀（rifapentine）为用于临床的人工合成利福霉素的衍生物，抗菌谱、抗菌机制等均与利福平相同，抗结核杆菌作用比利福平强3倍，与异烟肼、乙胺丁醇等抗结核病药物合用可使疗效增强。细菌对利福平和利福喷汀之间存在有交叉耐药性。利福喷汀具有一定的抗艾滋病能力，应用前景较好，但由于在临床使用时间不长，对其疗效和不良反应的认识尚需要更多的病例和评价。

罗红霉素

新大环内酯类均具有抗结核杆菌作用，罗红霉素（roxithromycin）是其中抗结核作用最强的一个，与异烟肼或利福平合用有协同作用。

司帕沙星

第三代氟喹诺酮类抗菌谱广,对分枝杆菌也有较强的杀灭作用。司帕沙星(sparfloxacin)对多种耐药菌株均有效,被认为是一类有发展前景的新型抗结核药。其严重不良反应为光敏反应。

三、抗结核病药的应用原则

抗结核药物化学治疗是结核病的主要治疗手段,合理用药可提高疗效、降低不良反应。结核病化疗的原则是早期、联合、适量、规律和全程用药。

(1)早期用药　在感染结核后的早期应用抗结核药的疗效较好,这是因为结核病早期多为浸润性病灶,病灶局部血流量较丰富,药物容易进入病灶内发挥作用,而到晚期则常有纤维化、干酪样化及厚壁空洞等结核病灶形成,使药物不易接近结核杆菌而发挥抗菌作用;在疾病早期,结核杆菌大多处于繁殖期,对抗结核病药物敏感性较高,细菌易被抑制或杀灭;此外,患者自身的抵抗力在疾病早期也较好,有助于抗结核病药发挥较好的疗效。

(2)联合用药　根据病变的程度、以往用药情况及抗结核药物作用特点联合两种或两种以上药物以发挥协同作用,提高疗效;减少每种药物的用量,降低毒性;延缓耐药性的产生,杀灭耐药菌。对于轻症结核病,常以异烟肼为基础,联合使用其他一线抗结核病药(可二联、三联甚至四联)。对于重症结核病,如结核空洞、结核性脑膜炎、肾结核等,应在治疗一开始就采用四个或更多的抗结核病药联合治疗才能达到较好的疗效。

(3)适量用药　剂量要适当,既要避免因药量不足使组织内难以达到有效治疗浓度,且易诱发细菌耐药而导致治疗失败,也要避免因药物剂量过大而产生严重不良反应。

(4)全程规律用药　结核杆菌受药物、机体抵抗力的影响,可长期处于静止状态,而且易复发,需要坚持规律性长期用药,使细菌在浸润生长期时内抑制或杀灭,过早停药,会使已被抑制的细菌再度繁殖或迁延,导致治疗失败。过去常采用异烟肼、链霉素和对氨基水杨酸,每日用药,疗程12~18个月,效果较好,但由于患者依从性较差,过早停药或不规则服药常造成治疗失败。现提倡将疗程缩短为6~9个月,以目前的一线药物为主药,一般采用三联疗法,其疗效和复发率与长疗程相仿,治疗9个月复发率低于6个月。如每日给予异烟肼、利福平和吡嗪酰胺强化治疗2个月,接着每日用异烟肼和利福平治疗4个月或7个月。对异烟肼产生耐药性时可在上述三联与二联用药的基础上分别增加链霉素与乙胺丁醇。

第二节　抗麻风病药

麻风病是由分枝杆菌属的麻风杆菌引起的慢性传染病,主要侵犯皮肤和周围神经,导致肢端和面部畸形,甚至残废,给患者、家庭和社会带来严重的精神和经济压力。麻风杆菌在细胞内生长速度很慢,从感染到发病一般经历2~10年,甚至长达20年。麻风病的治疗要早期、及时、足量、足疗程、规则,可使健康恢复较快,减少畸残及复发。目前治疗麻风病的药物主要有氨苯砜、利福平等。沙利度胺可减轻麻风反应和某些皮肤病症状。此外,大环内酯类药物如罗红霉素、克拉霉素等也有麻风杆菌作用,且不良反应较轻。

氨 苯 砜

氨苯砜（dapsone）为砜类（sulfones）抗麻风病药，是目前治疗麻风病最重要的一类药物，同类药物还有苯丙砜（solasulfons）和醋氨苯砜（acedapson），该二药必须在体内转化为氨苯砜或乙酰氨苯砜才能发挥抗麻风病作用。

【体内过程】 氨苯砜口服吸收缓慢而完全，用药后 2~8 小时血药浓度达峰值，该药蛋白结合率约为 50%，可广泛分布于全身组织和体液中，其中皮肤、肌肉、肝脏和肾脏的药物浓度均较高，病变皮肤部位的药物浓度远高于正常皮肤。主要在肝脏经乙酰化代谢，随胆汁排入肠腔后可形成肝肠循环。大部分药物以代谢物形式从尿排出。血浆 $t_{1/2}$ 约为 20~30 小时，其抑菌浓度可维持 10 天左右，体内维持时间较长。

【药理作用】 氨苯砜选择性地作用于麻风杆菌，对麻风杆菌都有直接抑制作用，并能促使细胞内病菌释出而杀灭之，对其他微生物几无作用。其抗菌机制类似于磺胺类药物，通过抑制细菌的二氢蝶酸合成酶，干扰四氢叶酸的合成，从而发挥抑制细菌生长繁殖的作用。这一抗菌作用可被二氢蝶酸合成酶的底物对氨基苯甲酸对抗。

【临床应用】 氨苯砜是治疗麻风病的首选药。患者在用药 3~6 个月后自觉症状好转，鼻、口、咽喉和皮肤病变逐渐减轻，但要使麻风杆菌消失需连续用药治疗 1~3 年。麻风病神经病变的恢复以及瘤型麻风病患者的麻风杆菌消失需要用药治疗更长的时间，甚至需服药 5 年。在长期用药治疗麻风病的过程中，为防止耐药性的产生，氨苯砜常需与利福平或氯法齐明联合应用。此外，氨苯砜还可预防和治疗 AIDS 患者卡氏肺囊虫病感染。

【不良反应】 氨苯砜较易引起溶血和发绀，偶尔可出现溶血性贫血。可致胃肠反应、头痛、药热、药疹等。用药剂量过大可致肝损伤和剥脱性皮炎。治疗早期或增量过快可出现麻风病症状加重反应，即"砜综合征"，一般认为是机体对菌体破裂后的磷脂类颗粒的免疫反应，表现为发热、周身不适、剥脱性皮炎、肝坏死和贫血等。此时应减量或改用其他抗麻风病药。"砜综合征"可停药，并用沙利度胺（thalidomide，反应停）或糖皮质激素类药物治疗。

利 福 平

利福平杀灭麻风杆菌的作用较氨苯砜快，毒性小，一般作为氨苯砜联合应用的药物使用。对麻风杆菌包括对氨苯砜耐药的菌株有快速杀菌作用，用药数日至数周，可使菌体碎裂呈粒变现象。临床应用 600mg 或 1200mg 后，在 4 天内即可杀灭 99.9% 的活菌，但仍需坚持长期治疗，单独使用易致耐药性，临床常作为治疗麻风病联合疗法中的必要组成药物用于抗麻风病。

沙 利 度 胺

沙利度胺又称反应停，是 20 世纪 50 年代由德国研制的非巴比妥类中枢镇静药，最初用于治疗早孕反应，60 年代初期因著名的"反应停事件"而被停用。近年来的基础研究和临床实验均证实，沙利度胺具有免疫调节、稳定溶酶体膜及非特异性抗炎作用，对麻风反应及某些皮肤病有效。

【体内过程】 该药口服吸收效果好，2小时可达血药峰浓度，血浆蛋白结合率低，主要靠pH依赖性的自身水解作用被消除，平均$t_{1/2}$约为5小时。

【药理作用】 该药对麻风病并无治疗作用，主要与抗麻风药合用以减少麻风反应。作用机制不清，可能与其免疫抑制、免疫调节作用有关，可通过稳定溶酶体膜，抑制中性粒细胞趋化性，产生非特异性抗炎作用。

【临床应用】 临床适用于各型麻风反应如发热、结节红斑、淋巴结肿大、关节肿痛等，光敏性皮肤病如多形性日光疹，日光性痒疹。也可用于结节性痒疹、盘状红斑狼疮、白塞病、泛发扁平苔藓、坏疽性脓皮病等皮肤病的治疗。

【不良反应】 沙利度胺有强的致畸作用，妊娠早期服用可致胎儿畸形，表现为短肢的海豹儿，故禁用于孕妇。其他不良反应有胃肠道不适，头昏、倦怠，偶有过敏反应而发生药疹，可引起多发性神经炎，严重者需停药并给予对症治疗。

【相互作用】 沙利度胺能增强其他中枢抑制药，尤其是巴比妥类药物的作用。

（胡庆华）

扫码"练一练"

第三十八章　抗寄生虫药

寄生于人体内的寄生虫主要有原虫、吸虫、线虫和绦虫，后三者通常统称为蠕虫。新中国成立初期流行的"五大寄生虫病"——钩虫病、丝虫病、血吸虫病、疟疾和黑热病分别由钩虫、丝虫、血吸虫、疟原虫和杜氏利什曼原虫感染所致。当今，疟疾、血吸虫病等仍在全球范围内严重威胁着人类的健康，值得重视。

第一节　抗疟药

疟疾（malaria）是由疟原虫（plasmodium）经按蚊叮咬传播的一种寄生虫传染病，临床上以周期性定时性发作的寒战、高热、出汗退热，以及贫血和脾大为特点。感染人体的疟原虫主要有三种：恶性疟原虫（*P. falciparum*）、间日疟原虫（*P. lasmodium*）和三日疟原虫（*P. malarial*），分别引起恶性疟、间日疟和三日疟，后二者合称良性疟。

抗疟药（antimalarial drugs）是用于预防和治疗疟疾的一类药物。目前尚无一种抗疟药能对疟原虫生活史的各个环节都有杀灭作用。因此，必须了解各种抗疟药对疟原虫生活史不同的作用环节，以便根据不同目的正确选择药物。

一、疟原虫的生活史和药物作用环节

疟原虫的生活史可分为在雌性按蚊体内进行的有性生殖阶段和人体内进行的无性生殖阶段（图38-1）。

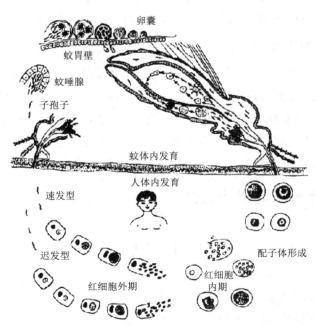

图 38-1　间日疟原虫生活史

（一）疟原虫在人体内的发育

1. 红细胞外期（exoeryghrocytic stage，简称红外期） 当雌性按蚊叮咬人时，疟原虫子孢子（sporozoite）随蚊唾液进入人体，约半小时全部侵入肝细胞。间日疟原虫的子孢子在遗传学上有两种类型，即速发型和迟发型。速发型子孢子在较短时间内即进行发育、繁殖成裂殖体。乙胺嘧啶对红细胞外期速发型子孢子的裂殖体有杀灭作用，用于病因预防。迟发型子孢子经过一段时间的休眠后才发育、繁殖成裂殖体，成为疟疾复发的根源。经休眠期的子孢子被称之为休眠子（hypnozoite）。恶性疟原虫和三日疟原虫无休眠子，故无复发。伯氨喹对红细胞外期迟发型子孢子有杀灭作用，可阻止间日疟复发，亦称根治间日疟。在肝细胞内裂体增殖的疟原虫，经过5～40天发育成熟，胀破肝细胞逸出成千上万的裂殖子（meroxoite）进入血液，血液中的裂殖子一部分被吞噬细胞吞噬杀灭，一部分侵入红细胞并在其内发育增殖，称为红细胞内期。

2. 红细胞内期（eryghrocytic stage，简称红内期） 侵入红细胞的裂殖子，发育成滋养体、裂殖体，最后红细胞被胀破裂解，释放出大量裂殖子及其代谢物，还有红细胞破坏产生的变性蛋白刺激机体，引起寒战、高热、出汗等临床症状。红细胞释放的裂殖子一部分被吞噬细胞吞噬杀灭，一部分再侵入其他红细胞，如此反复循环，大量破坏红细胞，引起疟疾临床症状的反复发作。每完成一个无性生殖周期，则引起一次症状发作。不同种的疟原虫完成无性生殖周期所需的时间不同，恶性疟36～48小时，间日疟48小时，三日疟72小时。对此期疟原虫有杀灭作用的药物有氯喹、奎宁、青蒿素等，可用于控制临床症状的发作，也可用于预防症状的发作，即病人高热时，提前用药症状不出现。

3. 配子体（gametocyte）形成 红细胞内的疟原虫经过3～5次裂体增殖后，部分裂殖子不再进行无性分裂，而逐渐发育成为雌、雄配子体，它们不引起症状。配子体在人体内可生存2～3个月，此期间如被雌性按蚊吸入胃内，则在蚊体内进行有性增殖。因此，配子体是疟疾传播的根源。伯氨喹能杀灭各型疟原虫的配子体，有控制疟疾传播的作用。

（二）疟原虫在蚊体内的发育

雌性按蚊叮咬疟疾患者后，雌、雄配子体进入蚊胃内，二者结合发育成合子，进而发育成动合子，它穿过胃壁发育成卵囊（oocyst），囊内的核和胞浆反复分裂进行孢子增殖。成熟的卵囊内含上万个子孢子，囊破裂子孢子逸出并进入唾液腺。按蚊叮咬人时子孢子即随唾液进入人体引起感染。乙胺嘧啶在人体内虽对配子体无杀灭作用，但其随人血进入蚊体能抑制疟原虫在蚊体内的发育，从而阻断疟疾的传播。

二、主要用于控制症状的药物

氯 喹

氯喹（chlorquine）是人工合成的4-氨喹啉类衍生物。

【体内过程】 口服后在肠道吸收快而完全，血药浓度达峰时间为1～2小时；广泛分布于全身组织，在红细胞中的浓度比血浆浓度高约10～20倍，而被疟原虫入侵的红细胞又比正常红细胞高出25倍，在肝、脾、肾、肺组织中的浓度常达血浆浓度的200～700倍，在脑组织及脊髓中的浓度为血浆浓度的10～30倍。氯喹在肝脏代谢转化，其脱羟基代谢物仍有抗疟作用。小部分（10%~15%）以原形经肾排泄，酸化尿液可加速其排泄。约8%随粪便排泄，也可由乳汁排出；$t_{1/2}$为2.5~10天，随用药剂量加大而延长，具有长效的特点。

【药理作用和临床应用】

1. **抗疟作用** 氯喹对间日疟原虫、三日疟原虫以及敏感的恶性疟原虫的红内期裂殖体有杀灭作用，能迅速治愈恶性疟，有效地控制间日疟的症状发作，具有作用强、起效快、疗效持久的特点，是控制疟疾临床症状的首选药物。一般服药后24~48小时体温恢复正常，发作停止，48~72小时内血中裂殖体消失。

氯喹临床用于良性疟和恶性疟的急性发作，控制症状，也能预防性抑制疟疾症状发作，与伯氨喹合用可根治间日疟。氯喹对红外期疟原虫无效，对配子体也无直接作用，故不能作病因预防及中断传播之用。由于Ca^{2+}和钙调素对疟原虫生长发育和侵入红细胞的能力有重要作用，故钙拮抗剂能增强氯喹的抗疟效果，如维拉帕米能逆转恶性疟原虫对氯喹的耐药，增强氯喹的抗疟作用。

氯喹并不能直接杀死疟原虫，但能干扰它的分裂繁殖，作用机制较复杂，目前认为可能与下述作用有关：①疟原虫生长发育所需的氨基酸主要来自宿主红细胞的血红蛋白。疟原虫摄取血红蛋白，在酸性（最适pH为4）食物泡内被蛋白酶分解，释放出氨基酸供虫体利用。氯喹为弱碱性药物，使食物泡内pH值升高，蛋白酶活性下降，疟原虫分解和利用血红蛋白的能力降低，导致必需氨基酸缺乏，从而干扰疟原虫的分裂繁殖；②氯喹与核蛋白有较强的结合力，能与疟原虫DNA中的鸟嘌呤、胞嘧啶碱基对结合，插入到DNA的双螺旋结构中，形成稳固的DNA-氯喹复合物，影响疟原虫DNA的复制及RNA的转录，从而干扰疟原虫的分裂繁殖；③氯喹对疟原虫的早期作用是引起疟色素的凝集。疟色素的主要成分高铁原卟啉Ⅸ（FP）是一种毒性化合物，具有膜溶解作用，损害红细胞，并与氯喹形成复合物来介导氯喹的化疗作用。推测原虫体内具有一种或多种受体，即"FP结合物"，可能是一种白蛋白，可与FP结合，形成无毒性的复合物，使原虫生物膜免受FP的损害。氯喹可将"FP结合物"与FP分开，并形成有毒性的氯喹-FP复合物，从而发挥其抗疟作用。由于受体改变，使氯喹失去应有的作用，可能是疟原虫对氯喹产生抗药性的原因之一。

2. **抗肠外阿米巴作用** 氯喹在肝中浓度很高，能杀灭肠外阿米巴原虫，是治疗阿米巴肝炎和肝脓肿的主要药物，但对阿米巴痢疾无效。

3. **免疫抑制作用** 可用于治疗自身免疫性疾病，如氯喹偶尔用于类风湿性关节炎，也常用于蝶形红斑狼疮、肾病综合征等，但对后者的疗效尚无定论。

【不良反应】氯喹用于治疗疟疾时，一般能良好耐受，仅有轻度头晕、头痛、胃肠不适和皮疹等，停药后迅速消失。大剂量、长疗程用药可引起角膜浸润，表现为视力模糊，少数病人影响视网膜，引起视力障碍，用药期间应定期作眼科检查。偶可引起窦房结的抑制，导致心律失常、休克，严重时可发生阿-斯综合征。有致畸作用，孕妇禁用，肝肾功能不良者慎用。

奎 宁

奎宁（quinine）是从茜草科植物金鸡纳树皮中提取所得的一种生物碱，属喹啉类衍生物。金鸡纳树原产南美洲，自古当地居民即用其树皮治疗疟疾。1820年分离出奎宁后，迅即用于临床，曾是治疗疟疾的主要药物。自合成氯喹等药后，因不良反应多，奎宁已不作首选抗疟药用。但当今氯喹的耐药性问题日趋严重，因而奎宁又被重视。

【体内过程】口服后吸收迅速而完全。吸收后分布于全身组织，以肝脏中浓度最高，肺、肾、脾次之，骨骼肌和神经组织中最少。蛋白结合率约70%。一次服药后1~3小时血液浓度达到峰值，$t_{1/2}$为8.5小时。大部分经肝脏代谢失活，只有10%以原形药物经肾排出。服药后15分钟即出现于尿中，24小时后几乎全部排出，故奎宁在体内消除快，无蓄积性。

【药理作用和临床应用】奎宁的抗疟作用与氯喹相似，对各种疟原虫的红内期裂殖体均有杀灭作用，能控制临床症状，但疗效不及氯喹且毒性较大，作用时间短、易复发。主要用于耐氯喹或耐多药的恶性疟，尤其是严重的脑型疟。对红细胞外期无效，对配子体亦无明显作用。奎宁还有微弱的解热镇痛作用及抑制心肌和兴奋子宫的作用。

【不良反应】奎宁不良反应较多。常见的有金鸡纳反应，表现为恶心、呕吐、耳鸣、头痛、听力和视力减退、精神不振等，甚至发生暂时性耳聋。对心肌有抑制作用，减弱心肌收缩力，减慢传导和延长心肌不应期。静脉注射时可致血压下降和致死性心律失常。可发生特异质反应，少数恶性疟患者应用很小剂量也能引起急性溶血，发生寒战、高热、背痛、血红蛋白尿和急性肾功能衰竭（又称黑尿热），甚至死亡。奎宁对妊娠子宫有兴奋作用，故孕妇忌用。

甲 氟 喹

甲氟喹（mefloquine）和奎宁都属喹啉-甲醇衍生物，通过对奎宁的结构改造而获得甲氟喹。

【体内过程】口服后吸收迅速（吸收半衰期0.36~2小时），在体内分布广泛，V_d为20L/kg，蛋白结合率98%，在红细胞中与血浆中浓度之比为2：1。$t_{1/2}$较长，为15~33天，有肝肠循环。

【药理作用和临床应用】甲氟喹也是一种杀灭疟原虫红内期裂殖体的药物。用于控制症状，起效较慢。恶性疟对甲氟喹可产生耐药性，但与奎宁和氯喹之间并无必然的交叉耐药关系。单独或与长效磺胺和乙胺嘧啶合用，对耐多药恶性疟虫株感染有一定疗效。用于症状抑制性预防，每2周给药一次。

【不良反应】半数患者可出现中枢神经系统反应，有神经精神病史者禁用；动物可致畸、影响发育，孕妇及2岁以下儿童禁用。

青蒿素和蒿甲醚

青蒿素（artemisinin）是从菊科植物黄花蒿（Artemisia annua L.）及其变种大头黄花蒿中提取的一种新型的倍半萜内酯过氧化物。由于对耐氯喹虫株感染有效，青蒿素受到国内、外广泛重视，被世界卫生组织所推荐。

【体内过程】口服吸收快而完全，吸收后广泛分布于各组织，以肠、肝、肾中的含量较多。脂溶性高，易透过血-脑屏障进入脑组织，也可通过胎盘屏障。在体内代谢快，代谢产物经肾排泄也快，24小时可排出84%，72小时仅少量残留，$t_{1/2}$约为4小时。由于代谢与排泄均快，有效血药浓度维持时间短，不利于彻底杀灭疟原虫，故复发率较高。

【药理作用和临床应用】青蒿素对红内期裂殖体有强大而快速的杀灭作用,能迅速控制临床发作及症状,具有高效、速效和低毒的特点。对红外期疟原虫无效。主要用于治疗间日疟和恶性疟,症状控制率可达100%。与氯喹有轻度交叉耐药性,故对耐氯喹虫株感染仍有良好疗效。青蒿素易透过血-脑屏障,对凶险的脑型疟疾有良好的抢救效果。

青蒿素的作用机制尚不十分清楚,目前认为主要是干扰疟原虫的膜系-线粒体功能。通过影响红内期疟原虫的超微结构,使其核膜、质膜破坏,线粒体肿胀皱缩,内外膜剥离。由于影响食物胞膜的作用,阻断了疟原虫的营养摄取,疟原虫损失大量胞质和营养物质,因而很快死亡。其作用方式是通过其内过氧化物(双氧)桥,经血红蛋白分解后产生的游离铁所介导,产生不稳定的有机自由基及/或其他亲电子的中介物,然后与疟原虫的蛋白质形成共价加合物,而使疟原虫死亡。

青蒿素也可诱发耐药性,但比氯喹慢。与周效磺胺或乙胺嘧啶合用,可延缓耐药性的发生。

青蒿素治疗疟疾最大的缺点是复发率高,口服给药时近期复发率可达30%以上。这可能与其在体内消除快,代谢产物无抗疟活性有关。与伯氨喹合用,可使复发率降至10%左右。

【不良反应】不良反应少见,偶有恶心、呕吐、四肢麻木和心动过速,停药后立即消失。动物试验中大剂量应用时,曾见骨髓抑制和肝损害。

蒿甲醚(artemether)为青蒿素的12-β-甲基二氢衍生物。其溶解度较大,可制成澄明的油针剂注射给药。抗疟作用及作用机制同青蒿素,抗疟活性较青蒿素强6倍,近期复发率比青蒿素低,与伯氨喹合用,可进一步降低复发率,具有速效、高效、低毒等特点。临床可用于耐氯喹恶性疟的治疗以及危重病例的抢救。蒿甲醚有一定的胚胎毒性,表现为胚胎吸收。

咯萘啶

咯萘啶(pyronaridine)为苯并萘啶的衍生物,是我国创制的一种抗疟药。

【体内过程】口服和肌注达峰时间分别为1.4和0.75小时;口服生物利用度约为40%,肌注生物利用度 >90%,在肝中浓度最高。$t_{1/2}$为2~3天,尿中排泄1%~2%。

【药理作用和临床应用】对间日疟原虫和恶性疟原虫的红内期裂殖体均有杀灭作用,抗疟疗效显著,尤其为对氯喹有抗药性的感染亦有效。咯萘啶可能是通过破坏疟原虫复合膜的结构与功能及食物泡的代谢活力而迅速发挥杀虫作用。临床适用于治疗各种疟疾,包括脑型疟和凶险疟疾危重患者的治疗,与磺胺多辛,乙胺嘧啶或伯氨喹合用可增强疗效,延缓抗药性的产生,防止复燃。

【不良反应】副作用较氯喹轻。肌注的大多数病例无明显反应,少数病例有恶心、呕吐、头昏、头痛等;肌注部位稍有疼痛感,个别出现红肿、硬结,均可逐渐消失。

三、主要用于控制复发和传播的药物

伯氨喹

伯氨喹(primaquine)是人工合成的8-氨喹啉类衍生物。

【体内过程】口服后在肠内吸收快而完全，约 2～3 小时血药浓度达峰值，生物利用度约 96%。主要分布在肝组织内，其次为肺、脑和心等组织。大部分在体内代谢，其 $t_{1/2}$ 约 7 小时。由于消除较快，血中浓度维持时间较短，故需反复多次服药才能收效。

【药理作用和临床应用】伯氨喹对间日疟红外期迟发型子孢子（休眠子）和各型疟原虫的配子体有较强的杀灭作用，可根治间日疟，控制复发和阻止各型疟的传播。对红内期疟原虫无效，不能控制疟疾症状的发作。伯氨喹抗疟原虫作用的机制可能是通过其损伤线粒体以及代谢产物喹啉醌衍生物阻碍疟原虫电子传递而发挥作用。疟原虫对此药很少产生耐药性。

【不良反应】毒性较大，但目前尚无合适药物来替代。治疗量时出现头晕、恶心、呕吐、紫绀、腹痛等，停药后可消失。

严重的不良反应是少数特异质患者因先天性缺乏葡萄糖-6-磷酸脱氢酶（G-6-PD），会出现急性溶血性贫血和高铁血红蛋白血症，出现紫绀、胸闷、缺氧等严重的毒性反应。因为伯氨喹的氧化代谢产物能引起氧化应激反应（oxidative stress），产生高铁血红蛋白、自由基和过氧化物，以及氧化型谷胱甘肽（GSSG）。正常时，在 G6PD 催化下，可迅速补充 NADPH，后者使 GSSG 还原为谷胱甘肽（GSH）。GSH 对红细胞膜、血红蛋白和红细胞内的某些含巯基的酶有保护作用，使之免受伯氨喹氧化代谢物引起的氧化应激反应的损害。但红细胞内缺乏 G6PD 的个体不能迅速补充 NADPH，因此不能保护红细胞而发生溶血。另一方面，也不能将高铁血红蛋白还原为血红蛋白，引起高铁血红蛋白血症。轻者停药可恢复，重者需静注亚甲蓝解救。

四、主要用于病因性预防的药物

乙胺嘧啶

乙胺嘧啶（pyrimethamine）为非喹啉类抗疟药，是目前用于病因性预防的首选药。

【体内过程】口服后在肠道吸收较慢但完全，6 小时内血浆浓度达高峰，抗叶酸作用可持续 48 小时以上。主要分布于红细胞、白细胞及肺、肝、肾、脾等器官中。能通过胎盘，经肾脏缓慢排出。服药后 5～7 天内约有 10%～20% 的原型物自尿中排出，可持续 30 天以上，也可由乳汁排出，仅少量从粪便排出。$t_{1/2}$ 为 80～100 小时。

【药理作用和临床作用】乙胺嘧啶对恶性疟和间日疟的红外期速发型子孢子有抑制作用，用作病因预防。排泄缓慢，作用持久，服药一次可维持一周以上。对红内期的未成熟裂殖体也有抑制作用，对已成熟者则无效，因此不能迅速控制症状，常需在用药后第二个无性增殖期才能显效。不能直接杀灭配子体，但含药血液随配子体被按蚊吸入后，能阻止疟原虫在蚊体内的有性生殖，起控制传播的作用。

【作用机制和联合用药】疟原虫不能直接利用环境中的叶酸和四氢叶酸，必须自身合成叶酸并转变为四氢叶酸后，才能在合成核酸的过程中被利用。乙胺嘧啶能抑制疟原虫的二氢叶酸还原酶，阻止四氢叶酸的生成，阻碍核酸的合成。与二氢叶酸合成酶抑制剂磺胺类或砜类合用，干扰叶酸合成的不同阶段，起双重抑制作用，在疗效上发挥协同作用，又可延缓耐药性的产生。因此，此药常与半衰期相近的磺胺多辛或氨苯砜合用。但近年已发现耐氯喹恶性疟原虫对乙胺嘧啶-磺胺多辛合剂有交叉耐药性。

【不良反应】治疗量时不良反应较少。乙胺嘧啶略带甜味，易被儿童误服而中毒，表现为恶心、呕吐、发热、紫绀、惊厥，甚至死亡。成人长期大量服用时，可因二氢叶酸还原酶受抑制出现叶酸缺乏症，引起巨幼红细胞性贫血。动物实验证明本品有致畸胎作用，妊娠期妇女禁用。因本品可由乳汁排出，干扰婴儿的叶酸代谢，哺乳期妇女亦禁用。

磺胺类和砜类

磺胺类和砜类与PABA竞争二氢叶酸合成酶，从而抑制疟原虫二氢叶酸的合成。单用时效果较差，仅对红内期疟原虫有抑制作用，主要用于耐氯喹的恶性疟。对红外期疟原虫无效。与乙胺嘧啶或TMP等二氢叶酸还原酶抑制剂合用，可增强疗效。常用制剂为磺胺多辛和氨苯砜。

第二节 抗阿米巴病药与抗滴虫病药

一、抗阿米巴病药

阿米巴病是由溶组织内阿米巴原虫引起的传染性寄生虫病。以阿米巴包囊为感染体，包囊可随粪便排出体外，排包囊者是重要的传染源。滋养体破坏肠壁黏膜和黏膜下层组织，引起阿米巴痢疾、阿米巴肠炎等肠道阿米巴病，还可经血流至肝和其他器官引起阿米巴炎症和脓肿，统称为肠外阿米巴病。抗阿米巴病药根据在体内分布及对原虫作用方式的不同分为三类。

（一）作用于肠内外阿米巴病药

甲 硝 唑

甲硝唑（metronidazole）又称灭滴灵，为咪唑衍生物。

【体内过程】口服吸收迅速而完全，生物利用度可达90%～100%。血浆蛋白结合率为10%～20%。在体内分布广，广泛分布于各组织和体液中，且能通过血-脑屏障和胎盘，在唾液、胎盘、胆汁、乳汁、羊水、精液、尿液、脓液、脑脊液和牙槽骨中均能达到有效浓度。口服后1～2小时血药浓度达峰值，$t_{1/2}$为8～14小时，通常8小时给药一次。主要在肝中代谢，48小时内有70%以上的药物主要以羟基和酸性代谢物经肾排出，10%以下的药物以原形由尿液中排出，亦可由阴道分泌液、乳汁和唾液排出。

【药理作用和临床用途】

（1）抗阿米巴作用 甲硝唑对组织内和肠腔内阿米巴大滋养体均有很强的杀灭作用，为目前治疗阿米巴病的首选药物。因其肠内浓度较低，治疗阿米巴痢疾时与抗肠腔阿米巴药交替使用效果好。

（2）抗滴虫作用 甲硝唑对阴道滴虫亦有直接杀灭作用，是治疗滴虫病的特效药。口服后可出现于阴道分泌物、精液和尿中，故对女性和男性泌尿生殖道滴虫感染都有良好疗效。治疗量时对阴道内正常菌群无影响。

（3）抗贾第鞭毛虫作用 甲硝唑是目前治疗贾第鞭毛虫病最有效的药物，治愈率在

90%以上。

（4）抗厌氧菌作用　其代谢产物乙酰胺和N-（2-羟乙基）具有抗厌氧菌作用，对厌氧性革兰阳性和阴性杆菌和球菌都有较强的杀灭作用，尤其对脆弱杆菌敏感。耐药菌株少。长期应用不诱发二重感染。对口腔、盆腔和腹腔内厌氧菌感染及由此引起的败血症以及气性坏疽等，本品均有良好的防治作用。

【不良反应】甲硝唑不良反应少而轻。最常见者为恶心和口腔金属味，偶见呕吐、腹泻、腹痛、头痛、眩晕、肢体麻木。少数患者可出现白细胞暂时性减少，重复疗程前应作白细胞计数。极少数人可出现脑病、共济失调和惊厥。如发生四肢麻木和感觉异常应立即停药，因为严重的感觉障碍恢复甚慢且不完全。甲硝唑干扰乙醛代谢，如服药期间饮酒，可出现急性乙醛中毒，引起腹部不适、恶心、呕吐、头痛和味觉改变等。

啮齿类动物试验证明，甲硝唑长期、大量口服有致癌作用，对细菌有致突变作用。因此，妊娠早期禁用，以防引起胎儿畸形。

替 硝 唑

替硝唑（tinidazole）是甲硝唑的衍生物，新一代硝基咪唑类抗厌氧菌药。与甲硝唑相比，疗效优，不良反应少，特别适用于经甲硝唑治疗效果不显著或因不良反应难以接受甲硝唑治疗的患者。具有生物利用度高、血药浓度达峰快、半衰期长（12~24小时）和维持时间长（口服一次，有效血药浓度可维持72小时）的优点。临床适应证与甲硝唑相同，对阿米巴痢疾和肠外阿米巴病的疗效与甲硝唑相当，而毒性略低，可作为治疗阿米巴肝脓肿的首选药。也可用于阴道滴虫病的治疗。

奥 硝 唑

奥硝唑（ornidazole）是一种继甲硝唑、替硝唑之后的第三代新型硝基咪唑类衍生物，具有良好的抗厌氧菌、抗阿米巴原虫、抗阴道毛滴虫和贾第鞭毛虫的作用。奥硝唑的原药和中间代谢物均有活性，作用于厌氧菌、阿米巴原虫、贾第鞭毛虫和阴道毛滴虫细胞的DNA，使其螺旋结构断裂或阻断其转录复制而致死亡。

奥硝唑可用于厌氧菌感染引起的多种疾病，男女泌尿生殖道毛滴虫感染，贾第鞭毛虫感染以及阿米巴病的治疗。

服药期间会出现轻度胃部不适、口中异味、胃痛、头痛及困倦，偶尔会出现眩晕、颤抖、四肢麻木、痉挛、皮疹和精神错乱，但极罕见。禁用于对本品及硝基咪唑类药物过敏的患者、脑和脊髓发生病变的患者、癫痫及各种器官硬化症患者。

依米丁和去氢依米丁

依米丁（emetine）是吐根中提得的异喹啉类生物碱，又名吐根碱。其衍生物去氢依米丁（dehydroemetine）抗阿米巴作用更强，毒性较低。由于其刺激性很强，口服可致吐，只能深部肌肉注射。

【药理作用和临床用途】依米丁和去氢依米丁能干扰溶组织阿米巴滋养体的分裂与繁

殖，对组织中的阿米巴滋养体有直接杀灭作用。治疗浓度对包囊无杀灭作用，故不能消除其传播感染能力，对慢性阿米巴痢疾和带虫者基本无效。由于毒性较大，故仅在急性阿米巴痢疾和肠外阿米巴病病情严重，甲硝唑疗效不满意时才考虑使用。使用时必须住院，在严密监护下给药。

【不良反应】常见的不良反应有恶心、呕吐、腹痛、腹泻、肌无力等，偶见周围神经炎。对心肌有严重毒性，表现为血压下降、心前区痛、脉细弱、心律失常、心力衰竭等，如有心电图变化，应立即停药，否则易致急性心肌炎而引起死亡。注射部位可出现蜂窝组织炎。

（二）主要作用于肠腔内阿米巴病药

卤化喹啉类

本类药物包括喹碘方（又名药特灵，chiniofon）、氯碘羟喹（又名消虫痢，clioquinol）和双碘喹啉（diiodohydroxyquinoline），主要用于肠腔内阿米巴病，尤以轻型痢疾及无症状带虫者，而对组织内阿米巴原虫无效。

此类药物有直接杀灭阿米巴作用，口服吸收较少，曾广泛用作肠腔内抗阿米巴药，用于排包囊者，或与甲硝唑合用于急性阿米巴痢疾。此类药物毒性低，但可致腹泻。每日量超过2g，疗程较长或儿童用药时危险性较大。在日本曾见引起亚急性脊髓-视神经病，可致视神经萎缩和失明。许多国家已禁止或限制其应用。对碘过敏、甲状腺肿大及肝功能不良者慎用。

（三）主要作用于肠腔外阿米巴病药

氯　喹

氯喹（chlorquine）为抗疟药（见第一节），也有杀灭阿米巴滋养体的作用。口服吸收后在肝、肾、脾、肺内的浓度较血浆内高数百倍，而肠壁组织内的分布量很少，故对肠阿米巴病无效。适用于肠腔外阿米巴病，如阿米巴肝脓肿、肺脓肿，常用于甲硝唑无效或禁忌的病人。

（四）主要杀灭包囊的抗阿米巴病药

二氯尼特

二氯尼特，又名安特酰胺（diloxanide），通常用其糠酸酯（diloxanide furoate），能杀死肠内外阿米巴，特别是能有效地杀灭包囊，为治疗无症状带包囊者的首选药。对中度或重度肠内、肠外阿米巴病常与其他药物联合应用，对于急性阿米巴痢疾，在甲硝唑控制症状后再用二氯尼特肃清肠腔内的小滋养体，可有效地预防复发。单独使用对肠外阿米巴病无效，与甲硝唑合用治疗阿米巴肝脓肿，可根除再感染。

毒性小，不良反应轻微，常见的有腹胀、轻度恶心、呕吐、厌食、腹泻、皮疹等，很大剂量时可致流产，但无致畸作用。

二、抗滴虫病药

滴虫病主要指阴道滴虫病，但阴道毛滴虫也可寄生于男性尿道内。甲硝唑是治疗滴虫病最有效的药物（详见抗阿米巴病药）。偶遇抗甲硝唑株滴虫感染时，可考虑改用乙酰胂胺局部给药。

第三节　抗血吸虫病药与抗丝虫病药

一、抗血吸虫病药

血吸虫也称裂体吸虫（schistosoma）。寄生于人体的主要有日本血吸虫（*S. japonicum*）、曼氏血吸虫（*S. mansoni*）和埃及血吸虫（*S. haematobium*）三种。我国仅有日本血吸虫，流行于长江以南流域，流行情况虽基本得到控制，但目前仍有流行和蔓延，因此，积极开展防治工作仍很有必要。

日本血吸虫的生活史比较复杂，包括在终宿主体内的有性世代和在中间宿主钉螺体内的无性世代的交替。生活史分成虫、虫卵、毛蚴、母胞蚴、子胞蚴、尾蚴、童虫等 7 个阶段。人体感染血吸虫是由于接触了含有尾蚴的水后，尾蚴经皮肤侵入，脱去尾部发育为童虫。童虫穿入小静脉或淋巴管，随血流或淋巴液带到右心、肺，穿过肺泡小血管到左心并运送到全身。大部分童虫再进入小静脉，顺血流入肝内门脉系统分支继续发育。当性器官初步分化时异性童虫开始合抱，并移行到门脉 – 肠系膜静脉寄居，逐渐发育成熟交配产卵。血吸虫对人体的损害主要由虫卵引起，虫卵沉着在宿主的肝及结肠肠壁等组织，引起虫卵肉芽肿和组织纤维化，最终导致门静脉高压，出现肝、脾肿大，侧支循环，腹壁、食管及胃底静脉曲张，以及上消化道出血与腹水等症状。日本血吸虫生活史见图 38 – 2。

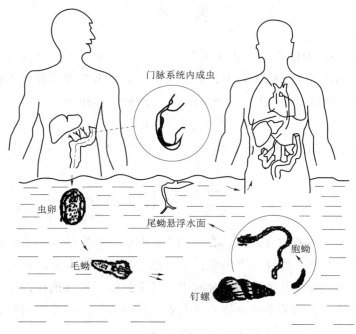

图 38 – 2　日本血吸虫生活史

过去长期以来，酒石酸锑钾是主要的特效药，但其有毒性大、疗程长、必须静脉注射等缺点。20世纪70年代开发了高效、低毒、疗程短、口服有效的吡喹酮，是血吸虫病防治史上的一个突破，现已完全取代了酒石酸锑钾。

吡 喹 酮

吡喹酮（praziquantel）为吡嗪异喹啉衍生物，广谱抗吸虫药和驱绦虫药，尤以对血吸虫有杀灭作用而受重视。对线虫和原虫感染无效。

【体内过程】吡喹酮口服吸收迅速而完全，服药2小时后血药浓度达峰值。由于首过效应明显，限制了其生物利用度。吸收后迅速分布于多种组织，其中以肝、肾中含量最高，门静脉血中浓度可较周围静脉血药浓度高10倍以上。脑脊液中浓度约为血药浓度的15%~20%，哺乳期患者服药后，其乳汁中药物浓度相当于血清中的25%。主要在肝内羟化而失活，经肾排出，24小时内排出用药量的90%。消除$t_{1/2}$健康人为1~1.5小时，晚期血吸虫病患者则明显延长。

【药理作用】吡喹酮对多种血吸虫有杀灭作用，对成虫作用强，童虫作用弱，是目前治疗血吸虫病的首选药。

吡喹酮的抗虫作用机制可能有两方面：①使虫体肌肉兴奋、收缩，产生痉挛性麻痹。吡喹酮能被血吸虫迅速摄取，虫体接触低浓度吡喹酮（0.2~1.0μg/ml）后仅20秒钟虫体张力即增高，略高浓度（1.0μg/ml以上）时，虫体瞬即强烈挛缩。虫体肌肉收缩可能与其改变细胞膜通透性增加钙离子内流，同时抑制肌浆网钙泵再摄取，使细胞内钙离子明显增加有关。虫体兴奋、收缩和痉挛后，不能附着于血管壁，被血流冲入肝，即出现肝移。整体实验发现在吡喹酮用药后数分钟，肠系膜静脉内95%的血吸虫向肝转移，并在肝内死亡。另有人认为吡喹酮可激动虫体5-HT受体引起痉挛性麻痹；②使虫体皮层破溃，导致有宿主免疫功能参与的损伤：吡喹酮对虫体皮层有迅速而明显的损伤作用，使皮层形成大疱，最终表皮糜烂溃破。在宿主体内，服药后15分钟即可见虫体外皮空泡变性。皮层破坏后，影响虫体的吸收与排泄功能，更重要的是其体表抗原暴露，从而易遭受宿主的免疫攻击，大量嗜酸粒细胞浸润皮损处，促使虫体死亡。此外，吡喹酮还能引起继发性变化，使虫体表膜去极化，皮层碱性磷酸酶活性明显降低，致使葡萄糖的摄取受抑制，内源性糖原耗竭。吡喹酮还可抑制虫体核酸与蛋白质的合成。吡喹酮对哺乳动物细胞膜则无上述作用，由此表现出其作用的高度选择性。

【临床应用】吡喹酮为广谱抗蠕虫药。主要用于治疗血吸虫病，对急性、慢性和晚期血吸虫病均为首选药物。对慢性日本血吸虫病，远期治愈率可达90%以上；对急性血吸虫病，有迅速退热和改善全身症状的作用，远期疗效也可达87%。有心、肝等并发症的晚期患者多能顺利完成疗程，具有药量小、疗程短、副作用轻及近期疗效高等优点。此外，对绦虫、华支睾吸虫、肺吸虫、姜片虫及囊虫等多种寄生虫也具有强大的抗虫作用，亦为驱绦虫的首选药。

【不良反应】副作用较多，但一般较轻微和短暂，主要为头晕、头痛、乏力、肌肉震颤、腹痛、恶心等。极少数患者出现心电图T波降低，心律失常等。冠心病、心肌炎患者和有严重心、肝、肾病及精神病史者慎用。

硝硫氰胺

硝硫氰胺（nithiocyanamine，amoscanate）为合成的二苯胺异硫氰酸类衍生物，橙黄色粉末，不溶于水。

【体内过程】脂溶性高，口服易吸收。口服后 2 小时血药浓度达峰值，72 小时内仍可维持较高浓度。体内分布广，吸收后迅速分布于各脏器，以肝脏中浓度最高，为血中的 4 倍，其次为肾、胃、肺、心和脑。主要经消化道排泄，经胆汁排泄的部分可被再吸收，形成肝肠循环，故消除较慢，连续给药可致蓄积中毒。

【药理作用】硝硫氰胺系一种广谱杀虫药，对三种血吸虫均有杀灭作用，作用机制可能是由于药物干扰虫体三羧酸循环与糖原代谢而杀灭成虫。另外，硝硫氰胺对钩虫、姜片虫及蛔虫亦有效。

【临床应用】临床上可用于各型血吸虫病。对急性血吸虫病患者退热较快，有确切疗效。对慢性血吸虫病也有效，6 个月后阴转率约为 80%～85.4%。对有并发症的患者也可应用。此外，还可用于钩虫病、姜片虫病等。

【不良反应】主要有腹胀、腹痛、食欲减退、恶心、呕吐、头痛、头晕、失眠、多梦、神经衰弱综合征、肌无力、共济失调、自主神经功能紊乱等，停药后可恢复。对肝脏有损害，偶会引起丙氨酸氨基转移酶升高及黄疸，用利胆药及保肝药多能较快恢复。有精神病史及神经官能症，妊娠期和哺乳期妇女禁用。偶见阿-斯氏综合征，器质性心脏病者慎用。

二、抗丝虫病药

丝虫病（filariasis）是由丝虫寄生于人体淋巴系统所引起的疾病，蚊子是其重要的传播媒介。丝虫病早期以淋巴管炎及淋巴结炎为主，晚期则以淋巴回流障碍为主，出现淋巴管扩张及象皮肿等。我国感染人体的丝虫主要为班氏丝虫和马来丝虫。

乙胺嗪（diethylcarbamazine）的枸橼酸盐称海群生（hetrazan），对班氏丝虫和马来丝虫的微丝蚴均有杀灭作用，能迅速使虫体从血液中减少或消失。对淋巴系统中的成虫也有毒杀作用，但疗效稍差，需较大剂量或较长疗程。与卡巴肿合用，可增强对成虫的作用。

第四节 抗肠蠕虫病药

寄生在人体肠道内的蠕虫包括线虫、绦虫和吸虫，线虫主要有蛔虫、钩虫、鞭虫、蛲虫和粪类圆线虫，绦虫主要有猪肉绦虫和牛肉绦虫，吸虫有姜片虫等。抗肠蠕虫药（antihelmintic drugs）是指可杀灭或驱除上述寄生虫的药物，主要为抗肠线虫和抗绦虫药。

一、广谱驱肠虫药

甲苯咪唑

【体内过程】甲苯咪唑（mebendazole，vermox）口服吸收差，首过效应明显，仅约用药剂量的 10%～20% 被吸收，同时用脂肪性食物时吸收可增加几倍。4 小时内可达到血浆峰浓度，肝功能正常时血浆 $t_{1/2}$ 为 2.5~5.5 小时，肝功能不正常时 $t_{1/2}$ 可达 35 小时。药物主要通过胆汁由粪便排出，仅 5%~10% 由尿液中排出。

【药理作用及作用原理】甲苯咪唑为一高效、广谱的驱肠线虫药，对蛔虫、蛲虫、鞭虫、钩虫（十二指肠及美洲钩虫）的成虫及幼虫均有较好疗效，同时对钩虫卵、蛔虫卵和鞭虫卵有杀灭作用，具有控制传播的重要意义。对蛔虫、蛲虫、鞭虫、钩虫、绦虫感染的疗效常在 90% 以上，尤其适用于上述蠕虫的混合感染。

甲苯咪唑可选择性地使线虫的体被和肠细胞中的微管消失，抑制虫体对葡萄糖的摄取，使虫体内贮存的糖原耗尽，减少 ATP 生成，妨碍虫体生长发育。对宿主的血糖无影响。显效缓慢，给药后数日才能将虫排尽。

【临床应用】用于蛔虫、蛲虫、鞭虫、钩虫感染。

【不良反应】无明显不良反应。少数病例有短暂的恶心、呕吐、腹痛、腹泻。大剂量时偶见过敏反应、脱发、粒细胞减少等。孕妇忌用。2 岁以下儿童和对本品过敏者禁用。

阿苯达唑

阿苯达唑（albendazole）是继甲苯咪唑之后研制成功的又一同类药，别名肠虫清，具有广谱、高效、低毒的特点。

【药理作用】阿苯达唑对肠道寄生虫，如蛔虫、蛲虫、钩虫、鞭虫、绦虫和粪类圆线虫等有驱杀作用。但由于它口服后吸收迅速，血药浓度比口服甲苯咪唑后高出 100 倍，肝、肺等组织中均能达到相当高的浓度，并能进入棘球蚴囊内。因此，对肠道外寄生虫病，如包虫病（棘球蚴病）、囊虫症、旋毛虫病以及华支睾吸虫病、肺吸虫病等也有较好疗效，作用机制与甲苯咪唑相同。

【临床应用】临床可用于线虫类的蛔虫、钩虫、鞭虫、蛲虫等感染，对绦虫类的牛肉绦虫、猪肉绦虫、短膜壳绦虫和吸虫类的华支睾吸虫、肺吸虫等感染亦有较好的驱虫作用。也可用于囊虫病、包虫病（棘球蚴病）和旋毛虫病的感染。

【不良反应】副作用轻，一般耐受良好。主要有头痛、头晕、脑电图异常、抽搐、视力下降、眼球震颤、表情呆滞等脑神经系统反应，或并发腹痛、恶心等消化道系统反应，以及心悸、胸闷、心律不齐等心血管系统反应。治疗脑囊虫病时应住院观察，如治疗过程中出现癫痫大发作，应停药 2~3 周。如有颅内压增高（常在给药后 1~3 周逐渐明显），应先行降低颅内压，尤须警惕脑疝的发生。偶见恶性脱发。孕妇禁用。

左旋咪唑

左旋咪唑（levamisole）为四咪唑的左旋异构体，药用其盐酸盐。

【药理作用】本品是一种广谱驱肠虫药，可选择性地抑制虫体肌肉中的琥珀酸脱氢酶，使延胡索酸不能还原为琥珀酸，从而影响虫体肌肉的无氧代谢，减少能量的产生。虫体肌肉麻痹后，虫随粪便排出体外。

【临床应用】主要用于驱蛔虫及钩虫。

【不良反应】可引起头晕、恶心、呕吐、腹痛等，多数在数小时后自行恢复。偶见流感样症状，如头痛、肌肉酸痛、全身不适等。个别病人可有白细胞减少症、剥脱性皮炎及肝功能损伤。肝炎活动期者忌用。

据国内多项药物流行病学研究表明，左旋咪唑、甲苯咪唑、阿苯达唑等三种咪唑类驱虫药均可引起脑炎综合征，多在服药后 10~40 天逐渐出现精神神经方面的症状和体征；脑电图检查可见中、重度异常，以慢波表现为主；脑脊液检查半数病灶呈轻度炎症改变及 IgG 增高；CT 检查脑部呈多病灶片状低密度阴影；核磁共振图像显示脑白质多病灶密度增高。因此，国家药品不良反应监测中心建议患者在医师指导下使用，严格掌握适应证和禁忌证；医生处方时应询问患者的过敏史、家族过敏史；有咪唑类驱虫药过敏史或家族过敏史者禁用，对其他药物有过敏史者慎用。

噻 嘧 啶

噻嘧啶（pyrantel）其枸橼酸盐称驱虫灵。为一广谱驱线虫药，具有高效、广谱和副作用小的特点，对蛔虫、钩虫、蛲虫和毛圆线虫感染均有较好疗效，但对鞭虫无效。具有明显的烟碱样作用，还能抑制胆碱酯酶的活性，造成乙酰胆碱堆积，使虫体神经-肌肉去极化，引起痉挛和麻痹，从而被排出体外。

口服不易吸收。不良反应轻而短暂，主要为胃肠不适，其次为头昏、发热。本药与哌嗪类药物相互拮抗，不能合用。

二、其他抗肠虫药

哌 嗪

哌嗪（piperazine）其枸橼酸盐称驱蛔灵，对蛔虫和蛲虫有较强的驱除作用。主要能阻断神经肌接头处的胆碱受体，抑制神经-肌肉传递，致虫体发生弛缓性麻痹而随肠蠕动排出。治蛔虫，1~2 天疗法的治愈率可达 70%~80%。对蛲虫，需用药 7~10 天，远不如使用阿苯达唑等方便。

本品不易吸收，副作用少见。

氯 硝 柳 胺

氯硝柳胺（niclosamide），又名灭绦灵，口服不吸收，对牛肉绦虫、猪肉绦虫、阔节裂头绦虫和短膜壳绦虫感染都有良好疗效，尤以对牛肉绦虫的疗效为佳。

主要抑制绦虫线粒体内 ADP 的无氧磷酸化和抑制葡萄糖摄取，从而杀死其头节和近端节片，但不能杀死节片中的虫卵。为防止服药后产生呕吐，引起节后碎虫卵倒流入胃及十二指肠，导致囊虫病，故应在服用前先服用镇吐药。服药后 2 小时再用硫酸镁导泻。

由于本品口服不易吸收，也无直接刺激作用，偶见消化道反应。

恩 波 吡 维 铵

恩波吡维铵（pyrvinium embonate），又名扑蛲灵（pamoate），为一腈胺染料。具有杀蛲虫作用，其作用原理可能为干扰肠虫的呼吸酶系统，抑制需氧呼吸，并阻碍肠虫对葡萄糖的吸收，影响虫体的生长和繁殖。为治疗蛲虫病的首选药。

毒性低，不良反应偶有恶心、呕吐、肌痉挛、腹痛、腹泻和荨麻疹等反应。胃肠道有炎症时不宜用，以免增加吸收而造成严重反应。

三、驱肠蠕虫药的合理使用

不同蠕虫对不同药物的敏感性不同，驱虫时必须针对不同的蠕虫感染选择其敏感的药物，其中有些对多种肠蠕虫感染均有效，又称为广谱驱肠虫药。近年来不断有广谱、高效的驱肠蠕虫药问世，使选药更为方便易行，而且有些药物对由肠蠕虫病引起的组织型感染也有效，各药的适应证见表 38-1。

表 38-1 抗肠蠕虫药的适应证和合理选用

适应证	可选用药物
蛔虫	甲苯达唑*，阿苯达唑*，噻嘧啶，哌嗪，左旋咪唑
钩虫	甲苯达唑*，阿苯达唑*，噻嘧啶
蛲虫	甲苯达唑*，阿苯达唑*，噻嘧啶，扑蛲灵，哌嗪
鞭虫	甲苯达唑
绦虫	吡喹酮*，氯硝柳胺
姜片虫	吡喹酮

* 表示首选。

（季　晖）

扫码"练一练"

扫码"学一学"

第三十九章 抗恶性肿瘤药

恶性肿瘤（malignant neoplasm），亦称癌症（cancer），为机体自身细胞生长失控和扩散所致的一种常见病与多发病疾病，严重威胁人类健康与生命。在我国，每 5 个人中就可能有 1 个人会罹患恶性肿瘤，约每 8 个人中就可能有 1 个人会死于恶性肿瘤。全世界每年死于恶性肿瘤的病人达数百万之多，在发达国家因恶性肿瘤而致死亡人数占总死亡数的四分之一。恶性肿瘤是世界各国医药工作者面临的重大挑战，但目前对其尚无满意的防治措施。

目前恶性肿瘤的治疗主要采取包括外科手术、放射治疗、化学治疗及中医药治疗等综合疗法。由于外科手术和放射治疗适合局部性肿瘤治疗，且由于多数恶性肿瘤患者在诊断前已经扩散转移，其中采用抗恶性肿瘤药（antineoplastic drugs）进行化学治疗在肿瘤的综合治疗中仍占有极为重要的地位。有些恶性肿瘤如绒毛膜上皮癌、滋养叶细胞肿瘤、恶性淋巴瘤等已有可能通过抗恶性肿瘤药取得根治性的疗效，但对占恶性肿瘤 90% 以上的实体瘤仍未能取得较为理想的治疗效果。应用传统细胞毒类抗恶性肿瘤药进行肿瘤化疗存在两大主要障碍，即抗恶性肿瘤药物的毒性反应和肿瘤细胞产生耐药性，是化疗药治疗受限的关键因素，也是化疗失败的原因之一。

近年来，随着肿瘤生物学和肿瘤药理学发展，抗恶性肿瘤药从传统的细胞毒类药物向针对细胞受体、关键基因和调控分子为靶点的分子靶向药物发展，如表皮生长因子受体阻断剂、针对特定肿瘤标志物的单克隆抗体、生物反应调节剂、肿瘤细胞诱导分化剂、肿瘤细胞凋亡诱导剂、肿瘤血管生成抑制药、抗肿瘤侵袭及转移药、肿瘤耐药性逆转药以及肿瘤基因治疗药物等不断上市或进入临床试验。合理地、有计划地综合应用现有的治疗手段，将较大幅度地提高肿瘤治愈率，降低肿瘤细胞的耐药性，改善病人的生活质量。

第一节 抗恶性肿瘤药的作用机制与分类

一、抗恶性肿瘤药的作用机制

在致癌因素的作用下，基因发生改变，与细胞增殖有关的基因被开启或激活，而与细胞分化有关的基因被关闭或抑制，失去对其生长的正常调控，肿瘤细胞表现为不受机体约束的无限增殖状态。从细胞生物学角度，诱导肿瘤细胞分化，抑制肿瘤细胞增殖或者导致肿瘤细胞死亡的药物均可发挥抗肿瘤作用。

（一）细胞生物学机制

1. 细胞增殖周期 细胞由一次分裂结束到下一次分裂完成的时间称为一个细胞增殖周期（见图 39 – 1）。根据细胞内 DNA 含量的变化，可将增殖周期分为 4 期：①DNA 合成前期（G_1 期），分裂的子细胞继续增大成长，为 DNA 的合成做准备；②DNA 合成期（S 期），进行 DNA 复制，同时合成 RNA 和蛋白质；③DNA 合成后期（G_2 期），DNA 合成停止，继续合成 RNA 和蛋白质，为细胞分裂做准备；④有丝分裂期（M 期），分为前、中、后、末

4个阶段，经过此期，细胞分裂为2个子细胞。一部分进入新的增殖周期，另一部分可进入静止期（G_0期）。

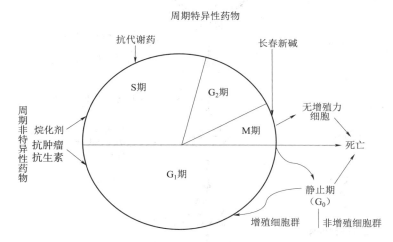

图 39-1　细胞增殖周期及药物对细胞周期的作用

2. 肿瘤细胞增殖群　肿瘤组织主要由增殖细胞群、非增殖细胞群及无增殖能力细胞群组成。

增殖细胞群是指处于不断按指数分裂增殖的细胞，这部分细胞在肿瘤全部细胞群的比例称为生长比率（growth fraction，GF）。增长迅速的肿瘤（如急性白血病）GF 值较大，接近1，对药物最敏感，药物疗效也好；增长慢的肿瘤（如多数实体瘤），GF 值较小，为 0.5～0.01，对药物敏感性低，疗效较差。同一种肿瘤早期的 GF 值较大，药物的疗效也较好。

非增殖细胞群主要是静止期细胞（G_0），这类细胞有潜在增殖能力，但暂时不进行分裂。当增殖周期中的细胞被药物大量杀灭后，G_0期细胞便可进入增殖周期，成为肿瘤复发的根源。G_0期细胞对药物敏感性低，是肿瘤化疗中的主要障碍。

无增殖力细胞群不进行分裂，通过分化、衰老，最后死亡。由于抗肿瘤药对各肿瘤细胞群作用的敏感性不同，因此，这就成为特异性和非特异性抗肿瘤药物分类的药理学基础。

（二）细胞生化机制

通过抑制肿瘤细胞核酸合成、阻止 DNA 复制及 RNA 合成、影响蛋白质合成、影响激素平衡等（见图 39-2）抑制或杀灭肿瘤细胞。

1. 干扰核酸生物合成　核酸的基本结构单位是核苷酸，核苷酸的合成需要嘧啶、嘌呤类前体及其合成物。药物通过以下途径均可阻止核酸的合成，进而抑制蛋白质的合成，影响肿瘤细胞的分裂繁殖。①阻止嘧啶类核苷酸形成，如 5-氟尿嘧啶等；②阻止嘌呤类核苷酸形成，如 6-巯嘌呤等；③抑制二氢叶酸还原酶，如甲氨蝶呤等；④抑制 DNA 多聚酶，如阿糖胞苷等；⑤抑制核苷酸还原酶，如羟基脲等。

2. 破坏 DNA 结构和功能　药物主要破坏 DNA 结构或抑制拓扑异构酶活性，影响 DNA 复制和修复功能。烷化剂、某些抗肿瘤抗生素与核酸碱基形成共价键，使 DNA 链内或链间交叉联结，导致 DNA 断裂，抑制 DNA 复制。喜树碱类和鬼臼毒素等以拓扑异构酶为靶点，引起 DNA 双链或单链断裂。

3. 干扰转录过程和阻止 RNA 合成　药物如放线菌素 D、柔红霉素、阿霉素等能嵌入 DNA 碱基对之间，与 DNA 结合成复合物，阻碍 RNA 转录酶功能，阻止 mRNA 的形成，干

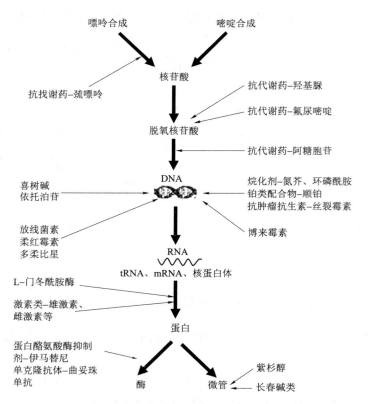

图 39-2 抗恶性肿瘤药作用机制示意图

扰转录过程。

4. 干扰蛋白质合成与功能 药物可通过：①抑制微管蛋白，如长春碱、紫杉碱类等；②干扰核糖体，如三尖杉酯碱类；③影响氨基酸供应，如 L-门冬酰胺酶，从而干扰蛋白质的合成与功能，阻止肿瘤细胞的分裂繁殖。

5. 其他 主要针对肿瘤分子病理过程的关键基因和调控分子等为靶点来抑制肿瘤的发展，这些药物实际上已经超越了传统的细胞毒类药物。如肾上腺皮质激素、雄激素、雌激素或其拮抗药，通过影响体内激素平衡抑制某些激素依赖性肿瘤；针对某些与增殖相关受体的单克隆抗体；以细胞信号转导分子为靶点的蛋白酪氨酸激酶抑制剂、雷帕霉素靶蛋白（mTOR）抑制剂、MAPK 信号转导通路抑制剂和细胞周期调控剂；促进恶性肿瘤细胞向成熟分化的分化诱导剂；促进肿瘤细胞凋亡的诱导剂；破坏或抑制新生血管生成，有效地阻止肿瘤的生长和转移的新生血管生成抑制剂；减少癌细胞脱落、黏附和基底膜降解的抗转移药；以端粒酶为靶点的抑制剂；针对肿瘤细胞耐药性的逆转剂；增强放疗和化疗疗效肿瘤治疗增敏剂以及基因治疗药物等。

二、抗恶性肿瘤药的分类

根据药物的作用方式和临床用药习惯，将抗恶性肿瘤药分为传统抗恶性肿瘤药和分子靶向抗恶性肿瘤药两大类。

（一）传统抗恶性肿瘤药

目前在临床使用的传统抗恶性肿瘤药达 150 种以上，根据其来源和化学结构、抗肿瘤作用的生化机制以及药物作用的细胞周期进行如下分类。

1. 根据药物化学结构和来源分类

（1）烷化剂　氮芥类、乙烯亚胺类、亚硝脲类、甲烷磺酸酯类等。

（2）抗代谢物　叶酸、嘧啶、嘌呤类似物等。

（3）抗肿瘤抗生素　蒽环类抗生素、丝裂霉素、博来霉素类、放线菌素类等。

（4）抗肿瘤植物药　喜树碱、长春碱类、紫杉醇类、三尖杉生物碱类以及鬼白毒素衍生物等。

（5）激素类　肾上腺皮质激素类、雌激素、雄激素及其拮抗物。

（6）其他类　铂类配合物和酶等。

2. 根据作用周期或时相特异性分类

（1）周期非特异性药物（cell cycle non-specific agents，CCNSA）　能抑制或杀灭处于增殖周期各时相的细胞，甚至包括 G_0 期的细胞，如烷化剂、抗肿瘤抗生素及铂类化合物。此类药物对恶性肿瘤细胞的作用往往较强，能迅速杀死肿瘤细胞，其杀伤作用呈剂量依赖性。主要有：①烷化剂；②抗生素；③铂类配合物等。

（2）周期特异性药物（cell cycle specific agent，CCSA）　仅对细胞增殖周期中的某一期有较强的作用，如抗代谢药对主要对 S 期作用显著，长春碱类等作用于细胞 M 期干扰微管蛋白功能。这类药物作用往往较弱，且达到一定剂量后即使再增加剂量，作用也不再增强，并呈时间依赖性。主要有：①作用于 S 期，如甲氨蝶呤、氟尿嘧啶、巯基嘌呤等；②作用于 M 期，如长春新碱等。

3. 根据抗肿瘤作用的生化机制分类

（1）影响核酸生物合成的药物　有甲氨蝶呤、氟尿嘧啶、巯基嘌呤、阿糖胞苷等。

（2）破坏 DNA 及功能的药物　有烷化剂、丝裂霉素 C、博来霉素等。

（3）干扰转录过程阻止 RNA 合成的药物　有多种抗肿瘤抗生素，如放线菌素 D 及蒽环类的柔红霉素、阿霉素等。

（4）影响蛋白质合成的药物　有长春碱类、紫杉碱类、三尖杉酯碱类、L-门冬酰胺酶等。

（5）影响激素平衡的药物　有肾上腺皮质激素类、雌激素类、雄激素类及激素拮抗物等。

（二）分子靶向抗肿瘤药

目前在临床使用的分子靶向抗肿瘤药有 20 种以上，根据其作用靶点性质、药物本身的性质分类如下。

1. 干扰细胞信号转导药物

（1）蛋白酪氨酸激酶抑制剂　包括表皮生长因子（EGFR）抑制剂吉非替尼、厄洛替尼，多靶点抑制剂甲磺酸伊马替尼、索拉非尼等。

（2）哺乳动物雷帕霉素靶蛋白（mTOR）抑制剂　坦西莫司。

2. 泛素化-蛋白酶体抑制剂　硼替佐米

3. 表观遗传修饰抑制剂

（1）DNA 甲基转移酶（DNMT）抑制剂　地西他滨。

（2）组蛋白去乙酰化酶（HDAC）抑制剂　伏立诺地。

4. 抗体药物

（1）抗 EGFR 单抗　西妥昔单抗。

(2) 抗原癌基因人类表皮生长因子受体2（HER2）单抗　曲妥珠单抗。

(3) 抗血管内皮细胞生长因子（VEGF）抗体　贝伐珠单抗。

(4) 抗白细胞分化抗原（CD）抗体　利妥昔单抗（抗CD20）、依帕珠单抗（抗CD22）、林妥珠单抗（抗CD33）、阿仑珠单抗（抗CD52）。

三、抗恶性肿瘤药的耐药机制

耐药性是指肿瘤细胞在化疗过程中对抗肿瘤药物不敏感的现象，耐药性是肿瘤化疗失败的重要原因之一，也是肿瘤化疗急需解决的问题，可分为天然耐药性和获得性耐药。有些肿瘤细胞一开始对抗肿瘤药就具有耐药性，称为天然耐药性（natural resistance），如处于非增殖的G_0期的肿瘤细胞对多数抗肿瘤药物不敏感。亦有一些肿瘤细胞在经过一段时间治疗后，对原来敏感的药物产生不敏感现象，称之为获得性耐药性（acquired resistance）。一般来说，对一种抗肿瘤药物产生耐药性后，对非同类型药物仍敏感。但有一些肿瘤细胞在接触一种抗肿瘤药物后，对多种结构不同、作用机制各异的非同类抗肿瘤药物产生了耐药性，即多药耐药性（multidrug resistance，MDR）。MDR药物具有以下共同特征：一般为亲脂性药物，分子量在300～900kD之间；药物通过被动扩散进入细胞；药物在耐药细胞中的积聚量较敏感细胞少，导致细胞内的药物浓度不足以产生细胞毒作用；耐药细胞的胞膜上多产生一种称为P-糖蛋白（P-glycoprotein，P-gp）的跨膜蛋白。MDR多出现在天然来源的抗肿瘤药如长春碱类、紫杉醇类、丝裂霉素和放线菌素D等。

肿瘤多耐药性的产生机制非常复杂，涉及多因素、多水平，多方面，是机体及肿瘤生长微环境在机体不同的生理病理状态下共同作用的结果。不同药物的耐药机制不同，同一种药物也可能存在多种耐药机制。肿瘤细胞在增殖过程中具有较为固定的突变率，每次突变均可导致耐药性瘤株的出现。因此，肿瘤细胞分裂次数越多，耐药瘤株出现的机会也愈大。此外，肿瘤干细胞学说认为耐药性是肿瘤干细胞的特征之一，肿瘤干细胞的存在也是导致肿瘤化疗失败的主要原因。

MDR的分子机制可能有多个方面：如多药耐药基因（MDR1）以及由其编码的P-糖蛋白，利用ATP的能量将多种异物分子包括药物排出体外，降低细胞内药物浓度；此外，多药耐药性相关蛋白（multi drug resistance associated protein，MRP）和乳腺癌耐药蛋白（breast cancer resistance protein，BCRP）等过表达、凋亡调控基因、谷胱甘肽S转移酶、蛋白激酶C和拓扑异构酶Ⅱ所引起药物的活化障碍、靶酶质和量的改变、药物入胞后产生新的代谢途径、分解酶的增加、修复机制增加、DNA链间或链内交联减少等，肿瘤细胞可通过这些改变从而保护自身免受抗肿瘤药物的破坏。由于各细胞信号各转导通路存在复杂的交互作用和代偿机制，肿瘤细胞对分子靶向药物所产生的耐药性仍然是目前肿瘤治疗所面临的难题。

四、抗恶性肿瘤药物的不良反应

传统的细胞毒类抗肿瘤药对肿瘤细胞和正常的细胞选择性低，在损伤肿瘤细胞的同时，对正常的组织细胞也产生一定程度的损伤，在治疗中常出现不同程度的副作用和毒性反应。抗肿瘤药的毒性反应可分为近期毒性和远期毒性反应，近期毒性反应又分为共有的毒性反应和特有毒性反应。

(一) 近期毒性反应

1. 共有毒性反应

(1) 骨髓抑制　除激素类、博来霉素和 L-门冬酰胺酶外，大多数抗肿瘤药物均有不同程度的骨髓抑制。化疗后，外周血细胞数减少的程度取决于细胞的寿命，寿命短的外周血细胞数量容易减少，故通常先出现白细胞减少，然后出现血小板降低，甚至粒细胞、红细胞及全血细胞减少。一旦发生骨髓抑制，应立即停药或换用骨髓抑制较轻的长春新碱、博来霉素等。

(2) 消化道毒性　最常见消化道毒性反应是恶心和呕吐。除直接刺激胃肠道外，药物也可作用于延脑呕吐中枢以及刺激催吐化学感受器引起呕吐。另外，药物也可损害增殖活跃的消化道黏膜组织，容易引起口腔炎、口腔溃疡、舌炎、食管炎等。

(3) 脱发　正常人头发中 85%~90% 的生发细胞处于活跃生长期，因此多数抗恶性肿瘤药物都能引起不同程度的脱发。在化疗时给患者带上冰帽，使头皮冷却，局部血管收缩，减少药物到达毛囊可减轻脱发，停止化疗后头发仍可再生。

2. 特有的毒性反应

(1) 心、肺、肝等重要器官及神经系统的毒性反应　阿霉素常致心脏毒性，引起心肌退行性病变和心肌间质性水肿；博来霉素大剂量长期应用可引起肺纤维化；L-门冬酰胺酶、放线菌素 D 及环磷酰胺等可引起肝脏损害；L-门冬酰胺酶、顺铂可致肾小管坏死，引起蛋白尿、血尿等；大剂量环磷酰胺可致膀胱炎；长春碱类、顺铂有神经毒性等。

(2) 过敏反应　多肽类或蛋白质类抗肿瘤药如 L-门冬酰胺酶、博来霉素静脉注射易引起过敏反应。

(二) 远期毒性反应

1. 致突变、致癌及免疫抑制作用　烷化剂等抗恶性肿瘤药物具有致突变、致癌及免疫抑制作用。部分化疗后患者可发生与化疗相关的第二原发恶性肿瘤。

2. 致不育和致畸　烷化剂等抗恶性肿瘤药可影响生殖内分泌系统功能，干扰生殖细胞的产生而发生不育和致畸作用。男性患者睾丸生殖细胞的数量明显减少，引起不育；女性患者则产生暂时性卵巢功能障碍，如闭经，孕妇可致流产或畸胎。

第二节　细胞毒类抗恶性肿瘤药

细胞毒类抗恶性肿瘤药能够直接抑制肿瘤细胞的生长与增殖，是目前治疗恶性肿瘤的主要药物之一，在临床上主要用于晚期恶性肿瘤患者，患者生存期通常较短；在抑制或杀灭肿瘤细胞的同时，也会对机体正常细胞尤其是代谢旺盛细胞产生影响，在药效剂量下就会导致患者出现不良反应。因此其治疗现状不理想，亟需更加安全有效的新药。

一、影响核苷酸生物合成的药物

影响核苷酸生物合成的药物又称为抗代谢药，其化学结构大多与细胞生长增殖所必需的代谢物质如叶酸、嘌呤、嘧啶等类似，能竞争性地与酶结合，以伪代谢产物的形式干扰核酸中嘌呤、嘧啶及其前体物质的代谢，也可以与核酸结合取代相应的正常核苷酸，从而干扰 DNA 的正常生物合成，阻止肿瘤细胞的分裂增殖。本类药物主要作用于 S 期，是细胞周期特异性药物。

(一) 叶酸拮抗药

甲氨蝶呤

甲氨蝶呤（methotrexate，MTX）又称氨甲蝶呤（amethopterin），化学结构与叶酸相似，对二氢叶酸还原酶有较强的抑制作用。

【体内过程】 MTX 口服吸收良好，但食物可影响其吸收。1 小时血浓度达峰值，与血浆蛋白结合率为 50%，不易通过血-脑屏障，$t_{1/2}$ 约 2 小时。50%~90% 在用药后 24 小时内以原型由尿排出，少量可通过胆道从粪便排泄。

【药理作用】 MTX 对二氢叶酸还原酶具有强大而持久的抑制作用，它与该酶的结合力比叶酸大 106 倍。药物与酶结合后，使二氢叶酸（FH_2）不能变成四氢叶酸（FH_4），从而使 5,10-甲酰四氢叶酸产生不足，导致脱氧胸苷酸（dTMP）合成受阻，DNA 合成受到抑制。甲氨蝶呤也能阻止嘌呤核苷酸合成，从而干扰蛋白质合成。

【临床应用】 临床上用于治疗儿童急性白血病，常与长春新碱、泼尼松、巯嘌呤合用，90% 患者可完全缓解。与氟尿嘧啶、放线菌素 D 合用治疗绒毛膜上皮癌，部分患者可长期缓解。对骨肉瘤、乳腺癌以及睾丸肿瘤等有效。

【不良反应】 主要表现为消化道反应和骨髓毒性。消化道反应主要是口腔炎、胃炎、腹泻、便血等，骨髓抑制最为突出，可致白细胞、血小板减少，严重者可有全血细胞数量下降。长期应用可致肝、肾损害，故肝肾功能不全者禁用；妊娠早期应用可致畸胎、死胎，故孕妇禁用。甲酰四氢叶酸能拮抗 MTX 治疗中的毒性反应，现主张先用大剂量 MTX，以后再用甲酰四氢叶酸作为救援剂，以保护骨髓正常细胞。

(二) 氟尿嘧啶

氟尿嘧啶

氟尿嘧啶（fluorouracil），又名 5-氟尿嘧啶（5-FU），是尿嘧啶 5 位的氢被氟取代的衍生物。

【体内过程】 5-FU 口服吸收不规则，生物利用度低，通常需静脉给药。静注后迅速分布至全身各处，在肝和肿瘤组织中浓度高，也可通过血-脑屏障。主要在肝代谢灭活，代谢产物经肺和尿液排出。

【药理作用】 5-FU 为嘧啶拮抗药，在细胞内转变为 5-氟尿嘧啶脱氧核苷酸（5F-dUMP），竞争性抑制脱氧胸苷酸合成酶，阻止脱氧尿苷酸（dUMP）甲基化为脱氧胸苷酸（dTMP），从而干扰 DNA 的合成。5-FU 在体内还可转化为 5-氟尿嘧啶核苷，以伪代谢产物掺入 RNA 中而干扰蛋白质的合成，因此对其他各期细胞也有作用。

【临床应用】 5-FU 抗癌谱较广，对多种肿瘤有效，是治疗消化道肿瘤如食管癌、胃癌、结肠癌、直肠癌、肝癌、胰腺癌等的主要药物，也常用于治疗乳腺癌、卵巢癌、宫颈癌、绒毛膜上皮癌、膀胱癌等。局部涂抹对皮肤癌，外阴白斑有一定疗效。

【不良反应】 主要是胃肠道毒性和骨髓抑制，严重者因血性腹泻而致死，少数病人可出现黄疸、肝功能损害及神经系统反应如小脑变性、共济失调。亦有皮疹、色素沉着等。偶见高尿酸血症。

（三）嘌呤类似物

巯 嘌 呤

巯嘌呤（mercaptopurine），又名6-巯嘌呤（6-MP），是腺嘌呤6位上的—NH_2被—SH取代的衍生物。

【体内过程】 6-MP口服吸收不完全，在肝脏有首过效应，生物利用度为5%~37%，个体差异较大。与血浆蛋白结合率约20%，广泛分布于体液内，仅有少量能进入脑脊液。在体内代谢为6-硫尿酸由尿液排出体外，$t_{1/2}$约为90分钟。

【药理作用】 6-MP在体内经过酶的催化变成硫代肌苷酸，竞争性阻止肌苷酸转变为腺嘌呤核苷酸及鸟嘌呤核苷酸，阻碍DNA与RNA合成，对S期细胞作用最为显著，对G_1期也有延缓作用。

【临床应用】 主要用于治疗儿童急性淋巴性白血病，因起效慢，多作维持用药。大剂量对绒毛上皮癌和恶性葡萄胎有一定疗效。也可作为免疫抑制剂用于肾病综合征、红斑狼疮等自身免疫性疾病和器官移植。肿瘤细胞对6-MP可产生耐药性，因耐药性细胞中6-MP不易转变成硫代肌苷酸或产生后迅速降解之故。

【不良反应】 常见骨髓抑制，如白细胞减少，血小板减少等，可见消化道反应如口腔炎、胃炎、腹泻、便血等，儿童的发生率较成人低。少数患者可出现黄疸和肝损害。偶见高尿酸血症。妊娠及哺乳期妇女禁用。

其他嘌呤类似物有硫鸟嘌呤（tioguanine）、氟达拉滨（fludarabine）、喷司他汀（pentostatin）和克拉屈滨（cladribine）等。

（四）核苷酸还原酶抑制药

羟 基 脲

【体内过程】 羟基脲（hydroxycarbamide，hydroxyurea，HU）口服吸收良好，口服给药后1~2小时血药浓度达高峰，然后迅速下降，24小时已不能测出。可通过血-脑屏障。$t_{1/2}$约为1.5~5小时。在肝脏代谢成尿素经肾排出。

【药理作用】 HU能抑制核苷酸还原酶，阻止胞苷酸转变为脱氧胞苷酸，从而抑制DNA的合成。能选择性作用于S期细胞。

【临床应用】 主要用于慢性粒细胞性白血病，对转移性黑色瘤有暂时缓解作用。也可用于肾癌、头颈部肿瘤及卵巢癌。因HU可使肿瘤细胞集中于G_1期，故常作为同步化疗药物以提高肿瘤对化疗药物的敏感性。

【不良反应】 主要为骨髓抑制，亦有消化道反应、致畸等，妊娠妇女禁用，肾功能不全者慎用。

其他抗代谢药物的特点见表39-1。

表39-1 其他抗代谢药的作用特点

药物	类别	药理作用	临床应用	不良反应
替加氟（tegafur，FT-207，呋氟尿嘧啶）	嘧啶类似物	与5-FU相似	用于胃癌、结肠癌、直肠癌、胰腺癌、肝癌的治疗	与5-FU相似，但程度明显减轻
阿糖胞苷（cytarabine，Ara-C）	嘧啶类似物	在体内经脱氧胞苷激酶催化成二磷酸胞苷或三磷酸胞苷，抑制DNA聚合酶的活性，影响DNA的合成；也可掺入DNA中干扰其复制，导致细胞死亡	急性非淋巴细胞性白血病的首选药物，也用于慢性粒细胞性白血病和头颈部癌	骨髓抑制和胃肠道反应明显，静脉注射可导致静脉炎，对肝功能有一定损伤
安西他滨（ancitabine）	阿糖胞苷的衍生物，在体内转变为阿糖胞苷	作用与阿糖胞苷相似，主要作用于S期，并对G_1/S及S/G_2转换期也有作用，为一周期特异性药物，对单纯疱疹病毒也有抑制作用	各类急性白血病、单纯疱疹性角膜炎均有效，联用治疗实体瘤	胃肠道反应和骨髓抑制，用量过大可出现腮腺痛，在唾液腺分布较多，出现流涎现象
吉西他滨（gemcitabine）	嘧啶类似物	其主要代谢物在细胞内掺入DNA，主要作用于G_1/S期。还能抑制核苷酸还原酶，导致细胞内脱氧核苷二磷酸酯减少，能抑制脱氧胞嘧啶脱氨酶减少细胞内代谢物的降解，有自我增效的作用	非小细胞癌，晚期膀胱癌、局部晚期或转移性胰腺癌	胃肠道反应和骨髓抑制，过敏反应等
六甲密胺（altretamine）	嘧啶类似物	抑制二氢叶酸还原酶，干扰叶酸代谢，选择性抑制DNA、RNA和蛋白质的合成，为周期特异性药	卵巢癌、小细胞肺癌、恶性淋巴瘤和子宫内膜癌的联合化疗	严重恶心呕吐，骨髓抑制轻至中度，长期服用中枢或周围神经毒偶有脱发、膀胱炎、体重减轻等
6-硫鸟嘌呤（6-thioguanine，6'-TG）	嘌呤类似物	与6-MP相似	急性白血病，与Ara-C合用对急性粒细胞或单核细胞白血病疗效较好	骨髓抑制和胃肠道反应

二、直接影响 DNA 结构与功能的药物

该类药物可分别通过破坏肿瘤细胞 DNA 结构或抑制拓扑异构酶活性而影响 DNA 的结构与功能。包括：①DNA 交联剂，如氮芥、环磷酰胺等烷化剂；②破坏 DNA 的金属配合物，如顺铂、卡铂等；③破坏 DNA 结构的抗生素，如丝裂霉素、博来霉素；④DNA 拓扑异构酶抑制剂，如喜树碱类、鬼臼毒素衍生物等。

（一）烷化剂

又称烃化剂，是一类化学性质活泼的化合物，其所含的烷基能与细胞中 DNA、RNA 或蛋白质中的亲核基团如氨基、羟基和磷酸基等发生烷化作用，形成交叉联结或引起脱嘌呤，导致 DNA 链断裂，碱基配对错码，DNA 结构与功能损伤，严重者可致细胞死亡。属于周期非特异性药物。目前常用的烷化剂包括：氮芥类如氮芥、环磷酰胺等，乙烯亚胺类如噻替派，亚硝脲类如卡莫司汀，甲烷磺酸酯类如白消安。

氮 芥

氮芥（chlomethine，HN_2）是最早应用的烷化剂。

【体内过程】 水溶液极稳定，且局部刺激性强，故必须静脉给药。在血中停留时间短，90% 药物在 1 分钟内由血中消失，作用迅速而短暂。但对骨髓组织有较长时间的抑制作用。

【药理作用】 氮芥与鸟嘌呤第 7 位氮共价结合，导致 DNA 双链或 DNA 的同链内不同碱基发生交叉联结。G_1 期及 M 期细胞对氮芥的细胞毒作用最敏感，由 G_1 期进入 S 期延迟。在大剂量时对各周期细胞及非增殖期细胞均有杀伤作用。

【临床应用】 对恶性淋巴瘤疗效较好，与长春新碱、丙卡巴肼及泼尼松合用治疗霍奇金病有较高的疗效，对卵巢癌、乳腺癌、前列腺癌、绒癌、精原细胞瘤等也有一定的疗效。

【不良反应】 严重不良反应为骨髓抑制，呈剂量依赖性。其他不良反应有胃肠道反应、脱发、黄疸、月经失调、耳鸣、听力丧失、男性不育及药疹等。

环磷酰胺

环磷酰胺（cyclophosphamide），为氮芥与磷酸氨基结合形成的化合物。

【体内过程】 小剂量口服吸收良好，生物利用度可达 97%，1 小时后血药浓度达高峰。分布广泛，在肿瘤组织内、肝脏中的药物浓度较正常组织高。$t_{1/2}$ 约为 6.5 小时。主要经肝脏代谢，17%～31% 药物以原型由粪便排出，30% 以活性型由尿液排出。

【药理作用】 体外无抗肿瘤活性，进入体内后经肝药酶 CYP450 氧化形成中间产物醛磷酰胺，醛磷酰胺不稳定，在肿瘤细胞内分解成具有强大烷化作用的磷酰胺氮芥，与 DNA 发生交叉联结，破坏其结构与功能，抑制 DNA 合成。是细胞周期非特异性药物，可杀伤各期细胞，抑制肿瘤细胞的生长繁殖。对淋巴细胞有明显的抑制作用，可用作免疫抑制剂。

【临床应用】 抗瘤谱广，为目前广泛应用的烷化剂之一，对恶性淋巴瘤疗效显著，对急性淋巴细胞性白血病、慢性粒细胞性白血病、肺癌、睾丸癌、卵巢癌、乳腺癌、多发性骨髓瘤等均有一定疗效。可用于治疗自身免疫性疾病如系统性红斑狼疮、类风湿性关节炎等。也可用于器官移植。

【不良反应】 有胃肠道反应但较轻，骨髓抑制作用明显，膀胱炎是比较特殊的不良反应。偶见脱发、肝功能损害、皮肤色素沉着、月经不调等。亦有致癌、致畸、致突变作用。用药期间宜补充中量液体和碱化尿液，与巯乙基磺酸钠可减轻其毒性反应。

其他烷化剂的特点见表 39-2。

表39-2 其他烷化剂的作用特点

药物	药理作用	临床应用	不良反应
苯丁酸氮芥（chlorambucil）	氮芥类衍生物，在体内形成不稳定的亚乙基亚胺而产生细胞毒作用，可选择性地作用于淋巴组织，对 M 期和 G_1 期细胞作用强	慢性淋巴细胞性白血病、淋巴肉瘤、卵巢癌、乳腺癌等	胃肠道反应较轻，肝毒性、皮炎较少见，长期服用易产生继发性肿瘤、间质性肺炎
异环磷酰胺（ifosfamide）	为同分异构体，经肝内药酶羟化开环激活。其抗肿瘤活性与环磷酰胺相似，但作用较强，毒性较小	肺癌、卵巢癌、乳腺癌、子宫内膜癌、睾丸肿瘤等	骨髓抑制和泌尿道反应
白消安（busulfan，马利兰，myleran）	在体内解离后起烷化作用，低剂量可明显抑制骨髓粒细胞的生成，大剂量时抑制红细胞和血小板，对淋巴细胞的抑制作用很弱	慢性粒细胞白血病疗效显著，可用于原发性血小板增多症、真性红细胞增多症	主要为骨髓抑制和消化道反应。久用可致闭经或睾丸萎缩、可引起肺纤维化等
噻替派（thiotepa）	所含的三个乙酰亚胺基，能形成有活性的碳三离子，与细胞内 DNA 碱基结合，影响肿瘤细胞分裂	卵巢癌、乳腺癌、肝癌和恶性黑色素瘤等	骨髓抑制
卡莫司汀（carmustine）	在体内形成异制氰酸盐和重氮氢氧化物，前者抑制 DNA 聚合酶，从而抑制 DNA 的修复和 RNAr 合成，后者能使生物大分子烷化	抗瘤谱广，脂溶性大，易通过 BBB，故主要用于脑瘤和恶性肿瘤脑转移，对霍奇金病疗效明显	胃肠道反应与骨髓抑制，另外有肺纤维化、肝、肾损害以及血管刺激性
氮甲（N-formylm-erphalan）	为周期非特异性药，能抑制肿瘤 DNA、RNA 和蛋白合成	睾丸精原细胞瘤疗效突出，多发性骨髓瘤疗效较明显，对恶性淋巴瘤也有效	胃肠道反应最多，但程度很轻，骨髓抑制较其他细胞毒素药轻、缓和
丙卡巴肼（procarbazine，甲基苄肼）	在体内释放出甲基正离子与 DNA 结合，使其解聚	用于治疗何杰金氏病、恶性淋巴瘤、骨髓瘤、黑色素瘤、脑瘤、肺癌	骨髓抑制和消化道反应
达卡巴嗪（dacarbazine）	在体内分解能放出甲基正离子 $(CH_3)^+$，发挥烷化作用；同时又能变成一种与嘌呤生物合成的中间产物相似的物质，可能干扰嘌呤的生物合成	恶性黑色素瘤，软组织肿瘤和恶性淋巴瘤	胃肠道反应较常见，骨髓抑制为轻到中度
美法仑（melphalan）	直接与 DNA 结合，致细胞死亡	多发性骨髓瘤、晚期卵巢癌、晚期乳腺癌、真性红细胞增多症	骨髓抑制、肝功能异常、间质性肺炎等
硝卡芥（nitrocaphane）	为细胞周期非特异性药物，抑制 DNA 和 RNA 的合成，对 DNA 的合成更为显著。对癌细胞分裂各期均有影响，对增殖和非增殖细胞都有作用	适用于肺癌、恶性淋巴瘤、头颈部癌、子宫颈癌等	骨髓抑制和胃肠道反应

(二) 铂类配合物

顺 铂

顺铂（cisplatin，DDP），又名顺氯氨铂，是中心以二价铂同两个氯原子和两个氨分子结合的重金属缝合物，是第一代铂类配合物。

【体内过程】 顺铂口服无效，静注后主要分布在于肝、肾及膀胱。与血浆蛋白结合率约为90%，不易通过BBB。消除缓慢，主要以原型经肾脏排泄，用药后5天仅有约43%的药物排出。

【药理作用】 进入人体后，顺铂先将所含氯解离，然后在DNA分子中鸟嘌呤的6位和7位之间形成交叉联结，或与腺嘌呤和胞嘧啶形成DNA单链内两点的交叉联结，也可形成双链间的交叉联结，从而破坏DNA的结构和功能。对RNA和蛋白质合成的抑制作用较弱。属于细胞周期非特异性药物。

【临床应用】 抗瘤谱广，对多种实体肿瘤如睾丸癌、鳞状细胞癌、卵巢癌、膀胱癌、前列腺癌等均有效。作用强，与多种抗肿瘤药有协同作用，且无交叉耐药性，为当前化疗药中最常用的药物之一。

【不良反应】 主要不良反应有消化道反应、骨髓抑制、周围神经炎、耳毒性，大剂量或连续用药可导致严重的肾毒性。

卡 铂

卡铂（carboplatin，CBP）为第二代铂类配合物，其理化性质、作用机制与顺铂相似，但抗肿瘤活性更强，毒性较低。主要用于小细胞肺癌、头颈部鳞癌、卵巢癌和睾丸癌等。主要不良反应为骨髓抑制。与顺铂有交叉耐药性。

奥沙利铂

奥沙利铂（oxaliplatin），又名草酸铂，为第三代铂类配合物，属于新的铂类抗癌药，其中铂原子与1，2二氨环己烷（DACH）及一个草酸基结合。奥沙利铂在多种肿瘤模型系统，包括在人结直肠癌模型中，都表现出广谱的体外细胞毒性及体内抗肿瘤活性作用。体内、体外试验也证实在顺铂耐药的肿瘤模型中，奥沙利铂仍然有效。作为一线药物与5-氟尿嘧啶和亚叶酸（甲酰四氢叶酸）联合应用于治疗转移性结直肠癌、结肠癌；也可作为Ⅲ期结肠癌原发肿瘤完全切除后的术后辅助治疗。对乳腺癌、卵巢癌、睾丸癌、黑色素瘤、中枢神经系统肿瘤等也有一定疗效。最常见的不良反应为胃肠道反应如腹泻、恶心、呕吐以及黏膜炎，骨髓抑制如中性粒细胞减少、血小板减少以及神经系统反应等。与顺铂无交叉耐药性。

(三) 抗生素类

丝裂霉素

丝裂霉素（mitomycin C，MMC）是从链霉菌培养液中分离而得到的一种抗生素。

【体内过程】口服吸收不规则，应静脉给药。给药后迅速进入细胞内，在肌肉、心脏、肺、肾组织中浓度较高。主要经肝脏代谢，35%的药物由尿液排出。

【药理作用】丝裂霉素化学结构具有苯醌、乙酰亚胺基及氨甲酰三个活性基团，有烷化剂作用，能与DNA链形成交联，抑制DNA复制，也可使部分DNA链断裂，对RNA也有抑制作用。属细胞周期非特异性药物，但对增殖和静止期细胞选择性不高。

【临床应用】抗瘤谱广，可用于各种实体肿瘤如胃癌、结肠癌、肝癌、胰腺癌、非小细胞肺癌、乳腺癌和慢性粒细胞性白血病等。

【不良反应】不良反应主要有骨髓抑制，胃肠道反应如食欲减低、恶心、呕吐、腹泻及口腔炎等，肝肾功能损害较轻，其他尚见静脉炎、蛋白尿、血尿、膀胱炎、脱发、乏力等。

其他抗肿瘤抗生素的作用特点见表39-3。

表39-3 其他抗肿瘤抗生素的作用特点

药物	药理作用	临床应用	不良反应
博来霉素（bleomycin，BLM）	使DNA单链或双链断裂，阻止DNA复制，干扰细胞分裂繁殖。属细胞周期非特异性药物，对G_2期细胞作用较强	用于鳞状上皮癌，也可用于淋巴瘤的联合治疗。对睾丸或卵巢生殖细胞肿瘤效果良好	肺毒性为最严重的毒性，可引起肺纤维化或间质性肺炎。对骨髓抑制较轻。有发热、脱发、皮肤色素沉着、角质化和溃疡等
平阳霉素（bleomycin A_5）	与博来霉素成分相近，仅各组分的比例不同，两者的作用机制亦相同	对鳞癌疗效好：如鼻咽癌、食管癌、乳腺癌、宫颈癌、阴茎癌、皮肤癌、恶性淋巴癌、肝癌等	肺毒性相对较低，有发热、胃肠道反应、脱发、口腔炎等

（四）拓扑异构酶抑制剂

喜 树 碱

喜树碱（camptothecin，CPT）是从我国特有的珙桐科植物喜树中提取的一种生物碱，但因其膀胱炎、腹泻等毒性而少用。羟喜树碱（hydroxycamptothecin，HCPT）为喜树碱羟基衍生物，毒性较低。

【药理作用】真核细胞DNA的拓扑结构由两类关键酶即DNA拓扑异构酶Ⅰ和DNA拓扑异构酶Ⅱ调节，这两类酶参与DNA复制、转录、重组和修复有关的代谢过程。喜树碱类药物能特异性抑制DNA拓扑异构酶Ⅰ的活性，干扰DNA结构与功能。属细胞周期非特异性药物，对S期的作用强于G_1和G_2期。

【临床应用】喜树碱类对胃癌、绒毛膜上皮癌、恶性葡萄胎、急性和慢性粒细胞性白血病等有一定疗效，对大肠癌、膀胱癌、肝癌亦有一定疗效。

【不良反应】不良反应主要有泌尿道刺激症状，如尿频、尿急、血尿等，以及消化道反应、骨髓抑制及脱发等。

其他拓扑异构酶抑制剂的作用特点见表39-4。

表 39-4　其他拓扑异构酶抑制剂的作用特点

药物	药理作用	临床应用	不良反应
伊替立康（irinotecan，CPT11）	抑制拓扑异构酶 I，使 DNA 单链断裂，阻断 DNA 复制，由此产生细胞毒作用，并特异性作用于 S 期	主要用于晚期直肠癌的治疗，可作为二线药物用于治疗 5-FU 化疗失败的患者，与 5-FU 合用治疗既往未接受化疗的晚期大肠癌患者	骨髓抑制和迟发性腹泻
拓扑替康（topotecan）	作用机制同伊替立康，特异性作用于 S 期细胞	主要用于小细胞肺癌，以及晚期转移性卵巢癌经一线药物化疗失败者	血液及消化系统毒性
依托泊苷（etoposide，鬼臼乙叉苷，VP-16）	与 DNA 拓扑异构酶 II 形成复合物，干扰拓扑异构酶 II 修复 DNA 断裂链的作用，致 DNA 链断裂。对 S 期和 G_2 期有杀伤作用，使细胞阻滞于 G_2 期	对肺癌及睾丸肿瘤有良好效果，也用于恶性淋巴瘤的治疗	骨髓抑制以及消化道反应
替尼泊苷（teniposide，卫萌，VM-26）	作用机制同 VP-16，作用强度为 VP-16 的 5~10 倍，与 VP-16 交叉耐药性	除对中枢神经系统肿瘤有效外，对急性白血病、恶性淋巴瘤、膀胱癌、特别是脑实体瘤疗效较好	胃肠道反应、骨髓抑制、输液过快可致过敏反应
氨萘菲特（amonafide 苯二甲酰酯，BIDA）	为 DNA 拓扑异构酶 II 抑制剂，可选择性阻断 DNA 复制，对多种癌细胞株均有抑制作用	对小细胞肺癌疗效较好，人较易耐受	骨髓抑制，消化道反应，静脉炎、脱发、疲倦及全身不适等

三、干扰转录过程和阻止 RNA 合成的药物

（一）放线菌素

放线菌素 D

放线菌素 D（dactinomycin，DACT）又称更生霉素，是多肽类抗生素，是从数种放线菌中分离得到的第一个抗癌抗生素。

【体内过程】口服吸收差，静脉注射后迅速分布到组织内，在肝脏和肾脏中浓度较高，不易通过 BBB，主要在细胞核内聚集。消除较慢，$t_{1/2}$ 约为 36 小时，大部分由胆汁排泄，少量从尿中排出。

【药理作用】放线菌素 D 能嵌入到 DNA 双螺旋中相邻的鸟嘌呤和胞嘧啶（G-C）碱基对之间，与 DNA 结合成复合体，阻碍 RNA 多聚酶对 DNA 的转录，阻止 RNA 特别是 mRNA 的合成。也可通过游离基中介或通过影响 II 型拓扑异构酶的作用，引起 DNA 单链断裂。属细胞周期非特异性药物，对 G_1 期作用较强，且可阻止 G_1 期向 S 期的转变。

【临床应用】抗瘤谱较窄，对恶性葡萄胎、绒毛膜上皮癌、霍奇金病、淋巴瘤、肾母细胞瘤疗效较好，对骨肉瘤、软组织肉瘤和其他肉瘤也有疗效。

【不良反应】不良反应主要有骨髓抑制和消化道反应,还可致脱发、皮炎、畸胎等。

(二) 蒽环类抗生素

多柔比星

多柔比星(doxorubicin),又名阿霉素(adriamycin,ADM),是链霉素的发酵产物,为蒽环类抗肿瘤抗生素。

【体内过程】口服无效,静注后迅速分布到心、肾、肺、肝、和脾组织中,且浓度较高。主要在肝内代谢,代谢产物多从胆汁排出,从尿中排出量很少,约5%。

【药理作用】多柔比星有一个蒽环平面,能嵌入DNA碱基对之间,并紧密结合到DNA上,从而阻止RNA转录,也能阻止DNA复制。属细胞周期非特异性药物,对S期作用较强。

【临床应用】抗瘤谱广,抗瘤作用强,主要用于对常用抗恶性肿瘤药耐药的急性淋巴细胞白血病或粒细胞白血病,对恶性淋巴瘤可作为交替使用的首选药物,对实体瘤如乳腺癌、卵巢癌、小细胞肺癌、胃癌、肝癌及膀胱癌等有一定疗效。

【不良反应】最严重的不良反应为心脏毒性,早期可出现各种心律失常,积累量大时导致心肌退行性病变、心肌间质水肿。此外,尚有骨髓抑制、消化道反应和皮肤色素沉着、脱发等。

其他干扰转录过程和阻止RNA合成的药物的作用特点见表39-5。

表39-5 其他干扰转录过程和阻止RNA合成的作用特点

药物	药理作用	临床应用	不良反应
柔红霉素(daunorubicin)	能嵌入DNA碱基对中破坏DNA模板功能,阻止转录过程而抑制DNA及RNA合成。与细胞膜结合,影响与磷脂酰肌醇激活偶联的细胞运输过程。其代谢产物可使氧分子变为超氧阴离子及过氧化氢攻击DNA	主要用于治疗急性粒细胞性白血病,对儿童疗效好,缓解率高但持续时间短。对神经母细胞瘤和淋巴瘤也有一定疗效	毒性大,骨髓抑制发生率高,心肌不可逆损伤较为严重
表柔比星(epirubicin)	与多柔比星为同分异构体,作用与机制同多柔比星	同多柔比星	毒性较低,其骨髓抑制、心肝及消化道毒性等约为ADM的60%~70%
吡柔比星(pirarubicin)	是ADM的一个异构体,作用机制同ADM	对头颈癌作用较好,用于急性白血病、淋巴瘤、泌尿道上皮癌、乳腺癌、卵巢癌、胃癌等	骨髓抑制,心脏毒性低于ADM,此外有胃肠道反应、肝肾功能损害、脱发、皮肤色素沉着等
氨苯吖啶(amsacrine,安吖啶,AMSA)	可嵌入DNA,干扰DNA的复制和RNA的合成,能阻止肿瘤细胞于G_2或G_1-S期,属周期特异性药物,亦有抗病毒作用	成人非淋巴细胞性白血病	骨髓抑制、口腔炎,心脏毒性
米托蒽醌(mitoxantrone,丝裂蒽醌,NVT)	细胞周期非特异性广谱抗肿瘤药,与蒽环类药物无完全交叉耐药性	主要用于乳腺癌、恶性淋巴瘤,对白血病及消化道癌也有一定疗效	骨髓抑制,消化道反应,心脏毒性低于ADM,亦有脱发、肝肾功能损伤

四、抑制蛋白质合成与功能的药物

该类药物主要通过抑制微管蛋白聚合功能、干扰核糖体功能或影响氨基酸的供应,从而抑制蛋白质的合成与功能,产生抗肿瘤作用。包括:①微管蛋白活性抑制药,如紫杉醇、长春碱类;②干扰核糖体功能的药物,如三尖杉生物碱类;③影响氨基酸供应的药物,如L-门冬酰胺酶。

(一) 微管蛋白抑制药

1. 长春碱类药物 长春碱类药物包括长春碱 (vinblastin, VLB, 长春花碱) 及长春新碱 (vincristine, VCR),均为夹竹桃科长春花植物所含的生物碱。长春地辛 (vindesine, VDS) 和长春瑞滨 (vinorelbine, VRB) 为长春碱的半合成衍生物。

【体内过程】口服吸收差,静脉注射后迅速分布到体内各组织,肝脏含量高,难以通过BBB。主要在肝内代谢,通过胆汁排泄,少量从尿液排出。

【药理作用】与微管蛋白结合,抑制微管聚合,从而阻断纺锤丝形成,使细胞有丝分裂停止于M期,属于细胞周期特异性药物。

【临床应用】主要用于治疗恶性淋巴瘤、绒毛膜上皮癌和霍奇金淋巴瘤。

【不良反应】主要为骨髓抑制,也可见脱发、消化道反应、神经毒性、皮炎、静脉炎等。

2. 紫杉醇类药物 此类药物包括紫杉醇 (paclitaxel, taxol)、紫杉特尔 (taxotere; 多西他赛) 等。紫杉醇为植物红豆杉中分离得到的二萜类化合物。

【体内过程】一般为注射给药,主要经肝CYP450酶系统代谢,由胆管排泄;少数药物以原形由尿液排出。

【药理作用】与β-微管蛋白结合,形成许多变性的不易解聚的短微管束(也称稳定微管束结构),稳定微管结构而抑制其解聚,持续阻滞细胞从有丝分裂中期转向后期,使细胞停止于G2/M期。

【临床应用】广泛用于治疗乳腺癌、卵巢癌、头颈部癌、非小细胞肺癌、小细胞肺癌、食管癌等上皮性肿瘤。

【不良反应】其注射剂的助溶剂可诱导组胺释放而引起急性超敏反应,表现有低血压、支气管痉挛伴呼吸困难和风疹。可提前服用组胺 H_1 受体阻断药苯海拉明、H_2 受体阻断药西咪替丁和糖皮质激素地塞米松加以预防。该药心脏毒性表现为短暂、无症状的心动过缓,也可出现严重的传导阻滞、心脏缺血和梗死。另外,紫杉醇可引起中性粒细胞减少,外周神经感觉障碍,脱发,恶心和腹泻较少见。

(二) 干扰核糖体功能的药物

三尖杉生物碱类包括三尖杉酯碱 (harringtonine)、高三尖杉酯碱 (homoharringtonine),是从三尖杉属植物中提取的生物碱。

【体内过程】口服与肌注均吸收慢且不完全,故常用静脉注射给药。静注后迅速分布,以肾脏浓度最高,其次是肝脏、骨髓、肺、心、胃肠等脏器,肌肉和脑组织中浓度最低。主要经肾和胆道排泄。

【药理作用】能抑制真核细胞蛋白质合成的起始阶段,并使核蛋白体分解,释放出新生肽链,抑制有丝分裂。属于细胞周期非特异性药物。

【临床应用】对于急性粒细胞性白血病疗效较好,对急性单核细胞白血病及慢性粒细胞白血病、恶性淋巴瘤、肺癌、绒癌等也有效。

【不良反应】不良反应表现为骨髓抑制、消化道反应、脱发。偶有心脏毒性。

（三）影响氨基酸供应的药物

门冬酰胺酶

门冬酰胺酶（asparaginase）是取自大肠埃希菌的酶类制剂抗肿瘤药物，常用其左旋体。

【药理作用】正常细胞有自身合成门冬酰胺的功能，而肿瘤细胞则无此功能，因此当门冬酰胺缺失时，肿瘤细胞既不能从血中获得足够的门冬酰胺，也不能自身合成门冬酰胺，故出现蛋白合成受阻，细胞不能生长。使用本品能使患者血清中的门冬酰胺水解从而急剧缺失，使肿瘤细胞缺乏门冬酰胺供应，从而阻断其蛋白质合成，抑制细胞生长，导致细胞死亡。

【临床应用】主要用于急性淋巴细胞白血病，对急性粒细胞性白血病、急性单核细胞性白血病、恶性淋巴瘤也有一定的疗效，常与甲氨蝶呤、多柔比星、长春新碱或泼尼松合用。

【不良反应】常见不良反应包括对骨髓的抑制作用，以及胃肠道反应，较轻微，另外还有精神及神经毒性、肝毒性及过敏反应等。

其他抑制蛋白质合成与功能的药物的作用特点见表39-6。

表39-6 其他抑制蛋白质合成与功能的药物的作用特点

药物	药理作用	临床应用	不良反应
长春新碱（vincristin，VCR）	药理作用与机制同长春碱	主要用于急慢性白血病、恶性淋巴瘤，也可用于乳腺癌、支气管肺癌等	由于药物可浓集于神经细胞，故神经毒性较重
长春地辛（vindesine，VDS）	抑制细胞内微管蛋白聚合，阻止增殖细胞有丝分裂中的纺锤体的形成，使细胞分裂停于有丝分裂中期	对非小细胞肺癌、小细胞肺癌、恶性淋巴瘤、乳腺癌、食管癌及恶性黑色素瘤等有效	骨髓抑制、胃肠道反应、神经毒性、生殖毒性和致畸作用
长春瑞滨（vinorelbine，去甲长春花碱，navelbine，NVB）	选择性地作用于有丝分裂的微管，抑制微管蛋白聚合，并使分裂期微管崩解	主要用于非小细胞肺癌、转移性乳腺癌以及难治性淋巴瘤、卵巢癌等	仅在高浓度下影响轴突微管，故神经毒性更低，亦有骨髓抑制、胃肠道反应、脱发等
紫杉特尔（taxotere）	作用机制与PTX相同，对多种癌细胞株活性强于PTX，对微管解聚的抑制作用是PTX的2倍	对抗铂卵巢癌及乳腺癌疗效好，可用于头颈癌、非小细胞肺癌、黑色素瘤等	骨髓抑制、神经系统毒性、心脏毒性、胃肠道反应，严重过敏反应较少
三尖杉酯碱（harringtonine）	抑制真核细胞蛋白质合成的起始阶段，并使核蛋白体分解，释放出新生肽链，抑制有丝分裂	急性粒细胞白血病、急性单核细胞白血病、恶性淋巴瘤、肺癌等	骨髓抑制，消化道反应，心脏毒性等

第三节　调节体内激素平衡的药物

某些肿瘤如乳腺癌、前列腺癌、甲状腺癌、宫颈癌、卵巢癌和睾丸肿瘤与相应的激素失调有关。因此，应用某些激素或其拮抗药来改变激素平衡失调状态，可抑制激素依赖性肿瘤的生长。本类药物不属于化疗药物，不能消灭癌细胞，仅抑制其生长，故多用于晚期癌瘤的姑息治疗，可改善肿瘤患者的生活质量，延长缓解期。但因激素作用广泛，选择性低，不良反应会较多。包括：①糖皮质激素类药物；②雌激素类药及雌激素受体拮抗剂；③雄激素类药及雄激素受体拮抗剂；④孕激素类药；⑤促性腺激素释放激素类药物；⑥芳香酶抑制药。

一、糖皮质激素类

临床上用于恶性肿瘤治疗的糖皮质激素主要为泼尼松、泼尼松龙和地塞米松等。

糖皮质激素能促使淋巴细胞的脂肪代谢，阻止其再酯化和利用，从而使细胞内脂肪酸堆积，导致核破裂，细胞解体。因此对急性淋巴细胞白血病及恶性淋巴瘤的疗效较好，作用快，但不持久，易产生耐药性；对慢性淋巴细胞白血病，除减低淋巴细胞数目外，还可降低血液系统并发症如自身免疫性溶血性贫血、血小板减少症的发生率或使其缓解。常与其他抗恶性肿瘤药合用，治疗霍奇金及非霍奇金淋巴瘤。对其他恶性肿瘤无效，而且可能因抑制机体免疫功能而助长恶性肿瘤的扩展。故仅在恶性肿瘤引起发热不退，毒血症状明显时，可少量短期应用以改善症状等。

二、雌激素类药及雌激素受体拮抗剂

（一）雌激素类药物

常用的雌激素类药物有炔雌醇（ethinylestradiol）、炔雌醚（quinestrol）、己烯雌酚（diaethylstibestrol）等。能抑制下丘脑及脑垂体，减少脑垂体促间质细胞激素（ICSH）的分泌，从而使来源与睾丸间质细胞与肾上腺皮质的雄激素分泌减少，也可直接对抗雄激素促进前列腺癌生长的作用。主要用于前列腺癌的治疗，也适用于绝经期后7年以上的晚期乳腺癌有内脏或软组织转移者，但绝经前的乳腺癌患者禁用。

己烯雌酚常见不良反应有恶心、体液潴留、静脉冲或动脉血栓栓塞，一般与剂量有关。男性常见阳痿和乳房发育，女性常发生撤退性出血，乳腺癌患者易发生高血钙症和骨痛。

（二）雌激素受体拮抗药物

常用的药物有他莫昔芬（tamoxifen，TAM）和托瑞米芬（toremifene），托瑞米芬结构与疗效与他莫昔芬相近。

他 莫 昔 芬

他莫昔芬又称三苯氧胺，可通过细胞膜，与雌激素竞争性结合雌激素受体，形成他莫昔芬 - 雌激素受体蛋白复合物，该复合物进入细胞核内，阻止肿瘤细胞 DNA 和 mRNA 的合成，抑制肿瘤细胞增殖。临床主要用于治疗雌激素受体/孕激素受体阳性女性乳腺癌，辅助

治疗能提高治愈率，减少对侧乳腺发生乳腺癌的概率。也可用于卵巢癌、子宫内膜癌和子宫内膜异位症的治疗。他莫昔芬不良反应较少，主要有生殖系统反应如月经失调、闭经、外阴瘙痒等，较轻微，停药后可恢复。另外有胃肠道反应如食欲减退、恶心、呕吐、腹泻等。

三、雄激素类药及雄激素受体拮抗剂

（一）雄激素类

临床上常用于治疗恶性肿瘤的雄性激素有甲睾酮（methytestosterone）、丙酸睾酮（testosterone propionate）和氟羟甲睾酮（fluoxymesterone）。抑制脑垂体前叶分泌促卵泡激素，使卵巢分泌雌激素减少，并可对抗雌激素作用。对晚期乳腺癌，尤其是骨转移者疗效较佳。主要不良反应为女性用后出现男性化表现，还可因水钠潴留而致水肿。

（二）雄激素拮抗剂

氟他胺

氟他胺（flutamide），又名氟硝丁酰胺，为合成的非甾体类雄激素拮抗剂。氟他胺及其代谢产物 2-羟基氟他胺能在精囊、前列腺组织内与雄激素受体结合，阻断二氢睾丸素与雄激素受体结合，抑制靶组织摄取睾丸素，从而起到抗雄激素作用。当与促性腺激素释放激素（GnRH）如亮丙瑞林（leuprolide）合用时，可完全阻断雄激素而且防止代偿性增加。主要用于以前未经治疗或对激素控制疗法无效或失效的晚期前列腺癌患者。不良反应主要包括男子乳房发育、厌食、恶心、呕吐、失眠、暂时性肝功能异常和肝炎、头痛等。

四、孕激素类药物

甲羟孕酮

甲羟孕酮（medroxyprogesterone）可通过抑制垂体催乳素或促进卵泡素的分泌而抑制肿瘤。临床主要用于治疗乳腺癌、子宫内膜癌、前列腺癌、肾癌，也可用于改善晚期肿瘤患者的恶液质。可引起黄体酮类反应如乳房疼痛、溢乳、阴道出血、闭经、月经不调、宫颈分泌异常等；长期应用也有肾上腺皮质功能亢进的表现如满月脸、柯兴氏征、体重增加等。此外，可引起凝血机能异常，所以栓塞性疾病或在应用过程中有血栓形成的征象如头痛、视力障碍等应即停药。有严重肝功能损害，有高钙血症倾向的病人也应禁用。

五、促性腺激素释放激素类

包括戈舍瑞林（goserelin）、曲普瑞林（triptorelin）、亮丙瑞林（leuprorelin）。

该类药物主要作用于垂体-性腺轴，通过负反馈机制抑制促性腺激素释放激素的生成和释放，导致垂体分泌促黄体生成素和促卵泡激素水平下降，能减少雌二醇和睾酮合成。临床可用于绝经前及围绝经期晚期乳腺癌的治疗，也可用于前列腺癌的治疗。

六、芳香化酶抑制剂

芳香化酶是细胞色素 P450 酶系的一种，广泛存在于卵巢、肝脏和肿瘤组织中，能将雄激素转化为雌激素。芳香化酶抑制药通过抑制芳香化酶的活性，阻断卵巢以外的组织雄烯二酮类及睾酮类经芳香化作用转化为雌激素，即可减少体内雌激素的产生，从而可能达到治疗乳腺癌的目的。最早的芳香化酶抑制剂是氨鲁米特；第二代芳香化酶抑制剂主要有福美司坦（formestane）、普洛美坦（plomestane）；第三代芳香化酶抑制剂包括非甾体类的阿纳曲唑（anastrozole）以及甾体类有依美西坦（exemestane），对雌激素的抑制作用强于前二代产品，且作用持久、选择性强，几乎不影响肾上腺皮质激素代谢。

氨 鲁 米 特

氨鲁米特（aminoglutethimide，AG），又名氨基导眠能，氨格鲁米特，氨苯哌酮，为格鲁米特（镇静催眠药物）的衍生物，能特异性抑制使雄激素转化为雌激素的芳香化酶活性，阻止雌激素的产生，从而减少雌激素对乳腺癌的促进作用。临床主要用于绝经后晚期乳腺癌及转移性乳腺癌的治疗，也可用于库欣综合征的治疗。AG 对芳香化酶抑制的选择性不高，在治疗乳腺癌的同时，还会干扰肾上腺皮质激素的合成及诱导其他细胞色素 P450 酶系的产生，因而会引起共济失调、甲状腺功能抑制等不良反应。

第四节　分子靶向治疗药物

虽然传统的细胞毒类抗肿瘤药物在各个不同的肿瘤治疗过程中发挥重要作用，但由于其选择性差，不能良好地分辨肿瘤细胞和正常细胞，不良反应多，临床应用受到诸多因素的限制。随着生命科学研究的飞速发展，肿瘤细胞内信号转导、细胞凋亡的诱导、血管生成以及细胞与胞外机制的相互作用等各种基本过程逐渐被阐明，抗肿瘤药物的研制逐渐从细胞毒性药物向针对肿瘤特异性分子变化转变，如针对肿瘤细胞受体、关键基因和调控分子等为靶点的治疗，称之为分子靶向治疗（molecular targeted therapy）。

分子靶向治疗以肿瘤细胞的特性改变为作用靶点，在发挥更强的抗肿瘤活性的同时，减少对正常细胞的毒副作用，这种有的放矢的治疗方法为肿瘤的治疗指明了新的方向。分子靶向药物具有高效、低毒、特异性强的特点。

一、干扰细胞信号转导药物

（一）蛋白酪氨酸激酶抑制剂

蛋白酪氨酸激酶（protein tyrosine kinase，PTKs）是一类具有酪氨酸激酶活性的蛋白质，能催化三磷酸腺苷（ATP）上的磷酸基转移到许多重要蛋白的酪氨酸残基上，使其发生磷酸化。PTKs 在细胞内的信号转导通路中占据十分重要的地位，调节着细胞的生长、分化与死亡等一系列生理生化过程。PTKs 功能失调则会引发一系列的疾病。资料表明，超过 50% 的原癌基因和癌基因产物都具有酪氨酸蛋白激酶活性，其异常表达可导致细胞增殖调节发生紊乱，进而导致肿瘤的发生。此外，酪氨酸激酶的异常表达还与肿瘤的侵袭与转移、肿瘤新生血管的生成、肿瘤的化疗抗性有密切的关系。

PTKs 分为受体型（receptor tyrosine kinase，RTK）和非受体型，多数为受体型。根据胞外配体结合区亚单位结构的不同，可将 RTK 分成不同的亚类。包括：表皮生长因子受体（EGFR）、人表皮生长因子受体 2（HER2/Neu）、人表皮生长因子受体 3（HER3）、胰岛素受体、胰岛素样生长因子 – 1（IGF – 1）、血小板衍化生长因子受体（PDGFR）、集落刺激因子受体 – 1 受体（CSF – 1）、成纤维细胞生长因子受体（FGFR）等。

酪氨酸激酶抑制剂（TKIs）主要通过抑制肿瘤细胞的损伤修复、使细胞分裂阻滞在 G_1 期、诱导和维持细胞凋亡、抗新生血管形成等途径来达到抗肿瘤作用。

伊马替尼

伊马替尼（imatinib），又名格列卫，格列维克，是 2 – 苯基氨基嘧啶类化合物，是一种特异性很强的酪氨酸激酶抑制剂。

【体内过程】 口服吸收迅速，平均生物利用度超过 97%，不受食物和年龄的影响。与血浆蛋白结合率高，约为 96%。81% 的伊马替尼或其代谢产物在给药 7 天内被清除，主要通过粪便排泄，少量经尿液排泄。

【药理作用】 95% 左右的慢性粒细胞白血病均为费城染色体（Ph1）染色体阳性，即 9 号染色体的原癌基因 Ab1 异位到 22 号染色体的一段癌基因（bcr）上。两种基因重组在一起，产生融合蛋白 P – 210，P – 210 酪氨酸激酶活性较高，刺激白细胞增殖而发生白血病。伊马替尼可选择性抑制 Bcr – Abl 酪氨酸激酶，抑制 Bcr – Abl 阳性细胞系和 Ph1 阳性的慢性髓细胞白血病的白血病细胞增殖，并诱导其凋亡。伊马替尼也是血小板源性生长因子（PDGF）、干细胞因子（SCF）以及 c – kit（酪氨酸激酶受体蛋白家族的重要成员之一，是一种癌蛋白）的酪氨酸激酶抑制剂，能抑制表达 c – kit 突变的胃肠道间质肿瘤细胞增殖和诱导其凋亡。

【临床应用】 主要用于治疗 Ph 阳性的慢性髓细胞白血病慢性期、急变期和加速期，以及干扰素治疗无效的慢性期患者；适用于治疗干细胞因子受体 c – Kit 阳性不能手术切除的和（或）转移性恶性胃肠道间质肿瘤。

【不良反应】 近期不良反应包括消化道反应，但比较轻微。下肢水肿、皮疹和消化不良是最常见的不良反应。部分患者有头痛、头晕、味觉障碍、失眠等，少数患者有眼耳结膜炎。

长期用药患者可见血压异常、心动过速、心力衰竭、肺水肿等。亦可致血小板减少、粒细胞减少及贫血。由于内分泌失调可见体液潴留、体重增加、低血钾等。35% 的患者可出现皮疹、肌肉疼痛。也有患者出现血肌酐升高，甚至肾功能衰竭。

其他酪氨酸酶抑制剂的作用特点见表 39 – 7。

表 39 – 7　其他酪氨酸酶抑制剂的作用特点

药物	药理作用	临床应用	不良反应
吉非替尼（gefitinib）	强有力的 EGFR 酪氨酸激酶抑制剂，阻断肿瘤细胞信号转导，抑制多种实体瘤的增殖，促进肿瘤细胞凋亡和防止肿瘤转移，抑制微血管生成，调节细胞周期，增加化疗敏感度	既往接受过化疗或不适于化疗的局部晚期或转移性非小细胞肺癌	腹泻、血管性水肿、瘙痒、皮肤干燥、痤疮等，致死性间质性肺炎

续表

药物	药理作用	临床应用	不良反应
厄洛替尼 (erlotinib)	喹唑啉类小分子 EGFR 酪氨酸酶抑制剂，抑制 ATP 与细胞内蛋白酪氨酸激酶的结合，抑制 EGFR 自身有磷酸化，从而阻断信号传导，干预细胞的增殖分化等过程	两个或两个以上化疗方案失败的局部晚期或转移性非小细胞肺癌	同吉非替尼
拉帕替尼 (lapatinib)	苯胺喹唑啉类酪氨酸酶抑制剂，可同时抑制 EGFR 和 HER-2	乳腺癌、非小细胞肺癌、头颈部癌以及胃癌等	恶心、呕吐、腹泻、皮疹等
索拉非尼 (sorafenib)	多酶抑制剂，能同时抑制 RAF 激酶、VEGFR-2、VEGFR-3、PDGFR-β 等，可通过抑制信号转导通路直接抑制肿瘤生长，还可通过阻断肿瘤新生血管形成间接抑制肿瘤生长	不能手术的晚期肾细胞癌和无法手术切除或转移的肝癌	恶心、呕吐、腹泻、皮疹、手足综合征、脱发、口腔炎、关节炎等

（二）雷帕霉素靶蛋白抑制剂

哺乳动物雷帕霉素靶蛋白（mTOR）是一种 Ser/Thr 激酶，属于 PIKK 超家族，对调节细胞周期、蛋白质合成等具有重要作用，与多种肿瘤的发生、发展密切相关。mTOR 已成为肿瘤治疗的热门靶点。mTOR 蛋白抑制剂包括坦西莫司、依维莫司（Everolimus）等。

坦西莫司

坦西莫司（emsirolimus）是第 1 个上市的 mTOR 抑制剂，2007 年通过美国 FDA 和 EMEA 批准用于治疗肾细胞癌。与常规的干扰素 α 或白细胞介素 -2 免疫疗法相比，该药单独治疗可延长总生存期、明显延长 PFS，且耐受性更好。

二、泛素化-蛋白酶体抑制剂

硼替佐米

硼替佐米（bortezomib）特异性地结合 20S 核心颗粒中的 β1、β2 和 β5 氨基端的苏氨酸，表现为竞争性抑制和可逆性结合，从而抑制蛋白酶体的活性，阻止了某些特异蛋白尤其是抑癌因子的水解，如 p21、p27、p53、Rb、PTEN 等，它们参与肿瘤细胞的生长、增殖和凋亡调节，抑制这些蛋白质的水解可以激活凋亡信号，从而抑制肿瘤细胞的生长增殖。此外，硼替佐米还可以通过诱导细胞自噬作用而杀死肿瘤细胞。体外试验证明硼替佐米对多种类型的癌细胞具有细胞毒性。临床前肿瘤模型体内试验证明硼替佐米能够延迟包括多发性骨髓瘤在内的肿瘤生长。临床主要用于用于多发性骨髓瘤患者的治疗。最常见的不良反应有外周神经病变和外周神经痛等。

三、表观遗传修饰抑制剂

（一）DNA 甲基转移酶（DNMT）抑制剂

地西他滨

地西他滨（decitabine）又称为 5-氮杂-2'-脱氧胞苷酸、5-氮杂-2'-脱氧胞嘧啶核苷，为核苷类似物，能够在 DNA 复制过程中掺入 DNA，然后被 DNA 甲基转移酶识别，通过与 DNMT 半胱氨酸残基上的巯基共价结合从而使之失活。临床对多种恶性血液病包括骨髓增生异常综合征、急性髓性白血病和慢性粒细胞白血病等均有明显疗效。其不良反应可见中性白细胞减少、血小板减少、贫血、疲劳、发热、咳嗽、恶心、便秘、腹泻、高血糖、热性的中性白细胞减少等。大剂量可引起神经毒性，表现为嗜睡、失语、偏瘫等，但停药后可恢复正常。

（二）组蛋白去乙酰化酶（HDAC）抑制剂

伏立诺他

伏立诺他（vorinostat）是第一个被批准的抗肿瘤 HDAC 抑制剂，能强效抑制 HDAC1、HDAC2、HDAC3、HDAC6，可使组蛋白乙酰化水平降低，染色体结构更加开放，从而激活抑癌基因 $p21^{WAF1}$ 的转录。临床用于难治性或复发性皮肤 T 细胞淋巴瘤的治疗，对许多血液肿瘤和实体瘤亦表现出良好的抗瘤活性。不良反应主要为疲倦和血小板减少。

四、单克隆抗体

利妥昔单抗

利妥昔单抗（rituximab），又名美罗华，是全球第一个被批准用于临床治疗非霍奇金淋巴瘤（NHL）的单克隆抗体。

【体内过程】静脉给药，患者的血浆抗体浓度随剂量的增加而增加。利妥昔单抗的平均血浆 $t_{1/2}$ 为 68.1 小时，在病情缓解患者体内，利妥昔单抗的浓度明显高于治疗无效患者，通常是在 3~6 个月后仍可测到利妥昔单抗。首次治疗后，外周 B 淋巴细胞数中位值明显降低至正常水平以下，6 个月后开始恢复，在治疗完成的 9~12 个月后恢复正常水平。

【药理作用】CD20 是人类 B 淋巴细胞表面特有的标识，它高表达于所有正常 B 细胞和多数恶性 B 细胞表面，但在造血干细胞、原 B 细胞、正常血细胞，或其他正常组织中不存在。该抗原表达于 95% 以上的 B 淋巴细胞型非霍奇金淋巴瘤（NHLs）。利妥昔单抗是一种人源化的单克隆抗体，能和 B 淋巴细胞表面抗原 CD20 特异性结合。通过补体依赖的细胞毒作用（CDC）和抗体依赖的细胞毒作用（ADCC）发挥细胞毒效应，破坏肿瘤细胞。利妥昔单抗还能在体外诱导细胞凋亡和对抗增殖。此外，还可使耐药的 B 淋巴细胞对某些化疗药物再次敏感。

【临床应用】 主要用于复发或耐药的 B 淋巴细胞型非霍奇金淋巴瘤。

【不良反应】 不良反应主要表现为：①全身反应：腹痛，背痛，胸痛，颈部痛，不适，腹胀，滴注部位疼痛；②心血管系统：高血压，心动过缓，心动过速，体位性低血压，血管扩张等；③胃肠道：腹泻，消化不良，厌食等；④血液和淋巴系统：白细胞减少，血小板减少、中性粒细胞减少；⑤血管性水肿；⑥肌肉骨骼系统：关节痛，肌痛，骨痛，张力过高等；⑦神经系统：眩晕，焦虑，抑郁，感觉异常，躁动，失眠，紧张，嗜睡，神经炎等；⑧呼吸道：咳嗽，支气管痉挛；⑨其他：皮肤干燥，耳痛，味觉障碍，排尿困难，血尿。

利妥昔单抗有不同程度的过敏反应，如发热、寒战，主要发生在首次滴注 2 个小时内。单一治疗在临床上并未引起明显的肝肾毒性，仅观察到肝功能参数的轻微、暂时上升。

其他单克隆抗体药物的作用特点见表 39-8。

表 39-8　其他单克隆抗体药物的作用特点

药物	药理作用	临床应用	不良反应
曲妥珠单抗（trastuzumab，赫赛汀，herceptin）	DNA 重组人源化单克隆抗体，能高选择性结合到 Her-2 的细胞外区域，干扰其自身磷酸化，下调 Her-2 基因的表达，加速 Her-2 蛋白受体的内化和降解，下调血管内皮生长因子的活性，遏制肿瘤的生长与转移，同时通过 ADCC 增强免疫细胞攻击和杀伤肿瘤靶细胞的能力	抑制 Her-2 过度表达的转移性乳腺癌、已接受过 1 个或多个化疗方案的转移性乳腺癌、可单药治疗或与紫杉醇类联合	胸痛、腹泻、肌肉痛、水肿、呼吸困难等
西妥昔单抗（cetuximab，erbitux，爱必妥，C225）	可与正常细胞和癌细胞表面的 EGF 受体特异性结合，并竞争性阻断 EGF 和其他配体的结合，从而阻断受体相关激酶的磷酸化作用，阻断细胞内信号转导途径，从而抑制癌细胞的增殖，诱导癌细胞的凋亡，减少基质金属蛋白酶和血管内皮生长因子的产生	EGFR 阳性的晚期大肠癌，复发或转移性头颈部鳞癌，与化疗药合用对胰腺癌有一定疗效	常见有皮疹、疲倦、腹泻、恶心、呕吐等，肺毒性和皮肤毒性是其严重不良反应
贝伐单抗（bevacizumab，阿瓦斯汀，avastin）	重组的人源化单克隆抗体，是美国第一个获得批准上市的抑制肿瘤血管生成的药。能与人血管内皮生长因子（VEGF）结合并阻断其生物活性	适用于联合以 5-FU 为基础的化疗方案一线治疗转移性结直肠癌，与某些化疗方案联合治疗晚期非小细胞肺癌	最严重的不良反应为胃肠穿孔/伤口并发症、出血、高血压危象、肾病综合征、充血性心力衰竭
替伊莫单抗（ibritumomab，泽娃灵，zevalin）	第一个放射性标记的单克隆抗体，由放射性同位素钇 90 和 CD20 单抗组成，结合了单克隆抗体的靶向性和同位素的放疗作用，可以最大程度杀灭肿瘤细胞	复发或难治性低度恶性的滤泡型 B 细胞非霍奇金淋巴瘤（NHL）	消化系统和血液系统不良反应，有致癌和致畸作用

五、其他药物

(一) 氨肽酶 B/亮氨酸肽酶抑制剂

乌苯美司

【体内过程】 口服吸收良好、迅速，1 小时后血药浓度达峰值。约有 15% 在肝中被代谢为羟基乌苯美司。80%~85% 呈原型自尿排出。

【药理作用】 乌苯美司是从链霉菌属的培养液中分离所得的低分子二肽化合物，可竞争性地抑制氨肽酶 B 及亮氨酸肽酶的活性，增强 T 细胞的功能，使 NK 细胞的杀伤活力增强，且可使集落刺激因子合成增加而刺激骨髓细胞的再生及分化。同时，能干扰肿瘤细胞的代谢，抑制肿瘤细胞增生，使肿瘤细胞凋亡，并激活人体细胞免疫功能，刺激细胞因子的生成和分泌，促进抗肿瘤效应细胞的产生和增殖。

【临床应用】 可配合化疗、放疗及联合应用于白血病、多发性骨髓瘤、骨髓增生异常综合征及造血干细胞移植后，以及其他实体瘤患者。也可用于抗癌化疗、放疗的辅助治疗，老年性免疫功能缺陷等。

【不良反应】 不良反应较轻，主要为消化道反应，偶有皮疹、瘙痒、头痛、水肿等。可出现一过性轻度转氨酶升高，停药后可消失。

(二) 细胞分化诱导剂

促细胞分化剂又称为细胞分化诱导剂，可诱导肿瘤细胞分化为正常或接近正常的细胞，使肿瘤细胞出现类似正常细胞的表型，或恢复正常细胞的某些功能。其分子作用机制主要与端粒酶和转录因子有关。目前常用的细胞分化诱导剂有维 A 酸等。

维 A 酸

维 A 酸 (tretinoin) 是体内维生素 A 的代谢中间产物，主要通过调节表皮细胞的有丝分裂和表皮细胞的更新，促进正常角化，影响上皮代谢，对上皮角细胞的生长和角质层脱落有明显促进作用。临床上主要用于治疗鳞状细胞癌和黑色素瘤。不良反应主要为厌食、恶心、呕吐、头痛、关节痛、肝损伤、皮炎等，可致畸，孕妇禁用。

(三) 细胞凋亡诱导剂

三氧化二砷

三氧化二砷 (arsenic trioxide，As_2O_3)，是传统中药砒霜的有效成分之一，是一种剧毒物质。自用于急性早幼粒细胞白血病的治疗取得显著疗效后，As_2O_3 被用于其他恶性肿瘤如骨髓瘤、乳腺癌、肝癌的治疗，并取得了良好的临床效果。As_2O_3 的抗肿瘤机制可能与诱导肿瘤细胞凋亡与分化、抑制肿瘤细胞端粒酶的活性、促进自由基的产生、抑制血管生成等途径有关。不良反应包括疲劳、肝转氨酶升高、可逆性高血糖，也可引起心电图 Q-T 间期延长，治疗期间应密切观察。

（四）腺苷脱氨酶抑制剂

腺苷脱氨酶（ADA）是嘌呤核苷代谢中重要的酶类，可使腺嘌呤核苷转变为次黄嘌呤核苷，为淋巴细胞正常功能所必需。腺苷脱氨酶抑制剂可与ADA结合，使细胞脱氧腺苷三磷酸（dATP）水平增高，dATP可通过抑制核糖核苷酸还原酶，从而阻断DNA的合成。代表药物有喷司他汀。

喷司他汀

喷司他汀（pentostatin）是拟嘌呤类的抗代谢药，为一种极强的腺苷脱氨酶（ADA）抑制剂。喷司他汀与ADA的亲和力很高，与ADA紧密结合，抑制ADA的活性，使细胞脱氧腺苷三磷酸（dATP）水平增高，dATP通过抑制核糖核苷酸还原酶阻断DAN合成。喷司他汀还能抑制RNA合成和增强对DNA的损伤，因此对淋巴细胞和其他细胞有细胞毒作用。对干细胞白血病有良好的疗效，对慢性淋巴细胞白血病也有一定的疗效。常见的不良反应为骨髓抑制、恶心、呕吐、皮疹等，还可引起短暂的轻中度的肝、肾功能不良。偶见关节痛、肌痛、呼吸衰竭。

（五）新生血管生成抑制药

重组人血管内皮抑制素

血管内皮抑制素（rh-endostatin）是内源性肿瘤新生血管抑制药，主要通过抑制肿瘤内皮细胞的生长达到抑制肿瘤血管生成、诱导肿瘤细胞凋亡、防止肿瘤侵袭和转移。同时克服了肿瘤化疗过程中产生的耐药性。血管内皮抑素联合化疗可提高非小细胞肺癌患者的生存率。

第五节 抗肿瘤药物的应用原则

肿瘤内科学的不断更新促进了肿瘤治疗由单一治疗向综合治疗方向发展，即根据患者的机体状况、肿瘤的病理类型、侵犯范围（分期）和发展趋向，合理地将化疗药物与现有的其他治疗手段联合应用，从而提高肿瘤治愈率，改善患者生活质量。因此，根据抗肿瘤药物的作用机制、抗瘤谱、药物的毒性和细胞增殖动力学，设计出合理用药与联合用药方案，不但可以增加疗效，而且能够减少毒性反应和延缓耐药性的产生。联合用药有先后使用的序贯疗法，也有同时应用的联合疗法。一般遵循以下原则。

1. 从细胞增殖动力学规律考虑 增长缓慢（GF不高）的实体瘤，其G_0期细胞较多，一般先用细胞周期非特异性药物杀灭增殖期及部分G_0期细胞，使瘤体缩小而驱动（招募）G_0期细胞进入增殖周期。继而用细胞周期特异性药物杀灭。反之，对于生长比率高（GF较高）的肿瘤如急性白血病，则先用杀灭S期或M期的细胞周期特异性药物大量杀灭处于增殖周期的恶性肿瘤细胞，以后再用细胞周期非特异性药物杀灭其他各期细胞。待G_0期细胞进入细胞周期时，可重复上述疗程。此外，瘤细胞群中的细胞往往处于不同时期，若将作用于不同时期的药物联合应用，如选用长春新碱（主要作用于 M 期）与作用于 S 期的氟尿嘧啶及周期非特异性药物环磷酰胺合用，分别打击各期细胞，可收到较好效果。

2. 从抗肿瘤药物的作用机制考虑　针对肿瘤的不同发病机制，采用不同作用机制、作用于不同生化环节的抗肿瘤药联合应用，可使疗效增强，如阿糖胞苷和巯嘌呤合用，前者阻断 DNA 多聚酶，后者可阻断嘌呤核苷酸互变，又能掺入 DNA 中，临床已证明此二药合用治疗急性粒细胞白血病疗效好。

3. 从药物的抗瘤谱考虑　不同的肿瘤对不同药物的敏感性不同，每个抗肿瘤药都有其不同的抗瘤谱，因此根据药物的抗瘤谱及肿瘤对不同药物的敏感性选择用药，如胃肠道腺癌宜用氟尿嘧啶、环磷酰胺、丝裂霉素等；鳞癌可用博来霉素、甲氨蝶呤等；肉瘤宜用多柔比星、环磷酰胺、顺铂等。

4. 从药代动力学关系上考虑　抗肿瘤药物在体内的药代动力学特点对其疗效有着重要的影响。抗肿瘤药物要进入肿瘤细胞才能发挥抗肿瘤作用，其效应与细胞内浓度密切相关。长春新碱可减少甲氨蝶呤从细胞外流，使甲氨蝶呤在细胞内浓度增加，停留时间延长，因此可提高甲氨蝶呤的疗效，故临床上在使用大剂量甲氨蝶呤之前常使用长春新碱。

5. 从药物的毒性考虑　大多数抗肿瘤药均可抑制骨髓，而泼尼松、长春新碱、博来霉素的骨髓抑制作用较少，将其与其他药物合用，可避免相同的毒性反应叠加。对于抗肿瘤药物的特征性不良反应，可针对性合用相关药物来降低药物的毒性，如用美司钠可预防环磷酰胺引起的出血性膀胱炎；用四氢叶酸钙以减轻甲氨蝶呤的骨髓毒性。

6. 从给药方法考虑　对恶性肿瘤的化疗，一般多采用机体能耐受的最大剂量，特别是对病期较早、健康状况较好的肿瘤病人，应用环磷酰胺、阿霉素、甲氨蝶呤等药物时，大剂量间歇用药法往往较小剂量连续法的效果好。而且间歇用药也有利于造血系统等正常组织的修复与补充，有利于提高机体的抗瘤能力及减少耐药性。

（黄丽萍）

扫码"练一练"

第四十章 影响免疫功能的药物

参与免疫反应的各种细胞、组织和器官，如胸腺、骨髓、淋巴结、脾、扁桃体等以及分布全身组织的淋巴细胞和浆细胞等构成了机体的免疫系统。这些组分及其功能正常是机体免疫功能的基础，任何因素出现异常都可导致免疫功能障碍。正常的免疫功能对机体的防御反应、自身稳定及免疫监视等都是必不可少的。

第一节 免疫应答和免疫病理反应

一、免疫应答

免疫系统的主要功能是识别、破坏和清除异物，以维持机体的内环境稳定。免疫反应可分为特异性免疫和非特异性免疫两类。非特异性免疫为先天所具有，由吞噬细胞、补体、干扰素等组成，参与吞噬、清除异物，并介导和参与特异性免疫的杀伤反应。特异性免疫包括细胞免疫和体液免疫，分别由 T 细胞和 B 细胞介导，并有多种与免疫系统功能有关的细胞因子参与。

机体免疫系统在抗原刺激下所发生的一系列变化称为免疫应答反应，可分三期：①感应期：巨噬细胞和免疫活性细胞处理和识别抗原阶段；②增殖分化期：免疫活性细胞被抗原激活后分化增殖并产生免疫活性物质；③效应期：致敏淋巴细胞或抗体与相应靶细胞或抗原接触，产生细胞免疫或体液免疫效应（见图 40-1）。

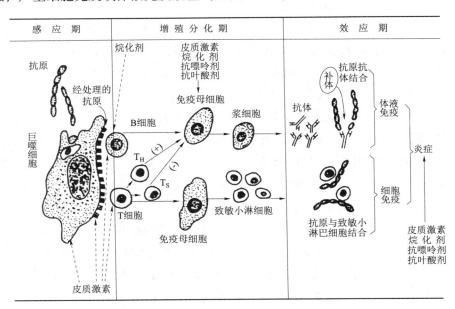

图 40-1 免疫反应的基本过程和药物作用环节

二、免疫病理反应

正常的免疫应答反应在抗感染、抗肿瘤及抗器官移植排斥方面具有重要意义。但当机体免疫功能异常时，可出现免疫病理反应，包括变态反应（过敏反应）、自身免疫性疾病、免疫缺陷病和免疫增殖病等，表现为机体的免疫功能低下或免疫功能过度亢进，严重时可导致死亡。影响免疫功能的药物通过影响上述一个或多个环节发挥免疫抑制或免疫增强作用，从而达到防治免疫功能异常性疾病的目的。

第二节 免疫抑制剂

免疫抑制剂（immunosuppressant）是一类具有免疫抑制作用的药物。临床主要用于对抗器官移植排斥反应和自身免疫性疾病。多数免疫抑制剂主要作用于免疫反应感应期，抑制淋巴细胞增殖；部分药物作用于免疫反应的效应期。免疫抑制药物可分为以下几类：①钙调神经磷酸酶抑制剂（calcineurin inhibitor），如环孢素、他克莫司等；②抗细胞增殖类药物，如环磷酰胺、硫唑嘌呤、麦考酚酯、来氟米特、咪唑立宾等；③哺乳动物雷帕霉素靶蛋白抑制剂（mammalian target of rapamycin inhibitor，mTORi），如西罗莫司等；④糖皮质激素类；⑤抗体类。近年，针对鞘氨醇-1-磷酸（S1P）、淋巴细胞特异性酪氨酸蛋白激酶（Lck）、Janus 激酶 3（JAK3）、哺乳动物雷帕霉素靶蛋白（mTOR）等特异靶点开发的新型免疫抑制剂正在深入的研究之中。

一、钙调神经磷酸酶抑制剂

环孢素

环孢素（cyclosporin） 又称环孢菌素 A（cyclosporin A），是由真菌代谢产物提取的含 11 个氨基酸环状多肽，现已能人工合成。

【体内过程】环孢素可口服或静脉注射给药。口服吸收慢而不完全，生物利用度 20%~50%，约 3~4 小时达峰值。在血液中约 50% 被红细胞摄取，30% 与血红蛋白结合，4%~9% 结合于淋巴细胞，血浆中游离药物仅占 5%，$t_{1/2}$ 为 24 小时，主要在肝脏代谢，自胆汁排出，有明显的肠肝循环。该药体内过程有明显个体差异，给药剂量应个体化。近年以微乳化技术改善了环孢素的药代动力学特性，提高了其疗效。

【药理作用】环孢素与免疫抑制相关的作用主要包括以下几个方面。选择性抑制 T 细胞活化，使 T_H 细胞明显减少并降低 T_H 与 T_s 的比例，从而抑制效应 T 细胞介导的细胞免疫反应，如迟发型超敏反应。对 B 细胞的抑制作用弱，可部分抑制 T 细胞依赖的 B 细胞反应。对巨噬细胞的抑制作用不明显，对自然杀伤（natural killer，NK）细胞活力无明显抑制作用，但可间接通过产生干扰素（interferon-γ，INF-γ）影响 NK 细胞的活力。当抗原与 T_H 细胞表面受体结合时，引起细胞内 Ca^{2+} 浓度增加。Ca^{2+} 与钙调蛋白结合从而激活钙调磷酸酶（calcineurin），进而活化相关转录因子，调节 IL-2、IL-3、IL-4、TNF-α、INF-γ 等细胞因子的基因转录。环孢素能进入淋巴细胞与环孢素结合蛋白（cyclophilin）结合，进而与钙调磷酸酶结合形成复合体，抑制钙调磷酸酶活性，从而抑制 T_H 细胞的活化及相关基因表达。此外，环孢素还可增加 T 细胞内转运生长因子-β（transforming growth factor-β，TGF-β）的表达，TGF-β 对 IL-2 诱导 T 细胞增殖有强大的抑制作用，也能抑制抗原特异性的细胞毒 T 细胞产生。

【临床应用】

1. 器官移植 广泛用于肾、肝、胰、心、肺、皮肤、角膜及骨髓等组织器官的移植手术，防止排异反应。推荐以本品与小剂量糖皮质激素联用。

2. 自身免疫性疾病 适用于治疗他药无效的难治性自身免疫性疾病，如类风湿性关节炎、系统性红斑狼疮、银屑病、皮肌炎等。

【不良反应】发生率较高，其严重程度、持续时间与剂量、血药浓度相关，多为可逆性。最常见及严重的不良反应为肾毒性，发生率为70%，可致血清肌酐和尿素氮水平呈剂量依赖性升高，因而限制了其应用。其次为肝毒性，多表现为用药初期一过性肝损害。继发感染也较为常见，多为病毒感染。继发肝肿瘤发生率约为一般人群的30倍，以淋巴瘤和皮肤瘤多见。此外还有食欲减退，嗜睡，多毛症，震颤，感觉异常，齿龈增生，胃肠道反应，过敏反应等。

他 克 莫 司

他克莫司（tacrolimus，FK506）是从链霉素属（streptomyces tsukubaensis）分离提取的23元环大环内酯类抗生素，具有较强的免疫抑制特性，强度约为环孢素的10~100倍，预防器官移植排斥反应效果优于环孢素。

【体内过程】他克莫司可口服或静脉注射给药。口服吸收迅速，约1~2小时达峰浓度，生物利用度为25%左右，$t_{1/2}$为7小时，99%药物在肝脏代谢后排出体外。

【药理作用】作用机制与环孢素相似。通过与细胞内结合蛋白（FK506 binding protein）结合形成复合物，抑制IL-2基因转录而产生强大免疫抑制作用。

【临床应用】主要用于抗移植排斥反应，其存活率、排异时间优于环孢素，故近年应用较多。肝、肾移植排斥反应对传统免疫抑制方案耐药者，可选用该药。对自身免疫性疾病有一定的疗效，可用于类风湿关节炎、肾病综合征等，也可用于治疗系统性红斑狼疮。

【不良反应】不良反应同环孢素基本相似，而肾及神经毒性发生率较高，多毛症发生率较低。胃肠道反应及代谢异常均可发生，大剂量用药可致生殖系统毒性。此外，尚可引起血小板生成及高脂血症，但降低剂量可逆转。本品不良反应与血药浓度密切相关，用药期间应严密监测血药浓度。

二、抗细胞增殖类药物

环 磷 酰 胺

环磷酰胺（cyclophosphamide）是一种常用的烷化剂，免疫抑制作用强而持久，抗炎作用较弱。

【体内过程】口服易吸收，服药后约1小时血药浓度达峰值。环磷酰胺本身是一个前药，经肝CYP450代谢成代谢物4-羟基环磷酰胺，后者容易进入细胞，随后转化为活性产物磷酰胺氮芥（cyphoramide mustard）。原药和代谢物随尿排出。

【药理作用】可杀伤增殖期淋巴细胞，且影响某些静止细胞，使循环中淋巴细胞数目减少；对B细胞较T细胞更敏感，能选择性地抑制B淋巴细胞，还可明显降低NK细胞的活性，从而抑制初次和再次体液与细胞免疫反应。但在免疫抑制剂量下不影响已活化巨噬细胞的细胞毒性。

【临床应用】用于预防移植排斥反应及移植物抗宿主反应。亦可用于糖皮质激素不能缓解的多种自身免疫性疾病。与其他抗肿瘤药物合用对一些恶性肿瘤有一定的疗效。此外，尚可用于流行性出血热，通过减少抗体产生，阻断免疫复合物引起的病理损伤，阻断病情的发展。

【不良反应】常见的不良反应为骨髓抑制，胃肠道反应，出血性膀胱炎及脱发等。偶见肝功能障碍，肝功能不良者慎用。

硫 唑 嘌 呤

硫唑嘌呤（azathioprine，AZA）是常用的抗代谢类免疫抑制剂。其他尚有甲氨蝶呤（methotrexate，MTX）及6-巯嘌呤（6-mercaptopurine，6-MP）等。硫唑嘌呤为嘌呤类抗代谢剂，可干扰嘌呤代谢的各个环节，抑制嘌呤核苷酸合成，进而抑制细胞DNA、RNA及蛋白质的合成而发挥抑制T、B细胞及NK细胞的效应。硫唑嘌呤能同时抑制细胞免疫和体液免疫反应，但不抑制巨噬细胞的吞噬功能。T细胞较B细胞对该类药物更为敏感，但不同亚群T细胞敏感性亦有差别。主要用于肾移植的排异反应和类风湿性关节炎、系统性红斑狼疮等多种自身免疫性疾病。主要不良反应为骨髓抑制，其他毒性包括白细胞及血小板减少、胃肠道反应、口腔食道溃疡、皮疹及肝损害等。用药期间应注意监测血象与肝功能。

麦 考 酚 酯

麦考酚酯（mycophenolate mofetil，MMF）是又一种抗真菌抗生素经半合成所得的衍生物。体内可转化成活性产物麦考酚酸（mycophenolic acid，MPA）发挥作用。

【体内过程】本品口服易吸收，生物利用度较高，血浆药物浓度峰值约1小时，有明显的肝肠循环，$t_{1/2}$为16~17小时。

【药理作用】麦考酚酯属新型抗代谢免疫抑制剂，其活性代谢产物麦考酚酸是次黄嘌呤单核苷磷酸脱氢酶（inosine 5-monophosphate dehydrogenase，IMPDH）的抑制剂，可选择性、可逆性地抑制IMPDH，从而抑制嘌呤合成，导致鸟嘌呤减少。此外，本品尚能抑制T细胞和B细胞的增殖和抗体生成，抑制细胞毒性T细胞的产生；能快速抑制单核巨噬细胞的增殖，减轻炎症反应；能减少细胞黏附分子，抑制血管平滑肌的增生。

【临床应用】主要用于肾或其他器官移植排斥反应的预防治疗，临床证实，MMF与糖皮质激素及环孢素联用疗效明显优于硫唑嘌呤。亦可用于预防卡氏肺囊虫感染。

【不良反应】常见不良反应有：①机会性感染，尿路感染、巨细胞病毒及疱疹病毒感染等，增加巨细胞病毒性肺炎的发生率；②骨髓抑制，如外周血白细胞减少，服药期间中应查血常规，尤其开始服药阶段；③消化道症状，恶心、呕吐、腹泻、便秘、胃肠道出血等，多为剂量依赖性，降低剂量多能缓解；④与其他免疫抑制剂联用时，可能会增加淋巴瘤和其他恶性肿瘤（特别是皮肤癌）发生的风险。另外，动物试验表明有致畸作用。

麦考酚酯无明显肝、肾及神经毒性，且疗效优于硫唑嘌呤，是硫唑嘌呤首选替代药。

来氟米特

来氟米特（leflunomide，LEF）是人工合成具抗增殖活性的异噁唑类免疫抑制剂。口服吸收后，在肠道与肝脏迅速转化为活性代谢物 A_{771726}。

【体内过程】 口服生物利用度约 80%，口服后 6~12 小时 A_{771726} 血药浓度达峰值，A_{771726} 血浆浓度较低，血浆蛋白结合率高达 99% 以上。A_{771726} 在体内进一步代谢后由肾脏及胆汁排出。$t_{1/2}$ 长达 9 天。

【药理作用】 本品在体内活性代谢物 A_{771726} 可抑制二氢乳清酸脱氢酶（DHODH）的活性，阻断嘧啶合成，从而影响 DNA 和 RNA 的合成，使活化的淋巴细胞处于 G_1/S 交界处或 S 期休眠。本品选择性抑制活化 T 细胞，并能阻断活化的 B 细胞增殖，减少抗体生成。此外，本品有明显的抗炎作用。并对巨细胞病毒、BK 病毒复制有抑制作用。

【临床应用】 主要用于类风湿性关节炎、抗移植排斥反应及其他自身免疫性疾病。也可用于 BK 病毒感染或 BK 病毒性肾病维持治疗。由于本品 $t_{1/2}$ 较长，应 24 小时给药一次。给药方法为前 3~5 天，每日给予 50mg 负荷量，以后每日 20mg 维持。

【不良反应】 常见不良反应有腹泻，瘙痒，ALT、AST 升高，皮疹，白细胞减少等。

咪唑立宾

咪唑立宾（mizoribine）是一种嘌呤类似物，起初作为抗真菌药开发，后发现其具有良好的免疫抑制作用并用于抗移植排斥反应。

咪唑立宾为嘌呤类似物，能竞争性抑制嘌呤合成中的肌苷酸至鸟苷酸途径从而抑制核酸合成。阻止增殖的淋巴细胞由 G_0 期进展为 S 期，抑制抗体的产生及记忆性 B 淋巴细胞和记忆辅助性 T 淋巴细胞的产生，延长移植物的存活。体外试验证明，MZR 具有明显的抑制淋巴系统的细胞增殖；抑制各种致有丝分裂因子引起的母细胞化反应；抑制初次应答及二次应答抗体产生的作用。临床主要用于与其他免疫抑制剂联用，作为器官移植后初始免疫抑制剂。也可用于硫唑嘌呤或麦考酚酸类药物不能耐受患者，作为替代治疗。

常见不良反应为高尿酸血症；骨髓抑制作用较硫唑嘌呤等轻，可出现血小板减少、红细胞减少等，必要时可减量、停药，加服升白细胞药物等对症治疗；偶有食欲不振、恶心、呕吐、腹痛、腹泻。既往对本剂严重过敏者、白细胞计数小于 $3\times10^9/L$ 者、孕妇或可能妊娠妇女禁用。

三、哺乳动物雷帕霉素靶蛋白抑制剂

新型的免疫抑制药物，化学结构上属大环内酯类抗生素。目前用于临床抗器官移植排斥反应的有西罗莫司和依维莫司。

西罗莫司（sirolimus）又称雷帕霉素（rapamycin），为首个 mTORi。

【药理作用】 哺乳动物雷帕霉素靶蛋白（mTOR）是一种多功能激酶，存在于淋巴细胞的共刺激活化和细胞周期中。其主要作用：与 FKBP12（FK506 binding-protein 12）结合形成复合物抑制钙依赖性和非钙依赖性的 IL-2 受体（IL-2R）后转导信号，并抑制由非淋巴性细胞因子如纤维母细胞生长因子、干细胞因子、血小板源性生长因子等因子所传递的增殖信号，从而阻断 T 淋巴细胞及其他细胞周期由 G_1 期至 S 期的进程，在转录水平上抑制蛋白质的合成。

西罗莫司抑制丝裂原诱导的 T 淋巴细胞增殖，但不影响细胞因子和细胞因子受体的表达，西罗莫司也抑制外源性细胞因子（IL-2、IL-4 和 IL-15）激发 T 淋巴细胞的活化和增殖，并抑制 B 淋巴细胞产生抗体。

西罗莫司与他克莫司结构相似，但两者的重要区别在于，西罗莫司只影响 IL-2R 的信号传递，并而不干扰 IL-2 的转录与合成。因此，西罗莫司虽可抑制由 IL-2 介导的 T 淋巴细胞增殖，但并不抑制由 IL-2 所介导的 T 淋巴细胞凋亡过程，而后者对免疫耐受或免疫低反应性的诱导和维持起重要作用。

【临床应用】主要用于器官移植术后的初始治疗及稳定期替换其他免疫抑制剂的转换治疗。

【不良反应】常见不良反应为高脂血症，已证实其血药谷浓度与血清总胆固醇和甘油三酯水平显著相关。此外，发现西罗莫司与蛋白尿的发生密切相关，可致合并糖尿病的受者较易在转换后出现蛋白尿。可能引发间质性肺炎、骨髓抑制及创口愈合不良。

四、肾上腺糖皮质激素类

肾上腺糖皮质激素（glucocorticoids）作用广泛而复杂，且随剂量不同而异。生理情况下分泌的糖皮质激素主要影响物质代谢过程，超生理剂量则发挥抗炎和免疫抑制等药理作用，是器官移植的抗排斥治疗中最常用的免疫抑制剂。

【体内过程】口服、注射均可吸收。口服可的松或氢化可的松后 1~2 小时血药浓度达峰值。一次给药持续 8~12 小时。药物吸收后，在肝分布较多。主要在肝中代谢，与葡萄糖醛酸或硫酸结合，与未结合部分一起由尿排出。可的松和泼尼松需在肝中分别转化为氢化可的松和泼尼松龙而生效。故严重肝功能不全者只宜用氢化可的松或泼尼松龙。与肝微粒体酶诱导剂联用时需加大剂量。

【药理作用】作用于免疫反应的各期，对免疫反应多个环节都有抑制作用。与环孢素相似，本类药物主要通过抑制 IL-2 基因转录从而抑制 T 细胞的克隆增殖发挥作用。还可抑制 AP-1 等转录因子的活性，抑制免疫反应的感应期及效应期 INF-γ、TNF-α、IL-1 等多种细胞因子基因表达。

【临床应用】用于器官移植的抗排斥反应、自身免疫疾病及过敏性疾病。

【不良反应】主要不良反应为诱发感染。较大剂量易引起糖尿病、消化道溃疡和类库欣综合征症状，对下丘脑-垂体-肾上腺轴抑制作用较强。

五、抗体类

多克隆抗体

用于器官移植抗排斥反应的多克隆抗体是以人淋巴细胞或胸腺细胞、胸导管淋巴细胞或培养的淋巴母细胞免疫动物（马、羊、兔等）获得抗血清，再经提纯所得。目前临床应用的多克隆抗体可分为二类，即抗胸腺细胞球蛋白（antithymocyte globulin，ATG）和抗人 T 细胞免疫球蛋白（anti-human T lymphocyteimmunoglobulin，ALG）。

【药理作用】 ALG 选择性地与 T 淋巴细胞结合，在血清补体参与下，使外周血淋巴细胞裂解，对 T、B 细胞均有破坏作用，但对 T 细胞的作用较强，或可封闭淋巴细胞表面受体，使受体失去识别抗原能力。能有效抑制各种抗原引起的初次免疫应答，对再次免疫应答作用较弱。

【临床应用】 用于防治器官移植的排异反应，本品与硫唑嘌呤或糖皮质激素等联用预防肾移植排斥反应，可延迟排斥反应，减少激素的用量，提高移植成功率。临床试用于白血病、多发性硬化症、重症肌无力及溃疡性结肠炎、类风湿性关节炎和系统性红斑狼疮等疾病。

【不良反应】 常见不良反应有寒战、发热、血小板减少、关节疾病和血栓性静脉炎等。静脉注射可引起血清病及过敏性休克，还可引起血尿、蛋白尿，停药消失。长期用药降低机体的免疫监视功能。注射前需作皮肤过敏试验，发生变态反应或过敏体质者禁用，有急性感染者慎用。

单克隆抗体

单克隆抗体是由单一 B 淋巴细胞克隆产生的抗体，能高度特异性针对某一特定抗原发挥作用。目前应用的有白细胞介素 -2 受体拮抗剂（interleukin -2 receptor antagonists，IL -2RA）。

巴利昔单抗（basitiximab）是一种鼠/人嵌合的单克隆抗体，能定向拮抗 IL -2 受体 α 链（CD25 抗原）。CD25 抗原在机体对外来抗原刺激的反应中，表达于 T-淋巴细胞表面。激活的 T-淋巴细胞对 IL -2 具极高的亲和力。巴利昔单抗能特异地、高亲和性地与激活的 T 淋巴细胞上的 CD25 抗原结合，阻断 IL -2 与其受体结合，从而阻断了 T 细胞增殖信息的传导。可用于预防肾移植术后的早期急性器官排斥。

单克隆抗体 - CD3 为鼠的 IgG_2 的免疫球蛋白，能特异地与人 T 细胞的抗原（CD3）结合，阻断 T 细胞的再生及其功能，产生免疫抑制作用，但对骨髓无影响。可用于器官移植后的急性排异反应。亦可用于自身免疫性疾病。

单克隆抗体可静脉注射给药，偶可引起严重的超敏反应。不良反应主要表现为寒战、发热、呕吐、呼吸困难等。

第三节 免疫增强剂

免疫增强剂（immunostimulants）是指单独或同时与抗原使用时能增强机体免疫应答的物质，主要用于免疫缺陷病，慢性感染性疾病，也常作为抗肿瘤的辅助治疗药物。免疫增强剂种类繁多，包括提高巨噬细胞吞噬功能的药物，如卡介苗等；提高细胞免疫功能的药物，如左旋咪唑、转移因子及其他免疫核糖核酸、胸腺素等；提高体液免疫功能的药物，如丙种球蛋白等。

免疫佐剂

卡介苗（Bacillus Calmette - Guerin，BCG）是牛型结核杆菌的减毒活菌苗，为非特异性免疫增强剂。

【药理作用】 具有免疫佐剂作用，能增强与其联用的各种抗原的免疫原性，加速诱导免疫应答，提高细胞和体液免疫水平。能增强巨噬细胞的吞噬功能，促进 IL-1 产生，促进 T 细胞增殖，增强抗体反应和抗体依赖性淋巴细胞介导的细胞毒性，增强 NK 细胞的活性。动物实验表明，预先或早期应用 BCG，可阻止自发、诱发或移植肿瘤的生长，致部分肿瘤消退，其抗癌作用机制尚未阐明。

【临床应用】 除用于预防结核病外，主要用于肿瘤的辅助治疗，如白血病、黑色素瘤和肺癌。也可用于膀胱癌术后灌洗，预防肿瘤的复发。

【不良反应】 主要有接种部位红肿、溃疡形成、过敏反应。瘤内注射时偶见肉芽肿性肝炎或过敏性休克，甚至死亡。剂量过大反可降低免疫功能，促进肿瘤生长。

干 扰 素

干扰素（interferon，INF）是一族可诱导的分泌糖蛋白，主要分为 INF-α、INF-β、INF-γ，是由单核细胞和淋巴细胞产生的细胞因子。现已采用 DNA 重组技术生产重组人干扰素。

【体内过程】 口服不吸收。肌内或皮下注射，INF-α 吸收率 80% 以上，而 β 及 γ 干扰素的吸收率较低。一般注射后 4~8 小时血药浓度达峰值。INF-γ 吸收不稳定，全身给药后，可分布至呼吸道分泌物、脑脊液、眼和脑。INF-α、INF-β 和 INF-γ 血浆 $t_{1/2}$ 分别为 2 小时、1 小时和 0.5 小时，主要在肝和肾进行代谢。

【药理作用】 干扰素具有抗病毒、抗肿瘤和免疫调节作用。INF-α 和 INF-β 的抗病毒作用强于 INF-γ。INF-γ 具有免疫调节作用，能活化巨噬细胞，表达组织相容性抗原，介导局部炎症反应。

【临床应用】 用于预防感冒、乙型肝炎、带状疱疹和腺病毒性角膜炎等感染。试用于肿瘤的治疗，对成骨肉瘤疗效较好，对其他肿瘤，如多发性骨髓瘤、乳癌、肝癌、肺癌、各种白血病也有一定的辅助疗效，可改善患者血象和全身症状。

【不良反应】 主要有发热、流感样症状及神经系统症状，如嗜睡、精神紊乱、皮疹、肝功能损害等。大剂量可致可逆性白细胞和血小板减少等。5% 患者用药后产生抗 INF 抗体，原因不明。

白细胞介素-2

白细胞介素-2（interleukin-2，IL-2），又名 T 细胞生长因子，系 T_H 细胞产生的细胞因子，现已能用基因工程生产，称人重组白细胞介素-2。

【药理作用】 IL-2 与反应细胞的 IL-2 受体结合后，可诱导 T_H、Tc 细胞增殖；激活 B 细胞产生抗体，活化巨噬细胞；增强 NK 细胞和淋巴因子活化的杀伤（LAK）细胞的活性，诱导干扰素的产生。

【临床应用】 主要用于恶性黑色素瘤、肾细胞癌、霍奇金淋巴瘤等，可控制肿瘤发展，减小瘤体及延长生存时间。尚可与抗艾滋病药物合用治疗艾滋病，使患者的卡氏肉瘤缩小，短时间增加 T_H 细胞的绝对数，使部分病例的迟发型过敏反应恢复正常水平。

【不良反应】常见全身性不良反应如发热、寒战；胃肠道不良反应如厌食、恶心、呕吐等；皮肤不良反应如出现弥漫性红斑。此外尚有心肺反应、肾脏反应、血液系统反应及神经系统症状等。

左旋咪唑

左旋咪唑（levamisole，LMS）系合成噻唑类衍生物，口服有效。

【体内过程】口服易吸收，主要在肝内代谢，经肾排泄的原形药不到5%。原形药及其代谢物的消除 $t_{1/2}$ 分别为4小时和16小时。但单剂量的免疫效应可持续5~7天，故可采用每周用药一次的治疗方案。

【药理作用】对正常人几乎不影响抗体产生，但对免疫功能低下者，可促进抗体生成。可使低下的细胞免疫功能恢复正常，如增强或恢复免疫功能低下或缺陷者的迟发型皮肤过敏反应，促进植物血凝素（PHA）诱导的淋巴细胞增殖反应等。还能增强巨噬细胞的趋化和吞噬功能。其机制可能与提高淋巴细胞内环鸟苷酸（cGMP）水平，降低环腺苷酸（cAMP）水平有关。

【临床应用】主要用于免疫功能低下者恢复免疫功能，可增强机体抗病能力。与抗癌药合用治疗肿瘤，可巩固疗效，减少复发或转移，延长缓解期。可改善多种自身免疫性疾病如类风湿性关节炎、系统性红斑狼疮等免疫功能异常症状。

【不良反应】不良反应发生率较低，主要有恶心、呕吐、腹痛等。少数有发热、头痛、乏力等现象。偶见有肝功能异常、白细胞及血小板减少等。

依他西脱

依他西脱（etanercept）是由肿瘤坏死因子（tumor necrosis factor，TNF）受体 P_{75} 蛋白的膜外区与人IgG的Fc段融合构成的二聚体。依他西脱与血清中可溶性TNF-α和TNF-β有较高的亲和力，与TNF-α和TNF-β结合，由此阻断二者与细胞表面的TNF受体结合，抑制TNF受体介导的异常免疫反应及炎症过程。$t_{1/2}$ 为115小时，每周两次皮下给药即可明显地降低循环TNF的水平。主要用于类风湿性关节炎。不良反应主要有注射局部的刺激反应，其他不良反应有待观察。

转移因子

转移因子（transfer factor，TF）是从健康人白细胞提取的一种多核苷酸和低分子量多肽，不被RNA酶、DNA酶及胰酶破坏，无抗原性。可以将供体的细胞免疫信息转移给未致敏受体，使之获得供体样的特异性和非特异的细胞免疫功能，作用可持续6个月。转移因子可起佐剂作用。但不转移体液免疫，不起抗体作用。临床用于先天性和获得性细胞免疫缺陷病如胸腺发育不全、免疫性血小板减少性紫癜，某些抗生素难以控制的病毒性和真菌感染，对恶性肿瘤可作为辅助治疗，但对原发性淋巴细胞障碍、胸腺发育不全或T细胞活性完全缺失的患者单用无效。先天性低丙种球蛋白血症患者经治疗后，能改善IgG的生成。不良反应较少，少数患者可出现短暂发热、皮疹、注射部位疼痛等。

胸 腺 素

胸腺素（thymosin）是由胸腺分泌的一类具促细胞分裂活性的多肽激素，含28个氨基酸残基，现采用基因工程生物合成。可诱导T细胞分化成熟，还可调节成熟T细胞的多种功能，从而调节胸腺依赖性免疫应答反应。用于治疗胸腺依赖性免疫缺陷疾病（包括艾滋病），肿瘤及某些自身免疫性疾病和病毒感染。常见的不良反应为发热，少数患者有过敏反应。

异 丙 肌 苷

异丙肌苷（isoprinosine）为肌苷与乙酰基苯甲酸和二甲胺基异丙醇酯以1∶3∶3组成的复合物。具有免疫增强作用。可诱导T细胞分化成熟，并增强其功能。亦能增强单核巨噬细胞和NK细胞的活性，促进IL-1、IL-2和干扰素的产生，恢复低下的免疫功能。对B细胞无直接作用，但可增加T细胞依赖性抗原的抗体产生。此外，尚兼有抗病毒作用。临床用于急性病毒性脑炎和带状疱疹等病毒性感染及某些自身免疫性疾病，还可用于肿瘤的辅助治疗、改善艾滋病患者的免疫功能。不良反应少，安全范围较大。

免疫核糖核酸

免疫核糖核酸（immunogenic RNA，IRNA）是动物经抗原免疫后从其免疫活性细胞，如脾细胞、淋巴结细胞中提取的核糖核酸。作用与转移因子相似，可以传递对某抗原的特异免疫活力，使未致敏的淋巴细胞转为免疫活性细胞，传递细胞免疫和体液免疫。主要用于恶性肿瘤的辅助治疗，试用于流行性乙脑和病毒性肝炎的治疗。

（宋 珏 吕雄文 李 俊）

扫码"练一练"

第四十一章 影响自体活性物质的药物

扫码"学一学"

自体活性物质（autacoids）又称局部激素，是一类不同于神经递质和激素的内源性活性物质。这些物质广泛存在于机体组织中，具有不同的结构和药理学活性，包括前列腺素、组胺、5-羟色胺、白三烯和血管活性肽类（P物质、激肽类、血管紧张素、利尿钠肽、血管活性肠肽、降钙素基因相关肽、神经肽Y和内皮素等）以及一氧化氮和腺苷等。自体活性物质与循环激素不同，它由许多组织而非特定内分泌腺产生，不进入血液，也不需由血液循环运送，而是以旁分泌方式到达临近的靶器官发挥作用。本章介绍的药物包括天然的和合成的自体活性物质及其影响物质。

第一节 膜磷脂代谢产物类药物及拮抗药

一、花生四烯酸的代谢和生物转化

细胞受到刺激时，细胞膜磷脂在磷脂酶 A_2（phospholipase A_2，PLA_2）作用下释放出花生四烯酸（arachidonic acid）和血小板活化因子（platelet activating factor，PAF）两大类自体活性物质。游离花生四烯经两条途径转化：①环氧酶（cyclooxygenase，COX）途径，花生四烯被催化生成前列腺素类（prostaglandins，PGs）和血栓素类（thromboxans，TXs）；②脂氧酶（lipoxygenase，LOX）途径，生成羟基过氧化廿碳四烯酸、白三烯类（leukotrienes，LTs）、羟基廿碳四烯酸（hydroperoxyeicosatetraenoic acid，HPETE）和脂氧素（lipoxins，LXs）。其中 PGs 和 LTs 具有广泛的生物活性，参与炎症、血栓形成和速发型过敏反应等多种病理过程，与心脑血管疾病、哮喘和休克等疾病的发病有密切关系。花生四烯酸的生物合成和降解途径如图 41-1 所示。

二、前列腺素和血栓素

【药理作用】 前列腺素和血栓素的活性极为繁复，它们对血管、呼吸道、消化道和生殖器官平滑肌均有明显作用，对血小板、单核细胞、传出神经和中枢神经系统也有显著影响。

1. **血管平滑肌** TXA_2 和 $PGF_{2\alpha}$ 具有缩血管作用，对静脉血管作用尤为明显。PGI_2 和 PGE_2 主要由内皮细胞合成，可激活腺苷酸环化酶，使 cAMP 升高，松弛小动脉。TXA_2 还是平滑肌细胞的有丝分裂原，能促进血管平滑肌细胞增殖。

2. **内脏平滑肌** 对胃肠平滑肌，PGE_2 和 $PGF_{2\alpha}$ 收缩纵肌，PGI_2 和 $PGF_{2\alpha}$ 收缩环肌，而 PGE_2 松弛环肌。对呼吸道，PGE_1、PGE_2 和 PGI_2 使平滑肌松弛，而 TXA_2 和 $PGF_{2\alpha}$ 则可使其收缩。此外，PGE_2 和 $PGF_{2\alpha}$ 对子宫平滑肌也有收缩作用。

3. **血小板** TXA_2 有强烈促血小板聚集作用，而 PGE_1 和 PGI_2 则抑制血小板聚集。

4. **神经内分泌** 致热原使白细胞介素 1（IL-1）释放，IL-1 促进 PGE_2 的合成和释放。PGE_1 和 PGE_2 脑室给药，能使体温升高。脑室注入 PGD_2 可产生自然睡眠。PGE 能促进生长激素、催乳素、甲状腺刺激素（TSH）、促肾上腺皮质激素（ACTH）、尿促性素（FSH）和黄体生成素（LH）的释放。

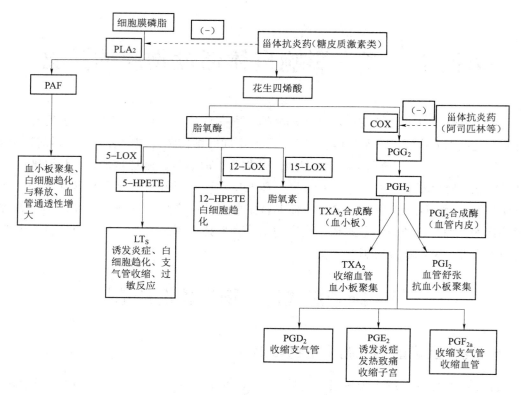

图 41-1 花生四烯的生物合成和降解

【临床应用】PGs 药物代谢快、作用广泛，但不良反应较多。临床主要用于治疗缺血性心脑血管疾病、消化性溃疡和终止妊娠。

1. 作用于心血管的 PGs 类药物

前列地尔

前列地尔（alprostadil，PGE_1）具有直接扩张血管和抑制血小板聚集作用，可增加血流量，改善微循环。静滴后经肺循环迅速代谢，经肾脏排泄，血浆 $t_{1/2}$ 为 5~10 分钟。PGE_1 与抗高压药和血小板聚集抑制剂有协同作用。阴茎注射 10~20μg 可用于诊断和治疗阳痿。不良反应有头痛、食欲减退、腹泻、低血压、心动过速、可逆性骨质增生。注射部位可致红肿热痛，禁用于妊娠和哺乳期妇女。

依前列醇与依洛前列素

依前列醇（epoprostenol，PGI_2）具有明显的舒张血管和抑制血小板聚集作用，是最强的抗凝血药。PGI_2 的 $t_{1/2}$ 为 2~3 分钟，经肺循环时不被代谢。静脉滴注给予 3~15μg 抗凝作用可持续到停药后数分钟。较高剂量 20μg/（kg·min）可使聚集的血小板解聚。本品可替代肝素，用于体外循环和肾透析时防止血栓形成。亦可用于缺血性心脏病、多器官衰竭、外周血管病和肺动脉高压。依洛前列素（iloprost）是 PGI_2 衍生物，作用和应用与 PGI_2 相同，但性质更稳定。

2. 抗消化性溃疡的 PGs 类药物 PGs 在消化道广泛分布，特别是胃和十二指肠含量丰富。溃疡病患者胃黏膜 PGs（主要是 PGE）含量或合成能力显著下降，特别在溃疡急性期，胃体及胃窦黏膜以及胃液中 PGE 较正常含量显著减少，而在溃疡愈合时则升高。PGE 对胃有良好的保护作用，但作用时间短，不良反应多。目前多用其结构类似物。

米索前列醇

米索前列醇（misoprostol）为 PGE_1 衍生物，能抑制基础胃酸分泌和组胺、五肽胃泌素等刺激引起的胃酸分泌。口服吸收迅速。口服 800μg/d，分 2~4 次与食物同服，用于治疗十二指肠溃疡和胃溃疡，治愈率与 H_2 受体阻断剂近似，对 H_2 受体阻断剂无效者也有效。对促进吸烟者溃疡愈合有良好疗效。它不升高血清胃泌素水平，对防止溃疡复发较其他抗溃疡药更佳。常与米非司酮合用终止早期妊娠。

恩前列素

恩前列素（enprostil）为 PGE_2 衍生物，可抑制胃液分泌，有细胞保护作用。口服每次 35~70μg，减少胃酸程度与 600mg 西咪替丁相当。本药能增进结肠和子宫收缩，故孕妇慎用。

3. PGs 类生殖系统药物

地诺前列酮

地诺前列酮（dinoprostone，PGE_2），作为阴道栓剂催产药，可用于中期妊娠引产、足月妊娠引产和治疗性流产。

卡前列素

卡前列素（carboprost）为 $PGF_{2\alpha}$ 的衍生物。其兴奋子宫平滑肌的作用比 $PGF_{2\alpha}$ 强 20~100 倍，有扩张子宫颈和刺激子宫收缩的双重作用。主要用于终止妊娠和宫缩无力导致的产后顽固性出血。

三、白三烯及其拮抗药

白三烯

白三烯（leukotrienes，LTs）是体内重要的炎症介质，包括 LTC_4、LTD_4、LTE_4、LTF_4。早期人们发现，体内存在一类收缩支气管的物质，其作用缓慢而持久，被称为过敏性慢反应物质（slow reacting substance – anaphylaxis，SRS – A）。现已证实 SRS – A 即为 LTC_4、LTD_4 及 LTE_4 的混合物。LTs 是体内重要的炎症介质，在多种疾病中起作用。

1. **呼吸系统** LTs 可引起支气管收缩、黏液分泌增加和肺水肿。LTC_4、LTD_4、LTE_4 对呼吸道均有强大的收缩作用，效应远超组胺且更持久。哮喘病人症状与血清中 LTs 含量成正比。

2. **心血管系统** 静注 LTs 血压可短暂升高，是其直接收缩外周血管之故；随后血压持久下降，是 LTs 引起的心输出量和血容量减少所致。LTs 尚具负性肌力作用。LTC_4、LTD_4 和 LTE_4 能引起冠脉持久收缩，使冠脉流量明显减少，加重心肌缺血缺氧，加剧心绞痛和心肌梗死。是缺血性心脏病的诱因之一。其作用强度为 $LTD_4 > LTC_4 > LTE_4$。

3. **炎症与过敏反应** LTB_4 对单核细胞和巨噬细胞具有趋化作用，促进白细胞向炎症部位游走、聚集，产生炎性介质，释放溶酶体酶，在炎症反应中具有重要作用。LTs 参与多种炎性疾病的病理过程，与风湿性关节炎、肾小球肾炎、哮喘、缺血性心血管疾病、痛风和溃疡性膀胱炎发病有密切关系。

白三烯拮抗药

白三烯拮抗药通过阻断 LTs 受体或抑制 LTs 的合成而拮抗 LTs 的生物活性，阻断 LTs 引起的血管通透性增加、气道嗜酸性粒细胞浸润和支气管痉挛等病理过程。白三烯拮抗剂主要有扎鲁司特（zafirlukast）、普鲁司特（pranlukast）、孟鲁司特（montelukast）及齐留通（zileuton）。

四、血小板活化因子及其拮抗药

血小板活化因子

血小板活化因子（PAF）是一种强效生物活性磷脂，由白细胞、血小板、内皮细胞、肺、肝、肾等多种细胞和组织产生。因首先发现其具有血小板聚集作用而命名。PAF 通过与靶细胞膜上的 PAF 受体结合而发挥作用，该受体属 G 蛋白耦联的受体家族。PAF 与受体结合后激活磷脂酰肌醇、钙信使系统及相关蛋白激酶，使某些蛋白质发生磷酸化并产生广泛的生物学效应。PAF 参与临床多种疾病的病理生理过程，可引起低血压、血管通透性增加、肺动脉高压、支气管收缩、呼吸抑制、过敏反应和炎症反应等。同时 PAF 也是最强的内源性促溃疡形成介质。PAF 在动脉粥样硬化、血栓形成、缺血性心脑血管疾病、支气管哮喘、中毒性休克、肾脏疾病、变态反应和消化道溃疡等疾病的发病过程中具有重要作用。

PAF 拮抗药

PAF 拮抗药主要为 PAF 受体阻断剂，能阻抑 PAF 与受体结合，因此对与 PAF 过量生成有关的疾病如哮喘等有治疗作用。根据其来源，可分为天然和合成两大类：天然植物成分，如萜类、木质素类和胶黏毒素（gliotoxin）；合成的 PAF 受体阻断剂的化学结构类型繁多，主要包括天然化合物的衍生物、含季铵盐的 PAF 结构类似物和含氮杂环化合物三种。现有的 PAF 阻断剂主要为：①天然 PAF 受体拮抗剂，如银杏内酯 B（BN52021）、海风藤酮（kadsurenone）；②天然化合物衍生的 PAF 受体阻断剂，如以木脂素类化合物外拉樟桂脂素（veraguensin）为先导物，合成的系列二芳基四氢呋喃类 PAF 受体阻断剂等；③含季铵盐的 PAF 结构类似物，如 CV3988、CV6209 和 ONO－6240 等化合物；④含氮杂环化合物，如 WEB2086（apafant）、UK74505 等。

第二节 5-羟色胺类药物及拮抗药

5-羟色胺（5-hydroxytryptamine，5-HT）又名血清素（serotonin），是体内重要的自体活性物质和中枢神经递质。作为自体活性物质，约90%的5-HT合成和分布于嗜铬细胞，通常与ATP等物质一起储存于细胞颗粒内。在刺激因素作用下，5-HT从颗粒内释放、弥散至血液。约8%的5-HT可被血小板摄取和储存。5-HT作为神经递质，主要分布于松果体和下丘脑，可能参与痛觉、睡眠和体温等生理功能的调节。中枢神经系统5-HT含量或功能异常可能与精神病、偏头痛等多种疾病的发病有关。

5-HT受体分型复杂，已发现7种5-HT受体亚型。其中，5-HT$_3$受体与配体门控性离子通道耦联，其余6种均与G蛋白耦联。5-HT通过与相应受体结合产生效应。5-HT的主要药理学效应有以下几方面。①心血管系统：作用复杂。微量5-HT静注后血压呈三相反应。先是短暂降压，这与其激动5-HT$_3$受体及心脏负性频率有关；其后，持续数分钟升压，这是其激动5-HT$_2$受体，肺、肾等血管收缩所致；最后长时间低血压，是由于骨骼肌血管扩张。此外，5-HT可激动血小板5-HT$_2$受体，引起血小板聚集；②平滑肌：5-HT激动胃肠道平滑肌5-HT$_2$受体及肠壁内神经节5-HT$_4$受体，使胃肠道平滑肌收缩，张力增加，蠕动增快。此外，5-HT尚可兴奋支气管平滑肌，哮喘患者尤为敏感；③神经系统：脑室内注射5-HT，可引起镇静、嗜睡等，并影响体温调节及运动功能。昆虫叮咬或植物刺伤可促进5-HT释放，作用于感觉神经末梢，引起刺痒、疼痛。但5-HT本身并无应用价值，临床主要使用其激动剂。

一、5-HT受体激动药

舒马普坦（sumatriptan）激动5-HT$_{1D}$受体，使颅内血管收缩，可用于偏头痛及丛集性头痛，对急性偏头痛疗效显著。常见不良反应为感觉异常。可引起心肌缺血，禁用于缺血性心脏病患者。

丁螺环酮（buspirone）、吉哌隆（gepirone）、伊沙匹隆（ipsapirone）可选择性激动5-HT$_{1A}$受体，是一种有效的非苯二氮䓬类抗焦虑药。

西沙必利（cisapride）、伦扎必利（renzapride）可选择性激动肠壁神经节丛神经细胞上的5-HT$_4$受体，促进神经末梢释放乙酰胆碱（Ach），具有促进胃肠动力作用，临床用于治疗胃食管反流症。

右芬氟拉明（dexfenfluramine）通过激动5-HT受体，产生强大的食欲抑制作用，且对肥胖患者的食欲抑制作用较非肥胖者更明显，广泛用于控制体重和肥胖症的减肥治疗。但有心脏瓣膜损害的副作用，已于1997年9月宣布将本药和芬氟拉明撤市。

二、5-HT受体阻断药

赛庚啶（cyproheptadine）和苯噻啶（pizotyline）均选择性阻断5-HT$_2$受体，并具有阻断H$_1$受体和较弱的抗胆碱作用。可用于预防偏头痛发作和治疗荨麻疹等皮肤黏膜过敏性疾病。不良反应有口干、嗜睡等。青光眼、前列腺肥大及尿潴留患者忌用。驾驶员及高空作业者慎用。

昂丹司琼（ondansetron）选择性阻断5-HT$_3$受体，具有强大的镇吐作用，主要用于肿瘤患者手术和化疗伴发的严重恶心、呕吐。同类药物还有多拉司琼（dolasetron）、格拉司琼（granisetron）等。

麦角生物碱类 5-HT 阻断剂，麦角生物碱按化学结构分为胺生物碱和肽生物碱两类。此类药物除阻断 5-HT 受体外，还作用于 α 肾上腺素能受体和 DA 受体。

（1）**胺生物碱** 美西麦角（methysergide，二甲基麦角新碱）阻断 $5-HT_{2A}$ 和 $5-HT_{2C}$ 受体，抑制血小板聚集，减少花生四烯酸释放，减轻炎症反应，可缓解偏头痛初期的血管强烈收缩，用于偏头痛的预防和治疗。

（2）**肽生物碱** 麦角胺（ergonovine）能明显收缩血管，减少动脉搏动，可显著缓解偏头痛，用于偏头痛的诊断和治疗。

酮色林（ketanserin）选择性阻断 $5-HT_{2A}$ 受体，并有较弱的阻断 α 肾上腺素受体和 H_1 受体的作用。临床主要口服治疗高血压病，也可静脉或肌内注射用于高血压危象。常见不良反应有镇静、头晕、口干、眩晕和胃肠功能紊乱等。先天性 Q-T 综合征、低血钾、病理性心动过缓、孕妇及哺乳期妇女禁用。

第三节　组胺和抗组胺药

一、组胺及组胺受体激动药

组胺（histamine）是广泛存在于人体组织的自体活性物质，由组氨酸经特异性的组氨酸脱羧酶脱羧生成。主要以无活性的结合型贮存在组织肥大细胞和血液嗜碱性粒细胞中。皮肤、胃肠黏膜、肺和支气管黏膜组织中含量最高。当机体发生变态反应或受各种理化因素刺激时，引起肥大细胞脱颗粒，使组胺由结合型变为游离型，作用于组胺受体产生效应。

组胺受体分为 H_1、H_2、H_3 三种亚型。其分布、效应及激动药和阻断药见表 41-1。

表 41-1　组胺受体的分布及效应

受体类型	受体分布	主要效应	激动药	阻断药
H_1	支气管、胃肠、子宫等平滑肌	收缩	组胺	苯海拉明
	皮肤血管、毛细血管	扩张、通透性增加	倍他司汀	异丙嗪
	心房	收缩增强	2-甲基组胺	氯苯那敏
	房室结	传导减慢		阿司咪唑等
	中枢	觉醒反应		
H_2	胃壁细胞	胃酸分泌增加	组胺	西咪替丁
	血管	扩张	倍他唑	雷尼替丁
	心室	收缩增强	4-甲基组胺	法莫替丁等
	窦房结	心率加快		
H_3	中枢与外周神经末梢	负反馈调节组胺合成与释放	组胺 α-甲基组胺	硫丙咪胺

药用组胺为人工合成品，口服无效，皮下或肌内注射吸收迅速，但作用维持时间短暂。

【**药理作用**】

1. 心血管系统

（1）**心肌** 对人体，组胺通过激动 H_2 受体，直接作用于腺苷酸环化酶、增加心肌

cAMP 水平，产生正性肌力作用。

（2）血管　组胺激动血管平滑肌细胞 H_1 和 H_2 受体，引起血管扩张，回心血量减少。激动 H_1 受体可使毛细血管扩张、通透性增加，引起局部水肿或有效循环血容量减少。激动 H_2 受体可产生缓慢而较持久的扩血管效应。组胺的扩血管作用可引起收缩压和舒张压同时下降。皮内注射小剂量组胺，可出现"三重反应"：注射部位毛细血管扩张出现红斑；继而，毛细血管通透性增加，红斑上形成丘疹；最后经由轴索反射致小动脉扩张，丘疹周围形成红晕。麻风病人皮肤神经受损，"三重反应"常不完整，据此可作为该病辅助诊断。

（3）血小板　血小板膜上存在 H_1 和 H_2 受体。激动 H_1 受体，可激活磷脂酶 A_2，从而介导花生四烯酸释放，调节细胞内 Ca^{2+} 水平从而促进血小板聚集；激动 H_2 受体，可增加血小板内 cAMP 含量，抑制血小板聚集。最终效应取决于两种功能平衡的结果。

2. 腺体　组胺作用于胃壁细胞 H_2 受体，使胃液分泌显著增加。此外，H_2 受体兴奋还可引起唾液、泪液、肠液和支气管腺体等分泌增加，但作用较弱。

3. 平滑肌　组胺激动平滑肌细胞 H_1 受体，使支气管平滑肌收缩，引起呼吸困难，支气管哮喘者对此尤为敏感。此外，激动 H_1 受体可使胃肠道平滑肌收缩，大剂量引起腹泻。人子宫平滑肌对组胺不敏感，但孕妇发生变态反应时，可引起流产或早产。

【临床应用】组胺无临床治疗价值，主要用于胃酸分泌功能诊断，以鉴别真性胃酸缺乏症，也可用于麻风病的辅助诊断。

【不良反应】常见不良反应有头痛、体位性低血压和颜面潮红等。支气管哮喘、消化性溃疡患者禁用。

倍他司汀

倍他司汀（betahistine），又名抗眩宁、培他啶，组胺 H_1 受体激动剂。

【体内过程】口服易吸收，约 3～5 小时血药浓度达到峰值。肝脏代谢，大部分药物以代谢物形式从尿中排泄，$t_{1/2}$ 为 3.5 小时。

【药理作用】主要激动 H_1 受体，引起血管扩张，但不增加血管通透性。可扩张心脑血管，改善血液循环；松弛内耳毛细血管前括约肌，消除内耳性眩晕和耳鸣。此外，还可对抗儿茶酚胺的缩血管和抑制血小板聚集的作用。

【临床应用】主要用于治疗内耳眩晕症、耳鸣、血管性头痛及脑动脉硬化。也可用于急性缺血性脑血管疾病。

【不良反应】有口干、胃部不适、恶心、头痛、心悸、皮肤瘙痒等，可加重消化性溃疡。小儿禁用，消化性溃疡、支气管哮喘及孕妇慎用。

倍他唑

倍他唑（betazole）选择性 H_2 受体激动剂，对 H_1 受体作用微弱。主要刺激胃酸分泌，可作为组胺替代品用于胃酸分泌试验。有较轻的潮红、乏力和头痛等不良反应。

二、组胺受体阻断药

组胺受体阻断药（histamine receptor antagonist），能竞争性阻断组胺与受体结合，产生抗组胺作用。根据药物对组胺受体三种亚型的选择性不同可分为三类,其中 H_1 受体和 H_2 受体阻断药常用,H_3 受体阻断药临床尚无应用。鉴于过敏反应机制及过程十分复杂,单一的 H_1 受体阻断剂常难取得理想的效果。近年,双重抑制剂的研发受到重视,并已有兼具双重抑制作用的 H_1/PAF 抑制剂、H_1/H_3 抑制剂、H_1/CCR_3 抑制剂等相继问世,为抗过敏治疗拓展了新方向。

1. **H_1 受体阻断药** 此类药具有与组胺分子类似的乙基叔胺结构,对 H_1 受体有较强的亲和力,但无内在活性,能竞争性阻断 H_1 受体。根据 H_1 受体阻断药有无镇静和抗胆碱作用以及应用时间的先后分为三代。第一代药多数有中枢抑制和抗胆碱作用,作用维持时间较短;第二、三代药则无明显中枢抑制和抗胆碱作用,且长效。常用 H_1 受体阻断药见表 41-2。

表 41-2 常用 H_1 受体阻断药的特点

药物	H_1 受体阻断	镇静催眠	抗晕呕吐	抗胆碱	t_{max} (h)	$t_{1/2}$ (h)	维持时间 (h)
第一代药物							
氯苯那敏(Chlorpheniramin)	+++	+	-	++	3~6	30	4~6
赛庚啶(Cyproheptadine)	+++	++	+	++	0.5	3	/
异丙嗪(Promethazine)	+++	+++	++	+++	0.5~1	/	4~12
第二代药物							
西替利嗪(Cetirizine)	+++	-	/	/	1~2	10~11	24
氯雷他定(Loratadine)	+++	-	-	-	1~1.5	8~11	18~24
左卡巴斯汀(Levocabastine)	+++	/	/	/	2	35~40	10~12
布可立嗪(buclizine)	+++	+	+++	+	/	/	16~18
氯马斯汀(Clemastine)	++++	+	/	/	/	/	12
第三代药物							
非索非那定(Fexofenadine)	+++	-	-	-	1.3	14.4	24
左旋西替利嗪(levocetirizine)	+++	-	-	-	6	32	24
地氯雷他定(Desloratadine)	+++	-	-	-	3	27	24

【体内过程】口服易吸收,多数在 15~30 分钟起效,1~2 小时作用达高峰,一般持续 4~6 小时。主要在肝脏代谢,经肾排出。特非那定、阿司咪唑等药物的代谢产物仍有活性,作用持续时间较长。第三代抗组胺药物则作用时间明显延长。

【药理作用】

(1)阻断 H_1 受体作用 竞争性阻断 H_1 受体,可对抗组胺引起的支气管、胃肠道平滑肌的收缩,对组胺引起的毛细血管扩张和通透性增加有明显对抗作用。但对 H_2 受体兴奋引起的胃酸分泌无拮抗作用。

(2)中枢抑制作用 此类药物多数可通过血-脑屏障,对中枢产生不同程度的抑制作用,尤以第一代药物苯海拉明和异丙嗪作用最强。表现为镇静、嗜睡。这可能是由于阻断了中枢 H_1 受体,拮抗了脑内源性组胺介导的觉醒反应所致。第二代药物阿司咪唑不易透过血-脑屏障,故无中枢抑制作用;阿伐斯汀、左卡巴斯汀和咪唑斯汀等均无镇静、嗜睡的不良反应。

(3)其他作用 本类药物多数具有阿托品样抗胆碱作用。较大剂量的苯海拉明、异丙嗪等可产生局部麻醉作用和奎尼丁样作用。

第三代抗组胺药物多数具有高效和长效特点，且多数药物无明显的镇静和抗胆碱作用。

【临床应用】

（1）皮肤黏膜变态反应性疾病　H_1 受体阻断药对荨麻疹、过敏性鼻炎等疗效较好，现多用第二、三代药物。对昆虫咬伤所致的皮肤瘙痒和水肿亦有良效；对血清病、药疹和接触性皮炎也有一定疗效；对支气管哮喘疗效差，对过敏性休克无效。

（2）防晕止吐　用于晕动病、放射病等引起的呕吐，常用苯海拉明和异丙嗪。预防晕动病常选用茶苯海明（dimenhydrinate），一般在乘车船前 15～30 分钟用药。

（3）镇静催眠　苯海拉明和异丙嗪可用于失眠症。

（4）人工冬眠　异丙嗪常作为冬眠合剂的组分应用。

【不良反应】第一代药物常见镇静、嗜睡、乏力等中枢抑制症状，以苯海拉明和异丙嗪最为明显，驾驶员或高空作业者工作期间不宜使用。第二代药多数无中枢抑制作用。此外，可引起口干、厌食、便秘或腹泻等。偶见粒细胞减少及溶血性贫血。

但部分第二代抗组胺药物可表现出心脏毒性，过量可致心律失常，部分严重者可引起致命性尖端扭转型心律失常。因此部分第二代抗组胺药，如特非那定和阿司咪唑，现已退市或即将退市。

多数药物具有抗胆碱作用，青光眼、尿潴留、幽门梗阻者禁用。美克洛嗪有动物致畸报道，孕妇禁用。

2. H_2 受体阻断药　H_2 受体阻断药可选择性地阻断 H_2 受体，不影响 H_1 受体。临床主要用于治疗胃和十二指肠溃疡，详见相关章节。

第四节　多肽类

一、激肽类

1. 激肽的合成、代谢及生物活性　激肽（kinin）是由激肽原（单链糖蛋白）经激肽释放酶作用下生成的 9 肽，分为缓激肽（bradykinin）和胰激肽（kallidin）两种。缓激肽由血浆中高分子量激肽原经血浆激肽释放酶催化裂解而成，主要存在于血浆中；胰激肽由组织中低分子量激肽原经组织激肽释放酶催化裂解而成，主要存在于组织和腺体内。两者结构、作用相似。激肽生成后很快被组织或血浆中的激肽酶降解失活。

激肽的作用与组胺相似，可扩张血管、收缩平滑肌、增加毛细血管通透性。其扩张心、肾、肠、骨骼肌和肝内血管的作用比组胺强 10 倍。激肽可引起呼吸道平滑肌、子宫平滑肌和大多数胃肠平滑肌收缩，是引起哮喘的因素之一。激肽作为皮肤和内脏感觉神经末梢的强烈刺激剂，可引起剧烈疼痛。PGs 能增强和延长其致痛作用。激肽还可促进白细胞游走和聚集，参与炎症反应，是重要的炎症介质之一。

激肽通过与靶细胞膜表面的激肽受体 B_1 和 B_2 结合产生作用，其机制可能与激活 PLA_2、释出 AA、产生 PGs 及对靶组织的直接作用有关。

2. 影响激肽释放酶 – 激肽系统的药物

（1）抑肽酶　多提自牛肺，是一种由 58 个氨基酸组成的激肽释放酶抑制剂，使激肽原不能形成激肽。此外，对胰蛋白酶、糜蛋白酶等蛋白水解酶也有抑制作用。临床用于预防和治疗急性胰腺炎、中毒性休克等血浆激肽过高症或减轻肿瘤症状。

（2）激肽受体阻断药　艾替班特（icatibant）通过阻断激肽 B_2 受体治疗支气管哮喘。

（3）血管紧张素转化酶抑制药　可抑制激肽酶Ⅱ，减少激肽降解失活，并抑制血管紧张素Ⅰ转化为血管紧张素Ⅱ，用于治疗高血压。

二、内皮素

内皮素（endothelins，ETs）是由内皮细胞释放的由 21 个氨基酸组成的多肽，是调节心血管功能的重要因子。ETs 有 3 种异构体分别称为 ET_1、ET_2、ET_3。ET_1 主要在内皮细胞表达，ET_2 主要在肾脏表达，ET_3 则多在神经系统和肾小管上皮细胞表达。ETs 是至今发现的最强的缩血管物质，体内、外均可产生强大而持久的血管收缩作用。ETs 的生物学效应主要为收缩血管，促进平滑肌细胞分裂，收缩内脏平滑肌以及对心脏的正性肌力等作用。

内皮素拮抗药包括内皮素转化酶抑制药（ECE inhibitor，ECEI）和内皮素受体阻断药，ECEI 被认为是一类具有良好开发前景的心血管类药物。

三、利尿钠肽

利尿钠肽（natriuretic peptides，NPs）是哺乳动物心房、心室、血管内皮细胞等多种组织合成分泌的一组多肽，可分为心房利尿钠肽（ANP）、脑利尿钠肽（BNP）和 C 型利尿钠肽（CNP）。

NPs 具有排钠利尿、舒张血管等作用，其中 ANP 可增加肾小球滤过率，降低近曲小管 Na^+ 重吸收，具很强的排钠利尿、降压作用，并能抑制肾素、加压素及醛固酮分泌。对轻中度高血压和肾功能衰竭具有潜在治疗价值。大剂量 ANP 可产生恶心、呕吐、头面潮红、低血压和心动过缓等不良反应。

四、P 物质

P 物质（substance P，SP）是由 11 个氨基酸组成的活性多肽。SP 可在心血管系统、呼吸道、胃肠道、泌尿生殖道等多种组织发挥作用。其生物学效应主要为舒张小动脉，兴奋内脏平滑肌，刺激唾液分泌，排钠利尿以及引起肥大细胞脱颗粒等。

第五节　一氧化氮及其供体与抑制剂

一、一氧化氮的合成与生物学效应

一氧化氮（nitric oxide，NO）是第一个被发现的"气体型"生物信息传递物质，具有结构简单、半衰期短、化学性质活泼、体内分布广泛等特点，参与机体多种生理及病理过程。

L-精氨酸（L-Arg）是合成 NO 的前体，经一氧化氮合酶（nitricoxide synthase，NOS）催化生成 L-胍氨酸，引起 NO 大量、长时间释放。NO 与受体结合后，激活鸟苷酸环化酶（GC），催化 GTP 生成 cGMP，后者作为第二信使，进一步刺激 cGMP 激酶，导致细胞内钙离子浓度下降，从而发挥作用。

1. 血管平滑肌　血管内皮细胞释放的 NO，通过弥散作用于平滑肌细胞的 GC，使细胞内 cGMP 含量增加，血管平滑肌舒张；NO 具有内皮细胞保护作用，可对抗缺血再灌注对血管内皮的损伤。

2. 对动脉粥样硬化的影响 NO 可抑制血小板黏附和聚集，抑制中性粒细胞与内皮细胞的黏附和血管平滑肌细胞增生，抑制低密度脂蛋白的氧化，从而防止泡沫细胞的产生与动脉硬化形成。

3. 呼吸系统 NO 降低肺动脉压和扩张支气管平滑肌。吸入 NO 可治疗新生儿肺动脉高压和呼吸窘迫综合征。对成年呼吸窘迫综合征也有效。

4. 神经系统 在中枢神经系统，NO 作为神经递质或调质发挥作用。突触后释放的 NO 可使突触前兴奋性谷氨酸释放，可能对脑发育和学习记忆发挥短时程或长时程的增强效应。高浓度的 NO 可引起神经元退化。在外周组织，神经元释放的 NO 可使阴茎海绵体血管平滑肌舒张，引起阴茎勃起，NOS 抑制剂可抑制勃起反应。某些 NO 供体在治疗阳痿时有一定价值。

5. 炎症 NO 增加血管通透性，使渗出增多，促进急性和慢性炎症过程。NOS 抑制药对关节炎有治疗作用。

6. 血小板 NO 明显抑制血小板黏附和聚集，减少血栓素 A_2 和血小板源性生长因子（PDGF）的释放，具有防止血栓形成的作用。

二、一氧化氮供体

内源性 NO 是一种含不成对电子的气体，具有高脂溶性，易扩散通过细胞膜。其性质活泼、极不稳定，在有氧和水的环境中仅能存在数秒。NO 与亚铁血红素有很强的亲和力，在血液中，NO 与血红蛋白结合形成亚硝酸盐血红蛋白而失活。某些药物可作为 NO 供体，如硝普钠、硝酸甘油、有机硝酸盐和亚硝酸盐等，在体内经代谢释放出 NO 而发挥作用。

三、一氧化氮抑制剂

诱导型一氧化氮合酶（iNOS）广泛参与炎症发生、发展的病理过程。由于传统的抗炎药物及 COX-2 抑制剂有较多的不良反应，临床应用受限。新型的抑制炎症的药物被寄予厚望，如 iNOS 抑制剂。

iNOS 抑制剂包括非选择性抑制剂和选择性抑制剂。非选择性 NOS 抑制剂有 L-精氨酸竞争性抑制剂，包括 N^G-甲基-左旋精氨酸（L-NMMA）、N^G-硝基-左旋精氨酸甲基乙酯（L-NAME）等。选择性 NOS 抑制剂能抑制 iNOS 的活性及合成。N-[3-(氨甲基)苄基]乙脒对 iNOS 的抑制能力比对 eNOS 和 nNOS 的抑制能力分别高 5000 倍和 200 倍，是迄今选择性最高的 iNOS 抑制剂。

第六节 腺苷类

腺苷（adenosine）为内源性嘌呤核苷酸，存在于机体细胞内。当机体短暂缺血之后，组织细胞和血管内皮细胞释放腺苷，通过激动腺苷受体调节细胞代谢，对随后的缺血损伤产生保护作用，即发挥缺血预适应作用。缺血预适应是指经短暂缺血之后，细胞对随后较长时间缺血的耐受性明显增强的现象。

腺苷受体属于 G 蛋白耦联受体家族，分为 A_1、A_{2A}、A_{2B} 和 A_3 四种亚型，其中 A_1、A_2 受体与"预适应"关系密切。一般认为，A_1 受体介导的作用与心脏保护作用有关，而 A_2 受体介导的作用则与冠状动脉血流增加有关。A_1 受体分布十分广泛，主要表达于中枢神经系统，其次是心脏、肾脏和脾脏。A_3受体的结构、组织分布以及种属差异较复杂多样,目前尚无定论。

腺苷通过与相应的腺苷受体结合而发挥扩张冠脉血管,增加冠脉血流量,减慢房室结传导等生物学效应。腺苷对心脏的负性作用,临床可作为抗心律失常药应用。腺苷常见的不良反应有潮红、气急、胸痛等,但多为一过性(1~3分钟内消失)。治疗浓度的茶碱可阻断腺苷受体,使其作用减弱;腺苷与双嘧达莫(潘生丁)合用,可阻断腺苷的摄取,从而使其作用增强。

(吕雄文 李 俊)

扫码"练一练"

第四十二章　治疗骨质疏松症药

扫码"学一学"

骨质疏松症（osteoporosis）系由多种原因引起的一组骨病，其特点是单位体积内骨量减少，骨皮质变薄，海绵骨骨小梁数目及大小均减少，髓腔增宽，骨荷载功能减弱，从而产生腰背、四肢疼痛，脊柱畸形，骨脆性增加，最终可导致骨折，多见于中、老年人。

骨质疏松症分为原发性和继发性两类。原发性骨质疏松症是指不伴有引起骨质疏松的其他疾病，包括绝经后骨质疏松（Ⅰ型）或老年性骨质疏松（Ⅱ型）。Ⅰ型主要病因为性激素不足，以女性为多，发病年龄多在 51－70 岁，表现为骨量加速丢失、松质骨丢失明显；Ⅱ型主要病因为年龄的老化，患者男女之比约为 1∶2，发病年龄多大于 70 岁，表现为骨量缓慢丢失，松质骨与皮质骨丢失速率大致相等。继发性骨质疏松症是由其他病因引起的，如性腺功能不足，某些内分泌性疾病（甲状腺功能亢进、肾上腺机能亢进、甲状旁腺机能亢进等），胃肠、肝、肾功能障碍，长期运动量减少，钙摄入不足，长期使用糖皮质激素类药物等因素。

目前治疗骨质疏松症的药物分为两大类，一类是以抑制骨吸收为主的骨吸收抑制剂，另一类是以促进骨形成为主的骨形成促进剂。

第一节　骨吸收抑制剂

一、雌激素及其类似物

（一）雌激素

雌激素（estrogens）是防治原发性Ⅰ型骨质疏松症的首选药，该疗法称为激素替代疗法（hormone replacement therapy，HRT）。

【药理作用】雌激素通过作用于成骨细胞核内的特异受体发挥作用。1988 年 Komm 等首次在鼠和人恶变的骨肉瘤成骨细胞中发现了雌激素受体，证实了雌激素对成骨细胞的直接作用。发现成骨细胞中雌激素受体与性腺中的雌激素受体具有相同的特异性结合特征，所不同的是雌激素对子宫等性腺器官的作用快速、显著，而对成骨细胞的作用较慢、较弱。Eriksen 等利用放射受体测定方法，在骨手术获得的正常骨培养的成骨细胞中也检测到特异性结合的雌激素受体。

雌激素防治绝经后骨质疏松症主要有三条作用途径：①第一条途径，通过下丘脑－垂体－性腺轴系统，调节雌激素及受体的合成；②第二条途径，通过钙代谢激素调节系统，促进降钙素的分泌和活性维生素 D 的合成而增加肠钙的吸收；③第三条途径，通过调节成骨细胞－破骨细胞信号传导系统发挥作用，包括对成骨细胞和破骨细胞的直接作用，以及通过影响成骨细胞衍生出来的促进破骨细胞功能的细胞因子 IL－1、IL－6 及 TGFβ3 等的间接作用。研究表明，雌激素还通过胰岛素样生长因子－1（IGF－1），IGF－2 等旁分泌因子起作用以及通过抑制骨细胞凋亡而有效地防止骨质丢失。

【临床应用】主要治疗绝经后骨质疏松症。临床研究证明，HRT 是预防绝经后骨质疏松和骨折的有效方法,一般在绝经后 5~8 年疗效最明显。有报道 HRT 应用 6 年以上,髋部骨折的危险性可降低 50%,将雌激素与孕激素联合治疗半年可使骨密度增加 8%~10%。

目前常用的雌激素有结合雌激素(conjugated estrogen)、17β-雌二醇(17β-estradiol)、己烯雌酚(diethyl stilb estrol)、尼尔雌醇(nylestriol,E_3)及炔雌醇(ethinylestradiol,E_2)等。

【不良反应】 主要是增加绝经后阴道出血、乳腺癌、子宫内膜癌的发生率以及深静脉血栓形成和肺栓塞的发生率。将雌激素与孕激素、雄激素等联合用药,可以减少其用量,减轻不良反应。

(二) 选择性雌激素受体调节剂

选择性雌激素受体调节剂(selective estrogen receptor modulators,SERMs)按其结构可分为三大类型:①三苯乙烯的衍生物:代表为三苯氧胺(他莫昔芬,tamoxifen,TAM);②二氢萘的衍生物:代表为萘氧啶(nafoxidine,NAF);③苯并噻吩的衍生物:代表为雷诺昔芬(raloxifene,RAL)。此类药物还有屈诺昔芬(droloxifene)、米普昔芬(miproxifene)、艾多昔芬(idoxifene)、左美洛昔芬(levormeloxifene)等。

【药理作用】 选择性雌激素受体调节剂是一类同时具有雌激素受体激动和拮抗活性的非甾体类药物,是近年来骨质疏松症防治研究的一大进展。SERMs 可与雌激素受体结合,选择性地作用于不同组织的雌激素受体,在不同的靶组织分别产生类雌激素或抗雌激素作用。由于不同 SERMs 结构上的特点,对各种受体的亲和力有所差异,从而在组织中发挥不同的生理效应,对骨骼系统、脂肪代谢和脑组织具有雌激素激活作用,抑制破骨细胞介导的骨吸收、降低血清胆固醇和低密度脂蛋白;而对乳腺和子宫则具有雌激素拮抗作用,抑制乳腺细胞和子宫内膜上皮细胞的增生。因此,SERMs 保留了雌激素对骨骼的保护作用,减少了对乳腺和子宫内膜的有害影响。

分子水平的研究表明,雌激素受体与雌激素或具有雌激素特性的物质(如 SERMs)结合后,可激活多个位于 DNA 上的应答素(DNA response element),如雌激素应答素及 RAL 应答素,通过应答素来调节基因的转录,影响蛋白质的合成。已知有多种基因含有类似 RAL 应答素的序列,如骨连接素(osteonectin)基因、尿激酶胞质素原激活基因、特异性神经轴突生长蛋白 GAP-43 基因以及癌胚蛋白 c-MYC 基因等,这些基因通过雌激素的调节编码,在骨、心血管和神经系统中起重要作用的蛋白,产生不同的生理效应。因此,一种雌激素或具有雌激素特性的物质是通过调节多种 DNA 应答素来发挥作用的,在不同的组织中,调节的应答素不同,因而表现出不同的作用,如雌激素或抗雌激素的作用。

【临床应用】 治疗绝经后骨质疏松症和乳腺癌。

【不良反应】 常见的不良反应是潮热和腿部痉挛痛,但一般不严重,很少导致停药,较少见的严重不良反应是深静脉血栓栓塞,长期制动可能会增加这一风险。禁用于妊娠及哺乳期妇女,有活动性或陈旧性静脉血栓性事件的患者禁用,包括深静脉栓塞、肺栓塞和视网膜静脉栓塞,有严重肝脏疾病者也禁用。

雷 诺 昔 芬

雷诺昔芬(raloxifene,RAL)1997 年以 Evista(易维特)的商品名获 FDA 批准上市。口服后迅速被吸收,进入循环前被大量葡糖醛化,首过代谢为葡糖醛基结合物,绝对生物利用度为2%。体内分布广泛，血浆蛋白结合率为98%~99%。主要在肝脏代谢，通过粪便排泄，具有肠肝循环，$t_{1/2}$约为28小时。临床主要用于预防和治疗绝经后妇女的骨质疏松症，能显著地降低椎体骨折发生率。对绝经后妇女为期两年的临床研究表明：雷诺昔芬可降低骨吸收速度，使腰椎、髋部和总体骨密度（boneminral density，BMD）升高，并能降低血清LDL，升高HDL，而不刺激乳房和子宫内膜的生长。

巴多昔芬（bazedoxifene）和拉索昔芬（lasofoxifene）为新一代的选择性雌激素受体调节剂，可竞争性地抑制17β-雌二醇与雌激素受体ERα和ERβ的结合，对骨骼有雌激素激动剂活性，而对人乳癌细胞系无激动剂活性。能改善患者脊椎和髋部的骨密度，显著降低绝经后骨质疏松症患者的椎骨骨折风险，降低血清LDL的作用较雷诺昔芬更强。主要适应证为治疗和预防绝经期后的骨质疏松症，不会刺激子宫及乳腺细胞增生。

（三）植物雌激素

植物雌激素是一类存在于植物中的结构与雌激素相似并具有弱雌激素效能的天然化合物，包括异黄酮（isoflavones）、木酚素（lignans）和库玛斯坦（coumestans）三大类。异黄酮主要存在于豆类植物中，金雀异黄素（染料木黄酮，genistein）和大豆苷原（daidzein）是最主要的两种。对于雌激素水平低者，植物雌激素表现为弱雌激素样作用，可抑制骨吸收，促进骨形成，预防骨质疏松的发生，同时减轻一些与雌激素水平降低有关的疾病，如更年期综合征、动脉粥样硬化及细胞衰老等；对于雌激素水平较高者，则表现为抗雌激素样作用，当它与雌激素受体结合后，活性更高的体内雌激素就不能再与之结合而产生激素效应，避免了过多雌激素对细胞的破坏，因而对与雌激素有关的乳腺癌、子宫出血等病变有一定的抑制作用。

依 普 黄 酮

依普黄酮（ipriflavone），又名异丙氧黄酮，广泛存在于苜蓿类牧草中，是异黄酮的衍生物。20世纪60年代后期匈牙利首次合成了依普黄酮，化学名为7-异丙氧基异黄酮。70年代初，在各种骨质疏松实验模型中发现依普黄酮不仅能减少骨量丢失，而且能使骨的总钙量增加，因而首次提出将其用于治疗骨质疏松症。

【体内过程】口服后吸收较完全，餐后服用吸收更佳，约60%在小肠吸收，血浆浓度达峰时间为90分钟。体内分布广泛，经肝脏氧化代谢后由肾脏排泄，$t_{1/2}$为9.8小时。在人体氧化代谢产物有4种，主要为黄酮的羟化物和羧化物，代谢产物也具有一定的生物活性。

【药理作用】依普黄酮可逆转泼尼松龙诱导的血清碱性磷酸酶活性升高，尿钙排泄增加，使降低的骨灰重恢复正常，同时还增加血清降钙素含量，提高骨密度。目前认为依普黄酮治疗骨质疏松症的主要药理学基础为：①促进成骨细胞的增殖，促进骨胶原形成和矿化，增加骨量；②减少破骨细胞前体细胞的增殖和分化，抑制破骨细胞活性，降低骨吸收；③通过雌激素样作用增加降钙素的分泌，间接产生抗骨吸收作用。

【临床应用】用于骨质疏松症的防治。

【不良反应】仅有轻微的胃肠道反应，长期用药的耐受性和安全性良好，无明显毒副作用，易被患者接受。

二、双膦酸盐类

双膦酸盐类（bisphosphonates）是1969年Fleisch等通过机体内存在的焦膦酸化合物对

石灰化有抑制作用得到启发而合成的化合物,现已发展成为一类抗代谢性骨病的重要药物。焦磷酸盐(pyrophosphate)口服无效,而注射给药又迅速被酶水解失活。以碳磷键(P-C-P)取代焦磷酸盐结构中的氧磷键(P-O-P)能改变焦磷酸盐的这一理化性质,增加其对水解酶的稳定性,既具有焦磷酸盐的高骨矿亲和力又不易被酶水解。

根据研制时间的先后不同,目前将双膦酸盐类药物分为三代:第一代代表品种有依替膦酸钠(etidronate Sodium)和氯屈膦酸钠(clodronate sodium),作用较弱且抑制骨矿化,胃肠道副作用大;第二代代表品种有帕米膦酸钠(pamidronate sodium)和阿仑膦酸钠(alendronate sodium);第三代代表品种有唑来膦酸钠(zoledronate sodium)、利塞膦酸钠(risedronate sodium)、伊班膦酸钠(ibandronate sodium)、奥帕膦酸钠(olpadronate Sodium)等。

【体内过程】口服主要在小肠吸收,吸收率通常仅为给药量的1%~10%。与食物共服或有钙存在下,吸收显著减少。碳磷键(P-C-P)的结构在动物体内吸收、贮存及排泄过程中不变,侧链是否被代谢取决于不同药物自身的性质。药物与骨质中的磷酸钙有强的亲和力,吸收量的20%~70%摄入钙化组织,特别是骨中,剩余药物经肾排泄。$t_{1/2}$较短,小鼠仅几分钟,在人体从几分钟到几小时不等。骨中的潴留$t_{1/2}$较长,小鼠约为1年,骨中$t_{1/2}$的长短取决于骨骼自身的更新速率。

【作用机制】双膦酸盐类药物的作用机制尚未完全阐明,目前认为主要通过以下途径抑制破骨细胞介导的骨吸收:①抑制破骨细胞前体的分化和募集,抑制破骨细胞形成;②破骨细胞吞噬二膦酸盐,导致破骨细胞凋亡;③附着于骨表面,影响破骨细胞活性;④干扰破骨细胞从基质接受骨吸收信号;⑤通过成骨细胞介导,降低破骨细胞活性。

【临床应用】主要用于骨质疏松症,也可用于由多发性骨髓瘤、乳腺癌、前列腺癌及肺癌等恶性肿瘤骨转移引起的骨代谢异常所致的高钙血症,减少骨病、骨痛和骨折的发生率,并能减轻高钙血症并发的恶心、呕吐、多尿、口渴及中枢神经症状,改善患者的生活质量,还可用于防治变形性骨炎(paget's disease)。

【不良反应】人体对双膦酸盐类的耐受性一般较好,不良反应主要有消化道反应和抑制骨矿化。消化道反应最常见的有恶心、腹泻及胃、十二指肠溃疡,少数人发生腐蚀性食管炎,口服给药应在早晨空腹服用,并用足量温开水(约200ml)送服,服后30分钟内不宜进食和躺卧,保持坐位或站立位。抑制骨矿化主要见于第一代的依替膦酸盐,它是唯一可致骨软化的药物。静脉给药时,由于药物与钙形成络合物导致低血钙症而表现出急性毒性,其程度与输注速度有关。大剂量时还可产生肾脏、肺等的损害。食管狭窄、食管失弛缓症或其他食物排空障碍疾病患者禁用,胃、食管反流性疾病患者慎用。此外,双膦酸盐类药物还可引起眼的严重不良反应,表现为色素膜炎、非特异性结膜炎、巩膜外层炎、巩膜炎等。

阿仑膦酸钠

阿仑膦酸钠(alendronate)属双膦酸盐类第二代产品,1993年以福善美的商品名首先在意大利上市,是第一个首次上市适应证即为治疗骨质疏松症的双膦酸盐类药物。化学名为:4-氨基-1-羟基丁叉-1,1-二膦酸单钠盐。

【体内过程】口服后主要在小肠内吸收,但吸收程度差,生物利用度约为0.7%,食物和矿物质等可显著减少其吸收。血浆蛋白结合率约80%,血清$t_{1/2}$短。吸收后的药物大约

20%~60%被骨组织迅速摄取,骨中达峰时间约为用药后2小时,其余部分迅速以原形经肾排泄。服药后24小时内99%以上的体内存留药物集中于骨,在骨内的$t_{1/2}$可长达10年以上。

【药理作用】阿仑膦酸钠与骨内羟磷灰石有强亲和力,能进入骨基质羟磷灰石晶体中,当破骨细胞溶解晶体时,药物被释放,能抑制破骨细胞活性,并通过成骨细胞间接起抑制骨吸收作用。其特点是抗骨吸收活性强,抑制骨吸收能力较第一代的依替膦酸钠强1000倍,当给予治疗剂量的6000倍时才会影响骨矿化,故一般治疗剂量不会引起骨矿化障碍。

【临床应用】主要用于治疗绝经后妇女的骨质疏松症,在减轻骨痛方面效果明显,作用较快。资料报道994名骨质疏松症妇女,每天服用10mg,3年后脊椎骨密度增加8.2%,椎骨骨折发生率减少48%。也可用于男性骨质疏松症和变形性骨炎的治疗。

【不良反应】对肾的不良影响以及对骨矿化的干扰作用较轻,一般无胃肠道及发热等副反应。部分患者可出现腹痛,腹泻,恶心,便秘,消化不良,不按规定方法服用者可产生食道溃疡,偶有血钙降低,短暂白细胞升高,尿中红细胞、白细胞增加。食道动力障碍,如食道迟缓不能、食道狭窄者禁用,严重肾损害者、骨软化症患者也禁用。

利塞膦酸钠

利塞膦酸钠(risedronate)属双膦酸盐类第三代产品,是继阿仑膦酸钠之后FDA批准的防治绝经后骨质疏松症的二膦酸盐药物。

【体内过程】口服后由上消化道迅速吸收,血药浓度达峰时间(t_{max})约为1小时。片剂的平均绝对口服生物利用度为0.63%,与食物同服时生物利用度降低,牛奶和含钙的抗酸剂可减少本品的吸收,以早餐前至少30分钟给药为宜。血浆蛋白结合率约为24%。给大鼠和狗静脉注射单剂量^{14}C标记的本品,吸收量的大约60%分布到骨组织,其余随尿液排出,软组织分布极少。在本体内无明显代谢。口服给药后,吸收量的约一半在24小时内随尿排出,未吸收的药物以原形随粪便排出。其平均肾清除率为105ml/min,与肌酐清除率之间呈线性关系,而无剂量依赖性。终末$t_{1/2}$达480小时,代表本品从骨组织的解离速率。

【药理作用】利塞膦酸钠能够与骨中羟磷灰石结合,具有抑制骨吸收的作用。在细胞水平,具有抑制破骨细胞的活性。对大鼠、狗、小猪进行组织形态测定,显示本品可减少骨转换和骨再塑部位的吸收。可抑制骨质疏松模型大鼠和小型猪的破骨细胞活性,抑制骨吸收。大鼠和小猪分别经口给予利塞膦酸钠后,骨量和骨生物力学强度呈剂量依赖性增加,骨密度的增加与骨生物力学强度呈现正相关,对骨结构和骨矿化无明显影响。狗经口给予临床等效剂量,显示可促进骨更新单元水平上的骨平衡。

【临床应用】临床主要用于预防和治疗骨质疏松症和治疗变形性骨炎,包括绝经后骨质疏松症、糖皮质激素性骨质疏松症以及男性骨质疏松症。临床资料显示,利塞膦酸钠治疗1年以上,不但能使腰椎和股骨颈BMD显著增加,其椎体骨折和非椎体骨折发生率也明显下降,可有效防治骨质疏松。

【不良反应】可引起上消化道紊乱,表现为吞咽困难、食道炎、食道或胃溃疡,还可引起腹泻、腹痛、恶心、便秘等不良反应。过量使用可能会引起血钙、磷下降,还会出现低血钙症状。

伊班膦酸钠

伊班膦酸钠（ibandronate sodium）又名 boniva，现有口服和静脉注射两种剂型，为第一个治疗绝经后骨质疏松症的静脉注射剂。体内研究发现，伊班膦酸盐抑制骨质吸收的能力分别是利塞膦酸盐、阿仑膦酸盐、帕米膦酸盐和氯屈膦酸盐的 2、10、50 和 500 倍。因此，与其他双膦酸盐类药物相比，伊班膦酸盐只需较低剂量即可产生相应的疗效。

伊班膦酸钠是一强效骨吸收抑制剂，boniva 片剂用于治疗绝经后骨质疏松症可每月服用 1 次，其注射剂只需每 3 个月注射一次，是第一个每季给药 1 次的骨质疏松症治疗药物。也可用于各种肿瘤相关或骨代谢异常引起的顽固性骨痛，可以快速缓解骨痛，提高患者体力，显著减少骨骼相关事件的发生，改善生活质量，且作用时间长久。boniva 注射剂安全性和耐受性良好，即使负荷剂量下仍未见明显肾脏毒性，并可有效减轻口服双膦酸盐的胃肠道副反应，但不适用于低血钙患者。

三、降钙素

降钙素（calcitonin，CT）是 1961 年发现的第二个钙代谢调节剂，为哺乳动物甲状腺滤泡旁细胞（简称 C 细胞）及低等动物终鳃体分泌的由 32 个氨基酸残基组成的多肽激素，分子量为 3400，具有 1~7 个二硫链，N-末端为半胱氨酸，C-末端为脯氨酰胺。

临床应用的降钙素可来自鲑鱼（鲑降钙素，salcalcitonin，又名密钙息）、鳗鱼（依降钙素，为合成鳗降钙素，elcatonin，又名益钙宁）、猪（猪降钙素）、人等。来源不同的降钙素，其结构中氨基酸的顺序不同，活性亦异。鲑鱼中获得的降钙素对人的降钙作用比从其他哺乳动物中分离出的降钙素要高 20~50 倍。目前已能合成鲑、鳗和人的降钙素，并用于临床。

【体内过程】口服后在胃液内迅速被降解，口服无效。鲑降钙素注射液肌肉或皮下注射后，绝对生物利用度约为 70%，1 小时达最大血药浓度，$t_{1/2}$ 为 70~90 分钟。表观分布容积为 0.15~0.3L/kg，蛋白结合型药物占 30%~40%。鲑降钙素及其代谢产物 95% 通过肾脏排泄，2% 以药物的原型排泄。

【药理作用】降钙素与甲状旁腺素（PTH）相互协调与制约，共同维持血钙的平衡。当血钙浓度高时，可刺激降钙素分泌增加而降低血钙；血钙浓度低于正常值时，可刺激甲状旁腺素分泌增加，并反馈性地抑制降钙素的分泌而使血钙升高。降钙素对肾的作用是直接抑制肾小管对钙磷的重吸收，增加钙磷等排泄，降低血钙和血磷。

破骨细胞上有降钙素受体，降钙素可以降低破骨细胞的数目和功能，延缓破骨细胞发育成熟，对成骨细胞有一定的刺激作用，适用于高转换型骨质疏松症。鲑鱼降钙素与受体结合部位有很高的亲和力，所以比哺乳类降钙素的效果更好、作用时间更长。降钙素具有明显的中枢性镇痛作用，对于伴有骨痛的骨质疏松患者效果更佳。

【临床应用】临床主要用于：①各种原因导致的骨质疏松症；②继发于乳腺癌、肺癌和其他恶性肿瘤骨转移所致的高钙血症；③变形性骨炎；④甲状旁腺机能亢进症，维生素 D 急性或慢性中毒；⑤痛性神经营养不良症或 Sudeck 氏病。

【不良反应】部分病人可出现皮肤瘙痒、皮疹、喘息等过敏反应；恶心、呕吐、腹痛、腹泻、食欲不振等消化系统不良反应；头痛、双手针刺感、眩晕、耳鸣、震颤等神经系统不良反应；面部潮红伴发热感、心悸、血压升高等心血管系统的不良反应。注射给药时可引起注射部位炎症，睡前使用或用药前给予止吐药可减轻不良反应。大剂量作短期治疗时，少数病人易引起继发性甲状旁腺功能低下。长期应用会出现降钙素"逃逸"现象，即疗效降低甚至无效，可能与降钙素受体数目减少及PTH的相反作用有关。

降钙素过敏者禁用。使用前必须进行皮肤试验（1：100降钙素稀释）；治疗过程中如出现耳鸣、眩晕、哮喘、便意应停用；长期卧床治疗的患者，每日需检查血液生化指标和肾功能；变形性骨炎及有骨折史的慢性疾病患者，应根据血清碱性磷酸酶及尿羟脯氨酸排出量决定停药或继续治疗。妊娠和哺乳期妇女禁用，儿童不推荐使用。

四、钙剂和维生素D

钙剂（calcium）和维生素D（vitamin D）是治疗骨质疏松症的基础药物。一般认为，绝经后骨质疏松症和老年性骨质疏松症的发病机理均与骨组织中的钙丢失及机体内活性维生素D_3水平降低密切相关。

【体内过程】维生素D是体内可以合成并长期贮存的物质。吸收后的维生素D本身并无生物活性，贮存在血浆、肝、脂肪和肌肉内，经血液转送至肝脏转化生成钙二醇，然后在肾脏进一步羟化成为钙三醇（calcitriol）后才能发挥激素作用。钙三醇具有较钙二醇更高的激素样活性，对钙、磷代谢的作用较钙二醇约高200倍，对骨盐形成的作用约高100倍。钙三醇口服吸收快，3~6小时达峰，7小时后尿钙水平增高，相对生物利用度为99.14%。$t_{1/2}$为7~10小时，单次口服剂量可持续药理活性3~5天。大部分经胆汁排泄，小部分从尿中排出。

【药理作用】钙是骨质矿化的主要原料，有了足够的钙才能有效地发挥维生素D_3的催化效果，达到增强骨质正常钙化的作用。补钙对绝经后的妇女，尤其是钙摄入低者，也有防止骨丢失和骨折的作用。有研究发现60岁以上至少有一次以上骨折史的绝经后妇女每天补充钙1200mg，再次骨折的发生率减少59%。

活性维生素D_3治疗骨质疏松的机理主要为：①增加肠钙吸收，维持钙平衡；②促进骨代谢，有利骨转换；③促进肾脏对钙和磷的重吸收，有利于骨形成；④抑制甲状旁腺激素分泌，防止骨钙融出；⑤刺激骨细胞分化增殖，有利骨形成。维生素D对骨无机盐代谢的影响是双向的，既可以促进新骨钙化，又可促进钙从骨中游离出来，使骨盐不断更新，以维持钙的平衡。维生素D使肠上皮细胞内线粒体浓集钙，造成胞质钙浓度下降，间接地促进肠黏膜对钙的吸收，另外亦可改变黏膜的通透性，加速钙的吸收。维生素D与甲状旁腺素协同作用，促进破骨细胞的溶骨作用，也有人认为，维生素D先作用于成骨细胞，使之造成骨吸收浓度梯度而促进破骨细胞形成和溶骨作用。维生素D可影响成骨细胞遗传信息的转录过程，促进蛋白质合成和细胞分化，加速成骨作用。

更年期妇女绝经后雌激素缺乏，使维生素D活化障碍，体内活性维生素D_3水平降低，导致小肠对钙的吸收减少，出现负钙平衡，从而继发甲状旁腺分泌亢进，导致骨破坏增加。老年人由于户外活动少，日光照射不足，血浆活性维生素D_3水平降低。而且老年人体内两种合成活性维生素D_3的酶活性降低，进一步导致活性维生素D_3的生成减少。钙三醇的主要作用是升高血浆钙、磷水平，以促进骨的钙化，这种作用主要是通过促进肠钙吸收来实现的。肠壁细胞中存在有钙三醇的胞质受体，这些受体将激素输送到细胞核中去，然后与染色质结合，影响基因转录，合成钙结合蛋白（CaBP）。CaBP可以促进肠细胞的钙转运，使肠钙吸收入血，这是一种不依赖于肠腔中钙浓度的主动转运过程。钙三醇还可直接刺激成骨细胞，促使血和骨中柠檬酸与钙形成复合物，转运至新骨，有利于钙盐沉着。

【临床应用】用于原发性骨质疏松及糖皮质激素诱发的继发性骨质疏松症，尤其适用于老年患者，是治疗骨质疏松症的基础药物，也可用于佝偻病、骨软化病等的治疗。

临床应用的钙制剂可分为三类：一类是无机钙，又称为第一代补钙产品，如碳酸钙、磷酸钙、氧化钙，或者来自于经过机械加工的动物贝壳、骨骼；第二类是有机酸钙，即第二代钙剂，如葡萄糖酸钙、乳酸钙、柠檬酸钙、醋酸钙等；第三类是有机钙，也叫氨基酸螯合钙，如天门冬氨酸螯合钙、甘氨酸螯合钙。第三代钙剂，其特点是溶解性好，生物利用度高，对胃肠道无刺激性，氨基酸与钙离子以整体的形式被小肠吸收，从而大大提高了对钙的吸收，故应用前景较好。

但单纯补钙往往达不到理想的效果，主张钙剂与维生素D、雌激素、氟化物等药物联合应用，以增强疗效。钙剂和维生素D联合用药可在体内起到相辅相成的效果，促使肠道钙的吸收和血钙浓度上升，从而反馈性地减少PTH的释放，还可促进骨不完全钙化区的完全钙化。维生素D制剂有三种：一是骨化三醇（又名1,25-二羟基维生素D_3、罗钙全、钙三醇）；二为$1\alpha(OH)D_2$，是1,25-二羟基维生素D_3的前体，需经肝内25羟化酶作用后才转化成真正的活性维生素D_3而发挥作用。它对肠钙吸收的影响较小，不易引起高血钙，同时还能增加神经、肌肉的协调性，防止老人跌倒；三是普通维生素D，须经过肝脏和肾脏中特定的酶激活后才具有活性。

【不良反应】用药过量可引起高钙血症、高尿钙症，长期使用可引起尿路结石，肾钙化引起肾功能不全。表现为眩晕、恶心、呕吐、腹痛、肌无力、精神紊乱、烦渴、多尿、骨痛、肾钙质沉着，严重可导致心律不齐等。用药期间应定期监测血清钙、尿钙。

第二节　骨形成促进剂

一、氟化物

氟为亲骨元素，氟离子可取代羟基磷灰石晶体中的羟基基团而形成氟磷灰石晶体，减少骨盐结晶的溶解性和反应性，从而减少骨吸收。氟化物是目前作用最强的骨同化药物。

【药理作用】能促进成骨细胞株的有丝分裂，进而促进成骨细胞的增生。此外，氟化物还能促进胰岛素、表皮生长因子及胰岛素样生长因子的有丝分裂，间接促进成骨细胞的增生。氟化物主要增加小梁骨的骨密度，皮质骨无明显改善。

【临床应用】常用的氟化物主要有氟化钠（NaF）、单氟磷酸钠（MFP）、肠衣片氟化钠（EC-NaF）、缓释氟化钠（SR-NaF）。适用于治疗Ⅰ型骨质疏松症，与钙剂、雌激素等联合用药有协同作用。一项临床研究表明，经过一年单氟磷酸钠的治疗骨密度增加2.4%，激素替代治疗增加4%，而二者联合治疗增加了11.8%。

【不良反应】氟化物的毒性很小，治疗时可引起周围关节痛，称之为下肢疼痛综合征（LFPS）；长期大剂量应用可致骨硬化，骨强度下降。现主张采用间歇缓释方法，以减轻胃肠道刺激症状和下肢疼痛综合征。

二、甲状旁腺激素多肽片段

甲状旁腺激素（parathyroidhormone，PTH）是由甲状旁腺主细胞分泌的含有84个氨基酸的直链肽，分子量为9000，其生物活性取决于N端的第1~27个氨基酸残基。在甲状旁腺主细胞内先合成一个含有115个氨基酸的前甲状旁腺激素原（prepro-PTH），以后脱掉N端二十五肽，生成九十肽的甲状旁腺激素原（pro-PTH），再脱去6个氨基酸，变成PTH。

【药理作用】甲状旁腺激素能高效、选择性地增加成骨细胞的活性及数量，刺激成骨细胞形成新骨。不仅可预防雌激素水平下降而导致的骨量丢失，且能逆转骨量丢失，显著降低绝经后妇女发生骨折的危险，并可显著增加骨密度。给去卵巢大鼠每天皮下注射小剂量的重组人甲状腺激素（1-34）[rhPTH（1-34）]可强烈刺激股骨骨小梁的生长及矿化。Turner等用3月龄限制运动的去卵巢大鼠研究发现，小剂量PTH可增加成骨细胞数，促进骨形成，并显著减轻松质骨的丢失及骨小梁厚度的减少，但对破骨细胞的增加无明显作用。PTH对骨重建具有双重作用，小剂量时促进骨形成，而大剂量时则抑制成骨细胞。

PTH触发骨生长是通过AC-cAMP系统调节产生和分泌一些自分泌或旁分泌的因子，如胰岛素样生长因子1（IGF-1）和胰岛素样生长因子结合蛋白5（IGFBP-5），刺激成骨细胞前体增生及由成熟的成骨细胞产生骨成分。rhPTH（1-31）NH_2的成骨作用和rhPTH（1-34）一样强，但在功能上只刺激AC-cAMP系统，而无后者刺激磷脂酶C（PLC）的作用，因而副作用减轻。

【临床应用】用于治疗骨质疏松症及骨折。临床研究发现，每天给患骨质疏松症的男人和绝经后的妇女皮下注射一次50~100μg/kg rhPTH（1-34），共6~24个月，可显著增加椎体骨小梁的体积，骨密度从32%升至98%。另一项研究，对1637名已有椎骨骨折的绝经后妇女每日随机皮下注射rhPTH（1-34）20μg或40μg，同时每日补钙和维生素D。结果发现，rhPTH（1-34）能使发生新的脊柱骨折的危险性降低2/3，新的非脊柱骨折的危险性降低1/2以上，可使最严重的骨折危险性降低约90%，椎骨、股骨和全身骨密度明显增加。

特立帕肽

特立帕肽（teriparatide，商品名：forsteo）即重组人甲状旁腺激素（1-34）（recombinanthuman parathyroidhormone（1-34），rhPTH1-34），具有与天然甲状旁腺激素N端34个氨基酸序列相同的结构，可以与PTH-1受体结合，发挥PTH对骨骼与肾脏的生理作用；同时不存在C端肽对骨代谢的不利影响。皮下注射后吸收及消除速度都很快，皮下注射20μg达峰时间为30分钟，$t_{1/2}$为60分钟，静脉注射血清$t_{1/2}$为5分钟，绝对生物利用度95%。90%药物经肾脏清除。2002年美国FDA批准用于绝经后女性骨质疏松症以及高度骨折风险的男性骨质疏松症（包括性腺功能减退引起的继发性骨质疏松症）的治疗。特立帕肽可以通过增加成骨细胞的活性及数量而促进骨生长，增加骨密度，降低骨折风险，并可与其他治疗骨质疏松症的药物联合应用，增强疗效。注射后常见的不良反应包括头晕、背痛、恶心和下肢痉挛等，多为一过性；少见的不良反应有心律失常、耳聋等。

三、锶盐

锶盐可以保持骨更新的速度，在保持骨形成的同时减少骨吸收，改善骨骼的机械强度，但不影响骨骼的矿化及不改变骨结构的晶体。所以锶盐是一种对骨代谢具有双向调节作用的药物。

雷尼酸锶

雷尼酸锶（strontium ranelate，商品名：protelos）由两个稳定的锶原子和一分子的雷尼酸组成。微量元素锶离子参与骨的钙化，并且具有刺激成骨细胞骨形成和抑制破骨细胞骨吸收的双重功能，可以改善骨骼的机械抗性，不影响骨骼矿化，不改变骨结构晶体。雷尼酸（ranelic acid）是强极性的有机酸，无药理活性，但能与二价锶离子形成稳定的螯合物。人口服2g雷尼酸锶，锶的口服生物利用度为27%；胃肠道吸收表现为低剂量（少于1g）为主动吸收，高剂量未饱和时为被动吸收。锶主要（80%~90%）以原型通过粪便排泄。雷尼酸锶能优化骨吸收与骨形成，一方面在成骨细胞富集的细胞中，增加胶原蛋白与非胶原蛋白的合成，通过增强前成骨细胞的增殖而促进成骨细胞介导的骨形成；另一方面，能剂量依赖地抑制前破骨细胞的分化，从而抑制破骨细胞介导的骨吸收，具有双重药理作用。已于2004年底在欧洲获准上市，用于治疗绝经后的骨质疏松以降低椎骨及髋骨骨折的发生。该类药物的副反应较少，主要是胃肠道不适。食物、牛奶以及含钙的药物抑制雷尼酸锶的吸收，至少应相隔2小时服用，宜睡前服药。二价离子锶与喹诺酮或四环素可形成络合物，影响雷尼酸锶吸收，故不宜同服。

（季 晖）

扫码"练一练"

参考文献

[1] 朱依谆,殷明.药理学[M].9版.北京:人民卫生出版社,2018.

[2] Brunton LL, Chabner BA, Knollmann BC（金有豫和李大魁主译）.古德曼·吉尔曼治疗学的药理学基础[M].12版.北京:人民卫生出版社,2017.

[3] 钱之玉.药理学[M].4版.北京:中国医药科技出版社,2015.

[4] 刘晓东,柳晓泉.药物代谢动力学教程[M].南京:江苏凤凰科学技术出版社,2015.

[5] 中华消化杂志编委会.消化性溃疡诊断与治疗规范[J].中华消化杂志,2016,36(8):508-512

[6] 万古霉素临床应用中国专家共识（2011版）[J].中国新药与临床杂志,2011,30(08):561-573.

[7] 中华医学会器官移植学分会.器官移植免疫抑制剂临床应用技术规范（2019版）[J].器官移植,2019,10(3):213-226.

[8] Kowalski PC, Dowben JS, MD, Keltner NL. My Dad Can Beat Your Dad: Agonists, Antagonists, Partial Agonists, and Inverse Agonists [J]. Perspect Psychiatr Care. 2017, 53 (2): 76-79.

[9] Reiter E, Ahn S, Shukla AK, Lefkowitz RJ Molecular mechanism of β-arrestin-biased agonism at seven-transmembrane receptors [J]. Annu Rev Pharmacol Toxicol. 2012, 52: 179-97.

[10] Hodavance SY, Gareri C, Torok RD, Rockman HA. G Protein-coupled Receptor Biased Agonism [J]. J Cardiovasc Pharmacol. 2016, 67 (3): 193-202.

[11] Wisler JW, Xiao K, Thomsen AR, Lefkowitz RJ. Recent developments in biased agonism [J]. Curr Opin Cell Biol. 2014, 21 (2): 18-24.

[12] Rankovic Z, Brust TF, Bohn LM. Biased agonism: An emerging paradigm in GPCR drug discovery [J]. Bioorg Med Chem Lett. 2016, 26 (2): 241-250.

[13] Lemmon MA, Schlessinger J Cell signaling by receptor tyrosine kinases [J]. Cell. 2010; 141 (7): 1117-1134.

[14] 马存萍,马敏怡.抗菌药物临床合理应用及措施[J].兵团医学,2016,48(2):57-58.

[15] 张韬,倪孟祥,邵雷,等.β-内酰胺抗生素作用机制的研究进展[J].中国抗生素杂志,2015,40(10):785-790.

[16] 孙样,王宇驰,张春然,等.头孢菌素类抗生素的发现与发展[J].国外医药（抗生素分册）,2014,35(4):154-181.

[17] 黄允省.大环内酯类抗生素的研究新进[J].临床合理用药杂志,2018,11(3):164-165.

[18] 钱浩.COX-2抑制剂不良反应文献分析.当代临床医刊[J],2018,31(1):3700-3701.

[19] 胡曦丹,王卓. 选择性环氧合酶-2（COX-2）非甾体抗炎药的安全性与有效性[J]. 药学服务与研究, 2016, 16 (2): 81-85.

[20] 李嘉丽,黄民. 器官移植术后免疫抑制剂的药物基因组学研究进展[J]. 药学进展, 2018, 42 (4): 243-258.

[21] 杨秋媚. 常用免疫抑制剂及其免疫抑制机理概述[J]. 生物学教学, 2019, 44 (7): 2-3.

[22] 莫贤炜,张雷,关溯,等. 作用于5-羟色胺受体的抗抑郁药物研究进展[J]. 中国药科大学学报, 2016, 47 (6): 639-647.

[23] Bezzina CR, Lahrouchi N, Priori SG: Genetics of sudden cardiac death [J]. Circ Res, 2015, 116 (12): 1919.

[24] El-Sherif N, Boutjdir M: Role of pharmacotherapy in cardiac ion channelopathies [J]. Pharmacol Ther 2015; 155: 132.

[25] Lei M, Wu L, Terrar DA, Huang CL. Modernized Classification of Cardiac Antiarrhythmic Drugs [J]. Circulation, 2018, 138 (17): 1879-1896.

[26] Kellenberger S, Schild L. International Union of Basic and Clinical Pharmacology. XCI. Structure, function, and pharmacology of acid sensing ion channels and the epithelial Na+ channel [J]. Pharmacol Rev, 2015, 67 (1): 1-35.

[27] Olde Engberink RH, Frenkel WJ, van den Bogaard B, et al. Effects of thiazide-type and thiazide-like diuretics on cardiovascular events and mortality [J]. Hypertension 2015, 65 (5): 1033.

[28] Roush GC, Ernst ME, Kostis JB, et al. Head-to-head comparisons of hydrochlorothiazide with indapamide and chlorthalidone: antihypertensive and metabolic effects [J]. Hypertension, 2015, 65 (5): 1041-1046.

[29] Afshar M, Thanassoulis G: Lipoprotein (a): new insights from modern genomics [J]. Curr Opin Lipidol, 2017, 28 (2): 170-176.

[30] Dron JS, Hegele RA: Complexity of mechanisms among human proprotein convertase subtilisin-kexin type 9 variants [J]. Curr Opin Lipidol, 2017, 28 (2): 161-169.

[31] Gouni-Berthold I, Descamps OS, Fraass U, et al. Systematic review of published phase 3 data on anti-PCSK9 monoclonal antibodies in patients with hypercholesterolaemia [J]. Br J Clin Pharmacol, 2016, 82 (6): 1412-1443.

[32] Bonow RO, Yancy CW: High-intensity statins for secondary prevention [J]. JAMA Cardiol, 2017, 2 (1): 55.

[33] Tsujita K, Sugiyama S, Sumida H, et al. Impact of dual-lipid lowering with ezetimibe and atorvastatin on coronary plaque regression in patients with percutaneous coronary intervention. The randomized controlled PRECISE-IVUS trial [J]. J Am Coll Cardiol, 2015, 66 (5): 495-507.